谨以此书献给
为中医药现代化作出努力和贡献的人们！

中药现代化二十年

（1996—2015）

桑国卫

技术总师

桑国卫

主编

张伯礼　陈传宏

副主编

张永祥　陈士林　孙晓波　李　萍　黄璐琦

张兆丰　程翔林　曹洪欣　屠鹏飞　钱忠直

程翼宇　李　川　高　月　魏立新　张俊华

上海科学技术出版社

内 容 提 要

我国中药现代化研究已经开展了 20 年,取得了令世人瞩目的成就。一个传统的学科领域,与现代科学技术交汇融合,开拓出一条传承、创新、发展之路,形成了显著的学科优势,引领了健康产业发展,产生了重大社会效益和经济效益。

本书从战略规划、科学研究、中药资源、新药研发、人才团队、产业发展及民族药进步等方面系统地展示了中药现代化研究的历程和取得的成就。这既是对中药现代化 20 年发展的一个全方位总结,也是在举国体制下面向需求实施重大科技部署取得成功的案例,同时也为新时期中药现代化规划和建设奠定坚实的基础,提供宝贵的经验。

本书内容全面,视野广阔,点面结合,实例丰富,对广大从事中药学科研究、产业、临床、教学和管理的工作者具有重要的参考价值。

图书在版编目(CIP)数据

中药现代化二十年:1996—2015 / 张伯礼,陈传宏
主编.—上海:上海科学技术出版社,2016.10
ISBN 978 - 7 - 5478 - 3271 - 4

Ⅰ.①中… Ⅱ.①张… ②陈… Ⅲ.①中药学－中医
现代化研究 Ⅳ.①R28

中国版本图书馆 CIP 数据核字(2016)第 227885 号

中药现代化二十年(1996—2015)
主编 张伯礼 陈传宏

上海世纪出版股份有限公司
上海 科 学 技 术 出 版 社 出版
(上海钦州南路 71 号 邮政编码 200235)
上海世纪出版股份有限公司发行中心发行
200001 上海福建中路 193 号 www.ewen.co
上海中华商务联合印刷有限公司印刷
开本 889×1194 1/16 印张 37.25
字数 900 千字
2016 年 10 月第 1 版 2016 年 10 月第 1 次印刷
ISBN 978 - 7 - 5478 - 3271 - 4/R·1237
定价:158.00 元

序一 | Preface 1

传承千年的中医药学是科学与人文的结合，其独特的理论体系、原创的思维理念和丰富的实践经验，蕴含着深厚的科学内涵，具有引领生命科学未来发展的巨大潜力。习近平总书记指出，中医药是"中国古代科学的瑰宝，打开中华文明宝库的钥匙"。尤其是 2015 年屠呦呦研究员因发现青蒿素获得诺贝尔生理学或医学奖，充分证明了传统中医药学发展的重大意义和价值所在。以中医药的原创理论体系和原创性思维为引领，充分运用现代科学技术手段发掘中医药伟大宝库，系统阐述和深入发掘中医药学的科学内涵，利用现代化技术手段加快提升中医药服务水平，促进中医药资源现代开发，将中医药原创优势转化成为推动经济社会发展的新动力，更好地惠及全人类健康和进一步弘扬中华优秀文明，是我们当代人责无旁贷的历史重任。

依靠科技进步扶持和促进中医药事业发展，是科技部长期持续推进的一项重要战略性工作。1996年科技部会同国家中医药管理局等部门明确提出了中药现代化发展的整体战略构想，1997 年启动了中药现代化科技产业行动，1998 年开启了中药现代化科技产业基地建设，先后出台了由国务院办公厅转发的《中药现代化发展纲要》、科技部等 18 个部门联合印发的《中医药创新发展规划纲要》等指引性文件，持续深化中药现代化的战略部署，通过"973"计划、"863"计划、科技支撑计划、科技重大专项等国家科技计划持续推进中医药现代化科技创新，尤其是重大新药创制科技重大专项启动以来，对中医药科研平台建设、园区建设、关键技术、新药研发等多方面给予支持，大大促进了中药科研水平的整体提升。

以科技创新为引领，20 年来中药现代化发展步伐稳健，取得了重要成就。科技创新不断突破，产业发展迅速跃升，国际化进程形势喜人，一批中药研究理论和关键技术得以突破，一批高水平中药研究平台发展壮大，一批中药质量标准完善提升，一批现代化的中药企业拔地而起，一批临床疗效显著的中成药大品种不断涌现，在全国建立了 25 个基地，中药现代化研究水平大大提升，形成了一支多学科交叉的研究队伍，取得了多项高水平研究成果。现代中药产业规模不断壮大，2015 年中药工业产值达到 7867亿元，占我国生物医药工业总产值的 1/3，并带动形成了超过万亿元规模的中药大健康产业。中医药具有全产业链条长、综合优势突出的特点，不仅可以优化产业结构，创造新的市场需求，还可以扩大就业岗位，促进农民增收致富，保护生态环境，有效服务医改。发展中医药，可谓举一事，惠百业，造福百姓。

在党中央、国务院的高度重视下，中医药发展迎来了天时、地利、人和的大好发展机遇，希望广大中医药科技工作者抓住战略机遇，以更大的责任和担当，深入实施创新驱动发展战略，坚持主导性发展、引领性发展,大力推进品牌化发展、国际化发展,坚定不移地深入推进中医药现代化。一是坚持中医药原创思维,在传承的基础上充分利用现代科学技术和方法,推动中医药理论与实践在创新中不断形成新特色、新优势。二是抓住大健康产业发展的机遇,推动一、二、三产融合发展,与区域发展、扶贫开发、生态保护等工作紧密结合,积极推进大众创业、万众创新,加强中药资源的深度开发和综合利用,加强中医药科技领域的协同创新和成果转化。三是充分发挥中医药在防治重大疾病和"中医治未病"、康复保健等方面的优势,大力提升中医的服务能力,拓展中医药服务范围,为中药产业发展谋求更大空间。四是抓住"一带一路"的战略机遇,大力推动中医药国际化发展,助推中医药走出去。

为系统总结中药现代化 20 年来的进展、成效和经验,更好地谋划未来发展,由中国中医科学院张伯礼院士牵头、全国百余名中医药科技工作者参与共同编写完成了《中药现代化二十年(1996—2015)》一书。全书从战略、科技、资源、药物、产业和人才等角度系统回顾了中药现代化研究 20 年发展历程,全面梳理了中药现代化研究各方面取得的突出进展,认真总结了发展经验,并根据新的发展形势和要求,提出今后中医药发展的战略方向和建议。我相信,这本书的出版必将对推动我国中医药事业传承创新产生重要影响。

站在新的历史起点上,我们要深入贯彻习近平总书记的重要指示精神,积极落实全国科技创新大会精神,加快推动中医药创新发展,让中医药现代化成为引领中国迈向科技强国建设、助推健康中国建设的重要力量。

全国政协副主席

中国科学技术协会主席

科技部部长

2016 年 9 月

序二 | Preface 2

中医药学具有悠久的历史和独特的理论体系，是中国古代医学科学的结晶，对中华民族的繁衍昌盛作出了重大贡献。在现代医学科学高度发达的当今社会，中医药学在重大病、疑难病、老年病、感染性疾病以及突发传染病的防治中发挥着不可替代的作用，特别是在中医"治未病"方面，越来越显示出其理论的前沿性和疗效优势。

自新世纪以来，在党和政府的高度重视和坚强领导下，中医药事业得到快速发展，与现代医学相互补充，协调发展，共同担负着维护和增进人民健康的任务。中医药作为独特的卫生资源、潜力巨大的经济资源、具有原创优势的科技资源、优秀的文化资源和重要的生态资源，在经济社会发展中具有越来越重要的地位和作用。

我国中药现代化起步于20世纪90年代中叶，至今已经20年了。20年时间并不长，但中药现代化取得了突出成绩。中药工业产值持续增长，从1996年的235亿元增长到2015年的7 867亿元；中药科技水平显著提升，多学科协同发展局面已经形成，获得了一批标志性成果，发表了一批有影响力的高水平论文；中药研究队伍不断壮大，中药国际化稳步推进，国际影响日益扩大。

中药现代化20年取得的成绩，不仅仅是技术的进步，更重要的是搭建了高水平研究平台，培育了高水平研究团队，产出了高水平研究成果，通过实施创新驱动，阐释了中医药防病治病的规律，提高了中药产品的质量，推动了传统中药产业的技术升级，提高了中医药临床服务能力和水平，带动了中药产业发展，中医药国际化迈出了坚实的步伐。总结中药现代化20年取得的成绩和经验，对做好今后中医药振兴发展的工作，具有示范和指导意义。

中医药振兴发展迎来天时、地利、人和的大好时机。在"十三五"开局之年，国务院先后发布了《中医药发展战略规划纲要（2016—2030年）》《中医药健康服务业发展规划（2015—2020）》和《中药材保护和发展规划（2015—2020）》，中医药立法也稳步推进。中医药人要深刻认识当前中医药所处的历史方位和重要阶段特征，深入学习、贯彻中央领导同志重要指示精神，准确把握和用好中医药可以大有作为的重要战略机遇期，全力推进中医药的振兴发展，做好《中医药事业发展"十三五"规划》落实工作。坚持创新发展，全面提升中医药发展水平；坚持协调发展，努力构建中医药全面发展格局；坚持绿色发展，大力推进中医药永续利用；坚持开放发展，服务于"一带一路"战略和对外交流合作；坚持共享发展，着力维护和增进人民健康。

1

　　继承与创新并重是中医药事业发展的根本保证，也是中药现代化实施 20 年取得突出成绩的经验所在。将中医药原创思维与现代科技结合，就能产生原创成果。屠呦呦研究员发现青蒿素，获得 2015 年诺贝尔生理学或医学奖就是杰出代表。这是中国本土科学家首次获得诺贝尔科学奖，是继承发扬中医药学的范例，是现代科技发掘中医药伟大宝库取得的重大成果，产生了广泛的国际影响，掀起了认识中医药、学习中医药、研究中医药、应用中医药的热潮。

　　张伯礼院士和陈传宏司长是中药现代化发展的亲历者，他们组织全国活跃在一线且在中药现代化中作出重要贡献的科技工作者共同编写了《中药现代化二十年（1996—2015）》一书。该书回顾了中药现代化研究 20 年走过的历程，从规划、科技、资源、药物、民族药、产业和人才等方面，系统总结了研究成果，更可贵的是分析存在的问题，前瞻性提出了未来发展方向，提出了阶段目标和重点任务。该书立足学科前沿、内容全面、论据充实、重点突出、视野广阔，具有重要的史料价值和指导意义。

　　我们要充分认识中医药在生命科学和健康产业中的价值和贡献，不断增强责任感和使命感，做到"自信、自尊、自觉、自强"，把中医药这一祖先留给我们的宝贵财富继承好、发展好、利用好，充分发挥中医药在普及健康生活、优化健康服务、完善健康保障、建设健康环境、弘扬健康文化、发展健康产业等方面的优势，在建设健康中国、实现中国梦的伟大征程中作出更大贡献。

　　书将付梓，邀我作序，谨以感言，与同道共勉。

王国强

国家卫生和计划生育委员会副主任

国家中医药管理局局长

中华中医药学会会长

2016 年 9 月

前言 | Foreword

中医药学有几千年的历史,为中华民族的繁衍昌盛作出了重要贡献。中医药学是中华古代科技的瑰宝,也是打开中华文明宝库的钥匙。时至今日,历久弥新,仍然发挥着不可替代的医疗保健作用。中医药学具有综合优势,是我国独特的卫生资源,潜力巨大的经济资源,具有原创优势的科技资源,优秀的文化资源和重要的生态资源,已经纳入我国经济社会发展的国家战略之中,成为建设健康中国的重要力量。

随着社会经济发展和科技进步,人们对健康有了更多、更高的要求。自20世纪八九十年代以来,随着疾病谱发生改变,医学目的和医疗模式也发生了重要变革,在"回归自然"思潮的推动下,中医药学日益受到关注,展现了广阔的发展前景。

然而之前的中药行业状况却不乐观:产业规模小,技术水平落后;新药研发能力弱,低重复现象严重;中成药品种多,但市场份额小,大品种少;现代科技基础薄弱,药效物质、药效药理及安全性研究滞后;临床评价缺乏规范,研究证据级别低;对药品相关的GAP、GLP、GMP、GCP、GSP等规范理解不深、执行不力,普及推广及实施评估等方面与国际有较大差距;中药科技人才缺乏,特别是多学科复合型人才严重不足;科技资源分散,缺少协调,特别是缺乏顶层设计和发展规划,等等。上述因素,严重制约了中药产业发展和市场竞争力的提升,根源是缺乏科技创新的驱动。

党和政府历来关心支持中医药事业发展。在1996年,国家新药研究与开发协调领导小组提出了《中药现代化科技产业行动计划》,并纳入国家及地方各类科技计划中实施。国务院、有关部委及地方政府都在不同时期制定了系列规划,以推动中药现代化发展,并组织企业、研究院所、高等院校协同攻关,至今已有20年。持续的支持,长期的努力,中药现代化在各个方面都取得了长足进步,非常有必要进行全面、系统的总结。

为回顾中药现代化20年走过的历程,系统梳理中药现代化研究取得的成果、经验和不足,展望未来研究发展的战略方向和重点任务,总结在市场经济条件下,新型举国体制实施重大科研项目及政策措施的得失,在国家科技部指导下,我们组织活跃在中药现代化研究一线的百余名专家编写了《中药现代化二十年(1996—2015)》专著。回顾过去,立足当前,展望未来,以期进一步推进中药现代化研究纵深发展。

本书共包括战略篇、科技篇、资源篇、药物篇、民族药篇、产业篇、人才团队篇和展望篇以及附录等9个部分。战略篇回顾了中药现代化启动的背景,叙述了实施布局和项目部署;科技篇包括中药理论研究、药效物质研究、药效及作用机制研究、药代动力学研究、中药安全性研究、实验模型研究、中药制药技术研究和临床评价研究等章节,重点介绍了中药现代化研究关键技术方法的建立、应用和取得的成绩;资源篇从资源普查、GAP基地建设、道地药材、珍稀濒危药材保护利用、循环经济、新理论与技术等方面进行了系统的论述,展示了中药资源保护和开发利用技术的突破及标志性成果;药物篇从新药发现策略方法、中药新药研发、经典名方研究、中药配方/复方颗粒、中药国际化、中成药二次开发、中药知识产权以及新药审评注册管理办法等方面进行论述,总结了中药新药研发、大品种培育及国际化最新成果。民族药篇从标准、科技、产业、人才、资源和文化等方面展示民族医药发展的阶段性成果,作为中医药学的重要组成部分,民族药发展成就同样值得称赞。产业篇从产业规模、中药工业、制药标准规范、制药装备、中药大健康产业和产业基地建设等方面进行重点论述,是中药现代化研究成果创造性转化的重要体现。中药现代化发展20年,培育了一支多学科交叉、研究水平高、综合素质强的中药研究队伍,包括两院院士、国家杰青、长江学者等杰出人才,成为中药现代化健康、持续发展的人才保障,人才团队篇对此进行了介绍。

中医药有几千年的经验积累,但现代科学研究基础薄弱。20年前,较系统认识中药及方剂的药效物质及其作用机制很难实现,而如今,科学家可以在较短的时间内大致解析复方的药效物质及作用机制;中药资源从野生转到家种系列关键技术取得突破,中药鉴定、稀缺药材人工培育等均取得了标志性成果;中成药药效物质和作用机制研究不断深入,质量标准得到提高;运用先进的技术方法,研制成功了一批中药新药,改造了一批老药并成为中药大品种;中药制药技术与设备进步显著,过程质量控制技术快速发展,产品批次间一致性得到提高;中药基础理论,包括药性理论、配伍理论、炮制方法等科学内涵初步得到阐释;中药安全性研究方法和技术水平显著提升,毒性物质分析、毒效机制及毒性预测等均取得进展。

中药现代化研究是传承与创新协同,科技创新驱动中医药事业发展的成功探索,通过科学研究阐释并丰富了中药理论内涵;事业与产业并重,实现了中药资源保护与开发协调,推动中药产品提质增效,培育了大中药健康产业;宏伟的研究,聚集了一大批多学科人才,锻炼并壮大了队伍,培育了领军人才;研究深入的驱动作用,催生了一批先进方法和关键技术,提高了研究水平,拓宽了研究领域。科技进步推动了中药走向国际,从高水平学术论文看,我国学者发表的中医药SCI论文从以前每年不到100篇增加到现在的每年3 000余篇,增长了30倍,占国际论文比例也从5%增加到35%,增长了7倍。一批中成药在国际市场销售,一批中药标准被美国及欧洲等药典采纳,5个中成药完成了美国FDA II期临床研究,2个中药品种在欧盟注册成功。

中药现代化战略的实施,推动了中药产业的快速发展。1996年全国中药工业总产值235亿元,2015年达到7 867亿元,占医药工业总产值的比例从1/5增长到1/3,成为我国医药产业的重要支柱。中成药二次开发模式和关键技术在全国得到推广应用,培育了中药大品种群,年销售额过亿元的品种从40余个增加到500余个,过10亿元的品种超过50个;中国制药工业百强榜上中药企业约占1/3,多个中药企业年营业额超过100亿元,中药企业聚集度显著增强。以中药工业为主体,中药农业为基础,中药商业为枢纽的新型大中药健康产业悄然形成,约有2万亿元规模,在服务医改、惠及民生、改善生态、促进产业结构调整、推动区域经济发展、培育战略性新兴产业等方面发挥着重要作用，集中体现了中药的临床价值、市场价值、科技价值、经济价值和社会价值，综合效益突出。可谓举一事，惠百业，造福百姓。

中医药学是科学与人文的结合体，是打开中华文明宝库的钥匙，具有独特的理论体系，具有原创的思维，具有引领生命科学前沿的潜力。屠呦呦研究员发现青蒿素获得诺贝尔生理学或医学奖，就是用现代科学技术手段发掘中医药伟大宝库的标志性成果。在现代科学技术高度发达的今天，发掘中医药宝库，我们拥有了更先进的技术手段。如何诠释中医药学的科学内涵，赋予传统医学体系的时代特色，将原创思维转化为原创优势，成为推动经济社会发展的动力，需要依靠创新驱动，需要科技支撑，需要多学科的协同创新。

在"十三五"开局之年，国务院先后发布了《中医药发展战略规划纲要（2016—2030年）》《中医药健康服务业发展规划（2015—2020）》和《中药材保护和发展规划（2015—2020）》等重要文件，中医药法已经全国人大常委会二次审议，有望获得通过，这将为中医药事业的振兴发展提供政策和法律保障。

当前，世界科学技术发展日新月异，我国经济社会发展处于新的历史起点，今年科技创新大会吹响了迈向科技强国的号角。按照习近平总书记的指示，中医药振兴发展迎来天时、地利、人和的大好时机，中医药界勇于担当，乘势而为，开拓进取，不断推动中药现代化研究走向纵深，把中医药伟大宝库"继承好、发展好、利用好"，在建设健康中国的伟大征程中，再铸新的辉煌。

中药现代化是在党中央、国务院领导下，发挥举国体制的优势，集全国政、研、产、学、医等多领域、多学科、多部门协同合作，共同攻关的巨大系统工程。本书的专家、顾问和编写者只是少数代表人员，更多的各级领导、科研工作者及广大一线实践者都为中药现代化发展付出了努力，作出了贡献。我们在此向他们表示深深的敬意和衷心的感谢！向中药现代化实施的组织者之一、英年早逝的邹健强同志表示深深的怀念！向一切为中药现代化作出努力和贡献的人们致敬！

在本书的编写出版过程中，始终得到了科技部、中医药管理局、食品药品监督管理总局等国家部门领导的关心与支持。全国人大常委会原副委员长桑国卫院士为本书题写书名，全国政协副主席、科技部部长万钢，国家卫生计生委副主任兼国家中医药管理局局长王国强为本书作序。在此，全体编写人员向他们表示衷心的感谢！

虽然编委会尽了最大努力，召开了10多次编委会、审稿会、定稿会，以保障本书质量，但可能仍然存在不足。如，为了保证各篇章内容的系统性和完整性，书中有些内容和示例在不同章节有重复出现；各篇章由不同的专家团队完成，语言表达方式和风格也存在一定的差异；由于涉及内容多、时间跨度大、代表人物和研究成果多、时间紧，难以做到面面俱到，甚至有所遗漏或偏颇等。希望广大读者见谅并提出意见，以便本书再版时加以修正完善。

编　者

2016年9月

目录 | Contents

资　源　篇

药　物　篇

民 族 药 篇

产　业　篇

人才团队篇

展　望　篇

附　录

战略篇

第一章
中药现代化的背景与意义

中医药是中华民族五千多年来与疾病作斗争的经验结晶,是中华民族宝贵文化遗产中最璀璨的明珠之一,为中华民族的繁衍昌盛作出了不可磨灭的贡献,同时也为世界传统医药的发展作出了重要贡献。回顾近百年来医学发展的历程,西方医学的崛起,尤其是在 20 世纪初传入我国后,对我国中医药的发展造成了巨大的冲击和挑战,甚至出现了废除中医的思潮。1929 年 2 月,国民政府提出"废止旧医案",尽管因全国中医药界及华侨的反对而搁浅,但中医药的发展仍受到很大的制约和削弱。中华人民共和国成立以来,毛泽东、周恩来等老一辈党和国家领导人都对中医药事业的发展作出明确指示,并将发展"传统医药"写入我国宪法。改革开放以来,中医药事业进入了新的历史时期。1996 年 12 月,全国卫生工作会议正式确立了"中西医并重,发展中医药"的工作方针,为中医药事业的发展开创了崭新的局面。

随着人类文明的发展和生存环境的变化,人类的疾病谱和健康观念也发生了明显的转变,"回归自然,返璞归真"已成为社会潮流。疗效确切,安全性高,尤其在慢性病、疑难病和老年病防治中具有明显优势的中医药迎来了前所未有的发展机遇。

中药作为中医临床防病治病的主要手段,不仅具有坚实的临床基础、确切的临床疗效和系统的用药理论,而且我国多样化的生态环境孕育了丰富的道地药材资源,是世界最具特色和优势的传统药物,中药产业也因此成为我国在国际上具有明显优势和特色的产业领域之一。但是,长期以来由于受科学技术和经济发展的影响,中药领域的科技水平和产业发展一直处于比较落后的状态,药效物质和作用机制尚不明确、自然资源过度开发、中成药剂型和生产技术落后、质量控制水平低下等因素,严重制约了中药产业的发展和国际市场的开拓。因此,采用现代科学技术,阐明中药药效物质及其作用机制、诠释中医药理论、开发现代制剂、提升中成药工业化水平、建立有效的质量控制体系,从而全面实现中药现代化,已成为中药产业可持续健康发展急需解决的头等大事。

20 世纪 90 年代中期,随着我国改革开放的不断深入,经济持续高速增长,我国的科技水平、综合国力和国际影响力都得到明显的提升,同时,人民生活水平和健康需求也得到了逐步提升。面对机遇与挑战,党和政府审时度势,抓住机遇,于 1996 年全面启动了中药现代化行动计划,开启了我国中药产业快速发展的新时代。

中药现代化是指将传统中药的优势特色与现代科学技术相结合,诠释、继承和发扬传统中药的理论和实践,改造和提升中药的现代研究、开发、生产、管理和应用,以适应社会发展需求的过程。中药现代化是中医药现代化的重要组成部分,也是中医药事业发展的重点领域之一。1996 年,在全国卫生工作会议上,中共中央、国务院明确提出了"实现中药与中药生产现代化"的目标,至此"中药现代化"一词由国家主管部门正式提出,中药现代化也由此上升到国家产业战略的高度。1996 年,国家科委与国家中医药管理局启动了国家"九五"攻关课题"中药现代化发展战略",明确提出了"中药现代化科技产业行动计划"。同时针对如何有效地实施该行动计划初步制定了四大策略:研究开发符合市场需求的现代中药;建立我国中药研究开发体系;形成我国科技先导型中药产业;推动我国中药进入国际医药市场。自从该行动计划实施以来,中药产业化、现代化发展步伐明显加快,中药现代化取得重大进展。

第一节　时　代　背　景

一、20 世纪 90 年代中药产业的发展状况

(一) 中药产业发展的基本状况

1. 丰富的中药材资源　我国拥有丰富的中药材资源,具备发展壮大中药产业的天然优势。据第 3 次中药资源普查,我国中药资源种类有 12 807 种(含种下分类单位),其中药用植物 11 146 种,药用动物 1 581 种,药用矿物 80 种。仅对 320 种常用植物类药材的统计,总蕴藏量就达到 850 万吨左右。

全国药材种植面积超过 580 万亩,药材生产基地 600 多个,栽培或部分实现栽培的药材达 200 余种。野生变家种已取得了可喜成果,三七、人参、当归等一大批常用中药材完全实现人工栽培。对一批珍稀濒危药用野生动植物开展了人工种植、养殖和人工替代品研究,天麻、石斛等珍稀植物药材的人工种植基本成功,并开发了人工麝香、人工牛黄等技术,有效保护了野生动物。对南药和进口药材的引种也取得了可喜的成绩,形成了一定的生产能力,药材进口的数量和品种明显减少。

2. 药品管理规范建设已经起步　自 1985 年《中华人民共和国药品管理法》正式实施以来,我国在药品研究、开发、生产、销售的规范化方面做了大量工作。卫生部根据《药品管理法》制定了《新药审批办法》,同时成立了药品审评委员会及其办公室,负责新药的审批工作,并针对中药的特点,于 1992 年制定了《〈新药审批办法〉有关中药部分的修订和补充规定》,明确了中药新药的分类、申报资料的内容及其要求、药物安全性非临床实验与临床试验内容和要求,并陆续发布了药学研究、药理毒理实验和临床试验技术指导原则,为我国中药新药研发规范体系的建立奠定了基础。

1988 年国家科委颁布的《实验动物管理条例》、卫生部发布的《医学实验动物管理条例实施细则》和《实验动物标准》以及 1993 年国家科委推行的《药品非临床安全性研究质量管理规定(试行)》,标志着我国按照国际通行标准实施的良好实验室规范(GLP)正式启动。1982 年卫生部颁布了《药品生产质量管理规范(GMP)》,为药品规范化生产提供了有益的指导。

3. 中药产业初具规模　中华人民共和国成立以来,我国中药工业取得了很大的成绩。据统计,1996 年全国中药工业企业 1 059 家,固定资产原值 133.4 亿元,工业总产值 235.4 亿元,占中西药总产值(中药和化学药)的 21.5%。中药商业法人机构 11 360 个,商业网点 35 339 个,工业销售产值 219.4 亿元;产值超过 500 万元的产品品种达到 470 种,产值和销售额均超过 1 亿元的品种达到 21 个;中成药总产量达到 19.9 万吨。销售收入 230.8 亿元,中药工业实现利润 19.1 亿元,完成利税 37 亿元,中药工业人均创利润 1.3 万元。出口创汇 5.98 亿美元,其中中药材 4.63 亿美元,中成药 1.35 亿美元。

4. 中药质量标准体系初步形成　自古以来,中药品质依靠性状和经验鉴别,"丸散膏丹,神仙难辨"是中药质量控制水平的写照。中华人民共和国成立以来,中药标准不断吸取国际植物药的检测技术,1977 年版《中国药典》的中药标准新增了显微和一般理化鉴别,初步解决了"丸散膏丹,神仙难辨"的问

题。此后历版药典对标准进行了不断修订和提升。1995 年版《中国药典》，部分品种已收载薄层色谱鉴别、高效液相色谱和气相色谱定性、定量分析，实现了中药质量控制从定性向定量的质的转变。1985 年以后批准上市的新药，基本实现 1/3 以上药味的定性鉴别和 1 味以上主要药味的含量测定。中药质量标准也逐步形成以《中国药典》为主体的国家药品标准与各省、市、自治区地方标准共存的标准体系，为现代中药质量标准及其体系构建奠定了良好的基础。

5. 人才队伍与研发体系已初具规模　中华人民共和国成立以来，我国培养了一大批中医药科研人员，形成了具有较高水平的专业人才队伍，中药相关学科建设初具规模。现代新技术、新方法正在中药研究开发过程中逐步得到应用。据统计，到 1995 年底，全国建有中医医院 2 552 所，高等中医药院校 30 所，中等中医药学校 51 所，独立的中医药科研机构 77 所以及上百个中药新产品研发机构，各类专业技术人员达数万人。

国家先后建立了一批中药重点研究实验室和工程技术研究中心，扶持了一批骨干制药企业，以加强中药新药的研究与开发，仪器设备、生产条件有较大的改善，初步形成了中药科研、开发、生产相结合的体系。自实行《新药审批办法》以来，共申报中药新药逾千个（含改变剂型和增加适应证的品种），批准上市 700 余种。中药剂型也由原始的丸散膏丹发展到 40 多种。

（二）中药产业发展存在的主要问题

1. 基础研究亟待加强　中医药理论是以我国传统的朴素哲学思想为基础，以传统经验为标准而建立起来的，它与以客观理化分析为主要方法的现代科学之间存在着显著的差异，加上中药自身的复杂性，使得现代科学技术手段目前尚难以完全说明中药作用的本质、作用机制、中药药性理论等丰富的内涵。长期以来，中药基础研究方法滞后，内容重复，导致中成药的科技含量过低，产品有效性和安全性缺乏规范、可靠的科学证据；从原材料到产品缺少可控的质量标准；在中药的作用机制、物质基础、应用理论等方面研究不够深入；新技术、新方法的研究和应用严重滞后；中药信息系统建设明显薄弱。

2. 新产品研发水平亟待提升　我国大部分中成药都是历代传承下来的，所谓的新产品开发，也大多是剂型的简单改造，真正意义上的新药研发刚刚起步，研发水平与国际上植物药研发存在着巨大的差距，主要体现在：新药研发缺乏筛选过程，临床处方或文献古方直接进入研发；复方制剂处方重复或类似现象严重；制备工艺和剂型落后；质量标准简单、落后，难以有效控制药品质量；药效和药理研究模型缺乏，更缺乏符合中医药理论的动物模型；作用机制研究缺乏系统研究；安全性评价和临床试验缺乏规范性；拥有自主知识产权的有效成分和有效部位新药更是凤毛麟角。

3. 中药生产水平亟待提高　中药材是中药发展的基础，但中药材质量不稳定、品种混乱严重制约了中药产品的水平。过度开发导致部分中药材资源濒临枯竭；大宗中药材品种栽培技术推广不够；生产管理粗放；单产低、质量差的现象较为普遍；对珍贵的种质资源保护和优质中药材的引种和栽培还缺乏统一的组织和协调；一些珍稀濒危药材代用品的研究还比较薄弱，对道地药材的研究和开发还不充分；部分中药材的病虫害防治和重金属、农药残留污染问题还比较严重。

在中药饮片加工方面，主要是生产水平低、产品质量不稳定、炮制规范不统一等问题。中药饮片生产厂家规模小，生产条件简陋，技术工艺落后，致使药材的有效成分流失，饮片质量难以保证。

在中成药方面，主要问题是单个产品和同类产品低水平重复严重，其中一些质量不高或不稳定，疗效不佳，销路不畅，致使真正质量过硬的品种难以形成规模。现有的中成药制剂中传统剂型仍占很大比例，一些急症剂型和新剂型的开发应用严重不足；新型药用辅料的生产和应用还有较大差距。

4. 法律法规有待完善　药品是一种特殊商品，其研究、开发和生产都必须在规定的条件下进行。

尽管多年来我国医药管理部门建立了一批规范和制度,也提升了中药新药注册和生产的水平,但从整体上来说,距离国际通行标准和市场要求还有相当距离。如我国当时虽然制定了药品非临床研究质量管理规范(GLP)条例,但还仅是试行阶段,还没有建立起真正符合国际标准的GLP中心或实验室,新药审评也未要求符合GLP标准;实验动物的生产和供应还不规范,产业化水平较低;刚刚出台我国自己的药物临床试验质量管理规范(GCP),还没有符合国际标准的GCP临床试验基地;对药品的质量控制、不良反应监测、药品生产质量管理规范(GMP)要求等还不十分严格;药品市场流通体制还比较混乱等。对中药而言,除一般的药品规范要求外,其质量规范、安全性评价规范、临床评价规范等又有自己的特点和要求,其基于中医理论指导下的应用特点和药品成分的复杂性、多样性以及人们长期形成的使用习惯和认识,更需要进行科学的总结和归纳,使之上升到规范和制度的高度。

5. 质控标准及其体系尚需提高和完善　改革开放以来,尽管中药的质量标准有了很大的提升,但与日本汉方药和欧美国家的植物药相比,其质量标准仍有很大的差距,主要体现在:名贵和易混淆中药材、复方中成药缺乏专属性鉴别,难以保证产品的可靠性;安全性相关的检查项目如重金属及有害元素、农药残留、真菌毒素、二氧化硫残留等限量检查几乎为空白;符合中药整体作用特点的多成分质量控制如指纹图谱、多成分含量测定等尚未开展,难以保障中药的品质和疗效。同时,质量标准仍然存在着国家标准和地方标准两套体系,标准的水平和要求参差不齐,尤其是中药饮片,尚无国家统一的质量标准,其炮制方法和产品质量存在着明显的差别。

6. 中药产业发展水平较为落后　经过40多年的建设,我国中药企业虽然取得了很大的进步,但整体工业水平还很低,表现在生产企业多,规模小,效益低,技术开发和创新能力弱,生产工艺和设备落后,管理不规范等问题。在纳入国家中医药管理局统计的1 059家中药生产企业中,中小型企业1 018家,占96.1%,达到GMP标准的不足10%;中药制药装备落后,制剂设备仅相当于20世纪70年代的国际水平,品种规格少,系列化、标准化、配套能力差,自动化水平低,质量检测装备滞后,企业的现代经营管理经验缺乏。

长期以来,我国中药主要满足于国内市场需求,在医药市场国际化趋势日益明显的今天,中药生产企业参与国际医药市场的竞争已是大势所趋。但我国医药生产企业对此还准备不足,缺乏相应的对策,导致出口秩序混乱,产品质量缺乏保障,影响了我国中药产品在国际市场的份额和形象。对新兴的OTC市场缺乏认识,在传统的营养保健产品市场上又因产品的质量、包装等问题而缺乏竞争力。在市场竞争中,对专利、商标等知识产权的保护观念淡薄,未能有效维护自身的技术权益。此外,在慢性病、疑难病等领域中还未充分发挥中药产品的优势。

7. 人才队伍需要着力培育　由于受传统观念、科技和产业发展水平的影响,中药行业人才严重短缺,尤其是掌握生命科学、医学、药学等学科前沿知识和技术的骨干和复合人才非常缺乏,严重影响了中药理论的现代研究和中药产业科技水平提升。

二、中药现代化面临的良好机遇

1. 疾病谱和医学模式正在发生变化　随着社会、经济的发展,人口老龄化和人类生存环境的变化,人类的疾病谱发生着明显的变化,以往严重威胁人类健康的感染性疾病已得到较好的控制,随之而来的是恶性肿瘤和艾滋病等重大疑难疾病,心脑血管疾病、神经退行性疾病、各种器质性疾病等老年性疾病和慢性器质性疾病,以及抑郁症等精神性疾病的发病率逐渐提高,人类的医学模式已经由"生物医学"向"生物—心理—社会医学"转变。因此,对医学模式也提出了新的要求,由单纯的疾病治疗转变为预防、保健、治疗、康复相结合的模式,各种替代医学和传统医学发挥着越来越大的作用。此外,由于化学药物新药发现和开发的形势日趋严峻,化学药物的毒副作用较大,容易产生抗药性,对一些世界性的疑难病症力不从心且使药源性疾患增多,已很难满足人民日益提高的健康需求,而在人类"回归自然"的潮流中,天然药物由于毒副作用小,越来越受到人们的青睐,这不仅为人类的健康需求提供了更多的选择,也有利于降低医疗费用,减轻国家和社会的负担。

2. 国际天然药物市场蓬勃发展 20 世纪 80 年代开始,国际社会对天然药物的需求日益扩大。至 90 年代,在全世界药品市场上,由天然物质制成的药品已占约 30%,国际植物药市场份额已达 270 亿美元,对中草药和中药制剂的需求也迅速增大。欧共体国家生产植物药的企业 2 000 余家,在 1992 年天然药物的销售额达到 17.6 亿美元,5 年平均上升了 30%以上,1993 年达 22 亿美元。20 世纪八九十年代欧共体的植物药市场发展要快于化学药品,英国自 1987 年以来植物药的购买力上升了 70%,法国亦上升了 50%;而美国市场每年亦以高于 20%的速度增长。据估计,美国每年的中药流通量有 27 亿美元;日本的汉方制剂从 90 年代开始,每年都以 15%以上的速度增长,1993 年的销售额达到 2 500 亿日元。

3. 中医药在世界各国的传播推广卓有成效 由于现代医学的发展,近 200 年来,传统医学在许多国家受到不同程度的排挤。从 20 世纪 50 年代起,特别是 70 年代后期,随着世界范围内"回归自然"思潮的兴起,以及疾病谱的变化,特别是随着我国中医药事业取得的显著成绩,被人们遗忘的传统医学重新得到世人的重视。从 1976 年至 1978 年连续 3 年的世界卫生大会都将传统医学列入议程,形成了培训传统医学人才和开展传统医学研究的两个文件。世界卫生组织(WHO)还专门成立了"传统医学规划署",在世界各地设立了 27 个"世界卫生组织传统医学合作中心",其中 15 个亚洲的中心中有 13 个与中医药有关。至 90 年代,全世界已有 124 个国家建立了各种类型的中医药机构。每年来我国接受正规培训的中医药人员达 9 000 多人次。中医药在东南亚、日本、韩国等地得到了较好的发展,在澳大利亚已取得合法地位,连限制最为严厉的美国和欧洲,也在逐步放松对中医药的限制。如法国约有 2 800 个中医诊所,45 个协会,参加人数约 1.2 万人,每年消耗中药 4.3 万吨;英国成立了专门考核和登记注册中医药人员的部门,对经考核合格者,准许取得中医人员资格,可以从事中医药业,用中药医治患者,仅伦敦就有 600 家中医诊所;美国也于 1994 年颁布了《饮食补充剂健康与教育法》,承认草药的防病治病作用,将草药划归饮食补充剂范畴;专门制定了《植物药研究指南》(当时未公布),开始接受传统药物中的天然药物复方混合制剂作为治疗药物,为中药作为治疗药物进入美国市场打开了大门。

4. 从天然药物中研究开发新药成为研发新趋势 19 世纪以前,人们主要依靠人体试验从自然界中寻找药物。19 世纪以后,对植物有效成分的提取、分离、结构鉴定获得成功,开始从天然植物中寻找化学结构较为简单的新药。19 世纪末,"606"药品合成的成功,开拓了通过化学合成寻找新药的道路。20 世纪二三十年代,磺胺药和青霉素的问世,使世界化学药进入了黄金时代。然而,自 70 年代以来,从化学合成物中筛选发现新药的命中率明显降低(从百分之一降到万分之一),创制成本越来越高(已达每个药 3 亿~5 亿美元),研制周期越来越长(每个药约需 10 时间),加之化学合成药物的毒副作用,因此,更多的新药研究部门又开始从天然药物中寻找新药。美国国立肿瘤研究所曾对 114 045 个植物提取物做抗肿瘤活性筛选,活性的发现率约为 3%(3 400 种)。还有人认为从 400 种植物药中筛选活性成分并进行开发,就有可能得到一个较理想的新药。这比合成药物的成功率要高得多,成本也低得多。因此,世界各大制药公司纷纷设立天然药物研究开发机构,国际上有 170 多家公司、40 多个研究团队在从事传统药物的研究和开发工作。与此同时,国际上申请的中药及其他植物药专利数量迅速上升,1978 年约为 1.5 万件,1985 年约达 3 万件,7 年时间增长 1 倍。因此,有人认为,1990—1995 年是国际上中药研究开发的成长期,1995—2000 年将进入成长的高峰期。

5. 现代科学技术的发展为中药研究提供了更多的手段 当今蓬勃兴起的世界新技术革命,使科学技术空前广泛地深入到社会经济的各个领域。新的分析方法发展到难以想象的精细程度。过去难以分析的混合物,现在能够在几个小时内,在微升的规模上分离并逐个鉴别 100 个以上的组分;各种方法的联合运用,已使检测灵敏度提高了 100 万倍,过去认为所谓的零含量,现在也能检测出来。现代生物学、化学、物理学、信息科学等学科的发展为传统中药的研究提供了新的手段和途径。

6. 我国经济社会的发展为中药产业振兴提供了广阔的市场空间 目前,我国医药消费需求正处于跃变期,人民群众在已经普遍解决了温饱问题以后,不再满足对生活的简单需求,开始注意生活质量和生存质量的提高,尤其关注与生命健康有关的医疗和保健消费。据统计,我国人均医药消费水平占人均国民收入的比重几年来基本稳定在 2% 左右。其中仅占人口 1/4 的城镇人口,医药的消费却占 3/4,用药水平接近发达国家。此外,老年人用药水平与其他人相比为 4:1,而我国从 2010 年起将逐步进入老龄化国家。随着我国人口自然增长和人口老龄化,特别是人民生活水平的逐步提高和健康意识的增强,我国医药市场将急速发展和扩大,而且 8 亿农村人口的潜在市场还将逐步转变为现实市场,这无疑为我国中药产业的发展提供了广阔的市场空间。

三、中药现代化面临的严峻挑战

在"回归自然"、采用天然药物潮流影响下,各国竞相采用现代技术研究开发传统药物,抢占国际草药市场,我国中药在诸多方面面临严峻挑战。

1. 改革开放使我国医药市场国际化 随着改革开放的深入,我国医药市场逐步开放,国外医药生产企业和产品大量涌入。目前,国有医药企业已有 40% 与国外合资,全国"三资"医药企业达 1 500 家,在部分地区已占当地医药企业的 50% 以上。进口药品已占全国药品市场的近三成。已有十多个国家和地区的近 40 个品种的天然药物在我国注册,每年进口的"洋中药"已过亿美元。我国的医药市场已经成为国际医药市场的重要组成部分,迫使我国民族医药产业必须面对国际竞争的形势,而中药是我国最具优势的医药产业,应在振兴民族医药产业过程中发挥出更大的作用。

2. 中药知识产权面临威胁 毋庸置疑,传统中药的知识产权属于中国,但长期以来我国对中药知识产权问题研究和重视不够,致使许多中药知识财富流失。而发达国家由于较早实行了药品专利,在这方面拥有丰富经验,他们一方面以合作开发等名义获得我国的中药知识产权,另一方面又以知识产权为武器,企图独占被其获取的一些中药财富,如英国植物药公司在我国申请"治疗皮肤病的药物组合"专利就是一个典型的例子。

3. 国际医药产业竞争日益激烈 20 世纪 80 年代以来,国际医药产业兼并、联合组成巨型跨国企业集团的事件不断发生,自 1987 年以来,就发生了 10 起 30 亿美元以上的重大兼并活动。这种兼并不仅改变了总体力量的格局,更重要的是提高了企业竞争力,扩大了市场占有率,实现了较大程度的垄断经营局面。1995 年排名世界前 25 家的制药公司销售额 1 444.1 亿美元,已占全球 2 660 亿美元处方药市场的 54.3%。有人预测未来十几年中有可能出现由 50 家跨国制药集团控制全球 80%~90% 的医药市场份额的局面。

目前,由于我国中药现代化、国际化水平较低,制约了中药产品进入国际市场。在国际中草药市场份额中,中药占比仍较低,且大部分为原料药、提取物、保健品。相反,日本的汉方制剂本源于中国,其原料亦大部分源于中国,但因重视技术研究与开发,其产品在国际市场上已占有一定份额和较高声誉,这无疑对我国中药产业提出了严峻的挑战。

4. 文化背景与理论体系的差异制约中医药的研究推广　中医药理论是我国传统文化的重要组成部分,它继承了我国传统文化的特点,更注重归纳与综合,与西方医药理论在思维方式、研究方法等方面都有很大的不同。加上以古汉语为基础构成的中医药术语表述的古朴深奥,因此,要使西方国家理解中医药理论体系的内涵,进而接受和使用中药,将是一项十分艰巨和长期的工作。

第二节　实施中药现代化的意义

一、弘扬优秀文化——功在民族

中医药学的发展,深深植根于中华文化的土壤,它的成就已经超出了医学的界限,成为中华民族优秀文化的重要组成部分。它不仅为中华民族,也为世界医学的发展作出了卓越的贡献。在 21 世纪生命科学的发展和回归自然的世界潮流中,中国的传统医学的突破,有可能成为中华民族对整个人类新的重大贡献之一。

弘扬中医药事业,推进其现代化进程,其意义不仅在于发展民族经济,改善生态环境,维护国家利益,振兴中医药事业,更可以使广大炎黄子孙对中华文化获得更加广泛的共识和更深的感情,使千千万万的中华儿女感到自豪和荣誉,增强民族凝聚力。

二、改造传统产业——利在国家

中药产业是我国医药产业的重要组成部分,担负着维护人民健康、提高民族素质的重要作用。它不仅为我国和世界人民提供了安全有效的药品,而且为我国的经济发展起到了积极的促进作用。

利用现代科学技术,改造我国传统中药产业,不仅能建立起我国自己的现代中药研究、开发和生产体系,开发出高效、速效、长效、低毒、优质的现代中药,调整产品结构,促进企业转型发展,而且能够提高我国医药产品的技术水平和市场竞争力,抵制进口药品的冲击,降低高速增长的医疗卫生费用,进而进入国际市场,增强出口创汇能力,为国家增收节支,为世界人民服务。

有计划地开发利用天然药物资源,有组织地开展中药材的人工种植,还可以在保证中药材质量和来源的同时,为农民开辟一条种养、加工高品质的绿色药用经济作物的致富之路,帮助农民就地脱贫致富,为农村经济服务。

三、催生大健康产业

中药现代化在实施过程中,悄然形成大中药健康产业。在各省中药现代化产业基地建设过程中,逐渐培育了中药农业、中药商业、中药保健业、中药食品、中药化妆品、中药制药设备制造、中药服务贸易等一系列的新业态,并且已具一定规模。据不完全估算,在 2009 年已达 7 000 亿元,2015 年已达 1.5 万亿元,且其综合效应非常突出。由于这些产业处在产业链下端,可吸纳大批劳动力就业;可以改变产业结构,让农民就地脱贫致富;利用荒山野岭大规模种植栽培中药,改善生态环境;安全有效的现代中药有力地促进了我国医改深入发展。大中药健康产业蓬勃发展又带动了中药健康服务业发展,推动国务院部署包括西医西药在内的健康服务业发展规划,提出到 2020 年要形成 8 万亿的产业规模,成为国民经济的支柱产业。举一事,惠百业,利国利民,其功大焉。

四、加强国际化能力——造福人类

医药不分国界。中药作为防病治病的武器,不仅为中华民族的繁衍昌盛作出了积极的贡献,也应为全人类的健康保健作出积极的贡献。其悠久的历史、繁多的品种、广泛的用途、丰富的资源和广阔的发展前景日益为大多数国家和民族所认识所接受,正越来越受到世界人民的欢迎。

在化学药品研究与开发难度日益增大的情况下,通过建立和完善中药研究开发过程中的一系列标准规范,并争取成为国际公认的传统药物研究开发的标准规范,研制安全有效、质量可控的现代中药,进军国际医药主流市场。从而确立我国传统医药大国的地位,并通过中医药的国际化,加强与世界各国人民的交流,宣传我国的传统文化,将能够造福人类,促进人类和平事业的健康发展。

五、提高学术水平——继往开来

毛泽东曾经指出:"中国医药学是一个伟大的宝库,应当努力发掘,加以提高。"中医药学虽有悠久的历史和深厚的底蕴,但其科学的内涵仍需通过现代科学技术加以证明和阐述,以便人们理解和接受,从而更好地运用和推广。

中医药现代化是历史发展的必然,因为中医药的发展史,就是革故鼎新、吸收当代科学成就、与时代科技同步发展的历史;中医药现代化是社会发展的必需,因为社会的发展、健康观念的转变、疾病谱的变化、卫生保健要求的提高,要求医药卫生事业要突破传统,不断创新;中医药现代化是其自身发展之必然,在现代科学技术飞速发展的今天,中医药在保持自身特色和优势基础上充分吸收利用当代科技研究成果,为我所用,推动自身的变革和进步。中医药学术水平的提高和现代化发展,将对现代科学相关学科的发展产生启迪和促进作用。

（程翔林,张兆丰,屠鹏飞,杨智,李冬雪,柴兴云,曲昌海）

第二章
中药现代化战略部署

回顾20年中药现代化发展历程,中药现代化经历了3个重要发展阶段。第1阶段是启动实施阶段:1996年,国家科委明确提出了中药现代化发展的整体战略构想,1998年启动了"中药现代化科技产业行动计划",1999年启动中药现代化科技产业基地建设工作;第2阶段是全面部署阶段:2002年国务院办公厅转发了科技部等8个部委共同制定的《中药现代化发展纲要(2002—2010年)》,重点部署了平台建设、标准化、基础研究、品种创新等6个方面的任务,进一步强化了中药现代化科技产业基地建设,启动实施了"创新药物和中药现代化"专项;第3阶段是深化部署阶段:2007年,科技部联合国家中医药管理局等16个部门共同发布了《中医药创新发展规划纲要(2006—2020年)》,系统提出了中医疾病防治、养生保健和诊疗技术体系、中药现代产业技术体系、中医药理论体系、中医药标准规范体系、符合中医药特点的科技创新体系、国际科技合作网络体系等六大体系建设,全面启动了中医药现代化工作,在国家科技重大专项、国家科技支撑计划、"973"计划等国家科技计划中对中医药现代化研究进行了重点部署。20年来,科技部等多部门将中药现代化作为加快我国生物医药产业发展、助推医改实施、提升全民健康水平、引领我国科技走向世界、提高中华民族文化竞争软实力的重要突破口和重大战略方向,系统加强顶层设计和持续部署推进。

第一节　中药现代化的启动实施（1996—2001年）

一、工作部署

1996年,在全国卫生工作会议上,中共中央、国务院明确提出了"实现中药与中药生产现代化"的目标,至此"中药现代化"一词由国家主管部门正式提出,中药现代化也由此上升到国家战略产业的高度。国家科委与国家中医药管理局于1996年开展的国家"九五"攻关课题——中药现代化发展战略,明确提出了"中药现代化科技产业行动计划"。同时针对如何有效地实施该行动计划初步制定了四大策略:研究开发符合市场需求的现代中药;建立我国中药研究开发体系;形成我国科技先导型中药产业;推动我国中药进入国际医药市场。自从该行动计划实施以来,中药产业化、现代化发展步伐明显加快。随后国家多个部委相继出台了一系列的发展规划、法律法规,为中药现代化的具体实施指明方向,为其保驾护航,同时采取一系列的具体行动,包括推荐平台建设、实施科技计划,启动相应的科技园区建设和中药材产业基地建设,并鼓励和支持中药国际化行动。

1997年1月,中共中央、国务院下发《中共中央、国务院关于卫生改革与发展的决定》〔中发(1997)3

号文〕,明确提出:积极发展中药产业,推进中药生产现代化;完善中药材生产组织管理形式,实行优惠政策,保护和开发中药资源;积极进行中药生产企业改革,逐步实现集约化、规模化。中药经营要按照少环节、多形式、渠道清晰、行为规范的原则,逐步形成统一、开放、竞争、有序的流通体制;加强中药生产关键技术改革,加快制定中药的质量标准,促进中药生产和质量的科学管理。

1999 年 3 月,国家科技部又出台了"中药现代化研究与产业化开发"实施方案。此方案在 1996 年提出的"四大策略"的基础上又进一步从四个方面提出了新的要求:优良中药材品种的现代化示范研究;优良中药材品种的国际化示范研究;建立中药系列标准规范的研究;中药现代化基础研究。此后,全国各省、市、自治区相继出台相应的"中药现代科技产业"发展实施规划和基地建设。

为了顺利实施中药现代化战略,国家还陆续制定出台了一系列法律法规,如《药品管理法》《药品管理法实施条例》《野生药材保护管理条例》《中药保护品种条例》《中药材生产质量管理规范》等;原国家食品药品监督管理局还陆续颁布了《中药材生产质量管理规范》(GAP 法规)、《药品生产质量管理规范》(GMP 法规)、《药品非临床研究质量管理规范》(GLP 法规)、《药品临床试验管理规范》(GCP 法规)、《药品经营质量管理规范》(GSP 法规)及药物不良反应监测等,并对中药企业进行 GMP 认证,对中药材质量管理进行 GAP 认证,对中药饮片文号进行管理,对中药临床研究单位进行 GCP 认证等项工作,对开展中药技术标准的研究有了政策上的依据。

在这一时期,科技部外的其他部门,如国家发展和改革委、国家经贸委、国家中医药管理局、国家自然基金委及许多地方政府都将中药现代化的相关工作纳入重点计划。科技部等 8 个部委联合制定了《中药现代化发展纲要(2002—2010 年)》这一划时代的工作,为中药现代化的进一步可持续发展提供了宏观上的指导和政策上的保障。

二、重点项目

科技部将中药现代化发展作为一项重大战略任务,在科技攻关、"973""863"等计划中启动了"中药现代化研究与产业化开发""创新药物和中药现代化"等重大项目,对中医基础理论、古籍文献挖掘整理、名老中医经验传承、中药材规范化种植、中药饮片炮制技术、中药现代生产工艺、中药标准研究以及研究平台和中药基地建设等工作给予了积极支持。

"九五"国家科技攻关项目"中药现代化研究与产业化开发":1999 年启动,组织实施了中药复方药物标准化研究、中药国际化范例研究、中药材规范化种植示范研究、中药研究开发和标准规范体系建设等内容。

"九五"攀登计划项目"中药现代化关键问题的基础研究":1998 年立项开展工作,通过境内外 19 个不同单位、230 名科技人员的合作努力,运用化学、药理等多学科技术方法,围绕研究工作假说开展了工作,取得了一系列富有意义的研究进展。项目提出:中药复方由活性物质群构成。活性物质群按一定要求配伍组合,通过多靶点、多途径经整合发挥作用。调整是中药的一种主要基本作用。基于这一新的中药作用假说,开展了当归补血汤、四君子汤、补阳还五汤、千金黄连丸加味、人参四逆汤、安宫牛黄丸和桂枝汤药效物质基础和作用机制研究。

启动一批中药产业化基地和科技园区建设。2000—2002 年,现代中药高技术产业化专项共支持中药材种植/繁育、中药饮片/提取物、中成药大品种生产等中药产业链中急需解决的关键技术项目 82 个。国家投入资金 4.68 亿元,拉动社会各界资金投入 74.69 亿元。大大改善了中药生产企业的生产环境,提高了生产能力,扩大了生产规模。

第二节　中药现代化的全面部署（2002—2006 年）

一、工作部署

2002 年，国务院颁布了由国家科技部、国家计委、国家经贸委、卫生部、国家食品药品监督管理局、国家知识产权局、国家中医药管理局、中国科学院共同制定的《中药现代化发展纲要（2002—2010 年）》，《纲要》从国家战略高度对中药现代化工作作出了部署，明确了中药现代化发展的指导思想、基本原则、战略目标、重点任务和主要措施，为充分发挥中药优势和特色，加快中药现代化进程，确保中药产业健康有序地发展提供了宏观指导。这是我国第 1 部关于中药现代化的纲领性文件，也表明我国中药产业将迎来前所未有的发展机遇。

2006 年 2 月，国务院发布了《国家中长期科学和技术发展规划纲要》（2006—2020 年），明确提出加强中医药继承和创新，推进中医药现代化和国际化，以中医药理论传承和发展为基础，通过技术创新与多学科融合，丰富和发展中医药理论，构建适合中医药特点的技术方法和标准规范体系，发展现代中药研究开发和生产制造技术，有效保护和合理利用中药资源，加强中医药知识产权保护研究和国际合作平台建设，促进中医药产业的健康发展。

2006 年 6 月，为充分利用全球科技资源，解决中医药现代化的关键科技问题，推进中医药现代化和国际化进程，科技部、卫生部、国家中医药管理局共同制定了《中医药国际科技合作规划纲要（2006—2020 年）》，该"纲要"将中医药防治重大疑难疾病国际科技合作研究、中医药在预防和养生保健方面作用的研究、研发一批适应国际市场需求的中医药产品及培育一批具有国际竞争力的中医药企业、中药研发和生产过程中的关键技术方法的开发与应用、中医药的传承和保护、制定和建立中医药国际标准规范、构筑中医药国际科技合作网络、推进中医药国际传播等八个方面列为中医药国际科技合作的重点领域和主要任务。

在中医药标准化建设方面，先后制定实施了《中医药标准化发展规划（2006—2010 年）》《中医药标准化中长期发展规划纲要（2011—2020 年）》，着力开展了中医药标准体系和中医药标准化支撑体系建设。制订和修订中医药标准 626 项，其中国家标准 37 项，行业标准 9 项，团体标准 580 项，初步形成了中医药标准体系框架；在中医药行业成立了中医、中药、针灸、中西医结合、中药材种子种苗、保健服务等 6 个全国标准化技术委员会，为中医药标准的制定提供技术支撑；积极促成 ISO 中医药标准化技术委员会（ISO/TC249）的成立并承担秘书处工作，主导制定 ISO 中医药国际标准 6 项，推动 WHO 将中医药等传统医学纳入国际疾病分类代码体系。

在法律法规方面，2002 年国家食品药品监督管理局颁布了《中药材生产质量管理规范》（GAP 法规）；2003 年 10 月 1 日国务院颁布实施《中华人民共和国中医药条例》，为中医药事业发展提供了切实的法律保障，对于促进中医药健康、持续、稳定地发展，更好地为人民健康服务，对于统一人们的思想，推动全社会都来关心支持中医药事业，对于弘扬祖国优秀传统科学文化，促进中医药更好更快地走向世界等都具有重要的意义。条例将中医药工作在社会关系中的地位和作用、中医药事业发展的目标、中医药工作的方针政策等用法规的形式颁布，明确了各级政府及中医药行政管理等部门对发展中医药的职责、权利和义务，确定了中医医疗、教育、科研和对外交流与合作等方面的行为规范，为中医药事业的发展提供了法规性依据。这是我国第 1 部专门性中医药行政法规，是中医药事业乃至整个卫生事业的一件大事，标志着中医药法制化建设步入了新的阶段。2005 年颁布了新修订的《药品注册管理办法》，明确了国家鼓励研究创制新药,对创制的新药、治疗疑难危重疾病的新药和突发事件应急所需的药品实行快速审批,对中药、天然药物的新药注册审批也作了明确规定,并先后出台了12种中药新药的技术要求指导原则。

二、重点项目

(一)现代中药高技术产业化专项

2000—2002年,现代中药高技术产业化专项共支持中药材种植/繁育、中药饮片/提取物、中成药大品种生产等中药产业链中急需解决的关键技术项目82个。国家投入资金4.68亿元,拉动社会各界资金投入74.69亿元,大大改善了中药生产企业的生产环境,提高了生产能力,扩大了生产规模。专项所支持企业的大型研发机构从批复前的44个增加到58个,项目研发总经费从支持前的4.84亿元增加到2004年的7.72亿元,年均增长19.83%,专利申请数量年增长幅度接近20%,2004年在研项目与批复前相比,增加了3.81倍;拥有的新产品数量从批复前的116个,增加到2004年497个,其中获得生产批件的产品数从42个增加到2004年的212个,增长幅度超过5倍。专项的实施明显增加了中药企业的研发创新能力,为企业的进一步发展注入了新动力。

专项所支持项目的总产值从批复前的21.56亿元增加到2004年的46.85亿元,年均增长率为39.10%,销售额从19.79亿元增加到53.64亿元,年均增长幅度为57.02%,占2004年中药行业销售收入(806亿元)的7%。出口额从329万美元增加到3 137万美元,年均增长率为284.52%,上缴税金从3.10亿元增长到5.04亿元,增长幅度为20.73%,利润从3.30亿元增长到5.77亿元,增长率达24.94%,劳动生产率从每人18.17万元/年增长到2004年的74.47万元/年,年增长幅度超过103.28%。专项所支持的项目已成为拉动中药产业增长的核心。

(二)"创新药物和中药现代化"重大专项

"十五"期间,国家"创新药物和中药现代化"重大科技专项由"863"计划和科技攻关计划两部分组成。专项批复下拨经费共计8.5亿元,其中,"863"经费7.5亿元,攻关计划经费1亿元。专项支持中药品种课题163项,支持经费1.4亿元。重点对中药材种植、中药饮片炮制、中药生产关键技术等方面展开了研究工作,包括:121种中药材规范化种植,80种中药饮片炮制规范化研究,濒危物种冬虫夏草、肉苁蓉、新疆紫草、多伦赤芍、三叶木通、川贝母等药材的繁育,50种有害残留物检测方法与限量标准,20种中药材种子质量标准和检验规程,30味单味中药配方颗粒、10个经方配方颗粒质量标准,30种中药超微饮片的规范化质量标准,20味中药提取物质量标准,70种注射剂指纹图谱。

(三)"973"计划

1999年立项的"方剂关键科学问题的基础研究",2004年立项的"证候规范及其与疾病、方剂相关的基础研究",2005年立项的"络病学说与针灸理论的基础研究""方剂配伍规律研究"和"中医基础理论整理与创新研究"。这些项目以较大投入启动了中医药基础研究领域的研究。

(四)国家自然科学基金

国家自然基金委"十五"期间共资助了1 800多项中医药科研项目,资助资金达到3.7亿元。2002启动了重大研究计划项目"中医药学几个关键科学问题的现代研究",计划拟订研究期限为5~10年,前5年经费预算为4 000万元,第1年度批准项目经费2 000万元,2006的资助经费为1 250万元。2002年批准了国家自然科学基金重点项目"乌头类有毒中药的安全性研究"和2008年立项的"973"项目"确有疗效的有毒中药科学应用关键问题的基础研究"。

（五）中药产业化基地和科技园区建设

由相关省科技厅、计委、经贸委、卫生厅、食药局和中医局等有关部门建立了省级管理部门之间的联席会议制度，组成了由多学科专家组成的专家指导委员会，大力推进20个中药现代化科技产业基地和5个中药现代化规范化种植基地的建设。推进中药材GAP工作，是各中药现代化科技产业和中药材规范化种植基地省/市基地建设共同的重点工作。按GAP要求，有关各省/市，选择当地道地品种，建立了不同类型的无公害规范化生产示范基地、示范园区或推广生产基地。

第三节　中药现代化的深化部署（2007年至今）

一、工作部署

2007年1月，为深入贯彻《国家中长期科学和技术发展规划纲要（2006—2020年）》，科技部联合国家中医药管理局等16个部门共同发布了《中医药创新发展规划纲要（2006—2020年）》，系统提出了中医疾病防治、养生保健和诊疗技术体系、中药现代产业技术体系、中医药理论体系、中医药标准规范体系、符合中医药特点的科技创新体系、国际科技合作网络体系等六大体系建设，全面启动了中医药现代化工作，并组织实施了"重大新药创制专项"。同年，还结合基地建设实际情况与中药科技产业发展需求，科技部制定了《中药现代化科技产业基地发展规划（2010—2020年）》。

2008年以来，国务院及相关部门相继颁布了《国务院关于扶持和促进中医药事业发展的若干意见》《国务院关于促进健康服务业发展的若干意见》《中医药健康服务发展规划（2015—2020年）》及《中药材保护和发展规划（2015—2020年）》等，这些重要文件的出台为中药现代化战略实施指明了方向。尤其是《中药材保护和发展规划（2015—2020年）》的颁布，明确了中药材发展的目标、主要任务和保障措施，对于我国保护中药材野生资源、大力发展中药生产和构建保障体系具有重要的作用。这些行动纲领和发展规划，为中药现代化战略实施指明了方向。

二、重点项目

1998—2012年与中医药研究相关的"973"计划立项30项、国家自然科学基金重点项目立项65项，两类项目共95项。中药方剂药效物质及其机制和中药方剂配伍是研究的热点，中药安全性研究逐渐受到重视。

（一）重大新药创制专项

根据《国家中长期科学和技术发展规划纲要（2006—2020年）》的部署，按照国务院《组织实施科技重大专项的若干工作规则》和《国家科技计划管理暂行规定》，2008年国家启动实施了生物医药领域的国家重大专项——"重大新药创制"科技重大专项。该专项主要支持创新药物研究开发、药物大品种技术改造、创新药物研究开发技术平台建设、企业创新药物孵化基地建设、新药研究开发关键技术研究等内容。"十一五""十二五"期间中药相关领域共立项课题（含中药关键技术类课题）395项，中央财政经费共计投入20.97亿元（"十一五"8.95亿元，"十二五"12.02亿元）。通过专项的实施，中药领域取得以下重要成果。

1. 重点支持中药创新药物品种研发，一批高质量新药品种批准上市　专项共支持230项候选药物、135 项新药临床前研究和 72 项新药临床研究,共有 21 个创新药物品种获得新药证书,7 个创新药物品种获得临床批件。百裕制药的银杏内酯注射液、江苏康缘药业的银杏二萜内酯葡胺注射液和龙血通络胶囊、同仁堂集团的巴戟天寡糖胶囊等一批具有市场竞争力的创新药物品种批准上市,部分品种已产生了较好的经济效益。

2. 支持一批中药大品种技术改造和临床再评价,实现了大品种做大做强的目标　新药专项对 82 个中药大品种技术改造和 12 个中药临床再评价进行了立项资助,针对中药生产过程复杂、影响因素多、质量控制难等瓶颈问题,建立了从中药材生产到饮片加工、中成药生产全过程质量控制,全面提升了大品种的生产技术和质量控制水平,保障了大品种的安全性和临床疗效,增强了产品的竞争力,为医改“大病保障”工作提供了重要支撑。疏血通、丹红、血栓通、喜炎平等品种年销售额均突破 30 亿元,有望成为突破年销售额 60 亿元的重磅产品。

3. 推进一批名优中成药国际注册,并取得阶段性进展　专项重点支持了复方丹参滴丸(胶囊)、康莱特注射液、血脂康胶囊、扶正化瘀胶囊等中药在美国 FDA 注册的临床研究,以及地奥心血康胶囊、丹参胶囊、当归浓缩丸等中药在欧盟注册。其中,复方丹参滴丸(胶囊)将完成Ⅲ期临床试验,康莱特注射液、血脂康胶囊、扶正化瘀胶囊也已完成Ⅱ期临床试验;地奥心血康胶囊已经通过荷兰药品评估委员会(MEB)的审评取得荷兰药品上市许可。同时也带动了企业品种国际化进程。

4. 建立和完善中药标准和信息化平台,为实现中药标准主导国际发展提供技术支撑　专项连续支持了中药材种子种苗标准、中药生产技术标准、中药质量标准和信息化平台建设,进一步完善了中药标准体系,提升了一大批中药质量标准,为 2010 年版和 2015 年版《中国药典》(一部)中药质量标准的增修订奠定基础,同时,推进丹参等 31 种中药材标准进入美国草药典,钩藤等 17 种草药专论列入欧盟药典。

5. 支持一批中药新药研发综合性和专业性技术平台,中药创新药物的研发能力得到明显提升　专项重点支持了中国中医科学院建立中药创新药物研发综合性大平台,支持了江苏康缘、山东绿叶和天津天士力等企业建立企业新药研发技术平台,同时支持了新药安全性评价、药代动力学研究等专业性技术平台以及中药成分库和化合物库建设,提升了相关研究单位的创新药物研发能力,建立和完善了以企业为中心的中药创新药物研发体系,为全面提升我国中药新药创制能力奠定良好基础。

(二)中医药行业科研专项

中医药行业专项紧密结合中医药事业发展的要求和科研需求,并注重与其他国家科技计划实现有机衔接。中医药行业科研专项实施 10 年来,基本实现了“解决行业急需、培育科研团队、产生应用成果、促进模式创新”的总体成效。2007—2015 年,由国家中医药管理局组织管理的中医药行业科研专项共计 124 项,经费总计 9.9539 亿元。其中,涉及重要领域研究 44 项,涵盖了中药材、中药资源、中药基础、中药作用机制、中药疗效评价、中药标准等各方面研究,对急需解决的、关键性的、有相当工作基础的中医药问题进行了重点攻关,支持解决了中医药科学研究和临床应用的转化衔接问题。

第四节　中药现代化主要成效

一、中药现代化深入人心

中药现代化的内涵包括:保持中药理论和临床应用的特色和优势,体现继承、移植、创新相结合的思想,实现对传统的超越;进行中药作用机制的现代语言的表述和现代科学的阐述,具有时代特征;具有现代科学品格,形成中医理论和临床诊疗体系的开放系统,实现多学科兼容,在确定自我主体的前提下,进行传统与现代、宏观与微观的渗透与互补,以科学技术为依托,吸收利用现代科学技术成果,发展中医药;实现思维方式与研究方法的整合、更新,构建严谨的方法学体系,形成科学研究模式,建立中医药学标准系统;为现代医学提供新的认知领域与临床证据;走向世界的"双相接轨"能力增强;能在实践中不断纠正、完善自我,使之成为动态发展的科学体系,具有明确的自身学科前沿;中药研究开发与产业现代化,培育了具有高素质的人才体系。

现代中药和中药企业的发展离不开中药文化。中药不仅是一门科学技术,而且它本身也是一种文化。发展中药企业需要文化的演绎。中药现代化的过程是使传统中药转变为现代中药的过程,是技术与文化的结合,只有与先进的技术结合并不断创新,才能够发扬光大。我们重视传统中药与现代文明结合,并通过文化传播让社会再认识,造成大气氛、大市场,由文化引导社会关注产业,才能成为大产业。21 世纪是生命科学的世纪,中药在我国历经千年而不衰,积累了深厚的传统文化和知识底蕴,其现代化和产业化不仅是生命科学领域的一项重大课题,而且还是一门新兴的高科技产业。

通过制定和实施 GMP、GAP、指纹图谱等一系列规范化的制度,中药现代化逐渐走上正轨。特别是中药指纹图谱技术推广较快,引起了国内外的普遍关注。我国的不少中药制药企业,为了走向国际,为了快速做强做大,自觉、主动地坚持走中药现代化的道路,推动了企业技术升级和转型发展,成为具有重大影响的中药现代化企业。

荣获 2015 年诺贝尔生理学或医学奖的中国药学家屠呦呦,于 1971 年在世界上首次从菊科植物黄花蒿中提取了新型结构的倍半萜内酯——青蒿素。青蒿素具有十分确切的抗疟作用,包括对氯喹有耐药性的恶性疟原虫感染,挽救了数百万非洲人民生命。青蒿素已经被国际所承认,相信不断会有现代中药产品以其确切疗效和优良品质得到全世界的公认,中药现代化已经深入人心。

二、中药研究水平明显提升

在国家政策的支持与规划下,中药研究水平得到了快速提升,主要体现在以下几个方面。

1. 中药科研平台发展完善　随着国家在中药创新研究方面投入的加大,特别是重大新药专项的实施,建成了一批高水平的中药研究平台,突破了许多关键技术。较 20 年前相比,中药研究设备、条件、人才和平台发生了根本改变。中国中医科学院、中国医学科学院、中国科学院上海相关研究所、中国药科大学、沈阳药科大学、全国高等中医药院校、省级中医药研究院以及清华大学、北京大学等综合性大学均搭建了设备先进、功能齐全、开放服务的现代化中医药研究平台。如中药药效物质研究技术平台、中药药代动力学研究平台、中药安全性研究平台、组分中药研究平台、中药(网络)药理学研究平台、中药临床评价平台等均取得了标志性研究成果,成为阐释中药药效物质基础及作用机制,揭示中医药科学内涵的技术保障。

同时,研究平台标准化建设不断推进,许多研究机构通过了 GLP、GCP、CNAS、ISO 等国内外认证,并成为国家重点实验室及培育基地、国家工程实验室、国际合作实验室、教育部重点实验室和国家中医药管理局重点实验室。

2. 中药研究成果丰硕　随着 HPLC、质谱等先进仪器和分析技术不断进步,给中药化学成分的认识、药效/毒性物质的分析、作用机制的探究、体内过程的解读、质量标准的建立等提供了技术保障,许多研究成果转化为药典标准和行业标准。

在中药资源方面,研究成果显著。如中药材种植参数的优化、种子种苗的繁育、道地药材适宜区划的认定、中药材及饮片的鉴定、中药基因组研究、中药质量标准建立、稀缺药材人工培育(麝香、牛黄等)和中药资源循环利用等方面,均取得了标志性成果。

在中成药研究方面的研究成果集中体现在 3 个方面:药效物质和作用机制研究不断深入;产品批次间一致性得到提升;产品的质量标准得到提高。运用先进的技术方法,研究成功了一批中药新药,改造了一批老药并成为中药大品种。一批年销售额过 10 亿元的中药大品种是在近 20 年研发上市的,特别是多个 1 类中药新药、组分中药研制成功,是中药新药创制水平和能力的重要体现。随着中药研发、生产关键技术的突破,中药制药技术与设备今非昔比,从原料到提取物到制剂,过程质量控制技术水平明显提升。新技术方法的综合应用,也使中医药理论的科学内涵不断得到诠释,如方剂配伍理论研究、药性理论研究、脏象理论研究、经穴特异性研究等均取得了标志性成果,逐步阐释了中医药传统理论的科学性和先进性。

从高水平学术论文看,我国学者发表的中医药 SCI 论文从以前每年不到 100 篇增加到每年 3 000 余篇,20 年增长了 30 倍,占国际论文比例从 5% 增加到 35%,增长了 7 倍。国家科技奖励的数量和水平也不断提升。中药现代化启动以来,中医药共获得国家科技奖励 116 项,其中一等奖 5 项、自然奖 2 项、发明奖 5 项;中药相关研究占 60%,临床相关研究占 25%,中医、针灸相关的理论研究占 15%。一系列优秀科研成果的取得,得益于中药现代化研究的培育,得益于多学科交叉队伍的发展壮大。

此外,《专利法》《药品注册管理办法》《科学技术进步法》《中药品种保护条例》等知识产权保护法律及行政保护法规对中药研究成果的保护,促进了中药研究的发展。

3. 中药临床研究水平不断提升　随着循证医学、临床流行病学的推广应用,中医药临床研究的质量得到提升。在国家科技攻关计划、科技支撑计划、"973"计划、重大新药专项等课题的资助下,临床研究实施过程质量控制体系不断健全。包括研究方案的设计优化、伦理审查、研究注册、研究机构的选择、研究者管理、受试者募集、随机分配与隐藏、药品动态管理、三级质量控制、数据动态管理与分析和结局报告等方面,中医药临床研究的技术规范不断完善,中医药大规模循证评价过程质量控制方法已经建成。中医药临床研究注册系统、中央随机分配系统、远程数据获取系统、项目管理系统、安全性监测系统等均得到推广应用。随着大数据技术的兴起,也带来中医药临床研究模式的改变,基于以结构化中医电子病历为核心的中医临床科研一体化平台,可将医院相关的数字信息进行整合,同时对海量数据进行管理和分析,是中医临床研究发展的一个方向。

三、中药工业科技水平大幅提高

1. 科技创新平台不断完善　我国已建立了 5 个"国家中药工程技术研究中心"、2 个"教育部重点实验室"、2 个"教育部中药工程研究中心"、3 个"中药安全性评价中心"和 4 个"规范化中药临床试验中心"开展中药的生产技术、工艺和质量控制研究。还实施了"重大新药创制"科技重大专项,重点支持中药创新药物研究开发技术平台的建设。

2. 技术与制造装备明显提升　"十五"以来,新技术在中药生产的提取(超临界流体萃取、半仿生提取法)和分离(大孔吸附树脂法、超滤技术)得到了广泛应用。中药制剂生产应用了一些新辅料、新材料、新技术、新工艺与新设备,发展了新型给药制剂制备技术(透皮制剂、缓控释制剂),改进了中药的剂型,如无菌冻干制剂、磁性药物等。为制造现代中药提供了基础,也为现代制剂研究提供了可操作空间。中药缓控释和靶向制剂新技术的研究获得重要进展,形成了一批成果和专利,提供了一大批制备共性技术和评价技术。总结和创建了中药新型给药系统研究的基本思路、适应范围、制备方法和评价体系,为中药新型给药系统研究奠定了坚实的理论和方法学基础。

3. 质量控制体系日趋完善　近年来中成药质量控制体系获得了全面提升,各种色谱、波谱及与计算机联用技术如 HPLC(高效液相色谱法)、HPCE(高效毛细管电泳)等,已经广泛应用于中药的质量研究与评价。

从"十五"到"十一五"期间,"药品的质量是生产出来而不是检验出来的"和"合格药品必须同时符合国家药品法定质量标准及药品生产全过程的质量管理规范"等理念和要求,逐渐深入人心。在线检测和控制技术在中药生产过程中得到重视,过程控制技术(PAT)在中药生产中越来越多地得到应用,使中药生产过程从"模糊"走向"清晰"成为可能,为中药制剂产品质量的精准控制奠定了基础。

4. 基础研究取得重要进展　"十五"以来,中药科技攻关取得重要进展,先后有 45 项中医药科技成果获得国家科学技术进步奖或国家技术发明奖,其中超过三分之一是与中药研究生产密切关联的项目。一批上市中药新品种以其科技含量和研究水平获国家级奖项。

四、中药现代农业逐步形成

随着中药需求的增长和技术的进步,中药农业发展的现代化进程正在加速,主要体现在以下几个方面。

1. 国家对中药农业越来越重视　近 20 年来围绕中药农业,国家在战略规划、政策法规中多有涉及,资金、项目投入力度越来越大。特别是 2015 年国务院办公厅颁发了由工信部、国家中医药管理局等 10 个部委局联合制定的《中药材保护和发展规划(2015—2020 年)》,这是我国第 1 个专门针对中药材的发展规划,具有重要意义。

2. 第三方社会资本越来越多进入中药农业领域　由于原料的控制对整个产业链可产生重大影响,除中药材生产基地和中药工业、商业之外的第三方社会资本开始纷纷介入,投入原料药材基地建设。中药农业资本投入不足的局面开始改变。随着中药业和第三方社会资本投入中药材生产基地建设,现代中药农业企业开始出现、发育和发展。

3. 中药材种植基地建设模式多样化与回归　近 10 年来,生态型药材基地日渐增多,中药材种植开始回归自然、近野生的生态种植,包括野生抚育、半野生栽培等在各地发展,充分利用林地兼作、果林套作等,取得了阶段性成果。

4. 农场化中药材基地快速发展　随着现代中药农业企业的发展,很多企业开始实施基地建设的农场化。承包流转土地,采用各种有利于生产的方式,雇佣"农业工人"管理农场、生产中药材。

5. 中药农业走向机械化　现代中药农业企业的发展,中药农业机械化近年快速推进。从土地整理、种子处理、播种移栽、灌溉、施肥、农药使用、中耕除草、采收采挖、清洗净制分级、干燥保鲜包装都在积极推进机械化进程。

6. 中药材产地初加工向集约化、产业化发展　中药材规模化、产业化、基地化发展,带动了中药材产地初加工向集约化、产业化发展。在我国几个中药材较集中产地,如甘肃陇南和定西、河北安国、安徽亳州,出现了一批专业从事中药材加工和仓储的企业,有效提高了中药材的生产效率和质量。

7. 中药农业服务体系逐步建立完善　在"十二五"期间启动了"三服务"平台建设,未来的发展趋势是通过建设综合性中药材生产技术服务平台和专业性技术服务平台,以及全国布局的工作站和服务网点,推进全国性中药材生产技术服务体系建立。通过建设信息收集网点遍布全国中药材主产区的中药材生产信息平台,结合区域性信息平台的建设,形成及时畅通的中药材生产信息服务网络。通过在全国中药材主产区和重要集散地,建设大型中药材供应保障中心,成为源头可追溯、质量有保障的新型供应网络。

8. 中药材全过程可追溯成为必然趋势　中药材对药品质量及安全性和有效性至关重要。因此近年已有企业开始探索建立中药材产品全过程可追溯体系,建立中药材从种植(养殖)、加工、收购、储存、运输、销售到使用全过程可溯源体系,实现来源可查,去向可追,责任可究,是有效保障中药材质量可靠性的必然。

五、中药标准化建设取得可喜进展

中药现代化研究成果较为集中,体现在中药标准化水平的提升,与此相关的研究成果 12 项获得国家自然科学奖和科学技术进步奖。自 2004 年初原国家食品药品监督管理局制定并启动"提高国家药品标准行动计划"以来,中药质量标准的提升和完善成为药品标准的重要工作。指纹图谱/特征图谱、多成分含量测定等适合于中药整体成分控制技术已广泛用于中药质量标准,液质联用、DNA 分子鉴定等技术已用于名贵中药材的鉴定,重金属及有害元素、农药、真菌毒素、二氧化硫等外源性有毒有害物质检查已列入相关品种的质量标准,为中药准确鉴别、整体质量评价和保障用药安全提供了有效方法,使我国中药标准达到国际传统药物和植物药质量标准的先进水平。

同时,从药品研发、中药材生产、中成药生产和销售全过程逐步实施标准化、规范化管理。在药品研发中,目前临床前安全性评价已全面要求在《药品非临床研究质量管理规范》(GLP)认证的实验室进行;临床研究要求以通过《药品临床试验管理规范》(GCP)认证的医院为主进行临床试验,有效保障了上市药品的安全性和有效性。中药材生产,从 2002 年 6 月 1 日实施《中药材生产质量管理规范(GAP)(试行)》以来,截止至 2013 年 6 月 10 日,全国已有 59 种中药材,涉及 93 家企业通过 GAP 认证,有效保障了相关药材的质量。中成药生产已全面实施《药品生产质量管理规范》(GMP),中成药销售也已实施《药品经营质量管理规范》(GSP)。

六、中药国际化进程稳步拓展

中药国际化是一个过程,随着针灸、中医等在国际上的普及推广,中药也以各种形式逐渐走向国际市场。海外中医临床、教学和科研等领域发展也取得了突出成绩。

(一)中药材、中药提取物的国际化

中药现代化研究推动了中药国际化进程。目前以中药材、中药提取物为主的中药产品以不同的身份在海外销售。由中国研究和起草的丹参药材标准被收入美国药典,三七等 5 个品种被纳入欧洲药典。

相关统计数据还显示,目前植物提取物产业已成为"朝阳产业",占据中药类产品出口比例接近一半。2010 年植物提取物出口额达 8.2 亿美元,2011 年突破 10 亿美元大关,2012 年为 11.6 亿美元。

(二)中成药的国际化

中成药海外注册研究取得了突出成绩。2016 年地奥心血康完成了在欧盟的注册。另外,中成药美国 FDA 注册也取得了重要进展,继复方丹参滴丸(胶囊)完成了美国 FDA 的 II 期临床研究,血脂康胶囊、扶正化瘀片、康莱特注射液的 II 期临床实验也已完成。

中成药的出口取得可喜成绩。以北京同仁堂为例,其出口的中药中,中成药占 90%,这家百年老店依靠"以药带医"的模式,在海外 16 个国家和地区开设了 74 家零售药店,几乎每家都有驻店的中医大夫,通过中医治疗业务带动中药销售,推动中药和中医成功走进了国际市场。

（三）中药对外贸易

随着国内外科技文化交流与合作的不断深入，国际社会开始有更多的机会接触并认识中医药文化，越来越多的中药产品也开始走出国门亮相国际舞台。从产品类别来看，中药产品出口以植物提取物、中药材及饮片为主，2013年度以26.2亿美元的出口额占到中药产品出口总量的83.5%。

（四）中药产业的国际化

随着中医药国际贸易活动日趋频繁，中医药标准化的呼声和需求日益高涨。

目前，国际标准化组织中医药标准化技术委员会已发展了32个成员。另据统计，现已发布国际标准6项，在研标准40余项。

七、中药产业发展水平快速提升

中药产业政策发展进程：原国家科委与国家中医药管理局于1996年开展的国家"九五"攻关课题——中药现代化发展战略研究，就明确提出"中药现代化科技产业行动"。

1999年3月，国家科技部又出台了"中药现代化研究与产业化开发"实施方案。此后，全国各省、市相继出台并成立了相应的"中药现代科技产业"发展实施规划和基地。2002年，国家经贸委曾组织制定并印发了《中药行业"十五"规划》，其中制定的5个产业发展的重点，即建立与完善质量标准体系；推进中药材生产产业化进程；改进中药饮片管理，提高饮片质量；加大创新力度，促进中成药工业发展；并计划投入64亿元实施"创新药物和中药现代化"项目。这充分体现出国家对中药现代化的大力支持。2009年国务院又发布了《关于扶持和促进中医药事业发展的若干意见》，指出各级政府要逐步加大投入，落实政府对中医医疗机构的倾斜政策，积极发展以社区卫生服务站为基础的中医药服务。2013年3月卫生部审定并发布了《国家基本药物目录（2012年版）》（卫生部令第93号），其中收录中成药203种，约占收录药物总数的四成。诸多利好政策将有助于深化医药卫生体制改革，帮助解决中药产业升级中面临的政策保障问题，有利于激活整条中药产业链。

随着中药现代化的推进，我国中药产业的面貌发生了根本性转变，基本形成了从中药农业、中药工业、中药商业到中医药服务业的中药大健康产业体系。发展模式逐渐从粗放型向质量效益型转变，产业技术标准化和规范化水平明显提高，涌现了一批现代化企业集群。

中药工业产值不断增长，从1996年的235.4亿元上升到2015年的7 867亿元，约占全国医药工业总产值的1/3，成为具有良好发展前景的战略性新兴产业。中药产业体系不断完善，各企业创新能力增强。表现为中药农业逐步实现了规范化、规模化生产，2015年种植面积达到5 000余万亩，为中药产业可持续发展奠定了物质基础。中药饮片工业化、现代化程度提升，技术和管理水平大大提高，饮片质量逐步实现可溯源。中成药工业集团化、品牌化进程加速，形成了一批现代化中药制药企业，近亿元的中成药品种超过500个，有力推动我国医药产业发展。中药制造装备工业化、自动化程度提高，普遍达到工业2.0水平，部分生产线达到工业3.0水平。

随着健康服务需求的旺盛，中药大健康产业异军突起，产业规模已达到1.5万亿元，对供给侧改革、服务医改、帮助脱贫致富和健康中国建设发挥着越来越大的作用。

（程翔林，张兆丰，屠鹏飞，杨智，李冬雪，柴兴云，曲昌海）

科 技 篇

20世纪90年代初,我国中药产业已悄然成长为国民经济和社会发展中具有一定产业规模、较强发展优势和广阔市场前景的新兴产业。但是,支撑中药产业又快又好发展的基础研究相对薄弱,主要表现为:绝大多数临床有效药物均缺乏基于循证医学的现代临床试验数据,药效物质、作用机制、应用规律及理论等研究不够深入;确保中药"安全、有效、可控"的质量评控体系尚未系统建立,质量检测方法及控制技术比较落后;中药创新研究技术平台不完善,具有高科技含量的现代创新中药品种相对较少;生产工艺及制剂技术水平较落后;在国际主流医药市场缺乏竞争力,出口产品以低附加值原料出口为主。

历经20年的快速发展,中药现代化成就斐然,一个现代化的中药产业已具规模,经济社会贡献度不断增长,国际影响不断提升。与此同时,支撑产业发展的中药科技水平也发展到了新的高度,取得了一系列重要科研成果。据统计,2000年以来,中药相关研究共获得国家自然科学奖二等奖4项,国家技术发明奖二等奖8项,国家科学技术进步奖一等奖4项、二等奖40项。一系列优秀科研成果的取得,得益于国家多项科技计划的有力支持,得益于中药现代化研究的培育,得益于多学科交叉队伍的发展壮大。

一、成果与影响

1. 中药基础理论的科学内涵逐步得到现代化的诠释与创新发展 为了科学阐释中药基础理论的深刻内涵,中医药研究者开始寻求与化学、生物信息、数学、计算机等科学工作者进行跨学科合作,特别是借助系统科学、复杂科学的思想方法和技术手段,开展多学科的交叉研究,方剂配伍理论、配伍禁忌、药性理论、毒性理论等中药核心理论的科学性和先进性逐步得到诠释与创新发展。

四气五味研究方面,阐释了中药性味的本质及四性与五味的关系,即中药(包括性味组分或化合物)同时具有性(气)与味;五味主要与中药的功效相关,四性主要与机体的能量代谢、物质代谢相联系;四性可通过中药对机体的能量代谢、物质代谢的影响予以评价归属,并探索出中药性味"可拆分性、可组合性"的中药性味理论研究新方法,将现代方法与传统的性味评价方法相结合,建立了基于代谢组学生物标记物的中药寒热性预测模型,可有效用于中药寒热温凉四性的归属评价。

中药基础理论研究领域创造性地提出了"组分配伍理论"。"中药现代化研究与产业化开发"实施以来,中药基础研究领域首个"973"项目"方剂关键科学问题的基础研究",以及后续"方剂配伍规律研究""治疗心血管疾病有效方剂组分配伍研究"系列项目的深入研究,从现代医学的角度证实了方剂配伍理论的科学性,揭示了方剂配伍物质基础及其规律,创建了"组分效应配伍理论"。在此理论指导下,建立了以组分配伍创制现代中药的关键技术链,构建了药性相关数据库及数字化中药组分库,并建立了基于组分配伍的组—效、时—效关系及多靶点整合调节作用的组分中药研制技术平台。"组分配伍理论"不仅为深刻诠释中药"七情和合"配伍理论提供了崭新的研究思路,而且开辟了中药现代化的一个重要方向,为创新中药研制提供理论基础和技术支撑,对中药产业发展、国际化及产学研结合具有重要意义。

中药炮制研究方面,通过对传统炮制理论、炮制技术、炮制工艺与饮片质量标准等研究,基本建立了传统中药炮制传承体系、炮制技术创新发展体系、中药饮片生产和质量保障体系,满足了中医药事业对中药炮制技术、人才及产品的需要,为中药产业发展提供了强有力的支撑。

中药毒性研究方面,揭示了中药毒性评价的特殊性,证明中药毒性强度在"有毒组分/成分—药材毒性—饮片毒性—复方毒性"传递链上并不是等效传递的,打破了国外学者关于"化学成分有毒就推演到其药材有毒,并进一步认定含有该药材的中药复方制剂有毒"的不科学逻辑推理,有助于纠正当前国际上对有毒中药的一些偏颇甚至错误认识。此外,通过对何首乌、大黄等的毒性—证候以及毒性—药效的相关性研究,用科学数据证明了"有故无殒"的中药毒性—证候密切相关的中药毒性理论。

在集成散在于历代的文献资料和现代科学研究的基础上,系统揭示了反药配伍禁忌的内涵、主要表现形式,与常用药对的属性差异,反药配伍的稀疏关系、潜害特点、宜忌转化关系、开放性特点,以及配伍禁忌的规避及趋利避害的原则方法等,构建了基于"十八反"的现代中药配伍禁忌理论框架,丰富和发展了中药配伍禁忌理论。

2. 建立与中药理论和临床应用特色相适应的方法学研究体系,使中药药效物质、药效特点、药代过程、作用机制、安全性及临床疗效评价从"黑箱"到"灰/白箱" 20年前,分析清楚中药的药效物质很难实现;而今,随着多维气/液相色谱、高分辨质谱、超导核磁共振等先进仪器设备和在线筛选、高通量/高内涵筛选、虚拟筛选等活性筛选技术不断进步,可以在短时间内基本解析中药的化学成分/有效成分。特别是一些超微量成分、大分子成分(如多糖、多肽、鞣质等)、水溶性成分等以往研究困难而甚少开展,现今已成为研究热点领域,研究水平已处于国际先进。针对如何快速、高效地从中药复杂体系中发现药效物质,研究人员创建了"谱效相关性筛选法""生物色谱法""成分敲入/敲出法"等新的研究方法与技术。特别是针对中药复方药效成分的整体研究难题,提出了"等效成分群"理论与方法,以中医药整体观和系统生物学为指导,根据"从整体中解析部分,从部分回归整体"的研究理念,通过化学成分群定向敲除、活性反馈筛选、等效性评价等方法与技术,在中药复方全成分表征的基础上,采用逆向比较"成分群"敲除前后其整体药效的变化,反推"候选成分群"对整体药效的贡献,经过多轮等效反馈筛选,从中药复方的众多成分中发现能基本达到原复方药效的等效成分组合。目前该理论和方法在中药经典名方研发中得到应用推广。

在与中药功效评价相对应的动物模型研究方面,近20年来研究者采用先进的技术并结合传统中医基本理论,在中医动物模型的种类、实验动物种属的选择、模型建立方法以及模型评价和应用等诸多方面都取得了长足的发展。在模型的种类方面,包括八纲辨证、脏腑辨证、气血津液辨证、六淫辨证、六经辨证、卫气营血辨证等;模型建立方法上,主要为模拟中医传统病因建立动物模型和采用西医病因病理复制动物模型,刺激因素包括单因素刺激、复合因素刺激、化学因素刺激以及物理、机械因素刺激等;在模型动物选择方面,不仅以大鼠、小鼠作为主要模型动物,亦选用大、中型动物(家兔、狗、小型猪等)进行实验研究,此外转基因动物模型也得到应用;在模型的建立与评价方面,根据中医源于临床、实践于临床的特点,更加强调基础与临床结合,突出中医证候的特征性改变,在一定程度上弥补了既往中医动物评价的不足和局限。此外少数民族医学的动物模型研究也迅速发展,建立了肿瘤、哮喘、2型糖尿病、老年痴呆等复杂性疾病的异常黑胆质证动物模型,丰富了中医动物模型研究的内容。随着科学技术的不断发展,中医动物模型的评价趋于标准化、客观化、规范化,相关的生物学基础研究将会更加深入,同时也会促进动物模型不断地完善,为中医理论的实践以及中药的临床前评价提供科学依据。

对于中药体内过程研究,针对中药多成分造成体内暴露和变化过程的复杂性,提出中药"药代标识物(PK Markers)"的概念,并创建了生物样品微量物质分析技术、中药体内代谢物富集和制备技术、"诊断离子桥联网络""相对暴露法""物质组—代谢组关联网络"等中药复杂成分体内过程研究方法学体系。另一方面,针对一些"药效确切、机制不明"的中药,可通过分析内源性小分子物质群的改变等代谢组学研究手段来考察其作用机制和效果。

对于中药作用机制的研究,不仅能深入到细胞、分子水平,更为重要的是认识到各种"组学"(基因组、转录组、蛋白质组、代谢组、表观遗传组等)、网络药理学等具有"整体性""动态性"的方法学特点,这与中药"多组分、多靶点、多层次、多途径"的作用特点及中医药理论的"整体观、恒动观、辨证观"相近,因而开拓性地将这些方法与技术运用于中药作用机制的探索之中,取得了不少突破性成果。

例如,我国科研人员在国际上首次发现了三氧化二砷治疗急性早幼粒细胞白血病(APL)的分子机制,揭示了癌蛋白PML-RAR是砷剂治疗急性早幼粒细胞白血病的直接药物靶点,三氧化二砷直接与癌蛋白PML端的"锌指"结构中的半胱氨酸结合,诱导蛋白质发生构象变化和多聚化,继而发生SUMO化(类泛素样修饰)、泛素化修饰而被蛋白酶体降解;癌蛋白的降解最终导致白血病细胞走向分化和凋亡。这一原创研究成果丰富了APL靶向治疗的理论,对于推动其他类型白血病和实体瘤的分子靶向治疗研究也具有十分重要的指导意义。又如,研究人员对麝香保心丸开展了基于生物分子网络的有效成分群作用机制研究。通过构建冠心病发病网络系统,建立了冠心病相关信号网络通路,并搜集相关蛋白400多个,与麝香保心丸中的主要活性化合物进行反向对接,发现麝香保心丸中的10个药效成分作用涉及细胞增殖和迁移、氧化应激、炎症、血管收缩、脂代谢及能量代谢,从分子水平阐明了麝香保心丸的多成分、多靶点、多途径作用机制。

对于中药安全性研究,主要在中药新药安全性评价规范化研究以及中药安全性相关的基础性科学问题方面开展了大量研究,取得了重大进展。国家药品监督管理局(SFDA)1999年颁布《药品非临床研究质量管理规范(试行)》(2003年正式实施),即GLP,其后在2007年SFDA颁布的新药技术审评补充条例中明确规定中药新药1~5类的安全性评价研究必须在获得GLP认证资格的研究中心进行,这表明目前中药新药的安全性评价逐渐与国际规范接轨。GLP研究平台在中药尤其是中药注射剂上市后安全性再评价中发挥着重要作用,相继开展了20余个中药注射剂品种的安全性再评价研究,为控制中药注射剂用药风险打下了良好基础。另一方面,对一些有毒中药的毒性成分、致毒机制、量毒关系、毒性分类、毒性预测等进行深入研究,完善了中药安全性评价技术体系,对科学客观地评价中药安全性,促进中药合理使用起到了推动作用。

对于中药临床疗效评价研究,病证结合已成为中药新药有效性评价的常规模式,其优势在于一病一证大大增强了中药临床试验可操作性,易于评价和规范,易于指导临床用药。研究人员还提出了真实世界中医临床科研范式,采用定性与定量相结合的研究方法,从名医名方、验方、验案开始积累数据,建立从文本挖掘的定性研究,到有效方案的临床观察性研究,总结适宜人群和适应证,再到有效方药基础上的随机对照临床验证性研究,完善了新药临床研究过程;上市后许多大品种在真实世界中继续进行临床再评价研究,完成其作用特点和作用规律的评价过程。

3. 突破中药产业发展的共性技术制约,建成了一批高水平的技术研究平台,有力推动创新中药研发和大品种二次开发　围绕着中药新药研发的各个关键环节,攻克了中药药效物质高效分离与鉴定技术、组分中药筛选与新药研发技术、中药超微粉碎技术、超临界萃取技术、真空带式干燥技术、高速滴丸技术、中药经皮给药技术、中药缓控释技术、中药生产过程控制技术等一批制约中药新药研发与现代化生产的共性关键技术,有力推动了中药新品种研发和中药大品种二次开发,培育了数十个年销售额过10亿的重大品种,产生了巨大的经济效益和社会效益。

随着"重大新药创制科技重大专项"的实施,建成了一批高水平的研究平台。与20年前相比,中药研究设备、条件、人才和能力发生了根本改变。中国中医科学院、中国医学科学院、中国科学院、中国食品药品检定研究院等科研机构,中国药科大学、沈阳药科大学、上海中医药大学、北京中医药大学等专科性大学和北京大学、清华大学、浙江大学等综合性大学,以及一批现代中药制药企业等均搭建了设备先进、功能齐全、开放服务的现代化中药研究技术平台,如中药药效物质研究、中药药代动力学研究、中药安全性研究、组分中药研究、中药(网络)药理学研究、中药临床评价研究、中药新剂型研究、中药重金属和农药残留检测技术、中药制药过程控制技术、现代中药数字化提取技术等。一些研究机构或大学以这些技术研究平台为依托成立国家重点实验室、国家工程研究中心、国际合作实验室、教育部重点实验室和国家中医药管理局重点实验室,开辟了中药制药技术升级路径,并实现科技成果转化,对中药产业提质增效发挥了引领支撑作用。此外,研究平台标准化建设也逐步与国际接轨,迄今我国已有8家GLP中心通过国际实验动物评估与认可委员会认证,其中两家获得国际经合组织GLP资格认证。

4. 构建了符合中药特点的质量监控体系,中药质量标准研究正逐步与国际接轨,并被多国药典采纳 随着对中药药效物质及作用机制研究的不断深入,以及现代化分析检测仪器在中药质量研究中的应用,确保中药"安全、有效、均一"的质量评控体系已逐渐完善;在安全性控制方面,对中药内源性有毒成分(如吡咯里西啶生物碱等)以及外源性有毒成分(农药及重金属残留、真菌毒素、二氧化硫残留等)建立了高效、灵敏的检测方法;在有效性评价方面,从控制"单一成分""指标成分"过渡到"多成分""有效成分""等效/主效成分";在质量均一性方面,建立了针对整体化学成分的指纹图谱一致性评价技术来评价产品批次之间均一性。特别是针对中药质量评价中存在的"指标成分选不准、含量范围定不准、药效关联性不强"的短板,创新性提出"以等效成分群为标示成分"的符合中药复杂成分特点的质量控制方法。

从代表国家标准的《中国药典》来看,与20年前相比,所收载的中药质量标准大幅度提升,已构建了包含来源或制备方法、性状、专属性鉴别、安全性相关检查、浸出物检测、含量测定等项目的比较完善的标准体系,部分品种还建立了指纹图谱/特征图谱和多成分含量测定相结合的整体成分控制标准,使我国中药质量标准水平在很多方面达到国际领先水平。例如,《中国药典》(一部)2015年版收载中药2 158种,其中药材和饮片618种、植物油脂和提取物47种、成方制剂1 493种。无论是收载的品种,显微鉴别和TLC鉴别项目,HPLC含测项目及对照品、对照药材的数量均为国际植物药标准之最。新版药典还采用DNA分子鉴定法、DNA条形码技术、生物效应评价法、LC-MS联用法、指纹/特征图谱技术、一测多评法、薄层色谱—生物自显影技术等新方法与新技术来解决难点问题,使得一大批中药标准已超越国际同类水平。国家药典委员会、国家中医药管理局等相关部门积极推进中药标准的国际合作,我国学者也积极参加中药国际标准的制定,由中国科学家完成的丹参等中药材的质量标准已收入《美国药典》,水红花子等中药材的质量标准收入《欧盟药典》,说明了中药质量标准研究有望实现"主导国际标准制定"的目标。

5. 中药的国际影响日益彰显,国际化进程稳步推进 随着中药基础研究水平的不断提升,我国学者发表的中医药相关SCI论文从20年前不到100篇增加到每年超过3 000篇,增长了30余倍,占国际论文的比例从5%增加到35%,增长了7倍,并且逐渐超过美国、韩国、日本等国家,成为世界中医药研究大国,不仅SCI论文数量有了显著增长,而且越来越多的高水准研究成果发表在国际顶级杂志上。例如银翘散加减麻杏石甘汤的标准汤剂治疗甲型H1N1流感(*Annals of Internal Medicine*),芪苈强心胶囊治疗慢性心衰(*Journal of the American College of Cardiology*),小檗碱调节糖脂代谢机制(*Natural Medicine*),复方黄黛片治疗急性早幼粒性白血病分子机制(*Proceedings of the National Academy of Sciences of the United States of America*),药用模式真菌灵芝全基因组图谱解析(*Nature Communications*),丹参中丹参酮类化合物生物合成途径中的关键酶基因研究(*Proceedings of the National Academy of Sciences of the United States of America*)等。这些顶尖研究成果为代表的基础研究,不仅带动中医药学术水平的提高,而且一次次在国际学术舞台上阐明了中医药的科学内涵。

随着中药国际化的推进,一批临床疗效确切、安全性高的中药产品以药品身份开展国际注册研究。

多个中药新药在美国 FDA 开展国际多中心临床试验。如复方丹参滴丸（胶囊）（T$_{89}$）将完成Ⅲ期临床试验观察，血脂康胶囊、扶正化瘀片、康莱特注射剂、桂枝茯苓胶囊也已完成Ⅱ期临床试验。丹参胶囊、地奥心血康在荷兰通过传统药物注册获准上市，成为欧盟成员国以外获得市场准入的植物药先行者。

二、展望

如果说中医药几千年的实践经验和具有原创性的理论体系是中医药走向现代化、国际化的基础，那么科技创新则是中医药走向世界的翅膀，翅膀越硬，飞得越高、越远。在中药现代化实施 20 年进程中，中医药科技工作者承担起了传承与创新发展的重任，开展了大量基础性和创新性的工作，取得了一批突出成就。但是，中医药的发展还有诸多问题亟待解决，中医药现代化研究还需要不断深化，现代化、国际化战略还需要持续推进。

中医药具有独特的理论体系，在现代生命科学体系中孑然自立。近几十年医学发展更说明，中医药虽然古老，但其防病治病理念并不落后，符合先进医学的发展方向。当今医疗模式将向"预测疾病、预防疾病和个体化诊疗"转变，而这与中医的"治未病"、养生保健密切相关，"精准医学"及"个体化诊疗"与中医的三因制宜、辨证论治思想相近。国内外的长期实践已经表明，现代生命科学所遇到的诸多困难和挑战，将从中医药中找到解决的思路和方法。因此，我们应充分认识中医药理论与实践对当代医学发展的启迪和贡献，对中医药理论要有自信，遵循中医药规律，并通过中医药学原创思维与现代科技的有机结合，实现中医药理论的自强、自立。

现代化、科学化是中药基础研究的必由之路。当前，中药研究与现代科技的结合正越来越紧密，多学科综合致使研究正越来越深入。伴随着中药现代化的迅速推进，各种先进的现代科学技术已广泛应用于中药研究、开发、生产的各个环节，促进传统中药在向现代中药转变。同时，系统生物学、信息技术、生物技术、基因芯片等新的方法、技术也广泛应用，用以揭示中药的药性理论、配伍规律、物质基础、作用机制等关键问题的现代科学内涵。

中医药是我国最具有原始创新潜力的科技领域。持续推进中医药现代化、国际化的发展战略，发挥中医药在维护人类健康方面的特色与优势，是应对当今社会慢性病、复杂性疾病挑战的必然选择，是实现我国在医学/生命科学研究领域从跟跑、并跑到领跑的必然选择，也是中医药健康服务业可持续发展的必然选择。

（张伯礼，李萍）

第三章
中药理论研究

中药药性理论、方剂理论、中药炮制理论等是中药理论的重要内容,是中药区别于植物药和天然药物的根本标志,是中医遣方用药的重要依据。中药理论研究一直是中医药研究的难点和热点,是中药现代化关键科学问题。运用现代科学方法和技术手段研究中药理论,使用现代科学语言阐释其固有内涵,是中药理论继承与创新的必然趋势。

中华人民共和国成立后,尤其是 20 世纪 70—80 年代,我国学者从不同角度对中药药性进行了大量探索,尤其是在寒热药性方面开展了一些研究,但未获得突破性进展。方剂理论研究一直是研究热点,对传统经方、古方的组方配伍、方证模型、药理活性及机制、化学成分及代谢规律等方面进行了系统研究和探索。在中药毒理方面,20 世纪 80 年代以后,中药毒性与安全性评价逐渐受到重视,对中药毒性、不良反应及安全性评价方法等进行了系统总结。我国中医药学者对配伍禁忌理论开展了大量研究,20 世纪 80 年代高晓山等组织全国 10 家单位逾百人进行了"十八反"的系列研究,将妨害治疗列作"十八反"的一个新的含义;90 年代也有学者对"十八反"配伍致毒增毒等开展了初步研究。90 年代前,我国学者对中药炮制机制进行了大量的研究,许多重要的炮制原理的揭示都出于这个阶段。"八五"国家科技重点攻关专题"常用中药饮片研究"的 20 个子专题,1996 年顺利通过国家验收,获得国家科委、计委和财政部联合颁发的国家"八五"攻关重大科技成果奖;马钱子炮制原理研究获国家科委科学技术进步奖三等奖,为中药炮制学科发展奠定了良好的基础。

近 20 年来,在国家科技攻关计划、科技支撑计划、"973"计划、国家自然科学基金重大研究计划、国家自然科学基金重点项目等课题的资助下,各领域学者围绕中药药性理论、方剂理论、中药炮制理论等开展了一系列的研究工作。在中药药性理论研究方面,证实了中药药性的客观存在及其内在规律,认为药性是机体与药物相互作用后体现出来的基本属性,提出中药药性具有可评价的相应指标,并且为发现药物新功效和新药研发指出了方向。在中药毒性理论方面,阐释了有毒中药"药材毒性—饮片毒性—毒性成分—复方毒性"毒效规律,科学证实了中药毒性与中医证候的相关性,提出和创建了中药控毒理论及方法学。在中药配伍理论方面,开拓了组分中药研究领域,传承发展配伍理论,提出了效应配伍理论,建立以"组分配伍"研制中药新药的系列关键技术。在中药配伍禁忌理论方面,构建了现代中药配伍禁忌理论框架,证实了中药"十八反"是配伍禁忌的代表性组合,提出并揭示了中药配伍禁忌的形成具有条件性,与其组成、剂量、病证等要素密切相关。在中药炮制方面,通过炮制理论、炮制原理、炮制工艺规范与饮片质量标准等各方面研究,基本建立了传统中药炮制传承体系、炮制技术创新发展体系、中药饮片生产和质量保障体系,为中药炮制学科的发展提供了强有力的支撑。

第一节 中药理论研究成果

一、中药性味理论

1. 证实了表征药性的"性""味"物质的客观存在,揭示了药性生物效应表达特征及其规律,促进了中医临床遣药组方和方剂配伍规律的科学认知 以王振国为首席科学家的研究团队承担的"973"项目"中药药性理论相关基础问题研究",通过对历代文献进行梳理,并结合现代研究成果,对中药药性的科学内涵作出了新的诠释:药性是中药作用于机体所产生的生物效应的综合表达,取决于中药的成分及成分间组合关系,并显现于特定的机体状态。中药的药性可概括为本原药性和效应药性。本原药性指的是取决于种质与环境等客观因素的中药固有属性,具有相对静态和隐性的特征;效应药性则是人对中药作用于机体所发生效应的主观认识,具有动态、条件显性的特征。其中,本原药性是效应药性的基础,而效应药性是本原药性在特定机体状态的表达。

基于不同中药组群的科学研究证实,寒热药性的物质基础特征信息及其表达规律在一定层次上客观存在。通过植物类中药寒热药性—物质成分统计模式识别模型,确定了表征和预测中药"寒""热"成分的判别系数,以及"寒""热"程度的判别得分等特征药性参数,实现了基于物质成分特征信息的寒热药性识别和预测。在该模型的指导下,完成了寒热物质特征族群的提取及药效学验证。研究证明,表征中药药性的"寒""热"物质的客观存在性,及"寒""热"物质在质和量上的配比组合关系是其整体药性表征和显现的前提和基础。某一种物质成分或某单一药效作用均不能表征中药的整体药性。

基于正常动物和寒、热证候模型动物的中药性—效关系表征体系的研究,揭示了"寒""热"药性中药对寒、热证模型动物影响的效应特点和作用规律。研究表明,"寒""热"药性中药可对正常动物具有寒热效应,同种药性中药对寒热效应的影响存在程度差异,同一中药对正常动物寒热效应的影响则存在量效关系。"寒""热"药性中药对寒、热证模型动物的影响存在规律性生物效应特征表达谱系。

对平性中药的物质基础和生物效应机制进行了系统研究,阐释了平性中药具有"体平用偏、双向适用、条件显性"的药性特征,揭示了平性中药治病的内在机制,同时对经典药性理论中"寒、热、平"三性说问题作出了科学诠释。

肖小河提出了中医药(药性)热力学观,并研制开发出一套可用于中药寒热药性差异表征与评价的方法体系(包括冷热板示差法、微量量热法、药性循证分析),通过对热量的直接测定或间接测定或观察动物对温度的趋向性来表征寒热药性。

乔延江运用数据挖掘方法,研究中药药性与药理作用之间的关系,建立了基于药理作用的四气、五味、归经的预测模型,并利用建立的模型对中药组分进行了药性预测,证明模型稳定可靠。

李梢建立了基于神经内分泌—免疫系统的寒、热证生物分子网络,发现寒证生物分子网络以激素的功能模块为主,热证的生物分子网络以细胞因子的功能模块为主,神经递质功能模块共同分布于两个网络。发现寒热证生物分子网络具有无标度(scale-free)性质,即网络的功能实现主要依赖于一些关键节点,这些关键节点有望成为寒证、热证的生物分子网络标志。

刘昌孝主持的国家自然科学基金重点项目"活血化瘀中药五味药性功效的化学及生物学基础研究",以传统药味(辛、甘、酸、苦、咸)和功效为主线,提出"药物—五味—物质—效应—功用"的"五要素"

模式和研究思路,以代表性活血化瘀中药的五味药性为切入点,科学阐释中药药味相关的化学物质—功效相关的生物学基础的内在联系。

2. 证实了药性具有可拆分、可组合性,创建了中药性味理论研究新模式　以匡海学为首席科学家的研究团队承担的"973"项目"基于利水功效的中药药性理论研究",突破传统"一药一性"的中药性味理论,创造性提出"中药一味一气,一药 X 味 Y 性(Y≤X)"的中药性味理论新假说。构建了"中药性味可拆分性、可组合性"的中药性味理论研究新模式。

该项目阐明了中药性味的本质及性与味的关系,即中药(包括中药性味组分、性味拆分组分或化合物)同时具有性(气)与味;药味主要与中药的具体功效相关,药性(气)主要与机体的能量代谢、物质代谢相联系;药性(气)以寒(凉)、热(温)两个方面表达,并可以主要通过其对机体的能量代谢、物质代谢等(宏观的正常或寒热动物模型实验以及代谢组学等研究方法等)的影响予以评价归属。研究阐释了吴茱萸和麻黄的辛味和苦味的各自物质基础;证实吴茱萸的辛味与苦味均具有温性,而麻黄的辛味具有温性,苦味物质基础(新发现的、具很强免疫抑制作用的多糖组分)具有凉(寒)性;证明吴茱萸性味的精细结构为苦温、辛温,麻黄性味的精细结构为辛温、苦凉(寒)。发现并证明洋金花不是传统的单性味中药,而是兼具辛味和苦味的复合味中药;阐明其辛味物质基础是生物碱组分,具有温性,其苦味物质基础是醉茄内酯类和黄酮类成分,具有凉(或寒)性;证实洋金花性味的精细结构为辛温、苦凉(或寒)。验证了中药性味理论新假说的客观性,对指导临床用药和研发中药新药亦有重要指导作用。如首次发现麻黄中的酸性多糖具有很强的免疫抑制作用,对过敏性哮喘、类风湿关节炎和慢性肾炎具有良好的治疗作用,并基本阐明了作用机制。研究成果"中药药性理论研究模式的构建及应用"获得 2013 年度国家科学技术进步奖二等奖。

3. 基于遗传、环境及其相互作用,揭示了中药有效成分的形成与变异规律,诠释了中药性味药性成因　中药药性是中药有效成分作用机体后效应的高度概括,有效成分的形成与变异是中药药性成因的根本,遗传、环境及其相互作用通过影响有效成分的形成、转化与积累,最终影响中药药性的形成。

以黄璐琦为首席科学家的研究团队承担的"973"项目"中药药性理论继承与创新研究",以道地药材为载体,通过构建中药材空间分析数据库,配合样地研究,获取中药材分布区域环境变异信息,并与物质基础和生物效应相结合,构建道地药材有效成分积累的生态因子相关模型,探讨有效成分的地理变异规律和机制,进而分析环境变异对药性的影响,总结生态因子影响药性的规律及机制。

通过研究异质道地药材与近缘异种药材的遗传分化、亲缘关系及功能基因的差异,并结合物质基础和生物效应的变化,在种属水平分析药性的特征和变异规律,从而揭示遗传及亲缘关系对药性的影响。通过中药基因芯片研究,获取关键酶基因的全长序列、过表达载体的构建、过表达基因的导入及相关酶水平、中间产物、有效成分的含量测定等,构建了比较完整的中药有效成分形成和变异的功能基因调控的研究平台。以丹参为例,开展有效成分生物合成途径关键酶基因的表达研究,首次克隆得到丹参中丹参酮类化合物生物合成途径中的关键酶基因 8 个,明确丹参酮具有特异的生物合成途径,阐释了丹参有效成分的形成和变异规律,研究成果发表在国际顶级杂志《美国科学院院刊》(*PNAS*)。

二、中药毒性理论

1. 明确了部分有毒中药的毒性特征,为有毒中药的新药研发和临床应用提供了科学依据　以叶祖光为首席科学家的研究团队承担的"973"项目"确有疗效的有毒中药科学应用关键问题的基础研究",从文献学、毒理学、化学、药代动力学等方面系统研究了有毒中药的毒性特征和毒性规律。通过文献学研究方法,梳理了历代医家对有毒中药的代表性论述,结合具体的社会历史文化背景,全面总结了有毒中药的复杂内涵;通过急性毒性和慢性毒性等毒理学实验,明确量毒关系、时毒关系、毒性靶器官、安全剂量、中毒剂量等,获得有毒中药的毒理学特征;从化学角度,全信息研究有毒中药的化学组成,阐明其毒性的化学基础;从毒代动力学角度,认识有毒中药的毒性特点,并从药物吸收与代谢等影响毒代动力学特征的关键环节和分子靶点,即从标示有毒中药毒性特征的毒动学生物标示物认识有毒中药的毒性特点及致毒或解毒机制。赵军宁及其研究团队在 4 家标准 SPF 实验室,系统开展山豆根、细辛、雷公藤、附子、川乌、吴茱萸等 20 种有毒中药 72 个样品毒性效应谱、毒性效应特征、量—毒关系、时—毒关系、靶器官和可逆性等基本特征 10 万余个参数客观描述和数据累积数,建立了有毒中药毒理学研究数据库,为临床安全合理应用和毒性中药监管提供支撑。完成了山豆根、细辛、雷公藤、附子、生川乌、吴茱萸、白附子、苍耳子、蛇床子、仙茅、川楝子等 11 种有毒中药大鼠长期毒性试验研究及系统安全性评价,全面观察毒性反应及其特点,毒性作用的靶器官及其损害的可逆性,确定安全剂量范围,探讨毒性作用机制,为临床用药提供有价值的参考。综合运用整体动物、细胞水平、分子水平多种技术方法以及基因组学、蛋白组学及代谢组学等新技术新方法,系统、深入地研究了吴茱萸等 8 种有毒中药毒效学和靶器官毒作用规律,破解中药复杂体系毒性机制"黑箱"难题,阐明有毒中药对重点靶器官的毒作用模式(相关关系)/毒作用机制(因果关系)的网络毒理学规律。

2. 科学证实了"有故无殒"的毒性—证候密切相关的中药毒性理论　结合中医药学自身特点,采用实验室与临床研究相结合的模式,理清了影响中药毒性的评价因素,证明了中药毒性与中医证候密切相关。通过毒性与证候的相关性研究,提出中药的毒性伴随功效的表达而显现,依靠准确辨证、科学用药可达到减毒增效的目的。应当把毒性问题置于功效和证候中进行综合评价和认识,不能孤立地讨论中药的毒性。通过研究中药的毒性—证候及毒性—药效的相关性,证明了"有故无殒"的毒性—证候密切相关的中药毒性理论。肖小河及其团队基于"有故无殒"思想,研究了何首乌、大黄等中药的肝脏毒性量—毒/效关系,发现何首乌对肝脏的作用具有"有故无殒"现象,表现为高剂量何首乌可导致正常动物肝损伤,但对于慢性肝损伤模型动物具有肝保护和治疗作用。熟大黄对正常动物具有一定的肝毒性作用,但用于肝损伤动物具有显著的治疗作用,在一定程度上映证了"有故无殒"之说和辨证用药减毒的科学性,并在此基础上探索性地制定了《中华医药学会标准:中草药相关肝损伤临床诊疗指南》。

3. 科学阐释了有毒中药"药材毒性—饮片毒性—毒性成分—复方毒性"毒效规律　中药毒性受到基原、产地、炮制、制备方法等诸多因素的影响,尤其是提取制备方法对毒性的影响甚大,因此对中药毒性的评价不能简单套用化学药毒性的评价方法。叶祖光通过对附子、雷公藤毒性规律研究,发现中药毒性强度在"有毒组分/成分—药材毒性—饮片毒性—复方毒性"传递链上并不是等效传递的,表明了中药特定成分有毒≠生药有毒、生药有毒≠饮片有毒、饮片有毒≠复方有毒、复方有毒≠制剂有毒、制剂有毒≠临床应用有毒,打破了"中药某化学成分有毒就推演到其药材有毒,然后就进一步认定含有该药材的中药复方制剂有毒"的不科学逻辑推理,有助于纠正当前国际上对有毒中药认识方面的一些偏颇和错误。

4. 提出和创建了中药控毒理论及方法学　在长期的用药实践中,诸多医家对于有毒中药的应用积累了丰富的经验,创建了控制毒性的理论和方法。其中,炮制减毒和配伍减毒是最常用的两种控毒方法。其一是通过炮制以增加疗效和/或降低中药毒性的作用。例如,苍术中过量的挥发油对生物体有害,经过麸炒或炒焦后可降低挥发油的含量,缓和其苦燥之性,降低其不良作用;苦杏仁、白果、郁李仁等中药所含苦杏仁苷(氰苷)在体内可被水解产生具有强烈细胞毒的氰氢酸,通过炒、燀、蒸等炮制,可使苦杏仁酶失去活性,杀酶保苷,防止毒性成分氰氢酸生成;生半夏具有很强的刺激作用,但半夏炮制品几乎没有刺激性;附子具有很强的心脏毒性,但其炮制品中的有毒成分乌头碱含量明显下降,尤其是毒性强的双酯键乌头碱含量减低,而毒性较低的单酯键乌头碱比例增加,因此附子经传统的"蒸"法炮制可降低有毒成分的含量,调整各类生物碱比例,从而达到降低毒性保存药效的目的。其二是通过合理配伍以实现减毒的目的。传统方剂十枣汤,以大枣煎汤送服芫花、甘遂、大戟末,通过大枣固护脾胃的作用,缓和以上三药对胃肠道的刺激;四逆汤中甘草可起到拮抗附子毒性的作用,且在减毒的同时其抗炎镇痛的药效作用未受到显著影响;寒性药大黄可以明显拮抗热性药附子的毒性;附子配伍甘草、黄芪、防风和远志的急性毒性和心脏毒性研究显示,附子配伍甘草和黄芪后能够明显提高附子的半数致死剂量和附子心脏毒性的半数中毒剂量,即甘草和黄芪对附子的毒性具有明显的减毒作用。近年来对多种有毒中药如附子、黄药子、雷公藤、关木通等的配伍减毒实验研究表明,配伍能够减轻或者消除药物的毒性。

三、中药配伍理论

1. 开拓了组分中药研究领域,传承发展方剂配伍理论,建立了以"组分配伍"研发中药新药的系列关键技术　以王永炎、张伯礼为首席科学家的研究团队1999年承担了人口与健康领域第1个中医药理论"973"项目,此后,张伯礼又于2005年、2011年连续承担了2个"973"项目。经过多年研究实践,提出"方剂的潜能蕴藏于配伍之中,不同组分、不同配伍产生不同的效应。遵循突出主效应,兼顾次效应,降低副效应的效应配伍策略,采用配伍优选设计方法而研制的现代中药,可启动自组织、自适用,融对抗补充、整合调节为一体,达到和谐自然的整合效应",形成了"组分中药"新理论,建立了标准组分、组效关系、组分配伍、优化设计,"组分中药"发现与评价模式,研究与诠释方剂配伍的规律和科学内涵,为中药临床合理配伍提供科学依据,开拓了现代中药研制新思路,丰富了临床治疗学思路和策略。

张伯礼团队从中药组分配伍作用模式、中药组分配伍优化设计方法、组分配伍与饮片配伍的相关性、中药组分的体内变化过程及配伍对其影响等方面进行了研究,从多角度、多靶点探讨复方中药有效组分最佳的配伍、配比,揭示有效组分配伍交互作用机制,实现中药组分配伍优化设计方法学和组分—效应关系研究的突破,构建了中药组分配伍的理论基础和技术体系。该项研究是中药现代化研究的标志性成果,"复方丹参方药效物质及作用机制研究"获2004年度国家科学技术进步奖二等奖,并出版专著《复方丹参方的现代研究——组分配伍研制现代中药的理论与实践》,为复方丹参滴丸(胶囊)开展美国FDA注册研究提供了支撑。在"组分配伍"创制中药新药新模式基础上,建立了中药标准组分制备、组效关系辨识和组分配伍优化设计等关键技术体系,研制一批组分中药,如芪参益气滴丸、脂肝清颗粒、加参片、三叶片等。

方剂多种药效物质作用于多个相同或不同的靶点,研究它们之间的复杂关系,对于揭示其作用特点和规律具有重要意义。以药典的复方丹参方为研究对象,从药效物质基础、体内过程及多途径作用机制阐释了其配伍治疗心肌缺血的机制。复方丹参方药效物质主要是丹参酮类、丹参酚酸类、三七皂苷类及冰片,各类组分配伍后存在协同互补效应。研究发现三七皂苷类成分可增加丹参水溶、脂溶成分稳定性;上述成分吸收入血也存在一定差异,丹参素和人参皂苷 GRa3、Rb1、GRd 等是复方丹参方的药代标记;经分子、细胞、器官、整体多层次药理研究发现:君药丹参作用靶点侧重于血管,其扩张冠脉的效应强于三七;臣药三七作用靶点侧重于心肌,其对缺氧心肌的保护作用强于丹参;以改善心肌缺血为主效应时,丹参和三七配伍的最佳比例范围是 10∶3～10∶6;佐使药冰片并没有直接扩冠等作用,主要是通过抑制交感活性发挥抗心肌缺血作用。丹参、三七、冰片通过有序的配伍,各成分之间融整合调节、对抗补充为一体,激活或抑制内源性物质调节机体自身的功能,发挥抗心肌缺血作用。此项研究在明确药效物质与作用机制相互关系的基础上,阐释不同药物及组分间的配伍、配比规律,为现代中药研发及小复方二次开发提供技术支撑。

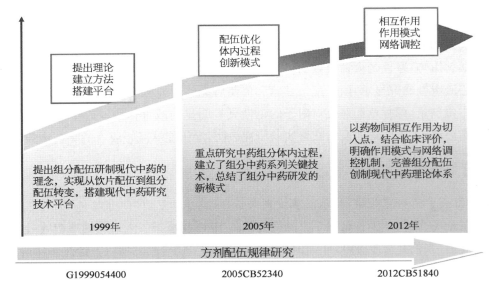

图 3-1-1　方剂配伍规律研究进展和衔接

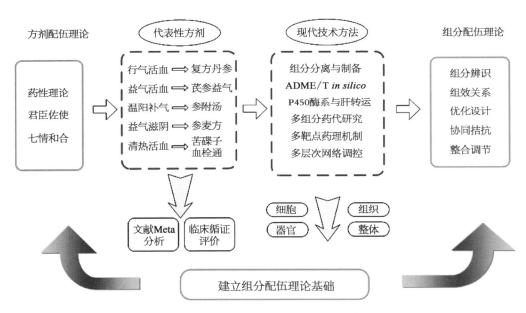

图 3-1-2　组分配伍理论基础研究总体思路

2. 基于经典方剂类方体系的系统衍化和结构特征,阐明方—证—病共有规律与衍化特点　类方是在长期临床实践中,在基本方基础上根据辨证产生的一系列加减衍化方。经典方剂的类方体系是中医方剂组方理论的重要组成部分,反映了中医辨证组方的思维方法。段金廒与其研究团队围绕类方功效物质组发现、效应信息群客观表征、功效机制揭示、创新药物研发以及科技服务等开展了一系列研究,构建了经典方剂类方衍化关系和功效物质研究技术体系,为经典方剂类方体系的系统衍化和结构特征的科学揭示,以及阐明其方—证—病共有规律与衍化特点等提供了创新性思路和方法。

在中医辨证论治原则和配伍理论指导下,基于类方基本方的典型性和衍化方的系统性特点,提出从方—证—病关联、类方核心方配伍、类方共性和差异性比较、类方功效物质基础辨识 4 个层面来系统解决类方配伍规律等核心问题。类方研究的优势在于其核心组成的结构稳定性,一系列加减衍化的类方效应以及作用靶点上的异同,展示了配伍变化的基本面貌;通过揭示经典方剂类方功效、功效途径、功效物质内在联系,为揭示组方配伍规律,为浩瀚复杂的方剂研究提供新的思路与方法。

针对方剂类方组成结构的复杂性及其表征临床功效的物质组分和整合效应特点,以药味、药对、基本方、类方组成结构及其衍化关系的揭示为切入点,建立了适宜于方剂类方功效物质成分群在体内外动态变化及其代谢特征的多元集成分析方法技术,结合生物信息学等方法建立了适宜的多变量分析数学模型和药物相互作用的评价方法等,揭示了若干经典方剂类方的功效物质及其配伍衍化特点,为方剂类方复杂功效物质的阐明及创新药物发现提供了示范性研究与实践。相关研究获得国家教育部自然科学奖一等奖和科学技术进步奖二等奖。

3. 基于药代动力学理论和方法,创建了科学阐释中药配伍机制的适宜方法和技术体系　以刘昌孝、王广基等为代表的科学家开辟了中药复方药代动力学研究的新领域,研究了中药复方有效成分、单方及复方体内过程动态变化的规律。通过现代分析技术对复方在体内化学成分进行定性定量的分析,研究某些化合物分子在动力学上的协同作用与代谢转化的关系,并探讨主要效应成分在药理学不同层次的作用机制。方剂配伍对代谢的影响可归纳为:药物配伍后可改变药效物质的药代动力学行为;影响药效物质的代谢途径,产生不同的代谢产物;诱导和抑制药物代谢酶,从而显著改变药物的药理活性;药效成分在体内发生量和质的变化,影响其功效。提出中药多组分整合 PK 的概念,首先确定标志性成分,再进行多组分 PK 研究及模型整合。从血药浓度—时间曲线计算整合 PK 参数,从而最大限度地表征中药整体 PK 行为。

王喜军提出应用"血清药物化学—药代(效)动力学—系统生物学"(SPS)三维整合体系方法研究中药复方,以期揭示药效物质基础和作用机制,及其配伍的科学内涵。在确认中医证候和相关方剂化学成分的基础上,利用现代多维联用色谱技术,鉴定方剂口服后的体内直接作用物质,并研究不同配伍条件下方剂体内多成分的动态变化规律,阐明体内直接作用物质(多成分或组分)的吸收、分布、代谢和排泄特点,揭示方剂体内代表性组分的量—时—效关系,并优选出方剂的药效学潜在靶标成分;根据靶标成分不同时间点的血药浓度与各内源性生物标志物相互关系建立药代—药效关联模型,构建药效组分与生物标志物关联网络,揭示中药复方多组分协同作用机制及复方"合理配伍"的科学内涵。

4. 基于系统生物学理论和方法,创建了科学揭示中药配伍生物学机制的适宜方法和技术体系　随着系统生物学和生物信息学等新兴交叉学科快速兴起,国内外学者开始从复杂网络的角度系统性探索疾病与药物的研究方式。比如,网络药理学强调整体性、动态性的特点,适合中药复杂体系研究。中药方剂中"七情配伍""君臣佐使"等理论,均体现了中医学系统调控的思想,与网络药理学的研究思路相合,为网络药理学研究方法介入中医药科研提供了契机。

李梢提出"网络靶标"的概念,并由此研究中药方剂生物作用的分子机制。"网络靶标"是以病证生物分子网络的核心环节为靶标,通过衡量方药成分的靶标谱与病证分子网络关键环节的关系,发现中药方剂的药效物质及其作用机制;通过分析方剂的成分靶标在网络中的分布规律,探索药性、"君臣佐使""七情合和"等方剂特色内涵的网络特征;进一步利用这种网络特征来预测组方用药的生物标志,并可利用所发现的规律进行组方用药的理性设计。采用以中药处方距离为基础的交互信息模型(distance based mutual information model,DMIM),分析了 3 865 个传统处方的中药网络,较好诠释了传统的中药配伍药对及其治疗特点,同时还发现了新的具有协同或拮抗作用的药对。

陈竺带领的研究团队开展了硫化砷与青黛协同作用治疗白血病的分子机制研究,揭示了复方黄黛片中3种有效成分配伍治疗急性早幼粒细胞白血病的协同增效机制,用现代网络药理学理论和方法,指出了从系统层面考察方剂配伍规律,阐明多成分、多靶点、多途径作用模式新的切入点。探讨了中药复方黄黛片"君、臣、佐、使"的配伍原则,阐明了其主要作用靶点,在一定程度上揭示了方剂"君臣佐使"配伍的科学内涵。其研究成果发表在《美国科学院院刊》(*PNAS*)上,得到了国际学术界的认可。

四、中药配伍禁忌理论

1. 系统阐述中药配伍禁忌理论发展过程,构建了现代中药配伍禁忌理论框架,丰富和发展了中药配伍理论的科学内涵与实质　以段金廒为首席科学家的研究团队承担的"973"项目"基于'十八反'的中药配伍禁忌理论基础研究",系统阐述相反禁忌的内涵、反药禁忌主要表现形式、药力猛烈者主要介导反的方向、与常用药对药物属性差异、反药配伍的稀疏关系,提出相反药的发现具有开放性特点,揭示了相反配伍禁忌的内在规律性。围绕中药配伍禁忌理论关键科学问题和中药"十八反"的临床用药特点,通过经典毒理学、快速毒性筛查与现代药理学等技术方法,科学证实和明确回答了中药"十八反"各反药组合为配伍禁忌,其禁忌特征不同程度的表现为致毒、增毒、降效、减效等4个方面。

通过采用系统、适宜的生物学分析方法,科学证实了"半蒌贝蔹及攻乌"是相反配伍及其导致"反"的分子机制。首次发现"半蒌贝蔹"与乌头类反药组合对心、肝、肾等靶组织的致毒/增毒作用;发现半夏与乌头类反药组合对心脏产生致毒/增毒作用,且加速肺心病心衰的进程;发现各反药组合不同程度的减降乌头类中药的镇痛、抗炎和免疫调节作用等。

系统揭示了"藻戟遂芫"与甘草配伍使之毒性增加;甘草可加剧大戟、甘遂、芫花、续随子等"泻水逐饮"类药物所导致的机体水盐代谢平衡失调;揭示了戟遂芫与甘草配伍其毒效成分二萜原酸酯类物质在体内的代谢消除减缓,导致体内蓄积,增加毒性;并通过胃肠道功能、肠道菌群代谢、调控水通道蛋白、肝药酶系等生物学评价,从不同层面阐释了各反药组合导致"反"的科学实质。

揭示了藜芦与"诸参辛芍"配伍时,一定剂量"诸参辛芍"可加剧藜芦之偏性,使其毒性明显增强;发现藜芦含有的异甾类生物碱与人参皂苷相互作用,可降低人参大补元气之功效;发现其毒性机制与调节体内 pH 自稳、蛋白折叠及氨基酸代谢相关酶类密切相关等。

2. 提出并揭示了中药配伍禁忌的形成具有条件性,与其组成、剂量、病证等要素密切相关　药典剂量范围内,大戟、芫花与甘草配伍较为安全,超过药典剂量范围,则出现增毒作用,并随甘草比例的增加而增强;当"戟遂芫"与甘草反药组合时,随着甘草比例的增加,利水效应相应降低,其中甘遂与甘草配伍降效呈现量—效拐点。发现人参—藜芦反药组合表现出比单用更广泛和复杂的毒性作用。此外,揭示了药材炮制、基原品种、用药形式、给药方式的不同,可导致反药组合毒效表征的差异性特征。

构建了基于病症条件的中药配伍禁忌研究模式,确定了"十八反"反药组合宜忌的病症条件,部分明确了"十八反"反药组合的适应证与禁忌证。确定了附子与半夏、瓜蒌、贝母配伍在肺心病进展全过程的宜忌的病症条件,慢性阻塞性肺病(COPD)阶段为反药组合的适应证,心衰阶段为反药组合的禁忌证。首次发现在治疗缺血以及药物毒性引起的心衰过程中,附子与半夏、瓜蒌配伍能够降低附子的正性肌力作用,附子半夏配伍治疗该类病因引起的心衰时,相对单独应用附子安全性更高,可能为其适应证,压力负荷型心衰为其禁忌证。

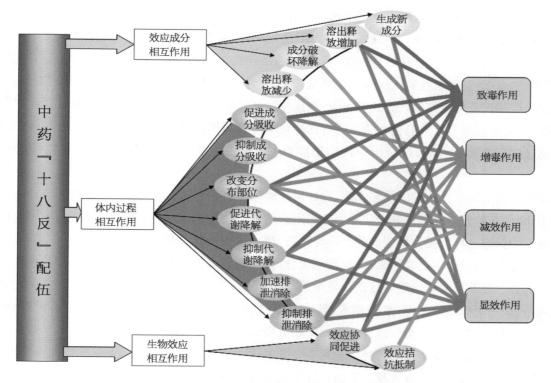

图 3-1-3 基于药物相互作用的"十八反"配伍机制研究

五、中药炮制理论

1. 传承并创新了中药炮制理论,为炮制工艺规范化和饮片质量标准化研究奠定基础 通过系统整理、研究中医药古籍文献,研究名老中药炮制专家学术思想和传统炮制技术经验,开展地方特色炮制技术及特色饮片的筛选、评价、开发、保护和利用研究,进行传统炮制理论及技术的挖掘、整理、总结和提高工作。系统整理了中药炮制理论研究成果,利用现代科学技术,围绕七情相制论、净制理论、切制理论、制药论、生熟论、炮制药性论、辅料作用论进行了中药炮制理论的基础研究。通过对炮制前后功效物质的转化特点与机制、体现中药药性改变及其有效性和安全性的关联关系等的研究,进一步丰富和发展了中药炮制理论,部分阐明了中药饮片的炮制原理和机制,为中药饮片的品质保证和产业化过程的规范化与标准化做出了贡献。

杨明研究团队通过分析历代本草典籍中青黛炮制,结合现代炮制经验和国外制靛染布工艺,从浸泡、粗靛制备、水飞精制等环节,对中间及最终产物进行定性定量分析,系统地研究了影响青黛炮制过程的因素,分别优化得出定向生成靛蓝、靛玉红的两条工艺路线,为建立青黛饮片炮制的规范化、可控化、产业化奠定了基础。

吴皓研究团队对天南星科有毒中药矾制解毒的共性规律研究,阐明了炮制解毒的共性机制是"白矾溶液中的 Al^{3+} 可与毒针晶草酸钙中 $C_2O_4^{2-}$ 结合形成草酸铝络合物,使组成毒针晶的草酸钙溶解,毒针晶针样晶体结构破坏,产生机械刺激的物质基础被破坏;同时白矾溶液可以使毒针晶带有的凝集素蛋白水解、溶解或变性,凝集素蛋白的促炎作用下降,两者的共同作用导致 4 种有毒中药的刺激性毒性急剧降低"。研究结果获得 2012 年度国家教育部科学技术进步奖二等奖和江苏省科学技术进步奖二等奖,并为天南星科中药饮片的规范化炮制工艺和饮片质量标准研究奠定基础。

2. 开展了中药炮制技术工艺和饮片质量标准规范化的系统研究,为规范饮片的生产与市场提供了

科技支撑 "七五"及"八五"期间,"常用中药饮片研究"被列为国家重点科技攻关专题。对20种常用中药饮片进行了系统深入的研究,在明确品种、产地、药用部位、采收季节、产地加工等的基础上,对中药饮片炮制历史沿革、炮制工艺、饮片质量标准等进行了系统研究。"十五"及"十一五"期间,先后完成"川乌等10种中药饮片炮制工艺及质量标准示范研究""芫花等10种中药饮片炮制规范化研究""川芎等30种中药饮片炮制规范化研究""北五味子等50种饮片炮制规范化研究和炮制共性技术研究"等。相关共性炮制技术、品种炮制工艺规范化和饮片质量标准化的研究成果,为国家食品药品监督管理局《中药饮片注册标准实施方案》的颁布,《全国中药炮制规范》的编写及《中国药典》提高饮片质量标准提供了依据。

为保证中药炮制品饮片的质量和疗效,有针对性地控制中药炮制品生产的各个生产环节,贾天柱研究团队采用"中药炮制→化学成分变化→药效作用影响→炮制工艺优化→标准操作规程"的研究模式,系统地研究中药炮制标准操作规程的各个重要环节,建立了中药饮片炮制标准操作规程。综合炮制前后化学成分变化、药效作用研究结果,选定指标成分,建立炮制品的质量标准,优化炮制工艺参数,并优化大生产的各个环节。对影响炮制品饮片质量的原料和中间生产过程、成品检验、包装等各环节均制订标准和规范,最终形成麸煨木香、麸炒枳实、麸炒泽泻、麸炒薏苡仁4种中药炮制品的生产标准操作规程,为制订全国统一的中药炮制标准操作规范的相关研究提供了可行的研究思路和模式。

3. 建设了一批专门的中药炮制科研基地和中药饮片生产工程研究机构,为中药饮片生产的规模化、科学化和标准化提供了平台支撑 先后建立了四川省中药炮制工程技术研究中心、山东省中药炮制工程技术研究中心、江西省樟帮饮片炮制工程研究中心、安徽沪谯国家中药饮片高技术产业示范基地、广东省中药炮制工程技术研究中心等,通过科研基地和饮片生产工程研究机构,在中药饮片生产的条件与装备、科研的软硬件与人才队伍等方面为中药饮片的规模化、科学化和标准化提供技术平台。依托平台建设,创新了中药炮制共性关键技术,提升了中药饮片生产设备水平,改进了炮制关键技术参数。研制了如中药材真空浸润技术、干法表皮净制技术、微波炮制技术、程控炒药技术、红外线火候判断技术等生产设备。加强了中药炮制信息化基础理论的建设,促进了中药炮制信息化技术和设备的研制与开发,推动了中药炮制产业的规模化和科学化,为中药炮制跨越式发展提供技术支持和条件。

第二节　不足与展望

一、中药药性理论科学内涵仍未得到全面、系统阐述

中药药性与药理效应、化学成分之间存在脱节是制约中药药性理论深入研究的瓶颈,需要进一步加大研究力度,调动多学科人才力量,用严谨、系统的科学数据将中药药性特点与规律表达出来,使中药传承发展更有生命力。同时,中药理论的现代研究多停留在实验阶段,对临床一线用药实践指导性不够强,需要将科学研究成果转化为指导临床合理用药证据,提高临床疗效和用药安全。另外,应进一步将中药理论创新成果引入新药研发实践过程中,让更多赋予现代科学内涵的中药新药惠及人民群众。

二、中药配伍理论研究有待深入和转化应用

中药配伍是临床遣方用药的关键。正确认识与理解中药药性的"七情和合",是中医组方与中药配

伍禁忌研究与转化应用的关键,需要通过多学科协同,利用现代生物学方法与技术、药物相互作用原理与方法等开展多途径、多层次系统深入的研究。应进一步构建系统的中药配伍研究平台,从物质基础、药物代谢、成分间相互作用、生物学机制等方面揭示配伍科学内涵,为提高临床疗效,降低不良反应提供指导。同时为中药新药研发奠定理论基础和方法支撑。引领复方新药研发方向,在国际起引领示范作用。将已取得的基础研究成果在中医临床用药过程中转化应用,进一步丰富和完善"中药配伍禁忌与安全用药"预警系统和《中医临床安全用药指导原则》,促进中医合理用药、规避安全风险。

三、中药炮制理论与技术的传承发展有待于进一步提升

在中药炮制技术研究方面存在传承不足、创新乏力的问题。应加强对文献记载的传统炮制理论和方法进行更系统和全面的整理。在传统特色炮制工艺方面,要深化研究,通过系统的分析揭示传统炮制理论和方法对中药饮片功效和质量的影响,对确有现实指导意义的方法,要通过建立规范和标准,并在饮片工业化生产中转化应用,保障饮片质量。

中医药理论是中医药学科孑然自立的根本,是中药原创思维的源泉。随着新技术、新方法的推广应用,中药理论的科学内涵得到部分揭示,并对临床和新药研发发挥了良好的理论指导作用,不仅促进了中药质控水平的提升,也促进了临床合理用药水平的提升。

随着中药现代化研究的持续深入开展,中药理论的科学内涵将不断得到诠释,并转化为指导行业发展的巨大动力。同时,也将对复方药物研发、中药质量提升、临床疗效提高和安全用药产生更好的指导,有力推动中药产业健康持续发展。

参考文献

[1] 李振吉,张先恩,苏刚强,等."973"计划中医理论基础研究专题 2005—2006 年项目成果集[M].北京:中国中医药出版社,2011:137-171.

[2] 李振吉,苏刚强,张先恩,等."973"计划中医理论基础研究专题 2007 年项目成果集[M].北京:中国中医药出版社,2012:12-24.

[3] 李振吉,苏刚强,彭以琪."973"计划中医理论基础研究专题 2009 年项目成果集[M].北京:中国中医药出版社,2014:14-21.

[4] 张伯礼,王永炎.方剂关键科学问题的基础研究——以组分配伍研制现代中药[J].中国天然药物,2005,3(5):258-261.

[5] Zhang JH, Zhu Y, Fan XH, et al. Efficacy-oriented compatibility for component-based Chinese medicine[J]. Acta Pharmacol Sin, 2015,36(6):654-658.

[6] 张彦琼,李梢.网络药理学与中医药现代研究的若干进展[J].中国药理学与毒理学杂志,2015,29(6):883-892.

[7] 张铁军,刘昌孝.中药五味药性理论辨识及其化学生物学实质表征路径[J].中草药,2015,46(1):1-6.

[8] 肖小河,郭玉明,王伽伯,等.基于传统功效的中药寒热药性研究策论[J].世界科学技术—中医药现代化,2013,15(1):9-15.

[9] 张爱华,孙晖,闫广利,等."血清药物化学—药代(效)动力学—系统生物学"三维整合体系研究中药复方的构建及其在茵陈蒿汤分析中的应用[J].中国中药杂志,2013,38(21):3786-3789.

[10] 段金廒,张伯礼,范欣生,等.中药配伍禁忌研究思路与技术体系框架[J].世界科学技术—中医药现代化,2012,14(3):1537-1546.

[11] 段金廒,宿树兰,刘培,等.中医方剂现代研究的实践与思考——方剂功效物质组学的构想与建立[J].世界科学技

术—中医药现代化,2013,15(2)：159-166.

[12] 赵军宁,杨明,陈易新,等. 中药毒性理论在我国的形成与创新发展[J]. 中国中药杂志,2010,35(7)：922-927.

[13] Guo J，Zhou YJ，Hillwig ML，et al. CYP76AH1 catalyzes turnover of miltiradiene in tanshinones biosynthesis and enables heterologous production of ferruginol in yeasts [J]. Proc Natl Acad Sci USA，2013，110（29）：12108-12113.

[14] Liu RH，Runyon RS，Wang YC，et al. Deciphering ancient combinatorial formulas：The Shexiang Baoxin pill[J]. Science 2015,347(6219sppl)：S40.

[15] Wang L，Zhou GB，Liu P，et al. Dissection of mechanisms of Chinese medicinal formula Realgar-Indigo naturalis as an effective treatment for promyelocytic leukemia[J]. Proc Natl Acad Sci USA，2008,105(12)：4826-4831.

（张艳军,段金廒,杨明,蔡宝昌,钟凌云,宿树兰,周鹏,李伟东）

第四章
中药药效物质研究

中药药效物质是指中药所含有的具有防病治病作用的化学物质,包括单体成分、有效组分、有效部位等。阐明中药药效物质是揭示中药有效性与科学性的关键,是阐释中医药理论、开发中药新药、改进工艺和剂型、制定和提升质量标准的重要基础,因而是中药现代化的主要研究内容之一。由于中药化学组成复杂,特别是中药复方,所含化学成分多达数百种甚至上千种,这些成分还存在"多途径、多靶点"协同作用的特点,这给中药的药效物质研究带来巨大的困难和挑战。

我国中药药效物质研究始于 20 世纪 20 年代,当时从麻黄中发现具有平喘作用的麻黄碱。自 20 世纪 60 年代开展全国性的"中草药运动"以来,各地医药科研院所组织科研团队进行协同攻关,对许多常用中药的药效物质开展了大量卓有成效的研究工作,其中最为著名的是从黄花蒿(*Artemisia annua* L.)中发现抗疟药物青蒿素(artemisinin),其他还包括从延胡索(*Corydalis yanhusuo* W. T. Wang ex Z. Y. Su et C. Y. Wu)中发现镇痛药延胡索乙素(tetrahydropalmatine),从仙鹤草(*Agrimonia pilosa* Ledeb.)中发现驱绦虫药鹤草酚(agrimophol),从山莨菪〔*Anisodus tanguticus* (Maxim.) Pascher〕中发现抗胆碱药山莨菪碱(anisodamine)和樟柳碱(anisodine),从黄连(*Coptis chinensis* Franch.)中发现抗菌药黄连素(berberine)等成果。这些研究遵循经典的天然药物化学研究路线,即"提取——粗分离(不同极性的几个部位)——药理活性筛选——分离活性单体成分——结构鉴定——药理作用、构效关系、作用机制研究"。

据统计,我国中药化学科技工作者在 20 世纪 80 年代从中药中共发现 800 余个新化合物,90 年代以后则每年有百余个新化合物以及 300～400 篇高水平研究论文发表。迄今,中药药效物质研究已遍及全国各省市医药研究机构及许多大专院校,国内已拥有一支相当规模的科研队伍从事中药有效成分或药效物质的提取、分离、活性筛选以及结构鉴定工作。特别是近十几年来,随着现代分离、分析技术和各种新试剂、新材料、新设备的广泛应用,不仅大大加快了研究速度、提高了研究水平,而且极大拓展了研究工作的广度和深度。突出表现在:① 由过去研究主要成分、脂溶性成分、小分子化合物转向研究微量甚至超微量成分、水溶性成分、大分子化合物(如多糖、多肽、鞣质等)。② 由过去系统化学分离研究转向定向分离制备。③ 由过去以分离得到新化合物为主导转向以寻找生物活性物质或先导化合物为主导。

另一方面,越来越多的科研人员发现经典的天然药物化学研究思路在寻找中药(尤其是中药复方)药效物质时,还存在与中药"多成分整合作用特点"不相符之处,从而导致活性成分易丢失、纯度越来越高但活性越来越弱等现象。

为了建立符合中药作用特点的药效物质发现新方法,近年来,不少研究人员提出了创新的研究思路或方法,如:① 采用亲和垂钓技术,以疾病相关的靶分子、各种细胞膜、仿生物膜或活细胞为生物分离器,与高效液相色谱——质谱联用,使得活性成分筛选、分离及结构鉴定一体化。② 通过"谱—效关联"发现活性组分，即建立"成分谱"与"药效"之间的桥联网络，在此基础上探索中药多成分间的相互作用。③基于"等效成分群"理论与方法筛选能基本达到复方药效的等效成分组合。这些研究方法实现了从"系统分离结合药效学实验筛选活性成分"，逐渐过渡到"以活性为导向的中药药效物质研究"，并积极推进中药药效物质研究由"单成分逐一筛选"的还原论模式向"多成分组合筛选"的整体模式转变，即更加注重以活性为指标，更加注重追踪有效成分或组分的分离。

第一节　关键技术与方法

一、以化学成分分离与结构鉴定为主导的药效物质研究

中药所含化学成分十分复杂，不但种类繁多，而且性质差异大，对其所含有的化学成分进行提取、分离及结构鉴定，是阐明中药药效物质的关键所在。20世纪80年代以前，对中药成分的分离通常采用溶剂萃取法、沉淀法、盐析法、透析法、结晶法、分馏法、大孔吸附树脂柱色谱法、硅胶柱色谱法等分离技术，虽然一定程度上能够达到分离纯化的目的，但是往往存在分离周期长、有机溶剂消耗量大、产物纯度低、微量成分易丢失等缺陷。借助材料科学、分离科学逐步发展起来的现代分离技术对实现快速、高效的分离制备中药中的活性成分起到了至关重要的作用，现代分离技术主要有超临界流体萃取技术、分子印迹技术、高速逆流色谱技术、制备高效液相色谱技术、多维制备液相色谱技术等。随着超导核磁共振仪、高分辨率质谱仪等先进仪器设备的不断推出以及各种联用技术的发展，中药化学成分的结构鉴定也取得了长足的进步。

（一）新型色谱填料与制备技术的发展，有效提升了中药成分的分离制备效率

1. 新型色谱固定相的发展为水溶性成分和手性分子的分离提供有效手段　硅胶基质的色谱固定相因其优异的性能（吸附性能高、热稳定性好、化学性质稳定、有较高的机械强度），是目前应用最为广泛的柱色谱分离填料，尤其是针对弱极性和中等极性化合物如有机酸、萜类、蒽醌、黄酮、皂苷等的分离分析，正相硅胶和反相十八烷基键合硅胶（ODS）承担着70%～80%的分离、分析任务。但无论是硅胶还是烷基键合硅胶，表面均存在羟基，使其在面对极性化合物，尤其是强极性化合物、碱性化合物的分离时会产生"亲硅醇羟基效应"，从而导致峰型变宽、拖尾、柱效降低及分离度下降等现象。为解决此类问题，一系列由不同键合基团形成的新型色谱固定相应运而生，为色谱分离分析提供了越来越多样的选择性，从而满足了不同结构类型中药化学成分分离的需要。

（1）亲水作用色谱（HILIC）固定相的发展及其应用，为强极性成分的分离提供有效方法：HILIC是将含有酰胺基、氨基、氰基、羟基羧基或两性离子等强极性基团的分子键合到硅胶上，其采用极性固定相和含有一定比例水的水溶性有机溶剂为流动相，不仅克服了正相色谱和反相色谱对极性化合物分离的不足，而且提供了与反相色谱截然不同选择性，在强极性和离子型化合物如氨基酸、碳水化合物和多肽等的分离中发挥着重要作用。并且，由于其流动相含有高浓度的有机溶剂，有利于增强电喷雾离子源质谱的离子化效率，进而提高其灵敏度，与质谱具有很好的兼容性。当前，应用HILIC技术对中药中强极性成分的分离分析增长迅速，如对金银花、甘草、红花、川芎、白花蛇舌草、葫芦巴等所含中强极性成分的分离分析。

（2）手性色谱固定相的发展及其应用，为手性化合物的分离提供有效手段：手性色谱固定相由具有

光学活性的单体固定在硅胶或其他聚合物上制成。通过引入手性环境使对映异构体间呈现物理特征的差异，从而达到光学异构体拆分的目的。目前，手性填料主要有五大类：① 多糖类手性色谱填料：主要包括纤维素和淀粉两大类手性固定相。② 大环手性色谱填料：主要是用大环分子和环糊精、手性冠醚来形成的固定相。③ 糖肽类手性固定相：主要是用万古霉素、利福霉素 B 等制成的手性固定相。④ 多肽或蛋白质手性固定相。⑤ 配体交换手性固定相：建立在金属配合物的配体交换的基础之上的固定相。中药中手性化合物的分布较为普遍，如萜类、糖及苷类、生物碱类等，对手性化合物的分离，可以采用手性固定相色谱分离法。例如，黄皮酰胺是从芸香科植物黄皮 *Clausena lansium*（Lourd.）Skeels 叶中分离得到的有效成分，被认为是一个较有前途的促智药物，现已进入Ⅱ期临床试验。该化合物含有 4 个手性中心，共有 16 个对映异构体，其左旋体有较好的促智作用，而右旋体效果不明显且有较强的毒性。研究人员采用 α_1- AGP 酸性糖蛋白柱、AD、OJ 及 OD 手性色谱柱，建立了对 16 种黄皮酰胺光学异构体进行有效拆分的分离分析方法。

（3）分子印迹聚合物固定相的发展，提高了特定分子的分离效率：分子印迹技术（molecular imprinting technology，MIT）是一种高选择性的新兴分子识别技术，它模仿天然抗原—抗体反应原理，制备对模板分子具有"预定"识别能力的高分子聚合物，即分子印迹聚合物（molecular imprinted polymers，MIPs）的技术。MIT 技术最大的特点在于其极高的选择性，这在实现快速、高效地筛选分离中药活性成分中显示了独特的优势。MIT 技术不仅可用于化合物的提取分离，更为重要的是，用代表性活性成分为模板分子合成相应的 MIP，可从中药中直接分离出与模板分子结构、生理活性相似的成分，这种方法避免了传统分离的非特异性和低效性。例如，槲皮素是一种天然的抗表皮生长因子受体 EGFR 抑制剂，用槲皮素 MIPs 从藏锦鸡儿中筛选到具有 EGFR 活性的白皮杉醇（piceatannol）和紫铆查耳酮（butein），其 IC_{50} 值均小于槲皮素。又如以丙肝病毒 NS$_3$ 蛋白酶的抑制剂 RD$_3$- 4078 为模板制备的 MIPs，从叶下珠 *Phyllanthus urinaria* 的粗提物中，选择性地分离得到 5 个成分，均表现出不同程度的抑制丙肝毒 NS$_3$ 蛋白酶的活性。

2. 超临界流体萃取技术的发展，为挥发性和低极性成分的提取分离提供高效方法　超临界流体（supercritical fluid，SCF）是指当压力和温度超过物质的临界点时，所形成的单一相态。超临界流体萃取技术作为一门新的化工分离方法，对用一般传统分离方法难以解决的低沸点、热敏性物质的分离更显示出其独特的优势。尤其是 CO_2 超临界流体具有无毒、无臭、不燃、价廉易得、临界温度低、临界压力适中等优点，是中药有效成分提取和分离纯化的理想萃取剂。目前 CO_2 超临界流体萃取技术已广泛应用于多种中药如砂仁、厚朴、补骨脂、灵芝、茵陈、紫草、肉桂、胡椒、姜黄、丹参、蛇床子、苦参、金银花、红豆杉、桑白皮、穿心莲、紫苏子，以及有效成分丹参酮、藁本内酯、月见草油、薄荷油、青蒿素、大麻醇、姜黄油、宽叶缬草油、杏仁脂肪油、薯蓣皂苷等的提取分离，并在中药复方制剂如丹参酮注射液、大蒜注射液的工艺改进中也显示出广阔的应用前景。

3. 高速逆流色谱技术的发展，为中药成分的分离制备提供新的技术　近 20 年来，高速逆流色谱（high-speed counter-current chromatography，HSCCC）在生物化学、医药、农业、环境、材料、化工、海洋生物等众多领域的成功应用，使之成为一种引人注目的技术手段。当前，高速逆流色谱仪已成功开发出分析型和生产型两大类，用于中药化学成分的定量分析和分离制备。进样量可从毫克级到克级，进样体积可从数毫升到几百毫升，不仅适用于非极化合物的分离，也适用于极性化合物的分离，还可用于中药粗提物中各组分的分离和进一步精制。目前，高速逆流液相色谱技术已广泛应用于皂苷、生物碱、黄酮、蒽醌、香豆素、萜类、蛋白质、多肽、糖等物质的分离纯化，产出一批研究成果，在国内外高水平期刊发表了大量论文。

4. 二维高通量制备液相色谱的发展,进一步提升了中药成分的分离制备效率 当一维色谱的分离能力不能满足分离分析的需求时,二维色谱逐渐成为中药复杂体系化学成分研究的强力支撑技术。例如,对红花化学成分的研究,当采用一维的 RP - UHPLC/Q - TOFMS 法,在 30 min 内共检测到 6 027 个不同的离子,当采用 2D - HILIC/RP - UPLC/Q - TOFMS 法,则可以检测到 146 352 个离子信息,这比一维分析系统的结果提高了 20 多倍。因此,将随着分离分析技术的发展,对中药药效成分的认识将从最初的几十、几百个化合物提高到成千上万的水平。

有研究人员设计了基于二维高通量制备液相色谱技术的中药化学成分高效分离流程图(图 4 - 1 - 1),该色谱系统由两组分离柱和两组俘获柱系统组成,每次样品进样量根据不同仪器在 0.25～5 g 之间,运行时间约 24 h,可将一个样品分离成为多达 600 个流分,其中很多流分都已达到纯度超过 90% 的单体化合物;对于混合流分,再采用普通的制备液相色谱进行进一步纯化。如果再与 LC - MS 或 LC - NMR 联用,可实现各流分的快速结构鉴定。该系统大大提高化合物分离效率,特别适合于中药化学成分或组分的快速、高效制备和高通量活性筛选。

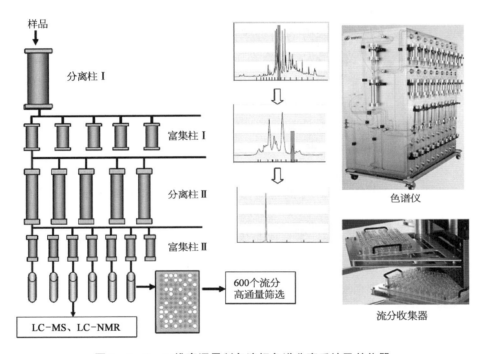

图 4 - 1 - 1 二维高通量制备液相色谱分离系统及其仪器

5. 液质联用技术的应用,为中药成分的精准分离提供有效技术 由于具备强大的分离能力、高灵敏度的检测能力,液相色谱—质谱联用(LC - MS)已成为中药化学成分定性定量的重要分析手段,同时也可用于定向指导目标化合物的分离,提高分离纯化效率。以从重楼中分离甾体皂苷为例,其典型的研究策略是：首先以事先利用重楼中分离获得的 21 个甾体皂苷作为对照品,优化不同结构特点甾体皂苷的质谱电离条件和色谱分离条件,据此总结甾体皂苷的质谱裂解规律和色谱保留规律;其次,在优化的质谱和色谱条件下,进行重楼总皂苷的超高效液相串联四级杆飞行时间质谱(ultra performance liquid chromatography/quadrupole time-of-flight mass spectrometry,UPLC - Q - TOF - MS)分析;然后,根据色谱峰的精确分子量、碎片离子信息、保留时间,结合总结的规律,参考已有甾体皂苷的结构和化学信息,在线鉴定重楼药材中甾体皂苷的结构,发现 98 个甾体皂苷,其中可能的新化合物 40 个,13 个为首次从重楼中发现的化合物,同时还包括 22 对同分异构体;最后,可以选择大孔吸附树脂、正向硅胶柱层析、反向硅胶柱层析、制备液相色谱等分离技术分离纯化感兴趣的目标成分。这样的分离制备策略由于有质谱检测作为导向,因而克服了分离纯化过程中的盲目性,一定程度上提高了新结构发现的概率。

在采用质谱特征碎片离子鉴定化合物时,除利用精确相对分子质量计算化合物的分子式外,还有学者利用同类化合物精确质量偏差的规律及质量亏损过滤(mass defect filters,MDF)等软件功能进行特定类型化合物的快速鉴定,大大提高相同类型化合物的检出灵敏度和鉴定效率。例如,基于在线逐级暴露策略、MDF 的五点筛选技术和可见同位素离子策略,可从三七中快速有效的检出 234 个三萜皂苷类化合物,其中 67 个为新化合物。

6. 多种分离纯化技术的联合使用,进一步提升了中药成分的分离效率　中药化学成分复杂,存在许多同系物和同分异构体,这是中药分离纯化的难点之一;稳定性差、水溶性强的一些中药成分的分离制备也是棘手问题。纷杂多样的色谱填料、不同机制特点的仪器方法的正确选择,以及它们合理交叉使用,则成了提高分离纯化效果和效率的关键。

(1) 交叉使用不同分离机制的色谱填料:交叉使用不同分离机制的色谱已成为中药化学成分分离制备的基本策略。对于中药中含量相对较低化合物的分离制备,通常先采用分离能力弱但处理能力较强的填料如大孔吸附树脂、聚酰胺树脂、硅胶等进行有效富集,然后再采用色谱能力较强的反向色谱、制备液相色谱等技术分离纯化得到目标化合物。

(2) 联合使用不同原理的分离制备手段:近年来,为取得更好的分离纯化效果,中药化学工作者在分离制备实践中常将两种或两种以上的分离技术联合使用。将超临界流通萃取与制备高效液相色谱联用,可使中药有效成分的提取纯化过程更为环保、快速、高效。例如,采用该联用技术从北冬虫夏草(*Cordyceps militaris*)中分离虫草素,经超临界萃取后虫草素纯度为 21%(被富集了 15 倍),再经制备高效液相色谱纯化得到目标成分纯度达 99%。

将高速逆流色谱与高效制备色谱联用,可先通过高速逆流色谱将混合物初步分离,而后使用高效制备色谱继续分离得到单体化合物,如此既简化了溶剂体系的筛选过程,也简化了对混合物液相色谱条件的摸索过程,且能大大提高分离效率。

(二) 现代波(光)谱仪器的发展,为中药成分的准确鉴定提供了强有力的工具

化合物结构鉴定技术在中药药效物质研究和中药来源创新药物分子发现方面均不可或缺,姚新生继早期编著的《有机化合物波谱解析》(人民卫生出版社,1981 年)和《超导核磁共振波谱解析》(中国医药科技出版社,1991 年)两部参考书的基础上,1996 年编写成面向药学类和中药学类专业本科生和研究生教材,对我国中药化学成分结构鉴定技术的普及和推广做出了重要贡献,确立了目前普遍采用的基于"四谱综合"的结构研究模式和方法,四大谱(紫外光谱、红外光谱、核磁共振、质谱)成为中药学领域科研人员的必修科目和基本技能。近 20 年来,结构鉴定技术的发展可谓日新月异,主要的进步和发展归纳为五方面。

1. 核磁共振波谱技术的发展使其成为中药未知化学成分鉴定的重要工具　基于四谱综合的结构研究模式和方法在中药化学成分的结构研究中取得了巨大成功,但还不足以完全解决化合物立体结构的解析问题。近 20 年来,针对化合物立体结构解析的各种方法不断被建立和发展,并应用于中药成分的结构研究中,构象、构型分析的观念已深入人心。

在相对构型确定方面,基于 $^1H-^1H$ 偶合常数关联 NOE 相关的构象分析方法已为人们广泛接受和应用。此外,近年来发展起来的残留偶极偶合(residual dipolar coupling,RDC)技术提供了分子全局/长程的构象约束数据,很好地弥补了偶合常数、NOE 相关这类短程构象约束条件的局限性,通过在各向异

性介质（如液晶）中测试获得 RDC 而获取长程构象约束条件，配合计算，用于确定分子相对构型。虽然 RDC 技术在中药成分的结构研究中尚未被普遍采用，可以预期其必将发挥更大作用。

2. CD 光谱和单晶 X 射线衍射技术的发展为中药成分绝对构型的确定提供有力工具　在绝对构型确定方面，谱学方法主要是电子圆二色谱（electronic circular dichroism，ECD）和振动圆二色谱（vibrational circular dichroism，VCD），以及单晶 X 射线衍射技术。其他技术方法有通过比较手性分子的旋光（或者旋光色散），以及用于线性手性长链分子的矩阵模型。ECD 已广泛用于发色团附近手性位点绝对构型的确定。从紫外光谱到 ECD，从红外光谱到 VCD，可以认为是四谱综合结构研究模式发展的新阶段。目前，由于铜靶的使用以及测试方法的进步，对于不含重原子的有机化合物（元素组成为碳、氢、氧、氮）仅用单晶 X 射线衍射即可确定出绝对构型，单晶 X 射线衍射方法已成为绝对构型确定最具权威的手段。除了谱学方法的发展，基于化学或金属络合的衍生化方法也有很好的进展，传统的 Morsher 不断在改良，基于过渡金属络合的方法逐渐被应用。

3. 量化计算方法的兴起和引入将中药成分立体结构研究带入一个新的时代　传统的结构解析方法除二维核磁大多是基于经验或用近似的理论体系作指导，近年来基于量化计算方法的兴起和引入使得结构研究有了坚实的理论基础和可预测性，结构研究从"经验"开始进入"理性"。这样的进步得益于计算服务器硬件性能的不断提升、计算方法的不断进步（特别是密度泛函方法的发展）以及适宜软件（如用于方便处理量化计算结果的软件 SpecDis）的不断开发。

目前，核磁参数（偶合常数、化学位移及 RDC）、ECD、VCD 的计算最为普遍。一般的研究模式为：列举出各种可能的异构体，采用量化方法计算各异构体核磁参数、ECD 或者 VCD 等，再与实测值进行比较，根据计算值和实测值的吻合度确定真实结构。在发表的论文中，使用最为广泛的量化计算软件是高斯（Gaussian）。在各种量化计算中，ECD 计算最为普及，近年已成为了确定立体化学的常规方法。

我国学者朱华结 2009 年编著出版的《现代有机立体化学》（科学出版社，2009 年）和 2015 年出版的 *Organic Stereochemistry — Experimental and Computational Methods*（Wiley-VCH，2015 年）系统介绍了有机化合物结构鉴定中常用的量化计算方法，包括所建立的矩阵模型的计算方法，对计算化学方法应用于中药成分结构鉴定工作产生了积极的推动作用。

4. 以质谱技术为核心的化学成分快速检识方法得到快速发展　高分辨质谱（质量分辨率＞10 000）由于具有质量分辨能力强、质量测定精度高、可以提供母离子和碎片离子的精确质量及可能的元素组成等特性，已经成为重要的化合物结构分析工具，并在中药化学成分的快速鉴定中得到广泛应用。液相色谱—质谱联用技术（LC-MS）既具有高效液相色谱（HPLC）有效分离极性、热不稳定性化合物的分离性能，同时兼具质谱灵敏、快速对所分离成分直接表征的特性，已经成为中药复杂体系化学成分分离分析的强有力手段。尤其是近年来出现的超高效液相色谱（UPLC）与串联质谱的联用技术，集合了 UPLC 对复杂样品的高分离度和快速分离的卓越性能，以及串联质谱技术强大的结构确证能力，成为中药复杂体系分析的一大利器。由于 LC-MS 技术能够提供化合物的保留时间及分子量、结构碎片等信息，近年来与半制备液相、制备液相、高速逆流色谱、中压色谱及超滤等技术相结合，实现了对中药复杂体系中微量已知、未知成分的直接分离鉴定及活性筛选，极大地促进了现代中药的研究进程。刘淑莹主编的《中药质谱分析》（科学出版社，2012 年）详细总结了中药各类成分的质谱特征，对化学成分的快速鉴定有较好指导作用。

气相色谱法（gas chromatography，GC）是近年来应用日趋广泛的分析技术，GC 的高分离效能和高灵敏度特点，使其特别适用于对中药复杂体系中挥发性且热稳定的组分进行分离、分析，尤其是气相色谱—质谱(GC－MS)联用技术的发展,使气相色谱的高分离能力和质谱的高鉴别特性实现了完美结合,可对复杂的混合样品进行分离、定性、定量分析的一次完成,使之在中药研究领域的应用越来越受到重视,在挥发油、糖类、脂肪酸类、甾类化合物分析方面应用尤为广泛。GC－MS有其专用的标准谱库,并且随着研究的深入和发展,GC－MS标准谱库在不断地发展和完善。通过标准谱库的检索,结合化合物的来源、理化性质等信息,可实现中药挥发性化学成分的快速鉴定。

5. 核磁共振波谱工具书结合大型网络数据库大大推进了已知化合物结构的鉴定速度　以于德泉、杨峻山主编的《分析化学手册》第七分册《核磁共振波谱分析》(化学工业出版社,1999年第2版)为代表的重要工具书的出版对中药化学研究领域产生了深远影响,形成了中药化学成分鉴定的核心参比数据,奠定了基于核磁数据比较的中药成分鉴定方法的基础。大型核磁数据库的出现,使得基于核磁数据比较的鉴定过程更为快捷。随着网络技术的飞速发展和大数据时代的到来,核磁数据库越来越完善和强大。国内较有代表性的是微谱数据库,目前收载了78万化合物的碳谱数据,可用于和实测碳谱数据的直接比较,对于已知化合物的鉴定提供了非常便捷的途径。国际上较有代表性的是ACD/Labs的数据库,如其氢谱数据库中化合物超过24万、碳谱数据库中化合物超过22万。这些越来越完善的核磁数据库使得基于核磁数据比较的鉴定过程更为快捷。

围绕着天然来源有机化合物的结构鉴定,近年来国内学者还出版了多部化合物综合解析的专著,如吴立军的《实用有机化合物光谱解析》(人民卫生出版社,2009年)、孔令义的《复杂天然产物波谱解析》(中国医药科技出版社,2012年),其中的内容融合了多种结构鉴定技术和方法,在解析思路上为中药化学科研工作者提供了参考和示范,有力推动了中药化学物质基础的研究。

二、以活性为导向的药效物质研究

(一) 活性成分发现技术

1. 活性导向分离,提高了活性成分发现的效率　中药药效物质的早期研究采用先成分分离,后活性测试的传统模式,采用植物化学方法对中药成分进行系统地提取、分离、纯化,得到单体化合物进行结构鉴定,进而评价药理活性,确定活性成分与药效物质。采用这种研究模式已对麻黄、黄连、人参、丹参等多种中药的化学成分和生物活性进行了研究,明晰了一大批中药的内在化学物质组成和活性成分。但传统研究模式也存在缺点,化学分离和药理研究均具有一定盲目性,常常耗费大量时间、人力、物力,且分离过程中活性成分易丢失,活性成分的发现效率较低。为克服这些问题,逐渐引入了活性导向的中药药效物质研究模式(bioactivity-guided isolation),即建立相应的体内或体外活性筛选模型,然后在活性评价结果的指引下追踪活性提取物,进一步采用适当的提取分离手段追踪其中的活性成分,阐明药效物质。这种将化学成分与活性筛选紧密结合的研究模式,使得活性化合物的发现概率增加,近20年来被普遍用于中药的活性成分研究。

在活性导向分离过程中,建立准确、可靠、能反映中药特点的活性评价模型是中药活性成分发现的前提与关键。随着生命科学和实验技术的不断发展,一方面,更为快捷的细胞、分子水平的筛选模型发展迅速,基于酶、受体、离子通道等分子靶标的筛选与基于细胞活力、信号通路、疾病相关表型等的筛选在中药活性成分定向追踪分离中应用越来越普遍,评价方法更为简便、灵敏,活性测试需要样品量显著减少,提高了筛选效率、降低了检测成本。另一方面,从整体水平直观反应药物疗效的动物模型的发展同样取得突出进展。

活性指导下的追踪分离方法也存在一些缺点:由于所用的样品多为混合物,测试的干扰因素多,易出现假阳性或者假阴性结果,甚至出现随着化合物纯度的提高而活性降低的现象。由于中药化学成分的多样性和功能主治的广泛性,在追踪活性成分的过程中,只用单一活性筛选体系追踪分离得到的活性物质,很难全面体现中药真正作用的药效物质。因此,中药特别是复方的活性成分研究,提倡采用多指标活性评价体系进行活性成分的追踪分离。另外,将活性追踪与系统分离有机结合,对追踪到的活性部位进行系统的分离研究。

2. 亲和垂钓技术　现代药理学研究表明,活性成分在体内与生物大分子或靶细胞发生相互作用是其发挥作用的基础。因此,以疾病相关的靶标分子、各种细胞膜、仿生物膜或活细胞为生物分离器,从中药复杂体系中垂钓能与其发生亲和结合或相互作用的成分,并结合色谱或联用技术实现亲和成分的分离与鉴定,是快速筛选潜在活性成分的有效策略,有助于中药药效物质的高效研究。

基于活性成分与生物大分子相互作用原理,研究人员创建的亲和垂钓技术,包括有固定化靶标亲和垂钓、非固定化靶标亲和垂钓以及细胞膜色谱等。例如,邹汉法等以载体蛋白 HSA 和 AGP 为固定相,获得了当归、川芎、茵陈的分子生物色谱指纹图谱;李易非等采用 β_2-肾上腺素受体色谱法筛选麻杏石甘汤中活性成分,结果发现该复方中与 β_2- AR 有特异性作用的活性成分为麻黄碱。

在经典中药方剂的活性成分筛选研究中,通过建立的心脑血管细胞膜色谱模型,对"四物汤"进行了筛选,发现了当归、川芎挥发油部位、白芍醋酸乙酯部位和熟地黄水溶性部位,是作用于血管、心肌和小脑靶细胞的有效部位,藁本内酯是有效成分;而利用心脑血管细胞膜色谱模型,发现了"都梁丸"在治疗高血压和脑中风后遗症等药物的新用途,并已研究开发为"白川降压胶囊""白葛胶囊"2 个创新中药,均已获得国家临床研究批件。

又如,许多学者利用"超滤偶联质谱法",通过简单的离心,将复杂体系中与特定靶标相结合的潜在活性成分提取出来,从复杂的体系发现特定活性的化合物(图 4 - 1 - 2a);李萍等基于涡流色谱对大小分子的保留差异建立二维涡流色谱法(图 4 - 1 - 2b),将离线的筛选转换为在线筛选方法,直接筛选后通过色谱/质谱分析,快速筛选出结合的潜在活性成分。

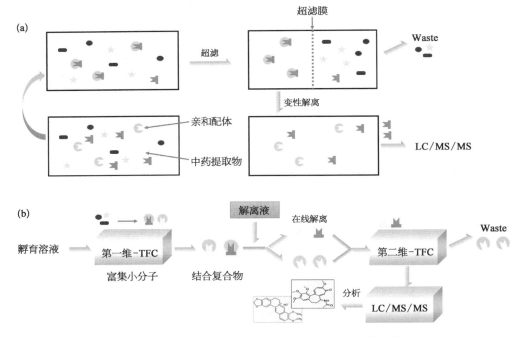

图 4 - 1 - 2　基于亲和筛选超滤和二维涡流色谱技术策略

3. 色谱分离—结构鉴定—活性评价一体化技术　随着分离制备技术、活性评价技术的发展,更高效、灵敏地探寻中药活性成分已成为可能。利用制备 HPLC、组合色谱等分析技术的高效分离能力将中药混合物分离为高纯度馏分,并通过在线/离线反应实现各馏分生物活性的快速评价,同时利用色谱联用技术的结构解析能力测定活性馏分的化学结构信息,包括化学成分的种类、数目、结构类型等,实现成分分析、活性检测与化合物结构鉴定同步进行和高效衔接。这种将高效分离、鉴定与快速活性评价紧密结合的研究模式称为"色谱分离—结构鉴定—活性评价一体化技术"。该技术的优势在于:在高效液相的分离规模下实现活性评价,研究周期大大缩短,所得信息准确性高,显著提高发现活性成分的概率。例如,李萍等运用该筛选策略,从 0.4 mg 丹参提取物中制备出 75 个色谱峰馏分,经 Nrf_2-ARE 通路的荧光素酶/β-半乳糖苷酶双报告基因筛选,从中筛选出 20 个丹参酮类活性成分(图 4-1-3)。

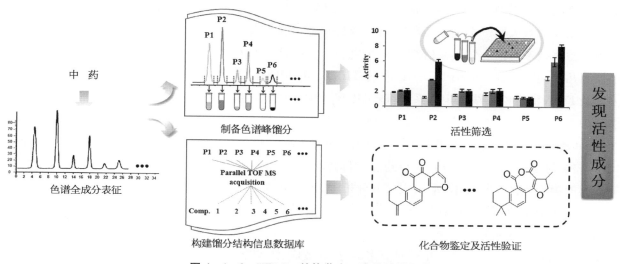

图 4-1-3　HPLC—结构鉴定—离线活性评价

4. 中药化合物库与高通量/高内涵筛选技术　随着中药及天然产物提取分离技术的突飞猛进,化合物的获取更加快速高效。在中药化学成分长期研究积累的基础上,一些科研院所已陆续建成多个不同特点、不同规模的中药化学成分库,用于药物发现和中药质量标准研究。例如,由国家新药筛选中心中国科学院上海药物研究所和上海张江生物医药基地开发有限公司共建的国家化合物样品库,储量于 2015 年底接近 200 万个,由传统中草药和特色植物资源建立的结构多样化的小分子化合物库是其中的重要组成部分;中国医学科学院药用植物研究所依托于国家重大科技专项"重大新药创制"项目支持,建成针对传统中药和民族药物资源的新药研发公共平台——"国家中药化合物库",目前库中储藏涵盖中药和药用植物药材及饮片标本、提取物、组分及天然产物等 20 万余份样品。天然产物由于其具有结构多样性和较好的生物活性等特点,成为药物筛选样品库中最宝贵的资源。在中药研究领域,依靠化合物库的高通量(high throughput screening, HTS)、高内涵(high content screening, HCS)筛选技术也已经得到初步的应用和发展,实现中药活性化合物的高效、自动化发现。

5. 计算机药物虚拟筛选技术　计算机虚拟药物筛选是根据分子生物学、药理学、药物化学、计算化学以及计算生物学等多学科的知识和理论,应用计算机作为工具进行的活性化合物发现与化合物药理活性预测的新型技术。我国已有中国科学院上海药物研究所药物发现和设计中心、北京大学物理化学研究所等多家高等院校和研究机构建立了一定规模的药物虚拟筛选平台。同时,也建立了多个中药和天然药物有效成分三维结构数据库,如中国中医药数据库(TCMD)、中国天然产物数据库(CNPD)、海洋天然产物数据库（MNPD）等。当前,药物虚拟筛选技术已经成为一种有效并实用化的药物研发工具,应用于发现先导化合物。与此同时,在中药现代化的进程中,药物虚拟筛选技术应用于中药复杂体系的有效生物活性成分的筛选和发现,也取得了研究成果。例如,乔延江等应用基于药效团模型和分子对接的虚拟筛选方法从中药中筛选发现组胺 H1 受体拮抗剂。

（二）活性组分发现技术

1. 谱—效关联发现技术　中药谱—效关系研究是在最大限度地获取有用的化学信息的基础上,将标示有化学成分特征峰的指纹图谱与药效结果联系起来,提出从质量"可视"向"谱—效"转变的中药研究模式之一。其基本思路是在建立指纹图谱的基础上,进行药效学实验,然后通过数理模型将二者进行关联,即建立"成分谱"与"药效"之间的桥联网络。在此基础上,探索中药多成分间的相互作用,建立更加全面合理、符合中医药整体观特征的中药活性组分发现模式。该技术主要包括指纹图谱的建立、药效评价以及谱效关联三个关键步骤。结合现代仪器分析与生物活性检测而发展起来的生物活性指纹图谱检测技术是谱—效关系研究的方法之一。在线活性分析技术可以实现 HPLC 色谱分离和活性检测几乎同时完成,如 HPLC - CL 体系、HPLC - DPPH 体系、HPLC - ABTS 体系,以及部分酶/受体以及 DNA 活性的在线测定体系等,既可以得到中药材提取物的化学指纹图谱信息,亦可同时对色谱峰中可能具有活性的成分进行检测,直观地生成相关生物活性指纹图谱（biofingerprinting chromatogram）,方法快速、操作简便、自动化程度高,适宜推广。另外一种研究模式是采用数据分析技术,将多维多息的指纹图谱数据与药理指标进行关联和分析,是药学与数学的交叉领域。该模式的研究依赖于数据分析技术,采用主成分分析法、多元线性回归法、偏最小二乘回归分析法和人工神经网络等数据模型,预测各成分与药效间关联度,阐明各成分对药效贡献率,并在此基础上简化数据结构寻找主要活性成分。

2. 等效成分群发现技术　中药具有多成分、弱效应、协调整合作用特点,其整体药效的发挥不是单一成分药效的简单加合,而是存在着成分间多层次、多环节、多维度的非线性作用。基于此,李萍等以中医药整体观和系统生物学为指导,根据"从整体中解析部分,从部分回归整体"的研究理念,通过逆向比较"成分群"敲除前后其整体药效的变化,创建了普适性的中药复方"等效成分群"研究理论与方法学体系。

中药复方虽然含有众多成分,但针对特定病症而言,并不是所有的成分都起效,存在着一组能基本代表原方疗效的成分组合,通过多成分配伍,交互作用于疾病发生发展过程的关键节点/靶标/通路,整体协调发挥药效,该成分组合被称为此复方"等效成分群"。如图 4-1-4 所示,中药复方"等效成分群"研究方法学体系,主要包括化学成分群定向敲除、活性反馈筛选、等效性评价等新技术,在中药复方全成分表征的基础上,通过在线成分捕集制备系统,精准定向、自动无损捕集候选成分群及其剩余部分,通过体内外多种药理模型评价捕集的候选成分群、剩余部分的活性,重点比较"候选成分群"敲除前后中药整体药效的变化,反推"候选成分群"对整体药效的贡献,经过多轮等效反馈筛选,从众多成分中发现能基本达到复方药效的等效成分群。该方法已成功应用于复方丹参滴丸等中药大品种的等效成分群研究。

以复方丹参滴丸为例,通过多种细胞、动物模型和组学方法及金指标评价,发现源于原方的 10 个丹酚酸、4 个皂苷和 4 个二萜醌的成分组合（在原方中的含量为 15.01%）在抗心肌缺血药效上基本与原方等效,敲除等效成分群的剩余部分则药效很弱,该 18 个成分的组合结构明确、含量清楚、比例固定,可作为复方丹参滴丸的等效成分群,为该品种在美国 FDA 开展临床实验及新药注册提供重要支撑。

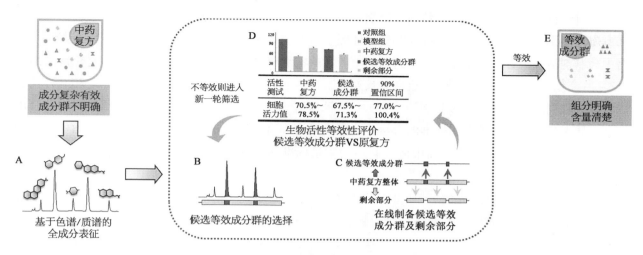

图 4-1-4　中药复方等效成分群筛选策略

（A）基于色谱、质谱等分析技术对中药复方进行成分表征。（B）候选等效成分群的选择。（C）在线制备候选等效成分群和剩余部分。（D）候选等效成分群的活性测试和等效性评价。（B）～（D）三个步骤构成一个反馈循环，如不等效则重新选择候选等效成分群，进入下一循环。（E）发现可代表原方活性的等效成分群

　　中药等效成分群研究方法得到业界认可，完成的"中药有效成分群发现与质量评价"项目获 2013 年教育部自然科学奖一等奖；作为中药学领域代表性成果入选《国家自然科学基金资助项目优秀成果选编（五）》，国家基金委以"在中药药效物质基础研究领域取得重要进展"做专题报道；并获得国家自然科学基金重点项目的连续支持（中药复杂体系药效物质基础研究新方法的建立及中药质量控制新体系研究、基于"化学成分缺失/捕获—谱效表征"的中药复方药效物质与整合作用研究），获"十一五""十二五"重大专项连续支持（开展"等效成分群"导向的"中药经典名方开发"研究、针对复杂疾病的中药复方药效物质基础与整合作用模式的关键技术研究、中药经典名方开发研究）。

第二节　标志性成果与影响

一、建立了一批中药药效物质高效分析的新技术与新方法，有效提升了中药药效物质发现的效率

　　1996—2015 年间，我国科研人员在中药药效物质基础研究的关键技术与方法上取得了一系列的突破，共获得国家自然科学奖二等奖 2 项、国家科学技术进步奖或技术发明奖二等奖 10 项，这些技术和方法为中药产业的快速发展提供了坚实的技术支撑。

　　1. 中药活性成分系统分离、结构鉴定与制备新技术与新方法　对中药所含化学成分进行系统分离、结构鉴定、活性筛选研究，是阐明中药物质基础及作用机制、发现新药、完善和提高中药质量标准等研究的关键基础。经过我国中药化学工作者的努力，不仅一些常用中药的化学组成已经基本清楚，而且使得中药化学学科的研究水平也达到发达国家水平，为中药行业发展提供了强有力的技术支撑。

　　由吉林省中医中药研究院徐东铭牵头完成的"66 种中药材质量标准与对照品的研究"获得 2001 年

度国家科学技术进步奖二等奖。该项目研制了 66 种药材活性成分的定量用对照品 66 种（纯度＞98％）和专属性鉴别用对照品 50 种（纯度＞95％），证明了具有与各药材主要功能主治基本吻合的药效活性，为中药制剂活性成分的含量测定和中药制剂中药材的鉴别奠定了基础；建立了 66 种中药材全部对照品的简便、实用和可行的制备工艺，为近期和长期需求提供了制备方法；16 种药材的含量测定和 3 种药材的 TLC 鉴别收入《中华人民共和国药典》2000 年版，建立了 66 种中药材的质量标准草案、中成药及出口产品质量标准、农残、重金属标准的方法。此项成果为丰富我国药典的检测内容，提高我国中药材的质量控制水平奠定了基础，为提高中成药制剂的质量标准达到国际的要求，奠定了方法学和对照品基础，具有较大的实用价值。

由南京大学谭仁祥完成的"若干重要药用植物的成分研究"获 2009 年度国家自然科学奖二等奖。该项目深入系统地研究了菊科、玄参科、大戟科等 220 种传统用途明确且具自然竞争优势的重要药用植物，揭示了其物质基础与作用特点，发现了大量有生物学功能和/或化学系统学意义的新成分。这些发现揭示了这些植物的药用价值和化学系统学特征，为我国的新药创制积累了大量重要的科学数据，促进了我国植物资源学、天然产物有机化学等相关学科的发展，并为其步入国际先进行列做出了贡献。

由中国科学院上海药物研究所岳建民完成的"若干重要中草药的化学与生物活性成分的研究"获 2014 年度国家自然科学奖二等奖。该项目对我国 55 种中草药进行了较系统的化学研究，分离鉴定了生物碱和萜类化合物 1 506 个，其中新结构 507 个，特别是发现新骨架化合物 38 个。发现 62 个化合物具有抗肿瘤、抗感染和离子通道抑制等活性，确定了其中的 11 个化合物为药物先导物，为创新药物研究提供了重要基础。该项目研究成果对认识中草药主要化学成分、药效物质及创新药物的研究具有重要的科学意义和应用价值。

由中国医学科学院药物研究所庾石山完成的"中草药微量活性物质识别与获取的关键技术及应用"获得 2014 年度国家科学技术进步奖二等奖。中草药微量物质具有新颖结构和显著生物活性，该项目深入系统地开展了研究，创建了中草药微量活性物质识别、获取与评价的新技术体系，攻克了微量活性物质研究的技术瓶颈。利用新技术体系从 50 种中草药中获得了 400 余个微量化合物，揭示了天麻等 8 种中草药的微量关键药效物质，遴选出多个功能独特的候选新药，获得 1 个临床研究批件。3 种创新药物实现了技术转让，获国家发明专利 7 项，国际专利 1 项。该成果解决了中草药微量药效物质高效识别、快速锁定与定向获取的技术难题，科学诠释了中草药微量药效物质的关键作用，在基于微量活性物质的创新药物研究中起到了引领和示范作用，具有重要的理论意义与应用价值。

由中国药科大学孔令义完成的"中药及天然药物活性成分分离新技术研究与应用"获得 2015 年度国家科学技术进步奖二等奖。该项目建立了色谱和波谱技术自动连接的制备分离和结构识别一体化的中药和天然药物化学成分分离新技术，显著提升了天然活性化合物和结构新颖化合物的发现和分离水平。应用新技术分离鉴定了 5 000 余个天然产物，发现了 600 余个新化合物，新骨架化合物 25 个，建立了中药和天然药物化合物库。对化合物的生物活性开展了系统研究，确定了具有降血糖、抗过敏性哮喘、抗肿瘤等显著活性的化合物 40 余个。此研究积极推动了中药物质的阐明、基于中药和天然药物活性成分的新发现、中药质量控制标准的完善和提高等方面的研究工作，显著提高了我国中药化学学科的研究水平和新药创造能力。

由北京大学药学院屠鹏飞完成的"基于活性成分中药质量控制新技术及在药材和红花注射液等中的应用"获得 2015 年度国家科学技术进步奖二等奖。该项目将 LC/DAD/MS^n、核磁共振（NMR）等结构识别与高通量活性识别相结合,建立了中药功效相关成分快速发现新技术;利用 LC-MS^n 建立了拥有自主产权的中药成分质谱数据库(LC-MS^n-DS);结合快速色谱、高速逆流色谱和制备液相自动纯化系统等高效分离手段,建立了中药功效相关成分高效研究体系;创新建立了以 LC-DAD-MS^n 为记录的中药化学成分信息库,为中药活性成分快速发现、目标成分高效分离和代谢产物快速鉴定提供了强有力的工具。项目组采用建立的技术体系,对远志、苏木、麦冬等 41 种常用中药的物质进行了系统研究,分离鉴定化合物 1 901 个,其中国际上首次报道新结构 311 个,丰富了中药化学成分;发现活性化合物 128 个,阐明 12 个强活性化合物的作用机制。该研究不仅为相关中药质量标准的制定奠定物质基础,而且为创新药物发现提供活性分子和有效组分,促进了相关学科和中药产业发展。

由浙江中医药大学李大鹏完成的"超临界二氧化碳萃取中药有效成分产业化应用技术"获得 2006 年度国家技术发明奖二等奖。而该技术解决了超临界二氧化碳萃取中药成分中的关键技术难题,成功应用于中药有效成分的提取、分离,打破了我国中药制备以往以液体溶媒提取的传统工艺技术,尤其使原来以丙酮、石油醚等有机溶剂提取中药脂溶性成分改用以成本低廉、节能又环保的二氧化碳气体提取分离,在中药领域实现产业化应用。该技术应用于康莱特注射液的提取工艺,使产品得率提高了 13.3%,生产工时由原来的 112 h 缩短至 2.5 h,生产成本降低 22%。

由田景振完成的"娑罗子、红花等中药药效物质提取纯化关键技术研究及其产业化"获得 2008 年度国家科学技术进步奖二等奖。该项目对娑罗子、红花等中药的有效成分进行了高纯度制备工艺研究,并应用于七叶皂苷、羟基红花黄色素 A 和淫羊藿苷的规模化生产,为中药药效物质的提取纯化提供了新路径,为中药作用机制等后续研究奠定了物质基础。

2. 符合中药作用特点的中药药效物质基础研究新理论与新思路 中药具有"多成分、多靶点、整合作用特点"已众所周知,但如何揭示其发挥整体药效的药效物质却是一段时间以来困扰学界的关键科学问题。众多中药科技工作者经过研究思路与方法学创新,创建了一系列符合中药作用特点的中药药效物质基础研究技术,对一些经典复方制剂的药效物质和作用机制进行了科学阐释。

由天津中医药大学张伯礼完成的"复方丹参方药效物质与作用机制研究"获得 2004 年度国家科学技术进步奖二等奖。该项目以复方丹参方为范例,基于中药原方的配伍特点,同时借鉴化学药物的"分析"方法,从方剂的配伍配比、作用机制、药效物质等方面进行系统的研究,不仅证实了复方丹参方多组分、多靶点治疗心血管病假说的科学性,而且为经典处方的二次开发提供了一种模式。该研究实现了方剂配伍的科学诠释,并开拓了中药新药创制新思路,构建了组分中药的理论基础,也促进了相关产品如复方丹参滴丸(胶囊)的国际化进程。

由北京中医药大学完成的"方剂组分活性跟踪与配伍方法的建立与实践"获得 2006 年度国家科学技术进步奖二等奖。该项目在方剂复杂组分生物活性评价和组分配伍作用原理分析基础上,提出了方剂配伍的多靶点效应、组分相互作用及作用环节关联的时序效应三位一体整合调节的研究模式,特别是药物组分在体内形成的化学环境对相关靶点受体功能影响的分析设计,突破了经典药理学研究的思路,建立了一套中药物质基础与活性研究的技术路线,为创新中药和中药质量控制研究提供了新方法。

由中国药科大学李萍完成的"基于中医药特点的中药体内外药效物质组生物/化学集成表征新方法"获得 2009 年度国家科学技术进步奖二等奖。该项目针对中药体内外复杂药效物质和质量控制研究这一中药现代化关键科学问题,集成多学科理论和技术,依据中药多组分、非线性、多元化、多环节发挥效应的特点,建立了基于中医药特点的中药体内外药效物质组生物/化学集成表征新方法,用于从中药复杂体系中特异捕集出具有整合作用的药效物质群,科学阐释了当归补血汤、丹七方、脉络宁等中药及复方的药效物质群,揭示了它们多成分、多靶点整合作用特点及药效物质间的相互作用规律,构建了这些中药及复方的质量标准和评价体系,为相关研究提供了示范和借鉴。

由中国人民解放军第二军医大学张卫东、陈万生完成的"基于中医药特点的中药样品库的建立与新药研究"获得 2010 年度国家科学技术进步奖二等奖。该项目以基于中医药特点的现代中药研究为总体思路,整合化学、分析、药理及生命科学技术,以中药样品库建设、药理活性追踪筛选和化学物质组整体表征为重点内容,以创新中药研制为目标,构建了基于中医药特点的中药新药研究模式,成功研制 9 个现代中药,其中 3 个一类新药,4 个有效部位新药,2 个复方新药。该项目建立了国内较大规模中药样品库和数据库,建成了涵盖 8 000 种中药提取物,6 000 个中药单体成分,100 个中药有效部位和 200 个中药复方的样品库;建立了中药信息数据库以及中药化合物数据库。这些样品库、数据库及基于其建立的中药多维信息平台和相关软件将可以作为基于中医药特点的新药研究的基础性平台。目前,该项目建成了国内规模较大的中药样品库及数据库,已为国内外上百家科研机构提供上千种样品,成为推动我国中药创新药物研制的重要源头。

由西安交通大学贺浪冲完成的"细胞膜色谱技术及其在中药筛选中的应用"获得 2012 年度国家技术发明奖二等奖。该项目通过对 123 种中药材、60 种陕西秦巴山区药用植物进行了快速有效的筛选,已发现 12 种中药材和 8 种植物中的 36 个有效成分对血管内皮细胞、心肌细胞上的钙通道受体、大脑细胞上的 β 受体、胰岛 β-细胞和 A 细胞等均具有不同程度的作用活性,并建立了部分中药和药用植物的样品库和活性库。对这些活性部位和成分作了进一步的离体和整体药理实验研究,发现药理实验结果与模型筛选结果有良好的相关性。

二、阐明了常用中药的药效物质,研发了众多创新药物

据不完全统计,基于中药药效物质研究,1996—2015 年间我国药学工作者研究开发出单体化合物的新药和候选药物已有 10 个(表 4-2-1);开发出的有效部位新药有 8 个(表 4-2-2)。产生了诸如丁苯酞、注射用丹参多酚酸盐等多个中药大品种,产生了较大的社会效益和经济效益,对我国中药现代化、产业化具有显著的促进、示范和带动作用。

表 4-2-1　中药单体成分候选药物、新药

品　种	有效成分及结构式	药 理 作 用	研发阶段
槐果碱注射液	槐果碱	对抗心律失常,改善心脏功能	临床 I 期
染料木素胶囊	染料木素	增加骨密度,防止骨质流失	临床 II 期

品　种	有效成分及结构式	药　理　作　用	研发阶段
注射用红花黄色素	羟基红花黄色素 A	保护脑神经,减少缺血性损伤	临床Ⅲ期
人参皂苷 Rh₂胶囊	人参皂苷 Rh₂	抗癌	临床Ⅲ期
银杏内酯 B 注射液	银杏内酯 B	抗血小板聚集、抗血栓、抗动脉粥样硬化	临床Ⅲ期
丁苯酞胶囊、注射液	丁苯酞	抗脑缺血、抗脑血栓形成和抗血小板聚集	上市
石杉碱甲片	石杉碱甲	促进记忆恢复和增强记忆	上市
盐酸关附甲素注射液	关附甲素	抗心律失常	上市

品　种	有效成分及结构式	药 理 作 用	研发阶段
注射用丹参多酚酸盐	丹酚酸 B	抗血小板聚集、抗血栓	上市
异甘草酸镁注射液	异甘草酸	抗肝炎	上市

表 4‑2‑2　中药有效部位新药（中药五类）

品　种	基原植物	有效部位	药理作用或功效
西红花总苷片	西红花 Crocus sativus L.	类胡萝卜素类	抑制血小板聚集，抗血栓，改善心肌缺血
龙血通络胶囊	剑叶龙血树 Dracaena cochinchinensis (Lour.) S. C. Chen	总黄酮	活血祛瘀，通脉止痛
巴戟天寡糖胶囊	巴戟天 Morinda officinalis How	低聚寡糖	抗抑郁
五酯软胶囊	南五味子 Schisandra sphenanthera Rehd. et Wils.	总木脂素	降酶保肝
叶下珠总多酚胶囊	叶下珠 Phyllanthus urinaria L.	总多酚	抗病毒，降酶
苁蓉总苷胶囊	管花肉苁蓉 Cistanche tubulosa (Schrenk) Wight	总苷	补肾益髓，健脑益智
注射用总丹参酚酸	丹参 Salvia miltiorrhiza Bge.	水溶性酚酸类	活血通络，改善脑供血，保护脑神经
人参茎叶皂苷胶囊	人参 Panax ginseng C. A. Mey.	总皂苷	抗心肌缺血，抑制血小板聚集，抑制血栓形成

三、整体提升了我国中药化学成分研究在国际上的影响

我国中药化学成分研究经历了从无到有，从初步开展到广泛深入探索的发展历程。尤其是在中药现代化实施以来，在我国中药研究人员的共同努力下，在化学成分分离分析的方法与技术、新化合物结构鉴定与活性评价、中药新药研究与开发等方面取得了诸多有价值的研究成果，在国际上的整体影响力亦愈发明显。

粗略统计，当前在药物化学/天然产物化学领域影响因子3.0左右的杂志如 *Chemistry-European Journal*、*Phytochemistry*、*Journal of Natural Products*、*Journal of Agricultural and Food Chemistry* 等上发表的论文，有30%～40%的作者为中国科学家。我国中药化学研究人员在1996—2015年间在美国生药学会天然产物领域著名杂志 *Journal of Natural Products* 上发表研究论文数量呈现持续增长态势（图4-2-1）。

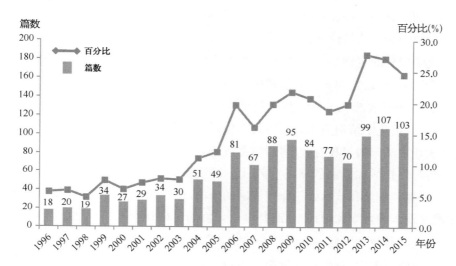

图4-2-1　我国中药化学科技工作者1996—2015年发表在 *Journal of Natural Products* 上的论文数量及增长态势

在研究论文快速增长的同时，研究成果的学术价值越来越得到国际同行的认可。例如，2006年在 *Journal of Natural Products* 引用率最高的前20篇文章中，有7篇是中国科学家的文章；中国科学院昆明植物所周俊、刘吉开分别应 *Chemical Review* 邀请撰写综述性文章；英国皇家化学会天然产物领域著名杂志 *Natural Product Reports* 以南京大学谭仁祥为特邀编辑，邀请中国科学家以"Natural Products Chemistry in China"为主题出版了一期特刊。

第三节　不足与展望

如何阐明中药药效物质基础已成为制约中药现代化、产业化和国际化进程的瓶颈，问题的解决将会全面的提升中药行业的创新能力和水平，促进中药产业的技术进步。应用多学科技术手段与先进仪器设备，持续深入地开展中药药效物质基础的系统研究，将有可能得到更多的新化合物，甚至是新结构的化合物，进而对其进行活性研究，能发现新的候选物或新的先导化合物，经过进一步的结构修饰，就有可

能开发出类似青蒿素等的创新中药。此外,在研究思路和方法上,中国学者越来越注重与中医药理论和临床实践的结合,重视复方药物的研究思路与方法创新,同时也可能是产生药物研发新理论、新思维的源泉。

与20年前相比,中药药效物质从研究的广度、深度都得到了极大拓展,不仅临床常用中药的物质基础已基本阐明,而且创建了一系列符合中药作用特点的药效物质研究思路、方法与技术,有力促进了中药相关学科以及中药产业的快速发展。即便如此,当前中药药效物质研究,尚存在以下几方面的问题。

一、中药复杂体系药效物质研究方法和技术仍需进一步提升

1. 微量成分制备、鉴定与活性筛选　某些中药的个别微量成分显示出显著的药理活性与独特的化学结构,有时还能代表该中药的特定功效,同时还可能成为创新药物研制的重要源头分子,但这些微量活性物质在常规的提取分离过程中往往被忽视。由于现代色谱(如高效液相色谱、超高效液相色谱、毛细管电泳)和光谱(如高分辨质谱、超导核磁共振)等分析仪器的广泛使用,特别是近年来高灵敏度和高分辨率的液质联用技术和中药指纹图谱分析的推广,以及中药化学成分基础研究的多年积累,使得目前对中药所含多种化学成分的定性、定量分析已不再是主要障碍,但中药微量活性物质的制备、鉴定与活性评价需要给予特别关注,适宜的研究方法和技术的推广应用仍需进一步提升。

2. 中药有效成分群的发现技术　多数中药有效成分并非单一,是多成分综合作用的结果。由简单地按溶剂分离部位,到按化学结构类型分离有效部位,结合药效研究进行化合物成分群的寻找与分离,再到由多种数学统计方法归纳寻找有效成分,使得成分复杂的中药有效成分群的研究不断深入。当前,基于成分分离分析与生物活性检测偶联的有效成分群快速发现技术(即谱—效关联发现技术)正在兴起,虽然指纹图谱的建立方法和技术处于比较成熟的阶段,但生物活性检测则主要集中在抗氧化等少数体外模型上,很难涉及体内药效评价模型,而且将化合物的精确指纹图谱和笼统的药效指标相关联,意义不大或无法进行关联分析。因此,如何将"谱"和"效"合理、科学的联系起来还处在探索阶段,仍没有统一的可以遵循的模式。另外,各种快速分离技术,在线快速结构鉴定技术,各种生物活性筛选技术,以及分离技术与活性评价的集成研究方法等仍没有得到广泛关注和应用。更进一步,不仅是有效成分群的化学成分,而且各成分之间的量比关系、组合配伍的研究也需要深入开展。

二、进一步加强活性导向的中药化学成分研究,提高创新药物发现效率

目前的活性导向指导下的中药化学成分研究,成分的提取、分离纯化与结构鉴定研究取得长足进展,但适合中药特点的生物活性筛选技术则相对滞后。传统的活性跟踪和活性筛选技术,大多要预先了解化学成分的作用机制或药理效应,并且一次只能使用一种与目标药效对应的活性检测指标。可是中药多种成分组合配伍所产生的药效是多指标的,非常复杂,其生物活性和分子机制大多不可预知,而且中药低剂量、多组分用药的特点使得对活性检测的灵敏度要求很高,这些都使得传统的生物活性分析技术不太适应。

以高灵敏度和高通量检测为特点的药物蛋白质组学和化学蛋白质组学技术则有望成为中药成分活性分析的新方法。基于药物成分的活性多是通过药物与药靶蛋白(受体和信号转导蛋白质)直接或间接作用的结果的认识,通过蛋白质芯片、基因芯片或基于质谱的蛋白质组学这三种系统生物学手段观察中药成分作用于机体或培养细胞前后蛋白质组的表达变化,并随后定性、定量分析这些与中药成分处理相关的变化蛋白质,就能高效地抽取中药成分的活性信息。另外,与这些高通量活性分析技术配套的一些

样品处理技术的最新发展,如激光捕获显微切割技术可以从药物成分作用后的机体活检组织样品中快速准确地取得所需要的细胞群,也使得用于中药成分活性分析的高通量活性检测技术日益成熟。

三、开展中药活性成分的作用机制及化学生物学研究

作为传统中药的药效物质,天然活性小分子的作用机制阐明,特别是作用靶标的鉴定一直是研究者关注的重要课题,然而目前该领域一直未取得长足的进展。目前研究多以单纯进行中药化学成分分离与结构鉴定,满足于发现新化合物用来发表论文,对活性研究不够重视。即使部分化合物开展活性研究,也往往是一些简单的体外活性测试,很少进行活性成分的结构修饰、构效关系或作用机制研究。中药化学成分的复杂性以及中药药效作用的特殊性,决定了中药药效物质基础的研究不仅仅涉及中药学学科,还需要与生物学研究者密切合作。近年来,一些学者在化学生物学思路指导下开展了对中药活性成分作用机制及靶标发现研究。例如,应用化学蛋白质组学方法(包括小分子亲和色谱技术、活性蛋白质谱技术、分子对接技术、网络生物学技术等),通过蛋白质表达谱的差异性分析,可以揭示中药的作用靶点和作用过程,进而揭示中药复杂体系的分子水平调控机制,正逐步成为筛选中药的有效成分、鉴别中药作用靶点、研究中药作用机制和开发中药新药的有效方法。

四、开展中药复方的药效物质研究

中药多为组方用药,中药的疗效主要是方剂的药效,但相比于单味药材,中药方剂的有效成分(或活性成分群)研究仍需加强,在常用中药材的物质基础基本被解析之后,中药方剂药效物质研究理应成为主攻方向。从有效成分角度研究复方中各单味中药化学成分与功效主治的关系,以及复方增效减毒的配伍机制,是中药复方药效物质研究的核心。同时,中药复方有效成分从复方煎煮时产生的相互作用,到消化、吸收后有效成分的变化,再到体内的代谢与排泄及其药代动力学也应着力开展研究。虽然复方化学成分的复杂性给提取、分离、分析工作带来一定困难,但是随着先进技术的发展,多种新思路、新方法的应用使得分析工作更加快捷、高效、科学地阐明中药配伍的化学物质基础在不久将变成现实。

参考文献

［1］Ye Y，Li X，Tang C. Natural products chemistry research：progress in China in 2006［J］. Chinese Journal of Natural Medicines，2008，6：70-78.

［2］Ye Y，Li X，Tang C，et al. Natural products chemistry research：progress in China in 2011［J］. Chinese Journal of Natural Medicines，2013，11：97-109.

［3］屠鹏飞,史社坡,姜勇.中药物质基础研究思路与方法［J］.中草药,2012,43：209-215.

［4］王艳萍,丰加涛,金郁,等.中药物质基础研究的思路与方法［J］.中国天然药物,2009,7：13-18.

［5］Hou Z，Luo J，Kong L. Recent progress of high-speed counter-current chromatography coupling with other relative technologies in natural product［J］. Chinese Journal of Natural Medicines，2010，8：62-67.

［6］Qu J，Wu L. Analysis of the projects supported by the National Natural Science Foundation of China（NSFC）in natural products chemistry during 2006-2008［J］. Chinese Journal of Natural Medicines，2009，7：401-404.

［7］姚新生.21世纪中药发展面临的机遇和挑战［N］.中国医药报,2001-08-23(7).

［8］马百平,康利平,庞旭,等.中药化学成分分析、分离技术及策略［J］.国际药学研究杂志,2015,42：413-426.

［9］Lai C，Tan T，Zeng S，et al. An integrated high resolution mass spectrometric data acquisition method for rapid screening of saponins in *Panax notoginseng*（Sanqi）［J］. Journal of Pharmaceutical and Biomedical Analysis，2015，

109：184－191.

［10］刘艳芳,刘艳明,董军,等.中药物质基础的高效液相色谱分离分析方法研究［J］.中国科学 B 辑：化学,2009,39：678－686.

［11］Tan R. Editorial：natural products chemistry in China［R］. Natural Product Reports,2006,23：667－668.

［12］Liu P,Yang H,Long F,et al. Bioactive equivalence of combinatorial components identified in screening of an herbal medicine［J］. Pharmacological Research,2014,31：1788－1800.

［13］Zhou J,An J,Li P,et al. Two-dimensional turbulent flow chromatography coupled on-line to liquid chromatography-mass spectrometry for solution-based ligand screening against multiple proteins［J］. Journal of Chromatography A,2009,1216：2394－2403.

［14］Zhu L,Chen L,Xu X. Application of a molecularly imprinted polymer for the effective recognition of different anti-epidermal growth factor receptor inhibitors［J］. Analytical Chemistry,2003,75：6381－6387.

［15］孔亮,邹汉法,汪海林,等.以人血清白蛋白为固定相的分子生物色谱分析几种中药活性成分的研究［J］.高等学校化学学报,2000,21：36－40.

［16］李易非,郑晓晖.β_2-肾上腺素受体色谱筛选麻杏石甘汤的活性成分［D］.西北大学,2012.

［17］梁明金,贺浪冲.“四物汤”中当归有效部位及有效成分的研究［J］.分析化学,2004,39：83－86.

［18］屠鹏飞,曾克武,廖理曦,等.天然活性小分子靶标蛋白识别方法学研究进展［J］.中国中药杂志,2016,41：6－13.

［19］岳荣彩,严诗楷,赵静.化学蛋白质组学在中药现代化研究中的应用［J］.世界科学技术—中医药现代化,2010,12：502－510.

［20］He L,Wang S,Geng X. Coating and fusing cell membrane onto a silica surface and their chromatographic characteristics［J］. Chromatographia,2001,54：71－76.

［21］Zhang H,Luo L,Li P,et al. A high-resolution peak fractionation approach for streamlined screening of nuclear-factor-E2-related factor－2 activators in *Salvia miltiorrhiza*［J］. Journal of Chromatography A,2014,1326：47－55.

［22］Wang X,Ren Z,Xiang Y,et al. Pharmacophore modelling,molecular docking and virtual screening for histamine H$_1$ receptor antagonists from traditional Chinese medicine［J］. International Journal of Bioscience,Biochemistry and Bioinformatics,2013,3：438－443.

［23］Lin C,Shieh D. The anti-inflammatory activity of *Scutellaria rivularis* extracts and its active components,baicalin,baicalein and wogonin［J］. American Journal of Chinese Medicine,1996,24：31－36.

［24］Matsuda H,Morikawa T,Xie H,et al. Antiallergic phenanthrenes and stilbenes from the tubers of *Gymnadenia conopsea*［J］. Planta Medica,2004,70：847－855.

［25］Su X,Kong L,Li X,et al. Screening and analysis of bioactive compounds with biofingerprinting chromatogram analysis of traditional Chinese medicines targeting DNA by microdialysis/HPLC［J］. Journal of Chromatography A,2005,1076：118－126.

［26］Jiang Y,David B,Tu P,et al. Recent analytical approaches in quality control of traditional Chinese medicines — A review［J］. Analytica Chimica Acta,2010,657：9－18.

（李萍,邱峰,李会军,杨华,陈君）

第五章
中药药效及作用机制研究

有效性是药物的基本属性。中药现代化 20 年来,借助现代科学技术和手段,在中医药整体性辨证思维的指导下,中药药效及作用机制研究的技术方法体系构建取得了长足的进步,在阐释中医药理论、证实疗效、明确应用范围、揭示作用机制、促进创新中药的研发、推动中药现代化、国际化等方面均发挥了重要作用,取得了许多标志性成果。

一、中药药效评价体系逐步完善

近 20 年来,结合现代生物医学的方法技术,建立了系列动物模型,包括自发性疾病模型,基因工程动物模型,传染病、药物诱导和手术动物模型,模式生物模型等,以及各种人、哺乳动物来源细胞模型,较好地评价中药的药效作用。对中药药效微观、精准描述,连续、动态追踪,可视化、直观记录成为近年来中药研究新的热点,实现了从宏观到微观,从抽象到直观,从静态到动态对中药药效的全方位解析。包括各种组学、系统生物学、分子生物学、数据挖掘技术、分子模拟、高通量高内涵筛选技术等被引入中药药效和作用机制研究中。创建了多种中药药理学研究新的方法技术,如生物力药理学、体液(血液、脑脊液、组织液、淋巴液等)药理学、网络药理学,肠道内生菌群网络调节、机体内源性网络功能状态评价技术等,形成了适合中药作用特点的药效评价体系,研究深度和广度显著提高,初步实现了理论创新和一些中药药效及作用机制研究的突破。

二、中药药效研究方法技术的进步,为中医药理论科学内涵的诠释和新药研发提供了支撑

中药药性理论研究、中药炮制理论研究、方剂配伍理论研究、中药配伍禁忌理论研究的进展,均应用了中药药效研究方法技术,为诠释中药理论的科学内涵,指导临床实践和新药创制提供方法与技术支持。对于传统饮片配伍,研究主要着眼于组成方剂药物配伍的数、量、比例变化,从局部与整体作用、PK/PD 联动性等角度,分析组成药物对方剂贡献度、贡献形式,阐释了其配伍原理和作用机制。针对许多疾病过程中存在共同的病理过程、环节与中医"证"属性的相似性,建立了相应的中药药效研究评价方法体系,阐释了"异病同治"理论的科学性和实用价值。采用药效及其机制为主体的多学科交叉的研究方法,初步阐释了中药药性理论中配伍禁忌的科学实质,部分有毒中药的毒效物质基础、效—毒—量—时关系等。

"针对病毒以消除病源,针对宿主保护以减轻机体损害,针对病理环节以控制病情、减少并发症,针对临床症状以缓解病情、控制症状,针对并发症以降低病死率"的抗病毒中成药筛选方法,为应对突发急性病毒性传染病等公共卫生事件做出了重要贡献。

中医药临床药理研究技术规范、大规模循证评价过程质量控制体系不断完善,阐明中药临床适应证定位及疗效特点,为中医药临床评价逐步实现科学、规范、国际化奠定基础,高质量的临床研究逐步被国际认可,为多个中药开展国际临床研究奠定了扎实基础。

三、平台和队伍建设取得重要进展

随着国家在中医药研究方面投入的加大,特别是重大新药创制科技专项的实施,中药药效及作用机制科学研究的条件不断完善,精密度、灵敏性高的先进仪器设备不断被装备,形成了一批学科方向稳定、技术力量雄厚、研究成果卓著的中药药效规范化研究平台,如"科技部规范化中药药理实验室"、国家中医药管理局中医药科研实验室等。实验室管理水平、技术水平快速提高,带动了行业科研水平提升。同时培养了一大批中药药理学研究人才,形成了若干研究团队,大大提升了中药药理学科对中药行业发展的推动作用,在国内外产生了广泛学术影响。

第一节　关键技术方法

一、适合中药特点的中药药效作用综合评价技术体系不断完善

中药药效作用体现为多靶点、多途径、广效应,通过对机体功能的多环节调节有效发挥预防、治疗作用,因此中药药效作用呈现出整体性、整合性、复杂性的作用特点。与之对应,现代药理学着眼于单一靶点、单一作用途径的研究方法在中药药效研究中有一定的局限性,如何构建科学、合理的评价方法和体系,阐释中药作用及特点,是中医药研究领域的重点问题。

近20年来,结合现代生物医学的方法技术,针对不同疾病、不同病理环节、不同靶点引进、建立了系列动物模型,包括各种自发性疾病模型、基因工程(转基因、基因打靶、基因捕获、基因沉默等)动物模型、传染病模型、药物诱导和手术动物模型、模式生物(斑马鱼、秀丽线虫、果蝇等)模型等。涉及各种品种、品系的小鼠、大鼠、猴、犬、小型猪、豚鼠、兔、猫、鸡、鹌鹑、鸽、蛙等实验动物,并且充分利用了各种人源、哺乳动物来源细胞模型,较好地应用于中药药效作用的评价研究中。

整体与局部研究相结合、体外与体内相结合、体内过程与活性评价相结合是近年中药药效研究的主要模式。各种疾病模型的造模方法不断丰富的同时,对疾病病理过程的中药干预作用评价涉及疾病发生、发展的各个阶段。现代高科技检测手段和技术的广泛应用也使中药药效评价在整体动物病理形态、基本功能评价基础上进一步完善,并逐渐聚焦至细胞、分子水平的直观阐释,形成了模型动物功能动态监控、终点效应检测、病理形态观察、细胞分子水平作用机制评价相结合的综合性体系,为从多层次、多环节、综合评价中药药效作用提供了可能。在这一大背景下,陈竺研究团队构建的"整体—器官—细胞—分子—基因"多水平急性早幼粒性白血病的药效评价技术体系,不仅在国际上发表了高水平的研究论文,而且复方黄黛片等中药药效评价充分展示了中药整合性调节作用优势和特点,对国际学术界理解中医药理论、认可中药药效作用的科学性提供了成功范例。陈竺"髓系白血病发病机制和新型靶向治疗研究"荣获2015年度国家自然科学奖二等奖,这一项目发表的20篇主要论文总影响因子约250分,8篇代表作他引1 117次,3篇分别发表于国际顶尖学术杂志 *Nature Genetics*、*Science* 和 *Cancer Cell*。多层次、多环节、整合性中药药效综合评价技术体系仍在不断发展

完善。

二、从宏观到微观,从抽象到直观,从静态到动态的观察分析技术,实现了对中药药效全方位解析

较之中药整合性调节的宏观效应评价模式,对中药药效微观、精准描述,连续、动态追踪,可视化、直观记录成为近年来中药研究新的热点。

活体动物模型动态可视化技术可直接观测活体动物疾病的发生发展、在体器官动态变化、病变组织生长及转归,结合荧光标记等技术,可同期观测在体活细胞、相关关键酶、离子通道、基因表达等生物学行为及过程,实现了宏观整体水平、器官水平,与细胞水平、分子水平等微观层面相结合的中药药效全方位、立体化直观解析。基于上述研究策略,北京大学医学部韩晶岩研究团队建立动态可视化研究系统,并与整体形态学、细胞生物学、分子生物学、系统生物学方法密切结合,在中药治疗心肌缺血—再灌注损伤、改善血脑屏障及神经元损伤、抑制内毒素性肺损伤研究中得到了良好应用。从微观世界角度动态、直观地验证阐明了复方丹参滴丸(图 5-1-1)、养血清脑颗粒、穿心莲内酯滴丸等中药药效作用及其机制。

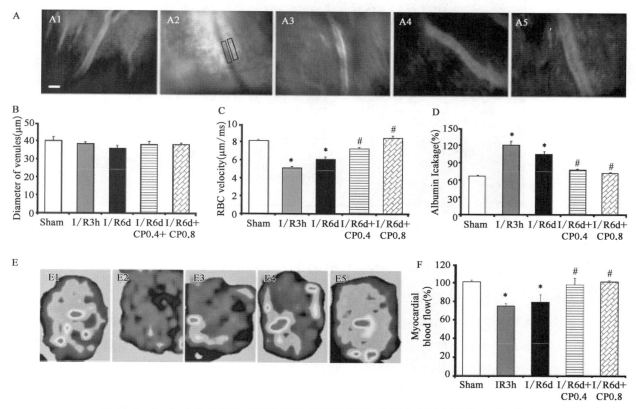

图 5-1-1　复方丹参滴丸对静脉直径、红细胞流速、白蛋白泄漏和冠脉流量的影响

中国医学科学院药用植物研究所刘新民与中国航天员中心陈善广的团队合作,集成计算机视觉、智能传感、电子工程和信息等技术于动物行为实验研究,动态获取并保存动物各种行为(学习记忆、抑郁、焦虑、疲劳)作业的时间、位置、速度、状态和路程的多维信息和活动图像,创立了单帧图像噪声抑制、目标区域断裂快速拼接、目标运动预测跟踪等多种算法和技术,构建了涵盖空间导航、联想式记忆、位置、时序和情景记忆的多任务、多模式、多维度的小动物行为实验方法和平台体系,形成

了基于动物行为实验和药理—药代—化学相结合的中药神经精神药效评价技术,已成功应用于人参、远志防治航天等军事应激认知和情绪损伤防护药效研究,为不同于疾病状态的功能损伤中药防护药效评价提供了独具特色的方法学支撑(图5-1-2)。相关研究结果发表在2014年 *Science* 专刊。

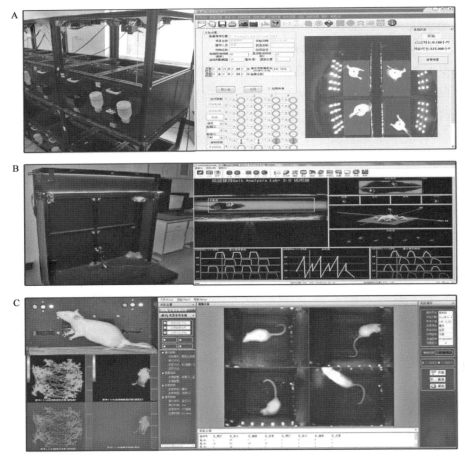

图 5-1-2　动物行为学评价仪器和软件

三、基于复杂体系的技术方法,为中药的作用途径、靶点、新的药效作用预测及药效物质研究奠定了基础

由于中药作用的网络性、复杂性特点,近年来基于复杂体系的诸多技术方法在中药研究中得以广泛应用。网络药理学是一种利用大数据分析进行药物研究的新模式,主要从复杂生物网络角度,对疾病机制和药物作用机制开展系统性研究,它适应中医药对系统性研究方法的迫切需求。2007年清华大学李梢首先提出了基于生物网络的中药方剂研究框架,通过构建网络药理学关键技术平台,突破了基于网络的疾病基因和中药靶标预测、中药发现与中药配伍组合筛选、病证方生物网络构建与分析等关键技术。以网络为干预靶标,阐释了清络饮(清热、祛邪)、六味地黄方(滋阴、扶正)、丹红注射液的传统功效、现代适应证、药效物质和作用机制,并预测发现了一些寒热中药成分的新活性。浙江大学程翼宇和范骁辉团队聚焦于方剂对生物分子网络整合调控作用的辨析难题,创建了基于转录组学的方剂化学组成与机体生物网络间相关性研究策略,在国内外率先建立并上线发布了 CHD@ZJU(http://tcm. zju. edu. cn/chd)等多个网络药理学研究平台软件,发展形成了"宏观整体把握、微观

分子辨析"为主体的方剂整合调节机制研究新途径。第二军医大学药学院张卫东提出基于网络药理学的中药复方研究思路与方法,并在 *Briefings in Bioinformatics* 发表(图 5-1-3),被全球最大的生命医学资讯集团 NewsRx 专文评述认为"该方法为阐释中药系统性、整体性、协同性治疗作用的内在本质提供了分子网络层面上的有力支撑"。

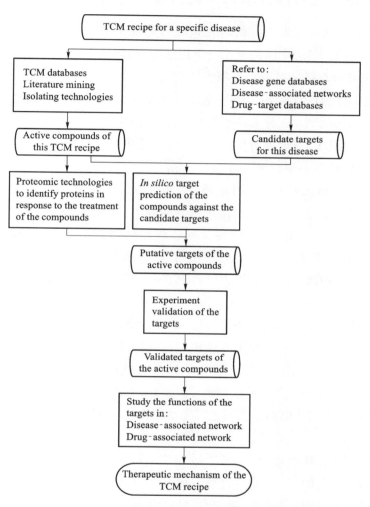

图 5-1-3　基于网络的中药药理学研究流程

　　分子模拟技术是通过分析药物与生物大分子发生相互作用的关键位点,提取靶点或活性化合物的作用特征并进行形象化表示,建立活性化合物结构特征与生物活性的相关关系模型,并利用此模型开展虚拟筛选、药物设计等研究。在中医药理论指导下,可用于揭示中药多组分、多靶点的作用机制和整体疗效。

　　北京中医药大学乔延江团队利用单一分子模拟技术预测、定量构效关系—药效团—分子对接联合筛选、融合药效团或三维药效团—分子对接等分子模拟技术,结合网络药理学、系统生物学、高通量高内涵筛选等,为中药的有效成分辨识、作用机制解析、基础理论研究提供了新的研究视角,取得了创新性成果。这些基于复杂体系的技术方法因其整体性、系统性特点成为理解中医药内涵、促进中药创新,推动中药药效机制研究的新思路和新方法。中国药科大学李萍团队建立了从中药复方成分群中直接捕获候选等效成分群的系统方法,并通过体内外多种药理模型及系统生物学方法评价进行正反验证,确认能够基本达到原方整体药效的等效成分群,并以此研究模式从复方丹参滴丸中发现了一个由18个成分组成的与原方药效相当的等效成分群,为中药复方物质基础及新药发现提供了新的线索和思路。

四、中药药效评价的方法技术为中医药理论的研究与发展提供了支撑

中医药理论的科学内涵一直是中医药研究领域的重点和难点之一。中药方剂药效及作用机制研究方法、技术的进步与发展,为中医药理论科学内涵的诠释提供了支撑。

1. 建立了组分中药药理研究模式　着眼于中药复方复杂体系作用机制解析的组分药理研究模式已在中药复方研究中得到广泛应用。基于基线等比增减设计—非线性建模—多目标优化药理评价和组效学研究方法,解析了组/成分—药效特点与组分中药整体药效的相关性及其贡献度、最佳配比。如对丹参/三七有效组分、益母草总生物碱/黄芪总皂苷、三七总皂苷/山茱萸总苷、丹参酮ⅡA/丹皮酚等的系列研究,取得了丰硕成果。

2. 丰富了中药方剂配伍理论的现代科学阐释　中药方剂的配伍理论对中医临床组方和方剂研究具有重要的指导作用。中药方剂药效及作用机制研究方法、技术的进步与发展,为中医药理论科学内涵的诠释提供了支撑。方剂配伍关键科学问题研究得到了3个国家"973"计划项目的连续支持,搭建了组分配伍研究技术平台,提出了效应配伍理论,强化主效应,兼顾次效应,减少副效应,优选出最佳配伍比例。使中药研制由经验组方过渡到在经验基础上结合实验研究的优化设计组方,提高了中药的科技含量。

中国中医科学院中药研究所朱晓新团队以戊己丸为研究范例,通过建立多个药动学和药效学研究模型,以正交设计形成9个系列配伍方模拟戊己丸配伍的数、量、比例变化,通过研究戊己丸5个代表成分在体内的ADME过程及变化规律,从局部与整体作用、PK/PD联动性等角度,分析戊己丸中组成药物对方剂贡献度、贡献形式,深入探索中药配伍规律,阐释了其配伍原理和作用机制。南京中医药大学段金廒团队揭示了当归—川芎等药对的共有功效物质及其取效特征、明确阐释了其配伍优效与协同转化属性。

3. 初步解析了中药药性理论的科学实质　北京中医药大学乔延江团队运用数据挖掘分类功能中的决策树算法,将决策树模型用C++语言进行编程,在V++环境下进行编译,药理作用和药性通过规则相联系等方法,建立了基于药理作用的中药药性理论中四性、五味、归经的预测模型,对组分中药药性进行了预测。

南京中医药大学段金廒团队采用系统、适宜的药理学、生物学研究方法,证实了"十八反"是中药配伍禁忌的代表性组合,相反配伍表现为致毒/增毒和妨害治疗两个方面的作用,并明确了其分子机制。如"半蒌贝蔹"与乌头类反药组合对心、肝、肾等靶组织有致毒/增毒作用,同时不同程度地减降乌头类中药的镇痛、抗炎和免疫调节和正性肌力作用;甘草可加剧"泻水逐饮"类药物所导致的机体水盐代谢平衡失调;藜芦含有的异甾类生物碱与人参皂苷相互作用,可降低人参大补元气之功效等。并提出了中药配伍禁忌的形成具有条件性,与其组成、剂量、炮制、用药形式、给药方式、配伍环境等要素密切相关;"十八反"反药组合宜忌的病症条件以及其适应证与禁忌证。从而阐释了反药组合导致"反"的科学实质。

中国中医科学院中药研究所叶祖光团队采用正常和病证动物以及中药化学、药理学、毒理学、毒(药)代动力学、病理学、生化学、分子生物学、代谢组学等实验手段,阐明了代表性有毒中药的毒效物质基础、效—毒—量—时的相关性及其机制,实现了其毒性的定性、定量、定位表达。

4. 揭示了"异病同治"的科学内涵　许多疾病或不同阶段存在共同的病理过程或环节,如脑血管病、糖尿病肾病、冠心病等疾病均存在缺血缺氧性损伤、血液流变性改变、炎症反应、氧化应激反应等共同的病理机制,均可造成或通过血管内皮细胞损伤,从而介导疾病的发生发展过程;而在中医临床证候上均存在"气虚血瘀"的属性,这也形成了中医"异病同治"的生物学基础。

针对疾病共同的病理机制研究中药药效作用,是近年来中药药效和机制研究中的一种新的探索和尝试。形成了针对疾病共同病理环节的中药药效研究评价方法体系,针对炎症环节,清热解毒药及其代表方不仅对全身系统性炎症反应综合征(SIRS)、脓毒症等炎症性疾病及感染性疾病具有治疗作用,而且对大脑中动脉栓塞(MCAO)、动脉粥样硬化(As)、心肌缺血、糖尿病及其并发症、痴呆等疾病模型具有明显的药理效应,为"异病同治"理论提供了科学依据。

以 As 为例,血管局部的炎症反应与脂质代谢紊乱、浸润、沉积相互作用,在 As 形成、发展进程中伴随始终,并且构成了影响斑块稳定性、引发急性心脑血管事件发生的决定性因素,"炎症—损伤—反应"学说为 As 发病的主流学说之一。抗炎、促进炎症消散已成为干预 As 的重要途径。基于 As 炎症反应,已证实清热解毒法、解毒通腑法、益气活血法、活血化瘀法在干预 As 炎症研究中疗效确切。通心络、麝香保心丸、芪芍胶囊、清热祛瘀颗粒、补阳还五汤、黄连解毒汤等方药,荷叶碱、三七总皂苷、栀子苷、银杏内酯 B 等中药单体成分通过干预炎症反应影响 As 进程的作用均得以证明。目前,易损斑块的炎症反应、NLRP3 炎症小体、E1A 激活基因阻遏子(CREG)等正成为中药干预 As 炎症的新靶标和新热点。中国中医科学院中药研究所朱晓新团队依据 As 多途径、多环节发病特点和病理机制,结合中药多成分、多靶点、整合性调节作用特点,构建了多环节、多因素的,既可观察 As 疾病复杂性特征变化又可体现中药作用特点的抗 As 药效综合性评价指标体系及基于 As 疾病关键细胞成分及其相互作用的药效机制研究指标体系,对抗 As 中药研究及开发均具有重要的意义。(图 5-1-4)

5. 数据挖掘技术成为中药复方作用综合评价的有效方法　采用数据挖掘技术可对中药复方有效成分与效应靶点的归属及作用的量—时—效规律进行研究。根据中药复方遣方用药规律、中药复方病证/功能主治/用法用量/中药有效成分/效应靶点等信息单元数据库,采用关联规则、频数分析、聚类分析、人工神经网络、因子分析、遗传算法、文本分类算法、无尺度网络、小波变换、隐结构模型、主成分分析、时间序列分析和孤立点分析等数据挖掘方法进行中药复方信息单元关系的构建和分析,用于阐释中药复方药效物质的定性作用规律,综合分析药效作用机制。如对中医治疗缺血性卒中组方的用药规律进行关联规则、复杂系统熵聚类、无监督的熵层次聚类等数据挖掘分析,构建了药—效间的拓扑网络关系;对治疗冠心病中药化学成分进行关联规则、聚类等数据挖掘分析,构建出治疗冠心病的药效成分筛选方法,结合以平衡常数表征的网络动力学和超分子化学,浓集成分群,发现药效作用靶点。

五、基于明确作用靶点的筛选和评价技术,成为中药新药发现和药效研究的重要方法之一

基于明确靶点的高内涵筛选技术具有可视、动态、自动化、可定量、多参数检测等突出特点,与微流控芯片和 RNAi 技术合用,在化合物初筛和复筛、先导物的发现和优化、靶标化合物毒性评价等方面具有独特的优势。与中药整体观相符合,可满足中药复方活性成分组/群和配伍组合的靶标确认、机制研究及安全性评价的需求。中国医学科学院药物研究所杜冠华主持建立了我国第 1 个系列高通量和高内涵药物筛选体系,该体系包括现代化样品库、药学科学数据共享库及生物芯片、生物信息和虚拟筛选等

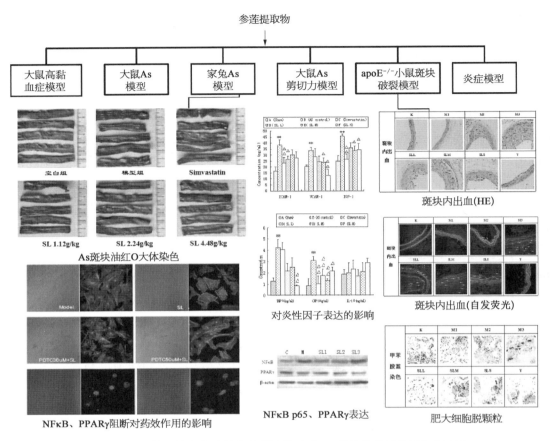

图 5-1-4　基于抗炎作用的参莲提取物防治 As 整体药效评价及机制研究

技术，并将此技术应用到了中药和中药复方中的活性成分和有效成分组的研究，发现了一批中药的活性组/成分和新药候选物，发现了中药新的药效作用，扩展了中药的应用范围，推动了中药创新药物的研发。中国医学科学院蒋建东研究团队从基因序列、细胞、动物实验以及临床治疗等多个层面和角度，对中药黄连的有效成分黄连素（小檗碱）降低血胆固醇和三酰甘油的药理作用及分子机制进行了系统研究，发现小檗碱是在基因转录后水平，通过作用于 3′UTR 区域稳定低密度脂蛋白受体的 mRNA，发挥降血脂作用，与他汀类降血脂药物的作用机制完全不同，为寻找新型降血脂药物提供了新的分子靶点。临床及动物实验研究均表明了口服小檗碱的降血脂功效，研究成果发表在世界权威杂志 *Natural medicine* 上，受到国际同行的高度重视和评价。

　　生物膜色谱是一种简单、可重复、高效的色谱模型，可以直接反映中药化学成分的药效参数，缩小中药活性成分的筛选范围，基于肾上腺受体的生物膜色谱技术，已从中药红毛七中筛选出了木兰花碱和红毛新碱，从甘蓝筛选出了芥子酸胆碱成分，从中药羌活中筛欧前胡乙素。这些方法成为中药作用靶点的筛选和药效评价的又一手段。

　　基于受体研究方法在中药新药发现和药效研究中已广泛应用。天津中医药大学高秀梅团队以雌激素受体靶标，证实杜仲、补骨脂等中药及青蛾丸等复方中含有植物雌激素样作用成分，可改善围绝经期综合征，并在治疗肝肾阴虚绝经期骨质疏松症和高血压中具有一定疗效。上海长海医院研究团队从葛根素与雌激素竞争力、与雌激素受体亚型的亲和力、对共调节蛋白的募集等多角度阐明了葛根素作为一种植物雌激素对子宫内膜异位症的治疗作用。这些研究符合从分子靶标出发发现内源性活性物质的反向药理学的研究思路,成为中药新药发现和药效评价的重要方法之一。

六、基于机体内源性功能网络的评价技术,为中药整体性调节作用研究提供方法学支撑

多种疾病存在机体内源性功能网络(以神经—内分泌—免疫网络、细胞因子网络、肠道菌群网络为代表)失调的共性特征。生理状态下,上述网络保持自身平衡,以激素、神经递质、细胞因子等为媒介,相互作用构成整体性功能活动调制网络,共同维持内环境的稳态。中药可通过多靶点、多层次纠正内源性网络的异常功能状态,恢复网络平衡这一思路成为阐释中药整合性调节作用的有效手段。基于神经—内分泌—免疫网络,阐明了中药干预肾虚证、应激性疾病、衰老、更年期综合征、哮喘、类风湿关节炎等疾病的药效作用及机制。通过调节相关细胞因子的相互作用模式,在炎症性疾病、自身免疫性疾病等研究中体现了中药在分子水平对机体生命活动进行一体化的平衡调控过程。

利用"组学"技术探索中药对肠道内生菌群的网络调节也是中药整合性干预作用的研究方式之一,上海交通大学赵立平、中国中医科学院广安门医院仝小林等团队通过采用高通量测序和深入的统计分析,发现小檗碱通过改善肠道菌群的结构,消灭"有害菌"催生"有益菌",减少内毒素入血,减轻慢性炎症,从而达到治疗或者预防糖尿病等代谢疾病的目的。葛根芩连汤治疗糖尿病的临床研究发现,给药 4周后菌群结构在临床症状改善之前已发生显著变化,通过高通量测序及分析发现了在 4 000 多种细菌中发现与症状改善呈正相关和负相关的细菌群类,其中与空腹血糖和糖化血红蛋白呈负相关的Faecalibacteriumprausnitzi(普拉梭菌)丰度在用药后显著升高,可能是其发挥药效的核心指标之一。白术、党参、茯苓、金银花、大黄及四君子汤等中药复方制剂可维持肠道微生态系统的平衡。这种基于整体观的肠道菌群组学研究正在成为阐释中药整合性调节作用的又一有效方法。

七、基于体液药理学研究方法,使中药组/成分体内真实性效应得到科学阐释

体液药理学,包括血液药理学、脑脊液药理学、组织液药理学等,是指将中药或中药复方经口给动物灌服一定时间后采集动物体液(血清、脑脊液、组织液等),用此含有药物成分的体液进行体外实验的一种实验技术。这种方法避免了中药非吸收成分和粗制剂理化因素的干扰,并将吸收成分的体内代谢物以及药物诱生的内源性活性物质纳入实验观察系统,贴近体内过程,也更能切实地反映中药在机体内的药效。中国中医科学院中药研究所姜廷良团队牵头在全国范围内开展了血清药理学体外干预模拟的示范性研究,建立了"中药血清药理"学研究的方法学体系,推进了中药药效物质基础和机制的现代化方法学研究进程,在国内相关研究领域产生重大深远的影响。黑龙江中医药大学王喜军提出"中药血清化学",运用现代分离技术和多维联用技术分析鉴定或表征口服中药机体内血清中的移行成分,阐述其活性与中药药效作用的相关性,该系统研究工作获得了 2002 年度国家科学技术进步奖二等奖。天津中医药大学张伯礼团队提出"中药脑脊液药理学",解决了中药复方能否透过血脑屏障及对神经系统作用机制研究的难题,已广泛应用于中药复方作用于中枢神经系统疾病的离体研究中,并揭示了中药通过星型胶质细胞间接途径介导的神经保护作用,该项成果也获得 2002 年度国家科学技术进步奖二等奖。

八、生物力药理学方法的创建为阐释中药与机体相互作用提供了有效手段

生物力药理学(biomechanopharmacology)的概念由中国中医科学院中药研究所廖福龙 2002 年提出,并被国际学术界接受。2004 年 *Nature* 发表关于药物通过改变细胞膜力学环境,从而发挥作用的文

章,作者称其机制为 Mechanopharmacology,即力学药理学作用。2006 年廖福龙在国际药理学权威杂志 *Trends Pharmacol. Sci.* 上再次著文专题阐述生物力药理学,奠定了我国学者在该领域的引领地位。2012 年受邀在 *Science Bulletin* 撰文综述生物力药理学理论在心血管疾病与血栓疾病上的应用,同年《科学通报》专题介绍了生物力药理学(图 5-1-5),引起国内学术界进一步认同和关注。

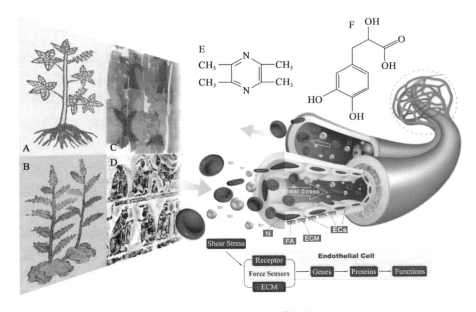

图 5-1-5　生物力药理学

廖福龙团队以血流剪应力/血管内皮细胞/活血化瘀药物相互作用为切入点,采用多通道剪切系统,研究生物力学因素对于药效与药物代谢的影响,药理学因素(药物)对于体内生物力学因素的干预,以及药物与力学因素的联合生物学效应。采用二元二次曲面方程拟合力学因素与药物的联合生物学效应,描述相关指标与药物剂量和力学因素幅度间的复杂关系。生物力药理学从流变学诠释了中医血瘀证以"血行不畅"即血流剪应力低下,运动联合中药干预调控剪应力可以改善血液流变学、血脂等指标,影响动脉粥样硬化的进展。目前,在生物力药理学理论指导下,相关研究聚焦于肿瘤力学微环境对药物疗效的影响,同时运用生物信息学大数据处理方法,正在筹建复杂疾病的力学相关靶点数据库,可为疾病治疗及药物研发提供新的数据平台。

迄今为止,国内生物力药理学主要研究队伍中国中医科学院廖福龙研究团队、国家纳米科学中心韩东研究团队、香港浸会大学中医药学院李敏研究团队等在国际权威杂志上发表文章,涉及药理、临床医学、纳米、化学、应用物理、力学等多个学科领域,充分体现了生物力药理学多学科交融的核心内涵。

九、基于中医"疫病"传统理论,中药抗病毒评价体系不断完善

病毒性疾病不仅危害人类健康,而且已威胁到人类生存。在国际医学科学院第 2 届全球大会上,500 名科学家一致指出:"不断变化的病毒使全球处于大流行的危险之中,寻找控制病毒流行的有效手段将是世界科学界未来研究的重中之重。"但这一方面的研究始终没有突破性进展。中医药防治病毒性疾病有数千年的经验和完整的理论体系,是中医药治疗优势领域。近 20 年来,尤其是 2003 年 SARS 及其后的禽流感、甲型 H1N1 流感等疾病的救治过程中,促使中药抗病毒研究不断深入,进入一个新的高潮,主要呈现出如下特点。① 抗病毒药物的传统功效分布范围扩大。据不完全统计,通过体外或体内

试验证实有较好抗病毒活性的中药单味药目前有 300 多种,其中 100 多种为临床常用中药。从以往的清热解毒药、解表药、补益药扩展到活血化瘀药、祛风湿药及理气药等。② 有效成分的分离成为抗病毒中药研究的热点。③ 病毒种类广泛,从以往的流感病毒、副流感病毒、鼻病毒、腺病毒、乙肝病毒、呼吸道合胞病毒、脊髓灰质炎病毒、肠道病毒、腮腺炎病毒、疱疹病毒等扩展到 HIV、SARS、人类巨细胞病毒(HCMV)、人乳头瘤病毒、流行性出血热病毒(EHFV)、EB 病毒等。④ 中药抗病毒机制研究更加广泛和深入,从基因、分子、细胞、整体水平以及作用靶点等方面探讨了抗病毒机制。⑤ 新技术、新方法广泛应用,如细胞病变效应法(CPE)、酶联免疫法、MTT 法、体外细胞培养法、鸡胚培养法等。同时大量新技术被应用到中药抗病毒机制研究和药效评价,大大提升了中药抗病毒研究的水平,也推动了抗病毒中药新药的研发,如金花清感颗粒、连花清瘟胶囊等。

第二节　标志性成果及影响

一、标志性成果

1. 构建了适于中药药效学评价的研究体系　构建了基于"临床—实验—临床"的药效学评价体系,首次提出疾病、证候动物模型拟临床研究的新概念,以中医理论为指导,从中医临床出发,以证候为纽带,以动物模型证候评价为重点,将中医临床证候的诊断标准、疗效评价技术与方法应用于中药药效学研究,制备符合中医临床病证特征的动物模型,建立动物模型的中医证候评价技术与方法,建立了能够体现中医辨证论治、病证结合、方证相应用药特点的中药药效学评价体系(刘建勋,2014 年度国家科学技术进步奖二等奖)。

2. 发展了疾病的证型、诊疗思路,创立了一些疾病新治法　在血管性痴呆研究方面,确定了该疾病各证型的核心症状、基础症状、特征性症状及舌脉象,分析了其证类分布及分期证候特征,总结了血管性痴呆证候学变化特点及演变规律。研究证实了"毒损脑髓"的病机假说,表明肾虚、痰瘀内阻是其基本证候特征;痰浊壅滞、化热生风为血管性痴呆病情波动的重要原因;风火痰瘀,蕴结壅积,酿生浊毒为该病病情下滑的关键。创立了根据病情划分平台、波动、下滑三期的分期辨证治疗的指导思想,指导临床治疗(张伯礼、王永炎,2002 年度国家科学技术进步奖二等奖)。

在糖尿病研究方面,提出气阴两虚、瘀热互结为 2 型糖尿病的主要证型,首创了泻热逐瘀法(王庆国,2010 年度国家科学技术进步奖二等奖)。提出了应用调肝启枢化浊法治疗糖脂代谢紊乱性疾病,阐明肝通过疏泄启发脾枢的气机升降出入,调脂化浊的关键作用(郭姣,2014 年度国家科学技术进步奖二等奖)。提出了"求本理血"治疗高血压新见解,发现当归提取物降压显著,调节血脂及免疫等,发现了其通过兴奋 M 受体、拮抗钙通道、降低肾素—血管紧张素活性和降脂、降黏等综合作用而降压(吕圭源,2009 年度国家科学技术进步奖二等奖)。

发现了某些疾病现代医学的发病机制,如发现了脂肪组织、AT1 信号通路在胰岛素抵抗发生中的依赖与非依赖双重特性,从而阐释了调肝启枢化浊法调节胰岛素敏感性的机制;发现高血脂诱发血管钙化是动脉粥样硬化的另一机制,抑制血管内皮功能紊乱及血管增生,可减轻动脉粥样硬化(郭姣,2014 年度国家科学技术进步奖二等奖)。

3. 从多途径提示中药作用特点和作用机制　采用多种关节炎动物模型、细胞模型及分子靶标,对青藤碱抗关节炎的药理作用与分子机制进行了深入研究。研发了抗关节炎药物正清风痛宁片、注射剂和缓释片(刘良,2012 年度国家科学技术进步奖二等奖)。

机制研究表明,参松养心胶囊具有整合调节抗心律失常的特点,可以对钠、钙、钾等多种心脏离子通道起到明显的调节作用,改善心肌细胞代谢紊乱,调整心脏起搏传导系统功能,调节心脏自主神经功能,改善心肌供血,同时具备多离子通道阻滞与非离子通道调节的优势,成为其临床兼治快慢心律失常的电生理基础(吴以岭,2009 年度国家科学技术进步奖二等奖)。

针对心脑血管疾病发生发展的关键环节,研究揭示了丹红注射液舒张血管、促血管新生、抗血小板聚集、抗氧化应激、抑制系统性炎症反应等多途径作用机制,证实其通过内皮 COX/PGI$_2$ 途径舒张血管、上调 CXCR$_4$ 表达促血管新生、增加毛细血管密度恢复缺血区血流、调节关键 G 蛋白偶联受体抗血小板聚集、激活内源性 Nrf$_2$/ARE 信号通路抗氧化应激、抑制基质金属蛋白酶表达保护血脑屏障、拮抗内质网应激损伤导致的神经元凋亡、抑制 COX - 2 减轻系统性炎症反应等作用,阐明了丹红注射液多靶点、多途径整合调节机制(赵步长,2015 年度中华中医药学会一等奖)。

二、产生的影响

1. 中药药效及作用机制研究,推动了中医药理论的发展创新　中药药效研究不仅是诠释中医药作用规律的重要内容,也推动了中医理论的创新发展。从"血瘀证与活血化瘀研究"到"冠心病'瘀毒'病因病机创新的系统研究",理论的不断创新发展推动了活血化瘀方药的系统、持续、深入研究和辐射临床各科的广泛应用,并开发出诸多活血化瘀类新药,使活血化瘀法和活血化瘀中药成为中医药中应用最广、认可度最高、最具代表性核心成果;以络病理论为指导开辟心脑血管病、心律失常、慢性心力衰竭治疗新途径,研发出通心络胶囊等创新中药;基于脑心同源、脑心同病理论,脑心同治法的创立加强了中西医的互补互动,为脑心通等中药大品种培育提供理论支撑。新药药效的深入研究不断推动理论的创新发展,并发挥了良好的传播辐射效应,在国内外产生重大而深远影响。

2. 生物效应法成为中药质量控制的重要方法　中药以复方体系、网络化的药物靶点为特征,对药物质控方法提出了更高的要求,如何科学、合理、有效地进行中药质控一直是中药研究与应用的难点和重点。

现行的质量标准主要以性状鉴别、显微鉴别、理化鉴别,指标成分含量测定为主要指标,然而指标成分的控制难以真正控制和全面反映中药的功效,生物效应法是利用药物对于生物的整体、离体器官、细胞、酶或分子等所起的作用,以测定药物的效价或作用强度。能够以药效为整体,综合全面反映中药复方复杂体系的有效性和安全性,其在中药质控领域的重要性已经得到公认。如在 2005 版《中国药典》中,水蛭通过计算水蛭粉末的抗凝血酶活性的方法进行含量测定。该方法更加突出中药的药效学作用,直接检测中药的有效性和安全性。通过对量效关系确切、可量化的效价值进行评估,还能为临床用药剂量的规范化提供参考依据。

3. 推动了大品种培育与中药产业的发展　20 年间,依托一批中药现代化研究领域产学研结合的代表性研究项目,逐步构建了以系统药理学为核心的中药作用机制多层次研究技术平台,在整体、组织、细胞及分子多层面建立了多元化的综合评价体系,用于明确中药作用机制;创建了基于网络药理学的中药药效评价方法,为揭示中药作用的复杂网络提供了关键技术,并利用网络药理学方法阐明了中药多组分、多通路、多靶点、多途径的整合调节作用机制,对推进中药产业技术升级换代起到了重要作用,成为是中药科技转化、服务产业、服务社会的重大成果。中成药品种二次开发,培育了中药大品种群,显著提升了优质品种集中度,如丹红注射液、丹参多酚酸盐粉针剂、喜炎平注射液、血栓通/血塞通等品种销售额达30亿元。

4. 搭建了中药药效规范化研究平台　为创建独具中医药特色的药理学研究方法,规范中药药理学研究程序,提高药理研究水平,推动中药的现代化、产业化和国际化,"十五"期间科技部批准中国中医科学院西苑医院实验研究中心、南京中医药大学、长春中医药大学为"科技部规范化中药药理实验室"。为加强中医药科研实验室的规范化、科学化管理,提高中医药科学实验的质量和水平,向社会提供开放的中医药科研实验技术平台,1998年始国家中医药管理局开展了中医药科研实验室(三级)评估工作,目前共有388个实验室通过评估,其中中药药理学为主要技术方向的三级实验室达77个。通过这些实验室建设项目的推进完成,形成了一批学科方向稳定、技术力量雄厚、研究成果卓著的中药药效规范化研究平台,有力地推动了中药药理学科研条件建设工作及实验室管理水平、技术水平的快速提高,带动了行业科研水平提升,形成了一批特色鲜明、各具优势的中药药理实验室,同时培养了一大批中药药理学研究人才,形成了若干代表性的研究团队,为中药基础研究和新药开发提供了人员和平台技术储备,并大大提升了中药药理学科在国内、国际学术影响力。

第三节　不足与展望

近20年,中药药效与作用机制研究取得了突出成就,涌现出一批创新的研究思路以及技术、方法,为传统中药理论的现代科学阐释、临床应用、新药开发、产业发展和国际化提供了方法学支撑,产生了一批科技成果,使中医药的科学内涵不断得到诠释,成为我国医药领域的重要组成部分,并为进一步传承创新、拓展中医药服务领域、提高临床疗效、主导未来发展方向奠定了坚实基础,但以下方面有待进一步发展和提升。

1. 重视中医药理论指导,加强中药临床前药效与临床疗效的相关性研究　中医药学在数千年的临床实践中积累的大量经验基础上不断丰富发展,并在中医现代临床应用中不断得以验证、充实、完善。但中药药效及其机制研究,基础研究与中医药理论、临床经验及应用中的互动体现不够。传统记载中药功效及临床而来的大量宝贵的经验停留在应用的层面,缺乏扎实的基础研究支撑,而已有的中药药效学基础研究成果也缺乏转化为指导临床应用的有效途径。中药药效评价与临床疗效的相关性、一致性尚未引起足够的重视,存在脱节问题、药效学研究的结果对判断和预测新药的临床价值、指导临床精准用药提供科学支撑力度不足。

2. 重视原创思维与现代科学技术的紧密结合　青蒿素的发现充分体现了中医药原创思维与现代科技结合可以产生出原创性、突破性成果。在中药临床前药效评价中,要进一步重视中药传统功效、临床经验对药效研究的指引作用,使之成为新药发现的重要源泉和依据,原始创新的线索和捷径。

3. 完善中医证及病证结合动物模型　中药临证施治取效的基础是"方证相应","有是证便用是药",在中药药效学研究中体现中药的作用特点和机制,与临床情况相符的"证"的动物模型的构建至关重要。亟需在中医药理论指导下,利用现代科学技术构建可以反映临床"证"动态变化和疾病不同病理阶段特征的系列动物模型,以评价中药准确的药效作用特点、优势、机制、量—时—效关系,更精确地指导临床用药和研究。

4. 进一步加强生物效应法在中药质量控制中的应用　充分利用药效学研究的结果,确立以保障疗效为核心的中药质量控制思路,进一步发挥药理效应评价在中药质量控制中的作用,构建合理的、基于多维度药理效应的中药质量控制体系,为中药质量标准提升奠定基础。

5. 加大中医治则的研究力度　治则,是中医治疗疾病的法则,是临证制方遣药的依据,其内容颇为丰富,千百年来一直在防治疾病上发挥着积极的指导作用,活血化瘀治则研究所取得的成果可谓其范例。以治则为切入点进行中药药效评价,有利于阐释中医药不同类别治疗法则的共性规律,明晰其治疗作用的途径和方式,具有很好的代表性和示范性。

参考文献

［1］Chen SJ, Zhou GB, Zhang XW, et al. From an old remedy to a magic bullet: molecular mechanisms underlying the therapeutic effects of arsenic in fighting leukemia［J］. Blood,2011,117(24): 6425 - 6437.

［2］Wang TY, Zhou H, Wong YF, et al. The Predicted Proteomic Network Associated with the Antiarthritic Action of Qingfu Guanjieshu in Collagen - Ⅱ - Induced Arthritis in Rats［J］. Evid Based Complement Alternat Med,2013, 2013: 493 - 582.

［3］Zhao N, Liu YY, Wang F, et al. Cardiotonic pills, a compound Chinese medicine, protects ischemia-reperfusion-induced microcirculatory disturbance and myocardial damage in rats［J］. Am J Physiol Heart Circ Physiol, 2010, 298 (4): H1166 - 1176.

［4］Jiang X, Lv B, Li P, et al. Bioactivity-integrated UPLC/Q - TOF - MS of Danhong injection to identify NF-kappaB inhibitors and anti-inflammatory targets based on endothelial cell culture and network pharmacology［J］. J Ethnopharmacol,2015,174: 270 - 276.

［5］Leihong Wu, Xiang Li, Jihong Yang, et al. CHD@ZJU: a knowledgebase providing network-based research platform on coronary heart disease［M］. Database. 2013, 2013: bat047.

［6］范骁辉,程翼宇,张伯礼. 网络方剂学:方剂现代研究的新策略［J］. 中国中药杂志,2015,40(1): 1 - 6.

［7］Zhao J, Jiang P, Zhang W. Molecular networks for the study of TCM pharmacology［J］. Brief Bioinform,2010,11 (4): 417 - 430.

［8］王星,张燕玲,乔延江. 药效团技术在中药药效成分研究中的应用［J］. 世界科学技术—中医药现代化,2012,14(4): 1779 - 1785.

［9］刘辉,李艳. 中药药效物质基础和质量控制研究的思路与方法［J］. 世界最新医学信息文摘,2015,(44): 41.

［10］杨华,齐炼文,李会军,等. 以"等效成分群"为标示量的中药质量控制体系的构建［J］. 世界科学技术—中医药现代化,2014,(03): 510 - 513.

［11］张伯礼,王永炎. 方剂关键科学问题的基础研究——以组分配伍研制现代中药［J］. 中国天然药物,2005,(5): 258 - 261.

［12］中国中医科学院中药研究所、朱晓新课题组介绍及学术研究进展［J］. 世界科学技术—中医药现代化,2015,(07): 1315 - 1326.

［13］Kong W, Wei J, Abidi P, et al. Berberine is a novel cholesterol-lowering drug working through a unique mechanism distinct from statins［J］. Nat Med,2004,10(12): 1344 - 1351.

［14］Xia Y, Zhao Y, Ren M, et al. A randomized double-blind placebo-controlled trial of a Chinese herbal medicine preparation (Jiawei Qing'e Fang) for hot flashes and quality of life in perimenopausal women［J］. Menopause,2012, 19(2): 234 - 244.

［15］Ji M, Liu Y, Yang S, et al. Puerarin suppresses proliferation of endometriotic stromal cells in part via differential recruitment of nuclear receptor coregulators to estrogen receptor-alpha［J］. J Steroid Biochem Mol Biol,2013,138: 421 - 426.

[16] Jia W，Li H，Zhao L，et al. Gut microbiota：a potential new territory for drug targeting[J]. Nat Rev Drug Discov，2008,7(2)：123-129.

[17] Zhang X，Zhao Y，Xu J，et al. Modulation of gut microbiota by berberine and metformin during the treatment of high-fat diet-induced obesity in rats[J]. Sci Rep,2015,5：14405.

[18] Xu J，Lian F，Zhao L，et al. Structural modulation of gut microbiota during alleviation of type 2 diabetes with a Chinese herbal formula[J]. ISME J,2015,9(3)：552-562.

[19] Wen L，Ley RE，Volchkov PY，et al. Innate immunity and intestinal microbiota in the development of Type 1 diabetes[J]. Nature,2008,455(7216)：1109-1113.

[20] 李仪奎.血清药理实验中采血时间的通法方案[J].中国药理学通报,1999,(06)：93-94.

[21] 陈赐慧,花宝金.关于中药血清药理学实验的几个问题和探讨[J].中华中医药学刊,2013,(01)：46-48.

[22] 梅建勋,陆融.中药脑脊液药理学研究方法的初建——对中药影响星形胶质细胞神经营养作用的观察[J].中草药,2000,(07)：45-48.

[23] 梅建勋,陆融.中药脑脊液药理学方法的建立——清脑益智方对谷氨酸损伤神经保护作用的实验研究[J].天津中医,1999,(06)：25.

[24] Liao F，Li M，Han D，et al. Biomechanopharmacology：a new borderline discipline[J]. Trends Pharmacol Sci,2006,27(6)：287-289.

[25] 韩东,廖福龙.活血化瘀、血流、生物力药理学与预防医学[J].科学通报,2012,(20)：1906-1910.

[26] 刘建勋,任钧国.源于中医临床的中药复方功效的现代研究思路与方法[J].世界科学技术—中医药现代化,2015,(07)：1372-1379.

[27] 吕圭源,陈素红,苏洁,等.相同性味不同归经中药对复合因素致肺阳虚模型大鼠的影响[J].中药药理与临床,2011,(04)：7-12.

[28] 吴以岭,谷春华,高学东,等.参松养心胶囊治疗冠心病室性早搏的随机双盲多中心临床研究[J].疑难病杂志,2007,(08)：449-452.

（朱晓新,胡利民,李玉洁,李玉红,王小莹,翁小刚,陈颖,王娅杰,李琦）

第六章
中药药代动力学研究

　　作为中药药理学的一个重要分支,中药药代动力学从中药活性成分能否被机体有效利用的角度出发,研究中药的有效性与安全性,揭示其药物作用的物质基础。中药药代动力学的研究内容包括:考察给药后中药的体内物质暴露,研究中药活性成分的药动学特征、吸收和体内变化过程(分布、代谢、排泄)以及相关的分子作用机制,研究给药后中药成分体内暴露和药代特征与其药效作用的关系,考察与其成分体内暴露和变化过程关联的中药安全性问题,研究方剂配伍的药代作用机制及中药与化药合用时的药代问题等。

　　药代动力学研究对于现代化药的新药研发和临床合理使用起着至关重要的作用。然而,由于中药化学组成复杂及技术手段缺乏,过去人们极少围绕中药开展药代动力学研究,这对于中药现代化产生了不利影响。早期少量涉及中药物质的药代动力学研究工作包括:20 世纪 60 年代于文学等开展了大黄蒽醌化合物的体内吸收、排泄和组织分布研究;20 世纪 80 年代,宋振玉、曾衍霖、周钟鸣、曾美怡等从建立生物样品分析方法入手,开展的青蒿素及其衍生物蒿甲醚和青蒿琥酯的药代动力学研究。20 世纪 90年代后期,黄熙等提出了"证治药动学",并围绕冠心 II 号等有效中药开展了"复方效应成分药动学"研究探索。进入 21 世纪后,中药药代动力学在我国取得了长足发展。截至 2015 年,国家自然科学基金委先后共批准资助中药药代动力学方向的面上项目 69 项、青年科学基金项目 59 项、地区项目 14 项;2006 年刘昌孝、王广基和杜冠华分别作为项目负责人获得"确有疗效的中药(含复方)药代动力学研究"重点项目资助,2014 年王喜军、邱峰、刘昌孝、孔令义和郝海平分别作为项目负责人获得中药领域重点项目资助;2009 年和 2013 年李川和郝海平先后获得中药药代动力学方向的国家杰出青年基金项目资助,2012年叶敏获得该方向的国家优秀青年基金项目资助。从 2005 年开始,国家"973"计划将中药药代动力学研究单独设立课题进行了两轮滚动资助,研究团队在体内微量物质分析技术发展、中药多成分体内变化过程研究及方剂配伍药代机制和作用模式研究三方面取得突破。"中药成分的人肠内厌氧性细菌代谢活性物质"课题获国家"九五"科技攻关计划资助。"十五"期间王广基、刘昌孝等共同组织国内多家单位承担"临床前药代动力学专项平台建设"项目,探索发展中药药代关键技术,完成了项目任务指标。国家"十一五"科技重大专项"重大新药创制"资助了中药药代动力学技术平台课题 1 项及中药药代动力学关键技术课题 3 项。此外,在刘昌孝所领导的释药技术与药代动力学国家重点实验室在国家"十一五"和"十二五"科技重大专项"重大新药创制"中承担了"临床前药代动力学专项平台建设"和国家"973"计划"释药技术及其机理研究"等 3 个项目。在国家科技重大专项资助下,我国学者取得了中药药代动力学公共技术平台与关键技术的突破。进入"十二五"期间后,中药药代动力学技术平台进一步面向中药产业发展需求,在国家重大科技专项资助的多项中药大品种科技提升课题中发挥关键作用。同时,国内一批著名中药企业也主动通过产学研结合模式利用该技术平台,开展中药药代动力学研究,实现了一批中成药大品种药代动力学研究零的突破,促进了中药现代化进程。2003 年刘昌孝倡导将代谢组学应用于中药研究,2006 年他作为香山会议执行主席之一组织了代谢组学香山会议,同年他与其他 9 位院士一道向国家提出"中药代谢组学研究推进中药现代化"的建议,并与杨胜利、张伯礼共同组织了"代谢组学与中药现代研究论坛",出版学术专著《代谢组学与中药研究》。近 10 年刘昌孝在其担任执行主席的 4 次香山会议上均围绕中药药代作主题报告。

第一节　关　键　技　术

将中药药代动力学研究由理论设想推进到具体实施,首先需要发展适合中药特点的关键技术。由于要面对中药和机体两个复杂体系,单一技术经常难以满足中药药代动力学研究的需要,因此将不同类别的技术集成在一起,形成功能较为完善的技术群,可较好地满足研究的需要。多年来我国学者围绕研究需求并结合中药特点,从多个方面大力发展关键技术,由此推动了中药药代动力学研究工作的逐步开展。

一、复杂样品微量中药物质分析技术群

1. "低浓度电解质效应"和"脉冲梯度色谱洗脱"技术用于提高由电喷雾电离源串接的液相色谱—质谱联用技术的检测灵敏度和抗基质效应干扰能力　在开展中药药代动力学研究时,需要建立灵敏、快速、抗干扰的分析方法,用于检测生物样品中活性中药物质的浓度。对此由电喷雾电离(ESI)源串接的液相色谱—质谱联用技术最为常用,但 ESI 源易受生物样品中基质成分的干扰。"低浓度电解质效应(LC-electrolyte effects)"通过调低液相色谱流动相中的电解质浓度,一方面提高化合物在 ESI 源(辅气不加热)上的离子化效率,进而提高分析检测的灵敏度;另一方面提高 ESI 源的离子化容量,进而减弱复杂生物样品基质成分对分析的干扰,并提高化合物的定量检测上限。与此同时,采用"脉冲梯度色谱洗脱"(pulse gradient chromatography)技术可抵消因电解质浓度过低给化合物色谱行为带来的不利影响,并可对被测化合物与生物样品中的水溶性基质成分进行分离。上述两项技术的结合有效提高了由 ESI 源串接的液相色谱—质谱联用技术在分析复杂生物样品微量中药物质时的可测性和可用性,满足中药药代动力学研究的需求。

2. 基于"诊断离子桥联网络"技术的中药复杂化学组成分析　虽然中药化学取得了很大发展,但是在中药中仍存在一部分未知的成分,全面认识中药复杂的化学组成是开展中药药代动力学研究首先要解决的技术难题。"诊断离子桥联网络"技术通过研究中药成分在液相色谱—质谱联用分析时产生的特征性共有碎片离子,结合计算机辅助技术,找出"诊断离子"用于检测中药所含的不同成分。再根据诊断离子对中药成分进行分类,将同时归属不同类群的成分作为"桥接成分",这样中药所含的成分就因结构联系起来形成"成分网群",由于中药所含的未知成分已被包括在成分网群之中,在分析中它们就变成"半靶标"(semi-target)成分。"诊断离子桥联网络"技术的发展和应用有效提高了检测和鉴定中药所含成分的效率及准度。

3. 中药复杂代谢网络分析技术　中药化学组成复杂,全面了解给药后中药在体内生成的代谢物对于揭示其药效物质基础十分重要,但这也是一项难度较大的技术挑战。利用"化学物质组—代谢组关联网络"技术(chemicalome to metabolome matching approach),可实现对中药多成分体内代谢网络的全面分析。首先将中药制剂给药前后采集的生物样品的分析数据进行对比,找出给药后生物样品中的中药物质(原型成分和代谢物);然后再将上述给药后生物样品的中药物质谱与给药的中药制剂成分谱进

行对比,找出给药后生物样品中的中药代谢物。随后围绕精确分子离子峰质荷比比较中药成分和中药代谢物,将二者的差值与药物和天然产物目前已知的 60 种代谢反应的相关值进行多重、级联匹配分析,从而推测中药成分的代谢途径,并利用中药代谢物与原型成分的特征性碎片离子对代谢反应进行确认。最后,再通过分析代谢产物的质谱裂解规律,验证中药代谢物结构与相关代谢途径的准确性。

4. 基于化合物结构—离子强度关系的中药定量分析技术　虽然液相色谱—质谱联用技术的应用极大地推动了中药药代动力学研究工作的开展,然而在实际工作中常会遇到因一些中药成分或代谢物的标准品暂时难以获得而影响及时获取重要定量信息的情况。针对这一分析技术难题,通过研究围绕 ESI 技术的化合物结构—离子强度关系(quantitative structure and ionization intensity relationship, QSIIR),为不依赖标准品的定量分析(虚拟定量分析)带来了一个解决途径。以脉络宁注射液的有机酸成分为例,化合物的氢键酸性、HOMO 能量、氢键供体的数目、极性溶剂可接触表面积及有机相比例是能够独立影响化合物检测响应的因素,采用遗传算法和多元线性回归算法构建 QSIIR 模型,用于有机酸成分的虚拟定量分析。这种虚拟定量技术不仅成功地用于脉络宁注射液分析,而且对于中药药代动力学研究中的类似分析也具有较好的普适性。

5. 复杂生物样品中挥发性中药物质灵敏可靠的检测技术　挥发性成分通常是中药所含的一类药效活性成分。然而,围绕中药挥发性成分所开展的药代动力学研究常受制于缺乏灵敏可靠的分析方法。检测生物样品中挥发性中药成分及其代谢物浓度的困难在于,采用常规方法处理样品会因挥发溶剂(实现样品浓缩)而损失被测化合物,且提取回收率波动大;采用普通的气相色谱进样技术又因样品利用率低影响分析灵敏度。"液-液微萃取"(liquid-liquid microextraction)技术有效解决了在样品前处理时挥发性被测化合物的损失问题,大大提高了提取回收率及其稳定性;而"程序升温汽化—大体积进样(programmable temperature vaporizing-large volume injection)"技术,有效解决了样品利用率低的问题。将上述两个技术结合,实现了灵敏可靠地检测复杂生物样品中冰片挥发性成分及其代谢物,该项技术可用于其他挥发性中药物质的分析。

二、中药体内代谢物的单体制备和纯化技术群

中药代谢物单体的制备和纯化主要围绕给药后在人体受试者体内产生的中药成分主要代谢物进行。这项工作对于全面认识给药后中药的体内物质暴露、揭示中药的药效物质基础创造条件。所获得的中药代谢物单体可用于开展核磁共振分析以全面解析其化学结构、检测其是否具有与中药疗效或毒性相关的生物活性、开展相关体外酶动力学代谢研究、准确测定活性代谢物的体内暴露水平和药动学特征等。制备中药体内代谢物主要有 3 种技术:① 化学合成技术。该技术制备代谢物通常产量较大,且色谱分离纯化相对容易,因此被首先考虑选用。然而,不少中药代谢物尚难以直接用有机化学技术合成,应注意化学合成产物在光学活性上与体内产生的代谢物是否一致。② 体外生物合成技术。在比较了实验动物与人的代谢种属差异后,选择与人代谢相同或最接近的实验动物(如大鼠、小鼠、犬或猴等),利用从动物肝脏或其他脏器分离获得的微粒体、胞液或 S9 与中药成分单体(加上与代谢关联的辅酶等)进行体外生物化学反应,以制备中药代谢物。动物肝等脏器可从其他实验用过的动物新鲜尸体中摘取。采用体外生物合成技术制备中药代谢物,要求所用中药成分(酶反应底物)具有一定的水溶性。上述生物化学反应产物与在动物体内产生的代谢物在光学活性上通常一致或接近。③ 从人体受试者或实验动物的排泄物中直接提取。人体受试者的排泄物通常为给药后收集的尿液,大鼠的排泄物既可以是给药后的尿液、也可以是胆汁,其他实验动物的排泄物多为尿液。采用该技术获取中药代谢物要求肾排泄

或肝胆排泄(主要是大鼠)是中药代谢物的主要排泄途径。从人体尿液获取中药代谢物的产量取决于给药剂量的大小、给药次数的多少和受试者的数量等因素;在收集动物排泄物时,一般是让动物接受高剂量下的多次重复给药,此时应尽量避免或减轻给药和采样对动物造成的不利影响,应注意给药途径对动物体内生成中药代谢物效率的影响。由于排泄物组成复杂,色谱分离纯化的难度较大,因此从排泄物中直接提取代谢物一般排在化学合成和体外酶反应手段之后考虑。

三、药代动物实验技术群

在实验动物上开展中药药代动力学研究是对在人体受试者上开展的药代动力学研究的重要补充,其中大鼠是药代研究最常用的实验动物。动物药代实验主要涉及给药和采样两个方面的实验技术。将大鼠用戊巴比妥麻醉后,进行显微外科微创插管手术,术后待大鼠体重恢复正常再用于药代动力学实验,由此实现在大鼠清醒自由活动状态下的多种给药和采样实验。常用的药代大鼠实验技术包括:股静脉插管滴注给药(给药维持时间可达 15~60 min)技术、门静脉插管给药技术、股动脉插管采血技术、门静脉采血技术、胆管插管采胆汁技术、脑微透析采样技术等。采用上述技术大大减少了给实验动物造成的痛苦,避免在动物应激状态下开展实验,显著降低了因动物实验造成的个体间差异。

四、中药成分通过体内生物屏障研究技术群

给药后中药成分能否被机体有效利用以产生药效作用,很重要的一点就是看其能否较快地通过体内的各种生物屏障,这其中涉及最多的是"肠肝屏障"和"血脑屏障"。口服给药后中药成分首先需要通过肠肝屏障才能进入体循环;肠肝屏障主要涉及三方面的屏障功能,包括:由肠上皮细胞紧密连接构成的"物理屏障功能"、主要由肠上皮细胞肠腔侧膜上表达的外排转运体及肝细胞血管侧膜上表达的摄入转运体和胆小管侧膜上表达的外排转运体构成的"转运体屏障功能"、由肠上皮细胞和肝细胞所含的多种药物代谢酶构成的"代谢酶屏障功能"。血脑屏障也具有上述三种类似的屏障功能,此外它还有一种由能与药物分子结合的血浆蛋白构成的"血浆蛋白屏障功能",研究中药成分能否快速通过血脑屏障对于认识其能否在中枢神经系统发挥药效作用,或者是否具有涉及中枢神经系统的安全性问题十分重要。一同或单独考察中药成分能否快速而有效地通过肠肝屏障和血脑屏障,需要采用并整合 in vivo、in vitro、in silico 及生物样品分析四方面多种技术手段开展工作,并分步进行。首先在大鼠上通过静脉注射给药和灌胃给药考察中药成分的口服生物利用度(F)和脑血分配系数(K_P),初步判断中药成分通过肠肝屏障和血脑屏障的情况;并考察中药成分的药动学特征(如消除半衰期 $t_{1/2}$ 等)及其首过消除特征(包括原型成分的胆汁排泄及其代谢转化)。然后采用 in vitro 生物学或化学技术(如 MDCK 细胞单层、分析化合物水溶性等)和 in silico 预测技术,考察中药成分的膜通透性和水溶性。这部分技术的应用既是为了验证上一步研究结果是否可靠并考察所涉及的被动扩散机制,也为下一步研究中药成分通过肠肝屏障和血脑屏障涉及代谢酶、转运体、血浆蛋白的作用机制提供引导。最后采用 in vitro 生物学技术考察上述药代蛋白对中药成分的影响,这部分技术的应用既可完善相关机制研究,也可考察种属差异以促进将上述大鼠研究结果推导至人体。需要指出的是,在对肠肝屏障开展研究时,还需要考虑肠道菌对中药成分(尤其是糖苷类中药成分等)肠道吸收的影响,在此应着重开展人体药代研究。

五、中药成分体内消除研究技术群

中药成分进入体循环后,其消除过程是决定其体内暴露的一个主要因素,因此中药成分的体内消除

能影响中药药效的强弱,有时也会影响中药的安全性。从这个角度讲,开展中药成分体内消除研究的重要目标是:发现能够影响中药成分体内暴露的关键的消除途径、揭示其中的分子作用机制(代谢酶、转运体或血浆蛋白对成分消除的影响)。这项研究不仅对于进一步认识与中药药效关联的成分体内暴露特点和暴露调控十分重要,而且对于考察中药之间、中药与化药之间的药代机制物质相互作用也十分重要。与中药成分通过体内生物屏障研究类似,开展中药成分体内消除研究也需要将 in vivo、in vitro、in silico 及生物样品分析等技术手段整合起来用于开展工作,并分步实施。首先在人体受试者和大鼠等实验动物上开展给药后中药成分体内消除途径的研究,考察中药原型成分随尿和胆汁等的排泄情况,并比较中药原型成分和代谢物在血及各种排泄物样品中的出现情况,进而确定中药成分在体内的各种消除途径,计算各消除途径的清除率(如:肾清除率 CL_R、胆汁排泄清除率 CL_B 及部分可获得的代谢清除率 CL_M)对中药成分血浆总清除率($CL_{tot,p}$)的贡献,注意相关的种属差异。然后采用 in vitro 生物学技术,围绕上一步研究获知的中药成分消除途径,鉴定介导中药成分代谢的主要代谢酶及介导中药成分排泄的主要转运体,分别开展相应的酶动力学及转运体动力学研究,比较中药成分与这些代谢酶或转运体的亲和性(K_m)及相关的内在清除率(CL_{int}),并考察相应的种属差异。最后根据前面获得的中药成分各消除途径对其体内总清除率的贡献大小及不同消除途径的前后顺序,参考这些成分不同消除途径的 K_m 和 CL_{int},判断中药成分的关键消除途径。可在充分了解该消除途径相关种属差异的基础上,采用化学敲除或基因敲除的办法在实验动物上进一步确认该消除途径能否显著影响中药成分体内暴露;也可在成功建模的基础上,采用生理药代动力学(physiologically based pharmacokinetics,PBPK)技术确认该消除途径能否影响中药成分体内暴露。在此基础上,再结合前面的研究结果,揭示中药成分的关键消除途径所涉及的分子作用机制。

第二节　标志性成果

(一) 中药多成分药代动力学技术平台构建与应用及中药"药代标识物"的发现

在国家科技重大专项"重大新药创制"的资助下,中国科学院上海药物研究所联合天津中医药大学和浙江大学共同承担了中药药代动力学技术平台建设课题任务。研究团队从平台研究能力建设、平台基地建设及对外技术服务 3 个方面开展平台建设工作。在平台研究能力建设方面,结合中药化学组成复杂、含有众多药效活性成分的特点,探索出用于开展中药多成分药代动力学研究的两种基本方法:"药效→化学"方法和"化学→药效"方法,用以揭示给药后能被机体有效利用(通过体内生物屏障到达作用靶位、达到并维持起效浓度)的中药成分及其体内浓度变化特征和影响因素等;并以这两个基本方法为基础,发展出适合中成药特点的中药多成分药代动力学研究方法。与这些研究方法相配套,发展了多项关键技术群:中药多成分体内微量物质分析技术群、中药体内代谢物单体制备和纯化技术群、药代动物实验技术群、中药多成分通过体内生物屏障研究技术群、中药多成分体内消除研究技术群等。在平台的基地建设方面,成立了中国科学院上海药物研究所"中药药代动力学实验室",按 ISO17025：2005 的要求规范研究工作。基于上述平台研究能力建设和基地建设,形成了中药药代动力学对外技术服务体系,实现了中药多成分药代动力学研究对外技术服务零的突破。围绕企业的中成药大品种开展中药多成分药代动力学研究,率先填补了这些国内中成药大品种如复方丹参滴丸、银杏酮酯片、舒血宁注射液、丹红注射液、血必净注射液、热毒宁注射液、参麦注射液、注射用血栓通等药代数据的空白,为提升其科技内涵、促进临床合理用药做出了积极贡献。该技术平台的建成也使中药的多成分药代研究从实验室探索走上了与产业发展相结合的道路。

在国家"973"项目"方剂配伍规律研究"及其后续滚动项目资助下,中国科学院上海药物研究所研究团队在开展复方丹参方药代动力学研究中,首次发现并提出了反映复方丹参方体内物质暴露的中药药代标识物(pharmacokinetic markers for Chinese herbal medicines)。研究发现血中测到的丹参素可作为一个药代标识物,用以表征给药后复方丹参滴丸所含的具有药效活性的丹参多酚类成分的体内暴露。随后该研究团队又发现了三七皂苷类成分肠道吸收前水解脱糖生成的代谢物(原人参二醇和原人参三醇)可作为药代标识物,用来反映体内生成的剂量非依赖型三七皂苷代谢物的暴露特征(暴露水平的个体间差异及药动学特征),也可用于反映影响上述代谢物体内暴露的关键影响因素(结肠中微生物代谢酶介导的脱糖水解活性的个体差异)。此外,该研究团队还发现中药成分的剂量与其半衰期的乘积可作为药代标识物,用来预测静注给药后中药注射液不同成分的系统暴露水平。中药研究通常需同时应对中药和机体两个复杂系统,提出、发现及应用中药药代标识物就是要以此作为技术手段,帮助把中药的基础研究发现向临床应用转化。随着研究工作的进一步开展,新的中药药代标识物还会不断被发现和应用,包括在反映或预测与中药体内物质暴露相关的疗效、安全性及患者病情变化等方面发挥作用。

(二)"反向药代动力学"引导对中药作用靶点及其药效作用机制的揭示

虽然中药的药效作用已被大量的临床和基础研究所证明,但是对于中药药效作用所涉及的"活性物质组—作用靶点—药效机制"关系仍缺乏认识,这不利于中药的临床使用,也是实现中药现代化的一个瓶颈。针对复杂中药"药效确切、靶点未知"这一共性问题,中国药科大学研究团队在前期工作的基础上,提出了"反向药代动力学"(reverse pharmacokinetics)理论,即:开展有效中药的药代动力学研究,并在其引导下寻找中药作用的靶组织/靶器官,建立体外药效模型,筛选活性成分并发现中药的药效作用靶点,为从中药中发现新药提供理论与物质基础。基于上述"反向药代动力学"理论,该研究团队在国家科技重大专项"重大新药创制"的资助下开展研究,揭示了人参皂苷成分产生抗抑郁作用及小檗碱产生降脂作用的机制。根据"反向药代动力学"理论,研究发现在缺乏有效透过血脑屏障的情况下,人参皂苷 Rg_1 是通过调节外周炎症免疫和神经递质代谢转运而间接发挥对脑神经的保护作用,这其中涉及调节神经递质的代谢和转运、阻断 CCL_2/CCR_2 信号通路,阻抑 Ly_6Chigh 单核细胞向脑迁移和募集。这种降低脑中枢继发性损伤分子机制的发现,突破了脑病治疗药物必须入脑的传统认识,这种"脑病外治"的思路对于指导脑神经保护药物的研究发具有重要意义。小檗碱在肠道难以吸收,口服生物利用度很低。基于"反向药代动力学"理论,研究发现未被肠道吸收的小檗碱可通过影响肠道菌群代谢来干预宿主胆固醇的代谢网络,其中涉及小檗碱及其代谢物和胆汁酸对肝脏及回肠 FXR 信号通路的共同作用。该研究结果更新了对小檗碱降血脂作用机制的认识,对后续开展的相关药效学研究具有积极意义。

(三)"中医方证代谢组学"用于与方剂有效性相关科学问题的研究

在国家科技重大专项"重大新药创制"的资助下,黑龙江中医药大学联合浙江大学和上海市食品药品检验所共同承担了"中药复方药代动力学研究的关键技术"的研究任务。研究团队针对中药复方化学组成复杂及其配伍增效减毒的特色,从中药血清药物化学角度切入,整合代谢组学等相关技术开展基于临床有效性的中药复方体内多成分整合的药代动力学研究,并发展了与中药药效物质基础研究相关的多项关键技术。在此基础上,基于中医"理法方药"理论,首次提出"中医方证代谢组学"(chinmedomics)的研究方法,用于研究与方剂有效性相关的科学问题(包括证候生物学实质的揭示、方剂临床疗效的评价及药效物质基础的发现）。中医方证代谢组学首先利用代谢组学技术，发现并鉴定反映中医证候/病特征的生物标识物，并建立中药药效的生物评价体系。围绕对证治疗的有效中药复方，利用中药血清药物化学分析技术系统考察中药复方的体内活性暴露物质及其药动学行为。结合上述中医证候/病的生物标识物及中药复方体内活性暴露物质的量变规律，建立给药后血中出现的外源性中药复方物质与内源性标记物两组变量关联度分析方法，构建中药药效组分与生物标识物的关联网络及方剂体内成分的量—时—效关系，发现中药复方药效物质基础及多组分协同作用机制和复方配伍的科学内涵。进行药效组分的生物学验证，确定中药有效成分，实现基于中医临床疗效的中药创新药物研究。研究团队应用"中医方证代谢组学"方法，在大鼠肾阳虚证模型上系统开展了中医经方"肾气丸"补肾阳的物质基础研究。

（四）中药药代动力学专著的出版

1.《中药成分的吸收、分布、代谢、排泄、毒性与药效》 杨秀伟编著，中国医药科技出版社 2006 年出版。该书对 2005 年之前开展的中药药代动力学研究工作进行了总结，并对脂肪族、芳香族、氧化杂环、脂环族、生物碱、矿物类、蛋白类及糖类等 8 类 475 种中药成分的药代动力学数据进行了系统整理汇编，是一部了解中药药代动力学早期实践很有价值的学术专著。作者将中药药代动力学研究分为两类，其一是围绕一种或几种中药有效成分测定其体内浓度，进而算出相关药动学参数的研究；其二是以药理效应或毒理效应为指标，通过剂量—效应关系和时间—效应关系转换为时间—剂量关系，由此间接算出药动学参数的研究。此外，作者还介绍了中药药代动力学技术。

2.《中药药物代谢动力学研究思路与实践》 刘昌孝主编，科学出版社 2013 年出版。作者认为中药药代动力学是借助于药代动力学的基本理论和方法研究中药，它也为药代动力学提出了新的课题。该书系统总结了 2012 年之前的 10 年期间中药药代动力学的新理论和新方法，突出生命科学领域的新技术与中药药代动力学的结合。该书重点介绍了天津药物研究院、中国科学院大连化学物理研究所和湖北大学承担国家自然科学基金重点项目"确有疗效的中药瘅祺胶囊的药代动力学研究"（2007—2010年）的科研成果，其中，作者根据复方中药遣药组方原则，提出"点—线—面—体"研究思路，构建"药效物质基础—药代—药效"三维技术路线，建立以"君"药药效为主，"臣—佐使"药兼顾的中药复方药代标志物的中药药代研究新模式。这是一部了解中药药代动力学新进展很有价值的学术专著。

第三节　产生的影响

（一）为中成药大品种科技提升做出积极贡献

随着学科的发展，研究方法和关键技术不断被突破，中药药代动力学研究已从实验室探索逐步走向与产业发展相结合的道路，并对中药药效研究和中药临床用药产生了积极影响。中药药代动力学技术平台的逐步成熟与应用，使一批中成药大品种实现了药代动力学数据零的突破，这不仅大大地提升了这些中成药品种的科技内涵和形象，而且也推进了对与中药疗效关联物质的认识，为后续揭示这些中成药品种的药效物质基础、开展病人和特殊人群的药代动力学研究、考察与化药合用的风险等打下了良好的基础，并成为新一代中成药研制的基础。

（二）对中药药效研究产生积极影响

围绕药效作用开展研究是实现中药现代化的一项核心工作内容。过去围绕中药提取物或成分所开展的研究工作主要关注于中药成分是否具有与中药药效关联的某种生物活性,往往忽略了给药后中药成分能否被机体有效利用,这是造成成分生物活性与中药疗效脱节的一个重要原因。近年开展的中药药代动力学研究从两个角度帮助减少或避免这种脱节:其一,药代动力学研究揭示按临床剂量给药后中药成分在体内达到的浓度与中药成分展现药效活性所需的浓度是否匹配,以及中药成分或其代谢物能否到达与其生物活性相关的体内作用靶位。这些从药代动力学研究所获得的信息可用来判断用体外技术手段发现的中药成分的生物活性能否转化成中药的体内药效作用。其二,在药代动力学研究的引导下,寻找中药物质在体内真正的作用靶位和作用机制。"反向药代动力学"和"中医方证代谢组学"等概念的提出,代表着当前我国学者开展中药药代动力学研究的一个重要发展趋势,即高度重视将药代动力学研究与药效学研究和中医临床用药特色紧密结合。

(三)为开展中药临床研究提供有力支持

近年来中药药代动力学的发展已开始从实验设计和数据解释两个方面为开展严格的中药临床研究提供支持和帮助,由此使临床研究工作的设计更加合理、条件更加优化。同时,中药药代动力学研究的开展也为临床合理用药提供了依据,随着药代数据逐步进入中成药说明书和向临床医师的推介,中药的临床使用将渐趋合理。

(四)学科发展在国际学术界产生积极影响

我国学者李萍和李川于 2011 年和 2012 年先后应邀为药代国际学术刊物 *Current Drug Metabolism* 主持编撰了两期系统介绍中药和传统植物药的药代动力学研究专辑;2015 年刘昌孝与何新一道受邀为该学术刊物编撰了两期分别以"中药药代、转运蛋白、代谢酶"和"中药有效性、安全性和药物相互作用"为主题的专辑。刘昌孝等在其英文专著 *Modern Research and Application of Chinese Medicinal Plants*(2000 年)中,介绍了部分中药的药代信息。2015 年王喜军教授撰写了 *Chinmedomics* 专著由 Elsevier 出版社出版,概述系统介绍了中药复方代谢组学研究、药效评价及药代动力学等方法技术和研究成果。2013 年我国学者李川和林鸽应邀在药代和相关领域国际学术组织 ISSX 的第 10 届全球大会(加拿大多伦多市)上共同主办了首个针对中药和天然产物研究的专题分会"Metabolism, Pharmacokinetics and Interactions of Traditional Medicines and Natural Products",产生了积极影响;2008 年和 2014 年分别在上海和天津举办两届 ISSX 组织的亚太国际药代学术会议,100 多篇中药和植物的药代研究论文在会上交流。2013 年,刘昌孝和周宏灏分别获得 ISSX 颁发的特别贡献奖,以表彰两位学者对药物代谢研究的贡献。

(五)3P87/3P97 药代动力学计算程序促进中药药代动力学研究工作的开展

由刘昌孝和孙瑞元、汤仲明、杨友春、张文贵等共同研究,并具有模型优化、数据批处理特点的实用药代动力学计算程序(3P87/3P97)被广泛应用和引用。至 2016 年 6 月底,根据 CNKI 数据库和 PUBMED 数据库检索已经超过 6 300 篇次,其中近 20 年 70% 以上中药药代研究论文的药代数据是采用该计算程序计算。

第四节　不足与展望

虽然近年来中药药代动力学研究手段和技术已取得长足发展,但是中药药代动力学仍是一门年轻的学科,还需要不断地继续发展与完善。

一、不足

（1）目前国内有实力的中药药代动力学研究团队的数量和规模仍然偏小，研究所覆盖的中药品种范围也不足，这与当前中药产业的发展需求之间还存在较大的差距。高水平的中药药代动力学研究工作数量较少，研究工作的药理学意义和临床治疗学意义不突出。目前许多研究工作仍停留在单纯的药动学参数计算、代谢物、代谢酶或转运体的鉴定等方面，缺乏将各类药代数据进行整合形成完整的证据链，用以揭示给药后机体是如何利用中药成分、利用的特点、作用机制和种属差异等，缺乏将整合后的药代信息与中药的药效、安全性和临床用药等进行深度关联。

（2）当前开展的许多研究工作仍停留在药代生物样品分析上，仅对所建分析方法进行简单药代应用验证，所提供的中药药代数据尚不完整，缺乏临床药代信息。

（3）当前中药药代动力学研究与中医用药特色关联度不高，缺乏从临床用药中提炼问题开展研究。此外，对方剂配伍的药代机制和作用模式、中西药合用的风险评估与管控等缺乏引领性研究工作。

二、展望

（1）继续加强和扩大中药物质研究工作。认识中药物质是从"中药化学组成→给药后中药体内物质暴露→中药药效物质基础"逐步深入。除了不断完善、发展、创新研究技术，还应扩大研究视野。最近我国学者提出了中药"多向代谢"概念，以扩大对中药体内暴露物质的研究视野，其用意是为了促进对中药药效物质基础的揭示。所谓的"多向代谢"包括："质变代谢"（中药成分在体内转化成中药所不含的新物质）、"量变代谢"（中药成分比例因成分间的体内转化而改变）和"内化代谢"（中药成分在体内转化成机体内源性物质）3个方面。另外，将药代动力学研究与代谢组学研究进行结合是扩大研究中药物质视野的另一种做法，它通过扩大研究视野将中药体内暴露物质与反映中药疗效和机体病理状况改变的内源性物质相结合，是对揭示中药物质基础方法的积极探索。中药物质研究的深入必将与中药的药效相结合，这是研究发展的大趋势，应在此方面做出积极努力。

（2）在继续探索新的研究方法的同时，应及时对已有的研究方法进行总结，并使之规范化，这有利于促进中药药代动力学研究工作在更大范围开展，满足产业发展的需求。同时，还应努力发展高通量和高载量的研究技术，以满足对大复方中成药品种开展研究的需求。

（3）应进一步加强中成药的临床药代动力学研究工作，研究工作不仅要在健康受试者上开展，而且还应在患者和特殊人群上开展。应提升PBPK技术在中药药代研究中的应用水平，提升动物药代动力学研究、体外和计算机辅助药代研究的技术水平，利用这些辅助研究手段和中药"药代标识物"技术等使中药临床药代动力学研究能够获得更多的信息，能够更好地指导临床合理用药。

（4）除了与药效研究结合，中药药代动力学研究还应积极与中药的安全性研究相结合，阐明涉及中药成分药代机制的中药安全性问题。应努力使中药毒代动力学研究在中药安全性评价中得以更好地应用，提升中药安全性评价的技术水平和对中药安全性的认知水平。

（5）中药在应对复杂疾病时通过"多物质共同作用"常具有独特优势，此涉及3个方面：中药所含多种活性成分的共同作用、多种中药的配伍组方、中药与化药间的协同互补。应进一步提升研究中药之间、中药与化药之间的药代机制物质相互作用的技术水平，完善研究方法，提升基础研究发现向临床应用的转化的水平。

（6）人体肠道菌总数十分庞大，可从多方面影响人体健康，已引起越来越多的重视。肠道菌可通过吸收前的代谢影响成分的肠道吸收,近年开展的口服给药后三七皂苷的人体代谢研究、小檗碱降血脂与肠道菌关系的研究等均提示应进一步重视研究肠道菌影响机体对中药成分的利用及其与中药药效的关联。另外,围绕肠道菌所开展的中药之间、中药与化药之间的药代机制物质相互作用研究也应重视。

参考文献

［1］陈琼华,高士美,杜学芳,等.中药大黄的综合研究 IV. 大黄蒽醌衍生物在体内的吸收、排泄和分布［J］. 药学学报,1963,10(9)：525-530.

［2］宋振玉,赵凯存.青蒿素及其活性衍生物在生物样品中的测定及代谢动力学研究［J］.中国临床药理学杂志,1989,5(1)：12-17.

［3］姜纪荣,严汉英,庄怡华,等.蒿甲醚在小鼠和大鼠体内的吸收、分布和排泄［J］.中国药理学报,1983,4(3)：197-201.

［4］Zhao SS, Zeng M-Y. Application of precolumn reaction to high-performance liquid chromatography of qinghaosu in animal plasma [J]. Anal. Chem., 1986, 58(2)：233-237.

［5］周钟鸣,孙晓淼,王彦礼,等.蒿甲醚大鼠和人体内的药代动力学［J］.中国药理通讯,1988,5(1)：54-55.

［6］赵凯存,陈芝喜,林炳流,等.青蒿琥酯和蒿甲醚的 I 期临床药代动力学研究［J］.中国临床药理学杂志,1988,4(2)：76-81.

［7］黄熙,陈可冀."证治药动学"新假说的理论和实践［J］.中医杂志,1997,38(12)：745-747.

［8］Li P. Editorial：Multi-component drug ADME/T and metabolic interactions [J]. Curr. Drug Metab., 2011, 12(9)：808.

［9］Li C. Editorial：absorption, disposition, and pharmacokinetics of herbal medicines：what and how [J]? Curr. Drug Metab., 2012, 13(5)：491-493.

［10］Liu C-X, He X. Editorial：The Role of Drug Transport and Pharmacokinetics in Drug Efficacy and Safety Part 1 [J]. Curr. Drug Metab., 2015, 16(9)：730-731.

［11］Liu C-X, He X. Editorial：Role of Drug Metabolism and its Mediated DDI in Drug Efficacy and Safety Part 2 [J]. Curr. Drug Metab., 2015, 16(10)：848-849.

［12］Li L, Liang S-P, Du F-F, et al. Simultaneous quantification of multiple licorice flavonoids in rat plasma [J]. J. Am. Soc. Mass Spectrom., 2007, 18(4)：778-782.

［13］Zhao Y, Sun Y, Li C. Simultaneous determination of ginkgo flavonoids and terpenoids in plasma：ammonium formate in LC mobile phase enhancing electrospray ionization efficiency and capacity [J]. J. Am. Soc. Mass Spectrom., 2008, 19(3)：445-449.

［14］Niu W, Zhu X-H, Li L, et al. Nebulizing conditions of pneumatic electrospray ionization significantly influence electrolyte effects on compound measurement [J]. J. Mass Spectrom., 2012, 47(3)：370-380.

［15］Hao H-P, Cui N, Wang G-J, et al. Global determination and identification of nontarget components from herbal preparations by liquid chromatography hybrid ion trap time-of-flight mass spectrometry and a strategy [J]. Anal. Chem., 2008, 80(21)：8187-8194.

［16］Wu L, Gong P, Wu Y-Z, et al. An integral strategy toward the rapid identification of analogous nontarget compounds from complex mixtures [J]. J. Chromatogr. A, 2013, 1303：39-47.

［17］Gong P, Cui N, Wu L, et al. Chemicalome and metabolome matching approach to elucidating biological metabolic networks of complex mixtures [J]. Anal. Chem., 2012, 84(6)：2995-3002.

［18］Wu L, Wu Y-Z, Shen H-Y, et al. Quantitative structure-ion intensity relationship strategy to the prediction of absolute levels without authentic standards [J]. Anal. Chim. Acta., 2013, 794(17)：67-75.

[19] Cheng C，Liu X-W，Du F-F，et al. Sensitive assay for measurement of volatile borneol，isoborneol，and the metabolite camphor in rat pharmacokinetic study of *Borneolum* (Bingpian) and *Borneolum syntheticum* (synthetic Bingpian) [J]. Acta Pharmacol. Sin. ，2013，34(10)：1337 – 1348.

[20] Tian D-D，Jia W-W，Liu X-W，et al. Methylation and its role in disposition of tanshinol，a cardiovascular carboxylic catechol from *Salvia miltiorrhiza* roots (Danshen) [J]. Acta Pharmacol. Sin. ，2015，36(5)：627 – 643.

[21] Sun Y，Dai J-Y，Hu Z-Y，et al. Oral bioavailability and brain penetration of (-) – stepholidine，a tetrahydroprotoberberine agonist at dopamine D_1 and antagonist at D_2 receptors，in rats [J]. Br. J. Pharmacol. ，2009，158(5)：1302 – 1312.

[22] Jiang R-R，Dong J-J，Li X-X，et al. Molecular mechanisms governing different pharmacokinetics of ginsenosides and potential for ginsenoside-perpetrated herb-drug interactions on OATP1B3 [J]. Br. J. Pharmacol. ，2015，172(4)：1059 – 1073.

[23] Jia W-W，Du F-F，Liu X-W，et al. Renal tubular secretion of tanshinol：molecular mechanisms，impact on its systemic exposure，and propensity for dose-related nephrotoxicity and for renal herb-drug interactions [J]. Drug Metab. Dispos. ，2015，43(5)：669 – 678.

[24] Lu T，Yang J-L，Gao X-M，et al. Plasma and urinary tanshinol from *Salvia miltiorrhiza* (Danshen)，can be used as pharmacokinetic markers for cardiotonic pills，a cardiovascular herbal medicine [J]. Drug Metab. Dispos. ，2008，36(8)：1578 – 1586.

[25] Liu H-F，Yang J-L，Du F-F，et al. Absorption and disposition of ginsenosides after oral administration of *Panax notoginseng* extract to rats [J]. Drug Metab. Dispos. ，2009，37(12)：2290 – 2298.

[26] Li L，Zhao Y-S，Du F-F，et al. (2012) Intestinal absorption and presystemic elimination of various chemical constituents present in GBE50 extract，a standardized extract of *Ginkgo biloba* leaves [J]. Curr. Drug Metab. ，2012，13(5)：494 – 509.

[27] Chen F，Li L，Xu F，et al. Systemic and cerebral exposure to and pharmacokinetics of flavonols and terpene lactones after dosing standardized *Ginkgo biloba* leaf extracts to rats via different administration routes [J]. Br. J. Pharmacol. ，2013，170(2)：440 – 457.

[28] Hu Z-Y，Yang J-L，Cheng C，et al. Combinatorial metabolism notably affects human systemic exposure to ginsenosides from orally administered extract of *Panax notoginseng* roots (Sanqi) [J]. Drug Metab. Dispos. ，2013，41(7)：1457 – 1469.

[29] Li M-J，Wang F-Q，Huang Y-H，et al. Systemic exposure to and disposition of catechols，derived from *Salvia miltiorrhiza* roots (Danshen)，after intravenous dosing DanHong injection in human subjects，rats，and dogs [J]. Drug Metab. Dispos. ，2015，43(5)：679 – 690.

[30] Cheng C，Lin J-Z，Li L，et al. Pharmacokinetics and disposition of monoterpene glycosides derived from *Paeonia lactiflora* roots (Chishao) after intravenous dosing of antiseptic XueBiJing injection in human subjects and rats [J]. Acta Pharmacol. Sin. ，2016，37(4)：530 – 544.

[31] Li X-X，Cheng C，Wang F-Q，et al. Pharmacokinetics of catechols in human subjects intravenously receiving XueBiJing injection，an emerging antiseptic herbal medicine [J]. Drug Metab. Pharmacokinet. ，2016，31(1)：95 – 98.

[32] Cheng C. ，Du F-F. ，Yu K. ，et al. Pharmacokinetics and disposition of circulating iridoids and organic acids after intravenous administration of ReDuNing injection in rats [J]. Drug Metab. Dispos. ，2016，(DOI：10. 1124/dmd. 116. 071647).

[33] Hao H-P，Zheng X，Wang G-J. Insight into drug discovery from natural medicines using reverse pharmacokinetics

[J]. Trends Pharmacol. Sci. ，2014，35(4)：168－177.

[34] Kang A，Hao H-P，Zheng X，et al. Peripheral anti-inflammatory effects explain the ginsenosides paradox between poor brain distribution and anti-depression efficacy [J]. J. Neuroinflammation，2011，8：100.

[35] Zheng X，Liang Y，Kang A，et al. Peripheral immunomodulation with ginsenoside Rg1 ameliorates neuroinflammation-induced behavioral deficits in rats [J]. Neuroscience，2014，256：210－222.

[36] Liu Y-T，Hao H-P，Xie H-G，et al. Extensive intestinal first-pass elimination and predominant hepatic distribution of berberine explain its low plasma levels in rats [J]. Drug Metab. Dispos. ，2010，38(10)：1779－1784.

[37] Gu S-H，Cao B，Sun R-B，et al. A metabolomic and pharmacokinetic study on the mechanism underlying the lipid-lowering effect of orally administered berberine [J]. Mol. Biosyst. ，2015，11(2)：663－474.

[38] Wang X-J，Zhang A-H，Sun H. Future perspectives of Chinese medical formulae：chinmedomics as an effector [J]. OMICS，2012，16(7/8)：414－421.

[39] Wang X-J，Zhang A-H，Sun H. Chinmedomics：the integration of serum pharmacochemistry and metabolomics to elucidate the scientific value of traditional Chinese medicine [M]. London：Elsevier Inc，2015.

[40] Wang X-J，Zhang A-H，Sun H，et al. Discovery and development of innovative drug from traditional medicine by integrated chinmedomics strategies in the post-genomic era [J]. Trends Anal. Chem. ，2016，76：86－94.

[41] Wang X-J，Zhang A-H，Zhou X-H，et al. An integrated chinmedomics strategy for discovery of effective constituents from traditional herbal medicine [J]. Sci. Rep. ，2016，6：18997.

[42] Zhang J-W，Zhou F，Lu M，et al. Pharmacokinetics-pharmacology disconnection of herbal medicines and its potential solutions with cellular pharmacokinetic-pharmacodynamic strategy [J]. Curr. Drug Metab. ，2012，13(5)：558－576.

[43] Yang L，Liu Y，Liu C-X. Pharmacokinetic properties of Ginseng [M]//Zhang J-T. The chemistry，Metabolism and Biological Activities of Ginseng. Beijing：Chemical Industry Press，2006：59－86.

[44] Liu C-X. The Recognition and Challenge of drug metabolism and pharmacokinetics in modernization research in traditional Chinese medicine [M]// Leung PC，et al. Current Review of Chinese medicine：Quality Control of Herbs and Herbal Material. World Scientific Pub Co Inc，2006：173－198.

[45] Liu CX，Yanir Z. Research and development of New drugs Originating from Chinese Medicinal Plants. [M] NY：Yanie H and Bachrach U，Handbook of Medicinal Plants，Haworth Medical Press，2010：61－96.

[46] Liu CX. Overview of drug metabolism and pharmacokinetics with applications in drug discovery and development in China. [M] NY：Zhang D-L，ADME-Enabling Technologies in Drug Design and Development，John Wiley & Sons Ltd，2012，109－142.

（李川）

第七章
中医证候动物模型制备及评价研究

中医"证"是机体在疾病发生、发展过程中某一阶段的反应状态,反映了疾病病理变化的本质,是疾病过程中病因、病机及机体形态、功能、代谢等变化的整体反映。随着现代医学研究手段和实验动物技术的发展,以中医证候动物模型为载体,涉及证候病理、治法特征及方药药效等多方面的中医药非临床研究,成为中医药现代化发展的前沿和热点。中医证候动物模型是中医实验研究的重要组成部分,是在中医理论指导下,采用多种诱导和刺激因素在实验动物中复制中医证候并加以研究,借以认识机体生理功能与疾病证候规律,以及评价方药。中医证候动物模型从广义的角度来说包括单纯证候动物模型和病证结合动物模型;从狭义角度上只包括单纯的证候动物模型。自从早期单纯中医证候动物模型研究以来,经过数十年来的不断探索和发展,无论是在单纯的证候动物模型,还是病证结合动物模型的研究方面都取得了长足的进步和发展。

一、中医证候动物模型早期研究和发展的概况

中医证候动物模型的研制始于 1960 年,使用过量肾上腺皮质激素的小鼠表现为阳虚征象:体重下降、萎靡、耐寒力降低,成为早期中医证候动物模型的雏形。1963 年又发现了助阳药物(附子、肉桂、肉苁蓉、淫羊藿)能治疗这种状态,成为以后方证相应的基础。1964 年应用六味地黄汤治疗类似于阴虚的肾性高血压大鼠,而对肾上腺皮质部分灼伤性高血压大鼠无降压效果,进一步说明了方证之间的对应关系。同年,上海第二医学院舌象小组研究气虚和阴虚家兔舌象病理组织变化,首次直接采用中医证候作为模型名称。1976 年以后,随着中医研究重点从病向证转移,研制证候动物模型成为中医界基础研究发展的迫切要求。1977 年孙孝红指出,中医研制证候动物模型的必要性,受到了中医学界的广泛关注和推崇,使中医证候动物模型的研究进入了一个新的发展时期。随后形成了多个系统的中医证候动物模型,如"肾上腺激素和甲状腺激素+利血平"复制小鼠阳虚、阴虚模型并用助阳药、滋阴药治疗;高分子右旋糖酐诱导微循环血瘀模型;灌胃大黄水煎剂"泻下伤脾"建立小鼠脾虚证模型等。肾虚、脾虚、血瘀三证模型开创了中医动物模型的先河,随后中医证候动物模型的研究迅猛发展,实例和经验不断增加,相关的实验报道和理论研究文献也日渐增多。1984 年《医学实验动物模型和细胞系研制与应用》一书首次收录了 11 种中医证候动物模型。1978 年成都中医学院中医实验研究组编著《中医证候动物模型实验方法》一书详细介绍了当时已有的几十种模型,并在总论中论述了证候动物模型的定义、研究原则、动物选择、制作思路和方法。这些都说明中医证候动物模型的研究在学术上日趋成熟,并被正式纳入中医的科研体系,在方法上也逐渐由方法尝试期向应用期转变。在 20 世纪 90 年代,中医证候动物模型的研究呈现加速发展的势头。1988 年由杨云主持研究的"劳倦和饥饱所致大鼠脾虚证模型"获得国家中医药管理局科学技术进步奖二等奖,这是首获省部级奖的中医证候动物模型研究;同时多个以中医动物

模型研究为主的课题被列为国家或省部级"七五"攻关项目。随后为适应中医临床辨病与辨证相结合的实际,改变单纯性证候动物模型难以应用于临床的特点,病证结合动物模型由此纷纷建立。在中医证候动物模型的应用方面,1987年第1个以中医证候动物模型(甲状腺素阴虚)实验为主的实用性研究("龟上、下甲化学成分及药理作用的比较研究")成果获部级奖。随后国家自然科学基金及新药审批办法也鼓励中医动物证候模型研究与应用。这些研究结果充分说明中医动物证候模型的构建方法和技术日趋实用,可操作性强,表明中医动物证候模型的研究已经进入稳定发展的轨道。尽管中医动物证候模型由于其方法与中医认识疾病的传统方法论存在差异,但目前已成为中医药研究体系中不可或缺的重要组成部分,在促进中医药各学科的发展中将发挥越来越大的推进作用。

二、中医证候动物模型近 20 年研究进展

近20年来随着现代医学和生物技术(如基因、蛋白质、代谢组学技术)的飞速发展,使中医证候动物模型研究较以往得到了飞速的发展。研究者在模型研究工作中坚持兼容并蓄,采用先进的技术并结合传统中医基本理论,在既往研究的基础上对不同种属,不同证候动物模型的建立和评价进行更为深刻的探索,在模型的种类、实验动物种属的选择、模型建立方法、病证结合以及模型评价和应用等诸多方面的研究都取得了长足的发展。

在中医证候动物模型的种类方面,近20年研究的证候动物模型,覆盖广泛,包括八纲辨证、脏腑辨证、气血津液辨证、六淫辨证、六经辨证、卫气营血辨证等。其中按照脏腑辨证,包括肾虚证(肾阴虚、肾阳虚证)动物模型、脾虚证动物模型、肝脏证候(肝郁、肝阳上亢)动物模型、心脏证候(心气虚)动物模型、肺脏证候动物模型等;按照气血津液辨证,包括气虚证动物模型、血虚证动物模型、血瘀证动物模型以及阴虚证动物模型等;按照六淫辨证,包括寒证、热证动物模型;按照卫气营血辨证,包括温病动物模型。此外还有痹证动物模型、厥脱证动物模型等。

在模型建立方法上,主要分为模拟中医传统病因建立动物模型和采用西医病理因素复制动物模型。刺激因素包括单因素刺激、复合因素刺激,以及化学、物理、机械因素刺激等。每一种刺激因素都具备一定优缺点,可根据具体造模方法和研究目的选择应用。

在证候实验研究中动物选择方面,主要针对不同证候的病理机制,根据实验动物生理特点和病理状态特征,主要以不同品系的小、大鼠作为研究对象。但是在近20年来可选择实验动物的范围逐渐扩大,亦选用大、中动物(家兔、狗、小型猪等)进行证候实验研究。代表性的有刘建勋研究团队建立的冠心病痰瘀互结证小型猪模型,王伟研究团队建立的冠心病气虚血瘀证小型猪模型,以及以大鼠、小鼠为研究对象的糖尿病、肾病、关节炎、肿瘤等多种疾病相关的证候动物模型。此外转基因动物的应用也进一步扩展了证候研究对象的范围,如apoE$^{-/-}$小鼠,以及自发性高血压大鼠(SHR)的应用促使研究人员从素体禀赋(即基因变异)的角度分析疾病证候发展、变化的特点。

在证候动物模型的建立与评价方面,近20年也取得突破性的进展。根据中医源于临床、服务于临床的特点,在模型建立中更加强调基础与临床结合,突出实验研究中证候的特征性改变,力求将辨证的过程应用于实验动物当中,实现证候客观化的研究,在一定程度改变既往证候动物评价的不足和局限。近年来动物模型四诊评价主要采用现代记录、分析技术将实验动物的"四诊"表征记录下来,从而来进行客观的定量分析。目前已经建立大鼠、小鼠四诊(问诊、望诊、闻诊、切诊)的工作站,初步实现了小鼠诊法的标准化、客观化、定量化。方肇勤研究团队构建荷瘤小鼠肿瘤增长过程中出现痰瘀邪盛、阴虚、气虚、阳虚、阳气虚等证候研究,首次采用了标准化四诊检测技术,四诊和辨证实现了计量化,研究思路和

所建立的方法有助于揭示疾病状态下证候的自然发生及其演变规律,为中医药病证结合和辨证论治的基础研究提供了方法学基础。刘建勋研究团队在小型猪证候模型的建立过程中,通过体重指数、心电图、舌面图像、脏器指数分析及无创血流动力学建立了小型猪四诊评价的客观分析方法。此外,采用现代医学的多种分析方法,如组织形态学、血液生化指标、分子生物学技术、细胞微观功能与形态等,以及结合现代生物学技术采用组学原理对模型动物的尿液、血液等组织液进行研究,从生物代谢角度探讨证候的特征,极大了丰富中医证候动物模型的研究内容。

随着临床辨病与辨证结合的发展,近 20 年来中医病证结合动物模型逐渐成为中医证候动物模型发展的主流。病证结合动物模型具有单纯病或者单纯证动物模型所没有的优点,体现病与证的紧密联系,符合临床实践,不仅表现出疾病的病理生理特点,而且具备特定证候的变化特征,是宏观和微观的结合。特别是近年来人群生活水平的提高,饮食结构的变化,社会生活环境的改变,疾病谱扩大及比例发生了变化,心、脑血管疾病、肿瘤、代谢性、免疫性慢性疾病逐渐增多。因此相对应的中医病证结合动物模型建立和研究方法也逐渐增多,从不同角度覆盖多学科,如类风湿关节炎病证结合动物模型、血瘀证病证结合动物模型、缺血性脑卒中火毒证病证结合动物模型、冠心病病证结合动物模型,等等。与证候动物模型研究密切的相关的专著,如《拟临床病证结合思路与方法》《实验中医学》《大鼠小鼠辨证论治实验方法学》等专著相继出版。

需要指出的是少数民族医学的病证结合动物模型研究也迅速发展,建立了肿瘤、哮喘、2 型糖尿病、老年痴呆等复杂性疾病的异常黑胆质病证结合动物模型,扩展了病证结合动物模型研究的内容和范畴。

随着中医证候动物模型建立与评价研究的深入,其在基础研究和新药非临床评价中的应用逐渐发展,多种中药新药的非临床研究都不同程度地涉及了气虚血瘀证、寒凝血瘀证、痰瘀互结证等证候动物模型,并逐渐注重病证结合动物模型在中药新药非临床评价中的应用,就证候在疾病过程中的客观本质从不同层面进行了探讨。刘建勋研究团队提出了冠心病"痰、毒、瘀"病机演化的物质基础,推动了中医证候生物学基础研究发展,并在此基础上采用丹蒌片和生脉散进行了方证相应的研究,促进了中医动物模型在中药新药研究领域中的应用。"源于中医临床的中药药效学评价体系的构建和应用"的研究在 2014 年获得了国家科学技术进步奖二等奖。

综上所述,近 20 年来对中医证候动物模型的发展不仅体现在建立方法上,在其评价和应用当中也进行了反复、深入和广泛的研究。随着科学技术的不断发展,中医动物模型的建立和评价趋于标准化、客观化、规范化。同时中医动物模型研究的生物学基础研究更加深入,应用将会越来越广泛。

第一节 中医证候动物模型的研究

一、中医证候动物模型特点

中医证候动物模型主要是以中医理论为指导,采用多种手段和刺激因素在实验动物中复制中医证候并加以研究,最终为中医临床辨证和治疗用药提供科学的依据。由此认为中医证候动物模型的主要特点首先是以中医基础理论为指导,不仅体现在建立动物模型过程中采用诱导手段和刺激方法体现了中医的病因病机特点,在证候模型的评价过程中除了实验室相关的各项参数,如生理、病理、生化、免疫等客观检测指标,还需要对证候动物进行四诊客观化的评价。中医的四诊是通过望、闻、问、切收集到的,而动物的模型建立大多采用模拟人体疾病状态下的内外部环境,或通过实验方法让动物具有相应的"证",这种动物模型的证候目前只能通过简单的实验方法学验证,因此还需要从实验动物的生理、病理变化的角度出发,探讨最适宜评价证候的一种或几种方法,从而规范证候动物模型。第二,中医证候动物模型研究的主要目的在于为中医临床辨证和治疗用药提供参考。人与动物具有一定的共性,人类整体与动物实验模型具有一定联系,实验的各项参数,如生理、病理、生化、免疫等客观检测指标均可从人体或证候动物模型中获得,因此采用中医证候动物作为中医药现代化研究的基石具有一定程度的可靠性。中医证候动物模型的建立和应用不仅验证和发展中医理论,为中医理论的科学阐释提供实验依据,而且是评价中药药效,预测药物毒性和副作用的一个重要手段和工具。

二、中医证候动物模型建立的思路和新方法

中医动物模型实验研究历经长期的发展已经逐步趋于规范化、客观化、科学化,其所研制出的证型也有百余种之多,其造模方法也是种类繁多。中医证候动物模型建立的思路和方法主要分为三类。首先是单因素造模法。根据中医对疾病的致病因素的认识来确定一个导致疾病发生的因素来进行造模,如根据中药的寒热属性,采用附子、干姜、肉桂等热性药来建立"热证"模型或用黄连等苦寒药物来塑造"寒证"模型。根据中医耗气破气理论,给予大鼠喂食苦寒或伤气的中药(大黄、厚朴、枳实),从而建立大鼠脾气虚模型。这些均属于单因素造模方法,其特点是造模方法简单,条件单一便于控制,但同时所复制出来的证并不能完全反映临床疾病证候的所有特点,因此模型较为片面,比较模糊。第二是复合因素造模法。根据中医对疾病的致病因素的多重认识来确定多个致病因素联合应用进行动物模型的复制。目前研究多采用慢性束缚、过度疲劳、饮食失节法制造肝郁脾虚证大鼠模型;采用睡眠剥夺的方法,模拟中医理论的"惊"和"劳"等病因,制造心气虚证小鼠模型;采用失血加环磷酰胺建立气血两虚证模型,而表现血象及骨髓象低下,造血及免疫功能降低;采用半高脂饲料及复合声、光、电刺激方法制作气滞血瘀大鼠模型,并通过病因病机特点以及血液流变学指标、血脂变化与血管活性分子改变等客观指标方面的分析,判断气滞血瘀动物模型建立的成功与否。这些造模方法均属于复合因素造模法,其特点是比单一因素造模更接近中医致病特点和临床表现,有利于探讨中医药的疗效和机制。但是此种方法仍然存在缺陷,因其病因不同,其病理变化也可能存在差异性;同时其致病因素越多,动物模型的复制也就越复杂,模型的代表性和稳定性也偏弱。第三是对特定疾病过程中表现出的特定证候进行研究。该方法采用疾病模型证候化的思路,依据现代医学对疾病病理生理过程的认识,通过化学、生物、物理机械的方法复制出符合中医证候的动物模型。如在大鼠急性心肌缺血过程中建立血瘀证模型;采用线栓法建立大鼠脑梗死血瘀证模型等。这些动物模型多借鉴现代医学疾病的动物模型,在证与病的配对中选择临床常见病证,造模方法比较成熟,实验结果可靠,重复性较好,有利于证病同体动物模型迅速广泛地应用到中医药实验研究当中。但其致病因素与病理过程多采用现代医学思路来判断,一定程度上缺乏中医的辨证论治的思想,与证候相关的四诊症状较少涉及,不利于中医证本质的研究。

三、中医证候动物模型的评价及应用

中医证候动物模型的外在表征在不同生理病理状态下存在差异,以动物外在表征为着眼点建立和评价证候动物模型,较接近中医临床辨证过程,符合中医整体观和辨证论治的临床思路。因此当前通过对动物模型进行"四诊"信息的采集,参照临床诊断、辨证的方法来辨识动物模型的证型是中医证候动物模型评价的主要方法。随着现代科学技术的发展,通过越来越多的研究技术将实验动物的"四诊"表征

记录下来进行客观定量分析,在中医证候模型表征评价上取得了一系列的进展。研究人员根据大鼠、小鼠生理特点在长期研究过程中逐渐形成了大鼠、小鼠"四诊"采集和标准化方法,初步实现了小鼠诊法标准化、客观化、定量化,建立了大鼠、小鼠四诊(问诊、望诊、闻诊、切诊)工作站。并开展了常见虚证模型计量化辨证及计量化的评价,证明了大鼠、小鼠四诊工作站可以检测出正常小鼠体质的差异,疾病小鼠的证候及其演变。利用代谢组学技术可以通过证候模型(热证)动物代谢物的分子改变来提示证候的变化。同样利用冷热板示差法可以判断大小鼠动物模型的证候寒热趋性,如寒证动物在热板区停留时间长,热证动物在冷板区停留时间长。在血瘀证的研究方面,通过冠状动脉前降支放置 Ameroid 缩窄环诱导中华小型猪慢性心肌缺血模型,从动物一般状态、舌色、活动度、血液流变学、心电图、冠脉造影等方面进行气虚血瘀证候评价,而模型动物舌色青紫,单位时间内摇尾次数减少,血液黏稠度增高,心电图及冠状动脉血流均发生变化。这些方法都在一定程度上模拟了临床心肌缺血气虚血瘀证"四诊"变化特点。

尽管经过几十年的研究使中医证候模型的发展越来越符合临床证候诊治的实际情况,但是中医证候模型的判断在很长一段时间内是基于研究者的经验判断或是基于研究小组内部拟定的判断标准,一定程度上缺乏充足的数据支持与理论依据。近年来对证候评价的研究逐渐由主观评定发展到采用多种诊断手段结合的多指标体系的客观定量评价,已经越来越趋向于采用多种客观技术评价手段全面采集动物证候的"四诊"客观化信息,然后与临床实际相结合,进行综合评价。随着大数据时代的发展,如何处理现有的技术手段采集到的动物表征信息,对于评价模型证候同样十分重要。这种大量、高速、多变的信息通过整合可以促成和优化证候动物模型的建立和评价方法,这也是中医证候动物模型研究在新科技发展形势下的挑战。目前有研究采用了基于模糊数学的模式识别方法来评估动物证候模型,通过建立隶属函数求出动物模型评估因素的隶属度值,并进行权重建立模糊数学模型评价模型,对于证候建立和评价具有一定的优势。在阳虚或阴虚证候动物模型研究中,采用数据信息熵评价证候动物模型的状态特征,可通过采集到的生化指标数据通过计算标准分、信息增益值并结合等级级数分布图对不同的模型状态进行分析,得出了适合糖皮质激素诱导的阳虚或阴虚证候动物模型比较研究的合理指标体系。总体上来看,在当前中医证候表征动物模型研究已经逐渐接近临床诊疗模式,动物"四诊"信息表征可以表达动物证候本身的信息。动物证候表征研究具有较好的稳定性、可视性、可测性和可重复性。

第二节　中医病证结合动物模型的研究

一、中医病证结合动物模型特点

在中医的诊断中,疾病和证候并不完全是单一、分割存在的,所以简单的复制疾病动物模型或证候动物模型并不能满足中医动物模型研究的需要,近年来受到医学界比较认可和推崇的是病证结合动物模型。所谓的病证结合动物模型,是指在中医药理论的指导下,适当结合现代医学理论与实验动物科学知识,分别(或同时)采用传统中医学病因复制证候动物模型和采用现代医学病因复制疾病动物模型,使动物模型同时具备疾病和证候的特征。因此病证结合动物模型的特点首先是动物模型的建立和评价符合中医药理论,是在其指导下将证候体现在某一具体的疾病当中。其次是体现疾病在现代医学中的基本概念,模型建立过程中符合疾病形成的病理过程,需要有稳定疾病变化特点;在此基础上把模拟中医的干预因素和条件有机的施加到疾病动物模型之上,制作出病证结合的动物模型。但是二者刺激因素并不是相互独立、分割的、互不联系的。在疾病病理生理过程中 2 种致病因素应当是相互作用、相辅相成的。第三是在模型的评价上，需要从中医证候评价的角度、疾病病理生化变化角度以及反映病证关联性的角度进行多方面、多层次的评价，只有这样才能深入探讨疾病病理生理变化与中医证候特征之间的关系。目前病证结合动物模型的建立是中医临床前实验研究的重点领域，其发展水平的滞后已经成为中医药现代化的瓶颈。病证结合动物模型研究的困难之处主要在于如何在疾病模型的病理过程中体现出证候的特点，以及确认疾病证候评价的客观特异性指标。这些难题涵盖了中西医病因、诊断、病理、症状与体征、实验室检查以及治疗等不同研究领域的交叉与重叠。随着现代生物学、计算机等科学技术的不断发展，开阔了病证结合动物模型研究的思路和模式，不断的采用新技术和方法对已有和创建的病证结合动物模型进行深入研究，不仅能够体现中医基础理论的现代生物学发展特征，而且有助于建立具有针对疾病和突出中医特色优势的疗效评价指标体系，为中医临床诊治提供重要的参考。

二、中医病证结合动物模型建立的思路和新方法

病证结合动物模型建立主要是指在模型动物身上既要体现西医疾病的病理生理特点，又有中医证候的表现特征。由于病证结合动物模型比较适应中医临床辨病辨证相结合的实际，因此建立病证结合动物模型逐渐成为中医实验动物模型发展的新方向。病证结合动物模型建立首先要考虑拟研究的疾病与证候应具有密切的关联性，也应具有发展阶段的同步性，从而找出两者在临床上的结合点。由于"病"与"证"是不同医学体系中的两个概念，是分别从不同角度对疾病的认识，"辨证"是中医的优势，"辨病"是西医的特长。病证结合动物模型就是在制作动物模型时，同时考虑病、证两方面的改变制作出的动物模型，将病与证在实验动物上有机地结合起来。其次是实验动物和造模刺激因素的选择。由于不同品系、不同性别、不同种类的实验动物对造模刺激因素的耐受程度和敏感度不同，所以同等强度下的造模因素作用于不同种系、不同生长阶段的动物上所表现出来的造模效果也是不相同的。另外，人和实验动物在宏观和微观的疾病变化规律中也是不完全一致的。因此在动物和刺激因素的选择上，不仅既要满足对造模药物敏感、模型特征出现迅速、持续和稳定的要求，又要满足易于诱导成为所要研究的疾病和相应证候特征的要求。第三，采用多因素复合建立病证结合动物模型。该方法是指在中医药理论指导下，适当结合现代医学理论与实验动物科学知识，分别（或同时）采用传统中医学病因病机方法复制证候动物模型和采用现代医学病因方法复制疾病动物模型，令动物模型同时具有疾病与证候特征。第四，通过对西医疾病模型进行辨证建立病证结合动物模型。中医证候的变化并不游离于疾病之外，疾病发展过程本身就存在着中医证候的变化，并不是因为施加了中医病因之后才出现中医证候。对西医疾病模型进行辨证建立的病证结合动物模型是指在西医疾病模型的基础上，不施加人为干预因素，观察疾病在形成过程中证的演变过程及疾病模型成立后表现的中医证型，进而确定某一特定的病证结合模型。如自发性高血压模型大鼠（SHR）早期的中医证候属性进行了宏观表征及行为学研究，认为 SHR 早期阶段的中医证候类似人类高血压肝火上炎证。病证结合动物模型在探讨疾病病理生理变化与中医证候特征之间的关联性方面，以及探讨同病异证、同证异病机制和同一方药在单纯治病、单纯治证、病证同治中的作用和机制方面，都显示出了极大的优势。但是中医病证结合动物模型的建立是一项复杂的工作，研究过程中的相关研究方法以及评价过程尚有待进一步的探索与完善。

三、中医病证结合动物模型的评价及应用

近年来围绕证候本质，从临床研究到动物实验，从寻求单一的"证"的特异性指标到病证结合研究某

一病证的综合客观指标,对病证结合动物模型的评价积累了丰富的研究经验。病证结合动物模型的评价首先从中医证候的角度考虑模型评价方法和内容。在临床的证候诊断标准的基础上,借鉴四诊的客观化研究成果,注重挖掘动物体中的具有诊断意义的信息特征。将临床和基础研究中能够较客观地反映证候特征的微观指标,体现到动物模型评价当中,对模型进行恰当的辨证诊断。如利用心电图变化反映动物的心脏心肌缺血情况,根据动物的体重、抓力、旷厂活动度等程度不同进行半定量评分来反映动物的饮食、体力、活动度等表现。此外,可根据中药复方的功效和主治,通过药物干预的方式对病证结合动物模型进行评价。如冠心病血瘀证模型动物服用血府逐瘀汤后症状、体征和实验检测指标明显好转。第二,从病理生化角度考虑。疾病发生发展过程中在机体代谢、功能及形态等方面表现出异常改变,如脏器组织的病变或血液组织液中某些特异性物质的变化。通过生理、生化指标的检测对疾病病理生理过程进行评价;同时疾病病理生理层面变化往往伴随着表征的改变,将疾病状态下组织结构和功能的改变与证候变化结合起来,分析病证之间的相互联系,相互作用,对疾病证候的特定病理机制进行评价。第三,从反映病证关联性的整体角度评价。由于病证结合是一个复杂的整体体系,采用系统中单一或若干的指标改变难以反应整体的、动态的变化过程。而基因、蛋白、代谢等组学技术的发展将抽象的中医证候诊断与客观的量化指标相联系。在方法学上具有无创、在体、动态等特点,是生物体整体功能状态的"生化表现",可以用来表征中医"诸内"的思想,这与中医学诊治中整体动态性原则具有相似性。通过上述不同角度的评价,可以更加贴合中医理论,贴近中医疾病证候的特点。

第三节　关键技术与模型

尽管在长期中医临床实践中对疾病证候的认识不断地发展,如脏腑辨证、六经辨证、三焦辨证等的出现极大地丰富了中医辨证体系,进一步深化了对疾病发展过程的认识。但是从目前的临床研究角度看来,中医辨证的依据具有一定的模糊性和主观性,收集病情资料是通过望、闻、问、切四诊合参,仅仅满足于一些症状、舌象和脉象的罗列,同时由于患者自我感受的差异,以及生活起居,社会、自然环境的变化,加之医者一定主观因素的干扰,不仅造成了某些情况下临床辨证困难,使医者常有"难于识证"之感慨;而且由于证候识别的特异性差的特点以及动物种属,使之与证候相关的基础动物实验研究陷入一定的困境。但是随着现代医学对疾病病理生理过程的深入认识以及中医临床研究的广泛开展,这对于中医疾病证候的客观化研究具有显著的推动作用。尽管这种研究结果还存在有一定程度的不确定性和特异性较差,不能全面反映证候的特征,但是将这种反映证候客观化的研究结果引入中医疾病证候动物建立与评价的实验研究当中,无疑可以推动中医证候基础实验研究的发展。

"病证结合动物模型拟临床研究"是近年来发展起来的中医病证结合动物模型建立的新概念与方法,指采用系统的动物临床研究模式,以最大可能模拟中医临床实际操作过程,使模型动物疾病发生发展最大可能的符合临床病理生理过程。换而言之,用临床试验的方法研究中医证候模型动物的疾病规律及演化过程,并对模型动物进行中药干预,评价药物对证候模型动物的作用及内在本质,从而构建符合中医药作用特点的药物评价技术规范及研究平台。病证结合动物模型拟临床研究方法主要包括依据临床病证的文献研究,依据客观指标的临床研究,依据临床的动物模型研究,以及依据动物模型的药物对证研究和中药药效学评价,以上四部分相互联系,互为基础,共同构成了病证结合动物模型拟临床研究的方法体系。具体方法包括：① 依据中药的临床功效,在大样本回顾性临床文献研究的基础上,筛选分析、提炼反映中医证候的表现特征与客观指标。② 结合疾病的最新研究进展,进行临床前瞻性设计,并开展临床研究,进一步明确证候的表现特征及其相应的客观指标。③ 选择合适的动物创建病证结合动物模型,将其结果与临床研究进行相关性分析,使其与临床相关性最大,尽可能地符合疾病和证候的发展演变过程。④ 以模型动物为载体,利用临床诊疗设备、技术和方法,结合实验医学的优势,开展中药药效学研究与评价,阐释中药的作用机制,为临床应用提供理论依据和实验依据。(图 7-3-1)

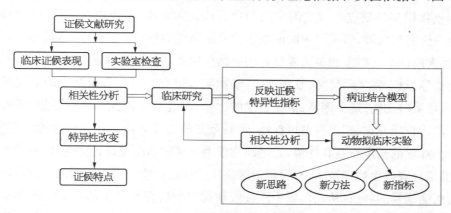

图 7-3-1　病证结合动物模型拟临床研究概念与思路

通过以上的方法,采用在相关文献研究的基础上,从临床疾病证候的研究出发,分别进行了冠心病、脑缺血和糖尿病前瞻性小样本的临床研究,为疾病证候动物模型的建立奠定前提和基础。结合现代医学对疾病病理生理过程的认识,采用多因素、多靶点的方法干预模型动物的生理过程,形成了冠心病痰瘀互结证小型猪模型、脑梗死络脉瘀阻证大鼠模型、老年痴呆肾阴亏虚证小鼠模型以及糖尿病气阴两虚证大鼠模型。这些病证结合动物模型有力地促进了中西医病证结合基础研究以及中药及复方的客观药效学评价。同样与"病证结合动物模型拟临床研究"方法类似,在小型猪心肌缺血血瘀证和气虚血瘀证病证结合模型研究中也强调以临床证候诊断标准为依据。通过临床四诊信息与动物宏观表征的转换,制定了完整的小型猪/大鼠宏观表征观察指标;随后对临床、文献等证候相关指标进行文本挖掘,确立了冠心病与证候密切相关的理化指标群,进一步通过实验验证,提取了临床理化指标层面的证候特征组合模式,并成功转换到实验动物进行了证候判别,构建了冠心病气虚血瘀证、气滞血瘀证的分子生物学网络。并采用对证中药进行了方剂反证,形成了"文献—临床—基础"的方法体系进行病证结合动物模型的建立和评价。此外,建立小鼠非创伤性四诊信息采集方法以及基于四诊的辨证论治也是近年来小鼠病证结合动物模型建立与评价的关键技术。主要包含:① 参阅国内外有关实验动物检测技术和方法的文献。② 尝试、探索不同诊法检测方法,如小、大鼠上、下、前、侧拍照和信息提取;小鼠行为学;小、大鼠爪、尾、舌数码拍照、显微放大、图像处理、信息提取;小鼠自然状态下快速心电采集;腋、肛、尾温的采集;小鼠抖笼自主活动的采集与分析;体重、摄食量、饮水量的测量与分析等等。③ 对于有效方法建立标准操作。④ 比较不同品系小鼠、证候小鼠、疾病模型大鼠、部分大鼠证候的改变以及治疗前后改变,比较、筛选有关诊法指标。⑤ 爪、尾、舌的组织学观察。在以上的基础上实现小鼠诊法的标准化、客观化和量化。该方法应用荷瘤小鼠分期、分阶段的辨证治疗中,较非辨证论治获得较高的生存率、肿瘤的抑制率,提示小鼠基于四诊的信息采集可为中医证候或病证结合动物模型的建立与评价提供重要的参考,同时也为进一步大鼠或其他实验动物诊法的客观化建立提供可行性,有利于实现实验动物辨证论治,体现中医动物实验的特色。

第四节　标志性成果及影响

一、构建了中医证候动物模型研究的技术方法体系

中医证候动物模型的研究不仅是简单的动物的建立和评级,相比较西医动物模型而言,其更加复杂。经过长期的研究和发展,形成了中医证候动物模型研究的技术方法体系。包括病因证候模型、疾病证候模型、单因素病证结合模型和多因素复合病证结合模型。在模型建立方法上,逐渐形成以模拟临床病证的特点为指导思想,将文献研究、临床观察、动物实验研究三方面有机结合的研究模式。在动物实验研究中,通过对实验动物、造模因素、造模技术的比较,研究其与证候的定性定量关系,结合同一证型不同造模方式的比较研究,探索出具有可控性、容易重复的造模方法。在模型的评价当中,立足于中医药理论与临床治疗学的基本特点和优势,通过动物模型证候的诊断及评价标准,以及动物模型生理病理指标的检测,并结合现代生物学技术,对模拟中医临床的病证动物模型进行深入研究,从蛋白质、代谢组学的角度分析疾病证候的特点,从而形成中医证候动物模型研究与评价的技术方法体系。北京中医药大学王伟研究团队以临床中医证候诊断标准为依据、从动物宏观表征组合、微观生物学指标组合和方剂反证三个维度,建立了以临床证候诊断标准为基础的宏观表征、生物学指标特征组合以及药物反证相结合的"三维"动物证候判定方法,制备了小型猪心肌缺血(血瘀证、气虚血瘀证)病证结合模型,研究成果获得 2012 年国家科学技术进步奖二等奖。上海中医药大学方肇勤研究团队通过开展糖尿病、高血压病、胃溃疡等多种常见病的大鼠、小鼠实验研究,创建的大鼠、小鼠辨证论治方法学,并选取针对性的治疗方案、探讨优化治疗方案,为大鼠、小鼠病证结合动物模型的建立和评价提供了坚实的方法学基础,所主持科研成果先后荣获国家科学技术进步奖二等奖、国家中医药管理局科学技术进步奖一等奖、中国实验动物科学技术奖三等奖、中国中西医结合学会科学技术进步奖三等奖、中华中医药学会科学技术进步奖三等奖等国家及部级科技奖励,并主编《中医辨证论治学》《大鼠/小鼠辨证论治实验方法学》等专著,发表学术论文 270 余篇。

二、建立了中医理论基础研究平台,阐释了中医证候的科学内涵

中医证候动物模型研究是将临床证候复制在适宜的动物上制作证候动物模型,对于深入认识疾病证候生理、病理的认识,发展中医的病因、发病以及病机制论具有重要的作用。如刘建勋研究团队在冠心病痰瘀互结证小型猪的研究过程中,认为冠心病的病机规律不仅仅在于瘀血阻滞心脉,更多的是与痰、毒、瘀密切相关,是一个动态发展变化的过程,疾病中、后期三者常多以兼夹为病,损伤心脉。痰浊内阻是诱导冠心病的首要因素,其病理表现更多地体现在血脂代谢紊乱方面。痰浊内阻,碍气阻络,可影响血液正常运行,致使血行滞缓而停蓄,日久为瘀,主要表现在血液流变性方面的异常改变;因此在痰瘀互结病机中"痰浊"与"血瘀"互为因果,共同为病。同时痰瘀互病,蕴结日久,邪毒内生,三者相互影响,导致与冠心病相关的多种病理结果,最终形成痰、瘀、毒共同致病的病机特点,促进了痰瘀致病理论的进一步发展。

三、建立了中药药效研究与评价新模式,促进了中药药理学发展

中药药效学评价是指评判中药药效学的具体作用层次和靶点,并从生物医学角度评价这些靶点和

层次的意义,来发现多层次和多靶点的药效学作用的优势和不足之处。病证结合动物模型的研究是中药药效学评价的载体和基石。随着病证结合动物模型评价方法和技术的不断发展,相应的围绕中药复方多靶点作用的研究科学的阐释中药复方的作用机制,体现了中医药理论的继承和发展。虽然近年来在采用病证结合动物模型在中药药效学评价方面取得很大的进步,但是还缺乏一定的临床相关性,限制了中药药效学结果对临床的参考价值。刘建勋研究团队在病证结合动物模型拟临床研究的基础上,提出的中药药效学"拟临床研究"的方法则进一步将中药药效学评价与临床密切结合。这一方法通过应用拟临床动物模型,将"采用临床诊疗技术,选择与临床疗效评价相关的药效学指标、突出证候特点"三个部分的密切结合,相互呼应,形成中药药效研究与评价的新体系。通过该体系对治疗冠心病的双参宁心方、祛瘀化痰通脉颗粒等方剂进行了药效评价,明确了方剂益气、活血、祛痰、通脉等功效的药效学特点、物质基础及其各成分的药理作用、作用途径、靶点,及成分间的交互影响,科学合理地解释了方剂的功效及其配伍规律,并反馈于临床,以全新的角度从"临床—基础—临床"方面对于中药药效进行客观的评价,引领了目前中药药效研究发展新的方向,获得 2014 年国家科学技术进步奖二等奖。此外,陈可冀研究团队以冠心病"瘀毒"病因病机作为研究的突破点,率先提出"瘀毒"病因学说。通过系统文献研究、大样本队列研究,证明中及重度心绞痛、重度口苦、舌下络脉紫红、高敏性 C 反应蛋白(hs‐CRP)升高等 28 项指标与心血管事件密切相关,建立了冠心病稳定期患者再发事件的预警体系和因毒致病的辨证量化诊断标准。在临床研究的基础上模拟不稳定斑块、血栓形成、血管内皮损伤等病理过程,建立了"因瘀致毒""因毒致瘀""瘀毒互结""瘀毒致变"的系列动物和细胞模型,证实活血配伍解毒药抑制炎症、稳定斑块作用优于活血药,阐释了活血解毒与单纯活血作用机制差异;并基于蛋白质组学,发现活血解毒与单纯活血药干预不稳定心绞痛患者的差异蛋白‐ $ITIH_4$,随后在大样本临床研究中证实其与再发心血管事件相关,可用于中药复方治疗冠心病的疗效评价,并由此获得 2016 年度国家科学技术进步奖二等奖,推动了治疗冠心病中药复方研究的发展。

第五节　不足与展望

一、中医药作用的规律及特点与动物模型之间的联系需进一步加强

在目前许多疾病的动物模型复制研究中,多是按中医病因进行,其理论依据来自一些中医经典记载。但由于中医病因学内容的形成和发展受当时的历史条件和科学水平的限制,其概念往往带有"半真实性"或"抽象性",对一些中医病因病机的认识还存在许多争议和偏差,使得中医证候动物模型在建立方法上可能千差万别,而建立的中医动物模型也难以应用到实际研究工作当中。因此从实验动物中挑选具有某个证候的个体,按照遗传学要求繁殖成为具有天然的、遗传学特征的证候动物模型,即证候纯系动物显得尤为必要。此外尽管人类与动物实验模型具有很大的可比性,但是传统中医学病因病机认识除了人体经络、藏象、气血、阴阳之外,还涉及大量的人文、社会科学的内容。因此针对证候发展规律和中药复方作用特点与中医证候动物模型相对特异性之间的关系还需进一步加强;在模型动物整体动态的疾病证候发生过程以及中药治疗机制研究当中,体现病证结合,宏观与微观结合,中药作用机制与现代治疗机制结合的中西医结合总体思路。

二、需要建立完整、系统的中医病证结合动物模型评价方法，对于疾病证候的生物学标志物的研究需进一步深入

中医证候动物模型是中医动物实验中的核心问题，只有建立了科学的中医证候动物模型才能在中医理论指导下真正地开展中医动物实验研究。尽管目前中医证候动物模型评价过程中取得很大的进展，但是仍然还有很大的发展空间。在动物模型的四诊评价方面，多数文献报道实验动物消瘦、毛发状态等症状难以用客观化的方法定量；舌诊虽可通过观察进行，也还需要用更加简便的手段消除环境对其的误差。脉诊可通过测心率，也可通过压力传感器采集的脉象图等方法。自主活动实验还需要在旷场实验的基础上进行更细致的监测和分类，优化实验方案。总之，随着现代计算机检测技术的发展，症状收集工作还需不断探索更简便、科学、有效的方法。目前研究较多的有血瘀证、肾阳虚证、寒证、热证、脾虚证等，并形成了证本质研究、证候客观化、微观辨证等多个研究热点，但是宏观的证候表型与微观的生物学指标之间的关系还不是非常明确。随着高通量生物学技术的进步及生物信息学、系统生物学等新兴交叉学科的快速发展，有力促进了探求证候生物标志物群的研究发展。目前认为证候的生物学基础可能是由功能相关的基因群或蛋白质群体表达异常及特异代谢组分共同构成。不同的证候，在不同的层次均应有相应的特征性改变，这种特征性改变表现为生物标志物的变化。通过对动物证候生物标志物的研究，不仅有助于病证结合动物模型建立与评价，而且为临床提供参考，充分认识机体的整体状态，用于早期辨证、预测证候发展、判断药物疗效等。

随着现代科技技术的发展，不同研究思路和方法的引入都使得病证结合动物模型建立与评价方法渐趋成熟，但是还难以说病证结合模型已经成为探索中医药和中西医结合的理想动物模型。病证结合动物模型的完善，还需要不断地创新模型研制技术手段和思维模式、规范模型评价系统、纯化模型制备因素及在完善药物反证措施等方面进一步的探索，才可能有望揭示中医证候的本质，推动中药新药的临床前研究以及中医药现代化发展。

参考文献

［1］邝安堃,吴裕,丁霆,等.某些助阳药对于大剂量皮质激素所致耗竭现象的影响[J].中华内科杂志,1963,(2)：113－116.

［2］易育宁.中药复方六味地黄汤的药理研究——对肾性高血压大鼠功能及血压的影响[J].中华内科杂志,1964,(1)：23.

［3］上海第二医学院附属广慈医院舌象研究小组.舌象之研究(一)[J].上海中医药杂志,1964,(5)：8.

［4］孙孝红.注意复制"证"的病理实验模型[J].天津医药,1977,(7)：344.

［5］赵辉.试论多因素复合制作病证结合动物模型思路[J].安徽中医学院学报,2001,20(5)：57－59.

［6］黄忠亨,周永红,李桥江,等.复合型物理刺激因素在糖尿病证候大鼠模型中的应用[J].中国老年学杂志,2011,31(13)：2465－2466.

［7］方肇勤,潘志强,卢文丽,等.大鼠/小鼠是证候研究的主要模式生物[J].中国中医基础医学杂志,2009,15(5)：352－353.

［8］林成仁,任建勋,李磊,等.痰瘀同治方对冠心病痰瘀互结证小型猪模型中医证候评分的影响[J].中国中药杂志,2013,38(24)：4357－4361.

［9］王勇,郭淑贞,李春,等.小型猪血瘀证模型炎症因子与心功能[J].中华中医药杂志,2010,25(10)：1563－1565.

［10］马文慧,安冬青,古丽加玛力·尼亚孜,等.天香丹对动脉粥样硬化秽浊痰阻证 apoE$^{-/-}$ 小鼠斑块内 MMP－9 和

TIMP-1表达的影响[J].中国中医基础医学杂志,2015,21(8):943-945.

[11] 卢文丽,方肇勤,潘志强,等.SHR、DOCA-盐及肾性高血压大鼠的证候特征及比较[J].四川中医,2008,26(11):25-28.

[12] 方肇勤,潘志强,卢文丽,等.大鼠/小鼠证候及辨证论治方法学的探索与发展[J].上海中医药大学学报,2008,22(4):12-16.

[13] 李欣志,刘建勋,任建勋,等.痰瘀互结证冠心病小型猪模型的建立[J].中国中西医结合杂志,2009,29(3):228-232.

[14] 祖克热古丽·吾买尔尼亚孜,杨涛,哈木拉提·吾甫尔,等.维药异常黑胆质成熟颗粒对移植性宫颈癌(U27)荷瘤小鼠抗肿瘤作用研究[J].中国中西医结合杂志,2009,29(3):228-232.

[15] 李艳彦,谢鸣,王洪海,等.肝郁脾虚证模型大鼠甲状腺轴的变化及柴疏四君汤的作用观察[J].中国中医基础医学杂志,2008,14(3):191-195.

[16] 龙子江,王桐生,吕晓英,等.心气虚动物模型的研制[J].中国中医药科技,2003,10(2):67-68.

[17] 任建勋,林成仁,王敏,等.多因素整合建立气滞血瘀证动物模型研究[J].中药药理与临床,2007,23(5):210-211.

[18] 方肇勤.辨证论治实验方法学——实验小鼠诊法与辨证[M].上海:上海科学技术出版社,2006.

[19] Zhao H, Zhao Y, Wang J, et al. Expression of the difference between the Cold (Han) and Hot (Re) natures of traditional Chinese medicines (Strobal and Rhubarb) based on the cold/hot plate differentiating assay [J]. Sci China C Life Sci,2009,52(12):1192-1197.

[20] 王勇,李春,啜文静,等.基于小型猪冠心病慢性心肌缺血模型气虚血瘀证的证候评价[J].中国中西医结合杂志,2011,31(2):233-237.

[21] 陈雷,李德新,王彩霞,等.用模糊模式识别方法进行中医动物实验证候模型评价的研究[J].中医药学刊,2005,23(7):1221-1222.

[22] 金锐,张冰,刘森茂,等.基于数据信息熵探讨糖皮质激素诱导的阳虚或阴虚证候动物模型的状态特征[J].中西医结合学报,2011,9(1):15-21.

[23] 刘杨.高血压肝火亢盛证动物模型生物学基础研究[J].吉林中医药,2015,35(10):1049-1052.

[24] 刘建勋,李欣志,任建勋.中医证候模型拟临床研究概念的形成及应用[J].中国中药杂志,2008,33(14):1772-1776.

（刘建勋,任钧国,任建勋,苗明三）

第八章
中药安全性研究

中药安全性事关用药者的健康和生命。中药安全性研究的目的是评价中药安全性,研究中药的潜在毒性反应及其产生的原因、致毒机制,确定安全用法用量,提供潜在毒性的检测和防治方法等,为临床安全用药提供重要信息。

近些年中药安全性(马兜铃肾损害,千里光、小柴胡汞超标等)事件频发将中药推倒舆论的风口浪尖,相关企业遭受巨大的经济损失,中药行业则遭受了巨大的负面影响。另外,近年来由于人们对中药的不合理使用,一些常用的传统无毒中药甚至是补益药如何首乌、补骨脂等也时常有肝损害病例发生。中药安全性问题已经成为我国中医药行业发展的瓶颈,是制约中药现代化和国际化的关键问题。开展中药安全研究,搞清楚中药的潜在毒性及其产生原因,阐明致毒机制,研究防治方法等,以保证临床用药安全,既是保障我国公众生命健康的迫切需求,也是提升中药行业的创新能力和国际竞争力、维护中医药国际信誉和中医药现代化、国际化发展的战略需求。

我国的中药安全性研究基础薄弱,起步较晚。20世纪80年代以前,鲜有中药安全性研究文献报道,很多已上市的中成药没有进行全面的安全性研究,缺乏充分的安全性信息,给临床用药带来不确定的风险。1985年,我国颁布实施《中华人民共和国药品管理法》《药品注册管理办法》和《新药审批办法》,才开始对中药新药提出了毒理学研究的要求,中药安全性研究逐步受到重视。在《新药审批办法》附件"新药药理、毒理研究的技术要求"中对新药应开展的毒理学研究项目做出了规定。为了更好地指导中药新药的安全性评价,1993年,中华人民共和国卫生部药政管理局组织专家编制了《中药新药研究指南(药学、药理学、毒理学)》。2005年,原国家药品监督管理局(SFDA)颁布了《中药、天然药物急性毒性研究技术指导原则》《中药、天然药物长期毒性研究技术指导原则》《中药、天然药物免疫毒性(过敏性、光过敏反应)》《中药、天然药物局部刺激性和溶血性研究技术指导原则》《中药、天然药物一般药理学研究技术指导原则》。其他试验包括生殖毒性、遗传毒性、致癌性等则按照化药指导原则进行。针对中药注射剂的安全性研究,SFDA 2007年颁布了《中药、天然药物注射剂基本技术要求》,对中药注射剂的毒理学研究做出了相关规定。2008年,SFDA颁布了《含毒性药材及其他安全性问题中药品种的处理原则》,对含毒性药材的中药新药研究提出了进行更多毒理学研究的要求。2014年,国家食品药品监督管理总局(CFDA)对相关的毒理学研究指导原则进行了修订,不再专门针对中药颁布指导原则,而是颁布了针对所有药物的通用指导原则,包括药物单次给药毒性研究、重复给药毒性研究、非临床药代动力学研究、毒代动力学研究、刺激性、过敏性和溶血性研究、安全药理研究等指导原则。随着指导原则的制定和完善,我国的中药新药安全性研究不断规范化,逐步与国际标准接轨。

实施中药现代化行动20年来,我国除了中药新药安全性研究规范化方面取得突出进步外,在中药安全性相关的基础性科学问题方面也开展了大量研究。国家对中药安全性研究给予了高度重视和支持,针对中药安全性方面的一些共性问题,设立了专项资金立项资助,组织全国力量开展深入、系统的研究。国家"973"计划先后设立了两个专项,即"确有疗效的有毒中药科学应用关键问题的基础研究"和"基于'十八反'的中药配伍禁忌理论基础研究",科技部设立了基础研究专项"中药毒性分类标准研究"等,分别从中药"毒性"和中药"十八反"的科学内涵、中药潜在毒性特征、致毒规律、配伍宜忌以及减毒方法等进行了深入研究,提出了毒性分类标准。国家"九五""十五"攻关计划、国家自然科学基金重点项目以及国家中医药管理局行业专项分别针对几类国内外广泛关注的中药包括含重金属中药(安宫牛黄丸)、含吡咯里西啶类生物碱中药(千里光及其制剂千柏鼻炎片)、含蒽醌中药(大黄䗪虫丸)、含柴胡中药(小柴胡汤)、含乌头中药(乌头、附子、附子理中丸)以及含马兜铃酸中药(关木通、广防己、龙胆泻肝丸)等安全性问题进行立项研究,澄清了含"毒性成分"中药材与中药复方的关系,阐明中药复方配伍减毒、炮制减毒增(存)效的科学性,在研究中探索了中成药的量—效和量—时—毒关系,为临床安全合理应用提供了依据。"十一五"和"十二五"国家重大科技专项、"十一五"科技支撑计划等分别针对中药注射剂的安全性问题以及中药注射剂大品种改造进行立项研究,明确了中药注射剂的不良反应特点,建立了适用于中药注射剂的安全性评价方法,对临床上常用的大品种进行了技术改造,为控制临床用药风险打下了良好基础。

　　总之,中药现代化计划实施20年来,我国中药安全性研究有了较大的发展,澄清了一些长期未明确的科学问题,进一步完善了中药安全性评价体系,对科学和客观地评价中药安全性、合理使用中药等起到了极大的推动作用。

第一节　中药安全性关键技术和方法

　　中药安全性是中医药现代化和国际化的重大科学问题,毒性成分复杂,致毒机制不清,综合系统的技术平台缺乏是制约中药产业的瓶颈,已严重影响了中药的产业化和国际化。针对这些问题,国内相关团队率先创建了系统配套的中药安全性研究关键技术平台(图8-1-1),建立了包括中药早期毒性发现的药物毒理基因组学及代谢组学相融合技术;中药量毒关系研究的毒性评价方法,中药相互作用研究的基于药物代谢酶与受体通路的快速筛选等多种集成技术,特别是建立了适合中药配伍禁忌、质量控制、致敏物质发现的中药分子毒理学研究新技术,形成了中药安全性评价的新技术体系。

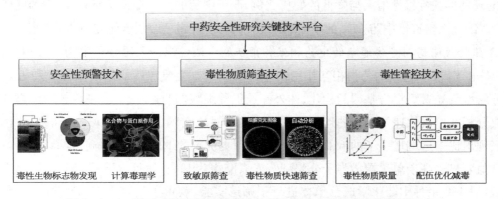

图8-1-1　基于中药毒性预警和监控的中药安全性研究关键技术平台

　　1. 基于药物毒理基因组学和代谢组学的中药早期毒性发现技术　综合采用系统生物学等相关方

法,创建了药物毒理基因组学及代谢组学相融合的毒性检测平台,并用于多个中成药的早期安全性预测研究。该平台在综合考察多个商业化基因芯片的平台间转移能力基础上,开发了改进的决策森林法(IDF)等毒理基因组学数据整合分析方法。围绕药物性肝毒性,建立了气质联用(GC/MS)结合模式识别技术,提出小鼠肝组织匀浆和血浆样本的 GC-MS 代谢组学分析及其数据处理方法,创建了基于GC-MS 代谢组学的药物肝毒性预测评价方法;并创建了采用血液的基因表达数据预测药物靶器官肝毒性方法,准确率可达 92%。此外,该平台还以黄曲霉素 B_1 等中药中常见生物毒素为对象,创建了比传统血清生化指标和组织病理学检查更加灵敏的基因表达谱芯片检测方法,该方法较传统血清生化指标和组织病理学检查等更为灵敏,可用于中药毒性早期发现研究。(图 8-1-2)

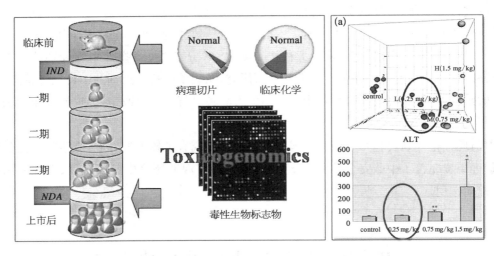

图 8-1-2　基于毒理基因组学的中药毒性发现方法

2. 基于量—毒关系研究的中药急性毒性评价方法　采用常规毒理学和生物信息学等相关方法,首次建立了基于中药量—毒关系研究急性毒性的评价方法。目前的常规毒性评价方法不能满足中药的量—毒关系研究。项目以“十八反”有毒中药为研究对象,以小鼠死亡率为观察指标,分别进行了1:1配伍、2^7 的均匀设计和固定 LD_{50} 剂量急性毒性实验。研究结果表明:1:1配伍急性毒性实验所获取的实用数据较少,仅能获得 1:1 配伍数据;2^7 均匀设计实验虽能够得到较多配伍毒性资料,但数据分散,不便于分析和总结;固定中药毒性 LD_{50} 的不同配比急性毒性实验,不仅获得了 1:1 配伍与均匀设计实验的数据,同时还能够找到毒性增大与降低的配伍比例,便于中药的量—毒关系研究,对中药配伍的毒性评价贡献最大。因此固定毒性中药 LD_{50} 的不同配比急性毒性实验最适合用于研究中药的量—毒关系。

3. 基于药物代谢酶与受体通路的中药相互作用研究方法　综合采用分子生物学等相关方法,创建了基于 PXR-CYP3A4 通路的药物相互作用快速筛选技术。主要包括双远端增强子和近端启动子线性串联的分泌型荧光素酶报告基因的构建、体外筛选工程细胞株的建立、报告基因技术可靠性验证及在中药化学成分相互作用快速筛选中的运用。在瞬时转染对比实验中,双远端增强子的分泌型荧光素酶报告基因表现出比单远端增强子的 pGL4.17 报告基因更优越的 RIF 诱导响应性能;该报告基因不仅绝对荧光强度值要显著高于单远端增强子分泌型荧光素酶报告基因,而且 RIF 诱导效能明显提高。利用此筛选模型,对 130 余种中药化学成分单体进行了筛选实验,获得了具有潜在 CYP3A4 诱导和抑制能力的目标化合物。

4. 基于凝胶电泳和生物质谱结合的中药代谢研究方法　综合采用化学生物学等相关方法,建立了基于凝胶电泳和生物质谱结合的分离鉴定技术。鉴于细胞色素 P450 酶是内膜蛋白,而常用的蛋白质分离技术对膜蛋白的分离能力差,膜蛋白在双向凝胶电泳图谱上缺失等缺点,通过比较双向电泳在差异蛋白质组学中的特殊作用及 P450 蛋白亚型的特征,采用了 ESI－MS/MS 和 MALDI－TOF/MS 相结合的方法,首次建立了大鼠肝脏微粒体细胞色素 P450 同工酶的分离鉴定方法,用单向凝胶电泳分离和生物质谱技术确认了大鼠肝脏微粒体中 P450 蛋白亚型,确定了有重要临床意义的同工酶,为深入研究奠定基础。

5. 以安全性为导向的中药质量评价与控制技术 采用色谱、色谱—质谱联用及化学计量学等相关技术方法,建立了以安全性为导向的中药质量分析方法。面向中药安全性研究中的质量分析需求,建立了在线富集—毛细管电泳、毛细管电泳—质谱联用、固相萃取—液相色谱—质谱联用等多种中药成分定量分析新方法,将灵敏度提高一个数量级以上,解决了部分微量成分或残留成分的检测难题;并将化学计量学与仪器分析方法相结合,创建了基于粒子群算法的毛细管电泳分析条件优化等计算机辅助中药定量分析方法,可用于复杂体系多组分同时定量分析方法的优化和建立。

6. 基于计算毒理与分子毒理相结合技术的中药毒性机制研究方法 综合采用生物信息学等相关方法,建立了中药毒性机制研究的计算毒理与分子毒理相结合技术。基于 Super CYP、HIT 等数据库,建立整合表达方剂配伍规律的计算毒理学方法。鉴于 Cocktail 探针法可同时给予多种亚酶的探针药物,通过测定生物样品中每个探针代谢产物的代谢率,同时获取多个代谢酶的表征信息,综合建立了基于 RT－PCR、Western-blot 检测大鼠 P450 亚酶酶活性测定方法和药物相互作用平台。

综合采用网络毒理学等相关方法,创建了基于知识模型和网络调控的毒性物质多组分配伍减毒优化技术。系统剖析了常规基于分子结构的药物毒性预测方法(QSTR)模型预测性能不佳的原因,针对毒性作用机制已知、毒性作用机制未知而毒性作用方式已知、毒性作用机制及毒性作用方式均未知等三类问题"量体裁衣",创新提出基于致毒机制、毒性作用方式和统计模型的系统建模预测方法,显著提高了药物毒性预测准确性。研究了基于 SVM、kNN 和 Nearest Centroids 等集成毒性预测方法,编写了 TreeEC 等中药毒性成分快速计算分析软件,从而发展形成了基于知识模型和网络调控的毒性多组分配伍减毒优化技术。

7. 中药注射剂致敏物质发现新方法 根据中药注射剂过敏样反应的临床症状特点、病理机制以及复杂的细胞生物学机制,首次建立了中药注射剂致敏性检测和致敏物质发现新方法。基于血管通透性增高这一过敏样反应的主要病理机制,建立了快速、客观、定量分析中药注射剂过敏样反应的小鼠和大鼠试验模型以及细胞模型;模拟过敏样反应的皮肤表现、血压下降、呼吸困难等临床综合征特点,建立了 Beagle 犬致敏性评价方法。采用公认的阴性对照、阳性对照以及临床过敏样发生率较高的药物对方法学进行了验证,证明中药注射剂致敏性评价新方法敏感、可靠。建立的方法为中药注射剂的致敏性检测和致敏物质筛选提供了基础。

8. 中药安全性评价技术平台建设(GLP) GLP(good laboratory practice),即优良实验室规范,是一种与非临床安全性研究的计划、实施、监督、记录、报告和建档有关的,涉及组织过程与条件的质量体系。为了保证药物非临床研究的质量,确保实验资料的真实性、完整性和可靠性,保障人民用药安全,我国要求新药的安全性评价必须执行 GLP 规范。

20 世纪经历了多次重大药害事件后,国际上一些国家于六七十年代开始制定 GLP 法规,1972 年新西兰最早进行 GLP 立法,于 1973 年颁布了《实验室注册法》。美国 FDA 于 1979 年 6 月 20 日颁布实施 GLP。欧洲、日本、韩国等紧随其后,相继颁布了本国的 GLP 规范。我国于 1985 年 7 月 1 日实施《中华人民共和国药品管理法》和《新药审批办法》，规定对新药（包括中药）要进行毒理学评价，但当时尚未制定 GLP 法规。为了保证新药非临床安全性研究的质量和适应新药研发的需求，80 年代末至 90 年代初，国家科学技术委员会开始组织 GLP 法规的起草工作。通过对美国、日本等 20 家国外 GLP 实验室考察，参考多个国家的 GLP 规范，起草了我国的《药品非临床研究质量管理规定》（以下简称《GLP 规定》），于 1993 年 12 月 11 日由国家科学技术委员会颁布，自 1994 年 1 月 1 日起试行。原国家药品监督管理局（SFDA）于 1998 年组建以后，在《GLP 规定》的基础上进一步修订，于 1999 年 11 月 1 日起颁布实施《药品非临床研究质量管理规范（试行）》；2003 年 9 月 1 日颁布实施《药品非临床研究质量管理规范》。为了规范 GLP 认证管理工作，SFDA 于 2003 年 9 月颁布实施《药物非临床研究质量管理规范认证检查方法（试行）》，2007 年修订并颁布实施《药物非临床研究质量管理规范认证管理办法》。从 2003 年开始 SFDA 对我国的药物安全性评价机构逐步开展 GLP 认证工作。2002 年国家 SFDA 颁布的《药品注册管理办法》明确规定药物的安全性评价研究必须执行 GLP 规范。随着 GLP 法规的实施，国家 SFDA 对药物的安全性评价研究提出了规范性要求。在 2007 年 SFDA 颁布的新药技术审评补充条例中明确规定中药新药 1～5 类药的安全性评价研究必须在获得 GLP 认证资格的 GLP 中心进行；迄今，这一要求已经扩大到所有类型中药新药。因此，目前中药新药的安全性评价已经符合 GLP 规范，逐渐与国际规范接轨。

我国最早开展系统的安全性评价研究的中药是青蒿素。20 世纪 70 年代末至 80 年代初，参照美国、欧洲的新药安全性评价方法对青蒿素进行了急性毒性、长期毒性、遗传毒性、生殖毒性、一般药理学以及药代动力学等全套安全性评价研究。1985 年青蒿素及其制剂获得了我国实施《新药注册管理办法》后的第 1 个新药证书。虽然当时国内尚未实施 GLP 规范，但青蒿素的研究为我国中药安全性评价研究以及后来在国内开展中药 GLP 建设等均打下了坚实的基础。然而，由于当时我国尚未实施 GLP 规范，青蒿素的临床前安全性评价资料得不到国际上接受，使得我国的青蒿素类药物难以进入国际市场。因而，建设符合 GLP 规范的药物安全性评价平台成为急迫的任务。

在"八五"期间，我国开始启动试点 GLP 实验室筹建工作，1990—1993 年，原中国药品检定研究所、军事医学科学院等四家国内从事药物安全性研究基础较好的研究机构获得国家科技部立项资助，在国内最早开始进行 GLP 平台的示范建设。随后在国家"九五"发展规划中，又设立了重中之重"1035"工程。2000 年"1035"工程共立项资助了包括前期 3 家在内的 5 家 GLP 平台建设项目。先期 GLP 建设均在从事西药和生物药的研究机构进行，考虑到中药安全性评价有其特殊性，2000 年国家科技部又纳入了两家专门从事中药研究的机构参与 GLP 平台建设，使得中药安全性评价研究平台建设得到了发展。随后，GLP 平台建设进一步拓展，2002 年在国家"863"计划中，资助了 9 家机构的 GLP 平台建设；在"十一五""十二五"国家重大科技专项（重大新药创制）中分别又资助了 8 家和 13 家 GLP 平台建设。在历次国家专项经费支持下，国内一批药物安全评价机构的硬件设施、运行管理、专业从业人员培养等得到快速提升，在 GLP 平台的规范化以及国际化进程方面均取得了显著性进步。

从 2003 年开始，国家 SFDA 开始在全国范围内开展 GLP 认证工作。2003 年 5 月我国首批 4 家药物安全性评价中心通过了 SFDA 的 GLP 检查并获得认证证书；2004 年共 7 家单位通过了 GLP 认证，其中有 1 家是专门从事中药安全评价的中心。仅仅经过 10 余年时间，全国各地先后建立了一大批运营规范和独具特色的 GLP 实验室，迄今全国已经有 58 家药物安全性研究机构通过了 SFDA 的 GLP 认证，其中专门从事中药安全性评价的机构有 6 家。除了中药 GLP 实验室从事中药安全性评价研究以外，其他的 GLP 实验室也在不同程度上承担中药新药的安全性评价工作。全国的 GLP 实验室在我国中药新药研发产业链中发挥着越来越重要的技术支撑作用。

实验动物是 GLP 平台的重要组成部分,其质量与药品安全性评价结果的准确性和可靠性密切相关。1988 年经国务院批准,由国家科学技术委员会颁布了我国第 1 部《实验动物管理条例》,国家卫生部颁布了《医学实验动物管理条例实施细则》和《实验动物标准》,并在京、沪地区成立了医学实验动物管理委员会,推行实验动物、技术人员、设备条件合格证制度,从而把我国的实验动物工作推向规范化、法制化的管理轨道。目前,国内不同地区的常用实验动物均实现了规模化、规范化繁殖和生产。根据药物安全性评价研究新的需求,还自主研发或国外引进了一些新的动物模型,有些转基因动物、基因敲除动物等也逐步应用于中药安全性评价研究。

不同的 GLP 机构还针对药物安全性评价中的关键问题建立了一些新的技术,以针对中药安全性评价中的非常规特殊需求提供特色技术服务。例如,针对中药注射剂过敏反应难以预测和致敏物质缺乏筛选技术的关键问题,研制了类过敏检测和致敏物质筛选技术,为中药注射剂上市后安全性再评价、大品种技术改造、中药注射剂新药研发等提供特色技术服务。针对中药潜在毒性难以预测、方法学敏感性不足等问题,开展了中药肝、肾、心脏、免疫、遗传、生殖毒性等早期预测技术研究,结合细胞、器官和整体模型以及分子生物学、代谢组学、动物影像学等技术,形成更加完善的评价体系,提升中药安全性评价技术水平,以满足中药创新药研发中对安全性评价的特殊需求。

共完成了上千种中药新药的全套安全性评价研究,仅自 2009 年以来完成的品种包括 1 类新药原料及其制剂 25 个、2 类新药及其制剂 2 个、5 类新药及其制剂 84 个以及 6 类新药 604 个。2010—2014 年间,共有 67 种中药新药已经获批准生产。

GLP 平台在中药尤其是中药注射剂上市后安全性再评价中发挥着重要作用。自 2009 年国家药品食品监督管理局发布《关于开展中药注射剂安全性再评价工作的通知》(国食药监办〔2009〕28 号)以来,有 20 余个重大中药注射剂品种的安全性再评价研究,为控制中药注射剂安全风险提供了基础。

第二节　标志性成果

一、中药安全性研究关键技术体系及平台建设

由军事医学科学院放射与辐射医学研究所高月团队领衔,历时 10 余年,在国家多个重大项目的资助下,最早创建了中药安全性研究关键技术平台并成功用于中药的毒性成分确认、致毒机制解析、经典理论实证、创新药物研发,促进了中药毒理学的学科发展,研究获得国家科学技术进步奖一等奖。主要创新点有:① 率先创建了系统配套的中药安全性研究关键技术平台。建立了包括中药早期毒性发现的基于药物毒理基因组学及代谢组学相融合技术;中药量—毒关系研究的毒性评价方法,中药相互作用研究的基于药物代谢酶与受体通路的快速筛选等多种集成技术,特别是建立了适合中药配伍禁忌、质量控制、致敏物质发现的中药分子毒理学研究新技术,形成了中药安全性评价的新技术体系。② 系统揭示了常见不良反应中药〔中药注射剂、马兜铃酸类、吡咯里西啶类生物碱类、含重(类)金属类、外用毒药类和"十八反"等〕产生毒性的物质基础、代谢特征、配伍禁忌和毒性机制;5 味有毒中药外用功能被 2010 年版《中国药典》采纳;发现了 10 种中药注射剂的过敏性特点,促进了中药分子毒理学学科的发展。③ 揭示了中药毒性的分子生物学机制。发现了甘草通过激活 PXR 受体加速中药毒性成分代谢,从而

"调和诸药"的分子生物学基础；发现诱导 CYP1A2 基因表达可降低马兜铃酸类中药毒性的新机制；发现千里光通过生物碱诱导热休克蛋白表达与胚胎毒性发生的关联机制，为中药的合理应用和国际化提供了科学依据。④ 实证了中药配伍禁忌的经典理论。首次从毒性成分和药物代谢酶角度揭示了中药配伍"反"与"不反"的科学本质；从离子通道和儿茶酚胺调节角度揭示了中药寒热配伍及其减毒增效的科学内涵。促进了中药配伍理论的创新发展。⑤ 支撑了创新药物的研发并研制了 7 个中药新药。基于毒性早期预测平台发现了 11 个具有 PXR 受体激活特性，表征了中药早期毒性的化合物，降低了新药研发因安全性淘汰的风险，促进了 103 个新药研发进程，独立研制了 1 个 I 类、6 个 VI 类中药新药。

本项目首次建立了系统的中药安全性研究的实验方法和技术平台，丰富和发展了中药传统配伍理论，加速了中药新药的研发进程，产生了显著的社会、军事和经济效益。

二、传统中药活性成分的系统分子毒理学研究

由中国科学院上海药物所任进领衔，利用现代分子生物学技术的最新进展，如毒理基因组学、代谢组学、RNA 干扰技术、分子克隆技术等多学科新技术，应用新近美国 FDA 提出明确要求的转基因和基因敲除动物等新模型，观察药物对细胞凋亡、代谢酶、DNA 损伤、氧化损伤、细胞周期以及信号转导通路等的影响，针对若干传统常用中药的重要活性成分，通过迥然不同的毒性靶器官与机制导致的毒性作用，在分子、细胞和动物不同水平上进行了系统的分子毒理学机制研究。研究成果获得国家科学技术进步奖二等奖。特别是对国际上已产生重大影响的"中草药性肾病"——马兜铃酸肾病（AAN）毒性分子机制进行了一系列创新性研究，如应用肝脏 P450 还原酶特异性基因敲除小鼠模型，首次证明了 P450 酶的氧化代谢在 AAN 中起重要的解毒作用；首次发现了 NQO1 酶的还原代谢在 AAN 中起重要的增毒作用；首次证明了肾脏转运蛋白 OAT1 和 OAT3 在马兜铃酸（AAI）特异性肾毒性中起重要的调节作用，揭示了上述两个转运体蛋白可能是 AAI 肾脏毒性的作用靶点；首次揭示了 AAI 肾毒性与抑制线粒体内膜腺苷磷酸转运酶（ANT）的作用密切相关；首次证明了 AAI 经过肝脏 P450 酶代谢后可以减少肾脏 DNA 加合物形成，提示与肾肿瘤的发生相关等。相关研究刊登在 *Kidney International*、*Toxicological Sciences*、*Molecular Pharmaceutics*、*Toxicology and Applied Pharmacology* 等国际权威学术期刊上，其中"P450 酶的氧化代谢在 AAN 中起重要的解毒作用"研究得到杂志主编邀请的权威专家撰写了专题评论同期刊登；该文章的工作解决了一直悬而未决的问题。该研究成功应用肝脏 P450 还原酶特异性敲除小鼠模型，首次阐明了肝脏 P450 酶参与马兜铃酸代谢解毒作用，从而降低了肾毒性，引起国际上同研究领域的密切关注。

另外，首次证明了雷公藤甲素诱导的多脏器损伤可由肝脏 P450 酶的特异性代谢转化而降低毒性。首次揭示了大黄素通过稳定 Topo II - DNA 可切割复合物，抑制 Topo II 介导的 ATP 水解活性，诱导 DNA 双链断裂的产生，继而导致其遗传毒性等研究成果，并被作为 *Toxicological Sciences* 杂志的封面，提出了中药潜在毒性早期发现的新观点。以上成果荣获 2009 年中国药学会科学技术奖一等奖。

三、新型药物筛选体系的研究和应用

由中国药科大学张陆勇领衔完成，克服传统药物筛选方法的缺点和不足，建立适合我国国情的药物筛选体系，为开发具有独立知识产权的新药研发提供技术平台。研究成果获得江苏省科学技术进步奖一等奖。张陆勇课题组在成药性评价和早期毒性研究方面开展研究工作，结合毒代动力学进行毒性物质基础研究，重点进行中药的毒性及其毒性机制与毒性成分研究，建立了符合中药特点的毒性与安全性

评价的研究体系。中国药科大学"新型筛选体系"建立了信息完整、管理规范初具规模的化合物信息库，作为国家化合物样品库中国药科大学卫星库之一，建立了以重大疾病为导向，化合物结构多样、化合物信息管理规范的总容量达 37.3 万的化合物库，包括合成化合物（13 万，约 35%）、天然产物提取物（7 879 个，约 2%）、微生物提取物（2.49 万，约 6.7%）、多肽（1 000 条，约 0.27%）等多种性质的样品，目前已建成设施先进、管理规范、特色鲜明、成效显著、兼具科研、筛选、对外服务的综合性化合物库。针对重大疾病建立了分子水平、细胞水平和整体动物水平的药物筛选体系，其中基于分子靶标的高通量筛选模型 100 余个，基于表型的高内涵筛选模型 10 余个。筛选样次 555 万，发现了 86 个活性化合物，32 个候选药物，其中 14 个化合物已完成了动物体内的初步药效学及安全性评价，3 个天然来源的候选药物（分别来源于麦冬、鬼臼，以及金环蛇）和 1 个化学合成药物已完成临床前研究，申报 1 类新药临床研究，1 个植物来源的候选药物申报中药 5 类新药临床研究，2 个小分子药物已进入 I 期临床试验，29 项专利已经获得授权。针对中药复杂体系，通过药物多靶点的高通量研究和高内涵研究，为中药优化组方和中药的作用物质基础研究的实现进行了探索，筛选出 2 个有效治疗 2 型糖尿病的中药新处方。该项目在整体上已达到国内领先水平，此研究成果为我国新药研发事业做出了积极贡献，促进了我国新药创新体系的构建，产生了良好的综合社会效益。

四、中药肝毒性早期发现与合理评价技术平台建设及其科学应用

山东省中医药研究院孙蓉团队完成。肝毒性是新药研发失败和药品撤市的主要原因，中药已成为导致药肝的第二大诱因且日益受到关注。如何科学认知、早期发现、系统评价已成为制约中药产业发展的关键问题。团队围绕中药肝毒性上述问题，针对 ADR 报道，借鉴转化医学模式，通过文献挖掘、物质基础锁定、肝毒特点规律、路径靶点与标志物确认等环节，集成创新性构建了适宜于中药肝毒性早期发现与合理评价的技术平台。研究成果获得山东省科学技术进步奖一等奖。历经 10 年 11 个中药系统研究，在中药肝毒性成因与发生模式、肝毒特点与规律、肝毒机制靶标及相互作用网络这三大方面实现技术创新：① 借鉴转化毒理学研究模式，运用组学技术，集成创新性构建基于 ADR 分析挖掘、肝毒发生特点、认知规律抽提和物质基础辨识的三大关键技术。② 整合创新性构建了适宜于中药肝毒性合理规范评价的毒—效关联评价、单肝和多肝"量—时—毒"关系和毒靶网络及相互作用评价三大关键技术的科技创新。③ 借鉴网络药理学研究模式，诠释柴胡劫肝阴科学内涵，还原中医理论；构建基于效—毒关联评价的新药发现、研发和上市后再评价关键技术的科技创新。在授权专利、论文论著、学术交流、人才培养和整体技术应用于教学科研、毒性研究、新药发现、研发、上市后再评价方面取得可喜成果。

上述成果分别在中药毒性成分筛选、安全性的关键技术体系建立、中药常见毒性评价等方面所取得的工作，必将为提高我国中药毒理学研究水平和中药安评技术提供了研究思路、技术支撑和有益实践；促进中药毒性研究、安评技术进步，引领中药毒理学创新发展，提升创新药物研发水平。

第三节　产　生　的　影　响

一、建立中药安全性评价体系

启动中药现代化行动 20 年来，我国的中药安全性研究体系得到了快速发展。在国家科技部平台建

设经费的支持下，国内建设了一批规范化运行的 GLP 平台，使得我国开展中药安全性评价研究的科研条件和研究质量管理均得到了很大的改善。同时，培养了一批从事药物（包括中药）安全性研究的专业队伍。目前，我国中药安全性研究队伍不断壮大，多家科研院所和高等院校分别在中药安全性研究领域的不同方向上形成了实力雄厚的研究团队，其中有 6 家中药安全性研究实验室获得国家 GLP 认证，中药安全性研究规范化方面达到了高标准。中药安全性研究最初是照搬化药安全性评价方法，但那些方法并不是都适用于中药。20 年来，针对中药特点，逐步探讨和建立一些符合中药特点的安全性评价方法，目前已经形成了中药安全性研究方法学体系。

二、支撑了创新药物研发

安全、有效和质量可控是药物的 3 个基本要素。在中药新药研发过程中，安全性研究和评价是主要和关键内容之一，也是决定一个中药新药能否进入临床研究和批准上市、是否确能给患者带来利益的关键因素之一。

我国实施《中华人民共和国药品管理法》《药品注册管理办法》和《新药审批办法》以来，除了地标升国标的中药品种外，其他所有申报的中药新药品种均进行了不同类型的安全性评价研究。《药品注册管理办法》规定了不同类别中药新药应开展不同项目的毒理学试验，以提供可满足评估其安全性的试验数据，作为其是否可获准进行临床试验的依据。我国还针对中药新药研发中的一些特殊情况，如中药注射剂研究、含有毒中药的新药研究等，专门出台了管理规定，以指导相关的安全性研究。中药安全性研究已经支撑了上千种中药新药的申报，仅近 6 年（2009—2014 年）申报的中药品种就包括 1 类新药原料及其制剂 25 个、2 类新药及其制剂 2 个、5 类新药及其制剂 84 个。

三、支撑中药大品种改造，提高了上市后药物的安全性

我国中药产业规模虽然较大，但品种繁多，多数单品种生产规模小，产业发展面临不少困难和制约因素，其中安全性问题最为突出，对于中药注射剂来说情况尤为严峻。2009 年，SFDA 启动了中药注射剂安全性再评价工作，并下发了《中药注射剂安全性再评价非临床研究评价技术原则》等 7 个指导原则。我国的中药注射剂绝大多数品种是 20 世纪七八十年代以前研制的，安全性评价不充分，用于指导临床使用的安全性信息不足。"十一五""十二五"国家重大新药创制项目支持完成了一大批中药大品种技术改造升级，特别是一批中药注射剂品种进行了全面、系统和规范的安全性评价，并针对临床上出现的安全性问题开展深入的机制研究，获得了较充分的安全性信息，解决了影响产品质量和安全性的主要问题，降低了不良反应。可为重大疾病防治提供安全有效的药物，产生了巨大的经济效益和显著社会效益。

四、揭示了中药理论的科学内涵，发展了中药理论

在国家"973"项目、国家自然科学基金重点项目以及国家重大新药创制等专项支持下，围绕中药毒性、"十八反"配伍禁忌、配伍或炮制减毒等理论的科学内涵进行了研究。围绕中药配伍禁忌理论关键科学问题，利用经典毒理学、化学、代谢组学、现代药理学以及生物信息学等技术方法，科学阐明了常用"有毒"中药的化学组成、毒性特征、致毒规律及机制、毒代动力学特征；建立了中药减毒控毒的方法，为"有毒"中药的临床使用、新药研发和生产提供科学基础。证实和明确回答了中药"十八反"各反药组合为配伍禁忌，表现为致毒/增毒、降效/减效的禁忌特征，提出禁忌的形成具有条件性，与其药性、组成、剂量、

病证、用药形式、给药方式、配伍环境等要素密切相关。系统阐述了中药配伍禁忌的渊源发展,突破了以往以本草文献为主的探讨中药配伍禁忌的研究模式,构建了现代中药配伍禁忌理论框架,创建了适宜于中药配伍禁忌基础研究的方法学和技术体系,拓展了药物配伍禁忌研究的途径,丰富和发展了中药配伍禁忌理论。

第四节　不足与展望

1. 对中药"毒性"的传统认识上存在较大的局限性,需要与时俱进,加强中药毒理学基础研究,增强对中药潜在毒性的认知　中药在临床应用有 2 000 多年的历史,积累了丰富的临床用药经验,形成了中药药性理论,对中药药性、功效、毒性、配伍等均有独到的阐释。然而,随着中药应用范围的过大,有些中药在一定应用条件下新的毒副作用也有所发现。例如,千里光在历代本草基本上未记载有毒,但现代研究发现其含有一定量的吡咯里西啶类生物碱,为可能导致肝毒性的成分。此外,还发现不同产地的千里光含有这类生物碱的量不同,因而可导致毒性不同。这就提示我们在千里光的应用中,应该注重药材产地选择、生物碱限量控制、用药剂量和时间控制等。含马兜铃酸中药广防己在历史上也没有记载有毒,但现代发现其含有马兜铃酸这种引起严重肾脏毒性的成分,并在临床使用导致了一些严重中毒病例。以上事实说明,不能停止于现有的中药毒性认识,还需要利用现代科技手段,开展中药毒理学基础基础研究,尤其是搞清楚常用中药的潜在"毒性"以及毒性物质基础、有毒成分的毒性特点、中毒剂量和时间,以增强对中药潜在毒性的认知,为临床安全用药提供依据。

2. 常用中药基础安全性数据不充分,临床用药安全性保障不足,有必要立项开展常用中药的系统性安全评价,建立完善的常用中药安全性数据库　目前《中国药典》收载的中药材和饮片 1 000 多种,其中有毒中药共 80 余种,绝大多数没有进行过系统的安全性研究,其毒性性质、靶器官、毒性剂量和用药时间关系以及毒性防治方法等均不清楚。即便是有少数中药曾经立项研究,但由于时间、经费、研究目标有限,仍然有很多问题没有阐明。《中国药典》收载的药材和中成药绝大多数品种的用法和用量基本上是沿用古代临床医家个人经验,而不是经过严格设计的安全性研究和临床循证医学研究而得到的科学数据确定的,科学依据不足,不能充分保证临床用药安全。地标升国标的中成药老品种,制备工艺较粗,药学研究不充分,基本上没有进行过全面、系统的安全性评价研究,这些品种在临床使用中均缺乏必要的安全性信息参考。另外,中成药多缺乏用药人群适宜性以及联合用药安全性研究,针对一些特殊人群如老人、儿童、孕妇以及一些严重疾患的用药安全性以及多种中药联合、中药与西药联合用药的安全性研究很少。在有毒中药方面,关于毒性物质基础、量—时—毒关系以及毒性成分体内代谢和致毒机制等的研究不多,缺乏毒性成分限量以及有毒中药剂量制定的科学依据。虽然目前从国家新药注册管理的角度加强了中药安全性的研究,但是仅限于常规、规范的安全性评价,并不体现中药特点,能提供的安全性信息很有限。可见,迄今可用于支撑中药临床用药安全性的信息仍然非常欠缺,临床合理用药方案的制定缺乏充分的科学数据,不足以充分保障临床安全用药。

有必要组织力量,全面收集和整理已经开展的常用中药(包括中成药)安全性评价以及毒理学研究资料,摸清楚哪些中药已经进行了系统的安全性评价,哪些还没有开展系统的安全性评价。对于已有的中药安全性数据,形成详细的报告,提供给国家相关的管理部门,以便于为将来的政策制定、政府决策以及将来的科研立项提供参考。对于还没有开展系统安全性评价的中药,建议立项开展基础研究,以完善中药的基本安全性数据，建立一个完善的中药安全性数据库。

3. 中药安全性评价方法学存在局限性，应建立中药慢性毒性的早期预测方法　由于中药的作用相对温和，毒性的产生相对缓慢，往往是由于长期或反复用药造成的，其毒性发展的过程隐匿，现有的常规安全性研究方法的检测指标敏感性不足，因此毒性很难早期发现。近年来，有一些传统的无毒中药如何首乌、补骨脂等被发现在临床使用中发生明显的肝肾毒性；有些含何首乌、补骨脂的中药新药在临床前研究或在临床研究期间发现严重肝毒性，而造成研发失败。急需建立重要脏器毒性早期发现新技术，研究中药毒性生物标志物，确立敏感可靠的检测方法，做到早发现，早决断，提高中药成药性。

4. 加强控毒和减毒增（存）效研究　目前中药在临床用药或者新药研发中，存在一种"谈毒色变"的趋势，这样势必影响有毒中药的应用与新药研发，致使中医的"以毒攻毒"理论无用武之地。在长期临床实践中，中医药积累了许多弥足珍贵的控毒理论和方法，例如炮制减毒/配伍减毒就是中药控毒的重要组成部分。如何挖掘、继承并发展这些控毒理论和技术是我们当前中药研究的一个中药课题。例如"十八反""十九畏"虽然是中药临床应用中一条遵循的禁律，但研究发现一些"十八反"或"十九畏"的药物配伍并未出现毒副作用，对于某些疑难疾病反而具有良好疗效；在中药复方配伍减毒方面，七情配伍中相杀、相畏的应用以及根据药性理论的组方配伍。将来有必要对中药配伍减毒、炮制减毒进行更加深入的研究，将毒理学与现代医学、生物学、化学以及药物代谢动力学等研究技术相结合，建立一套科学的研究体系，系统研究中药配伍以及炮制相关的物质变化规律及其与生物学效应的相关性，揭示配伍减毒和炮制减毒规律，形成能够切实指导临床安全用药和新药研发的中药控毒理论和技术体系。

5. 加强中药安全性研究的前瞻性布局　近20年来，有一些中药的毒性是先在国外发现，引起了轩然大波，随后才引起国内关注并开展研究；也有一些是在国内临床上出现了较大的安全性问题后才开始进行安全性研究，如含马兜铃酸中药、小柴胡汤、千里光和千柏鼻炎片、何首乌、补骨脂、壮骨关节丸等。由于中药安全性研究前瞻性不足，一方面给用药者造成伤害，甚至危及生命。另一方面由于国内外对中药安全性的质疑而对中医药的发展带来较大的负面影响。此外，政府部门在处理这些安全性事件的时候由于缺乏充分的数据，难以回答公众和社会的质疑，形成非常被动的局面。将来应该从国家的层面提前对中药安全性研究进行全面的布局，主动出击，有计划、分步骤地对常用中药及其复方进行系统的安全性研究，以提供足够的安全性信息。

6. 中药注射剂安全性研究亟待加强　中药注射剂是中药制剂的创新，在治疗上具有起效快、疗效高的特点，尤其在病毒性疾病、心脑血管疾病等治疗中发挥着独特的作用。但是由于其可能发生过敏反应，并可能造成休克、呼吸困难等严重后果，影响了其临床应用。过敏反应问题不是中药注射剂的专有问题，西药注射剂也同样存在这一问题。要解决中药注射剂过敏反应这一不良反应的关键是要建立可靠的过敏反应检测方法，找出注射剂中的潜在致敏物质，优化工艺，剔除致敏原。由于中药注射剂过敏反应机制非常复杂以及国内外目前在药物过敏反应检测方面缺乏敏感可靠的模型和方法，使得中药注射剂过敏特点的确定和致敏物质筛查存在相当大的困难。另外，国际上目前常规的过敏试验方法在中药注射剂产品检测中并不适用，假阴性过高，起不到为产品安全性把关的作用。因此，将来需要针对中药注射剂特点，研究其适用的过敏检测方法、搞清楚中药注射剂的有效物质和有害物质以及阐明作用机制。同时，有必要对已上市中药注射剂的制剂工艺进行优化和提高，建立既保证有效又保障安全性的工艺技术，使中药注射剂的质量得到实质性提升。

7. 加强中西药物联合用药安全性研究　临床上中西药混合用药的情况非常普遍，但由于目前对中西药联合用药安全性研究很少，其配伍非常盲目。中西药配伍是否合理、是否影响疗效和是否可能产生不良反应均不清楚,故存在安全性隐患。急需开展中西药联合用药安全性研究。首先需要建立中西药联合用药安全性评价方法,研究中西药相互作用的规律,建立评价因相互作用而影响安全性的客观指标,提供合理配伍方案。

8. 中药 GLP 平台规模不足 自"九五"开始我国启动 GLP 建设以来,我国的 GLP 法规以及认证管理制度逐步完善;GLP 平台从无到有,无论是数目还是规模都得到空前的发展;GLP 平台的技术水平不断提高,运行管理更加规范,并逐步与国际接轨。然而,在全国范围内专门从事中药安全性评价研究的 GLP 平台数目很少,在迄今获得认证的 58 家 GLP 平台中仅有 6 家从事中药评价,并且中药 GLP 平台的设施规模普遍较小,硬件设施与先进的 GLP 平台相比比较落后,专业从业人员较少,技术力量相对薄弱,远远不能完全满足日益增长的中药新药研发的需求。

此外,与西药单一成分不同,中药以复方为主,所含的成分极为复杂,有效成分和有毒成分往往不明确。多种成分分别作用于多种靶器官或靶点,成分之间可能产生相互作用,相互影响,其最终效应很难由所含成分来预测。上述特点使得中药的安全性研究工作及其结果的分析评价既有特殊性,又有较大的难度。另外中药的毒性相对较低,长期反复用药后可产生毒性,毒性的产生过程隐匿,难以早期发现。目前的新药毒性试验指导原则基本上都是按照化药制定的,不能覆盖中药特点。按照规范开展的常规安全性评价方法中的检测指标敏感性较低,很难准确和早期检测出中药毒性,无法全面揭示和暴露中药的潜在毒性特征。因此,中药 GLP 平台的重要任务是针对中药特点,建立符合中药特点的安全性评价体系,建立适合中药评价的敏感的动物、细胞或其他模式生物模型,找出适合评价中药安全性的毒性生物标记物,提高中药毒性早期预测能力,提升中药安全性评价水平。

9. 中药安全性评价从业人员数量不足,加强人才培养是急迫的任务 从试验设施、GLP 运行管理要求等方面来说,中药 GLP 平台与西药(单纯化学药品)GLP 中心别无二致,应达到国际公认的 GLP 硬件设施标准和管理规范。然而,中药物质基础的复杂性、潜在毒性的难预测性、致毒机制的不确定性等,要求从事安全性评价研究的专业人员不仅要具备现代医学、生物学、药理学和毒理学知识,同时又要掌握中医药基础理论和知识,因而中药 GLP 平台在其人员的知识结构和资格标准上有别于西药专业人员,具有更高的要求。然而,目前我国绝大多数 GLP 平台缺乏具备中医药专业知识背景的技术人员,在这些 GLP 平台所开展的安全性评价研究可以保证研究过程的规范性,但无法完全保证研究结果的科学性和结论阐释的合理性。因而,建立具有中药特点的 GLP 平台、培养兼具现代医学、毒理学和中医药专门知识的人才是将来中药安全性平台建设中的重要任务之一。

参考文献

［1］张伯礼. 中成药上市后临床再评价:循证与创新[J]. 中国中药杂志,2011,36(20):2761.

［2］范骁辉,赵筱萍,金烨成,等. 论建立网络毒理学及中药网络毒理学研究思路[J]. 中国中药杂志,2011,36(21):21-23.

［3］李杰,李柯佳,张臣,等. 计算系统毒理学:形成、发展及应用[J]. 科学通报,2015,60(19):1751-1760.

［4］王新洲,朱永亮,金若敏,等. 基于数学模型的药物成分肾毒性预测[J]. 中国新药杂志,2014,23(13):1565-1568.

［5］Wj Zhang. Network chemistry, network toxicology, network informatics, and network behavioristics: A scientific outline[J]. Network Biology, 2016, 6(1):37-39.

［6］X Zhang, Hr Fan, Yz Li, et al. Development and Application of Network Toxicology in Safety Research of Chinese Materia Medica[J]. Chinese Herbal Medicines, 2015, 7(1):31-42.

［7］朱永亮,叶祖光. 计算毒理学与中药毒性预测的研究进展[J]. 中国新药杂志,2011,20(24):50-55.

［8］杜晓曦,宋海波,任经天,等.中药上市后评价的机遇与挑战［J］.中国中药杂志,2014,39(17)：7-9.

［9］宋海波,韩玲.中药肝损伤的流行特点、风险因素及评价［J］.中国药理学与毒理学杂志,2016,30(4)：291-305.

［10］焦云涛,高菁,任彬,等.中草药肝毒性、肾毒性及对策［J］.世界中医药,2014,9(1)：134-137.

（高月,梁爱华,范骁辉,刘曙晨）

第九章
中药制药技术研究

中药通常采用分批生产方式,经过预先设定一系列加工单元(如提取、分离纯化、浓缩和干燥等),将中药材加工成最终产品。因此,每一加工单元涉及的每一操作步骤及设备性能都影响中间产品的质量,并间接影响到最终产品质量。中药化学成分复杂,很难阐明哪些加工单元或哪些操作参数是如何影响中药质量的。因此,事实上中药质量与其生产过程质量(即过程重现能力)控制水平密切相关,也就是说,批次之间的过程重现能力决定了中药质量。而制药技术水平直接决定了中药生产过程重现能力。

中药生产过程质量控制水平的提高离不开中药制药技术的进步,而中药制药技术的进步又与中药剂型发展密不可分。

中药传统剂型包括丸散膏丹、酒露汤饮等,生产技术主要包括药材粉碎、水煎煮、酒浸渍和浓缩等。20世纪50年代,国内中药剂型改革的高潮中产生了片剂、胶囊剂、注射剂、颗粒剂、合剂等一大批新剂型,带动了中药制药技术发展,中药生产也从传统手工制备逐渐步入机械化生产。从这个时期开始,工业生产中开始采用热回流、渗漉和水蒸气蒸馏等提取技术,以及水提醇沉和醇提水沉等精制技术。从20世纪70年代开始,乙醇酸碱沉淀、石灰—硫酸精制、絮凝沉淀、活性炭吸附、薄膜浓缩等更多技术开始用于中药生产,中药制药技术取得长足进展,但是仍未能完全满足中药新剂型对质量控制的要求,粗放低效的生产方式仍占主流。进入20世纪90年代后,随着中药需求的快速增长,资源和能源日趋紧张,中药材资源利用率较低、自动化程度低、能耗高、生产周期长等不足在中药生产中日益凸显,如何提升中药生产效率和提高产品质量成为中药工业面临的重大问题。

近20年来,一批中药提取分离新技术应运而生。中药材超微粉碎、超临界萃取、连续热循环回流提取以及超声辅助提取等技术的出现,提高了药材资源利用率。多效浓缩和微波干燥等技术的出现,提高生产过程能量利用效率。连续制药技术的发展,包括连续逆流提取、连续高速离心、高速滴丸和连续干燥等,缩短了生产周期。由于注射剂等中药新剂型对质控的要求逐渐提高,柱层析技术、液液萃取技术和膜分离技术在生产中应用更加广泛,有利于更精准地除去毒害成分,保障药品安全性。冷冻干燥和真空干燥等技术的发展,也有助于减少活性成分在生产过程中的损失,保障药品有效性。中药剂型经过多年的发展,已从丸散膏丹、酒露汤饮等第1代剂型为主发展到以颗粒剂、片剂、胶囊、口服液、注射剂等第2代剂型为主,逐步向第3代缓控释制剂发展,而第4代靶向制剂和第5代脉冲式给药制剂和自调式给药制剂的基础和应用研究正在逐步加强。信息技术和控制技术使自动化仪表和计算机控制系统取代了传统的人工操作,实现在线检测和监控生产过程,中药生产过程自动化水平得到显著提高,有的企业已达到国内领先水平。目前,中药制药技术的快速进步,为中药和大健康产品质量提升奠定了基础,支撑了中药产业的健康发展,为中药实现现代化及参与国际竞争奠定了基础。

第一节 中药制药技术研究进展

一、中药提取分离技术

1. 超微粉碎技术 超微粉碎技术采用高速气流冲击或者机械冲击将药材粉碎到粒径 10 μm 以下。其技术特点是粉碎速度快,所得粒径分布均匀,粉碎过程中局部过热现象较少,可以在低温下进行粉碎,有利于保留药材中的活性成分。所得超细药粉中细胞破壁率高,服用后生物利用度高。超细药粉中的活性成分溶出速度快,有利于短时间内提取完全。该技术用于难粉碎和难破壁的药材优势明显。

2. 超临界萃取技术 超临界萃取以超临界流体为溶剂提取中药活性成分。二氧化碳是最常用的萃取剂,其优点包括:提取剂无毒,不易燃,价格低廉,提取温度低,对极性较弱且分子量较小的分子具有较好溶解能力,利用降压的方法很容易实现萃取剂和溶质的分离。通过加入夹带剂,还能改进超临界二氧化碳的溶解能力,如调节萃取剂的选择性,有可能显著增强萃取剂对极性较强和分子量较大成分的溶解能力;还如增加萃取剂溶解能力对温度和压力的敏感性。超临界萃取拓展了中药提取剂的范围,可用于提取中药挥发油、黄酮和生物碱等多种成分。康莱特注射液等品种生产中采用了该技术。

3. 溶剂热循环回流提取技术 溶剂热循环回流提取技术将提取、浓缩和溶剂回收等多个单元操作集成,提取液不断进入浓缩罐,溶剂在浓缩罐中蒸发后经冷凝重新回到提取罐。由于溶剂循环利用,所以溶剂总用量少于多次回流提取。同时,提取过程中不断补充新鲜溶剂,传质推动力较大,有利于在短时间内完成提取。该技术多用于名贵中药醇提生产过程。

4. 超声辅助提取技术 超声辅助提取是利用高频声波具有的机械效应、空化效应和热效应,通过加快介质分子的运动速度,提高介质的穿透力,既有利于击破药材细胞壁,使活性成分在较低温度下提取充分,也有利于增加扩散速率,缩短提取时间。超声提取对药材和溶剂的要求低,应用范围广。超声提取也易与其他提取技术集成,如连续逆流超声提取技术、超声强化的超临界萃取技术等,可进一步提高提取效率。超声辅助提取也非常适用于分析样品制备,所以在药材和药品检验中应用广泛。

5. 多效浓缩技术 多效浓缩技术将浓缩过程中产生的二次蒸汽甚至三次蒸汽用于加热待浓缩药液,节约了一次蒸汽量,提高了能源利用效率,目前已在中药企业中广泛应用。

6. 高速离心技术 高速离心技术是指在离心场中实现不同密度物料的分离。相比传统过滤技术的优势体现于两个方面:第一,能够实现连续进料连续排渣,显著缩短固液分离时间;第二,不仅能实现固液分离,还能实现液液分离,或者液液固三相分离。中药工业生产中采用该技术可从提取液中同时除去油脂和药渣,获得澄清提取液。高速离心技术能解决中药复杂体系固液分离或液液分离时间长,效果差的问题。目前,宣肺止嗽合剂、暑湿感冒颗粒和阿胶生产中均采用该技术。

7. 真空干燥技术 真空干燥是将待干燥物置于负压条件下除去水分的一大类干燥方式。由于气压低,水沸点较低,蒸发更容易。通过抽真空的方式获得负压,可以将蒸发出的水分迅速抽走,有利于待干燥物内部水分继续扩散出来。真空干燥能在较低温度下操作,从而减少热敏性成分损失。真空环境含氧量低,可以减少活性成分的氧化损失。真空带式干燥用传送带将待干燥物送入真空环境中加热干燥,能实现连续进料连续干燥,单位时间处理量大。真空干燥在中药工业中应用广泛,茵栀黄胶囊、复方川芎片、夏天无滴眼液、热炎宁颗粒、灯盏细辛注射液、都梁软胶囊等制剂和灯盏花素、茵陈提取物、银杏叶提取物等提取物均采用该技术生产。

8. 喷雾干燥技术　喷雾干燥是采用雾化器将药液分散成为雾滴,在雾滴干燥器内直接用热干燥介质(通常为热空气)将雾滴干燥,并且采用旋风分离器等将干燥介质分离而获得干燥产品的一种干燥方法。其优点包括:第一,物料干燥所需时间短,适用于热敏性物料的干燥;第二,生产能力可调幅度大;第三,操作稳定,易自动控制,劳动强度低。喷雾干燥在中药固体制剂生产中应用广泛,2015 年版药典中采用该技术的品种众多,其中包括乌鸡白凤颗粒、玉屏风胶囊、正心降脂片、生血宝颗粒、妇科千金胶囊、连花清瘟片等。

9. 沸腾干燥技术　沸腾干燥又称为流化床干燥,从设备下部输入热空气使待干燥物悬浮其中,待干燥物与空气间进行热传递和水分传递。由于水分扩散到表面就会被热空气带走,所以该技术干燥速度快。对于中药粉末,在干燥时如果喷入黏合剂等,能一步达到混合、制粒、干燥或包衣等多步操作的效果。沸腾干燥生产能力强,效率高,目前已经用于祛风止痛胶囊和血脂康片等品种的生产。

10. 柱层析技术　柱层析技术在应用时一般包括填料预处理、上样、洗涤、洗脱和填料再生等多个步骤。其中,上样、洗涤和洗脱步骤均可除去杂质成分,所以柱层析技术的一个突出优点是能选择性地富集成分,所得提取物活性成分含量高,便于后续制剂生产。柱层析技术的另一优势是可以选用的填料多,包括大孔树脂、离子交换树脂、聚酰胺、氧化铝、硅胶、凝胶等。针对某特定中药,选到合适填料可能性大。填料一般性质稳定,可以重复使用以降低成本。由于柱层析技术精制能力很强,所得中药提取物或注射剂往往主要成分含量易测,显著促进相应品种质量控制水平提高。2015 年版《中国药典》中收录的人参茎叶总皂苷、人参总皂苷、三七三醇皂苷、三七总皂苷、山楂叶提取物、银杏叶提取物、灯盏花素等植物提取物均采用柱层析技术生产。

11. 液液萃取技术　液液萃取技术利用活性成分和杂质成分在溶剂相和水相间的分配系数不同而实现分离。通过合理选择萃取剂,液液萃取既能从中药提取液中高效地除去糖类和盐类等强极性成分,也可以高效地除去油脂等弱极性成分。目前中药生产中常以正丁醇或乙酸乙酯为萃取剂富集提取液中的活性成分,也可以氢氧化钠水溶液等从挥发油中萃取除杂,具有操作简单,放大容易,处理量大,萃取剂毒性低等优点。由于液液萃取技术的除杂能力很强,所得中药提取物或制剂大都主要成分含量易测,有利于提高相应品种的质控水平。目前,灯盏生脉胶囊、热毒宁注射液、血必净注射液、灯盏细辛注射液、康莱特注射液等多个中药大品种均采用液液萃取技术生产。

12. 膜分离技术　膜分离技术在水处理中应用广泛,其动力为膜两侧的压强差。根据膜孔径的大小可以分为微滤、超滤、纳滤和反渗透等。膜分离的优势在于常温分离、无化学变化、选择性好、能耗低、可供选择的膜类型众多、膜设备成熟。在中药生产中,膜分离技术既可以用于过滤除菌,也可以用于药液浓缩。中药注射剂生产中常用超滤的方法除热原。

13. 冷冻干燥技术　冷冻干燥是先将湿物料冻结到其晶点温度以下,使水分成为固态冰,然后在一定真空度下,使冰直接升华为水蒸气,从而获得干燥制品的技术。冷冻干燥时,物料在低温低压下干燥,有利于保护中药中易氧化成分和受热易分解成分,同时也可以抑制细菌生长。冷冻干燥的产品能形成基本保持原有形状的多孔结构,有利于速溶和快速复溶。另外,冷冻干燥避免了水溶性成分在干燥过程中的迁移,不易产生表面硬化的现象。冷冻干燥技术能明显提高中药制剂的稳定性。2015 年版《中国药典》中注射用血塞通(冻干)、注射用双黄连(冻干)、注射用灯盏花素和注射用血栓通(冻干)等均采用冷冻干燥技术生产。

二、中药制剂技术

中药制剂技术是指以中药饮片为原料,以中药单体、提取物或复方为主体药物,运用药品加工设备按照一定剂型工艺参数,将中药原料制成具有预防、保健、治疗作用的中药制剂。

中药制剂的起源可以追溯至夏禹时代,那时已经有多种药物浸渍而成的药酒。战国时期的《汤液醪醴论》中论述了汤液醪醴的制法和作用,并记载了汤、丸、散、膏、药酒等不同剂型及制法。

现代科学技术的发展推动了中药制剂技术的发展。20世纪90年代后期,随着速释技术、缓控释技术及透皮吸收技术等制剂新技术的发展,中药制剂取得了令人瞩目的成绩,许多具有高效、速效、长效、毒性小、不良反应少、剂量小及生产、贮存、运输、携带和使用方便等特点的现代中药新制剂被国家食品药品监督管理总局批准上市,1995年版《中国药典》(一部)收载了21个中药剂型,到2015年版《中国药典》(一部)收载的中药制剂的剂型增加到30个,如图9-1-1所示。

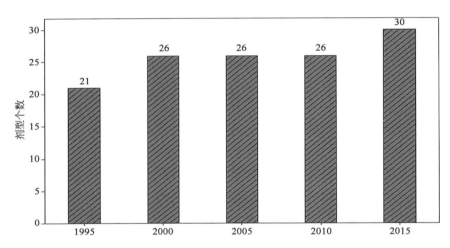

图9-1-1 1995年版至2015年版《中国药典》(一部)收载的中药剂型统计情况

1. 速释技术速释制剂 速释技术速释制剂是指服用后,能快速崩解或溶解的固体制剂。制剂经口腔或胃肠道快速释放并吸收。因此,与普通制剂相比,速释制剂吸收较快、起效快、生物利用度较高,不良反应较低。

速释制剂技术主要包括固体分散技术、环糊精包合技术,制剂类型包括滴丸剂、分散片、口腔崩解片和舌下片等。

滴丸剂是指原料药物与适宜的基质加热熔融混匀,滴入不相混溶、互不作用的冷凝介质中制成的球形或类球形制剂。滴丸剂由于采用固体分散体技术,因此具有起效迅速,生物利用度高等优点。中药滴丸剂的研制始于20世纪70年代末,上海医药工业研究院等单位对苏合香丸进行研究,将原方10余味中药精简后,制成了苏冰滴丸。1997年天津天士力复方丹参滴丸的研制成功标志着中药滴丸剂的研究取得了突破进展。至今国家食品药品监督管理总局共批准了158个滴丸剂。主要产品有天津中新药业集团股份有限公司生产的速效救心丸、舒脑欣滴丸、清咽滴丸和天津天士力制药集团股份有限公司生产的复方丹参滴丸、芪参益气滴丸和穿心莲内酯滴丸等。

分散片系指在水中能迅速崩解并均匀分散的片剂。国内自1997年来,陆续批准了银杏叶分散片、益心酮分散片、血塞通分散片、灯盏花素分散片和独一味分散片等30余种中药分散片。

口腔崩解片系指在口腔内不需要用水即能迅速崩解或溶解的片剂,具有吸收快,生物利用度高等优点,适用于老人和儿童等吞咽困难的人群服用。口腔崩解片的研制始于 20 世纪 70 年代,1998 年《欧洲药典》开始收载口腔崩解片,目前在全球已有 80 余个口腔崩解片的药物上市,约有超过 14 家公司拥有口腔崩解片的平台技术以及相关产品。

舌下片系指置于舌下能迅速溶化,药物经舌下黏膜吸收发挥全身作用的片剂。舌下片中药物与辅料应是易溶性的,主要适用于急症的治疗。舌下黏膜给药属于非侵入式给药,由于其使用方便,目前已成为小剂量药物注射给药的理想替代给药途径之一。目前,许多中药活性成分由于吸收差、口服剂量大、起效慢、患者顺应性差等,开发成了舌下片制剂,如柴胡挥发油舌下片、茴香烯的羟丙基-β-环糊精包合物舌下片等。

2. 缓控释技术　缓释制剂系指根据药物的扩散、溶出、渗透及离子交换和胃肠道特性,以制剂的手段延缓药物在体内的释药速率,从而使药物达到长效作用的制剂。

缓释制剂的特点有:避免"峰谷现象",减少了药物峰值的毒性和不良反应,减小血药浓度波动,提高药物疗效;在吸收部位滞留时间长,吸收完全,提高生物利用度;降低给药频率,提高顺应性。

控释制剂是在缓释制剂基础上发展起来的一类新型给药系统,是指通过制剂手段设置药物释放的程序,在预定的时间内自动以规定速度从剂型中释放到作用位置,使血药浓度长时间维持在有效浓度范围的制剂,该制剂在控制血药浓度的平稳性上有较大的优势。

中药缓控释制剂已经取得较大的进展,在药物体内外释放、辅料优化及成型工艺等方面进行了深入研究,一些缓控释中药单体制剂和复方已进入临床研究。正清风痛宁缓释片(盐酸青藤碱缓释片)是国家食品药品监督管理总局批准的第 1 个中药缓释制剂。

3. 中药经皮给药技术　中药外用外治是根据中医药基础理论,将各类中药制成各类不同剂型,贴敷于体表一定部位(含穴位),经皮肤等体表吸收进入人体,以取得局部或全身治疗或预防作用的治疗手段,在我国有悠久的传统。1981 年,美国 Alza 公司研制的东莨菪碱经皮给药系统上市,经皮给药研究进入了新的阶段。经皮给药系统是指在皮肤表面给药,药物透过皮肤由毛细血管吸收进入全身血液循环达到有效治疗血药浓度并转移至组织或病变部位,起治疗或预防疾病作用的新型给药系统。随着制剂技术的进步和药用新辅料的应用,经皮给药系统已成为药物制剂开发的重点和热点之一。

目前,我国的中药外用制剂种类很多,主要包括膏药、贴膏剂、搽剂、洗剂、涂膜剂及气雾剂、喷雾剂等外用液体制剂和外用散剂。随着功能性新辅料以及各种新型制剂技术的广泛应用,中药外用制剂的研究取得了较大突破。许多疗效好、使用便捷的外用制剂获得了国家食品药品监督管理总局的批准,如荣昌肛泰贴、丁桂儿脐贴、云南白药膏和云南白药气雾剂等新型外用制剂,有力推动了中药外用制剂的发展。

三、中药生产过程控制技术

(一) 生产过程自动化技术

传统的中药生产采用手动控制,凭工人的经验操作为主,缺乏过程参数在线检测和控制技术,无法对过程实现监控,生产过程重现能力差,生产周期长,能耗高,效率低。

在中药工业引入生产过程自动化技术后,可以基本解决上述不足。通过在生产线各个装置和连接管道上安装各种自动化仪表和阀门,经计算机控制系统采集生产过程中各种温度、压力、液位和流量等过程参数,以及各种阀门的位置和泵的启停信息,然后利用计算机控制系统对这些生产过程数据进行储存和分析,用简洁明了、可视化的形式把处理后的数据显示到控制端,并提示或自动作出各种操作,对阀门和泵等进行控制。操作人员只要观察屏幕,在控制室里操作,就可以监控整个工厂。目前在应用的中药生产过程自动化系统具备了以下功能。① 过程参数的实时检测,如温度、流量、压力、液位等。② 关键过程参数的实时报警,如储液罐液位上下限报警。③ 工艺参数控制,如浸泡时间控制、提取时间、洗脱时间控制,加入溶剂量控制。④ 过程参数的单回路控制或串接控制,如提取罐温度单回路控制、蒸汽压力和浓缩罐温度串接控制。⑤ 出液、出渣及自动清洗控制。⑥ 手动、自动控制等操作方式之间的无扰动切换。⑦ 过程参数及报警信息历史数据的查询。⑧ 关键设备的连锁保护控制。⑨ 指导操作人员完成计算机无法自动完成的操作。⑩ 自动完成简单的工艺计算。

（二）过程质量控制技术

质量源于设计(quality by design,QbD)和过程分析技术(process analytical technology,PAT)在国际制药领域受到了广泛关注,推动了药品质量控制技术的发展。QbD 是一种系统开发方法,它从预定的目标开始,基于科学和质量风险管理技术,强调了解药品和生产过程及控制生产过程。根据 QbD 理念,在药品的研发阶段就要考虑最终产品的质量,对原辅料性质、处方、工艺路线、工艺参数等各个方面都要进行研究,以增强对药品及其生产过程的了解。制药领域实施 QbD 理念的目标是:确定基于临床疗效的药品规格;减少药品质量波动和缺陷;提高药品的开发和生产效率;提高药品批准后变更管理效率。美国食品药品管理局(FDA)于 2004 年正式推出 PAT 指南,它将 PAT 定义为"一种设计、分析和控制生产的方法,它通过及时测量原料和生产过程中物料的关键质量指标,以及生产过程的关键性能指标,实现确保最终产品质量的目的"。该指南的核心是推动制药企业将 PAT 引入到生产过程的各个环节当中,增加对药品生产过程的了解,有效控制生产过程,实现质量风险最小化,提高产品质量。PAT 中的"分析"是一个广义概念,指用集成的方式实现化学、物理、微生物、数学和风险的分析。可以讲,在药品研发和生产时实施 QbD 理念,必须采用 PAT。

QbD 和 PAT 的目标都是促进对生产过程的了解和控制。对生产过程的充分了解,才能够始终如一地生产出符合质量要求的药品,在提高效率的同时,可减少质量风险。一般认为,当具备以下条件时,才算充分了解一个生产过程:① 明确导致药品质量波动的原因。② 能在生产过程中控制药品质量波动。③ 通过原料、工艺参数能够准确和可靠地预测药品质量。预测能力反映了对生产过程的了解程度,有许多工具可提供快速有效方法来获取信息,加快对生产过程的了解,这些工具可分成以下几类:① 实验设计、多变量数据采集和分析。② 过程分析仪。③ 过程控制。④ 信息管理系统和知识管理。这些工具的合理组合可应用于一个单元或整个生产过程及其质量保证体系。

近年来,QbD 和 PAT 在中药领域得到应用,为提升中药生产过程质量控制水平提供了途径。通过 QbD 和 PAT 的使用,可以建立中药材和中成药质量的快速分析以及中药生产过程质量在线分析方法,实现快速的药材鉴别、含量测定和生产过程监控,加深对中药生产过程的了解。以下对 QbD 和 PAT 在中药领域的应用进行简要介绍。

瞿海斌团队与美国 FDA 科学家率先在国际学术刊物上发表了基于 QbD 理念开发植物药生产工艺的研究论文,采用风险分析及实验设计方法筛选出植物药制备过程关键工艺参数,建立了工艺参数与工艺性能指标之间的关系,在此基础之上,构建了设计空间,并制定了工艺的控制策略。

有研究者将 PAT 应用于中药生产过程中间产品,采用近红外光谱快速定量分析黄连浸膏粉中有效成分含量、葛根干浸膏中葛根素含量和水分含量,黄芩、金银花、连翘、山羊角、熊胆粉等 5 种提取物中的水分含量,采用紫外光谱快速测定金银花提取物中 5 种有机酸含量。通过对中间产品的快速分析,一方面可以对前一生产工序进行评价,有利于研究过程参数对中间产品质量的影响;另一方面,获取的质量信息可以为后续生产工序的过程参数调节提供信息。

通过 PAT 在中药生产过程中的使用,有助于实现中药生产单元操作的终点判断、生产过程质量的在线监测和控制。有研究者采用近红外光谱在线获取中药生产过程信息,结合多变量统计过程控制技术,获取基于主成分的 Hotelling T^2 模型和基于残差的 SPE 模型,构建了中药生产过程轨迹,建立了中药生产过程质量的在线监控方法,用于中药生产过程每个单元乃至整个生产过程质量实时监控,及时发现异常工况。

将 PAT 用于中药提取过程,实时地获取目标成分在提取液中的浓度,为判断提取过程的终点提供依据,有利于生产过程控制。有研究者建立了在线测定葛根提取液中葛根素浓度的近红外光谱分析方法,用于监测提取过程变化趋势;通过在生产过程中在线采集丹参提取液的近红外光谱,建立了丹参水提过程中各种丹酚酸浓度的在线分析方法。将 PAT 用于中药醇沉过程,可以实时地获取目标成分在醇沉上清液中的浓度,反映目标成分的保留情况和杂质的去除情况。有研究者建立了丹参醇沉过程中丹参素、原儿茶醛和丹酚酸 B 等成分的快速分析方法,实时反映醇沉过程变化。

将 PAT 用于中药柱层析过程,可以实现对目标成分洗脱情况以及杂质去除情况的实时判断,为各个目标成分洗脱液的收集提供依据,同时可用于层析过程的终点判断。有研究者提出了一种在线紫外光谱结合多变量分析监测柱层析过程的方法,通过对在线紫外光谱的多变量数据分析,建立了层析过程轨迹,增加了对柱层析过程的了解,实现了水洗终点的判断,同时建立了用紫外光谱快速测定流出液中目标成分浓度的方法,实现目标成分的定量收集和洗脱终点的判断。

为减少投入物料质量波动对最后产品质量的影响,有研究者提出了中药质量控制的前馈控制策略和过程关键质控指标(CQA)范围确定方法,如图 9-1-2 所示。

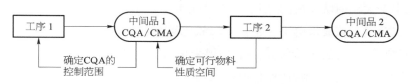

图 9-1-2 确定过程关键质控指标策略

在图 9-1-2 中,"中间品 1"由"工序 1"产生,是"工序 2"的原料。当研究"工序 1"时,"中间品 1"的重要性质为 CQA,而对于"工序 2",这些重要性质就是关键物料性质(CMA)。如果根据"中间品 1"的 CQA,以合适的工艺参数进行"工序 2"的生产后,能够产生符合要求的"中间品 2",那么"中间品 1"就是符合要求的物料。这种符合要求的 CMA 范围定义为可行物料性质空间。如果确定了"工序 2"的可行物料性质空间,就可以将其作为"工序 1"的 CQA 控制范围。因此,可根据中药的质量标准确定其最后一道工序的可行物料性质空间,作为倒数第 2 道工序的 CQA 范围,然后逐个倒推到前面各个工序,依次确定 CQA 的控制范围。

前馈控制策略实施方法如图 9-1-3 所示。

通过采集原料性质、工艺参数和产品质量数据,建立物料性质、工艺参数和产品质量指标之间的回归模型,在此基础上根据投入的原料性质优化相应的工艺参数,从而减少物料性质波动对产品质量的影响,控制关键质量指标在设定范围,同时求出允许的 CMA 范围,从而确定上一工序的 CQA。该方法应用表明中药质量控制从事后检测的被动控制模式进入过程控制的主动控制模式,为攻克中药质量控制难题找到一个突破口。

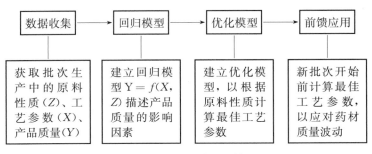

图 9-1-3 前馈控制策略

天士力制药集团在中药行业较早开发了近红外光谱在线分析/实时数据库/多变量统计分析集成技术，构建复方中药生产 PAT 平台体系。目前，国内多家现代中药制药企业采用了生产过程质量控制技术。通过采集并整合生产全过程工艺、质量、设备、环境参数，解决中药生产过程控制研究领域的中药复杂体系组分解析、生产工艺高维数据特征挖掘、工艺控制模型化等关键难点，实现工艺质量指标可视化、单元工艺模型化定量化控制，实现中药制药过程可知可控，对提高中药质量起保障作用。

第二节 标 志 性 成 果

一、中药工业水平提升

浙江中医药大学李大鹏团队完成的"超临界二氧化碳萃取中药有效成分产业化应用"获得 2006 年度国家技术发明奖二等奖。该成果解决了超临界二氧化碳萃取中药成分中的关键技术难题，提取溶剂成本低廉、环保且安全性高，突破了传统技术中必须采用石油醚等有机溶剂提取中药油脂类成分的限制，在浙江康莱特药业有限公司实施，产业化取得成功。

河北以岭药业吴以岭和清华大学材料系粉体工程研究室盖国强联合进行了"虫类药超微粉技术及其应用"研究，发明了虫类药细胞组合超微粉碎系统设备，实现了 1 250 目以上虫类药细胞破壁超微粉碎的连续、高效生产，该技术在 2007 年获得国家技术发明奖二等奖。

天津中医药大学张伯礼团队和浙江大学等单位完成的"中成药二次开发核心技术体系创研及其产业化"项目获得 2014 年国家科学技术进步一等奖。该项目针对制约中成药做大做强的共性关键问题，率先提出了中成药二次开发策略、方法和成套技术，创立了基于系统工程学的中成药二次开发模式。在中药生产过程控制技术方面，创建了中药制药工艺品质调控与优化技术，创立药材—成药质检、制药过程质控与制药工艺品质控制相融合的"三位一体"全程质量控制技术。该成果为促进中药产业向科技型、高效型和节约型转变，闯出了一条投入少、见效快的途径，并被纳入国家科技重大专项及产业发展规划。

河北神威药业集团有限公司"中药注射剂全面质量控制及在清开灵、舒血宁、参麦注射液中的应用"项目获得 2014 年国家科学技术进步二等奖，该项目构建中药注射剂制药全过程近红外在线监控系统，将中药注射剂关键工艺装备通过计算机网络、近红外光谱分析技术、指纹图谱技术相结合，实现了近红外远程在线监测与过程控制，提升了中药注射剂生产过程在线控制水平，保证了中药注射剂产品质量的可控性和稳定性。

二、新技术推动产品质量

浙江大学程翼宇团队和正大青春宝药业有限公司完成的"中药质量计算分析技术及其在参麦注射液工业生产中应用"项目获得 2004 年国家科学技术进步二等奖。该项目针对药材、中间体、制剂及制药工艺过程等重要环节,运用药物信息学技术,开展了中药材整体质量评价方法、中药制药工艺稳定性评价方法等方面的研究,发展形成了中药质量计算分析技术方法学,从而建立了现代中药质量控制方法,并将理论与技术研究成果应用于参麦注射液工业生产实践。

成都中医药大学彭成团队与雅安三九药业有限公司等单位共同完成的"参附注射液品质控制与产业化关键技术应用"项目获得 2013 年国家科学技术进步奖二等奖。该项目提出中药注射剂"品、质、制、性、用"的研究模式,系统研究了参附注射液的品种、质量、安全性与有效性、临床和制药生产关键技术,建立了质量标准体系,攻克了生产过程中的关键技术,实现了品质控制。

江苏康缘药业股份有限公司"以桂枝茯苓胶囊为示范的现代中药功效相关质量控制体系创立及应用"项目获得 2015 年国家科学技术进步二等奖,该项目搭建了基于复方中药多重功效的中药质量控制新技术研究平台,集成、发展了中药功效成分研究以及生产过程控制的技术与方法,以成分复杂、功效多的传统复方桂枝茯苓胶囊为示范,应用了现代中药功效相关质量控制体系,显著提高了复方中成药的质量均一性和有效性,解决了中药质量控制与产品功效不相关、产品批间均一性差的根本问题。

第三节　不足与展望

一、技术放大和升级问题

近 20 年来发展的中药提取分离新技术及制剂新技术众多,除了上文列举的技术外,还有微波提取和微波干燥技术以及纳米制剂技术等,但许多新技术的成熟度和产业化程度不够,存在设备制造和生产控制上的难题,例如,超声提取和微波提取设备存在放大困难。另外,当前法规不能完全适应技术发展形势,应用新技术往往被认为是重要变更,甚至需要重新开展临床试验,其高昂的成本使企业采用新技术的意愿降低。

二、展望

中药制剂技术涉及多个学科领域知识的交叉融合,但从事该领域的研究机构少,高素质的专家和技术人员队伍缺乏。虽然面临世界的巨大变化,但中药制药工业的应对非常有限,连续制药、QbD 和 PAT 还没有引起足够重视。近年来,诺华、辉瑞等国际制药巨头分别与高校、研究机构、设备制造商成立联盟,已开展连续制药方面研究。众多专家认为连续制药是"革命性的",将大大提高药品生产效率,加强质量保证。因此中药制药工业必须面对挑战,推动中药生产工艺技术的升级换代,引导中药制造业步上先进产业台阶,应尽快实现中药制造工业网络化、自动化及智能化综合技术方面零的突破,促进中药生产厂家达到工艺最优、物耗最低、资源利用度最高及产品质量可控等现代制药企业的要求,迎头赶上国际制药技术发展的步伐,推动中药工业水平向 4.0 迈进,为中药质量提升提供技术保障。

参考文献

[1] 程翼宇，瞿海斌，张伯礼.中药工业4.0：从数字制药迈向智慧制药[J].中国中药杂志，2016,41(1)：1-5.

[2] Gong X，Zhang Y，Pan J，et al. Optimization of the Ethanol Recycling Reflux Extraction Process for Saponins Using a Design Space Approach[J]. PLoS ONE, 2014,9(12)：e114300.

[3] 龚行楚，闫安忆，瞿海斌.大孔树脂分离纯化中草药中皂苷类成分的研究进展[J].世界科学技术：中医药现代化，2013,15(2)：329-334.

[4] Zeng S，Wang L，Zhang L，et al. Multi-criteria optimization for ultrasonic-assisted extraction of antioxidants from Pericarpium Citri Reticulatae using response surface methodology，an activity-based approach[J]. Journal of Separation Science，2013，36：1861-1868.

[5] Jiang C，Gong X，Qu H. A strategy for adjusting macroporous resin column chromatographic process parameters based on raw material variation [J]. Separation and Purification Technology，2013，116：287-293.

[6] 王绍堃，孙晖，王喜军.膜分离技术及其在中药提取分离中的应用[J].世界中西医结合杂志，2011,6：1093-1096.

[7] 龚行楚，瞿海斌.微波干燥在中药制药中的应用进展[J].世界科学技术—中医药现代化，2011,13(2)：374-378.

[8] Liang X，Jin Y，Wang Y，Jin G，et al. Qualitative and quantitative analysis in quality control of traditional Chinese medicines[J]. Journal of Chromatography A，2009，1216(11)：2033-2044.

[9] 邱志芳，陈勇，王龙虎，等.中药浸膏干燥技术研究进展[J].世界科学技术—中医药现代化，2008,10(2)：122-126.

[10] 邓修.中药制药工程与技术[M].上海：华东理工大学出版社，2008.

[11] 谢志鹏，刘雪松，陈勇，等.动态罐组式逆流提取技术在中药生产中的应用研究进展[J].中国中药杂志，2007,32(10)：884-887.

[12] 万凤岭，谢苏江，周昭军.干燥设备的现状及发展趋势[J].化工装备技术，2006,27(1)：10-12.

[13] 卢艳花.中药有效成分提取分离技术[M].北京：化学工业出版社，2005.

[14] 舒朝晖，刘根凡，马孟骅，等.中药超微粉碎之浅析[J].中国中药杂志，2004,29(9)：823-827.

[15] Wang Q，Ma S，Fu B，et al. Development of multi-stage countercurrent extraction technology for the extraction of glycyrrhizic acid (GA) from licorice (Glycyrrhiza uralensis Fisch)[J]. Biochemical Engineering Journal，2004,21(3)：285-292.

[16] Li H，Jiang Y，Chen F. Separation methods used for Scutellaria baicalensis active components[J]. Journal of Chromatography B-Analytical Technologies in the Biomedical and Life Sciences，2004，812(1-2)：277-290.

[17] 盛勇，刘彩兵，涂铭旌.超微粉碎技术在中药生产现代化中的应用优势及展望[J].中国粉体技术，2003,9(3)：28-31.

[18] 瞿海斌，程翼宇，王跃生.论加速建立现代化中药制造工业的若干制药工程技术问题[J].中国中药杂志，2003,28(10)：904-906.

[19] Hsu C，Chen W，Weng Y，Tseng C. Chemical composition，physical properties，and antioxidant activities of yam flours as affected by different drying methods[J]. Food Chemistry，2003，83(1)：85-92.

[20] 元英进.中药现代化生产关键技术[M].北京：化学工业出版社，2005.

[21] 关天增，雷敬卫，郑艳丽.浅谈超微粉碎[J].中国中药杂志，2002,27(7)：499-501.

[22] Guo Z，Jin Q，Fan G，et al. Microwave-assisted extraction of effective constituents from a Chinese herbal medicine Radix puerariae[J]. Analytica Chimica Acta，2001(1),436：41-47.

[23] 严斌俊，郭正泰，瞿海斌，等.前馈控制方法及其在丹红注射液醇沉工艺品质提升中的应用[J].中国中药杂志，2013,38(11)：1667-1671.

[24] Yan B，Li Y，Guo Z，et al. Quality by Design for Herbal Drugs：a Feedforward Control Strategy and an Approach to Define the Acceptable Ranges of Critical Quality Attributes[J]. Phytochemical Analysis，2014，25：59-65.

［25］潘卫三.工业药剂学［M］.北京：中国医药科技出版社,2015.

［26］杨明.中药药剂学［M］.北京：中国中医药出版社,2012.

［27］徐莲英,陶建生,冯怡,等.中药制剂发展的回顾［J］.中成药,2000,22(1)：6-21.

［28］Zhang L，Yan B，Gong X，et al. Application of Quality by Design to the Process Development of Botanical Drug Products：A Case Study［J］. AAPS PharmSciTech，2012，14 (1)：277-286.

［29］Xiong H，Gong X，Qu H. Monitoring batch-to-batch reproducibility of liquid-liquid extraction process using in-line near-infrared spectroscopy combined with multivariate analysis［J］. Journal of Pharmaceutical and Biomedical Analysis,2012，70：178-187.

［30］Huang H，Qu H. In-line monitoring of alcohol precipitation by near-infrared spectroscopy in conjunction with multivariate batch modeling［J］. Analytica Chimica Acta,2011，707：47-56.

（瞿海斌,刘志东,龚行楚）

第十章
中药临床评价技术体系建设

    临床疗效是中医药生存与发展的基石,也是中药现代化检验的标准与目的。近20年来,在中药现代化进程中,根据中医药的临床特点,借鉴国际上临床流行病学、循证医学以及新药临床研究管理规范等经验,一个适宜中医药临床研究的体系已经建立,成为高质量创新中药产生的保障。中药临床评价研究相关法规逐步健全,涵盖全部学科和疾病种类的69家药物临床试验机构得到权威机构认证,10多个中药GCP平台成为中药临床研究的窗口和示范;《中医药临床研究伦理审查平台建设规范》出台,全国中药临床试验机构37家通过伦理审查与评估,部分机构申请美国人类医学研究委员会(AAHRPP)认证;随着一批复方中药走出国门,接受着美国与欧洲临床研究的锤炼,推动了我国中药新药临床研究思路、评价指标和管理方法、技术平台的改进。

    特别是近年来,在深挖临床精确定位基础上,对一些临床大品种开展的临床研究,中西医研究者共同参与,获得了国际公认的高质量循证证据,树立了复方中药临床研究的典范。随着大数据时代的到来,我国中医药界研究者主动实践,建立了临床科研信息共享系统,开展的真实世界临床研究,催生了临床研究新范式的诞生,一种创新的、更加适合中医药临床特点的、临床科研一体化的临床研究模式已经在应运而生。

第一节　中药新药临床研究体系

一、GCP实施与中药新药临床试验机构建设

    GCP(good clinical practice)是对药物临床试验全过程的标准规定,也是新药研发过程中所推行的标准化规范之一,其目的在于保证临床试验过程规范、结果科学可靠,保护受试者的权益并保障其安全。在我国引入、推动和实施GCP已经有近20年的时间。1985年以前,我国的药品注册由各省、直辖市、自治区直接负责审批,其中中药注册绝大多数并无临床研究技术要求,多数上市的中成药并无临床试验研究,而是根据处方组成、文献古籍记载及当时的临床应用经验来确定其功能主治或适应证。1985年以后,原卫生部根据我国《药品管理法》制定、颁布了《新药审批办法》,新药开始由国家统一管理。我国新药注册管理、开发步入法治化与科学化轨道。1992年,根据《新药管理办法》关于中药新药的补充规定,参照化学药物临床研究的技术要求,制定了中药临床研究的技术要求,对中药新药的临床试验提出了严格、具体、规范的要求。1995年,我国成立的5位临床药理专家组成的GCP起草小组起草了我国《药品临床试验管理规范(送审稿)》,并开始在全国范围内组织GCP知识的培训。1998年3月,卫生部

颁发《药品临床试验管理规范(试行)》,1999 年 9 月由国家食品药品监督管理局正式颁布《药品临床试验管理规范》并实施。现行《药物临床试验质量管理规范》由原国家食品药品监督管理局于 2003 年 8 月颁布,2003 年 9 月 1 日起正式施行。

自施行 GCP 以来,规范了新药临床试验的实施,有力地促进了我国药物临床试验质量的提高,加强了受试者权益与安全保障。

为保障我国新药临床研究的质量和水平,我国实行新药临床研究机构准入制度。我国对开展新药临床试验的单位建立了较为严格的资格认定制度,要求临床试验必须选择在获得 SFDA 认定资格的药物临床试验机构及专业进行,非认定的研究机构不得进行药物临床试验。要求临床试验机构不断提高和改善临床研究的软硬件条件,加强对研究人员的培训,通过对临床试验机构的监管有力地保障了药物临床试验的质量。

卫生部于 1983 年开始批准首批临床药理基地,截至 1998 年,共批准 113 个临床药理基地,涉及 100 多个学科专业。1998 年,新成立的国家药品监督管理局将临床药理基地更名为“国家药品临床研究基地”,再次确认了一批新的基地。2003 年,新成立的国家食品药品监督管理局将“国家药品临床研究基地”更名为“药物临床试验机构”,开始对机构实施资格认证和复核检查,进一步确保机构药物临床试验的水平。2004 年 2 月 19 日,SFDA 与卫生部颁发《药物临床试验机构资格认定办法》;2004 年 3 月 1 日起,受理新申请成为药物临床试验机构的医疗机构或新专业资格认定;2004 年 8 月 1 日起,受理对原国家药品研究基地的复查和认定;2005 年 3 月 1 日起,未通过资格认定的医疗机构或专业及原国家药品临床研究基地或专业不得承担药物临床试验。

为了进一步提升我国创新药物研发能力,国家自“九五”期间开始新药研发平台的构想和探索。“九五”期间启动应急专项行动医药技术创新(“1035”)工程,开始筹建新药临床试验研究中心,经过五年建成了包括中国中医科学院广安门医院、西苑医院和广东省中医院两家中医院在内的 14 家 GCP 中心。“十五”期间,在国家“863”计划的支持下,启动了“创新药物和新药现代化”专项,按照新药研发的全过程,整合国内优势力量,建立并完善了 61 家新药研发高技术平台,分布于全国各地。其中,资助了包括中国中医科学院广安门医院、西苑医院及广东省中医院等中医单位在内的 19 家中医临床试验关键技术平台(GCP 平台)单位,支持建立硬件先进、软件规范、适合我国国情和特色、能够有效支撑中药新药创制的新药创新平台。“十一五”期间,在《国家中长期发展规划纲要(2006—2020 年)》部署的“重大新药创制”科技重大专项的支持下,我国新药研发技术平台进入全面建设期。在总结“十五”期间平台建设的不足和行业需求的基础上,重点投资建设一批“技术先进、配套完整、功能齐全、综合集成、互相衔接、运行规范、能够形成创新能力的综合性新药研究开发技术大平台”,15 家中医单位在内的综合性新药研发技术平台得到持续资助。平台建设的总体目标是建成能够与国际接轨,产出实质性成果并能提供中药新药研发的公共服务平台。“十二五”期间,GCP 平台建设进入纵深化发展阶段,在“十一五”GCP 平台建设的基础上择优滚动支持,平台建设的总体目标是建设一批符合国际标准、与国际接轨的 GCP 技术平台,实现多国、多边互认。

通过近 20 年重大新药创制专项计划的支持,中医临床研究单位在新药研发平台建设方面取得了长足的进步。

另外,除了引进国际认可的临床试验质量保证信息系统,如 Clinical Trial、OC/RDC 之外,我国自主建立起来的符合 GCP 和现代临床研究要求的中央随机系统和临床研究数据管理系统也已经在中医药临床研究中得到了广泛应用,已经成为中药新药临床研究的技术支撑体系的重要平台。我国各地区中医临床研究基地，从中医临床评价研究的特点出发，建立了包括课题管理、研究中心和研究者管理、eCRF 数据库设计、数据录入、数据确认和疑问管理、数据跟踪、数据查询、数据分析等，为提高临床试验效率和质量发挥着重要作用。结合中药新药临床试验的实际，形成了"现场与远程交互的三期四查"质控方法，即临床研究早期、中期、结题前三期；内审、二级监查、三级稽查与四级视察相结合，大大提高了临床试验的质量。

二、医学伦理审查体系建设

自 20 世纪 90 年代北京、天津地区第 1 批医院伦理委员会成立以来，我国伦理审查工作经过了 20 年的发展。

中国 GCP 在建设之初就重视医学伦理审查，强调受试者的权益保障和安全。2003 年《药物临床试验质量管理规范》中明确规定伦理委员会的设立、人员组成、方案审查、结果传达等工作流程的具体要求。卫生部 2007 年颁布的《涉及人的生物医学研究伦理审查办法》是我国首部专门针对生物医学研究伦理审查的部门规章。2010 年国家中医药管理局、国家食品药品监督管理总局（原国家食品药品监督管理局）先后颁布了《中医药临床研究伦理审查管理规范》（以下简称《规范》）、《药物临床试验伦理审查工作指导原则》。《规范》的发布填补了我国法规缺乏相应配套操作规范这一空白，明确了伦理审查实施阶段的管理工作，对于引导和规范中医药临床研究伦理审查工作，更好地尊重和保护参加中医药临床研究受试者的权益与安全，推动中医药临床研究质量的提升，促进中医药临床疗效得到国际认可具有重要意义。《药物临床试验伦理审查工作指导原则》更加细化了对伦理委员会的组织与管理、职责要求、伦理审查的申请与受理、决定与送达、跟踪审查、文件管理等工作的具体要求。为配合推进中医药临床研究基地伦理审查体系的全面建设，2011 年 7 月国家中医药管理局又颁布了《中医药临床研究伦理审查平台建设规范》，一系列法规文件的出台为伦理审查工作提供了充分的指导。世界中医药学会联合会伦理审查委员会在国家中医药管理局支持下，对全国 37 家机构进行了"中医药临床研究伦理审查平台评估"。在国家中医药管理局和国家认证认可监督管理委员会的支持下，"中医药临床研究伦理审查平台评估"的层级得到提升，2014 年获批成为中医药领域首个认证项目。2015 年，7 家大型中西医院已通过了认证。2016 年 1 月，国家中医药管理局与国家认证认可监督管理委员会签署了《关于共同推进中医药健康服务完善中医药认证体系的合作协议》，将在中医药健康服务领域全面推行认证制度。"中医药临床研究伦理审查平台评估"成为认证项目，意味着该工作得到了国家层面的认可，使评估活动更加符合认证认可的法律法规和技术要求，极大提升了评估的层次。

目前中药临床研究伦理审查平台在近年来从数量到质量，从政策层面、理念层面到操作层面均取得了快速的发展。很多医院的伦理平台的组成结构、成员背景等已达到国际标准，且符合我国相关法律法规的要求。伦理委员会将继续在全面加强临床试验全过程的受试者保护体系，提供高质量的临床研究伦理审查，促进中药新药临床试验受试者保护与国际相应领域全面接轨等方面继续努力。

三、GCP 平台服务与团队建设

经过近 20 年的发展，我国 GCP 平台规范化建设已在很多方面达到了国际规范要求，为促进数据的国际交流与互认提供了保障。

GCP 平台建设单位基于已有的平台及专家队伍，联合相关学术力量，整合了集方案设计、项目管理、数据管理等多项功能，搭建共性技术研发平台，为制药企业提供定向的知识、技术等针对性服务，为市场提供疗效确切、品质优良、安全方便、质量可控的中药产品。目前,多家 GCP 建设单位与企业建立了长期稳定的合作关系,基于双方各自的科研实力、学术地位及影响,成立中药临床评价研究中心,并形成战略合作协议,就学术推广与交流、药物临床研究项目的技术咨询与指导、人才培养等方面开展广泛合作。

GCP 平台也是中医临床研究的人才培养基地,依托项目实施有针对性地加强临床人员的科研能力建设,多途径、全方位地培养并构建各类高水平中医药临床研究人才队伍,对各相关学科人才的培养带来极大的促进。

依托 GCP 平台开展针对主要研究者、临床研究协调员(CRC)、药品管理人员、数据管理人员等临床研究相关人员的培训,培训内容涉及 GCP 基本知识、临床研究设计方法、数据管理、质量控制、伦理审查制度要求等,以期培养一批掌握中医规律、熟悉现代科研方法临床科研队伍。重点培养能够领衔组织重大中医临床研究项目的学科和学术带头人,形成中医临床科研的精英队伍。同时注重培训的外围辐射性,基于中医药临床研究技术平台的先进性,为所在地区各级中医院临床科研人员提高培训及指导,为地区性中药新药、上市药再评价及重大中医药临床科研项目的设计和实施提供服务及技术支撑;同时为地区生物医药企业提高药物研发水平,加快企业传统品种改良升级、重磅品种产生和创新药物研发进程。

中药 GCP 平台建设单位虽然侧重支持中药新药临床研究,但其对整个医学发展的整体带动远超越中药新药研发本身。

平台研究在规范化建设的基础上,着重临床研究关键技术的深化研究,探索与创新符合中医药临床特点的临床研究设计方法和评价指标。"十二五"期间中医 GCP 平台建设单位在早期临床研究,药代动力学研究,计算机模型仿真关键技术研究,临床试验数据管理技术、统计分析方法的创新研究,体现中药疗效特点的临床试验设计和评价技术规范研究等方面进行了积极探索,GCP 技术平台为提高中医药的临床研究质量起到重要的支撑和示范作用,引领行业发展。基于平台建立的评价技术将为科学客观评价中医药临床疗效提供方法学支持,形成的成果和技术不仅有助于创新新药研发思路,提高研发效率,还为科学阐述中医药作用机制,促进东西方医学优势互补、相互融合,有助于巩固和加强我国在传统医药领域的优势地位具有积极的影响。

我国专业化的临床评价机构和研究队伍不断扩大,我国中医药领域已形成了专业化的临床评价研究基地,汇集了一批多学科人才,包括中医学、临床流行病学、循证医学、数理统计与数据挖掘、计算机与信息学等学科,成为我国中药临床评价研究的中坚力量,引领推动着全国中医药临床评价研究与实践,包括组建了全国临床评价研究中心和专科疾病临床研究评价中心。在人员培训中,围绕 GCP 相关法规和操作规程,临床流行病学、循证医学、生物统计学、信息网络技术等方法学为中心,编写了培训教材,培养专业研究队伍,使临床评价研究的有关专业人员逐步掌握临床疗效评价方法和技能。

第二节　中药循证临床评价取得突破

近年来,在中医药现代化的推动下,一批中药复方制剂完成了严格的临床评价研究,取得了学术界公认的高质量临床研究循证证据,提高了临床疗效,已成为或正在成为被广泛接受的大品种。总结这些成功的经验,中药新药中大多数是复方制剂而且来源于临床实践,相对于化药单靶点对抗,整体调节成为中药的突出特点。中药复方多成分的整体调节，降低了中药的耐药性、毒副作用等，但同时也成为高质量循证证据支撑的中药大品种临床研究的瓶颈问题。

以临床实践经验为基础，深入挖掘以往辨证论治的临床结果，结合现代医学对疾病病因、病理的认识，明确临床定位，选择合理适当的开展中药新药研发，经过随机对照的临床前瞻性研究，从探索适应证到验证疗效的过程，不乏盲法、安慰剂的设计，用高级别循证医学证据说明中药的疗效与安全性。其中，应用较普遍的是将临床流行病学中随机对照临床试验设计方法，与中药临床病证诊断相结合，基本形成了西医诊断加中医辨证分型验证性的研究评价模式，在这种模式下上市的中药，可以说经历了最为严格的临床评价研究，一方面突出了临床用药的重点，另一方面也不同程度地限制了中药临床辨证应用的灵活性。经过不断努力，中药临床评价研究从思维模式的转变、研究人才的培养、专业人员的培训、中药研发合同研究组织机构的出现，逐步形成了循证医学与中医药结合研究的技术体系。应用临床流行病学、循证医学方法开展中药临床评价研究中，强调结合中医理论和方证对应的特点，有些疑难疾病防治方案及有关代表性中药复方在个体层次上有效，但在群体层次上难以重复，可能与临床研究设计方法的不恰当、影响疗效的因素不明确有关。严格的多中心随机对照临床试验的研究结论被认为是级别最高的可信赖证据。

中药有效性的评价研究均遵循随机、对照、重复、盲法的一般原则。许多方药的验证研究采用了安慰剂作对照，加速了中药临床研究走向世界的进程。但是，在结合中医理论与临床特点进行专业设计时，有时不能完全用随机对照试验的方法，队列研究、病例对照研究、典型案例的研究等均可能作为辅助证据加以利用。

一、病证结合模式的中药评价研究

20 年来，按照国际临床试验管理规范完成研究并成功上市的品种，绝大多数是采用病证结合的方式进行临床试验的。病证结合模式成为近年来中药新药有效性评价中最常规的方法，其优势在于一病一证使中药新药临床试验科学性、可量化性、可操作性增强，易于评价和规范；精确定位中药临床适应证，易于指导临床用药，特别是为综合医院西医师临床应用中成药提供了便利。

（一）精确定位，循证评价

基于循证证据的临床评价模式要求，针对心脑血管疾病、糖尿病、呼吸系统传染性疾病、儿童和老年病等，大样本多中心随机对照临床研究的高级别证据不断涌现，为保证临床疗效和正确用药奠定了基础。

例如，国家科技攻关计划项目"芪参益气滴丸对心肌梗死二级预防的临床研究"，是第 1 个具有自主知识产权的中医药大规模、多中心随机对照临床试验，也是第 1 个以心血管事件为终点的中医药心肌梗死二级预防研究。结果表明，芪参益气滴丸与阿司匹林作对照，在心肌梗死二级预防效果、改善心肌梗死后患者的生活质量方面效果相当，且芪参益气滴丸安全性好于肠溶阿司匹林。

参松养心胶囊作为国家"973"项目成果，采用双盲双模拟的多中心随机对照试验设计，由国内 30 家临床单位完成，在慢性心衰标准化治疗的基础上加载治疗，证实加用参松养心胶囊可显著增加患者 24h 动态心电图中室性早搏次数下降率，改善心功能，增加左室射血分数，且具有良好的安全性，与对照组比较，具有显著性差异；针对缓慢性心律失常效果尤佳。

（二）国际接轨，跨界突破

随着改革开放形势到来，国际上对中医药的需求不断加大，以青蒿素为代表的创新 1 类中药，为国际上广大的疟疾人群救治做出了贡献。如今,在中药临床评价体系的保障下,中药品种以符合国际规范的 RCT 研究设计和实施,不断产生高级别研究证据,中国自主知识产权的数十种中药产品向美国 FDA 提交 IND 申请,一些中药品质已经通过 Ⅱ 或 Ⅲ 期临床研究,国际上的民众受益于中药的形势正在形成。

例如,国内已经有 7 种中药在美国进入 Ⅱ 或 Ⅲ 期临床试验阶段,分别为:目前正在 Ⅲ 期临床试验进行中的复方丹参滴丸,已经完成 Ⅱ 期临床试验的桂枝茯苓胶囊、扶正化瘀片、血脂康胶囊、康莱特胶囊,以及 Ⅲ 临床获批的康莱特注射液、Ⅱ 期临床获批的连花清瘟胶囊。

二、中药真实世界临床研究

近年来,随着国家科技支撑计划及科技部重大专项关于中药上市后再评价关键技术研究等相关工作逐步深入,中药上市后再评价研究逐步受到制药企业的重视。对已批准上市的中成药在临床应用中的疗效、不良反应、适宜人群、复方配伍、中西药合用、中药的长期效应及费用—效应比等方面作出科学的评价,促进临床合理用药,有必要开展再评价研究。

为提高中药临床循证研究证据,国内许多科研团队探索了上市后的再评价之路,多数集中在以下几方面。

(一) 不良反应监测

是上市后安全性监测的主要手段,包括自愿报告系统、处方事件监测、重点医院监测、集中监测等。

鉴于我国目前药品使用信息管理系统及重要不良反应信息管理系统配套不完善,加之企业、医院、患者各个环节不良反应自愿报告率低,相对可行的监测模式为多中心医院集中监测,以对重点品种实施监测,及时发现未知或非预期的不良反应并早期预警。近年来,中药注射液安全性问题遇到空前挑战,撤市和停产整顿的企业受创,许多好的品种远离百姓,建立安全监测机制,保证安全用药是一种常态化需求,已经成为政府、申办者、医学领域研究者们共同进行的一项研究任务。

(二) 有效性评价

常用的评价方法包括随机对照试验(RCT)、Ⅳ 期临床试验、循证医学研究和生存质量评价。

RCT 设计常用于评价药物的疗效,但往往在评价目的、伦理、科学设计与实施、费用等方面遇到问题;Ⅳ 期临床试验是目前上市后有效性评价最常用的方法,一些研究设计也突破了已经获批的适应证范围,并已进行研究,力图更加反映真实世界用药情况;循证医学研究是以国际公认的规范和标准开展疗效评价研究,有利于中药现代化和国际化;生存质量评价是通过相关量表作为评价指标进行评价。

(三) 经济学评价方面

伴随着新医改的推进,单独开展或结合上市后临床研究进行的经济学评价工作越来越受到重视,进行成本—效果/效用,利益/风险的评价,是药品进入医保目录、基药目录及市场推广的有力支撑。

(四) 中成药上市后系统评价研究

基于已发表文献的二次研究,是中药上市后再评价的重要内容之一。

由于国际上不断出台的文章发表规范,原始研究质量不断提高,中药上市后的系统评价与 meta -分析研究不断增多,能够在一定程度上反映出中药的临床有效性和安全性,这种研究方法优势在于突破了品种生产企业的限制,能够总体反映中药安全性、有效性和疗效特点。

三、中药临床研究的范式创新

（一）中医药临床科研范式变革

刘保延等中医临床评价研究团队,基于多年的研究实践,形成了真实世界中医临床科研范式。

建立了分阶段阶梯递进的临床研究模式、定性与定量相结合的研究方法,从名医名方、验方、验案开始积累数据,建立其文本挖掘方法的定性研究,到有效方案的临床观察性研究,总结最佳人群和适应证,再到有效方药基础上的随机、对照、双盲临床验证性研究,基本形成了重视新药开发前的临床证据链的研究,并结合现代临床流行病学的原则和基本方法,完成新药临床研究过程。对上市后的许多大品种在真实世界中继续进行临床再评价研究,完成对中成药扩大适应证的评价过程。对上市后和临床前的中药真实世界研究,核心是临床科研一体化,其鲜明的特征是以人为中心,以数据为导向,以问题为驱动,医疗实践与科学计算交替,从临床中来到临床中去,体现了中药新药研发规律和临床评价模式,提高了中药临床研究的科学证据,保证了疗效。

真实世界是相对于"理想世界"而言的,二者主要是从临床科研实施的环境条件来区分的。真实世界的临床科研,是指在常规医疗条件下,利用日常医疗实践过程中所产生的信息,所开展的科研活动。在这一过程中,医务人员以患者为核心,以改善和保障患者健康状态为目标,充分发挥自己的主观能动性,选择适合的诊疗手段;所开展的医疗活动均非为了某种研究目的,而人为地对患者、医生、检测条件等进行特别的规定。目前,真实世界中日常临床诊疗实践所产生的信息,通过病历、各种理化检测手段、医嘱记录、住院记录等多种形式被保存下来,进而在所产生的数据上开展科研。随着大数据时代的来临,将真实世界实践中所产生的信息数据化、数字化,在大数据管理和工具的辅助下,从不同思维角度去再现、分析、重构等已经成为一种现实,而对于辨证论治中所蕴含的中医对疾病规律的新认识、新方法、新方药等被挖掘出来,奠定了中药群体用药的基础。（图 10-2-1）

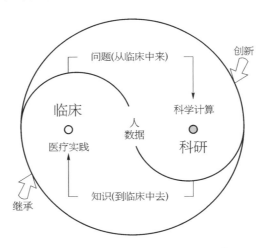

图 10-2-1　真实世界中医临床科研范式

（二）真实世界临床科研平台建设

在中医真实世界临床科研范式指导下,构建真实世界临床科研信息一体化技术平台开展名老中医经验传承的有效处方挖掘,不断产生新中药。

1. **医疗业务平台**　面向临床医疗,遵循临床医疗的习惯和流程,以临床医疗术语的规范化、标准化为基础,以结构化的电子病历为核心,在临床医疗过程中,实时、准确、便捷地记录各种医疗信息,方便快捷地书写病历,并将医疗活动产生的信息自动转化为可供计算机识别分析的临床数据,自动分类存放。大病历书写完成后,可自动生成住院记录。并带有自动查询功能,可方便快捷地查询疾病诊断标准及相关资料。

2. 数据管理平台　可管理临床医疗数据,实现快捷、安全、方便地将不同研究中心、研究场所产生的数据,转移存储到数据管理中心。这是提高临床科研一体化技术平台效率的关键技术之一,能适应多中心大样本长疗程临床研究的需要。(图10-2-2)

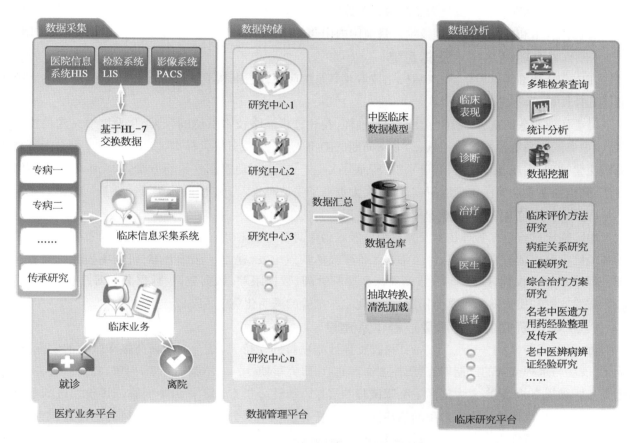

图 10-2-2　临床科研信息一体化系统构成

3. 临床研究平台　是以数据仓库为核心,建立的海量临床数据利用与挖掘子系统。此系统由临床数据前处理平台(ETL)、联机多维检索分析平台(OLAP)、数据统计分析平台与数据挖掘平台(DM)等组成,能对海量的临床数据进行整理与展示、统计与分析,对隐性知识进行挖掘,对各种数据之间的内在关联进行逻辑分析。智能化程度高,特别适合中医临床研究。

(三)患者报告结局评价方法的应用

由于中药的作用途径和效应特点均与化学药物有很大区别,探索建立适应中药作用特点和辨证论治模式的临床评价方法学是近年来中医药临床评价领域的研究热点和难点问题。特别是评价指标的研究中,开展证候中药新药的研究,建立证候诊断与评价量表,在评价患者报告结局研究中,构建了10余种疾病的患者报告结局量表,随着《患者报告结局的测量——原理方法与应用》中提出的一些观点,中药新药研发开始探讨患者及医师报告结局评价、中医药复杂干预的特点及其评价、生存质量评价等方法。

另外,不断引入新的统计分析与数据挖掘方法,解决中医药临床评价对复杂数据、非线性数据的描述和判断的不足之处，展示中医临床的真实效果。目前有许多临床研究数据应用混合效应模型、随机行走模型、隐结构模型、无尺度网络、机器学习、神经网络等多种多因素分析方法、数据挖掘方法进行了探索性研究。

四、中药临床试验共性技术平台

在中药临床评价技术体系建设中，强调新药临床试验引入第三方评价机制，要求中药新药临床试验过程符合 GCP 标准操作规范。为了减少试验偏倚和提高试验质量，严格四级质量控制体系，强调应用中央随机化技术和数据实时管理技术。目前国内中药临床评价中已有成熟的系统，并不断地扩大应用。

（一）中央随机化技术及其系统

在中药新药临床试验中，中央随机化技术及其系统应用普遍提高了试验的质量和效率，从根本上控制了选择性偏倚。

对于研究对象的选择和随机分配、随机抽样，在计算机网络技术发达的今天，几乎被中央随机技术替代，中央随机系统控制的跨地域、24 h 不间断的随机入组方法，支持大样本、多中心、长时程临床研究的透明化管理，实现动态入组、竞争入组、药品分次生产，盲态下动态调整给药方案等，克服了以往的信封法、随机数字表法无法实现的研究设计，大大提高了受试对象入组基线的均衡可比性。

（二）中药临床研究数据管理系统应用

中医临床试验数据管理技术及其系统已经成为中药新药临床研究的技术支撑体系的重要平台。我国各地区中医临床研究基地，从中医临床评价研究的特点出发，建立了课题管理、研究中心和研究者管理、eCRF 数据库设计、数据录入、数据确认和疑问管理、数据跟踪、数据查询、数据分析等平台，为提高临床试验效率和质量发挥着重要作用，为实现临床试验的透明化奠定了基础。

（三）临床研究的四级质量控制体系建设

近些年，在国家"十一五""十二五"科技支撑计划项目的支持下，结合中药新药临床试验的实际，形成了"现场与远程交互的三期四查"质控方法，即临床研究早期、中期、结题前三期，内审、二级监查、三级稽查与四级视察相结合，大大提高了临床试验的质量。统计分析方法学作为中医临床评价领域的重要内容，对中药临床评价研究中常用的描述性统计分析方法及结果分析、中医临床资料的统计处理方法、终点评价时间/事件生存分析、中医临床复杂干预疗效评价数据集选择及其亚组分析均有深入研究。根据中医临床特点，不断引入新的统计分析与数据挖掘方法，解决中医药临床评价对复杂数据、非线性数据的描述和判断，展示中医临床的真实效果。目前有许多临床研究数据应用混合效应模型、随机行走模型、隐结构模型、无尺度网络、机器学习、神经网络等多种多因素分析方法、数据挖掘方法进行了探索性研究。

第三节　标志性成果

经过"九五"至"十二五"的持续支持，中药临床评价体系逐渐完善，在中药临床研究基地、伦理审查体系规范化、创新药物研发、信息化建设和法规体系建设等方面取得了丰硕的成果。

一、国家药物临床研究（中药）机构数量稳步增长，质量和水平显著提升

从 2005 年 2 月 3 日国家食品药品监督管理局发布药物临床试验机构资格认定公告（第 1 号）开始，

截至 2015 年 3 月,已认定的药物临床试验机构 400 余家,其中中医医疗机构 60 家,中西医结合医疗机构 7 家,民族医药医疗机构 4 家。特别是国家 GCP 平台建设单位,如中国中医科学院广安门医院和西苑医院、广东省中医院、江苏省中医院等一批国家药物临床试验机构,在平台建设中取得了示范性成就。它们大都是国家"九五""十五""十一五""十二五"的 GCP 平台连续建设单位,得到了国家科技部持续的经费资助。机构设有临床流行病学(DME)与循证医学(EBM)研究室、数据管理室、统计室、Ⅰ期临床研究室(包括Ⅰ期病房和药代动力学实验室)、质量控制室、档案室、中医药标准研究室、临床研究协调员(CRC)办公室。

国家药物临床试验专业涵盖多个临床研究专业。机构以中药/植物Ⅰ-Ⅳ期临床研究、中药/植物重大临床科研项目研究、中医药临床标准化研究为主要工作内容。先后承担了国内外药厂委托的中药/植物新药临床试验。机构的伦理审查体系建设也一直走在行业前列,先后通过了 WHO 亚太伦理论坛组织(FERCAP)的 SIDCER 认证、世界中医药学会联合会中医药临床研究伦理审查平台评估。同时,在信息化建设方面也是成果显著,拥有独立知识产权的符合国际规范的电子化数据管理系统,数据管理流程依据国际最新临床研究数据管理规范(GCDMP)和国家食品药品监督管理总局(CFDA)《临床试验数据管理工作技术指南》制定。

二、伦理审查体系建设快速发展

自 20 世纪 90 年代北京、天津地区第 1 批医院伦理委员会成立以来,我国伦理审查工作经过了 20 年的发展。中国 GCP 在建设之初就重视医学伦理学,强调受试者的权益保障,以我国《药物临床试验质量管理规范》、世界医学会《赫尔辛基宣言》和国际医学科学组织理事会《涉及人的生物医学研究国际伦理准则》(2002 年)作为工作准则。近 10 年期间,又先后颁布了《涉及人的生物医学研究伦理审查办法》《中医药临床研究伦理审查管理规范》《药物临床试验伦理审查工作指导原则》《中医药临床研究伦理审查平台建设规范》《关于共同推进中医药健康服务完善中医药认证体系的合作协议》等相关文件,为伦理审查工作提供了充分的指导。

近年来,中国的医学伦理委员会积极促进国际伦理工作的互认与交流。以中国中医科学院西苑医院为例,2010 年 6 月在北京地区率先通过了 WHO 亚太伦理论坛组织(FERCAP)的 SIDCER 认证,2013 年 5 月又通过 SIDCER 复核检查。截至 2015 年,中国大陆地区已有逾 100 余家单位通过 SIDCER 认证。近 10 年美国人体受试者保护组织逐步推进临床研究机构的受试者保护体系建设和评估,这是一项国际同行的专业认证,目前已有全球 600 家研究实体的 200 多家机构通过了该认证,获得认证的机构分布在美国、加拿大、中国、印度、韩国、墨西哥、沙特阿拉伯、新加坡、泰国、巴西、比利时、南非及我国台湾等地。目前,中国中医科学院西苑医院、江苏省中医院两家中医单位于 2014 年正式申请美国人类医学研究委员会(AAHRPP)认证,全面构建人体受试者保护体系,进一步加强了受试者保护体系的建设。

目前中药临床研究伦理审查平台在近年来从数量到质量,从政策层面、理念层面到操作层面均取得了快速的发展。很多医院的伦理平台的组成结构、成员背景等已达到国际标准,且符合我国相关法律法规的要求。伦理委员会将继续在全面加强临床试验全过程的受试者保护体系,提供高质量的临床研究伦理审查,促进中药新药临床试验受试者保护与国际相应领域全面接轨等方面继续努力。

三、创新药物研发成果显著

由于历史和国情的原因,我国新药研制水平不高,创新能力不足,过去是以仿制药研发为主,但随着国家从"十一五"期间开始实施重大新药创制战略部署,现已逐步形成了符合中国国情的药物创新体系,在研究专项的推动下,针对重大疾病研发出一批拥有自主知识产权的创新药物,累计获得新药证书 85 件,部分品种填补临床空白,打破市场垄断。同时,结合临床用药需求,改造 200 余种药物大品种,显著提高了品质和临床用药的可及性。其中,两个拥有自主知识产权的中药 1 类新药项目的进展获得广泛关注。一系列成果反映了我国中药新药开发全过程的整合核心技术与能力正得到提升。"十三五"期间,GCP 平台建设重点为支持开展具有临床突出优势的创新中药品种,如源于中药的创新药物 1 类新药研发,包括大黄酸(治疗肾病,滚动支持)、奥生乐赛特(即仙茅苷,治疗抑郁症)、可拉定(即淫羊藿苷,抗肿瘤)、益母草碱(治疗中风)、黄连素(新机制)等,通过示范性创新药物的研发工作将有助于提高整个中医药行业的研发能力和水平。

四、信息化系统逐渐普及

我国在药物临床试验的领域中应用信息化手段始于 20 世纪 90 年代,包括药物临床试验数据采集(electronic data capturing,EDC)、项目管理系统以产生原始试验数据的工作系统(LIS、HIS、PACS)等。将信息化管理系统应用于药物临床试验,能够保证临床试验数据采集的及时和准确,提升临床试验质量,提高数据管理以及项目管理的效率。

在"十一五"国家"重大新药创制"专项支持的药物临床试验平台建设中,药物临床试验机构已经与软件公司合作,研发了药物临床试验机构管理软件、药物临床试验数据采集管理软件、受试者招募管理软件、Ⅰ期药物临床实验室管理软件等。

五、一批中药临床研究成果获得国家科技奖励和学术界的认可

中药临床评价相关的成果逐渐增多,中医临床科研信息共享系统,中西医结合治疗 SARS 的临床研究,芪参益气滴丸对心肌梗死二级预防的临床试验,连花清瘟胶囊治疗普通感冒和病毒性流感,麻杏石甘汤和银翘散治疗甲流等,正在国家健康工程的政策下发挥着重要作用。

第四节　不足与展望

GCP 平台以其创新性、应用性、开放性等优势,现已成为国际上突破研发瓶颈、提高研发效率的重要形式,也是我国完善药物研发体系、缩短与世界先进水平之间差距的重要手段。经过"九五"至"十二五"的建设,已经取得了长足的进步,由单元性技术平台发展成包含整个新药研发链条的综合性技术平台。但相比于国际发达水平,与在适应中药特点的科学评价要求来说,还存在一定的差距与不足,主要体现在以下几个方面。

一、中药临床评价平台尚有待进一步完善

尽管目前前沿新药研发链布局的技术平台建设取得了显著成效,但开放共享、技术服务的机制尚不完善,对新药创制的支撑作用还没有很好地发挥。同时综合性大平台、产学研联盟及创新园区存在结构趋同、缺乏特色、目标任务定位及责权关系不明确、运行及协同创新机制不完善等问题。国内具有较强技术创新、市场竞争能力、抗风险能力及国际影响力的企业还不多。新药专项组织实施管理方式、激励

创新政策措施研究制定方面也存在一些不足。

另外,尚不能完全与国际要求接轨。中医药临床试验存在的主要问题表现在以 ICH - GCP 为通行惯例的政策体系和开放度方面存在不足,临床研究水平呈现局部发达,整体水平不均衡的态势,在参与全球药物临床研究产业链的比率远落后于欧美国家。

平台整体研究水平尚不能达到国际规范要求,所获数据及数据管理还未完全实现与发达国家双边或多边互认。因此,建立获得国际认可、符合国际新药研究规范的新药临床评价研究技术平台的需求仍迫在眉睫。

再者,平台成果的转化应用能力尚不足。GCP 平台建设成果显著,但是真正转化成具有较高临床价值的品种不多,成果的转化程度仍然不高。

在国家目前实施创新驱动发展战略的大背景下,建立实现创新成果转化的市场化推动机制,加快产学研联盟建设,不断把科研优势转化为产业优势,提高成果转化率,让研究成果真正为治疗对象服务,真正为提高我国治疗水平起作用仍是未来一段时期科技成果转化工作的重点。通过加强国内外创新研发单位与药品生产经营单位的紧密合作,帮助创新研发企业通过各种资源建立或寻求合适的产业化平台,促进其从研发成功,赢得市场成功。顺应医药研发的全球化趋势,鼓励通过参与跨国医药集团的合作,为中国生物医药产业带来国际尖端技术和创新能力,弥补研发中的薄弱环节,及时掌握国际新药研发的信息和动向,加快国内创新的国际化进度,将中国创造推入国际舞台。2015 年 2 月 6 日,国家食品药品监督管理总局(CFDA)在其官方网站上发布了《药物临床试验质量管理规范》修订稿,已经启动对现行《药物临床试验质量管理规范》的修订工作。

二、强化中药临床评价过程的质量控制

临床研究方案是关乎临床研究成败的指令性文件,应该建立临床研究方案的科学性和可行性监管机制。

目前状况是由申办者委托国家药品食品监督管理局批准的药物临床试验机构作为 PI 牵头撰写,或者由申办者委托合同研究组织撰写,在各临床中心进行培训和实施,研究方案设计过程是否有相关领域专家参与、是否有药品注册管理部门参与,是否进行试验方案的注册与发表都取决于 PI 的决策,没有形成规定,今后可以建立申办者、研究者、药品注册与管理三方审定认可并进行方案注册,加强研究的顶层设计监管,注册管理与审批早期介入有利于研究质量的保障。

应建立注册管理部门对临床研究过程的真实性和质量监管机制。临床研究过程的透明化和质量保障是研究科学性的重要保障,目前临床试验要求方案注册与发表、临床研究过程中建立四级质量控制体系、数据实时上传、疑问反馈及时、数据修改留有痕迹等,都是为了提高试验透明度,保证研究质量,一般在试验过程中按照《药物临床试验管理规范》的要求执行,尽管药品注册管理相关部门的质量监督体系朝向常态化的发展,但仍任重道远。

应继续加强数据管理中电子化工具应用。药品临床试验中,数据是根本,对于临床试验数据的监管尚没有一致的要求,对数据的获取工具规范化、存放安全性、数据共享机制或再利用方法均是今后需要加强的方面。2013 年 7 月 8 日,我国药品审评中心发布《规范药物临床试验数据管理工作的实施方案》,对新药临床试验过程的数据管理提出了详尽的规定,应继续加强执行中的监管力度。

三、适应中药特点和辨证论治模式的中药临床评价方法学有待进一步探索

适应中药特点和辨证论治模式的中药临床评价方法学有待进一步探索,特别是建立适应中药特点和辨证论治模式的评价指标、标准和方法学,一定是未来中药临床评价领域的关键问题。中药临床疗效的体现有不同类型,一类是针对急性传染病病原,如青蒿素治疗疟疾,或针对一个典型症状,如安宫牛黄丸治疗高热昏迷,那么,可以将杀灭病原微生物或逆转一个症状作为疗效评价指标无可非议;另一类而且多数是整体调节,患者健康状态的好转,各种能力的恢复和生活质量的提高,评价疗效时不仅限于各种率(有效率、好转率、痊愈率)的变化以及辅助检查、实验室检测等指标,应该更加关注患者感受,发扬中医传统优点,体现治有病的人而不是只治病。

参考文献

[1] 王永炎,刘保延,谢雁鸣.应用循证医学方法构建中医临床评价体系[J].中国中医基础医学杂志,2003,9(03):17-23.

[2] Shang H, Zhang J, Yao C, et al. Qi-shen-yi-qi dripping pills for the secondary prevention of myocardial infarction: a randomised clinical trial [J]. Erid Based complement Alternat Med. 2013; 2013: 738391.

[3] 立足循证依据传承中药之魂——SS-HFVPT研究证实参松养心胶囊治疗轻中度心力衰竭伴室性期前收缩安全有效[J].实用心脑肺血管病杂志,2014,22(09):24.

[4] 胡昊,唐海沁,李洁华,等.参松养心胶囊抗心律失常的疗效和安全性系统评价[J].中国循证医学杂志,2011,11(02):168-173.

[5] Hua W, Gao RL, Zhao BC, et al. The Efficacy and Safety of Wenxin Keli in Patients with Frequent Premature Ventricular Contractions: A Randomized, Double-blind, Placebo-controlled, Parallel-group, Multicenter Trial[J]. Chin Med J (Engl),2015,128(19):2557-2564.

[6] 杨立波,季振慧,高学东,等.连花清瘟胶囊治疗流行性感冒Ⅱ期临床研究[J].中药新药与临床药理,2005,16(04):290-293.

[7] 胡克,姜燕,施美君,等.连花清瘟胶囊治疗急性上呼吸道感染102例[J].医药导报,2008,27(11):1337-1340.

[8] 左俊岭,徐元虎.连花清瘟胶囊治疗急性上呼吸道感染的临床研究[J].公共卫生与预防医学,2006,17(06):78-79.

[9] 莫红缨,柯昌文,郑劲平,等.连花清瘟胶囊体外抗甲型流感病毒的实验研究[J].中药新药与临床药理,2007,.82(01):5-9.

[10] 莫红缨,杨子峰,郑劲平,等.连花清瘟胶囊防治流感病毒FM1感染小鼠的实验研究[J].中药材,2008,31(08):1230-1233.

[11] Wang C, Cao B, Liu QQ, et al. Oseltamivir compared with the Chinese traditional therapy maxingshigan-yinqiaosan in the treatment of H1N1 influenza: a randomized trial[J]. Ann Intern Med. , 2011,155(4):217-225.

[12] http://www.th55.cn/modern/cydt/1506/298487.html

[13] 黄多临.仙灵骨葆胶囊治疗骨质疏松症研究述评[J].中医学报,2013,28(02):285-287.

[14] Luo XX, Duan JG, Liao PZ, et al. Effect of qiming granule on retinal blood circulation of diabetic retinopathy: a multicenter clinical trial[J]. Chin J Integr Med. , 2009,15(5):384-388.

[15] 吴嘉瑞.基于Meta分析的中药注射剂治疗心脑血管疾病系统评价研究[D].北京中医药大学,2015.

[16] 刘保延.真实世界的中医临床科研范式[J].中医杂志,2013,54(06):451-455.

[17] 刘保延,周雪忠,李平,等.个体诊疗临床科研信息一体化平台[J].中国数字医学,2007,2(06):31-36.

［18］刘保延.患者报告结局的测量——原理方法与应用［M］.北京：人民卫生出版社出版,2011.

［19］刘保延,文天才,姚晨,等.多中心临床试验中的中央随机系统研究［J］.中国新药与临床杂志,2006,25（12）：931-934.

［20］关于进一步加强"十一五"国家科技支撑计划项目中医临床研究质量控制与质量保证的通知 9（国中医药科函〔2007〕113 号）［EB/OL］.（2007-12-04）. http：//www. satcm. gov. cn/e/action/ShowInfo. php? classid＝31&id＝10390.

（刘保延,何丽云,胡镜清,高蕊,张俊华）

第十一章
中药标准研究

中药标准是对中药品质评价和检验方法所做的技术规定,是中药生产、经营、使用、监督、检验必须遵循的法定依据。

中药标准研究是中药现代化发展战略的重要内容之一,标准研究和制订过程涉及多学科知识交叉运用,涵盖了中药分析和品质评价方法学研究的全部科研工作,在中医药事业发展中具有基础性、战略性、法规性的地位和作用。

中药大部分来源于天然资源,包括植物、动物、矿物和微生物,其药效物质复杂,且受产地、气候、环境、栽培(养殖)、采收、加工等因素影响较大。与化学成分单一的化学药相比,中药具有药效成分复杂性和多变性的特点。

同时,中药从土壤吸收的重金属及有害元素、栽培和加工过程中使用的农药、植物激素及其他外源性有毒有害物质,也严重影响着中药的安全性和有效性。如何建立中药科学合理的品质评价方法和标准,构建符合中药特点的标准体系,一直是国内外关注的焦点,也是科学研究的热点。因此,中药标准的提升,一直是我国政府和科技工作者一项重要任务。

改革开放以来,我国政府对中药质量非常重视,开展了一系列质量标准研究和国家药品标准增、修订工作。

如组织中国药科大学、北京医科大学等有关单位实施了"七五""八五"攻关项目"常用中药材品种整理与质量研究",从本草考证及文献查考、药源调查、分类学鉴定、性状鉴定、显微鉴定、商品鉴定、化学成分、理化分析、药理作用等九个方面,对 219 种(类)常用中药进行了系统研究,澄清了常用中药的基原,建立了性状、显微、理化等鉴别方法,部分品种建立了有效成分或指标性成分的含量测定方法,为此后国家中药标准的增、修订提供了大量第一手材料。

中药现代化实施以来,我国政府将中药质量控制和标准体系建设列入了中药现代化的重点领域,启动实施了一大批重点、重大项目,如:国家自然科学基金委重点项目"常用中药化学成分研究","九五"攻关项目"常用中药质量规范化研究","863"计划项目"20 种常用中药化学对照品的研究","十一五"和"十二五"重大新药创制专项"中药质量标准化研究"等系列项目,不仅系统阐明了常用中药的化学成分和药理作用,同时,针对中药整体作用,发展了一系列中药复杂体系高效分析新技术,使我国中药分析和质量控制水平得到快速提升,尤其是高效液相色谱(HPLC)的普及和液质联用(LC-MS)等先进技术的广泛应用,使我国在中药复杂成分定性定量分析以及重金属和农药残留等有毒有害物质检测等方面跻身国际领先水平。

20 年来,中药标准研究进入了一个崭新的发展阶段,标准内容从基于性状、显微等经验性技术与方法的鉴定,发展到如今通过深入开展植物学、植物化学、分析化学、分子生物学、计算机信息学以及药理、药效学等多学科交叉系统研究,综合利用现代科学技术手段,产生了一系列系统性的新技术、新突破,从中药指纹/特征图谱和分子生物学的专属性鉴别、多成分定性定量分析、生物效应分析、内源性有毒成分和外源性有毒有害残留物质检测等方面,为中药安全性以及以临床疗效为导向的质量评价方法和标准的建立,做了极其有价值的探索性研究并取得了重大成果,这些成果为中药标准体系的建设提供了科学依据和基础。

国务院药品监督管理部门和国家药典委员会与时俱进,不断吸收先进技术,及时将大量成果转化进入国家法典《中国药典》,修订提升国家中药标准,使《中国药典》中药质量检测方法不断创新,向立体、多元、整体控制的方向大跨度飞跃,形成了以《中国药典》为核心的国家中药标准体系。尤其在国际上最先将指纹图谱/特征图谱检测技术作为国家药品标准,用于中药注射剂、提取物和中药材的整体质量控制,有效提升了相关产品的质量和批间一致性,为保障中药安全有效、质量可控以及为创新药物研发提供了强有力的技术支撑,并发挥了重要作用。同时也为确立我国中药标准的国际主导地位和话语权,引领国际标准制定提供了标准指引。一大批中药标准已进入《美国药典》《欧洲药典》,初步实现我国政府提出的"中药标准主导国际标准制定"的目标。

随着中药标准的提升和实施,也带动了企业建立规范化中药材生产基地,实施中成药生产全过程质量控制,有力推动了中药整体生产水平的提升和中药现代化,实现了"科技引领标准发展,标准促进产业提升"的目标。

第一节　符合中医药特点的中药标准
研究与体系建设

中药标准体系是支撑我国中药产业发展和保障临床用药的关键之一,如何改革现有的中药标准模式,建立既能符合中医药理论又具有现代科学内涵,同时拥有我国自主知识产权的现代中药标准体系,是中药现代化刻不容缓的历史性战略任务,亦是中药标准引领国际的必然途径。

一、中药指纹图谱/特征图谱与中药整体质量评价

在中药现代化的推动下,如何科学评价中药质量越来越受到关注。近半个世纪以来,沿用化学药品质量控制的模式,建立以测定某单一成分为目标的、既定性又定量的中药标准受到质疑。谢培山曾指出:"这就是为什么以化学药品质量控制方法为模式,用于中药产品经常发生似是而非的矛盾的原因。因为测量和控制中药产品中的任何一种成分,无法代表它的整体质量。"

中药指纹图谱是指采用色谱等分析仪器所获得的能够表征中药整体化学特征的图谱或数字化信息;当仅能反映中药主要化学特征时,称之为中药特征图谱。中药指纹图谱可通过整体化学特征,用于控制中药产品质量;特征图谱可通过主要化学特征信息用于鉴别中药产品质量。

中药指纹图谱/特征图谱基本属性是整体性和模糊性,这与中医理论的整体性原则和中药作用机制的模糊性是相对应的。中药指纹图谱质量评价模式的提出使中药的研究方法和质量分析手段,由针对一个或者少数几个活性成分(指标成分)的分析,发展成为对中药多种成分甚至整体成分的综合分析。

2000年初,为了提高中药注射剂安全标准,时任国家药品监督管理局副局长任德权,在分管药监系

统中药现代化工作期间,组织了谢培山、果德安、屠鹏飞、钱忠直、林瑞超、程翼宇等一批专家,在充分调研后提出用指纹图谱技术来评价中药注射剂的质量。2000 年 4 月,国家药品监督管理局在《关于加强中药注册管理有关事宜的通知》(国药管注[2000]157 号)中要求"中药注射剂应固定药材产地,建立药材和制剂的指纹图谱标准"。2000 年 8 月,发布了《中药注射剂指纹图谱研究的技术要求(暂行)》。文中明确要求,中药注射剂在固定中药材品种、产地和采收期的前提下,需制定中药材、有效部位或中间体、注射剂的指纹图谱,并对指纹图谱研究的技术要求进行了详细阐述。至此,中药指纹图谱在中药标准的实际应用中走出了第 1 步,标志着在中药法定标准中纳入整体质量评价技术方法学研究和实践正式启动,并由此撬动了中药材、饮片、中间体、成品组成的多环节中药产业链质量控制创新体系的真正建立。

中药注射剂指纹图谱标准的组织和领导工作由国家药典委员会承担,国家药典委员会时任中药处处长钱忠直主持完成了"十一五"国家重大科技专项"中药质量标准技术平台——70 种中药注射剂指纹图谱研究及其技术平台的建立",组织 20 余家研究单位和企业开展中药注射剂指纹图谱研究。在此过程中,进一步结合研究工作的实际,在《中药注射剂指纹图谱研究的技术要求(暂行)》规定的基础上,起草并由国家药典委员会发布了《中药指纹图谱实验研究技术指南》,《指南》对指纹图谱研究样品的收集、供试品溶液的制备、参照物溶液的制备、指纹图谱的获取、对照指纹图谱的建立、指纹图谱的方法验证、指纹图谱的方法认证、数据处理和解析等做了明确的规定,保证了中药注射剂指纹图谱研究工作得以正确、规范地开展。

初期的指纹图谱评价方法是基于对同品种不同批次及同品种不同企业生产的产品,通过计算其"共有峰"和"非共有峰"的比值来评价产品的相似程度,这在当时起了非常积极的作用,但是,这种评价方法不可避免地带入人为因素,尤其在"共有峰"的取舍和计算中仅由人主观判定,随意性大,易产生漏洞。

因此,依据中药指纹图谱整体性和模糊性这两大特征,采用化学计量学等技术手段,建立直观、合理、方便的中药色谱指纹图谱相似度计算系统,对指纹图谱检测结果进行计算和比对,从而能够用色谱信息来定量评价中药产品批次间一致性。2002 年由国家药典委员会牵头,浙江大学、沈阳药科大学、中南大学、第二军医大学、清华大学、中国药品生物制品检定所、北京中医药大学、西北大学等八家单位研究人员共同参与,历经两年,成功开发出了具有我国完全独立知识产权的《中药色谱指纹图谱相似度评价系统(2004 A 版)》软件,为中药指纹图谱研究和质量评价提供了有效的工具。2012 年国家药典委员会又推出《中药指纹图谱计算机辅助相似度评价软件(2012. V2.0 版)》。

采用相似度评价软件,通过与中药对照指纹图谱的全谱相似度来评价待检测中药质量,目前已成为国内外指纹图谱研究和质量标准制定中色谱信息计算及比对的主要工具,在国际上产生重大影响,美国FDA 主动索取该软件,用于研究审评植物药的质量评价方法。

《指南》内容已收入《中国药典》"中药质量标准研究制定技术指导原则",成为《中国药典》中药标准研究制定的技术规范,为中药标准引领国际发展发挥了重要作用。

2015 年版《中国药典》一部收载特征图谱专属性鉴别标准 37 个、指纹图谱检测标准 23 个,使中药产品质量控制技术水平大幅提升。

高效液相色谱(HPLC)和气相色谱(GC)被认为是制订指纹图谱标准的理想方法。目前 2015 年版《中国药典》(一部)的中药标准中特征图谱与指纹图谱全部使用 HPLC 或 GC。与此同时,主成分分析、聚类分析、人工神经网络等模式识别技术被广泛运用到中药指纹图谱信息处理中。屠鹏飞、果德安、罗国安、程翼宇、毕开顺、李萍等课题组采用 HPLC,LC - MS 等技术建立了大黄、肉苁蓉、沉香、丹参、金银花、淫羊藿等一大批常用中药材和丹参注射液、柴胡注射液、清开灵注射液、参麦注射液、复方丹参滴丸等一批中成药指纹图谱,并对主要色谱峰进行鉴定,部分指纹图谱/特征图谱收入《中国药典》或国家药品标准,为我国中药指纹图谱检测技术引领国际发展奠定了基础。

随着指纹图谱/特征图谱研究的不断深入,越来越多的仪器和方法被应用和开发,研究水平不断提高,技术方法也逐步成熟。指纹图谱/特征图谱不仅在中药标准中的应用明显增加,而且也广泛用于中药优良品种选育、生产工艺优化、多成分药代动力学研究等领域。可以预见,中药指纹图谱/特征图谱将成为中药及其复方制剂质量标准体系中必备组成部分,并成为中药现代研究领域中重要的技术工具。

目前中药指纹图谱作为现代中药标准体系的核心技术已得到国际公认,FDA、WHO、德国、印度和日本等国家均采用指纹图谱技术作为植物药的质量控制手段,要求制剂生产商提供半成品的指纹图谱以保证其品种的真实性,并提供产品的指纹图谱以证明其批次间产品质量的一致性。

二、高效薄层色谱、DNA 分子鉴定技术与中药专属性鉴别

(一)高效薄层色谱

中药品种的准确鉴定是保障中药安全有效的首要因素。薄层色谱(TLC)已成为中药鉴定最常用的方法之一。近年快速发展的高效薄层板具有点样量小、分离度高、受实验环境影响小、重复性好等优势,对于复杂成分样品的分析具有重要的作用,大大提高了中药鉴定的专属性。

针对成分相近或多基原药材鉴别的难题,王峥涛、谢培山等课题组采用高效薄层色谱(HPTLC)对人参、西洋参和三七等三种成分相近的药材,味连(Coptis chinensis Franch.)、雅连(Coptis deltoidea C. Y. Cheng et Hsiao)、云连(Coptis teeta Wall.)三种多基原药材进行了有效鉴别。王峥涛课题组还采用HPTLC结合生物自显影技术,建立了厚朴、紫苏子、骆驼蓬、地黄等的鉴别,同步实现色谱分离与生物活性分析,进一步拓展了 HPTLC 在中药鉴别与品质评价中的应用。随着我国经济和科技的发展,HPTLC 板已国产化,进口高效薄层板价格也已下降,实现了 HPTLC 作为常规鉴别方法用于中药的鉴别。

(二)中药 DNA 分子鉴定

21 世纪初,现代生物技术、现代仪器分析技术和计算机技术开始大量应用于中药鉴定研究,中药分子鉴定逐步形成,包括 DNA 分子标记和 DNA 条形码鉴定技术等。传统的形态鉴定或性状鉴定,其特征易受环境因素影响。而 DNA 分子鉴定技术则依靠反映生物个体、居群或物种基因组中具有差异特征的 DNA 片段来鉴定,受环境和经验影响较小。与经典的中药鉴定方法相比,中药 DNA 分子鉴定具有特异性强、微量、准确等特点。

1. DNA 分子标记技术　常用的 DNA 分子标记技术包括分子杂交信号和 PCR 扩增指纹技术。

基于分子杂交的 DNA 分子技术主要包括 RFLP(restriction fragment length polymorphism)和DNA 微阵列(DNA 芯片)。RFLP 即"限制性片段长度多态性",被称为第 1 代分子标记技术,是最早用于品种鉴定和植物分类的分子标记,用来检测限制性片段长度的多态性。RFLP 标记特点是共显性,可以区别纯合和杂合基因型,而且稳定、重复性好。在保留酶切方法,简化杂交技术的基础上建立的PCR - RFLP技术,在中药材的鉴别中有相关应用,李萍等研究的川贝母药材的 PCR - RFLP 鉴别技术收载于《中国药典》2010 年版增补本中。

基于 PCR 的分子鉴定技术包括随机和简单限定引物的 PCR 标记技术和特定引物的 PCR 标记技术。黄璐琦等利用 DNA 分子遗传标记技术鉴别中药材乌梢蛇真伪的方法,被 2010 年版《中国药典》收

录。这是《中国药典》首次收载 DNA 分子鉴别方法，是在传统药材及饮片鉴别方法上的新突破，基于该方法的发明专利获第 12 届中国专利奖优秀奖。

2. 中药 DNA 条形码鉴定　DNA 条形码技术指利用基因组中一段公认标准的、相对较短的 DNA 片段作为物种标记而建立的一种新的生物鉴定方法，由加拿大分类学家 Paul Hebert 于 2003 年首次提出，是在 DNA 分子鉴定技术基础上的新发展。该方法通过筛选通用条形码，建立条形码数据库和鉴定平台，运用生物信息学分析方法分析比对 DNA 数据，进而对物种进行鉴定。

陈士林团队在国际上率先提出并验证基因序列 ITS2 作为药用植物通用 DNA 条形码，完成了 1 万余种药用植物、中药材及混伪品的 DNA 条形码研究，创建了中药材 DNA 条形码鉴定技术体系，编著出版了《中国药典中药材 DNA 条形码标准序列》，建立了药材基因鉴定系统标准，为中药物种鉴定提供了可靠的方法，解决了长期以来中药材物种真伪鉴定难题，使中药材完成了从外观性状鉴定到基因判定的历史跨越，在国际上产生了重要的影响。中药材 DNA 条形码分子鉴定法指导原则已纳入 2015 年版《中国药典》。

三、中药标准物质

中药标准物质是执行国家药品标准、对中药材、中成药及其相关产品进行质量检验中使用的实物标准，也是中药科学研究、生产、流通贸易中质量认定所需要的检验用对照物质。中药标准物质包括中药化学对照品、对照药材和对照提取物等。中药标准物质具有物质属性、商品属性和法定属性，同时又具有较高的科技含量，某种程度上讲是一种战略物资。

我国自 1985 年建立第 1 个中药标准物质以来，中药标准物质工作稳步推进，尤其是实施中药现代化 20 年以来，中药标准物质无论在种类、数量及质量上都取得了突飞猛进的发展。

"九五"期间，重点对《中国药典》尚未收载含量测定的 66 种常用中药材进行了质量标准研究，主要研究内容就包括了对照品制备。但不足之处是限于当时的各种条件，许多工作的研究深度不够、水平不高。为此"九五"后期和"十五"期间，科技部又分别启动了"75 个常用中药材的化学对照品研究"和"20 种常用中药化学对照品研究"，内容以化学对照品研究为主，包括建立化学对照品的快速提取分离纯化方法，建立并起草对照品的质量标准，提供纯度 98％以上的化学对照品 500 mg 以上，纯度 95％以上的化学对照品 1 000 mg 以上。项目的实施，有效地促进了中药化学对照品的发展和质量标准的提高，许多研究结果已经或正在组织上升为国家标准。2015 年版《中国药典》"国家药品标准物质通则"及"国家药品标准物质制备指导原则"的收载，填补了我国在药品标准物质规范方面存在的空白。

中药化学对照品通常需要制备克级的样品，传统的制备方法多采用硅胶柱色谱和反复重结晶方法，制备效率低，花费时间长，并消耗大量溶剂。现代制备色谱具备柱效高、分离速度快等特点，是制备纯化中药化学对照品的极好手段，将逐渐成为今后中药标准物质制备的主流。

制备型高效液相色谱（PHPLC）：PHPLC 是复杂样品分离和纯化的常用手段，其制备量可以达到克级，甚至更多，而且具有操作简便易行、分离过程样品不易变性、产品回收率与纯度高、制备周期短等特点，在中药化学对照品的制备纯化中已成为重要手段，如橙皮中的橙皮苷、柚皮苷，管花肉苁蓉中的松果菊苷，罗汉果中的罗汉果甜苷 V，以及石杉碱甲、表没食子儿茶素没食子酸酯等对照品的纯化与制备。

高速逆流色谱（HSCCC）：HSCCC 是 Y. Ito 于 20 世纪 80 年代发明的一种以液液分配为基本原理的色谱技术。与传统色谱法比较，具有无不可逆吸附，拖尾现象极少，样品不易被破坏，溶剂消耗少等特点，在中药化学对照品的制备中应用越来越多。HSCCC 这一技术非常适合于高纯度活性成分单体的制备,如孔令义课题组利用 HSCCC 技术制备了补骨脂素、淫羊藿苷、黄芩苷、白花前胡甲素等 20 多种对照品。

色谱联用技术:随着新方法和新技术的不断涌现,人们发现不同技术的联用可进一步提高分离效率。将 HSCCC 与 PHPLC 联用,可先通过 HSCCC 将混合物初步分离,而后使用 HPLC 继续分离得到单体,既简化了溶剂体系的筛选过程,也简化了对混合物液相色谱条件的摸索过程,大大提高分离效率,如芒果素、异芒果素的制备,槲皮素、金丝桃苷的制备。将大孔树脂与 PHPLC 的联用,可利用大孔吸附树脂处理后除去糖类、蛋白质及杂质,再通过 PHPLC 分离即可得到单体化合物,使分离纯化过程更加快速、高效,大大节省溶剂的使用量,如牡荆黄素和异牡荆黄素等碳苷的制备。还可以根据分离化合物的特点来选用联用,如 MCI、聚酰胺、葡聚糖凝胶、硅胶等与 PHPLC 或 HSCCC 的联用,超临界 CO_2 萃取技术(SFE - CO_2)与 PHPLC,HSCCC 的联用等。

色谱—质谱联用技术:色谱—质谱联用不仅可以提高检测灵敏度,也能够提供丰富结构信息,对于导向分离制备中药化学对照品具有明显的优势。如利用 HSCCC - MS 导向分离前胡中香豆素成分,MPLC - MS 定向分离芦笋中黄酮。

我国是第 1 个在中药标准中普遍使用化学对照品的国家。随着中药产业的不断发展,对中药对照品的种类和数量有了更高的要求,《中国药典》收载的对照品数量也将逐年增加。中药化学对照品高效制备技术的发展,为质量分析用对照物质提供了有力的保障。

四、仪器分析技术与中药多成分含量测定方法

基于中药多成分整体作用的特点,建立多种类型成分或主要成分的定量分析方法及其标准,对于控制中药质量、评价中药优劣具有重要作用。色谱技术如 HPLC、GC、HPCE 等以其高效的分离能力和高灵敏度的检测能力,成为中药成分定量分析的主要工具。20 年前,由于经济条件及仪器本身的缺陷,仪器分析技术还没能在国家药品标准中大量应用,如 1995 年版《中国药典》(一部)仅 11 个品种收载了 HPLC 定量分析,3 个品种收载了 GC 定量分析;国内外杂志报道利用 HPLC 等色谱方法进行中药多个成分定量分析的文章也较少。

随着现代分析仪器的发展,尤其色谱技术的快速发展及其仪器的普及,为中药复杂成分的定量分析提供了强有力的工具,促进了中药多成分含量测定的研究与应用,为实现中药成分整体控制的目标提供了技术支撑。同时,为了解决多成分定量分析的对照品缺乏及检验成本高等问题,发展了对照品替代法(如,对照提取物对照、内标法等)和定量核磁等技术进行多成分含量测定,其中以对照提取物为对照的多成分含量测定和内标法(自身内标,文献又称"一测多评"或"一标多测")等方法已用于《中国药典》中药多成分含量测定,降低了检验成本,提升了标准的实用性。

(一) 现代色谱技术在中药多成分定量分析中的应用

高效液相色谱法(HPLC)以其高效的分离能力、不断发展的色谱填料和多种灵敏的检测器,成为中药成分分析最常用的仪器。超高压液相色谱(UPLC 或 UHPLC)的发展和粒径≤1.8 μm 色谱填料短柱的使用,进一步提升了 HPLC 的分离效率,缩短了分析时间,突破了多成分同时分析的瓶颈。如,采用 HPLC - DAD 实现对虎力散片中 10 个活性成分的含量测定;采用 UPLC - DAD 同时快速测定参松养心胶囊中 8 种活性成分的含量;采用 UPLC - MS/MS 对葛根芩连汤进行分析,实现了在 14 min 时间内对葛根芩连汤中 50 个活性成分的定量分析。

气相色谱法(GC)具有很强的分离功能,尤其是 GC - MS 将强大的分离功能和定性鉴别有机结合,

进一步提升了 GC 的分析能力。目前 GC 和 GC－MS 已成为中药挥发性成分分析的主要工具。如,通过 GC－MS 技术对姜黄和郁金进行区分,建立了 8 个特征成分的定量研究方法,并确定 4 个特征成分作为区分姜黄和郁金的标志物。

高效毛细管电泳(HPCE)具有与 GC 相当的分离功能,同时又适合于非挥发性成分的分析,已成为中药复杂体系定性和定量分析的常用仪器。如,李绍平课题组利用 HPCE 测定了淫羊藿中 15 个黄酮的含量。但由于其仪器稳定性和重现性等方面存在的问题,目前尚未作为质量标准用于中药具体品种的含量测定。

高效离子色谱(HPIC)是近 10 年来发展起来的色谱技术,具有操作简便、快速灵敏、抗干扰能力强、分析结果准确可靠等优点,其研究已从最初的检测无机阴阳离子发展到无机、有机阴阳离子的检测。近年来,离子色谱法已开始应用于药品领域的检测,且被 31 版《美国药典》和 6.0 版《欧洲药典》作为法定标准收载和使用。2010 年版《中国药典》也已增加了离子色谱法的指导原则。离子色谱法的独特性在于离子分离分析,只要是在一定条件下能够发生电离的物质都能够采用 HPIC 进行分析。屠鹏飞课题组将离子色谱用于槐耳颗粒中糖蛋白的单糖组成分析,建立了槐耳颗粒糖蛋白水解液的单糖特征图谱和阿拉伯糖、半乳糖、葡萄糖、木糖、甘露糖的含量测定方法,并收入原国家药品监督管理局颁布的《国家药品标准》(YBZ04202003－2009Z－2012)。

(二) 对照品替代法和定量核磁等技术在中药多成分定量分析中的应用

随着多成分含量测定的不断发展,标准品或对照品的严重缺乏以及检验成本不断增加等矛盾逐渐凸显。为了解决这些问题,近 20 年来研究人员不断发展不依赖对照品或少用对照品的分析方法,如以质量标化的对照提取物为对照测定中药中多个成分的含量;以内标或中药本身含有的某一成分(自身内标)为对照,采用校正系数法测定多个成分的含量;采用定量核磁技术,以内标为对照直接测定中药中多个成分的含量等。这些方法的发展,大大节省了对照品和检验成本。

1. 以对照提取物为对照的中药多成分含量测定　用于含量测定的中药对照提取物是经含量标化后的中药材提取物。与化学对照品比较,对照提取物具有价廉易得,均一性与稳定性良好;既可用于定量分析,也可用于定性分析;本身作为一种混标,配制操作简便等优点。因此,以其作为对照物质进行中药定性定量分析,具有良好的应用前景。2005 年版《中国药典》首次收载了以对照提取物为对照测定银杏叶制剂中 4 个内酯类成分的含量,标志着提取物作为含量测定的对照物质已被国家药品标准最高法典认可。2015 年版《中国药典》收载了以对照提取物为对照测定功劳木中非洲防己碱、药根碱、巴马汀、小檗碱的含量,实现功劳木药材的多指标含量测定。

2. 采用内标法进行中药多成分含量测定　内标法(internal standard method)是色谱分析中比较常用的定量方法,尤其在没有对照品对照时,更显其优越性。内标物包括外加对照品或样品自身含有的某一成分(自身内标,文献又称"一测多评"或"一标多测")。如,以大黄素为内标,采用校正因子法测定大黄中包括大黄素在内的 7 种蒽醌类成分的含量,并将计算结果与传统的外标法进行了比较,结果表明内标法具有准确、高效、节约成本等优势。以外源的苯甲酸乙酯为内标,采用校正因子法测定了甘遂中 13 个主要成分的含量,并对 75 批样本进行了含量测定。

由于内标法存在的内标物与被测成分之间的检测波长差异性、不同保留时间色谱峰的扩散性、内标峰与被测成分峰峰面积的差异性、色谱峰的辨认等问题,限制了其广泛使用。

3. 定量核磁技术及其在中药多成分含量测定中的应用　定量核磁技术(quantitative nuclear magmatic reassurance,qNMR)早在 20 世纪 70 年代就有报道,但因当时仪器灵敏度低、重现性差而未得到发展。随着磁场强度、探头技术、组合脉冲、智能化处理解析软件等不断发展,qNMR 的灵敏度、精确度、准确度及分析速度等方面已达到或接近高效液相色谱的水平,成为化合物定量的重要手段,并应用于中药、天然药物的质量控制。

王峥涛课题组采用复杂核磁共振氢谱中去卷积定量方法,分别测定了秦艽中龙胆苦苷、马钱苷酸、獐牙菜苦苷、獐芽菜苷的含量。屠鹏飞课题组以功劳木为研究对象,采用价廉易得的"蒽"为内标,选择氘代甲醇—氘代氯仿(2∶1,v/v)作溶剂,采用定量核磁技术测定了功劳木中小檗碱、巴马汀、非洲防己碱、药根碱的含量。实验结果与 HPLC 测定结果进行比较,验证了定量核磁方法的准确性,并引入不确定度指标阐明不同方法的误差来源。

五、液质联用技术及其在中药复杂体系分析中的应用

(一) LC‑MS 的主要技术及其发展

中药作为复杂体系,常含有成千上万种化学成分,且结构复杂,含量差异极大,有些成分以微量甚至是痕量形式存在,这些无疑给中药化学物质组成的系统解析带来了极大的挑战。随着各种接口技术的发展,色谱—质谱联用技术得到了极大的发展和完善。在气质联用(GC‑MS)的基础上相继出现了液质联用(LC‑MS)、电泳质谱联用(CE‑MS)等技术,进一步促进了中药等复杂体系的系统定性定量分析。其中尤以 LC‑MS 技术发展最快,应用最为广泛。LC‑MS 是以液相色谱作分离,以质谱作检测的综合性分析技术,集 LC 的高分离能力与 MS 的高灵敏度及定性专属特异性于一体,是中药化学成分研究中不可或缺的工具。

近 20 年来,液质联用技术促成了中药现代化及国际化的长足发展,得益于中药复杂体系全面分析这一高要求。液相色谱方面,超高效液相系统(UPLC 或 UHPLC)的发展,并随之开发了粒径<1.8 μm色谱柱,使得柱效高达数十万塔板数,显著提高了液相分离效能。与此同时,又相继发展了多种硅胶颗粒类型,如整体色谱柱(monolithic column)、核—壳型色谱柱(core-shell column)等,进一步提升了液相色谱对于复杂体系的分离能力。除此之外,Giddings 于 1984 年提出了二维液相(2D LC)的概念,指出将具有不同分离原理的液相系统正交使用,能够显著地增加峰容量及峰浓度。由于其独特优势,二维甚至是多维液相色谱技术在中药分析中也得到了广泛的应用。值得关注的是纳升或微升液相—质谱联用(nanoLC‑MS 或 μLC‑MS)对中药中含有的大分子化合物,特别是蛋白类化合物的全面分析提供了实用的分析工具。

相对于液相系统的快速发展,质谱技术的革新更为迅猛。为了适应各种不同极性的化合物,市场上相继出现了不同类型的液质联用接口,如电喷雾电离源(ESI)、大气压化学电离源(APCI)、气压光学电离源(APPI)等。据统计,这三种离子源能电离 90%以上的小分子化合物。常见的质量分析器包括三维离子阱(3D ion-trap)、四级杆(quadrupole,Q)、飞行时间检测器(time-of-flight,TOF)等。这些质量分析器特点各有千秋,比如三维离子阱在离子丰度允许的情况下,理论上可以产生无数级的离子碎片,但分辨率较低;四级杆能够提供准确的定量信息,但只能提供有限的定性信息;飞行时间质谱是目前常用的高分辨质谱技术之一,能够产生精确分子量。为了综合各类质谱检测器的优势,实现高选择性、高灵敏度及高准确性分析,又相继出现了多种杂和质谱,如四级杆—飞行时间质谱(QTOF‑MS)、离子阱—飞行时间质谱(IT‑TOF‑MS)、三重四级杆质谱(QqQ‑MS)、三重四级杆—线性离子阱质谱(QTrap‑MS)等。近年来,各大仪器厂商又进一步发展了超高分辨率质谱(FWHM 大于 10 000),如轨道离子阱质谱(Orbitrap‑MS)、傅里叶变换离子回旋共振质谱(FTICR‑MS)和综合离子阱、四级杆和轨道离子

阱三种功能于一体的 Orbitrap Fusion™ Lumos™ Tribrid™质谱仪以及在质谱中引入了离子淌度,提高了整个系统对于类似化合物,特别是同分异构体的分辨度等。总之,各种新型液质联用分析技术的涌现及发展为中药化学成分分析提供了极大的便利。

(二) LC‐MS 在中药鉴定、中药复杂体系分析中应用

LC‐MS 技术于 1993 年首次用于对茶叶提取物中的茶多酚类化合物进行了深入的研究后,我国亦将 LC‐MS 技术广泛地应用于中药现代研究中,在 *Analytical Chemistry*、*Analytical Chimica Acta*、*Journal of Chromatography* A 等国际著名期刊发表了一系列具有影响力的文章,尤其是 *Trends in Analytical Chemistry* 上发表的一系列综述性文章,总结了 LC‐MS 在中药化学成分及有效成分分析中的应用,极大地扩大了中药的国际影响力。

相对于 LC‐DAD,LC‐MS 技术对于中药指纹图谱,特别是多元多息指纹图谱的建立具有独特的优势,能够直接提供大量的结构信息。如利用 LC‐DAD‐MS^{n}建立大黄、蟾酥、双黄连口服液等一批常用中药材和中成药的多维指纹图谱,并对主要色谱峰进行鉴定,不仅为中药质量控制提供有效方法,而且对于中药化学物质分析也具有重要作用。

对于中药化学成分研究,LC‐MS 一方面可以指导化学成分的高效分离,另一方面也可以通过质谱数据库的构建,快速阐明药材的化学物质组成。屠鹏飞课题组提出并构建天然产物液相色谱—质谱—数据库(LC‐MS‐DS)快速阐明中药化学物质组成,提高了中药化学成分分析效率及新颖结构化合物发现的概率。近年来,各大分析仪器厂商也相继推出了专门的中药质谱数据库和数据处理软件,提高中药化学成分分析和鉴定效率。如屠鹏飞课题组利用 LC‐MS 结合柱切换技术对两种肉苁蓉药材基原植物进行了研究,发现并初步鉴定了 513 个化学成分,并对所有的成分进行了半定量分析,为肉苁蓉药材的深入开发提供了丰富的信息。

总之,LC‐MS 已经成为中药化学成分定性、定量分析不可或缺的技术手段,为中药化学成分的深入阐明和质量控制提供了有力的工具。

(三) LC‐MS 在中成药和保健品真伪鉴别、非法添加等方面的应用

中药历来有"丸散膏丹,神仙难辨"之说。然而,随着科技进步的日新月异,特别是 LC‐MS 技术的快速发展,使中药和保健品的准确鉴别及非法添加的检识这些颇具挑战性的问题变得简易和常规化。

沉香、西红花、冬虫夏草、阿胶等名贵药材由于价格高、资源稀少,在市场上伪品、掺假现象极为严重。LC‐MS 技术为掺假品、伪品、次品的识别提供了可靠的方法。如屠鹏飞课题组针对沉香所含的 2‐(2‐苯乙基)色酮类特征性成分,采用 LC‐MS 建立其准确的鉴别方法,并被多个沉香协会采用;马双成课题组采用 LC‐MS 建立了阿胶、龟甲胶、鹿角胶等胶类中药的鉴别方法,并收入 2015 年版《中国药典》,为胶类中药的准确鉴别提供了有效方法。

随着我国社会经济发展和人民健康意识的加强,保健产品已逐步进入人们的生活,具有使用历史悠久、保健功能确切、安全性高的中药保健产品深得我国人民的青睐。然而,非法添加化学药品的现象也屡见不鲜,如补肾保健品中添加西地那非(俗称"伟哥")、调节血糖保健食品中添加各种降糖药、辅助降血压保健食品中添加降压药等。LC‐MS 凭借其独特的优势,在保健品非法添加的筛查中扮演了重要的角色。目前我国各大药品检验机构都已利用 LC‐MS 建立了保健产品中非法添加降糖、降压、提高性功能、抗炎等数百种化学药品的检测方法和数据库,在加强监管,保障人民身体健康中发挥了重要作用。

六、生物评价方法与中药质量综合评价体系的构建

中药的特色是其具有多途径、系统性整合调节作用,涉及药物和人体两个复杂系统。长期以来,中药质量评价体系是以检测化学成分为中心建立的,大量的研究过于强调对成分和靶点效应的关注而忽视了对其整体疗效的评价。为从形态、化学、生物等多角度评价中药质量,构建符合中医药特点的中药质量综合评价体系,近年引入了生物评价方法(包括生物活性测定、生物效价检测、生物效应表达谱等)。《中国药典》在 2010 年版和 2015 年版收载了"中药生物活性测定指导原则""基于基因芯片的药物评价技术和方法指导原则",开展关联临床功效的中药生物活性评价技术和方法研究,体现了前瞻性和导向性,这对于进一步提升中药标准具有重要意义。

从 21 世纪开始,随着科学技术的迅猛发展,生物活性评价法在中药质量检测中有了较大发展,一些生物活性评价法开始收入《中国药典》等法定标准中,如 2005 年版《中国药典》即采用生物检定方法(抗凝血酶活性检测法)控制水蛭的质量;消栓肠溶胶囊的效价测定方法借鉴了生物制品中酶效价测定方法。

肖小河课题组建立了一系列反映中药材功效与毒性的评价方法,包括泻下、抑菌、强心、止血、抗病毒、抗炎、解热、活血、最小致死量毒价、肝细胞毒价等。张卫东课题组提出运用中药作用的细胞表达谱来评价中药质量,为中药生物活性评价提供新的思路和方法。罗国安课题组提出建立基于"系统—系统"模式的中药复方质量评价方法。李萍课题组提出中药"等效成分群"概念及"等效成分群"反馈筛选策略,构建了基于"等效成分群"的中药质量评价模式。贺浪冲课题组将固定化脂质体色谱、固定化蛋白(人血清白蛋白、α-酸性糖蛋白)色谱及活性细胞膜色谱用于当归、川芎、茵陈、黄芪、红毛七及当归补血汤等活性成分研究和质量评价中。

七、重金属、农药残留、真菌毒素、二氧化硫等外源性有毒有害物质的检测

(一)重金属及有害元素

中药中重金属及有害元素的检测在 1996 年前多以化学反应、比色、测定吸光度或铅斑、砷斑检查为主,但中药成分复杂,测定结果易受干扰,且无法准确定量。中药现代化 20 年来,检测方法快速发展,目前主要的前处理技术有微波消解、湿法消解、干法消解、压力罐消解等,主要的检测技术有电感耦合等离子体质谱法(ICP-MS)、电感耦合等离子体发射光谱法(ICP-OES)、原子吸收分光光度法、原子荧光检测法等。在元素的形态、价态分析方面,出现了高效液相—电感耦合等离子体质谱联机法(HPLC-ICP-MS)等。目前,我国在重金属及有害元素的检测技术和标准建立方面已处于国际领先地位。

季申团队研究建立了微波消解前处理以及 ICP-MS、ICP-OES 等技术测定中药材中 29 种元素的方法,并用于多种中药材及中药注射剂中重金属及有害元素检测,部分成果陆续被《中国药典》收载,使《中国药典》在植物药标准元素检测技术领域跃升国际领先。经典名方中常用朱砂、雄黄,但其安全性在国际上却备受质疑,其核心问题是缺乏科学合理评价其安全性的方法。该团队根据不同价态汞、砷的毒性差异,采用 HPLC-ICP-MS 等技术,建立了有效控制朱砂、雄黄及其制剂中可溶性汞、砷含量及价态汞、价态砷限量的方法和标准,同时阐明了我国经典名方中朱砂、雄黄配伍的合理性,解决了这一国际难题。目前已在安宫牛黄丸、六神丸、补肾益脑胶囊等 10 多个品种中应用。

(二)农药残留

1996 年以前,中药中农药残留的检测尚未引起关注。近 20 年来,中药中农药残留的前处理技术和

检测技术从零起步,获得了大幅提升。索氏提取法、匀浆法、超声提取法、微波辅助萃取法、快速溶剂萃取法、固相微萃取法和超临界流体萃取法均有应用报道,液液分配净化法、固相萃取法、凝胶渗透色谱法等技术用于样品的净化,特别是QuEChERS方法(Quick,Easy,Cheap,Effective,Rugged,Safe)的发明,成为国际上农残前处理应用最为广泛的技术。2015年版《中国药典》基于QuEChERS方法针对中药基质特点进行了改良,实现了快速、简便、价廉、高效、耐用、安全的检测。

农药残留检测过去以气相色谱法和液相色谱法为主,由于中药材基质复杂,测定时容易产生干扰,出现假阳性、假阴性等情况。近年来,液相—质谱联用(LC/MS/MS)、气相质谱联用(GC/MS/MS)等技术广泛应用于多农药残留检测,可同时定性定量几百种农药,灵敏度高、专属性强、基质干扰小,有效避免假阳性、假阴性情况,成为中药中农残留量检测方法的首要选择和主流技术。高分辨质谱与色谱联用技术的发展也促进了定性高通量检测方法的研究开发。《中国药典》考虑到不同地区或实验室的仪器配置,目前采用色谱法、色谱质谱联用等系列方法并列收载的策略,其中季申团队开发的LC/MS/MS和GC/MS/MS法实现了227种农药的快速定性定量。随着检测需求和技术发展,未来色谱法将逐步淘汰,被更加高通量、准确、灵敏的色谱质谱联用法取代。

(三)真菌毒素

真菌毒素的产生与产毒真菌的宿主偏好、中药的种类、生长环境、存储等因素密切相关,大多具有高毒性、致癌性等严重危害。

1996年以前,中药中真菌毒素的检测几乎为空白。20年来,检测技术快速发展,目前主要有以免疫亲和柱等固相萃取法、QuEChERS等专属性强、效率高的技术对样品进行处理,采用薄层色谱法、酶联免疫测定法、胶体金免疫色谱法、高效液相色谱法和液相色谱质谱联用法等检测,其中以高效液相色谱法和液质联用法应用报道最多。高效液相色谱法专属性较强,重现性较好,假阳性率较低。液相色谱质谱联用法灵敏、准确,可以实现多成分同时检测,提高检测效率。季申团队研究制订的黄曲霉毒素测定法以及多种真菌毒素测定法被《中国药典》陆续收载,分别建立了液相色谱法、液质联用法对7类11种真菌毒素单成分、多成分的检测方法。近年来多篇研究报道显示中药中粮谷类、曲类、种子类、酸性果实类、动物类感染不同种类真菌毒素的情况较为严重,需引起高度的关注和控制,桃仁、酸枣仁、僵蚕等19个高危感染品种在药典中增加了黄曲霉毒素检查控制。未来,随着研究的积累,将会有更多的品种相应增加易感真菌毒素的控制,保证中药的安全性。

(四)二氧化硫残留

我国传统中药材产地初加工对山药、粉葛、天麻、天花粉、白及、党参等个别难以干燥且容易腐烂生虫的鲜药材,习用硫黄熏蒸以便于干燥、防腐、防虫。但不规范的过度使用硫黄熏蒸,可能造成中药材有效成分改变,过高的二氧化硫残留也会影响人体健康。

1996年以前尚未见中药中二氧化硫的检测研究,近20年来,中药中二氧化硫残留及其检测方法研究得到了重视。二氧化硫常用检测方法包括酸碱滴定法、气相色谱法和离子色谱法等,其基本原理是药材中的游离亚硫酸盐等系列物质经盐酸置换反应产生二氧化硫(或亚硫酸),再采用相应的方法进行测定。《中国药典》2010年版增补本和2015年版都对药材二氧化硫残留提出了限量要求。

但是随着这些方法的实践应用,发现由于中药的复杂性,二氧化硫的易变性,中药内在成分对二氧化硫测定的干扰一直是困扰药物分析界的难题,许多学者都在积极研究,如李松林课题组研究发现,某些药材硫熏后,其中的一些化学成分会发生结构转化,产生含硫衍生物,而现有方法不能完全将这些衍生物中的硫置换出来,检测结果可能会出现假阴性。另一方面,硫黄熏蒸药材放置后二氧化硫会溢失,而产生的含硫衍生物含量基本不变,也就是说二氧化硫残留量不能真正反映硫熏对药材质量影响的程度。该课题组通过系统研究,发现硫熏产生的含硫衍生物是硫熏药材的特征成分,而且化学性质相对稳定,因此提出应用含硫衍生物作为参照物建立专属性强的硫熏药材检控方法作为二氧化硫残留方法的补充,已成功应用于硫熏当归、人参、白芍和牡丹皮的检测。

第二节　以《中国药典》为核心的中药标准体系建设

中药现代化战略实施 20 年来,国家药典委员会以建立符合中医药特点的质量标准规范体系为愿景,坚持以"科学、先进、实用、规范"为发展原则,充分吸纳现代研究创新成果,积极推进新技术、新方法的应用,中药质量评价从依靠经验性的外观形态性状鉴别发展到综合利用现代科学技术的多学科交叉和融合,标准水平不断提高,对药品安全性和有效性的控制要求不断加强,从理念、模式、方法、技术全方位持续发展,建立和完善了以《中国药典》为核心的中药国家药品标准体系,在传统中融入现代,整体上已处于国际先进水平,正在发挥主导国际植物药标准发展的作用,形成了一批标志性成果。

一、体系建设

技术标准体系的建立是国家战略任务,药品标准作为国家独立的标准体系是世界通行模式,然而,作为药品标准大体系中的中药标准,则是中国特有的结构,没有模板可资借鉴。因此,对于中药标准体系的构建和体系构成的要素——中药标准而言,如何在化学药品一统天下的固有模式中,植入中药的核心要素,即中医药理论的整体观,找到自己的路,这是中药标准体系建设的重中之重。

当年时任卫生部长和国家药典委员会主任委员的陈竺曾指出:"《中国药典》是国家药品标准战略体系的顶层设计,是国家药品标准化体系的核心与统领,关系着中华民族的整体健康素质。"

《中国药典》从第 1 版到第 10 版,记录了中药标准质量评价方法及检测手段的发展与变革,可以看出《中国药典》中药标准核心体系的形成以及中药标准逐渐走向标准化、现代化、国际化的轨迹。

中国在距今 1 300 多年前颁布的《新修本草》是全世界政府颁布的第 1 部药典。共有 54 卷,收载中药 844 种。比欧洲最早的《佛罗伦萨药典》早 839 年,比《纽伦堡药典》早 876 年,比《伦敦药典》早 959 年,所谓盛世修典,中国对药品实施标准管理是全世界最早的。

中华人民共和国成立后,我国政府对药典工作非常重视,于 1950 年成立的第 1 个标准化组织即药典委员会,并于 1953 年颁布第 1 版《中国药典》,但未收载中药。1963 年版《中国药典》始建中药标准,收载中医常用的中药材 446 种和中成药 197 种,共计 643 种。1977 年版、1985 年版和 1990 年版收载的中药质量评价方法及检测手段仍局限在外观性状形态的经验鉴别和简单的化学反应及含量测定,当时显微和薄层鉴别被认为是中药结束无专属性鉴别的标志性成果。《中国药典》成为中药标准体系的核心以及标准水平的大幅度提高,得益于中药现代化的大力推进。

1995 年版《中国药典》开始,现代分析仪器分析方法收载比重大幅度增加,中药现代化开展 4 年后 2000 年版《中国药典》颁布,现代仪器分析方法相对于经验和简单理化鉴别已占优势,农药残留、重金属、微生物限度等安全性标准开始进入药典。

《中国药典》2005 年版到 2015 年版,确立了建立符合中药特点标准体系的构建理念,中药标准发展进入鼎盛时期。中药现代化研究成果大批量完成转化进入药典，《中国药典》整体质量水平大幅度提升。中药质量评价模式已经逐步地由过去经验鉴别、理化鉴别、单一指标性成分定性定量向活性、有效成分及生物测定的综合检测过渡，向多组分及/和指纹或特征图谱整体质量控制模式转化。

2015年版《中国药典》收载品种覆盖了基本药物和临床常用品种，包括中药2 158种，无论是收载品种数量还是质量评价方法的科学性和先进性以及对照品、对照药材的收载数量均为国际植物药标准之最。

国家科技部大力支持中药标准体系建设，钱忠直课题组先后完成了"十一五"国家重大科技专项软课题"中药标准规范体系研究""十一五"科技支撑计划"中医药标准规范体系研究——符合中药特点的质量标准研究""十一五"中医药科研专项"适宜于中医药特点的多指标中药质量评价方法和技术研究""十一五""十二五"国家科技重大专项"中药标准研究平台——中药质量标准研究和信息化体系建设平台的研究"。经过2个"五年计划"的持续资助，构建了符合中药特点的质量标准研究平台，制定、修订了一批指导原则与技术规范，开展了180个中药品种的质量标准示范性研究，在全国范围内，从科研院所、大专院校到执行日常检验的省级药检院（所），初步培养建立起一批紧跟研究前沿的专业队伍，并培养了大批的研究生和工作人员。

中药质量标准研究技术平台的建立与完善将为我国中药质量标准的研究和制定提供国际领先或先进的技术平台，为全国中药质量标准的制定提供技术服务，促进我国中药标准的全面提升和引领国际中药标准的发展方向，促进我国中药产业的发展和国际市场的开拓，具有很好的经济效益和社会效益。

二、指导原则与技术规范

中药标准研究制定的指导原则与技术规范是构成《中国药典》标准体系的重点要素之一，研究建立具有中国特色、符合中医药理论特点的中药标准规范和技术评价体系需要制定和完善一系列中药标准研究相关技术指导原则与技术规范，20年来，《中国药典》从安全性、有效性、质量可控性等方面，全面、系统建立和完善了中药标准指导原则与技术规范。

（一）中药标准研究制定技术要求

该技术要求涵盖了中药材、中药饮片、中药提取物、中成药四大产品领域，详细规定了中药标准研究制定的理念、原则、条件、方法、指标等要求和规范。

技术要求分总则和各论两大章节，总则是纲，各论则根据中药材、中药饮片、中药提取物、中成药各自不同的药品属性规定的特殊要求。

总则规定了中药标准制定以"科学、先进、实用、规范"为基本原则，以符合中医药理论、突出中药特点为要求，以多学科融合综合性评价的整体观为理念，以安全、有效、均一可控为目标，以积极参与国际协调、主导国际植物药标准发展为策略。建设既有内涵又有外延的中药标准体系。

总则对实验条件和人员、实验样品、标准物质等均做了详细规定，以保证标准研究制定结果的严谨可靠。

总则对检测方法和检测指标（包括来源、性状、鉴别、检查、指纹图谱、含量测定）既有原则要求，又有系统而详细的规定。原则要求包括符合中医药理论和体现中药的特点，检测方法和检测指标的选择要体现复杂体系整体控制的设计思想，以临床为导向，加强有效成分群、生物效应及指纹或特征图谱的整体质量评价。提高检测方法的专属性与指标的科学合理性。加强对重金属及有害元素、农药、二氧化硫、微生物、真菌毒素等外源污染物的检测。

针对鉴别、检查、含量测定等项目，系统而详细的规定了标准所采用的理化、显微、薄层、液相、气相、

DNA 分子鉴定、指纹和特征图谱以及气质、液质联用技术等方法建立、方法验证、数据处理和分析认证等指导性规范性要求。

为加强《中国药典》标准起草和收载的规范性,作为技术指导原则的配套文件,制定了《中国药典》中药标准编写细则。

以上中药标准研究制定技术要求和编写细则为《中国药典》中药标准的研究、修订、起草、复核和编写起到了非常重要的指导作用。

(二)中药检测技术与应用指导原则

随着现代分析仪器和分析方法的快速发展,很多新的分析仪器和检测方法引入中药标准,大大提高中药标准的水平,但如何正确理解、掌握与应用中药检测技术是保证中药标准正确执行的关键,因此制定"中药检测技术与应用指导原则"尤为重要。

该指导原则包括显微鉴别技术方法应用及操作技术规范、薄层色谱法(TLC)的应用和操作技术规范、气相色谱法(GC)的应用和操作技术规范、高效液相色谱法(HPLC)的应用和操作技术规范、紫外—可见分光光度法的应用和操作技术规范、气相色谱—质谱联用(GC - MS)方法应用要点和技术方法研究、高效液相色谱—质谱联用(HPLC - MS)方法应用要点和技术方法研究等 7 项技术操作规范和应用要点,规范了显微鉴别、TLC 鉴别、GC、HPLC、UV 等分析方法,制定了 GC - MS 和 LC - MS 的应用要点。

该指导原则的部分内容直接转化为 2010 年版《中国药品标准操作规范》。

(三)中药对照物质制备与标定指导原则

中药对照物质包括中药化学对照品、对照提取物和对照药材,是中药标准制定和质量评价的参照物和标尺。但体系建设尚需完善,研究、制备、标定尚需规范。

指导原则包括总则、中药化学对照品的制备与标定、中药对照提取物的制备与标定、中药对照药材的制备与标定等四个部分。在总则中,明确了中药对照物质的定义,对中药对照物质的提出、制备和标定程序以及对照物质的使用进行了规定。在中药化学对照品的制备与标定中,对化学对照品的遴选原则、结构鉴定、纯度检查、标定方法等进行了详细的规定。在中药对照提取物的制备与标定中,对中药对照提取物的定义、制备方法包括混批配制方法、质量标化、标定方法和使用等进行了规定。在中药对照药材的制备与标定中,对对照药材的遴选、基原鉴定、混批、粉碎、标定和使用作了规定。首次提出中药对照提取物的概念,并制定相应的技术要求和使用方法;首次系统研究完善中药对照物质研究、制备体系,制定规范化的对照物质制备与标定的技术指导原则。

国家药品标准物质通则和国家药品标准物质制备指导原则已收载于 2015 年版《中国药典》。

(四)中药分析方法验证指导原则

中药标准分析方法验证的目的是证明采用的方法是否适合于相应的检测要求。方法学验证对于证实建立的分析方法是否专属、准确、重现至关重要。2005 年版《中国药典》开始收载"中药质量标准分析方法验证指导原则",其后又进行了修订。

指导原则明确要求对鉴别试验、限量检查和含量测定,以及其他需控制成分(如残留物、添加剂等)的测定,中药制剂溶出度、释放度等检查中溶出量等检测方法需要进行验证。对验证的方法和达到的指标作了明确的规定。根据中药特点,首次提出了提取效率的验证要求;通过大量的实验验证,对检出限、定量限、薄层耐用性、薄层专属性、含量测定的线性范围、精密度、中间精密度、重复性、重现性等进行了进一步的细化,并使制定的指标更加科学、合理,突出了中药指导原则的特色。

（五）中药有害残留物检测方法与标准制定

中药有害残留物主要包括残留农药、重金属及有害元素、硫黄熏蒸中药材和饮片的亚硫酸盐残留、真菌毒素等，其残留量直接关系到中药的安全性。

为了提高中药的安全性，特别是为中药国际市场的开拓提供质量保障，《中国药典》从 2005 年版开始对部分中药材品种收载残留农药和重金属的限量检查，2010 年版又增加了部分品种的真菌毒素的限量检查，但由于中药有害残留物复杂，残留量极微，特别是残留农药和真菌毒素，种类非常复杂，因此，残留物的检测难度很大。

为了进一步加强中药的安全性检测，国家药典会组织有关药品检验所，对国内外药品、食品中有害残留物的检测方法和标准，特别是 ICH 收载的检测方法和标准进行了认真调研、分析，在此基础上，根据中药的特性，经过大量的实验研究和方法学验证，建立了中药中残留农药、重金属及有害元素、亚硫酸盐残留、真菌毒素等检测方法和限量标准，为中药材、饮片和成方制剂有害元素的检测提供技术指导。

2015 年版《中国药典》新增了汞和砷元素形态及其价态测定法，修订了二氧化硫残留量测定法、农药残留量测定法和黄曲霉毒素测定法。新增了中药有害残留物限量制定指导原则、色素测定指导原则和中药中真菌毒素测定指导原则。

（六）基于生物技术评价的指导原则

2015 年版《中国药典》新增了中药生物活性测定指导原则、基于基因芯片的药物评价技术与方法指导原则和中药材条形码分子鉴定法指导原则。意在导向性的在中药质量评价技术方面，引入生物技术。

三、中药标准

标准是标准体系的主要组成部分和最基本的单元，20 年来中药标准取得跨越式发展。

（一）中药标准项目内容已具中药特色

中药标准针对中药材、中药饮片、中药提取物、中成药的不同属性，规定了有别于化学药品的通用项目和特定项目以保证质量。如中药材和中药饮片标准内容的拉丁文名称、基原（包括科属和种名）、药用部位、采收加工、显微鉴别、重金属、农药残留、黄曲霉毒素检查、浸出物、含量测定、炮制、性味与归经等是其特定项目，其他则为通用项目。而指纹图谱/特征图谱对中药提取物而言，是标准中必须建立的特定项目，其他则为通用项目。中成药标准中的处方、制法、相对密度、pH、重量差异、装量差异、粒度、溶化性、崩解时限、发泡量、不溶物、含膏量、耐热性、赋形性、黏附性、溶散时限、总固体、不溶性微粒、融变时限、微生物限度、功能与主治、用法与用量、注意、规格等为特定剂型的特定项目，而中文名、英文名、性状、显微鉴别、理化鉴别、薄层鉴别和其他色谱鉴别、指纹或特征图谱、含量测定、贮藏等均为通用项目。

（二）专属性鉴别水平日益提高

专属性鉴别是保证中药生产真实投料进而保证临床用药安全有效的基本要素。

1. 性状鉴别不断完善，体现中药的宏观特征　性状鉴别也称经验鉴别，是一种借助于感官对中药的形、色、气、味、质地、断面等进行直观的描述和判别。凝结了前人宝贵的经验，尤其对于道地药材，即便在科技发达的今天，仍不失为简便、实用的中药鉴别手段。

2015 年版《中国药典》针对中药材栽培品和特殊加工引起性状改变的实际情况，进行了正本清源，对部分品种的性状特征进行了修订。

2. 全面增、修订显微鉴别　显微鉴别是用显微镜观察中药组织结构和粉末特征的鉴别方法，《中国药典》自 1977 年版开始采用显微技术鉴别中药，结束了"丸散膏丹神仙难辨"的历史，使该学科也得以发展。2010 年版《中国药典》显微鉴别达到 1 253 项,所有药材、饮片和含生药粉末的中成药都增订或修订了显微鉴别,2015 年版《中国药典》新增加 50 种中药材显微鉴别。目前,中国在该学科领域已处国际领先水平。由国家药典委员会与中国药科大学合作研制,李萍与钱忠直主编出版的中英文对照版《中华人民共和国药典中药材显微鉴别图鉴》,结束了《中国药典》显微鉴定没有配套图片的历史,成为国家药品标准的配套丛书,提高了中药鉴别的方便性、普适性和准确性。

3. 最广泛使用的薄层色谱鉴别 1985 年版《中国药典》首次将薄层色谱作为专属性鉴别用于质量评价,使中药的质量评价进入到分子水平。具有专属性强、可比性高、灵敏度好等优点,在中药的真伪鉴别中发挥了重要作用。1990 年正式引入对照药材随行对照,获得信息更为丰富的 TLC 图谱,成为中药标准中最广泛使用的色谱技术。从 2010 年版开始,加大高效薄层色谱的应用,以获得更好的分离效果和更短的分离时间。2010 年版《中国药典》收载薄层色谱鉴别 2 494 项,除矿物药外,所有的药材和饮片、提取物、中成药标准中基本都增加和修订了薄层色谱鉴别,体现了中药标准在专属性和准确性方面的大幅度提高。

4. 指纹、特征图谱技术已经成为标准提升的主要技术方法 中药指纹图谱是指采用色谱等分析仪器所获得的能够表征中药整体化学特征的图谱或数字化信息;当仅能反映中药主要化学特征时,称之为中药特征图谱。中药指纹图谱可通过整体化学特征,用于控制中药产品质量;特征图谱可通过主要化学特征信息用于鉴别中药产品质量。

2010 年版《中国药典》中药标准收载 HPLC 色谱指纹图谱 13 个,其中注射剂 1 种,口服固体制剂 5 种和提取物 7 种,另外 7 种提取物标准建立了 HPLC 色谱特征图谱。2015 年版《中国药典》指纹图谱增加至 22 个,特征图谱增加至 35 个。

5. 生物测定技术在中药标准中得到应用 生物测定方法是继性状鉴别、化学成分定性定量、指纹/特征图谱检测技术用于中药标准之后,新采用的中药质量综合评价方法。2005 年版《中国药典》即采用生物检定方法(抗凝血酶活性检测法)控制水蛭的质量;2010 年版《中国药典》(一部)正式收录了"中药生物活性测定指导原则";2015 年版《中国药典》收录了"基于基因芯片的药物评价技术与方法指导"和"中药材 DNA 条形码分子鉴定法指导原则",充分肯定了生物测定在中药质量评价体系构建中的作用。目前,中药质量生物评价方法大体可分为体内和体外两大类,主要用于中药质量的优劣评价。《中国药典》已经采用的主要有 DNA 分子鉴定技术、薄层—生物自显影技术、生物效价或生物活性测定法等。

(三) 中药安全性检查标准不断加强

中药安全性检查标准是指围绕中药安全性建立的一系列检测技术、方法与限度,20 年来《中国药典》收载的中药的安全性检查有了长足的进步。

1. 全面修订检查项 纯度是评价药品质量的重要指标,2015 年版《中国药典》收载的中药材,全部增补、修订了杂质、水分、灰分(总灰分和酸不溶性灰分)检查项,部分品种增加了有关物质检查。

2. 重金属和有害元素检查 2005 年版《中国药典》首次新增"铅、镉、砷、汞、铜测定法",采用原子吸收分光光度法或电感耦合等离子体质谱法进行测定。西洋参、白芍、甘草、丹参、金银花、黄芪、枸杞子、山楂等 8 种中药材收载了重金属及有害元素检查,并规定"铅不得过百万分之五;镉不得过千万分之三;砷不得过百万分之二;汞不得过千万分之二;铜不得过百万分之二十"。在样品前处理方法上,采用的微波消解法具有消解速度快、提取效率高、不损失的特点。在分析方法上,ICP-MS 具有灵敏(检测灵敏度达到 $\mu g/kg$ 级)、准确(抗干扰能力强)及高效(多元素同时测定)等优点,为有效地评估和控制中药中重金属与有害元素提供了急需的方法和依据。

2010年版《中国药典》不仅对电感耦合等离子体质谱法进行修订，还新增电感耦合等离子体原子发射光谱法。对人参茎叶总皂苷、人参总皂苷、三七总皂苷、茵陈提取物、灯盏花素、积雪草总苷、薄荷脑等7个提取物及所有中药注射剂全部增加重金属及有害元素残留量检查，以加强对高风险产品的质量安全控制。

2015年《中国药典》又新增了高效液相—电感耦合等离子体质谱联机法、元素形态及其价态测定法。上述新方法的收载，为一些矿物药、海洋药物等中砷、汞等元素的形态及其价态的合理评价提供了新的技术和方法，创新性扭转了有的特殊药物仅以总的重金属评价其安全性的不合理局面；另外还新增了"中药中铝、铬、铁、钡元素测定指导原则"，详细列出了这几种元素的测定方法和建设性指导建议，扩大了中药中监测元素的种类，为进一步合理评价和监管中药的安全性提供了强有力的技术支持。新增珍珠、海藻、昆布、牡蛎、蛤壳、海螵蛸、水蛭等6种水产类、阿胶及蜂胶等共8种中药材的重金属及有害元素残留量的检查。

3. 农药残留量的检查　2000年版《中国药典》首次增订"有机氯类农药残留量测定法"，并规定甘草、黄芪含"有机氯农药残留量六六六（总BHC）不得过千万分之二；滴滴涕（总DDT）不得过千万分之二；五氯硝基苯（PCNB）不得过千万分之一"。

2005年版《中国药典》将2000年《中国药典》"有机氯类农药残留量测定法"，测定"六六六"（4种）、"滴滴涕"（4种）及五氯硝基苯（1种）9种有机氯类农药残留量，修订为"农药残留量测定法"，除测定有机氯类农药残留量外，还增订测定12种有机磷类农药残留量及3种拟除虫菊酯类农药残留量，测定范围由1类9种扩增至3类24种。

2015年版《中国药典》丰富完善了农药残留量测定法，共收载了四种方法，特别是第4法，基于QuEChERS方法，针对中药基质特点进行了很好的改良，达到了快速、简便、价廉、高效、耐用、安全的效果，采用LC/MS/MS和GC/MS/MS法实现了227种农药的快速定性定量，在人参、西洋参标准中增加了有机氯等16种农药残留量的检查。

4. 黄曲霉毒素　中药大多为天然药，某些品种在采收贮藏过程中极易发霉，污染黄曲霉毒素。

2005年版《中国药典》首次收载"黄曲霉毒素测定法"为柱后碘衍生荧光检测高效液相色谱法；2010年版《中国药典》增加了柱后光化学衍生荧光检测高效液相色谱法，并对易霉变的酸枣仁、桃仁、胖大海、僵蚕、陈皮等5种药材首次增加黄曲霉毒素检查项目和限度标准。

2015年版《中国药典》增加液质联用法，对柏子仁、莲子、使君子、槟榔、麦芽、肉豆蔻、决明子、远志、薏苡仁、大枣、地龙、蜈蚣、水蛭、全蝎等14种易受黄曲霉毒素污染药材及饮片增加黄曲霉毒素检查。同时新增"中药中真菌毒素测定指导原则"，液相和液质联用法两种技术可监测7类11种真菌毒素。

5. 二氧化硫限量标准　由于少数难以干燥的中药材为防止腐败变质，传统产地初加工有用硫黄熏蒸的做法。基于当时的加工条件和技术，1977年版至1995年版《中国药典》收载的允许熏蒸的中药材有山药、牛膝、白附子、附子（白附片）、金银花和葛根（粉葛）6个品种；2000年版缩减为山药、葛根（粉葛）和湖北贝母3个品种；2005年版《中国药典》删除山药、粉葛和湖北贝母加工方法中的硫黄熏蒸，意在提倡绿色中药材加工，不再把硫黄熏蒸作为法定防腐处理办法。同时，于2005年版《中国药典》增补本首次增加了"二氧化硫残留量测定法"。

2010年版《中国药典》首次分别制订山药、天冬、天花粉、天麻、牛膝、白及、白术、白芍、党参、粉葛中二氧化硫残留量限度标准，规定"不得过400 mg/kg"，除矿物药外其余品种规定"不得过100 mg/kg"。

2015年版《中国药典》改进了容量法，又收载了离子色谱法和气相色谱法。解决了专属性和前处理的问题,丰富了前处理方法和分析技术手段。此外还新增了《色素测定指导原则》,采用薄层、液相、液质联用法测定 27 种色素;对生产工艺使用 D_{101} 型大孔吸附树脂柱或使用有机溶剂的中药提取物或制剂,前者规定树脂残留检查,后者规定有机溶剂残留检查。

6. 加强中药注射剂安全性检测 中药注射剂由于给药途径的特殊性属于高风险品种。2005 年版《中国药典》规定了"可见异物""不溶性微粒""有关物质"(包括蛋白质、鞣质、树脂、草酸盐和钾离子)"无菌""热原"和"细菌内毒素"等安全性检查项目,并新增《中药注射剂安全性检查法应用指导原则》,安全性检查包括异常毒性检查、降压物质检查、过敏反应检查、溶血与凝聚检查、热原检查和细菌内毒素检查。

2010 年版《中国药典》新增"渗透压摩尔浓度"检查,"重金属及有害元素残留量"检查;《中药注射剂安全性检查法应用指导原则》新增安全性检查项目的设定,要求针对不同品种,更准确地提供检查方法和检查限度。

2015 年版《中国药典》对《注射剂安全性检查法应用指导原则》细化了注射剂安全性项目的设定,在静脉注射剂、肌内注射剂基础上新增特殊用途注射剂、注射剂用辅料及其他;新增降压物质(组胺类物质)检查。

结合国家"十一五"科技支撑计划"符合中药特点的质量标准的研究",完成了《中药注射安全性再评价基本技术要求》《中药注射剂安全性再评价质量控制要点》《中药注射剂再评价生产工艺评价技术原则》《中药注射剂再评价质量可控性评价技术原则》和《中药注射剂质量检测标准及其评价指导原则》。从产品质量体系和管理体系方面,严格规定了原料来源、组成及用量,辅料和包装,研发、生产和检验环节,结合非临床安全性研究和临床安全性研究全面评价中药注射剂风险。

(四)多成分含量测定成为中药标准提升的主流

多成分含量测定,是体现中药整体观的有效方法,目前已成为中药标准研究、制定和修订的主流。

2015 年版《中国药典》新增了许多多成分含量测定的品种,如三七规定含人参皂苷 Rg_1、人参皂苷 Rb_1 及三七皂苷 R_1 的总量不得少于 5.0%;大黄规定含芦荟大黄素、大黄酸、大黄素、大黄酚和大黄素甲醚的总量不得少于 1.5%;黄连规定以盐酸小檗碱计,含小檗碱不得少于 5.5%,表小檗碱不得少于 0.80%,黄连碱不得少于 1.6%,巴马汀不得少于 1.5%;草豆蔻规定含山姜素、乔松素和小豆蔻明的总量不得少于 1.35%,桤木酮不得少于 0.50%。

山茱萸为常用中药,具有补益肝肾、涩精固脱之功效,大量用于临床处方和中成药。其主要有效成分为马钱苷、莫诺苷等环烯醚萜苷类成分,另外还尚含有熊果酸、齐墩果酸等三萜类成分。在 2000 年版《中国药典》以前的标准中,以熊果酸为指标成分进行定性、定量分析,既非其主要有效成分,更非其专属性成分。2005 年版《中国药典》山茱萸的标准中将熊果酸的含量测定修为马钱苷的含量测定;2015 年版《中国药典》又增加了另一有效成分和专属性成分莫诺苷的含量测定,实现了多成分含量测定,并对酒萸肉和六味地黄丸系列、杞菊地黄丸系列、济生肾气丸等相关中成药统一进行了修订提高,有效提升了山茱萸和含山茱萸中成药的质量控制水平。

四、保护资源与可持续发展成为标准制定的导向

近年来,由于药材资源需求加大,导致中药资源的过度开发和无序利用,生物多样性遭到严重破坏,许多种类趋于濒危状态。《中国药典》明确并积极引导和推进实施药材资源保护和可持续利用策略,选择品质相近的栽培品种替代濒危的野生动植物资源;对部分多年生植物的药用部位进行严格限定,保障资源的可持续利用。

（一）强调应用栽培品，保护野生资源

中药石斛是贵重中药材，应用历史悠久，在临床及中药复方中被广泛应用。2000年版《中国药典》规定石斛为兰科植物环草石斛 *Dendrobium loddigesii* Rolfe.、马鞭石斛 *Dendrobium fimbriatum* Hook. var. *oculatum* Hook.、黄草石斛 *Dendrobium chrysanthum* Wall.、铁皮石斛 *Dendrobium candidum* Wall. ex Lindl. 或金钗石斛 *Dendrobium nobile* Lindl. 的新鲜或干燥茎。

多年来，石斛药材主要来自野生资源。但由于野生石斛生长周期长，自然更新缓慢。在自然繁殖力低的情况下，长时期的过量采集，使野生资源量急剧下降而难以满足市场需求量的增加，造成石斛类药材十分紧缺，价格不断上扬，进一步导致野生资源的严重破坏。特别是铁皮石斛、霍山石斛等珍稀种类已濒临灭绝，还有些种类处于渐危状态。尽管我国的石斛在民间栽培也有着很长的历史，但由于其对环境要求苛刻，并可能存在共生菌的关系，光合作用效率低，生长缓慢，种子在自然条件下繁殖率很低，不易萌发成植株，因而难于形成规模，产量极为有限。导致当时石斛药材主要以采挖野生资源为主。

为满足对石斛药材的需求，2005年版《中国药典》在充分调研和论证的基础上，将石斛的基原修订为：本品为兰科植物金钗石斛 *Dendrobium nobile* Lindl.、铁皮石斛 *Dendrobium candidum* Wall. ex Lindl. 或马鞭石斛 *Dendrobium fimbriatum* Hook. var. *oculatum* Hook. 及其"近似种"的新鲜或干燥茎。

2010年版《中国药典》则进一步修订为：本品为兰科植物金钗石斛 *Dendrobium nobile* Lindl.、鼓槌石斛 *Dendrobium chrysotoxum* Lindl. 或流苏石斛 *Dendrobium fimbriatum* Hook. 的"栽培品"及其同属植物近似种的新鲜或干燥茎。在国家标准层面，首次提出"栽培品"的规定。

川贝母的野生资源已濒枯竭，2010年版《中国药典》新增2个在四川有几十年栽培历史和经验的栽培品种太白贝母 *Fritillaria taipaiensis* P. Y. Li 和瓦布贝母 *Fritillaria unibracteata* Hsiao et K. C. Hsia var. *wabuensis* (S. Y. Tang et S. C. Yue) Z. D. Liu, S. Wang et S. C. chen，并经DNA分析证实这两个栽培品种与川贝母属同一基原，品质相近，使川贝这一名贵药材的资源短缺得到缓解。

（二）修订药用部位，保护野生资源与生态环境

独一味系藏族习用药材，2005年版《中国药典》规定其为唇形科植物独一味 *Lamiophlomis rotate* (Benth.)Kudo. 的干燥全草。秋季果期采挖，洗净，晒干。为保护野生资源和生态环境，在充分研究和大量数据积累的基础上，2010年版《中国药典》将其药用部位、采收方式修为：干燥"地上部分"。秋季花果期"采割"，洗净，晒干。解决了资源可持续利用问题。

（三）删除珍稀濒危动物药，或以人工培育品替代

珍稀濒危动物药，如虎骨、豹骨等均不再收载于《中国药典》；部分品种，如麝香、牛黄，实现了人工合成、体外培育品替代应用；熊胆也由活熊取胆代之以人工引流熊胆。

紫河车一直为《中国药典》所收载，但在新版2015年版《中国药典》中，紫河车药材及其相关成方制剂，均已不再收载。

第三节　标志性成果

一、获奖成果

20年来，中药质量控制技术及其标准研究和推广取得了一大批标志性成果，其中，12项研究成果获

得国家级科技成果奖,53项研究成果获得省、市、部及行业协会科技成果奖。

1996—2016年获得国家级奖励的项目(按获奖时间顺序)简介如下。

1. 草豆蔻、肉苁蓉等83类中药材品种鉴定和质量研究 该成果为国家"八五"重点攻关课题,由中国药科大学徐国钧牵头完成,获得1997年度国家科学技术进步奖三等奖。

针对常用中药品种混乱和质量难以控制等问题,对97类中药材进行了文献查考和本草考证、药源调查、分类学鉴定、性状鉴定、显微鉴定、商品鉴定、理化分析、化学成分、采收加工、药理实验等10项研究,在调查、采集标本样品,明确基原的基础上,运用多学科理论和技术,阐明多来源药材种间的性状、显微及理化鉴别特征,并通过对化学成分分离鉴定、定性定量分析及药理活性比较,建立科学的品质评价方法,其中83类中药的研究达到了国内外先进水平。在国内外首次成功地将分子生物学技术应用于动物药鉴定,如采用RAPD方法建立蛇类药材的鉴定,采用PCR-PFLP及DNA测序法建立海马类药材的鉴定。

2. 66种常用中药材质量标准及其对照品的研究 该项目为国家"九五"攻关重大科技项目,由吉林省中医中药研究院徐东铭牵头完成,获得2001年度国家科学技术进步奖二等奖。

该项目针对中药化学对照品严重缺乏的问题,对66种药材进行了化学成分研究,分离鉴定新化合物79种,属内首次发现的28种,种内首次发现的128种;研制了66种药材的具有与原药材主要的功效基本吻合的药效活性的定量对照品和具有专属性的鉴别对照品;建立了66种药材的活性成分的含量测定方法和专属性TLC鉴别,其中14种HPLC和2种TLCS含量测定及3种TLC鉴别收载于2000年版《中国药典》。项目的实施,丰富了我国中药化学对照品,为中药标准的提升奠定了重要的基础。

3. 中药质量计算分析技术及其在参麦注射液工业生产中应用 成果由浙江大学程翼宇牵头完成,获得2004年度国家科学技术进步奖二等奖。

该项目针对复方中药制造过程质量控制技术难题,以参麦注射液等品种为研究载体,将计算智能技术与现代仪器分析技术相融合,首创中药质量计算分析技术方法学。根据多元质量控制原理,采用色谱指纹图谱等数字化分析信息,建立了中药制药工艺稳定性评价方法,进而设计创建了我国中药工业的数字制药技术,并将研究成果应用于参麦注射液工业生产,为中药行业传统制药技术升级改造起了现代化示范带头作用,引领了中药制药过程质量控制技术发展方向。通过提高科技含量和市场竞争力,使登峰牌参麦注射液成为中药大品种。

4. 基于中医药特点的中药体内外药效物质组生物/化学集成表征新方法 由中国药科大学李萍牵头完成,获得2009年度国家科学技术进步奖二等奖。

该成果针对中药药效物质基础的国内外研究现状,集成多学科的理论和技术,在学术思想、研究思路和研究方法等方面进行了探索,通过近十年的系统研究,建立了基于整体观、符合中医药特点和具有普适性的中药复杂药效物质研究关键技术与方法学体系,包括中药多组分表征技术、中药生物体内动态药效物质研究技术、生物捕集—化学集成表征新技术、中药多成分整合作用研究技术、适宜于中药特点的多指标质量控制技术。研究成果为中药药效物质基础及作用机制研究提供了技术支撑。

5. 中药质量控制综合评价技术创新及其应用 由上海中医药大学王峥涛牵头完成,获得2010年度国家科学技术进步奖二等奖。

该项目针对中药质量标准中药标准体系不健全这一制约中医药发展的瓶颈问题,以国家中药标准提升为目标,构建符合中医药特点的现代中药质量控制与综合评价关键技术体系。项目研究建立的58

种药材（饮片）、2 种制剂的标准、30 种化学对照品为《中国药典》（2005、2010 年版）收载,高效液相色谱—质谱联用、薄层色谱—生物自显影技术成为药典法定方法;33 种药材薄层色谱鉴别收入《中国药典中药材薄层色谱彩色图集》;9 种药材（饮片）标准为地方标准收载;1 种药材成为原产地保护标准;10 种原料及制剂标准应用于大中型中药企业。为海内外 125 家单位提供 421 种对照品技术服务,覆盖 29 个省、市、区。上海中药标准化研究中心 ISO/IEC 17025 检测实验室通过中国合格评定国家认可委员会认证,成为我国药学院系和研究机构中首家获得该资质的单位。项目对于提升中药国家标准水平、拉动学科建设促进产业链的发展、提升中医药的国际声誉都起到了推动作用。

6. 中药复杂体系活性成分系统分析方法及其在质量标准中的应用研究　由中国科学院上海药物研究所果德安牵头完成,获得 2012 年度国家自然科学奖二等奖。

该项目针对中药多成分、复杂体系的特点,综合应用中药化学、分析化学、中药药理学及现代生物学等多学科的技术和方法,创新性地构建了"化学分析—体内代谢—生物机制"中药复杂体系活性成分的系统分析方法学体系;提出了"深入研究,浅出标准"构建现代中药标准的基本理念;在此基础上,建立了中药现代质量控制标准模式并成功用于《中国药典》和《美国药典》标准,取得了系列具有国际影响的研究成果。发表 SCI 论文 89 篇,单篇最高影响因子 9.39,20 篇核心论文累积 SCI 他引 605 次,完成的 8个中药标准收载入 2010 年版《中国药典》,中药丹参药材和粉末 2 个标准被《美国药典》采纳,是第 1 个由我国学者完成被《美国药典》接受的中药标准,并被美国药典会认定为今后中药标准收入《美国药典》的典范和模板,充分说明了该项目的国际影响力。该成果是国家对科技奖励制度进行重大改革以来,中医药研究项目首次获得国家自然科学奖。

7. 参附注射液品质控制与产业化关键技术应用　由成都中医药大学彭成牵头完成,获得 2013 年度国家科学技术进步奖二等奖。

首次提出中药注射剂"品质制性用"的研究模式,系统研究了参附注射液的品种、质量、安全性与有效性、临床和制药生产关键技术,科学揭示了参附注射液的物质基础、治病原理,建立了参附注射液药材、饮片、中间体和成品的质量标准体系,攻克了生产过程中的关键技术,实现了品质控制。项目组发表论文 230 多篇,SCI 收录 30 多篇,获国家发明专利 30 项;生产企业累计生产销售 55 亿,其中 2012 年销售额达 12 亿;产生了明显的社会效益和经济效益,为中药注射剂的研制与生产提供了示范。

8. 中药注射剂全面质量控制及在清开灵、舒血宁、参麦注射剂中的应用　由神威药业集团有限公司李振江牵头完成,获得 2014 年度国家科学技术进步奖二等奖。

该项目主要针对中药注射剂中药材来源复杂、工艺粗放、有效成分不明确、质量难于控制等制约行业发展的共性技术难题,构建了中药注射剂从源头到生产各环节直至最终产品的全程跟踪式质量控制体系:首次构建科学、合理的中药注射剂原料药材质量保障体系;首次成功构建中药注射剂制药全过程近红外在线监控系统;构建了包括多维多息指纹图谱与多指标成分定量的中药注射剂全面质量评价体系;构建了首个用于中药注射剂安全性评价的技术平台;首次以现代药学研究的方式阐明了中药注射剂药效物质基础、作用机制及复方配伍的科学性。该项技术成果成功运用于中药注射剂产业化,产生了巨大的经济价值和推广示范作用。

9. 以桂枝茯苓胶囊为示范的现代中药功效相关质量标准体系创立及应用　由江苏康缘药业股份有限公司萧伟牵头完成,获得 2015 年度国家科学技术进步奖二等奖。

该项目针对中药标准化所面临的关键难题,以源于经典方剂的桂枝茯苓胶囊为示范,创建了中药化学成分规模化、快速制备的方法体系和装备,突破了中成药化学成分难以大量制备的技术瓶颈,为功效成分确证提供了必要的基础支撑;创建了系统的中成药功效成分确证及其控制范围确定研究的新模式,为制订与功效相关的质量标准体系提供了科学支撑;创建了中成药生产过程"点—点一致""段—段一致""批—批一致"的质量一致性控制技术体系并成功应用于生产,突破了中成药生产质量均一性控制的重大难题。项目的实施,提升了相关产品的质量,为临床应用和市场开拓提供质量保障,取得了很好的经济效益和社会效益。

10. 基于活性成分中药质量控制新技术及在药材和红花注射液等中的应用　由北京大学屠鹏飞牵头完成,获得 2015 年度国家科学技术进步奖二等奖。

该项目针对中药质量控制存在的关键热点问题,以功效相关活性成分研究为切入点,建立了基于活性成分的中药整体质量控制系列新技术和新方法;系统阐明了远志等 41 种常用中药活性物质;在此基础上,建立了远志等 41 种药材及其饮片、红花注射液等 4 种中成药的质量标准,其中 32 种药材、饮片和中成药标准和 14 种对照品收入药典或国家药品标准;建立了红花和参麦注射液、中国劲酒的自动化在线控制生产线,全面提升了产品质量和临床安全性,极大地促进了相关产品的临床应用和市场开拓。取得授权专利 18 项,新药临床批件 1 个,发表论文 200 篇,其中 SCI 收载论文 86 篇。项目的实施,取得了重大的经济效益和社会效益,实现了"科技引领标准发展,标准促进产业提升"的目标。

11. 国际化导向的中药整体质量标准体系创建与应用　由中国科学院上海药物研究所果德安牵头完成,获得 2016 年度国家科学技术进步奖二等奖。

该项目基于"中药标准主导国际标准制定"的战略目标,综合应用中药化学、中药分析、化学计量学等多学科的新技术和新方法,创新性地构建了符合中药复杂体系特点以及广泛适用的中药整体质量标准体系,建立了系列被国际主流药典采纳的中药标准及相关指导原则,有力地推动了中药标准的国际化与中药产业的标准化发展。项目共发表相关论文 218 篇,授权知识产权 10 项,项目完成人主编或参编专著 11 部。起草的 6 个中药 16 个标准被《美国药典》收载;4 个中药标准载入《欧洲药典》。项目开辟了我国学者制定《美国药典》和《欧洲药典》中药标准的先河,为中药标准国际化做出了开拓性贡献,并取得了显著的社会效益和经济效益。

12. 中草药 DNA 条形码物种鉴定体系　由陈士林牵头完成,获得 2016 年度国家科学技术进步奖二等奖。

该项目组在国际上首次提出并验证 ITS2 序列作为植物通用 DNA 条形码,创建全新中草药 DNA 条形码鉴定技术体系并纳入《中国药典》,解决了千百年来中药材物种真伪鉴定难题。建立了全球最大的中药材 DNA 条形码鉴定数据库,可实现对中国、美国、日本、欧盟、韩国和印度等国药典收载的几乎所有草药物种快速鉴定,该体系已被国内外广泛应用。出版《中国药典中药材 DNA 条形码标准序列》等专著,为中药材建立了"基因身份证",为中草药产品提供原料鉴定保障服务。国际期刊 *Biotechnol Adv* 以题为"草药鉴定从形态到 DNA 的文艺复兴"介绍该项研究成果,该成果获 2014 年度教育部科学技术进步奖一等奖和中华中医药学会自然科学一等奖,并被评为"2014 年世界中医药十大新闻",推动中药鉴定学迈入崭新的标准化基因鉴定时代。

二、出版专著

1996—2015 年出版中药标准相关著作约 50 部,包括中药材 15 部,中药饮片 7 部,中成药 2 部,中药标准物质 2 部,等等。(表 11-3-1)

表 11 - 3 - 1　1996—2015 年出版的中药标准部分著作

序号	著 作 名 称	作 者	出版时间	出 版 单 位
1	常用中药材品种整理和质量研究. 南方编,第二册	徐国钧,徐珞珊	1997 年	福建科学技术出版社
2	常用中药材品种整理和质量研究. 南方编,第三册	徐国钧,徐珞珊,王峥涛	2000 年	福建科学技术出版社
3	常用中药材品种整理和质量研究. 南方编,第四册	徐国钧,徐珞珊,王峥涛	2001 年	福建科学技术出版社
4	常用中药材品种整理和质量研究. 北方编,第四册	蔡少青,李胜华	2001 年	北京大学医学出版社
5	常用中药材品种整理和质量研究. 北方编,第五册	蔡少青,李军	2001 年	北京大学医学出版社
6	常用中药材品种整理和质量研究. 北方编,第六册	蔡少青,王璇	2001 年	北京大学医学出版社
7	中药色谱指纹图谱	谢培山	2005 年	人民卫生出版社
8	国家中药技术标准战略与对策	肖诗鹰	2005 年	中国医药科技出版社
9	中药材质量标准研究	黄璐琦	2006 年	人民卫生出版社
10	中华人民共和国药典中药材薄层色谱彩色图集	国家药典委员会	2009 年	人民卫生出版社
11	中华人民共和国药典中药材显微鉴别彩色图鉴	国家药典委员会	2009 年	人民卫生出版社
12	常用中药标准物质分析图谱	马双成	2010 年	人民卫生出版社
13	中药质量现代分析技术	王书芳,钱忠直	2010 年	浙江大学出版社
14	中国药材标准名录	林瑞超	2011 年	科学出版社
15	植物提取物标准化研究	曾建国	2011 年	化学工业出版社
16	2010 年版《中国药典》中药标准物质分析图谱	马双成	2012 年	人民卫生出版社
17	中药饮片标准图鉴	陈士林,林余霖	2013 年	中国医药科技出版社
18	中药质量专论	王峥涛,谢培山	2013 年	上海科学技术出版社
19	*Monographs for Quality Evaluation of Chinese Crude Drugs*	Wang ZT, Xie PS	2015 年	SCPG Publishing Corporation
20	中药色谱指纹图谱精细分析图集	谢培山,颜玉贞	2015 年	福建科学技术出版社

第四节　不足和展望

一、不足

科学分析和研判中药标准发展面临的机遇和挑战,有利于推动其跨越式发展。当前,以《中国药典》

为核心的中药标准体系已然建成,中药标准的水平也取得大幅度提高。生命科学、分离分析科学技术的发展,给中药标准发展提供了强大的技术支撑,中药现代化的持续推进,给中药标准发展提供了难得的机遇。然而,必须看到中药标准存在着极不平衡的态势。我国历年审批颁布的中成药标准已达1万多个,其中80%以上为1985年以前由地方批准的上市品种,其后虽然经过"地标升国标""健转准"的整顿,但当时执行的是"先整顿后提高"的政策,因此,中药标准处于低水平标准的基数巨大。此外,1万个中成药标准中,截至2015年计算,《中国药典》累计收载的不足15%。即中药标准的整体水平,仍然无法满足现代中药制药产业发展和药品监管的需要,临床用药的安全性、有效性仍然令人不乐观。

另外,即使《中国药典》中的有些常用中药,虽然已经过数千年的临床验证,疗效确切,但仍有相当的品种有效成分不明确,如山药、半夏等,质量标准还停留在传统经验鉴定的水平。部分中药标准仅仅是单一指标成分的定性、定量分析,未能充分反映中药的内在质量。

中药来自天然,不同种类、不同产地、不同采集时间、加工方法、贮存条件都会造成质量上的巨大差异。部分种类如野山参、冬虫夏草、石斛等,由于生态环境的破坏,或过度采挖,资源蕴藏量急剧下降,呈现濒危或灭绝状态,不仅无法满足生产和临床的需求,也导致市场上出现以假乱真、以次充好等现象;还有一些种类,或因形态相似,难以鉴别,或因不同地区文化和用药习惯的差异,导致同名异物、同物异名等现象长期存在,直接影响到临床用药的安全性、有效性。

"道地药材"一直是优质药材的代名词。但我们必须看到:① 由于历史上交通、文化交流的局限,道地药材的形成,并没有经过广泛的种质资源的调查、筛选和比较,而是由地方、农家品种演绎、发展起来的,并部分带有地方保护的色彩。② 由于时空的变化,道地药材原产地的生态环境、种(养)植条件已经今非昔比,多数只种不选,导致品种退化、变异现象严重。③ 由于种源流通的混乱,道地药材产区种植的药材种子、种苗,并不一定是道地的。因此,开展药材种质资源研究,在充分调查筛选的基础上,对道地药材进行再评价,用现代科学技术手段,筛选、培育出品质优良的种质和道地药材。

中药是中医防病治病的物质基础,中药所含有的化学成分则是中药发挥生物效应的物质基础,也是质量控制的物质基础。国内外虽然对中药、天然药物进行了大量的活性成分研究,对于阐明中药的有效成分起到积极作用。然而,大部分中药真正的功效成分尚不明确,或只是部分清楚。这无疑限制了中药作用机制的阐明和质量标准的研究和制订。如何最大限度地阐明与功效相关的且具有种属特异性的成分,是一个巨大的挑战。毫无疑问,化学成分的检测分析已成为中药、天然药物质量控制体系的主导方向。但是,我们必须认识到,中药化学成分复杂,而中药又是基于药性理论而应用,对于很多中药来说,仅仅基于少数指标成分的有无或含量高低,还难以评判其优劣。特别是对于那些因品种、产地不同而化学成分变异甚大者,如太子参、泽泻、麦冬、菝葜等,还难以找到共有的指标成分。换言之,中药的品质评价和标准制订,需要综合运用多学科技术手段,形态鉴定与化学分析相结合,定性鉴别与含量测定相结合,理化分析与生物检定相结合,才能真正判别其真伪优劣,提升中药的国家标准水平。

中药指纹图谱作为定量分析的整体质量评价补充,已经被普遍接受,这无疑是中药标准的一大进步。但是从发表的文章和申报的标准研究可以看到,研究者往往过度关注于指纹图谱的"模式识别",专注于其"相似性"的判断,而忽略了对"指纹"内涵的研究,即其所谓的"指纹峰"是否能够称之为"指纹",其表征的对象是否反映了内在质量,目前没有数据可以说明。因此,指纹图谱技术除了要做验证以外,还必须建立指纹认证技术要求。

通过20年努力,中药安全性等相关技术总体上从无到有经历了快速发展,并且到2015年版《中国药典》通则新收载的有害残留物检测方法技术基本达到国际先进水平,但在方法的系统性、限度规定、品种应用等方面,与发达国家的植物药标准、国内外食品标准存在较大差距。随着研究发现,需要解决的问题和难点越来越多。因此,中药安全性研究是与时俱进的,过去的研究仅仅是在还历史的欠账,而接下来的研究,才是真正引领的一条路。

二、展望

从中药标准研究发展看,积极推进中药标准体系的建设,探索完善中药质量评价模式,着力提高中药标准水平,引导产业技术进步和结构优化升级,扩大《中国药典》的国际影响力和中药标准对国际标准的引领作用,我们比以往任何时候都更加迫切的需要坚实的科学基础和有力的技术支撑。今后一个阶段,中药标准研究的方向和任务,应着重围绕以下几个方面开展。

（一）夯实基础研究

基础研究是中药标准发展的源头,当前,基础研究对中药标准水平和中药标准体系建设的支撑能力还要进一步增强,还需完善从基础研究、标准制定、产业提升到经济社会效益的发展链条,强化标准化与基础研究融合。

着重加强中药安全性、有效性及可控性研究。中药安全性、有效性及可控性研究是中药标准体系建设的核心内容,在未来相当长的历史阶段,也将是基础研究的重点,具体而言:一是要加强中药标准的专属性研究,提高中药鉴定的专属和准确性,保障中药的真实性。二是加大中药有效性研究的力度,着重解决中药药效物质不明确、指标性成分与功效相关性不强、单指标或少数指标性成分的含量测定难以有效控制整体质量、化学对照品严重缺乏等关键问题,强化整体控制、多成分控制、特征专属性控制的源头供给,为中药有效性研究提供持续性的支撑和引领。三是重视安全性研究,重点加强保障药品安全体系的技术和方法研究,提高安全性控制的水平。四是聚焦中药可控性研究,强化保障中药质量均一的前瞻性科学研究。中药具有功能主治广泛、物质基础复杂以及多成分、多靶点作用的特点,因此,基于中药临床的功效,研究中药整体质量控制是其重要的发展方向。发展色谱指纹图谱、生物效应等能够反映中药内在质量的整体评价新方法的应用。

（二）提升创新能力

要借助前沿技术研究和创新解决中药标准发展的重大瓶颈问题,通过企业、高校、科研机构、科研基地等平台瞄准世界科技在药物分析领域内的前沿顶尖技术,加强前沿技术的应用研究,力争抢占国际制高点,加快前沿技术向应用技术、向产品研发转化的速度,为中药标准及产业发展提供持续性的支撑和引领。以开展基础研究为载体,加强产学研用协同,集成先进分析技术,集中力量攻克一批中药复杂体系高效分析和整体质量控制重大关键核心技术,努力实现中药质量检测与评价的新技术和新方法的突破,为实现中药标准引领国际发展,促进产业提升提供有力和持久的技术支撑。

（三）健全中药标准体系

坚持标准与产业发展相结合、标准与质量提升相结合、药典标准和其他国家标准、行业标准相结合、国内标准与国际标准相结合,不断优化和完善中药标准体系,鼓励企业参与行业标准、国家标准及国际标准的制修订工作,承担国际标准化组织专业技术委员会工作。缩短标准平均制定周期,提高科技成果标准转化率。加强质量宏观管理,完善质量治理体系,提高标准的技术水平和国际化水平,提升我国中药产业质量竞争能力。

（四）推进中药标准国际化

"标准是世界的通用语言",在全球化背景下,标准已成为国际产业竞争制高点,对贸易往来和技术合作具有重要作用,提高中药标准国际化水平,搭建中国与世界联通的桥梁,构建全方位对外开放新格局,是中药现代化战略的一项重要任务。目前,《中国药典》是世界上收载中药及其质量控制方法最全面的标准,已成为国际植物药应用参照的标准,具有良好的国际影响力。着眼主导国际标准的目标,需进一步提升中药标准的国际化水平。一是积极参与国际标准化战略规划、政策和规则的制定,不断扩大我国在国际标准化活动中的影响力。争取承担更多国际标准组织技术机构和领导职务,增强国际标准话语权。加大与主要国家标准互认力度,加强国家、行业中药标准外文版翻译出版和海外推广应用。进一步加大对国际标准的跟踪、评估和转化力度,提高国内标准和国际标准水平一致性程度。加快中药标准"走出去"步伐,制定中药标准"走出去"工作方案,开展标准"走出去"需求调研,带动中医药产品、技术、装备、服务"走出去",让中药标准更好地造福世界人民。进一步扩大开放、拓展和深化与各国药典委员会的合作交流,推动中药标准主导制定国际标准。

在当前我国大力加强中药标准化和加速中药现代化的进程中,中药的准确鉴别仍然是确保中药质量的必要手段,在继承有价值的传统鉴别技术的基础上,不断研究和发展实用的中药现代鉴别技术,中药标准的内容和方法将会更加丰富、完善,使质量更进一步得到保证。随着对中药标准研究的重视不断提高,投入力度加大,将为中药可持续发展、走向国际、引领世界提供有力保障。

综上,以《中国药典》为核心的中药标准体系建设任重而道远,需要全社会的关注、支持、参与和投入,从根本上保证中药的安全有效和质量均一可控。

参考文献

[1] Jin W, Ge RL, Wei QJ, et al. Development of high-performance liquid chromatographic fingerprint for the quality control of *Rheum tanguticum* Maxim. ex Balf[J]. Journal of Chromatography A, 2006, 1132, 320 - 324.

[2] Zhang JL, Cui M, He Y, et al. Chemical fingerprint and metabolic fingerprint analysis of Danshen injection by HPLC - UV and HPLC - MS methods[J]. Journal of Pharmaceutical and Biomedical Analysis, 2005, 36, 1029 - 1035.

[3] Xie PS, Yan YZ, Guo BL, et al. Chemical pattern-aided classification to simplify the intricacy of morphological taxonomy of *Epimedium* species using chromatographic fingerprinting[J]. Journal of Pharmaceutical and Biomedical Analysis, 2010, 52, 452 - 460.

[4] 王峥涛,谢培山. 中药材质量专论[M]. 上海:上海科学技术出版社,2015.

[5] 国家药典委员会. 中华人民共和国药典(2010 年版第三增补本)[M]. 北京:中国医药科技出版社,2014.

[6] 国家药典委员会. 中华人民共和国药典(2010 年版,一部)[M]. 北京:中国医药科技出版社,2010.

[7] 陈士林主编. 中国药典中药材 DNA 条形码标准序列[M]. 北京:科学出版社,2015.

[8] 国家药典委员会. 中华人民共和国药典(2015 年版四部)[M]. 北京:中国医药科技出版社,2015.

[9] Liu R M, Chu X, Sun A L, et al. Preparative isolation and purification of alkaloids from the Chinese medicinal herb *Evodia rutaecarpa*(Juss.)Benth by high-speed counter-current chromatography[J]. J Chromatogr A, 2005,1074: 139 - 144.

[10] Gao XY, Jiang Y, Lu JQ, et al. One single standard substance for the determination of multiple anthraquinone derivatives in rhubarb using high-performance liquid chromatography-diode array detection[J]. Journal of Chromatography A, 2009, 1216, 2118 - 2123.

[11] Hou J, Wu W, Liang J, et al. A single, multi-faceted, enhanced strategy to quantify the chromatographically diverse constituents in the roots of *Euphorbia kansui*[J]. Journal of Pharmaceutical and Biomedical Analysis, 2014, 88, 321 - 330.

[12] Giddings JC. Two-dimensional separations: concept and promise[J]. Anal Chem. , 1984, 56(12): 1258A - 1260A.

[13] Song Y, Zhang N, Shi S, et al. Large-scale qualitative and quantitative characterization of components in Shenfu

injection by integrating hydrophilic interaction chromatography, reversed phase liquid chromatography, and tandem mass spectrometry[J]. J Chromatogr A, 2015, 1407: 106 - 118.

[14] Su HX, Wan JB, Wang YT, et al. Application of two-dimensional chromatography in the analysis of Chinese herbal medicines[J]. J Chromatogr A, 2014, Dec 5, 1371: 1 - 14.

[15] Li P, Qi LW, Liu EH, et al. Analysis of Chinese herbal medicines with holistic approaches and integrated evaluation models[J]. TrAC Trends in Analytical Chemistry, 2008, 27, 66 - 77.

[16] Wang XJ, Zhang AH, Yan GL, et al. UHPLC - MS for the analytical characterization of traditional Chinese medicines[J]. TrAC Trends in Analytical Chemistry, 2014, 63, 180 - 187.

[17] Jin W, Wang YF, Ge RL, et al. Simultaneous analysis of multiple bioactive constituents in *Rheum tanguticum* Maxim. ex Balf. by high-performance liquid chromatography coupled to tandem mass spectrometry[J]. Rapid Commun Mass Spectrom. 2007, 21(14): 2351 - 2360.

[18] 张加余, 屠鹏飞. 天然产物液相色谱—质谱数据库（LC - MS - DS）的建立与应用[J]. 药学学报, 2012, 47(9): 1187 - 1192.

[19] Qiao X, Lin XH, Ji S, et al. Global Profiling and Novel Structure Discovery Using Multiple Neutral Loss/Precursor Ion Scanning Combined with Substructure Recognition and Statistical Analysis (MNPSS): Characterization of Terpene-Conjugated Curcuminoids in *Curcuma longa* as a Case Study[J]. Anal Chem., 20, 88(1): 703 - 710.

[20] Yang WZ, Ye M, Qiao X, et al. A strategy for efficient discovery of new natural compounds by integrating orthogonal column chromatography and liquid chromatography/mass spectrometry analysis: Its application in Panax ginseng, Panax quinquefolium and Panax notoginseng to characterize 437 potential new ginsenosides[J]. Anal Chim Acta., 2012, 739: 56 - 66.

[21] 程显隆, 刘卉, 肖新月, 等. HPLC—DAD—MS 联用法检测中药降糖制剂及胶囊壳中非法添加罗格列酮的研究[J]. 药物分析杂志, 2007, 27(9): 1325 - 1328.

[22] 王铁杰, 邱颖姐, 李玉兰, 等. 液相色谱—串联四极杆质谱联用法测定中药降糖制剂中非法掺入苯乙双胍和格列齐特的研究[J]. 药物分析杂志, 2005, 25(12): 1453 - 1455.

[23] 罗国安, 梁琼麟, 刘清飞, 等. 整合化学物质组学的整体系统生物学—中药复方配伍和作用机理研究整体方法论[J]. 世界科学技术—中医药现代化, 2007, 9(1): 10 - 15.

[24] 杨华, 齐炼文, 李会军, 等. 以"等效成分群"为标示量的中药质量控制体系的构建[J]. 世界科学技术—中医药现代化, 2014, 16(3): 510 - 513.

[25] 侯晓芳, 王嗣岑, 张涛, 等. 细胞膜色谱法应用于中药质量控制的思考[J]. 世界科学技术—中医药现代化. 2014, 16(3): 526 - 528.

[26] 王伽伯, 李会芳, 肖小河, 等. 生物检定方法控制中药质量的思考[J]. 世界科学技术—中医药现代化, 2007, 9(6): 36 - 39.

[27] 梁琼麟, 罗国安, 王义明, 等. 中医药临床系统生物学研究体系和实践[J]. 世界科学技术—中医药现代化, 2013, 15(1): 1 - 8.

[28] 苗水, 郑征伟, 毛秀红, 等. 气相色谱串联质谱法同时测定黄芪中 238 种农药残留[J]. 中国药学杂志, 2012, 47(4): 303 - 310.

[29] 陈丽娜, 宋风瑞, 刘志强. 液相色谱—质谱联用技术在中药农药残留分析中的应用进展[J]. 质谱学报, 2010, 31(6): 342 - 353.

（钱忠直, 屠鹏飞, 李萍, 王峥涛, 林瑞超, 季申, 罗国安, 陈士林, 姜勇, 宋宗华, 李军, 宋月林）

资 源 篇

中药资源(natural resource for Chinese materia medica)是指在一定空间范围内分布的各种药用植物、药用动物、药用矿物及其藏量的总和,属于国家战略性资源,更是中医药事业传承与发展、中药产业发展的物质基础,自然生态环境的重要组成部分。药用动植物资源分为野生、人工种植或养殖、国外引种等不同,具有地域性、人文性、可变性、多样性、可解体性等特点。中药资源保护与可持续利用并重是我国长期以来行之有效的基本策略。

据第3次全国中药资源普查统计,全国中药资源种类有12 807种。其中药用植物383科,2 309属,11 146种;药用动物415科,861属,1 581种;药用矿物80种。中药资源种类分布特点为,黄河以北地区相对较少,长江以南的相对较多;按行政区划排序依次为西南、中南、华东、西北、东北和华北,其中西南和中南两区的中药资源种类占全国50%~60%;而中药资源蕴藏量北方地区相对较多,东南沿海地区相对较少。野生中药资源的蕴藏量分布排序依次为高原和山地,丘陵区,平原区;北方多于南方,内陆多于沿海。

近20年来,在国家有关部门的重视和支持下,中药资源的科学保护和可持续利用取得了长足进步。围绕中药资源领域关键技术,国家先后组织实施了第4次全国中药资源普查试点、中药材规范化生产与规模化基地建设、珍稀濒危中药资源保护与利用、中药资源循环利用与资源产业可持续发展、道地药材成因机制与质量评价、中药资源领域新理论新技术等多项重大科研和基地建设项目,取得了系列标志性科研成果。

自2011年启动第4次全国中药资源普查试点工作至今,这一工作已覆盖全国31个省(区、市)的922个县,占全国县级行政区划单元1/3。初步建成包括1个国家中心(现代中药资源动态监测信息和技术服务中心)、28个省级中心(省级中药原料质量监测技术服务中心)、65个监测站的国家中药资源动态监测体系。在20个省(区、市)布局建设了28个繁育基地,在四川和海南建设了种质资源库。

自2003年11月1日实施中药材生产质量管理规范(GAP)以来,我国已形成了全世界规模最大、体系最完整的中药材生产体系,人工种植(养殖)品种不断增加。目前600多种常用中药材中,开展人工种植(养殖)品种达300多种。全国药材种植总面积超过5 000万亩,其中规范化种植基地超过100万亩。

针对一些珍稀濒危中药资源,实施了一系列有针对性地抢救与保护行动(科学研究与技术推广),主要有:产地保护、野生变家种(家养)、野生抚育,组培快繁、替代品研发等。半夏、五味子、金银花、黄芩、丹参、石斛等品种实现了大面积人工种植;甘草、麻黄、肉苁蓉等防风固沙药材大规模野生抚育或人工栽培,促进了荒漠地区生态环境的改善;人参、黄连、西洋参林下栽培全面推广,减少了森林砍伐和水土流失;冬虫夏草、麝香、熊胆、蜈蚣、牛黄等动物药材的人工养殖基本实现了产业化;人工麝香、人工牛黄和体外培育牛黄、山羊角代替羚羊角、水牛角代替犀角等动物药材替代品研制成功;人工犀角、虎骨替代品的研制也正在努力攻关中。

中药资源循环利用的程度和水平以及中药资源循环经济产业模式的构建和生产方式的转型发展尚处于起步阶段。通过构建可承载药用生物资源良性运行的生态系统与庞大而复杂的中药资源产业经济系统间的耦合协同及和谐发展关系,以改善不断增长的经济系统对资源供给系统的压力,以推动中药资源产业经济发展模式和生产方式的创新与转变,实现生态系统与经济系统相互促进、相互协调、健康理性的生态经济发展模式。近年来,取得了中药资源化学研究体系建立与资源循环利用、基于循环经济理论的中药资源循环利用策略与实践、非法定药用部位的扩展研究、中药资源产业化过程资源经济产业链的延伸等标志性成果。

道地药材是指经过中医临床长期应用优选出来的,产在特定地域,在其他地区所产的同种药材相比,品质和疗效更好,且质量稳定,具有较高知名度的药材。道地药材不仅是药材生产的地理概念,更是重要的质量概念、经济概念和文化概念,具有自然和人文双重属性;也是中药资源研究的独特内容,更是中药资源学发展的特色优势所在。在实施中药现代化进程中,重点开展了道地药材三个方面的研究:一是从生态生物学角度,揭示了道地药材形成规律和机制,初步赋予道地药材现代科学内涵;二是创建了符合道地药材特点的品质鉴定与评价方法,形成了系列技术规范和标准,推动了中药鉴定学和中药标准化发展;三是建立了道地药材生态适宜性评价方法和近百种道地药材 GAP 基地,促进中药材规范化生产。

随着中药现代化进程的推进,产生或形成了药用植物亲缘学、植物化学分类学、分子生药学、本草基因组学、中药资源化学、中药合成生物学、中药整合质量观等新理论以及分子生药关键技术、本草基因组测序与组装技术、中药材 DNA 条形码鉴定技术、中药质量生物效应评价技术、中药效应成分指数等新技术,这些新理论、新技术的应用与推广,使中药资源保护与可持续利用达到了前所未有的新高度和广度。

(黄璐琦,李军德)

第十二章
中国中药资源

近 20 年来,随着人口增长和医疗保健事业的快速发展,对中药资源的需求不断扩大,中药资源的种类、分布、蕴藏量、质量等发生了巨大变化。为摸清我国目前中药资源家底,有效保护和合理利用中药资源,在中医药界的多年呼吁和共同努力下,从 2011 年开始启动了全国中药资源普查(试点),首批启动了 10 个省 205 个县的试点,拉开了第 4 次全国中药资源普查的序幕。本次普查试点以组建普查机构、培训普查队伍、制订技术规范、总结交流经验为目标。特别是高度重视和应用了现代科学技术方法,如地理空间信息技术(地理信息系统、遥感、全球定位系统)、计算机网络技术(数据库、软件、互联网、大数据技术)、分层抽样技术、自动识别与数据采集技术、数码摄像技术等。

第一节　关　键　技　术

一、全国中药资源普查关键技术

全国中药资源普查是一项系统工程,是现代科学技术在中医药领域集成创新应用的过程。第 4 次全国中药资源普查试点工作涉及卫生、测绘、IT、统计、国土、水利、林业、环保、农业、公安等 10 多个领域,需要中药学、地理学、计算机学、统计学、农学、林学、经济学、语言学等 100 多个二级学科的技术方法和研究成果作为支撑。在进行全国中药资源普查试点工作总体设计中,充分吸收、融合相关领域的传统和现代技术方法,并拓展应用到中药资源领域,丰富了中药资源研究内容,提升了普查工作技术水平,促使全国中药资源普查成为中医药领域现代技术创新、理论创新的新动力和新平台。第 4 次全国中药资源普查试点工作,除采用传统表格、皮尺等野外调查设备外,每个普查队员还配备了现代化的野外采集装备,如 PDA、数码相机、GPS、轨迹记录设备、对讲机等,还广泛应用了前三次全国中药资源普查未使用的现代技术方法和科研成果,如空间信息技术、计算机网络技术、自动识别技术等 200 多项。

(一) 药用资源种类获取关键技术

基于文字识别技术,对传统纸质历史文献进行数字化、结构化,基于语言学规则,建立了药用资源名称基础字典表;基于数据库技术,建立各类文献收载药用资源名录;基于软件技术,建立中药资源普查数据填报系统,对各省各县药用资源情况进行汇总,统计分析中药资源种类;基于摄影技术,拍摄药用资源照片;基于标本制作技术,制作药用资源标本实物;基于全球定位系统,确定药用资源地理位置;基于统计分析技术,依据名录、位置、照片、标本等信息,确定某一种资源在某一个区域的有无;基于现代和传统鉴别方法,对药用资源种类的准确性和一致性进行核查确认,确保种类的准确性,在此基础上编制药用资源名录,包括代码、种中文名、种拉丁学名、外观实景照片、实物标本、地理分布、中药材代码、药用部位、药材名称、功效等信息;整理建立了三大名录,即全国各地区有明确药用功效的资源名录,有作为药用资源使用记载的资源名录,民间有应用但无文献记载、无明确功效的资源名录。实行严格的"三统一"标准,同时具备实地调查数据、资源照片、标本实物的才能计入中药资源种类统计,保证数据的真实可靠。

(二)中药资源分布有关信息获取关键技术

第4次全国中药资源普查试点工作中,应用数据库技术、软件技术、空间信息技术等现代技术方法,获得相关数据。基于国家基础地理信息,获得全国省域县域及乡镇的行政区划边界;基于全国植被信息,获得全国省域县域植被类型图;基于全国地形地貌数据,提取制作省与县域的海拔坡向数据;基于全国气候数据,提取制作省和县温度湿度降水量辐射;基于全国土地数据,提取制作省和县的土壤类型、土壤酸碱度、土壤含沙量等数据。建立与中药资源相关的自然生态环境基础数据库。

通过县级普查队员外业实地调查,获得每种资源的经纬度、海拔等位置信息,通过GPS和GIS的地图显示功能,可以明确通过实际调查获得每种资源的实际分布情况。基于最大信息商模型,中药资源相关的自然生态环境基础数据库,实地调查获取的位置信息,对每种资源的潜在分布区域进行预测。基于遥感、土地利用对预测结果进行修正。基于软件、互联网技术开发中药资源普查成果共享系统,共享应用资源分布信息。

(三)中药材蕴藏量估算关键技术

通过文献查询、实地调查等方式,初步提出县域中药资源种类。再根据县域中药资源种类和全国范围需要计算蕴藏量的种类,确定县域需要计算蕴藏量的中药资源种类。根据县域行政区划图、植被分布图、地形地貌图,依据区域内相似、区域间差异的原则,对县域药用植物资源分布的潜在区域进行一次抽样,确定重点调查的代表区域面积和范围。基于空间信息网格技术,对县域进行 1 km×1 km 的网格划分;应用统计分层抽样方法,根据类型面积大小,对代表区域内的千米网格进行二次抽样,确定需要进行野外调查的样地数量和位置。普查队进行外业实地调查时,在样地内根据资源的分布特点,选择若干样方套和样方;记录样方内的药用植物种类、个体数量,并采收称量,将代表区域、样地、样方的位置和面积信息,样方内药用植物种类,个体数量和有用部位重量,填报于全国中药资源普查信息管理系统,根据蕴藏量计算公式,统计每一种药材的蕴藏量。实现通过一次外业调查,分析统计县域多种药材的蕴藏量。

(四)中药资源动态监测关键技术

根据县域中药资源名录,提出道地大宗常用珍稀濒危和人工栽培资源名录,确定县域需要重点监测的资源名录。根据中药材集中种植养殖区、生态脆弱区、野生集中分布区,确定重点监测区域。通过定期外业实地调查,获得区域内药用资源的种类、位置、数量等方面的变化信息;结合卫星遥感和无人机获得的数据、土地利用和土地覆盖变化情况,利用GIS制图,分析每种中药材分布位置和数量的空间变化情况。通过定期市场调查,收集中药材样品实物,中药材价格和流通等方面的信息,进行区域间中药材质量、价格、流通量等方面的差异性分析。通过不定期对中药材工业生产企业、医院等的调查,监测分析药材市场变化情况与趋势。在充分调查基础上,综合分析中药材供给与需求情况,监测分析中药材种类分布蕴藏量、价格、质量等变化情况,并根据变化情况提出预警。

(五)外业调查信息采集关键技术

基于软件开发技术,调用现有通信网络数据库和设备资源,开发集语音识别、图像拍摄、定位、时间和网络传输于一体的外业调查信息采集系统,通过一个设备同时获取中药资源的种类、位置、照片、数量等核心信息,提高工作效率、降低工作量、保证一致性。其中基于语音识别技术,将语音转化成文字和数字,提高野外填报药材名称、采集号等纸质调查表内容的速度,并将结果直接导入数据库,降低数据录入的工作量;通过定位功能,自动获取将经度、纬度和海拔等位置信息,并将位置信息与采集号、照片对应起来,可以确保一致性、减轻工作量。

（六）标本实物整理关键技术

基于传统标本采集、制作和保存技术,创造了高枝剪等新方法采集标本。通过通风和加热干燥设备的组合应用压制标本,提高了传统标本压制效率,保证标本快速成型和颜色保真。利用计算机网络、数据库和软件技术,开发标本管理系统,在国家层面统一各普查队采集记录签的体例和内容,保证外业调查信息和标本实物的一一对应。通过图像和数字识别技术,实现对标本上条形码的自动识别,提供了标本数据采集和管理水平能力。通过采集号和条形码,实现数据库信息和标本实物信息的自动识别和对接;通过实物扫描技术,实现标本实物的数字化;通过低温消毒技术方法,对标本实物进行消毒处理,降低了传统化学消毒方法的毒副作用;通过抽真空技术方法,对药材样品进行保存,提高了防潮、霉变的能力;通过超低温冷藏技术,对中药材种子实物等进行长期保存,保持种质资源的活力。

二、中药资源区划

中药资源区划是研究中药资源及其地域系统的空间分布规律,并按照这种空间差异性和规律性对其进行区域划分。主要以区域内的中药资源、自然生态条件和社会经济条件为区划对象,依据区划的目的不同,可分为中药资源分布区划、中药生态区划、质量区划、生产区划等多种类型。近年来随着中药资源区划研究的不断深入,中药资源区划技术逐步由定性分析转向定量分析,以及定性和定量分析相结合,而构建模板法、构建模型法和基于遥感数据等多种技术综合应用为主要发展方向。在传统方法的基础上采用统计分析、GIS、遥感分析等现代技术和手段相结合的中药资源区划方法,将成为今后中药资源区划研究所采用的主要方法。

（一）定性描述法

定性描述法是根据调查研究和专家经验,以药材的数量和质量为依据进行区划的方法。集成各专家经验和意见,根据药用动植物的生物特性与生态环境的吻合程度,以及各区域内药物的数量和质量,对中药资源的地理分布进行的定性描述。定性描述是在对中药资源分布情况进行实地调查研究基础上进行的,对于所研究药材及其生境特点、生态条件等方面的辅助资料有限的情况下,该方法较为适用。由于该方法中定性的因素较多,用定量的方法对生态因素的研究较少,若干重要界线的确定带有假定、推测的成分,因此区划方案图较粗糙,准确性较差,其对生产实践的指导作用不强。

（二）模糊数学法

模糊数学法在中药资源区划中应用的原理,是以某种药用动植物道地产区的生态因子为依据,通过对不同地区生态因子与道地产区生态因子的相似程度的比较,进而根据相似程度来进行区划的方法。模糊数学方法适用于具有明确的道地产区,道地药材的生境特征已经明确的情况。模糊数学方法是对定性描述方法的发展,有效地弥补了传统区划方法的不足。但由于模糊数学方法运算较为复杂,而且区划结果仍然是以文字的形式进行表达,因此区划方案的准确性和实用性依然有待提高。

（三）构建模板法

构建模板法（或称数值分析法）的原理是通过将区划范围内的点状数据转化为面状数据,再以中药材道地产区的生境特征为标准,依据区域内生态条件与道地产区的相似程度进行区域划分。主要通过应用 GIS 的空间插值来实现,其特点是只根据插值要素自身的空间分布特征拟合生成函数方程,方程中只包含自身的特征值和地理位置,而不包含其他地理要素。构建模板法中大量的计算过程是由计算机来完成,并把区划结果以地图形的形式输出。该方法不但能完成定性描述法、模糊数学方法的基本功能,而且还能克服上述两种方法的不足,增强了区划方案图的准确性。由于大区域内的气候条件不但水平方向上有变化,而且垂直方向上也有变化。因此,利用空间插值方法衍生出的曲面数据,来代替真实的数据会存在一定误差,应用插值数据进行区划时应根据区划区域的大小选择合适的数学模型对插值结果进行拟合和修正。

(四) 构建模型法

如果对于尚未建立质量评价体系、生境特征不明确的药材进行适宜性区划研究,就需新的区划方法——构建模型法。该方法首先需要通过调查研究来获取相关资料:包括观测药物生长发育、产量和有效成分的积累状况的相关数据,另一方面在同一时期观测分析生态环境条件的变化,使药用植物与自然生态环境条件紧密结合起来。再通过对两种资料的统计分析(相关分析、聚类分析、主成分分析、回归分析等),分析中药材质量和数量与不同生态要素间的关系,并构建关系模型。在明确药物的生境特征和关系模型的条件下,应用 GIS 技术对模型中各生态要素进行空间插值,再根据模型对空间插值结果进行空间计算,获得最终区划结果并将结果以地图的形式输出。由于该方法中的药材数据与环境数据之间具有较好的对应关系,因此能较好地反映药材与环境之间的关系。该方法要求有大量的调查、测量、测定和地理信息数据做基础,区划工作才能够顺利的实现。"构建模型"的方法是以统计分析所建立的相关模型为区划的依据,整个分析过程中人为因素少,但建模过程较复杂。"构建模板"的方法,区划过程简单明了,人为因素多。

(五) 基于遥感数据的区划法

"构建模板"和"构建模型"方法的共同之处是两种方法对中药生态区划中的气候适宜性区划研究最为适用。但在进行地形地貌、植被群落等其他生态因素的区划和中药生产区划时,就需要新的区划方法——基于遥感数据的区划方法。该方法的基本思路是:通过野外调查获取中药资源信息,利用卫星遥感图像获取资源所在区域的生境信息(如地形地貌、植被群落、土地利用状况等),辅以气象站的点状数据和数字高程模型生成区划范围内的曲面气候数据,构建中药资源与外部环境之间的关系模型,依据关系模型和各要素的空间分异规律对其进行区域划分。遥感数据在中药区划中的应用能明显提高了区划的效率和精度,在大比例尺遥感数据支持下,区划精度可达到村级、种植地块级,可以突破其他区划方法中资料以点代面的不足。

中国中药资源区划首次以我国的自然条件和社会经济技术条件与中药材生产的特点为依据,在研究总结中药资源分布规律、区域优势和发展潜力的基础上,将我国中药资源划分为东北区、华北区、华东区、西南区、华南区、内蒙古区、西北区、青藏区以及海洋区等 9 个一级区,28 个二级区,并提出了各个区中药资源保护、发展方向、途径和措施。通过中药资源区划,可以了解各区域中药药材特点及演变趋势,增强确保中药资源永续利用的责任感;通过中药资源区划,可以明确区域中药资源合理利用和中药生产的发展方向,为正确选建优质药材商品基地,逐步实现区域化、专业化生产提供科学依据。开展中药资源区划,有利于按市场机制配置中药生产和流通,搞好市场需求预测,加强宏观控制,做到区分规划、分类指导、分级实施,认真按照自然规律、经济规律办事。

第二节 标志性成果

为更好的支持国家中医药管理局"三定"方案开展中药资源普查的职能，从 2011 年开始，财政部通过中医药部门公共卫生专项，支持国家中医药管理局以项目支撑工作的方式组织实施中药资源普查试点工作（以下简称"试点工作"）。在各省局和技术依托单位的共同努力下，试点工作取得了阶段性成果。

一、试点工作基本情况

1. 指导原则　试点工作与解决中药材产业发展中的关键问题相结合，与建立长效机制相结合，与基础条件建设相结合。

2. 四项工作任务　即"两项调查"任务：开展中药资源调查，开展与中药资源相关的传统知识调查。"两项建设"任务：建设中药资源动态监测信息和技术服务体系（以下简称"监测体系"），建设中药材种子种苗繁育基地和种质资源库（以下简称"繁育基地"）。

3. 试点工作开展情况　两项调查工作已覆盖全国 31 个省（区、市）的 922 个县，占全国县级行政区划单元的 1/3。在 20 个省（区、市）布局建设了 28 个中药材种子种苗繁育基地，在四川和海南建设了种质资源库。初步建成包括 1 个国家中心（现代中药资源动态监测信息和技术服务中心）、28 个省级中心（省级中药原料质量监测技术服务中心）、65 个监测站的中药资源动态监测体系。

二、阶段性成果

1. 建立了组织机构和管理体系　建立了国家、省和县三级普查试点工作的组织机构和管理体系，采用"局省联动、齐抓共管"的工作机制，"行政和技术"两线并行的组织模式，依靠各地方政府和有关单位领导、协调和实施本地区的试点工作。建立了"行政"和"技术"两线并行的组织管理体系。国家层面：成立了多部门参与的试点工作领导小组，统一部署试点工作，协调与各试点省（区、市）的相关工作。领导小组办公室设在国家中医药管理局科技司，具体负责试点的日常工作。技术层面成立由各试点省（区、市）技术负责人为主要成员的试点工作专家指导组和顾问组，目前主要由中国中医科学院中药资源中心具体负责协调试点的相关技术工作。省级层面：各省按照"分工协作、分级负责、共同参与"的原则，联合林业、农业等多部门跨领域整合资源，成立了省级试点工作领导小组（其中 24 个省领导小组由分管副省长担任组长），并在中医药主管部门设领导小组办公室，统一协调本地区的试点工作。同时，积极吸纳医药卫生、农业、林业等领域的专家学者，成立省级中药资源普查试点工作专家委员会，负责省级层面的技术工作。县级层面：由县级人民政府或卫生行政管理部门牵头，成立县级试点工作领导小组及其办公室，负责县域普查的组织协调；大部分试点县依托县中医院，提供后勤保障工作；成立县级普查队，负责具体实施中药资源调查工作。

2. 形成了普查技术方法体系　借鉴相关领域全国性资源调查的成功经验和技术方法，将传统调查和现代技术方法相结合，编研出版了《全国中药资源普查技术规范》（简称《技术规范》），完成外业调查技术规范 10 项、业内整理技术规范 7 项、标本采集与制作技术规范 3 项、其他相关技术规范 4 项，共 24 项技术规范。其中 8 项形成了团体标准，填补了中药资源调查技术规范和标准的空白。

融合计算机软件、网络、数据库技术，以及遥感（RS）、地理信息系统（GIS）和全球定位系统（GPS）为核心的空间信息技术,以满足工作需求为切入点进行中药资源普查工作软件系统的设计和研发,服务全国中药资源普查工作的数据采集、统计汇总和共享服务等工作。研发中药资源普查工作方案管理系统、普查信息填报系统、普查数据汇总统计系统、成果展示系统、基于 PDA 的野外采集系统、门户网站、标本鉴定系统、基本药物信息查询系统、中药分子鉴定网络平台、中药资源动态监测系统等 13 个软件系统和网站构成的"中药资源普查信息管理系统",搭建了中药资源普查工作平台,实现了数据采集手段、管理方式、成果服务方式的转变,实现数据的有效存储和管理,满足数据的高效提取和共享应用。相关工作获得软件著作权 9 项,还获得了 2015 年"中国版权人年度评选专家特别提名奖"。

3. 凝聚了一支人才队伍 各试点省和县,积极吸纳医药卫生、农业、林业等 10 余个行业的专业技术人员参加试点工作,通过联合多行业的模式,整合资源组建普查队伍。采取"国家、省级和县级"逐级培训的方式培训普查队伍。目前,参加试点工作的人员有 1.9 万余人,共涉及 31 个省(区、市)的大专院校、科研院所 400 多个,企业 100 多家。通过试点工作凝聚培养了从事中药资源工作的专业队伍。

4. 形成了代表区域中药资源基础数据库 根据"全国中药资源普查信息管理系统"的统计,截止到 2015 年 12 月 30 日,收集汇总的普查数据量合计 24T,约 68.4 万个样方数据信息,其中 60% 的数据已录入普查系统,可估算《中国药典》中收载的 350 多种药材的蕴藏量。汇总照片 280 多万张,以及全国 1.3 万多种药用资源的种类和分布信息,其中云南、湖南、四川、湖北和重庆等省份调查到的药用资源种类均已超过了 3 500 种。收集传统知识,整理一批古籍文献和口述材料,据此可梳理编制传统知识保护名录,促进对中医药知识产权的保护。收集汇总各省份中药材生产适宜技术 200 余项,正在梳理和推广应用。并组织编制《中国药用植物特有种》《鄂伦春药用资源及其传统知识调查》《常用蒙药材与中药材的比较研究》等,对与中药资源相关传统知识进行收集整理。

5. 建立了一批中药资源保护和保存基础设施 普查试点工作创立了以中医药管理部门为主导、种植企业为主体、科研单位为基础、地方政府为支撑的中药材种子种苗繁育基地建设的组织管理模式,在全国范围内建立中药材种子种苗繁育基地和种质资源库,以加强对国家珍贵、大宗常用、道地的药用植物种质资源奠定基础,促进国家基本药物目录所需中药资源的可持续利用。目前已在全国 20 省(区、市)布局建设了 28 个繁育基地,对 160 种中药材种子种苗进行繁育生产。以参加繁育基地建设的单位为主,成立了"全国中药材种子种苗基地科技联盟"和"人参国际标准科技联盟",促进中药材种子种苗相关科技工作的集体攻关,提升人参产业的整体发展水平和国际地位。在四川、海南建设中药种质资源库,保存普查种质材料。

全国中药资源普查结束后将有 200 万~300 万份标本实物,需要建设国家中药资源标本馆,长久保存全国中药资源普查所获得的实物凭证标本,为中药资源的有效性和可持续利用提供实物资料支撑。目前全国中药资源普查试点工作收集的蜡叶标本和药材标本暂存中国中医科学院中药资源中心标本馆。标本馆馆藏蜡叶标本近 20 万份,药材标本已达到 4.2 万份。各试点省(区、市)和试点县,多基于普查试点工作建立了标本馆,长期保存普查工作中收集的标本实物。

6. 形成了中药资源动态监测信息和技术服务网络 目前已建成 1 个国家中心,28 个省级中心,65 个县级监测站和若干个监测点的中药资源动态监测信息和技术服务体系,部分监测站正在建设之中,组织召开了监测站信息员和技术人员培训班,出版了《中药材信息监测与技术服务手册》,研发了中药资源动态监测系统,通过技术服务项目加强监测站的建设,提高监测体系服务水平。

7. 带动中药资源学科发展 参加普查试点工作的相关单位通过承担普查任务,更加重视中药资源相关学科的发展,配备了实验室和仪器设备等基础条件,支持青年学者和研究人员开展与中药资源学科建设的相关工作，取得较好的成果。一是部分普查技术骨干成为学科带头人，并在普查过程中找到了科研方向，获得了自然基金等相关项目的资助。二是通过培训和野外工作锻炼培养了一批从事中药资源工作的学生（包括本科、硕士、博士等），通过编制《中药资源学》等系列教材，开办中药资源管理人才研修班，依托继续教育项目等方式培养了一批专业人才。三是在开展普查试点县中，70%的县均有县级中医院的同志参加普查工作，在一定程度上解决了医生只认识饮片，不认识原植物的现状；各省技术依托单位及参加单位的中药资源教研室负责人均带队上山，将理论与实践结合在一起，充实教学工作。参加普查试点工作的相关单位通过承担普查任务，更加重视中药资源相关学科的发展，许多专家、学者、普查队员在参与普查试点工作的过程中，认真思索，积极创新，出版 30 余本专著，在国内外多家期刊发表文章400 余篇。

8. 弘扬和宣传了中医药文化　在试点工作过程中深入挖掘中医药的文化内涵，弘扬普查精神。《中国中医药报》在科技版和文化版，开辟专栏报道试点工作。《中国中药杂志》《中国现代中药》等杂志设立普查专栏，发表与中药资源普查相关的科研论文。中央电视台（1、10、13 频道）跟踪报道试点相关工作。

9. 为国家相关政府部门提供技术服务　试点工作的成果得到了国家卫生与计划生育委员会、国家食品药品监督管理总局等相关部门的认可，将调查结果作为中药资源评估和决策的依据，为中药资源的管理工作提供了技术支撑。如 2014 年基本药物生产信息情况调查（中药饮片及原材料）、中药注册管理中的中药资源评估和对策研究等。

10. 新发现与新认识　在普查过程中，发现先骕兰属、征镒麻属 2 个新属，那坡栝楼等 44 个新物种，新变种 1 个，为我国中药资源宝库增加了新成员。发现中国新记录属 2 个，中国新记录种 7 个，省域新分布科 1 个，省域新分布属 11 个，省域新记录种 100 多个，对我国药用植物资源分布情况有了新的认识。更新了对枸杞等药用植物的传统认知，如今市场所售枸杞味道偏甜，而在《本草原始》等著作中，枸杞子被记载为"苦、寒"之物，此次普查在西藏发现苦味的枸杞子。在普查过程中，对《本草纲目》中北艾产地有了新认识，《本草纲目》载北艾产地为汤阴"复道"，经考证，可推测李时珍认为"复道"即是"伏道"，北艾产地应为"汤阴伏道"。

第三节　展　　望

　　全国中药资源普查是一项重大的国情、国力调查，是全面获取我国药用资源信息的重要手段。通过第 4 次全国中药资源普查试点的实施，按照普查与解决药材产业发展中的关键问题相结合，普查与资源基础条件建设相结合，普查与建立长效机制相结合的原则进行工作任务设置，可实现对中药行业掌握真实中药资源数据，发展壮大中药产业，增强国际竞争力将起到综合带动作用。全面掌握中药资源本底情况，可作为制定实施国家发展战略与规划、优化中医药产业布局和各类资源配置的重要依据，为国家基本药物制度实施和全民医疗服务提供保障条件，有助于推进生物多样性保护以及资源节约型和环境友好型社会建设，有助于提高中药资源信息对政府、企业和公众的服务能力，为中药资源可持续利提供支撑。

参考文献

[1] 张伯礼.关于珍稀濒危中药材资源保护及可持续发展的建议[J].中国食品药品监管,2015,(3):14.

［2］黄璐琦,陆建伟,郭兰萍,等.第四次全国中药资源普查方案设计与实施［J］.中国中药杂志,2013,38(5)：625－628.

［3］詹亚华,黄必胜,杨红兵,等.野生中药资源科学保护与合理利用［J］.中国现代中药,2013,15(4)：270－273.

［4］张惠源,赵润怀.中国的中药资源［J］.中国中药杂志,1995,20(12)：712－715.

［5］赵润怀,张惠源,陶陶,等.中国常用药材的资源蕴藏量和产量［J］.中国中药杂志,1995,20(12)：712－715.

（黄璐琦,段金廒,赵润怀,钟国跃,缪剑华,张小波,李天祥,李颖）

第十三章
中药材规范化生产与规模化基地建设

中药材是中医药事业与中药工业发展的物质基础,其优质、安全是保证中药有效性、安全性和稳定性的前提。随着中药产业的迅猛发展以及中药现代化进程的推进,中药质量受到了前所未有的关注,而药材质量的优劣与科学技术、组织管理体制和生产经营机制等有着密切的联系。药材好,药才好,优质中药材是生产出来的,不是检验出来的。

从 20 世纪 50 年代起,我国大力发展中药材的栽培和养殖。虽然目前仍有 70% 左右的中药材品种来自野生资源,但 30% 来自栽培和养殖的药材品种其生产量却占到了总药材供应量的 70% 以上。我国已形成了全世界规模最大、体系最完整的中药材生产体系,人工种植(养殖)的品种不断增加。目前在 600 多种常用药材中,已有人工种植(养殖)的品种达到 300 多个。全国药材种植总面积超 5 000 万亩,其中规范化种植基地超过 100 万亩。中药材生产不断发展,基本保障了中药工业快速增长对原料的需求。以中药材生产为主体的中药农业与中药工业、中药商业、中药知识产业已形成较为完整的中药产业链。伴随着我国农业结构的调整和中药工业的飞速发展,中药材需求量不断增大,受经济因素影响,各地大力发展中药材栽培过程中存在如产地选择不当、道地性缺失、种质基原混杂、种植养殖、加工、贮藏、包装技术不规范,农药、化肥、抗生素滥用等问题,导致栽培中药材质量良莠不齐,严重影响人民用药安全和中医药事业的可持续发展。这些问题均需要通过规范化生产推动解决。

1998 年,我国首次提出了中药材 GAP 概念,当时的国家药品监督管理局着手组织了制订中药材 GAP。1998 年 11 月在海口召开了中药材 GAP 座谈会,会后组成了起草专家组草拟了《中药材 GAP》(第 1 稿),1999 年 5 月在天津讨论了《中药材 GAP》(第 1 稿),同年 9 月由起草专家组修改和制订了《中药材生产质量管理规范(GAP)指导原则》(第 2 稿),2000 年 9 月上旬在成都讨论了《中药材 GAP》(第 2 稿),经过讨论修改,原则通过。经过周密的调研和反复的修改,《中药材生产质量管理规范(试行)》于 2002 年 3 月 18 日经国家药品监督管理局局务会审议通过,于 2002 年 4 月 17 日以国家药品监督管理局令第 32 号发布,并于 2002 年 6 月 1 日起施行,成为第 1 个以中央政府名义颁发的药用植物 GAP。中国药材 GAP 不仅在国内得到推行,在国际上也得到认可,并产生积极影响。2002 年世界卫生组织(WHO)起草 GACP(good agricultural and collection practices for medicinal plants)和 2003 年 7 月的修订版,都把中药材 GAP 当作重要参考。为贯彻和落实中药材 GAP,2003 年 9 月 19 日,国家食品药品监督管理局印发了《关于〈中药材生产质量管理规范认证管理办法(试行)〉及〈中药材 GAP 认证检查评定标准(试行)〉的通知》〔国食药监安(2003)251 号〕。自 2003 年 11 月 1 日起,国家食品药品监督管理局正式受理中药材 GAP 的认证申请,并组织认证试点工作。由此,我国中药材 GAP 工作全面展开。

因此,GAP 的实施适逢其时,推行中药材规范化生产,不仅可以改变传统中药材小农经济生产模式、质量参差不齐的问题,对保证药材质量起关键提升作用。同时,通过推进中药材生产的规范化、规模化和集约化,提升药材规模和产量。

第一节 中药材规范化生产关键技术

一、优良品种选育

野生资源不可能长远支撑中医药的发展,中医药临床用药和中药产业的发展最终需要实现大部分中药材的人工种植和养殖。优质药材生产需要良地、良种和良法,其中良种是核心。我国已有 300 余种中药材实现了人工栽培,但作为"源头工程"的良种选育依然是 GAP 研究中最薄弱的环节,即使到目前为止,绝大部分种植养殖的药材仍为遗传混杂群体,整齐度差、产量低、品质不稳定,部分中药材生产上使用经农户长期选择形成的农家品种,少数药材选育出大规模推广的品种。但总体而言,我国中药材种子种苗的生产仍主要依赖于"自繁自用"。"源头工程"缺位,成为制约中药材规范化生产、药材优产的主要"瓶颈"环节之一。

近 20 年,中药材品种选育工作在国家大力扶持下已积累了一定基础。国家中医药管理局"十五"重点科技专项支持了"8 种中药材种质评价和新品种选育研究"项目,随后国家"十一五"科技支撑计划项目专门设立了"生物技术与中药材优良品种选育研究"课题,支持了柴胡、丹参、青蒿、薏苡、罗汉果、枸杞等药材新品种选育研究,其后"十二五"中医药行业专项支持了"荆芥等 9 种大宗药材优良种质挖掘与利用研究",推进选育出优良新品种的繁育推广。在"十一五"国家科技支撑计划课题"中药产业区域发展及特色产品研究开发"项目中支持了地黄、三七、人参、菊花、金银花、远志、附子、川牛膝等 18 种药材优良品种选育研究,"十二五"国家科技支撑计划的区域性项目又进一步支持了东北、华北、西北、西南、华南、华中、华东等地区一些重要中药材的新品种选育。

从品种而言,主要有农家品种和育成品种,其中育成品种有常规品种、杂交品种和转基因品种。中药材新品种选育方法的发展主要经过农家品种鉴定利用→常规品种选育(混合、单株选择)→杂交品种选育→杂种优势利用育种→分子标记辅助育种→分子育种。其中分子标记辅助育种在中药材上近年刚开始探索使用;分子育种有探索,但受中药材对安全性要求的制约,几乎没有开展。中药材品种选育工作开展较晚,研究方法基本上借鉴主要农作物和蔬菜的选育方法。对文献有报道的中药材的育种方法进行不完全统计(表 13-1-1),可以看出采用最多的为传统的选择育种方法,占 82.1%;其次为多倍体育

表 13-1-1 中药材改良品种选育方法分析(2008 年前)

编 号	育种方法	选 育 品 种 数 量				
		无性繁殖药材	有性繁殖药材	1 年生	2 年生	多年生
1	选择育种	40	70	7	0	103
2	多倍体育种	1	13	1	5	8
3	杂交育种	0	5	0	0	5
4	诱变育种	2	0	0	0	2
5	生物技术育种	2	0	1	1	0
6	太空育种	0	1	0	0	1
	合计	45	89	9	6	119

种和杂交育种,占10.4％和3.7％,主要应用于有性繁殖为主的多年生药材;诱变育种、生物技术育种和太空育种选育出新品种少有报道。

近年中药材选育方法呈现出从"选"到"育"跨越式发展。选育方法中取得重大突破的是利用雄性不育系选育出品质、产量优势非常显著的我国第1个有性繁殖的中药材杂种——一代桔梗新品种"中梗2号"（综合型）和"中梗9号"（药用型）,并且在生产上示范推广,近期丹参雄性不育杂种一代新品种也已获成功。雄性不育杂种优势利用是药用植物遗传育种的重大突破,对利用杂种一代强优势、高整齐度、种质可控的特性,推动中药材种子种苗从落后的"自繁自用"转为专业化制种,推进中药材规范化生产有重要意义。创新方法丰富了中药材良种选育的理论。

二、中药区划技术

（一）区划与基地布局

中药材生产基地布局应遵循道地性原则,依据产地生态环境、经济水平、社会发展等实践情况,开展合理区划。我国中药材区划的研究始于20世纪90年代,经过20多年的发展,中药材区划研究取得了可喜的成就。全国200多种中药材区划的结果进行空间叠加分析,并根据需求利用全国行政地图进行空间切割,利用制图综合技术整理出图,分别形成国家级、省级及县级中药材生产适宜性区划图,为指导和制定区域中药材种植规划提供依据。

中药材GAP的实施是复杂系统,包括多个子系统：药材生物系统、环境系统和管理经营系统。其中管理经营系统的核心是生产基地建设,要求生产基地建设体现资源的合理布局和生产力合理配置,生态的合理保护和社会、经济效益的显著提高。中药区域有助于提升我国中药材GAP基地布局的顶层设计水平,为当地政府制定本地中药材产业发展规划提供科学依据。

（二）生产基地生态环境建设

生态环境的建设是中药材GAP生产中重要的环节之一,与(动)植物的生长发育、繁衍后代息息相关。因此,生态环境的建设是中药材GAP生产中药用动物养殖基地应满足动物种群对生态因子的需求。对此,中药材GAP对产地环境生态有具体要求。

适生地的选择是药材基地成功的最重要的一个因子。生产基地最好选在地道产区,或与地道产区生态特征近似的地区作为中药材GAP的建设基地,为此,要做好中药材适生地分析。要综合分析多种因素,包括气候、水文、土壤、地形等,选出与影响药材质量相关的各种因子。建立药材生产基地时不仅考虑适合药材生长的区域,还要考虑所种中药材中成分与生态环境的关系。与此同时,还应注意安全性的原则。尽量避免生态环境对中药材所造成重金属、农药残留、致病细菌、霉菌等外源性污染。因此,必须制定出中药材安全限量及其过程控制标准用以规范中药材的基地建设,保证临床用药安全。

为避免生物多样性和景观多样性的降低,必须运用生态学的理论方法来合理地选择中药材种植基地。选地时,应注意合理而充分利用土地,按照生态学原理,合理地利用土地、光能、空气、水肥和热能等自然资源,使之适当加厚垂直利用层的厚度,使投入的能量和物质尽可能多的转化为经济产品,以获取优质高产。进一步探索和搞好药材与农作物间套作,药材与林木混交种植、药材与药材混种等多种立体种植经营模式。

（三）生产基地规模建设

1. 规模经济 规模经济在中药材GAP实施中,主要体现在种植面积的选择上,应合理地划定种植面积,不是越大越好,目的是对有限的土地资源进行合理的利用,以达到土地与资源合理的配比,从而产生更大的经济利益。考虑到中药材的特殊性,既要注意基地建设所选择的地理位置,又要兼顾药效学指标。只有充分考虑到这些特殊问题,才能在基地面积的规划上有所依据,取得较大的经济效益。

2. 生态经济的可持续发展 持续发展是中药材生产基地建设的核心所在。生态破坏,环境污染,从根本上来说主要是由于资源不合理开发和不充分利用造成的。按照生态经济持续发展的观点,经济发展除了包括主要经济指标(总量、人均等)的增长外,至少还应包括社会的稳定进步、生态环境的保护和再生及人的全面发展等几个方面。

3. 中药资源的循环利用 基地建设过程中应注意从中药资源生产和利用目的出发,科学合理的生产和利用中药资源,积极开展产地加工过程中产生的传统非药用部位及固液废弃物等的循环利用与产业化。

三、病虫害防治

药材由野生生长转变为人工种植,多年大面积集约化种植常导致病虫害的爆发成灾,中药材病虫害防治已成为中药材规范化生产的重点和难点问题。由于中药材病虫害种类多,专业研究队伍缺乏,相关基础研究不足,对病虫害种类及发生为害规律认识尚较局限,导致生产中药材病虫害防治较为盲目,过度依赖甚至滥用化学农药,导致中药材农药残留、重金属超标问题突出,严重影响药材质量安全和中药临床用药安全,也成为制约我国中药走向国际的一大障碍。

"七五""八五"期间我国陆续开展了中药材病虫害防治方面的研究工作,初步取得了一些成果。限于当时特定的历史条件及生产的迫切需求,许多药材病虫害防治过程中高毒、高残留化学农药应用普遍。"九五""十五"期间,中药材病虫害研究扩展到生物防治、植物源农药、化学农药安全使用等方面,并取得了阶段性成果。"十一五""十二五"期间,针对我国大宗药材生产全过程中发生普遍、危害严重、难于防治的多发性害虫、蛀茎性害虫、土传病害、地上部病害和贮藏期病虫害,开展以生物防治为主的综合防治技术研究,构建中药材病虫害无公害防治共性技术体系,为中药材规范化种植及基地建设提供了技术支撑。

(一) 多发性害虫综合防治关键技术

以大宗常用中药材枸杞、甘草、黄芪、玄参、化橘红生长过程中的多发性害虫蚜虫、螨类、叶甲、胭脂蚧等为研究对象,从药材生产全过程及作物生态系统整体出发,通过保护和利用天敌自然控制作用为中心的生物防治技术、植物源农药的安全有效防治技术、化学农药的高效减量安全使用技术及多种防治方法的协调利用技术研究,建立以生物防治技术为主,协调运用其他环境友好防治技术的害虫综合防治技术体系,进行田间应用与示范,为有效遏制日趋高发、频发的多发性害虫提供了技术支持。

(二) 蛀茎性害虫综合防治技术

以严重危害多年生木本药用植物化橘红蛀茎性害虫等为研究对象,系统调查害虫生物学及发生危害规律、天敌种类和优势天敌种群动态,完善天敌昆虫管氏肿腿蜂的扩繁技术体系和田间释放技术,研制化学农药新剂型及其田间安全使用技术,协调应用生物防治、化学防治、农业防治及物理防治技术,构建了以天敌利用为主的药用植物蛀茎性害虫安全高效防治技术体系。

(三) 土传病害综合防治技术

以人参、西洋参、三七、黄芪、黄连、川芎等药用植物重要土传病害为研究对象,在明确病原和发生规律的基础上,按照阻断侵染源、减少接种体和保护侵染点的思路,研究植物种子种苗处理技术、土壤熏蒸技术,研发微生物制剂的加工工艺和高效利用技术;研究化学农药的安全使用技术、生防制剂和化学药剂及其复配剂的高效利用技术；研究农业防治技术。在上述单项技术研发的基础上进行技术集成，建立了以生物药剂防治为主的药用植物土传病害无公害防治技术体系。

（四）地上部病害防治技术

以五味子叶斑病、龙胆斑枯病和三七黑斑病等地上部病害为研究对象，研究其发生流行规律和预测技术，确定病害发生流行关键因子和防治关键期；研究种子带菌检测技术和处理技术；评价病原菌对常用化学药剂的抗性，研究化学农药高效减量及安全使用技术；形成了药用植物地上部病害高效防治技术体系。

（五）药材储藏害虫综合防治技术

系统调查储藏期中药材及药用植物病虫害种类和天敌种类，以枸杞、栝楼等中药材储藏期病虫害印度谷螟、紫斑螟等为代表，在明确其危害特性和生态学规律的基础上，研究其优势天敌的人工扩繁技术和应用技术；研制广谱性植物源杀虫剂和生物农药，研究化学熏蒸剂的安全使用技术，建立中药材储藏期病虫害防治技术体系。

（六）中药材病虫害防治农药安全使用技术

以枸杞、金银花、人参、三七为代表，在对主产区病虫害发生及防治调研的基础上，以生产中化学农药使用频繁、危害重、损失大的病虫如枸杞蚜虫、枸杞瘿螨等虫害，金银花蚜虫、金银花白粉病、人参锈腐病、疫病、黑斑病、三七根腐病等病害为研究对象，研究生产中常用农药的田间降解动态，确定安全采收间隔期，为化学农药的安全使用及农药登记提供科学依据。

四、土地连作障碍与修复

药用植物栽培中存在一个突出问题，即随着栽培年龄的增加或栽培地的连作，植株生长发育不良，品质和产量均大幅度下降，如红花、薏苡、北沙参、太子参、川乌、白术、天麻、当归、大黄、黄连、三七、人参等。生产实践中发现，土壤环境恶化是药用植物栽培中普遍存在的问题，绝大多数根和根茎类药材"忌"连作。如地黄连作引起严重病毒病，药材减产，同一块地在8～10年不能重茬；人参栽种到5～6年后发病率急剧增加，而且连作障碍严重，老参地通常几十年不能重茬，等等。近年来，随着栽培面积的不断扩大及中药材规范化种植的推行，药用植物栽培中的土壤环境恶化及连作障碍的危害日益突出。

中药材生产具有很强的地域性，且药用植物一般为多年生的宿根植物，同一药用植物重茬耕作，由于施肥、灌溉等方式固定不变，会导致土壤理化性质破坏、肥力降低、自毒物质积累、有益微生物种类和数量减少等一系列土壤恶化的症状。连作会导致中药材发病率剧增，品质下降，严重减产甚至绝收。针对当前中药材栽培土壤农残重金属污染及连作障碍等问题，选择对立地条件要求高、适宜用地紧张、连作障碍严重的三七、丹参、地黄等中药材为研究对象，在中药材栽培土壤农残重金属综合治理、连作自毒作用消减、菌根生物防治、养分平衡等关键共性技术方面进行了探索和研究实践。

（一）建立了中药材栽培土壤农残重金属危害风险评估方法及综合治理技术

在中药材及土壤农残、重金属调查的基础上，利用粉煤灰、膨润土、腐殖酸等化学固定手段显著降低了青蒿等药材土壤有效态重金属含量，建立了中药材土壤重金属的化学修复技术；系统评价了常用杀菌剂和杀虫剂对土壤微生物结构和功能的影响，建立了基于土壤孔隙水中残留农药生物有效性评估技术，以及基于农药降解质粒转移的土壤中残留农药（DDT、毒死蜱等）污染持续有效修复技术。

（二）建立了土壤自毒物质评价的 Jaccard 方法，为药用植物自毒作用评估提供了新思路

证实了自毒作用是导致三七等药用植物连作障碍的重要原因之一。借鉴中医"整体观"及"治未病"的思想，初步建立了中药材自毒作用的化学消减及生物消减技术。开展了中药材连作土壤的生态修复，相关技术的综合应用可以使得三七连作歇地时间由 15 年缩短到 5 年。

（三）建立了中药材土壤肥力综合评价的指标体系及中药材菌根栽培技术体系，研制了中药材专用肥

系统研究了药用植物丛枝菌根真菌（AMF）接种条件，明确了 *Glomus mosseae*、*G. intraradices* 等多种药用的植物优势 AMF。形成了药用植物的丛枝菌根接种技术、孢子的湿筛技术、侵染根段 DNA 提取技术、单孢及根段加富培养技术、侵染率测定前处理、菌根单孢子分离等技术。开展了丹参、三七等大田菌根栽培，发现 AMF 在药用植物大田试验及生物防治方面效果显著。

（四）积极进行有效恢复中药材生产立地条件与土壤微生态环境修复技术研究与推广应用

首次在国家层面立项探索栽培中药材立地条件恢复及土壤微生态环境修复的项目，对中药生态农业的研究和实践起到的作用是重大而深远的。应当看到，相对于大宗农作物生产，当前中药生态农业刚刚起步，中药生态农业的相关理论研究还相当薄弱，成熟有效、推广价值高的生态种植模式尚未形成，高效实用的生态种植技术还有待大量开发。当前，大力宣传和普及中药生态农业的理念，形成中药生态农业和可持续发展的共识，是中药生态农业发展面临的首要任务。

五、产地加工

中药材产地加工系指药用部位收获至形成商品药材而进行的药材初步处理和干燥等产地初加工过程。中药材产地加工是中药材生产过程中的重要环节，是实施中药材 GAP 的重要内容，直接影响着中药材品质的形成。中药材经过产地加工，不仅起到去除其非药用部位以净制、终止其生理生活状态以利干燥等目的，同时通过适宜的加工方法，可促使药用部位中药效物质的最大保留、毒性成分的有效降低、化学成分间的相互转化等物理化学变化。因此，基于长期的生产实践和经验积累形成的中药材产地加工赋予了中药材性状、规格、品质、药性等诸多内涵，蕴涵着丰富的科学道理，也形成了独具特色、内容丰富、较为系统的中药材产地加工方法和技术体系。

（一）药材产地加工与品质形成机制渐被揭示

药材产地加工过程的重要环节是干燥，传统及现代所采用的方式方法多种多样，其目的不仅是除去水分，更重要的是此过程与药材的品质形成密切相关。近年来的相关研究表明，通过产地加工可达到多重科学目的：一是促使药材内部水分重新分布，以实现药材内外干燥一致，加快干燥速度；二是有利于生物组织内部的微生物和功能酶系促发资源性化学物质的生物转化与化学转化；三是有利于改善药材性状，使之外观更为油润、光泽，质地更加致密、硬实，药香气味更为浓郁、醇厚；四是有助于增强或平抑原药材的某一偏性，以达到改变或缓和药性的目的。据此认知，研究建立了适宜于不同药用组织器官干燥加工生产技术体系和多元模式，以及相应的设备支持。并有效应用于当归、三七、地黄、玄参、丹参、厚朴、白芷、枸杞子、菊花、金银花、银杏叶等药材加工过程中，保证了药材在该环节的统一规范与品质形成。

（二）药材干燥加工过程的现代技术集成与装备创制

随着中药材生产过程工业化程度的不断提升，现代干燥加工方法和新技术的不断涌现，为中药材干燥加工提供了更多的选择,也大大提升了中药材产地加工的干燥效率,保障了中药材品质。目前,中药材产地加工现代干燥技术主要有热风干燥、太阳能干燥、远红外干燥、微波干燥、真空冷冻干燥、高压电场干燥等。以上干燥技术具有所干燥产品品质高、能耗损失低、操作可靠性强及环境影响小等多方面优势。如利用太阳能干燥三七,干燥周期约7 h,是自然干燥时间的一半,同时提高了三七干燥质量;利用远红外加热干燥西洋参,由于该法具有穿透力强等优点,导致物料内部干燥速度略大于外部,使其表面不形成明显的致密层,无抽沟及暗斑,不产生腐烂;高压电场干燥用于富含挥发性成分中药材的干燥加工可减少挥发性成分的散失等。

此外,近年来也有将上述多种现代干燥技术进行串联组合而形成的联合干燥技术用于中药材的干燥加工,其针对特定的中药材,具有优于单一干燥方法的特点。如采用气流—微波干燥法模拟传统蒸晒法用于菊花的干燥,在保证"杀青"所需条件的同时,缩短了干燥时间,与蒸晒法相比各含量指标最近,可认为是对传统加工方法的改良。现已发展并应用的联用技术有:微波—真空干燥法、气流—微波干燥法、微波—真空冷冻干燥法、微波—热风干燥法、微波—远红外干燥法等。

(三)药材产地加工与饮片炮制加工一体化技术的探索

一直以来,中药材的产地加工和饮片炮制均作为两个独立环节进行。其实,许多药材的产地加工和饮片炮制都包含了净选、切制、干燥等工序。由于这两个环节完全分离,多数药材经历了二次重复的水处理和热处理,不但浪费人力物力,而且也会造成有效成分的损失,降低质量。鉴于此,近年来有研究人员及饮片生产企业提出将中药材产地加工与饮片炮制过程进行有机融合,实现中药材就地采收,趁新鲜加工炮制、干燥,以减少重复操作,降低成本,保证饮片质量,并进行了示范性推广。如在山东黄芩、牡丹皮、丹参的产地,比较了鲜药材一次加工成饮片与先晒干制成药材后再软化切制、干燥制得饮片,表明加工与炮制一体化可大大缩短时间、能耗和内在成分的流失,外观和内在质量均优,并能加快饮片上市时间。此外,尚有饮片生产企业将新鲜白芍、牛蒡子等中药直接加工炮制成饮片,也取得了良好效果。中药产业化发展给中药产地加工和中药炮制提供了一体化平台,随着产业化程度的加大,这种模式将会越来越多。

六、仓储与流通

中药材仓储物流作为中药商业的主体,在近20年的发展过程中,以实施《药品经营质量管理规范(GSP)》为基础,经过整顿和规范中药材专业市场,建设中药材现代仓储物流体系,开展中药材气调养护技术示范推广,探索中药材电子商务,制订常用中药材商品规格等级标准,启动中药材流通追溯体系建设,促进了中药商业正在从传统走向现代的历史性变化。

(一)制订并实施药品经营质量管理规范(GSP)

2000年7月1日起,国家正式颁布《药品经营质量管理规范》(以下简称GSP),经过10多年的实施,2012年11月6日颁布了修订后的新版GSP,并于2013年6月1日起施行。新版GSP针对采购、购进验收、储存养护、销售及售后服务等供应链全过程,借鉴质量管理体系建立、质量风险防范、验证管理、运输过程管理、质量体系内审等先进理念,强化冷链管理,采用温湿度自动监测、计算机系统等现代技术方法,明显提高了企业经营质量管理要求,有效增强了流通环节药品质量风险控制能力,对提高药品经营企业素质、规范药品经营行为、保障药品质量安全发挥了重要作用。

1. 新版GSP的关键技术

(1)温湿度自动监测技术。新版GSP规定,中药材仓库必须安装温湿度自动监测系统,对仓库的温湿度状况进行实时自动监测和记录。当监测的温湿度值达到设定的临界值或者超出规定范围,系统就地和在指定地点进行声光报警,同时采用短信方式向指定人员发出报警信息。接到报警后,养护人员及时采取措施调节仓库温湿度,确保药材的储存环境,防止发霉、变色、变质,保证储存药材质量安全。温湿度自动监测系统与企业计算机终端进行数据对接,自动在计算机终端中存储数据,可以通过计算机终端进行实时和历史数据查询,追溯仓库温湿度变化对药材质量的影响。

(2) 计算机管理信息系统。新版 GSP 规定药品经营必须建立计算机化管理信息系统,将中药材的采购、销售以及收货、验收、储存、养护、出库复核、运输等功能形成内嵌式结构纳入计算机系统管理,在系统中设置各经营流程的质量控制功能,保证各类记录的原始、真实、准确、安全和可追溯。批发企业计算机系统按照中药材的管理类别和储存特性,自动提示相应的储存库区,依据质量管理基础数据和养护制度,对库存的中药材自动生成养护工作计划,提示养护人员对药材进行有序、合理的养护,保证药材质量。

(3) 仓库储存环境参数规定。新版 GSP 细化了中药材储存过程中的环境、物距等参数。① 温度:按照《中国药典》规定的贮藏要求进行储存。② 湿度:储存相对湿度为 35%～75%。③ 仓储设施:仓库应有避光、遮光、通风、防潮、防虫、防鼠等措施。④ 批号:具有同一质量特性的中药材为一批,按批堆码,不同批号的中药材不得混垛。⑤ 物距:货垛间距不小于 5 cm,垛与库房内墙、顶、温度调控设备及管道等设施间距不小于 30 cm,与地面间距不小于 10 cm。⑥ 色标:按质量状态实行色标管理,合格药品为绿色,不合格药品为红色,待确定药品为黄色。细化的仓库参数使中药材储存更加规范。

2. 示范推广中药材新型气调养护技术　中药材新型气调养护关键技术是在常温下,以专用复合膜构建任意大小的密闭空间,通过气调剂简单的电化学反应与物理吸附的方式,降低密闭贮存环境中的 O_2 浓度,提高 CO_2 浓度以及平衡相对湿度,营造出一个虫(卵)、霉无法生存的密闭环境,同时抑制中药材氧化变色,保持中药材水分稳定不散失,最终实现中药材在贮存过程中品质保持基本不变。

根据中药材的品种、存储数量和存储时间,以及流通频率等方面的不同,目前该技术对中药材的养护形式主要分为大垛、气调箱和气调袋三种。大垛密封主要适用于库房中大量的、长时间放置的药材养护或者按照生产计划分批使用的药材养护。气调箱或气调袋是为了满足中药材在物流运输过程中进行气调养护,以及适应中药材商品交易特点(零星及多次存取),主要是弥补中药材进行大垛气调养护时不便于零星及多次存取和运输的不足。

气调剂主要成分为铁、碳粉、盐、水等,无毒、无害,不燃、不爆、不残留,可避免传统硫黄、磷化铝熏蒸带来的含硫超标、药效降低、损害健康以及易致人员中毒、引发火灾与爆炸等问题。

中药材新型气调养护技术 2014 年先后在安徽、甘肃、湖南等药材市场和主产地进行试验取得成功。其中在甘肃省定西市的陇西、岷县、渭源三个中药材主产县的 180 多家企业以及药商、药农应用于党参、当归、黄芪等 9 种药材,示范气调养护药材 3 000 多吨。检测结果表明,一年以上药材外观没有出现虫蛀、变色、霉烂变质等现象,内在有效成分变化较小,基本保持稳定。2015 年扩大推广应用到天水市甘谷、武山等县。

(二) 探索中药材电子商务

电子商务可实现消费者网上购物、商户间网上交易和在线电子支付以及各种商务活动、交易活动、金融活动和相关的综合服务活动,是一种新型的商业运营模式,可分为 B2B、B2C、O2O 等多种形式。B2B(business to business)电子商务指企业对企业的电商活动,包括企业内联网(如供应链整合,ERP)、外联网（企业对外部企业，订单式，一对多）、第三方中介平台、现货交易所等电子商务形式。

中药材主要用于成药、饮片、食品等工业企业的生产资料，受药品管理法规约束，其交易行为主要发生于企业、企业之间，可划归于 B2B 电子商务。鉴于"可在城乡集贸市场出售中药材"，故交易主体除企业外，具有一定经营规模的个体经营户也可纳入。中药材电子商务的形式主要有：① 集团内供应链形式。② 第三方撮合平台。③ 现货交易所。④ 自营形式。⑤ 第三方撮合、自营混合型。

互联网、云计算、条形码等现代信息技术的快速发展和应用，为创新中药材流通方式提供了有力的科技支撑。面对粗放、落后、低效的流通现状，在暂时无法减少参与主体的情况下，应建设具备信息发布、仓储服务、交易、质量保障、金融担保等功能的电商平台，进一步完善支撑体系，实现中药材产业转型升级。

中药材电子商务的良性运转需要一系列支撑体系，包括：① 中药材商品标准体系：该体系可实现交易商品的标准化，简化交易程序，为大宗交易服务。② 中药材溯源体系：该体系为交易平台服务，实现商品从种植到流通的可追溯，解决质量问题。③ 仓储标准体系：以《中药材仓库技术规范》《中药材仓储管理规范》等行业标准为指引，形成符合电商实际的中药材仓储标准体系。④ 电子认证体系：电子认证体系可以与金融机构合作，发放和管理数字证书，并作为电子商务交易中受信任的第三方，承担身份认证、保障信息可靠、交易纠纷举证的功能。⑤ 支付体系：引入第三方支付、资金托管等方式，确保支付通畅，资金安全。⑥ 信用体系：结合国家已有企业信用体系，打造平台信用评级体系，坚决剔除不良商家。⑦ 风控体系：打造信息保密、信息完整、交易风险可控、交易过程可控的风控体系。

（三）建设中药材追溯体系

中药材追溯是以企业实施中药材规范化生产为基础，利用计算机网络技术，记录中药材源头生产、流通、使用全过程的基础信息，建立追溯信息管理系统和标识（二维码），为使用中药材的用户（中药饮片、中药提取物、中成药、中药保健品生产企业，医院药房和超市普通消费者等）查询和政府监管提供服务。推进中药材追溯体系建设，实现中药材"来源可查、去向可追、过程可控、责任可究"，是国家食品药品质量安全保障和风险防控体系建设的重大民生工程，也是中药企业质量保证体系和品牌建设的有效措施。

2012 年 10 月 22 日，商务部办公厅印发《关于开展中药材流通追溯体系建设试点的通知》，支持河北保定市、安徽亳州市、四川成都市和广西玉林市开展中药材流通追溯体系建设试点，公布了《国家中药材流通追溯体系建设规范》《国家中药材流通追溯体系主体基本要求》《国家中药材流通追溯体系统一标识规范》《国家中药材流通追溯体系设备及管理要求》《国家中药材流通追溯体系技术管理要求》五个指导性规范。

1. 中药材追溯体系建设的关键技术　实现追溯体系的数字化、网络化和国际化，必须以标准化和规范化为基础。设计开发适用于中药材种植业、养殖业、加工品、工厂化生产等不同生产类型的产品信息采集、传递、识别、查询标准和规范，制定追溯信息交换平台的数据接口标准、系统操作规范等。针对信息化程度较低的种植企业、合作社和基地，提供追溯技术支持，对中药材追溯的编码技术、电子识别技术及电子标签技术及相关技术标准的应用开展培训和推广。

追溯的重点是"两个环节、一个过程"，即药材种植采收、饮片炮制加工环节和流通使用过程。必须对其过程中的质量基础信息建成药材质量追溯数据库及其管理系统。将企业追溯信息先接入行业平台，再与国家平台对接，实现网络化管理，按照分层管理、满足政府监管、行业统计分析、用户查询的不同需要,建立追溯企业信息交流制度,加强中药材生产环境监测、投入品许可管理、生产档案记录、质量检测等各环节的质量信息的分层管理,实现与国家追溯平台的对接,满足行业需求。

2. 中药材追溯体系建设的初步进展 2007年12月,中国物品编码中心天津分中心与天津天士力现代中药资源有限公司共同开发出"中药材种植溯源管理系统",该系统应用于天士力集团的中药材种植基地,是中药企业自主建立的追溯系统。2009年,成都中医药大学与成都九州电子信息系统有限责任公司、四川创新动力信息系统有限责任公司、四川新荷花中药饮片股份有限公司、雅安三九药业有限公司等企业组成产学研创新联盟研发了"中药溯源系统"。该系统实现种植→加工→流通环节的全程追溯,这是国家商务部委托开发的比较系统全面的中药材流通追溯体系。2011年3月,深圳市市场监督管理局发布《中药饮片和中药方剂编码规则》,实现"一物一名""一名一码",物、名、码统一,使中药饮片1 298味和方剂704首拥有固定、唯一的"身份证"代码,实现中药饮片的追踪溯源。2015年9月,国家中医药管理局和国家质监总局联合发布了中药材和中药饮片编码国家标准,从2015年12月开始实行。为实施中药材中饮片追溯创造了标准化和网络化条件。(图13-1-1)

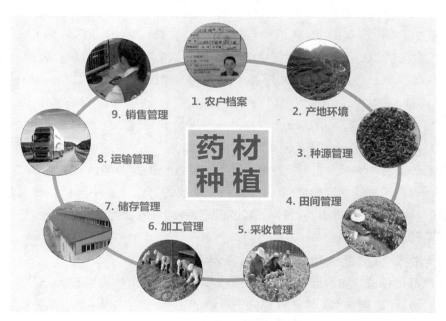

图 13-1-1 药材种植追溯管理系统

2011年11月,甘肃省物联网工程研究中心和西北师范大学联合实施《基于物联网技术的甘肃道地中药材质量追踪溯源系统研究与开发》。2012年,中国中药公司委托成都中医药大学数字医药研究所开发完成中药质量追溯系统,该追溯系统共包括五大功能模块:药材种植管理、饮片生产管理、保健食品生产管理、商品流通管理、数据统计分析和对外查询服务。分别于2014、2015年获得计算机软件著作权登记证书。

2015年国家中医药管理局组织实施的中药标准化建设项目正式启动,针对60种中成药大品种和100种常用中药饮片,开展从药材种植到饮片生产全过程的生产规范和产品标准化建设。其中把追溯体系建设作为重要内容,在企业追溯体系建设的基础上,由中国中药协会组织,依托中国中药公司的追溯系统技术支持,建设中药材和中药饮片追溯企业(行业)平台,促进中药材追溯的标准化、网络化和国际化。

第二节　标志性成果与影响

一、优良品种选育

我国中药材优良品种选育工作,20年来特别是近10年有了长足的进步。统计文献报道和各地品种鉴定机构鉴定的中药材新品种,截至2014年已有地黄、枸杞、北柴胡、青蒿、薏苡、桔梗等药材共选育出225个优良新品种,这些新品种包括〔药材名+育出品种数量(推广数量)〕:丹参11(9)、金银花11(11)、铁皮石斛9(8)、人参8(1)、青蒿8(8)、枸杞7(4)、黄姜7(7)、薏苡7(6)、桔梗6(1)、菊花6(4)、罗汉果6(5)、太子参6(5)、当归5(5)、北柴胡4(2)、杜仲4(4)、山银花4(4)、月见草4(4)、紫苏4(1)、半夏3(2)、党参3(0)、附子3(3)、黄芪3(0)、黄芩3(2)、绞股蓝3(3)、灵芝3(3)、鱼腥草3(3)、沙棘3(3)、天冬3(3)、天麻3(3)、五味子3(3)、西洋参2(2)、玉竹2(0)、白芷2(2)、川芎2(2)、灯盏花2(1)、滇龙胆2(0)、滇重楼2(2)、葛根2(2)、粉葛2(2)、钩藤2(2)、红花2(2)、金线莲2(0)、荆芥2(1)、麦冬2(2)、山药2(2)、山茱萸2(2)、水飞蓟2(0)、玄参2(2)、白芍1(1)、苍术1(0)、蝉拟青霉1(0)、大黄1(1)、地黄1(1)、叠鞘石斛1(1)、赶黄草1(1)、红柴胡1(1)、厚朴1(1)、黄栀子1(0)、金荞麦1(1)、栝楼1(0)、雷公藤1(1)、蔓性千斤拔1(1)、牛膝1(1)、蓬莪术1(1)、千层塔1(1)、三七1(0)、蛇足石杉1(1)、石蒜1(1)、水栀子1(1)、菘蓝1(1)、温郁金1(1)、仙草(凉粉草)1(1)、延胡索1(1)、野葛1(1)、郁金1(1)、元胡1(0)、远志1(1)、浙贝母1(1)、竹节参1(1)、博落回1(1)、茯苓1(1)。

选育出的新品种药材种类从20世纪90年代不足5%(10种左右)到目前达到40.5%(81种),其中已有164个新品种得到了不同程度的推广,占育出品种总数的72.8%。中药材品种选育和推广工作的快速发展,形成了一支近百人从事中药材种质资源和新品种创制的优势团队,为进一步发展中药材品种选育工作奠定了基础。

(一)通过无性繁殖选育成功枸杞、地黄新品种并应用

这两种药材规范化种植的均为选育的优良品种。其中地黄种植的主要有怀地黄1号(金状元)、怀地黄2号(北京一号)、怀地黄3号(85-5)。枸杞种植的主要为"宁杞"系列品种(宁夏农林科学院选育)。另外罗汉果通过组培育苗繁育新品种种苗,生产上使用的也均是选育的新品种,以圆果型的青皮果、红毛果、茶山果为主,其适应性广,产量较高。

(二)杂种一代新品种选育取得突破

魏建和等首次将杂种优势育种理论和方法引入有性繁殖中药材,利用雄性不育成功选育出优良的桔梗、丹参杂种一代新品种;桔梗已大面积制种应用。选育了不育率达100%的桔梗细胞质雄性不育系及其保持系,证实了次生代谢产物有效成分及根产量具有强杂种优势,培育了我国第1个有性繁殖中药材的杂种一代新品种。丹参也选育出了不育率达100%的雄性不育系,配置出了高整齐度的综合型"中丹药植1号"和高含量型"中丹药植2号"。

(三)采用集团选育、系统选育方法成功选育优良新品种并推广应用

安国大面积种植的短脖1号瓜蒌,不用搭架,成本大大节约。重庆中药研究院选育的渝青1号青蒿品种已大面积推广达40万亩以上。中国医学科学院药用植物研究所选育浅休眠北柴胡新品种"中柴1号"推广万余亩,系统选育的商品性状好、皂苷含量高、整齐度大幅提升的二代新品种"中柴2号"已在四

川、北京等地推广数千亩,优质密码、整齐度和产量高的荆芥新品种"中荆1号"已在河北安国产区大规模推广种植,第1个系统选育高皂苷含量、高整齐度、性状稳定、增产的人参新品种"新开河1号"正在吉林推广种植。

二、生产基地布局与建设

(一)形成了一批中药材 GAP 基地

自2003年11月,由国家食品药品监督管理局(SFDA)批准,国家药品认证管理中心组织专家开始对企业申请的基地进行 GAP 检查认证。截至2015年12月31日,国家食品药品监督管理总局已先后分24批审查并公告了196个 GAP 基地(已公告取消1家基地认证资格),涉及企业143家,中药材品种82种,基地分布在25个省、市、自治区(表13-2-1)。中药材 GAP 基地生产的种类有草本(包含1至多年生)、木本、菌类、藻类和动物(昆虫类)等多种类型,2009年认证通过了首个动物药材 GAP 基地(美洲大蠊),2014年分别认证通过了藻类(螺旋藻)基地和菌类(茯苓)GAP 基地。仍在有效期内的基地还有123个,涉及65个品种,有效期之内企业103家。认证 GAP 基地较多的企业有:北京同仁堂8个,新荷花5个,雅安三九4个,宛西制药4家,白云山3个,宁夏隆德县六盘山3个,华润三九3个,甘肃九州天润3个。尚在有效期内,同一药材认证基地较多的品种有:丹参8家,人参8家,金银花7家,三七6家,麦冬6家,黄芪6家,红花5家,附子4家,板蓝根4家。不少企业已开展了复认证工作,其中陕西天士力植物药业有限责任公司的丹参基地已经率先完成了第2次复认证工作。

表 13-2-1 各省份认证的中药材 GAP 基地数量

省、市、自治区名称	认证基地数量(个)	有效期内基地数量(个)	复认证基地数量(个)
四 川	30	20	8
云 南	20	14	7
河 南	16	10	4
吉 林	14	8	2
山 东	11	9	2
甘 肃	10	7	4
陕 西	9	4	2
浙 江	9	5	1
湖 北	9	8	1
河 北	8	5	2
新 疆	7	7	2
贵 州	6	2	0
重 庆	6	3	0
广 东	6	3	1
黑龙江	5	2	0
辽 宁	5	3	1
福 建	4	2	1
山 西	4	1	0
宁 夏	4	4	1

省、市、自治区名称	认证基地数量(个)	有效期内基地数量(个)	复认证基地数量(个)
安 徽	3	1	1
江 苏	3	2	1
江 西	2	0	0
上 海	2	1	0
内蒙古	2	1	0
湖 南	1	1	1
合 计	196	123	42

以 2015 年版《中国药典》(一部)收录的药材为统计依据,已认证的 82 种药材中,收录在《中国药典》的 78 种,非药典种 4 种(绞股蓝、头花蓼、螺旋藻、美洲大蠊)。以卫生部公布的《既是食品又是药品的物品名单》和《可用于保健食品的物品名单》为统计依据,公布的 82 种药材中属药食同源的有 14 种;可用于保健食品的 31 种,可作为新资源食品原料的 22 种。以中药注射剂原料药材为统计依据,39 种药材可用于中药注射液原料,占公告的 82 种药材总数的 47%。具体如表 13-2-2 所示。

表 13-2-2 已经过 GAP 认证药材特点分类

分 类	数量(种)	名 称
非药典种	4	绞股蓝,头花蓼,螺旋藻,美洲大蠊
药食同源(卫法监发[2002]51 号)	14	白芷,广藿香,金银花,桔梗,菊花,山药,薏苡仁,鱼腥草,栀子,决明子,枸杞子,黄精,甘草,茯苓
可用于保健食品(卫法监发[2002]51 号)	31	川芎,丹参,当归,党参,地黄,红花,黄芪,绞股蓝,菊花,麦冬,牡丹皮,平贝母,人参,三七,山茱萸,太子参,天麻,铁皮石斛,五味子,西洋参,银杏叶,淫羊藿,云木香,泽泻,野菊花,白芍,川贝母,厚朴,苦丁茶,何首乌,石斛
可用于中药注射液原料(内部统计中药注射液名单分析)	39	白芷,板蓝根,川芎,穿心莲,丹参,当归,党参,灯盏花,地黄,附子,广藿香,红花,黄芪,黄芩,金银花,菊花,苦参,龙胆,麦冬,牡丹皮,青蒿,人参,山七,铁皮石斛,温莪术,五味子,玄参,延胡索,薏苡仁,银杏叶,淫羊藿,鱼腥草,栀子,滇重楼,温郁金,石斛,金钗石斛,益母草,西洋参
新资源食品原料	22	螺旋藻,人参,夏枯草,党参,西洋参,黄芪,何首乌,菊花,五味子,薏苡仁,茯苓,广木香,银杏,白芷,枸杞子,山药,鱼腥草,绞股蓝,山茱萸,地黄,白芍,金银花

(二)中药材规模化生产面积不断扩大

GAP 推行以来,伴随着我国农业结构的调整和中药工业的飞速发展,中药材需求量不断增大,中药材在规模化和规范化种植方面取得了重要进展。中药材种植面积超过 5 000 万亩,在 500 多种常用药材中,300 多种已开展人工种植或养殖。GAP 基地建设为区域经济发展、产业结构调整起到了示范和带动作用。当归、甘草、大黄、金银花、管花肉苁蓉等药材品种连片种植面积达到万亩以上。栽培中药材所占比例不断扩大,常用大宗中药材多数有栽培,其中三七、党参、人参、西洋参、丹参、地黄、白芷、牛膝、山药、山茱萸、金银花、当归、白术、白芍、瓜蒌等不少大宗常用中药材商品几乎全部来源于栽培。

药材基地建设有效保护了野生药材资源和生态环境。如近年大规模种植甘草、白木香、肉苁蓉等药材,有效遏制了其对野生资源的破坏。中药材规范化生产管理中使用有机肥料,禁止在药材上使用高毒、剧毒化学农药,同时倡导药材基地病虫害采取无公害综合防治技术,减少化学农药对药材产区生态环境的污染,同时也保护了产地的生物多样性和生态平衡。在推动人们对中药材生产生态环境保护意识加强的同时,促进了生态环境的改善。

(三)品牌效益不断增强

药材质量是中成药产品质量保障的命脉。通过保证原料药材的质量,可有效提升产品的质量保障水平,从而创建优质名牌产品。GAP 实施提升了中医临床用药安全保障,尤其是中药注射剂和中药大品种的质量标准,提高了国家基本药物供应保障水平,为中医药走向国际市场提供了原药材质量保障。河南宛西制药通过优质原料基地的建设和宣传,促进了公司品牌的建设;天津天士力集团通过建设的复方丹参滴丸主要原料药材丹参的 GAP 基地;白云山和黄制药通过建设板蓝根颗粒的主要原料板蓝根 GAP 基地,均有效带动了中成药产品知名度的建设,大幅提高了产品的市场份额,实现了品牌效益和企业发展壮大的双丰收。

10 多年来,中药材 GAP 理念深入人心,人们逐步改变了过去对中药材种植广种薄收、加工粗放的观念,让整个中药材种植行业向精细、高产、高品质的方向发展。一些企业认识到种植中药材是保证中成药质量安全、稳定原料供应,减轻价格波动影响的重要举措。伴随着中药材 GAP 的推行,不少企业及较大型的农场开始了中药材 GAP 生产。为适应 GAP 生产的要求,各地形成了企业基地"企业＋农户基地""企业＋科研院所＋农户基地""企业＋合作社(或行业协会)＋农户基地"等多种规模化种植管理模式。

(四)中药材栽培理论和方法不断完善

出版了《中药材生产质量管理规范实施指南》《中药材 GAP 技术》《中药材规范化生产与管理(GAP)方法及技术》《中药材 GAP 概论》《药用植物栽培学》《中药栽培学》《中药资源生态学》《中药资源学》《黄花蒿(青蒿)高产栽培基础理论与实践》《铁皮石斛种植技术》《中药资源化学—理论基础与资源循环利用》等专著,积累了一批实用的中药材农业生产技术。伴随着 GAP 的推广实施,涌现出了一大批中药材 GAP 生产及认证的专家、学者和技术骨干;伴随着 GAP 的实施,中药资源与开发、中草药栽培与鉴定等专业发展迅速,现有包括中医药院校、农业院校、综合性大学在内的 30 余所大专院校开设了中药资源相关专业,人才队伍日益壮大。随着 GAP 的不断推进,国家食品药品监督管理局多次召开 GAP 认证培训会,并开展 GAP 认证活动,培养了一批 GAP 认证的专家和学者。中国自然资源学会中药及天然药物专业委员会、中国药材 GAP 研究促进会(香港)等学术团体,定期组织 GAP 学术交流平台,不少高校、研究院所的专家学者积极投身到 GAP 生产一线,解决 GAP 生产过程中存在的技术问题;一些企业成立了 GAP 生产管理部门,培养了企业的 GAP 生产技术人员;一些农村合作社或行业协会安排专人研究学习中药材 GAP 规范,并指导农民开展 GAP 生产,中药材规范化生产的科技人员遍布全国。

三、病虫害防治

(一)根类药材病害生物防治取得新成果

研制出了防治人参、西洋参、三七等药材根病的高效拮抗菌制剂,解决了拮抗菌剂在储存过程中抑菌活力下降导致生产上应用效果不稳定的普遍性技术难题。研制的化学和拮抗菌剂复配制剂,使连茬重病地三七根腐病防治效果达 70％以上，木霉菌制剂对川芎根腐病田间防治效果达到 67.07％，红灰链霉菌制剂室内及小区试验对根结线虫的防治效果可达 70％以上，多抗菌肥盆栽和田间试验对西洋参锈病相对防效达到 88.93％和 44.57％，产量增加 28.56％。为保障我国参类药材安全生产及根类药材病害综合防治技术的推广提供了有力的技术支撑。

（二）药材蛀茎害虫和多发害虫的生物防治新突破

建立了天敌昆虫——管氏肿腿蜂的人工繁殖关键技术及技术规程，使繁蜂时间延长 7 个月以上，天敌贮存时间延长 160 日以上；成功防治了罗汉果、催吐萝芙木、化橘红等药材蛀干天牛，突破了中药材多发性害虫及蛀茎害虫天敌人工繁殖及田间应用关键技术；确定了多异瓢虫的饲养条件、冷藏条件和人工饲料配方，形成一套异瓢虫人工繁殖生产流程，田间平均防效达到 96.27％，为天敌的产业化生产应用奠定了技术基础。

（三）中药材病虫害防治农药使用步入科学评价、规范使用的新阶段

建立了中药材病虫害防治农药安全性评价技术体系，制定出"吡虫啉防治枸杞蚜虫安全使用方法""阿维菌素防治枸杞瘿螨安全使用方法"及金银花、人参、西洋参等主要病虫害防治的农药安全使用建议标准，制定发布了药材农药安全使用技术标准。应用农药高效减量技术，大幅度减少了农药使用次数和用药浓度，在保证防治效果的基础上节约化学农药用量 30％以上，每年减少化学农药使用量 243 吨，实现增收节支 3.9 亿元，有效保护了药材产区的生态环境。

（四）成果示范应用产生良好的经济、社会、生态效益

针对药材多发性害虫、蛀茎害虫、地上部病害、土传病害和仓储害虫五大类病虫害的共性防治技术研究取得 30 余项研究成果。对其他药材的同类病虫害防治提供了可借鉴的研究思路和方法；研制的天敌产品、生防制剂可推广应用于广大药材产区和种植基地，研究制定的相关标准和技术规范对中医药行业相关标准的制定奠定了良好的基础，形成了可行性强的技术和具有自主知识产权的专利技术，研究成果的应用带动了基地病虫害防治水平的提高，提升了我国中药材病虫害防治水平。在宁夏、云南、吉林及广东等地建立枸杞、三七、人参及化橘红等中药材病虫害综合防治新技术、新产品试验示范区 39 个，总示范面积 21.7 万亩以上，实现技术辐射面积达 43 万亩。应用推广示范以生物防治为主的中药材病虫害综合防治技术 30 余万亩，药材产量增加、质量提高，药材价格提高，新增产值约 4.2 亿元，累计产生经济效益约 4.5 亿元。通过应用病虫害无害化综合防控技术，共挽回因病虫害造成的经济损失约 2.7 亿元，药材产量和质量大大提高。

四、中药材生产立地条件与土壤微生态环境修复

农残重金属污染及连作障碍是中药材栽培土壤中存在的两个关键障碍，二者交互作用，严重制约了中药材生产，被视为中药材栽培土壤的"癌症"。由郭兰萍、黄璐琦领衔的项目研究组，针对中药材栽培土壤农残重金属污染及连作障碍等问题，选择对立地条件要求高、适宜用地紧张、连作障碍严重的三七、丹参、苍术、地黄等 10 多种重要中药材为研究对象，在中药材栽培土壤农残重金属综合治理、连作自毒作用消减、菌根生物防治、养分平衡等关键共性技术方面进行了系统的探索和研究实践，研究历时 14 年，中药材栽培土壤农残重金属综合治理等多项技术填补了国内外相关研究的空白。该项目获得 2014 年度国家科学技术进步奖二等奖。

五、产地加工

（一）建立了基于多元功效物质结合药用部位生物产量的药材适宜采收期综合评价模式

采收是药材生产过程中的重要环节,直接影响着药材的质量与产量。段金廒课题组在实施"十一五"国家科技支撑计划项目"药材采收、初加工、贮藏过程中共性技术研究"的基础上,运用中药资源化学的研究思路与方法,通过对当归不同产地、不同采收期的系统评价,建立了基于主成分分析综合评分法客观表征植物生长发育与环境条件的物候关系,对药材品质形成与药用部位生物产量相互关联的多指标综合评价模式,较为系统地阐述了基于中药资源化学的理论思想和研究方法,从药材生产过程中的时空关系与物质动态积累规律诸方面探讨和建立客观评价和确定药材适宜采收期的方法学,为我国中药材的规范化生产,保障药材的质量与产量提供了理论指导和方法学支撑。

（二）形成和突破了一批具有自主知识产权和推广应用价值的药材采收加工共性关键技术

通过"十一五"国家科技支撑计划项目"药材采收、初加工、贮藏过程中共性技术研究"项目的实施,分别选择芳香根及根茎类中药当归,有毒药材附子,富含淀粉、糖类的根及根茎类药材川贝母、麦冬,易变色的药材玄参,皮类中药厚朴、杜仲,花类中药金银花,果实种子类中药山茱萸等,围绕药材产地初加工及贮藏流通环节的诸多共性关键问题开展了系统性研究,形成了根及根茎类药材保鲜加工关键技术、药材去核、去心等去除非药用部位加工共性关键技术、芳香根及根茎类药材干燥加工关键技术、根及根茎类有毒药材浸制减毒加工关键技术、药材"发汗"加工关键技术、药材"杀青"加工关键技术等。以上关键技术体系的形成,进一步规范了中药材产地加工过程,保证了药材生产质量的稳定和提高。建立和提升了一批产业技术标准,创制和改进了适用于不同类型中药材加工产业特点的技术装备,解决了中药资源生产及产业发展中的一些关键共性技术和瓶颈问题。

六、仓储与流通

（一）规范中药材流通全过程,促进了管理升级

实施 GSP 从药品经营企业的人员、机构、设施设备、体系文件等质量管理要素,对中药材采购、收货验收、储存养护、销售出库、运输配送、售后服务等流通全过程都做出了明确的规定。软件方面,明确要求企业建立质量管理体系,设立质量管理部门或配备质量管理人员,并对质量管理制度、岗位职责、操作规程、记录、凭证等一系列质量管理体系文件提出详细要求;明确了企业负责人、质量负责人、质量管理部门负责人以及质管、验收、养护等岗位人员的资质要求。硬件方面,全面推行计算机信息化管理,使经营全过程有控制、可追溯;明确规定企业对仓库采用温湿度自动监测系统,对仓储环境实施持续、有效的实时监测;对储存、运输冷藏的中药材配备特定的设施设备。

实施新版 GSP,为保障药品流通过程中的质量管理提高了市场准入门槛。以浙江为例,截至 2015 年底,有 137 家药品批发企业因不符合新版 GSP 要求主动放弃或被撤销经营资格,占全省药品批发企业总数的 42.3%。新版 GSP 的实施促进了行业的规模化、集约化发展。

（二）中药材商品规格等级标准初步形成

中药材商品规格等级是市场流通的表现形式,蕴含各不相同的内涵和形成模式。药材商品规格是药材品质的体现,相同药材不同规格等级其品质与疗效具有差异性。中药材作为一种特殊商品,已形成

通过"辨性论质""看货评级，分档议价"来评估中药材质量的经验方法，即中药材规格等级。严格来说，中药材规格等级包括品别、规格和等级。

量化的药材商品规格等级标准，包括对性状品质指标、化学品质指标、生物品质指标等各级各类指标的量化系统，是中药市场交易过程中自然形成的一种标准。根据中药材商品规格等级划分现状及市场实际情况，开展常用中药材的商品规格等级标准研究，制定流通环节的规范标准，使符合中医药用药规律的合格优质药材进入市场流通环节，保障人民群众用药安全有效，为中药材的市场流通提供定价依据，以保障中药材商品的论质论价、优质优价和公平交易。

近年来，国家中医药管理局立项支持了"我国20种道地药材的形成模式、商品规格及其行业标准研究"项目，该项目选取大黄、附子等20种常用大宗中药材作为示范研究对象，在古今文献、市场现状和野外采样调研的基础上，采用Delphi法专家评分、物性参数检测、化学成分分析和生物活性检测等现代科技手段，结合药材规格等级市场现状，兼顾科学性和可操作性，开展中药材规格等级标准化的示范研究。国家商务部批准建立"中药材商品规格等级标准研究技术中心"，承担商务部组织实施的"200种常用中药材商品规格等级标准制定项目"。中华中医药学会发布了《中药材商品规格等级标准通则》团体标准，200种常用药材商品规格标准也作为团体标准立项。

第三节　不　足　与　展　望

一、存在的不足与分析

（一）中药材GAP的推进尚需要进一步强化

中药材GAP制定的目的是规范中药材生产，保证中药材质量，促进中药标准化、现代化。在GAP实施过程中，不论制度、SOP、标准及记录的设计都要因地制宜，实事求是，避免华而不实，脱离实际。

据统计，栽培的300余种中药材基地目前只有四分之一通过GAP认证，地区主要集中在我国中西部地区，如陕西、甘肃、河南、湖北、四川、贵州、云南、新疆等地。品种和区域的分布还很有限，亟需进一步大力推进。

我国中药材栽培历史悠久，但在历史上一直是小农经济，由农户零散栽培。近些年，由于企业或农场的参与，中药材生产不论在品种、数量还是规模方面都有很大提高，不少中药材出现成片大面积栽培，为规范化生产打下基础。但中药材生产多在山区和欠发达地区，生产基地基础设施薄弱，基地产品订单率低，或者即使在丘陵或平原地带，由于中药材通常是多年生的，为了避免中药材与粮食争夺土地资源，中药材也多栽培在山坡或贫瘠的土地上，小规模分散经营占主体地位，为中药材规范化生产带来了极大的困难。

由于需求不断增加造成的供不应求，加上社会游资炒作，近年来中药材价格成倍甚至几十倍的增长。但由于农村劳动力转移和生产成本大幅上升，造成农业生产成本逐年提高，中药材栽培和其他农作物一样，农业生产比较效益低的问题长期存在。因此，人们更愿意去买卖药材而不是生产药材，企业也觉得在中药材生产投入上入不敷出，短期利益不显著。所以，虽然一些企业也意识到如果不从源头控制中药材生产和供应，会为企业的长远发展留下隐患，但短时间内多数企业投资中药栽培的动力仍显不足。

（二）优良品种选育基础有待加强

多数中药材栽培历史较短,优良品种选育的基础薄弱。栽培药材300余种,绝大部分药材没有推广应用的育成品种,即使是目前生产中比较公认的中药材品种,如人参的大马牙、二马牙等,地黄的金状元、小黑英等,这些品种的稳定性远没有达到农作物品种的水平。农作物在数千年大面积的栽培历史中,根据人们对产品的不同需求,不断地优选和纯化农作物的品种,目前全世界大宗常用农作物的品种品系多种多样,种质资源材料极其丰富,为农作物通过杂交育材栽培中缺少品种选育和纯化的基础,而中药材栽培中缺少品种选育和纯化的基础,材料基础极差。同时,农作物品种在栽培实践中,不断地根据作物产量及农作物对不同产地的生态适宜性选择具有良好生态适宜性的地方品种;相反中药材生态生物学基础较差,且栽培范围通常局限在特定区域,品种的地域选择性至今未引起人们的重视。再有,农作物多数是当年结种,有些甚至1年可以完成数个生命周期;而多数中药材是多年生,不少中药材在栽培2～3年甚至更长时间才能获得一批种子,其品种优化所需时间比"一年一季"或"一年多季"的农作物要长得多。综上种种,中药材品种选育任重道远。由于生产的区域性和道地性,每种药材需3～5个优良品种才能覆盖生产;新品种使用5～8代后一般就需要更新。上述因素决定了中药材新品种选育工作需要全国力量的参与,更需要国家长期、持续、稳定的投入和支持。

通过国家和地方项目资金的支持,以及企业建设中药材GAP基地的需要,在选育的中药材数量和质量、选育的技术水平和人才队伍建设方面取得一定成绩,较大程度促进了中药材的良种化进程。但相对于极薄弱的中药材良种选育基础,以及数量众多,已达300余种种植养殖中药材,投入的人力、物力和资金均显得极为有限,特别是缺乏一支稳定开展中药材良种选育的研究队伍,以及相对稳定的资金支持。因此整体而言新品种在中药材产量提高、质量改善的应有作用远没有发挥,在药材生产上大规模推广应用优良品种的中药材不足栽培养殖药材种类的5%,制约了药材生产和质量的稳定和优质。中药材良种仍是落后的自繁自用模式。中药材品种选育研究尚停留在种质资源评价的初级"选"阶段,育种手段和方法落后;新品种选育体系、评价体系、繁育体系没有建立;能有效降低农药残留问题的"中药材抗病、抗虫育种"研究基本还没有进展。大多数人工栽培的中药材没有进行系统的种质资源的调查、收集、整理、保存和评价工作,缺乏遗传育种学各项遗传参数、生长发育规律、种子特征、药材质量药效与栽培因素的关系等基础数据的积累。为此迫切需要以"选择育种"为主要育种手段,以培育常规品种为主。

（三）栽培技术不成熟导致生产过程风险较大

相对于大农业而言,中药材栽培技术总体比较落后,中药材生产的全过程都存在不同程度的科技问题。GAP生产中,因改变了传统小农经济的耕作模式,加上GAP本身对生产过程和产品质量都有更高要求,因此,中药材GAP生产对科技水平的要求更高。规模化是中药材GAP的重要条件,而栽培技术不成熟的中药材很难实现规模化,其规范化生产的难度就更大。研究基础差导致很多不同中药材生产过程中的不同环节出现的问题不同,栽培中常见的技术问题主要有:由于对一些药材的生物生态学基础了解不够,加上一些中药材对生境要求严格,导致部分中药材的人工栽培尚未完全成功;一些中药材生长周期太长造成成本和风险太大,一些栽培难度大的中药材只能进行人工繁育且移栽成活率较低,给GAP的实施带来风险,如重楼、羌活、贝母、黄连、雪莲、猪苓、金线莲等;对发病规律不了解,导致无法有针对性地进行病虫害的有效防治,尤其是不少中药材GAP基地会选择大面积成片栽培的生产方式,这种方式导致生物多样性下降,病虫害防治压力更加突出。另外,目前综合防治措施还不成熟,有些基地对化学防治还很依赖,导致药材中农药残留超标的现象也时有发生;对水肥特性不了解导致测土施肥、精细灌溉无法开展;一些药材在采收及产地加工等环节也存在较大技术障碍,如金银花、红花等短期内大量成熟的药材,因不能及时采收错过最佳采收期,或因不能及时有效干燥导致品种下降等。由于生产中的很多具体技术环节缺少优化和依据,无疑增加了生产中的困难和挑战,导致生产成本增高。

（四）药材农残超标及病虫害防治依然是中药材规范化生产的薄弱环节

随着我国栽培药材种类、数量和面积的增加,生产中病虫害的为害逐年加重,已经成为中药材规范化生产的重点和难点,目前中药材病虫害的防治仍然以化学农药为主,不合理用药造成中药材中农药残留超标现象普遍,不仅严重影响我国中药在国际市场上的竞争力,同时,农药的大量使用也导致水质和土壤污染、病原菌及害虫的抗药性增加等一系列问题,而由此引起的中药安全问题也已在社会上引起了广泛关注。目前中药材生产病虫害防治主要依赖化学防治,但在中药材上登记的合法使用农药极少,相关研究薄弱,加强合法化农药的登记工作迫在眉睫;中药材病虫害发生相关基础生物学研究薄弱,导致防治盲目、效率低、成本高、污染重;花果类药材农残、重金属超标问题突出,缺乏安全有效的绿色防控技术和产品支持;专业人才严重缺乏,药材生产者普遍缺乏病虫害防治相关知识。

（五）土壤微生态恶化及连作障碍制约了中药材 GAP 基地的可持续发展

土壤是中药材生长的基质,一旦土壤微生态恶化,会造成中药材生长发育不良、病虫害泛滥,品质和产量均大幅度下降。药用植物多为宿根植物,生长周期多为 2 年或更长。这与生长周期短的作物不同,土壤微生态恶化不仅表现为连作障碍,还表现为随栽培年龄增加出现的一系列土壤环境问题,如土壤理化性质恶化,肥力降低,有毒物质积累,有机质分解缓慢,有益微生物种类和数量减少,病虫害泛滥等。生产实践中发现,连作障碍是药用植物栽培中普遍存在的问题。根和根茎类药材占药用植物的70%,而绝大多数根和根茎类药材"忌"连作。近年来,随着中药材栽培品种的增加和栽培面积的不断扩大,以及中药材规范化种植的推行,栽培中药材连作障碍的危害日益突出,连作障碍成为不少 GAP 基地建设的瓶颈,严重影响了中药材的可持续生产。

二、发展建议与展望

（一）改变生产模式,优化 GAP 布局,全面推动中药材 GAP 生产

规模化是机械化和产业化的基础,也是大幅度降低 GAP 的生产成本,实现 GAP 基地中药材优质优价的基础。因此,规模化、规范化、机械化、产业化是现代中药农业的必由之路。针对我国土地包产到户引起的土地使用权归属农民个人,不利于大面积规模化生产的特点。应鼓励大中型企业及区域内或区域间组建的中药材协会、中药材专业合作社或产销联合体,通过土地承包、合租等形式,形成规模化道地药材种植基地。利用第 4 次全国中药资源普查试点获得的大量信息,开展道地药材适宜性区划,优化布局,通过积极推进中药材 GAP,改变传统小农经济模式,从而促进产业集聚和提升,并不断提高单品种生产集中度,形成一批优势突出、布局合理、协调发展的优势中药材产业带。

在此基础上,国家应制定相应政策法规并积极创造条件引导企业开展道地药材认证及 GAP 认证。例如,对注射剂生产企业,要求必须固定中药材来源与产地,尽可能使用 GAP 基地道地药材,保证原料中药材质量。要求新申报中药注射剂,对注射剂中主要原料中药材必须提供 GAP 基地建设规划并要求按期落实,对已上市的中药注射剂,对主要原料中药材规定必须要有自建的中药材基地,并鼓励其申请中药材 GAP 认证,对通过认证的基地,在新药申报、课题申报及产品价格制定等方面给予政策优惠。

（二）建立健全中药材标准体系,推行 GAP 基地所产中药材优质优价

中药材除了具有药品属性,还具有商品属性。就应用目的和范围而言,不少中药材在很多场合时被当作农产品、保健品、食品或食品添加剂。例如,当商贩从农民手里收购中药材时,基本是把中药材按农

产品收购;很多药食两用中药材流通到食品领域,而在国际市场上,部分中药材也是被当作食品添加剂在用。健全的标准和规范是中药材商品流通及规范化种植的基础。因此,中药材标准不应只有《中国药典》、部颁标准、地方标准三类药材标准,还应从商品的角度,制定符合市场需求的中药材商品标准,包括中药材商品等级标准、道地药材标准、绿色中药材标准、种子种苗标准、产地环境标准、规范化种植规范、安全生产技术规程、采收加工规范、贮藏和包装运输质量规范等。在近些年大量研究和生产实践的基础上,建立健全中药材标准体系,可推动中药材质量管理的全面升级。各种中药材生产相关标准或规范的建立,一方面是开展道地药材认证、中药材规范化种植基地认证的基础,通过标准体系的完善,可促进相关认证工作的开展及认证产品的市场监督;另一方面,国家可对道地药材及规范化基地产出的优质中药材执行优质优价,以此鼓励农民在优质生产方面的投入,从而解决中药材 GAP 比较效益低,企业积极性不足的问题。

(三)充分考虑地缘经济文化,大力推行中药材定向培育

不同地区的中药材有不同的栽培及产地加工技术,如丹参,干旱地区通常采用平栽而雨水较多的地方可能会起垄栽培;干燥方法上,北方地区通常会阴干或晒干,而四川中江会通过发汗来干燥。同样,同一中药材在不同产地或不同产品中的用药习惯或目标不同。如中医多用苍术来燥湿健脾,而日本人用苍术来提取挥发油用于抗菌消炎,防治感冒。丹参是很多中药大品种的原料药材,一些生产厂家所用的目标成分是丹参中的丹参酮,而另一些生产厂家的目标成分则是丹参中的丹酚酸 B。因此,中药材品种选育在抗病品种、高产品种选育的同时,更要充分考虑市场需求和品种的地域特点等因素,开展具有不同应用价值的中药新品种的定向培育。如定向培育食用桔梗和药用桔梗,让前者长的更大更快口感更好,后者积累更多药效成分;又如川白芍、杭白芍、亳白芍,中医认为其作用优势分别在活血、柔肝及活血柔肝,中药品种选育中,应在分析其化学成分差异的基础上,进一步定向培育,凸显品种特性。

(四)强化基础研究和成果转化推广,为中药材生产提供技术保障

中药材生产中的实用技术都需大量细致的研究和田间实践来积累。针对中药材研究基础薄弱的特点,建议国家通过政策引导、项目带动、示范展示等方式,鼓励基地与科研院所结合,强化科技对中药农业发展的支撑作用,加强重大有害生物防控、防灾减灾、节本增效等技术研究,不断提高中药材种植水平,解决一批制约中药农业发展的关键科技问题。优先开展重楼等供需矛盾严重,人参、甘草等市场需求量大,穿心莲、雷公藤等新药开发潜力大,羌活、贝母、雪莲等栽培难度大的中药材的系统研究。开展中药材无公害标准化生产、病虫害监控、土壤综合治理、平衡施肥、农残重金属控制、精细生产等先进实用技术的推广示范。通过新品种、新资源、新技术的综合利用,不断提高中药农业科技产出,从而为中药材生产提供技术保障。当前,充分发挥科技人才的作用,着力提高中药材种植中的科技含量,研究和推广高效、无毒、低成本的无公害栽培技术,是中药材栽培种植中急需解决的关键问题之一。

(五)深化对 GAP 的理解,大力推行生态种植和精细农业克服连作障碍

很多中药材是阴生或半阴生,单一品种的大面积栽培不但无法满足中药材对阴生环境的需要,更重要的是生物多样性大大降低,导致病虫害防治难度极大,不只增加了 GAP 的难度和成本,也使得 GAP 基地的可持续利用面临巨大挑战。因此,应不断加深对 GAP 的理解和宣传,深刻领会中药材 GAP 与生态种植、精细农业等现代农业的协调性,充分吸纳农民在生产中的栽培经验,在中药材 GAP 生长中,大力推行生态种植。例如,开展黄精和玉米、黄连或天冬和玉米、桔梗或天南星和毛白杨等的间、套作模式,这样不仅能通过提高太阳能的固定率和利用率、生物能的转化率,以尽可能少的投入,求得尽可能多的产出,更重要的是可以提高中药材栽培环境的生物多样性,保护土壤微生态环境,达到生态环境保护、

经济效益等相统一的综合性效果,使GAP生产处于良性循环中。

中药材含有大量次生代谢产物并以溶淋、腐解、分泌等形式释放在土壤里,导致以自毒为核心的连作障碍远比普通农作物严重得多。中药材栽培土壤恶化由多方面原因造成,导致连作障碍生态主导因子的筛选困难,单一措施的土壤环境改良收效甚微。一些农业上常用的土壤修复技术、方法在中药材土壤修复中应用效果不明显。因此,针对当前中药材栽培地农残重金属超标,及连作障碍中的自毒、肥力失衡及土壤理化性质改变等问题,建立和推广中药材生态农业种植模式,是中药农业可持续发展的关键。

未来一段时间,应在对自然条件、资源状况和社会经济条件等进行调查研究的基础上,分析区域特征,确定对农业生产和社会发展的有利条件和限制因子,借鉴国内外生态种植的经验和教训,将现代先进的科学技术与实用有效的传统农业技术相结合,合理开发、综合利用农业资源,因地制宜地选择生态农业模式及配套技术,并进行推广应用。展望未来,中药生态农业的发展思路及重点任务包括:全国中药材生产格局分析及规划,区域中药农业典型特征提取,各区域典型中药材与根际土壤微生物互作规律及机制研究,中药材生态种植技术研究,中药生态种植模式提取及固化,中药生态农业理论研究等。

（六）加强中药材病虫害安全防控相关技术和产品研发,为规范化防控提供支持

应加强中药材病虫害相关基础生物学研究,加强符合中药质量要求及特点的病虫害防治技术和方法研究。开展中药材农药替代防治为主的绿色防控技术研究及产品研发,为生产健康中药材、保护产区生态环境提供技术和产品支持。同时加强中药材病虫害防治人才培养和专业队伍建设,缓解人才严重短缺现状,逐步满足药材生产的植保知识和人才需求。

参考文献

[1] 方玉强,路丽丽,白建保,等.中药材新型气调养护技术的研究[J].中国现代中药,2015,17(11):1124-1126.

[2] 段金廒,肖小河,宿树兰,等.中药材商品规格形成模式的探讨[J].中国现代中药,2009,11(6):14.

[3] 杨光,曾燕,郭兰萍,等.中药材商品规格等级标准研究现状及几个关键问题的商榷[J].中国现代中药,2014,39(9):1733-1738.

[4] 周荣汉.继续促进中药材GAP的全面实施——在中国药材GAP研究促进会第二届理事会上的发言[J].现代中药研究与实践,2003,17(6):8-12.

[5] 国食药监安.关于印发《中药材生产质量管理规范认证管理办法(试行)》及《中药材GAP认证检查评定标准(试行)》的通知[EB/OL].[2013-09-19].http://www.sda.gov.cn/WSOl/CL0058/9344.html.

[6] 国家食品药品监督管理总局.国家食品药品监督管理局中药材GAP检查公告[EB/OL].[2013-09-19].http://www.sda.gov.cn/WSO1/CL0082/.

[7] 李国庆,陈士林.我国中药材规范化生产现状及政策建议研究报告(内部资料).2013.

[8] 朱寿东,张小波,黄璐琦,等.中药材区划20年——从单品种区划到区域区划[J].中国现代中药,2014,16(2):91-96.

[9] 黄璐琦,吕冬梅,郭兰萍,等.中药材GAP实施的复杂系统论——生产基地的选建:生态、文化和经济[J].现代中药研究与实践,2003,17(6):8-12.

[10] 黄璐琦,崔光红,戴汝为.中药材GAP实施的复杂系统论[J].中国中药杂志,2002,27(1):1-5.

[11] 段金廒,宿树兰,郭盛,等.中药资源化学研究与资源循环利用途径及目标任务[J].中国中药杂志,2015,40(17):3395-3401.

[12] 段金廒,宿树兰,吕洁丽,等.药材产地加工传统经验与现代科学认识[J].中国中药杂志,2009,34(24):3151-3157.

[13] 段金廒,宿树兰,严辉,等.药材初加工"发汗"过程及其酶促反应与化学转化机制探讨[J].中草药,2013,44(10): 1219-1225.

[14] 王建华,谢丽华,刘烘宇,等.玄参不同加工品中哈巴俄苷与肉桂酸的 HPLC 含量测定[J].中国药学杂志,2000,35 (6): 375-378.

[15] 周铜水.丹参的主要活性成分丹酚酸 B 是采收后干燥胁迫诱导的产物[J].中国现代中药,2013,15(3): 211-218.

[16] 赵志刚,郜舒蕊,侯俊玲,等.不同产地加工方法对山东丹参药材质量的影响[J].中国中药杂志,2014,39(8): 1396-1400.

[17] 杨红兵,詹亚华,陈科力,等.发汗与去皮对厚朴中酚类成分含量的影响[J].中药材,2007,30(1): 22-23.

[18] 段金廒,宿树兰,严辉,等.药材初加工"杀青"环节与药材品质形成的探讨[J].中药材,2011,24(1): 1-6.

[19] 宋健,张会敏,石俊英.金银花最佳产地加工方法——杀青烘干干燥法[J].中药材,2008,31(4): 489-491.

[20] 赵润怀,段金廒,高振江,等.中药材产地加工过程传统与现代干燥技术方法的分析评价[J].中国现代中药,2013 (12): 1026-1035.

[21] 段金廒,吴启南,周荣汉,等.天然药物资源专业委员会在促进中药资源科学发展中的地位与作用[J].资源科学, 2013,35(9): 1746-1754.

[22] 陈君,张蓉,傅俊范,等.中药材生产全过程病虫害防治共性技术研究与应用,中国现代中药,2011,13(8): 3-8.

[23] 郭兰萍,张燕,朱寿东,等.中药材规范化生产(GAP)10 年:成果、问题与建议[J].中国中药杂志,2014,39(7): 1143-1151.

[24] 魏建和,杨成民,隋春,等.中药材新品种选育研究现状、特点及策略探讨[J].中国现代中药,2011,13(9): 3-8.

[25] 方玉强,路丽丽,白建保,等.中药材新型气调养护技术的研究[J].中国现代中药,2015,17(11): 1124-1126.

[26] 段金廒,肖小河,宿树兰,等.中药材商品规格形成模式的探讨[J].中国现代中药,2009,11(6): 14.

[27] 杨光,曾燕,郭兰萍,等.中药材商品规格等级标准研究现状及几个关键问题的商榷[J].中国现代中药,2014,39(9): 1733-1738.

[28] 高占彪,赵伟志,陈平,等.定西市中药材新型气调养护技术应用及推广[J].中国现代中药,2015,17(11): 1127-1128.

（段金廒,陈士林,赵润怀,魏建和,郭兰萍,吴启南,陈君）

第十四章
珍稀濒危中药资源保护与利用

中药资源是中医药事业传承和发展的物质基础,是关系国计民生的战略性资源。保护和发展中药材,对于深化医药卫生体制改革,提高人民健康水平,发展战略性新兴产业,增加农民收入,促进生态文明建设,具有十分重要的意义。我国是世界上中药资源最丰富的国家之一,但长期以来认识不足和无序的开发利用,一些中药资源濒危,直接威胁到中医药发展的物质基础。在我国处于濒危状态的近 3 000种植物中,用于中药或具有药用价值的占 60%~70%。在 1992 年公布的《中国植物红皮书》中,所收载的 398 种濒危植物中,药用植物达 168 种,占 42%,列入国家重点保护野生动物名录的药用动物 162 种。以利用野生动植物为主的 300~400 味常用中药的资源问题极为突出,有 100 多种出现资源量急剧下降。如冬虫夏草、暗紫贝母、梭砂贝母、伊犁贝母、新疆贝母、川贝母、石斛、甘草、千金藤、银柴胡、肉苁蓉、羌活、重楼、新疆阿魏、八角莲、明党参、雪莲、鸡血藤等野生资源破坏十分严重,正沿着"越贵越挖,越挖越少,越少越贵"的恶性循环而走向衰竭。虽人参、厚朴、杜仲、黄柏、黄芪、天麻、黄连等已经实现了栽培化,但野生个体却濒临灭绝,当归、川芎、三七、北沙参等野生个体已很难发现。野生药用动物林麝、黑熊、马鹿、大小灵猫、中国林蛙、蛤蚧、穿山甲、蛇类等 40 多个种类的资源显著减少,其中麝香资源比 20世纪 50 年代减少 70%,虎骨、犀角等濒危物种已禁用,直接影响了近 30 种动物药材的市场供应。一些重要的生态型药材由于采挖利用带来了严重的生态退化问题,乱挖滥采导致植被毁灭性破坏,干旱草原迅速沙漠化,沙尘暴频繁发生,经济损失难以统计,如每挖出 1 kg 甘草将破坏 60 m^2 的土地。1980 年以来,宁夏挖甘草破坏了 800 万亩草原;1990 年以来全国每年因采收麻黄而破坏的草场达 2 700 km^2。由于生态系统中物种间的相互依赖关系,一个物种的破坏和消失将影响十多个物种的生存,中药资源物种破坏带来的生物多样性方面的影响难以估量。

另外,中药资源的过度开发利用,直接或间接导致了一些物种的消失和灭绝,受到了国际物种保护及相关组织的非议,传统医学受到冲击。国际自然和自然保护联盟发起的《濒危野生动植物物种国际贸易公约》(CITES)第 10 届缔约国大会上,专门通过了有关传统医药的决议,要求普遍使用传统医药的国家,必须密切关注受威胁的物种,并对过度利用物种采取有力的保护措施。

近 20 年来,中药资源的可持续利用取得显著进步。在合理的采集强度下有计划采挖利用野生药用资源,实施有效的保护措施。在药用植物保护方面,建立自然保护区,实施就地保护,截至 1993 年全国已设自然保护区 700 多个,占国土面积的 6.8%。这些自然保护区保护了大量药用植物物种,如长白山自然保护区受到保护的药用植物有 900 多种,峨眉山国家公园受到保护的药用植物有 1 655 种。各地还建立了一批药用生物保护区,如黑龙江省先后建立了五味子、防风、龙胆、桔梗、黄柏、马兜铃等药材的36 个保护区;广西的龙虎山、苗儿山保护区;云南的药山、海子坪保护区等,为保护各地野生药材资源做出了突出贡献。珍稀濒危药材的迁地保护和离体保护取得了突出成绩。以中国医学科学院药用植物研究所及其分支机构为主体的国家药用植物园体系,已覆盖了全国主要气候带和生态区的迁地保护药用植物园,迁地保护物种 7 000 种以上。国家支持建立了国家药用植物种质资源库(北京)、国家南药基因资源库(海南海口)、国家基本药物目录所需中药材种质资源库(四川成都)。

中药材野生变家种、家养及替代品等研究取得了显著成效。针对已经濒危或即将趋于濒危的药材采取有针对性的繁育措施,积极实现人工生产。历史上我国的中药材主要依靠野生资源,虽然目前仍有 70%左右的中药材品种来自野生资源,但 30%来自栽培和养殖的药材品种其生产量却占到了总药材供应量的 70%以上。我国已形成了全世界规模最大、体系最完整的中药材生产体系,人工种植(养殖)的品种不断增加。在 600 多种常用药材中,近 300 种已开展人工种植或养殖。近 20 年来,约百种野生药材人工种植取得了成功,半夏、五味子、石斛等品种实现了大面积人工种植;甘草、麻黄、肉苁蓉等防风固沙药材大规模野生抚育或人工栽培促进了西北地区生态环境的改善,人参、黄连、西洋参林下栽培全面推广,减少了森林砍伐和水土流失;麝香、熊胆、牛黄、蛇类等珍稀濒危动物药材的人工养殖和替代品实现了产业化生产,山羊角代替羚羊角,水牛角代替犀角,以及虎骨替代等也取得了重要进展;冬虫夏草、沉香等实现了大规模仿自然生产并开始提供市场需要。

国家大力扶持濒危药材繁育生产,科技部、国家中医药管理局立项支持了一批濒危药材繁育生产关键技术攻关,并取得重大突破;工信部中药材生产扶持项目一直扶持珍稀濒危药材的生产工作,特别是"十二五"期间,重点扶持了 30 余种濒危稀缺药材的繁育生产,建成了木通、蜈蚣、广豆根、头花蓼、灯盏细辛、美洲大蠊、赤芍、蛤蟆油、龙脑樟、降香、鸡血藤、独活、胡黄连、蛤蚧、金钱白花蛇、羌活、苍术、海马、(金毛)狗脊、阿魏、独一味、蟾酥、蕲蛇、麝香、冬虫夏草、桃儿七、秦艽、石斛、沉香等生产基地。

第一节　关　键　技　术

一、物种和种质资源保护关键技术

(一) 迁地保护技术

迁地保护技术是物种异地引种成功的关键,药用植物基础研究非常薄弱。中国医学科学院药用植物研究所等全国从事药用植物迁地保护研究的单位,在几十年药用植物种质引种过程中,针对迁地引种药用物种的生物学特性、生长特点,攻克了一个个物种生态适应、生长发育和繁殖的技术难题,形成了一整套在温带、亚热带、热带地区迁地引种药用物种的技术体系(图 14-1-1),如调整植物生长发育节律、改变植物生长习性、模拟或创造自然环境等技术,并将这些技术应用到了数千个药用物种的迁地引种和药用植物园或专类园的建设。

(二) 离体保护技术

药用物种达数千种,如何快速、可靠批量检测药用植物种子活力是实现种质入库核心环节。中国医学科学院药用植物研究所根据种子的形态构造和胚发育特点,建立了种子生活力红四氮唑 TTC 染色法快速检测规范,对检测的主要技术环节如预湿、预措、染色、鉴定等进行规范,为大批种质入库活力监测提供了有效、快捷的方法。

快速安全将种子含水量降至可长期保存安全值,是种质入库的另一重要环节。通过比较研究,国家药用植物种质资源库确定采用 38℃ 低温鼓风干燥方法。根据每个物种所属科、属及种子结构和内含

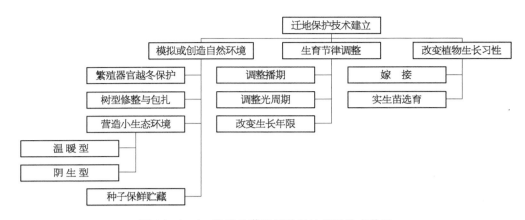

图 14-1-1　构建的药用植物迁地保护技术体系

物,通过研究种子失水特点,掌握了 3 000 种物种种子含水量安全降至 5%～7% 的方法。

对于顽拗性种子,由于需要将其保存于 -196℃ 的液氮中,并能恢复出苗活力,因此,保存技术的建立非常关键。中国医学科学院药用植物研究所从 2013 年起通过持续研究建立起了数十种顽拗性种子的超低温保存技术,在此基础上建成了我国第 1 个,也是唯一一个药用植物种子超低温保存专业库——国家南药基因资源库。

二、濒危稀缺药材人工生产关键技术

(一) 野生变家种、家养

实现野生药材的人工繁育是实现濒危药材生产、满足药用的最重要途径。其基本做法是在与野生药材生态环境相似的地区,按照药用植物、药用动物生长习性及对生态环境的要求,创造其生长发育和繁殖的合适条件,应用采自野生环境或人工繁育的繁殖材料,实现人工控制条件下生长,并在适当的生长年龄和生长季节,采用合适的方法进行采收和产地初加工。该方法已广泛应用于濒危药材的繁育,近百种野生药材人工种植取得了成功。其中数项专门技术近年形成并得到了较好发展。

1. 寄生植物人工接种技术　寄生植物是指一类不含叶绿素或含叶绿素很少,不能制造或部分制造养分,完全或部分靠吸取寄主植物的养分和水分进行生长的植物。中药中有多种植物属于寄生植物,如肉苁蓉、锁阳、列当、菟丝子、桑寄生、槲寄生等。寄生植物由于其生长方式的特殊性,不仅自然繁殖能力很弱,而且人工种植的难度也很大。以肉苁蓉为例,通过研究发现肉苁蓉种子能够诱导寄主根产生毛状根,并向肉苁蓉种子方向生长,同时,寄主根产生的信号物质诱导肉苁蓉种子萌发,并形成约 5 mm 长的吸器,只要肉苁蓉种子撒在寄主根附近就能够接种。同时,发现肉苁蓉种子需要低温层积才能萌发,并发现了肉苁蓉种子萌发诱导物质氟啶酮,有效解决了肉苁蓉种子的接种问题。针对寄主植物老化,接种率明显下降的问题,发明了断根接种法,解决了成年或老化寄主植物的接种问题。针对南疆地区管花肉苁蓉冬季低温发生冻害问题,推广浅种秋采,边采挖、边补种的技术,不仅解决了冻害问题,而且提高了肉苁蓉的产量。

2. 诱导型药用植物药材诱导理论和技术　有一类药用植物,药用有效成分在植株正常生长发育过程中不形成或很难形成,需受到外界生物或非生物胁迫植株才启动生物合成,最为典型的是珍稀名贵南药沉香,以及龙血竭、降香、檀香、安息香等珍稀濒危南药。沉香的研究中,在原创性解析了"伤害诱导白木香防御反应形成沉香"机制基础上,借鉴林木上采用输液法给树木输送营养液促进树木生长的方法,将之转变给白木香输导伤害刺激液,优化出高效、安全结香液配方,可刺激诱导树木启动自身防御反应,诱导整棵树内部持续自然产香,发明了世界领先的"通体结香技术",并已实现技术标准化、产业化;同时,诱导理论与方法也成功用于珍稀南药降香心材诱导,发明了降香心材整体形成技术。创新建立的伤害诱导防御反应结香理论及通体结香技术,对解决多种南药资源濒危困扰临床供应,以及一些世界性濒危药用植物资源持续利用有重大理论和应用价值。

3. 动物药材野生变家种、家养技术 动物药材野生变家种、家养技术包括养麝取香、人工养殖水蛭、人工养殖蟾蜍、现代新型养熊引流熊胆等。其中养熊引流熊胆曾有很大的争议,我们主张"要熊胆更要人道"。熊胆应用历史悠久,目前尚不可替代,养殖熊通过现代新型胆囊造瘘引流获取胆汁为人类防治疾病发挥了重要作用,但人工引流熊胆不能用于生产保健品和化妆品,要积极开展替代品研究与开发。

(二)野生抚育

如何提高栽培药材质量,使其与野生药材相近,保证生产药材的天然性,备受人们关注。中药材野生抚育是野生药材采集与药材栽培的有机结合,是中药材农业产业化生产经营的新模式。根据动植物药材生长特性及对生态环境条件的要求,在其原生或相类似的环境中,人为或自然增加种群数量,使其资源量达到能为人们采集利用,并能继续保持群落平衡的一种药材生产方式,近年发展势头良好。已成为中药材生态栽培的主要方式,包括药用植物和药用动物野生抚育。中药材野生抚育的基本方式有:封禁、人工管理、人工补种、仿野生栽培等。

封禁指以封闭抚育区域、禁止采挖为基本手段,促进目标药材种群的扩繁。即把野生目标药材分布较为集中的地域通过各种措施封禁起来,借助药材的天然下种或萌芽增加种群密度。封禁的措施有划定区域、采用公示牌标示、人工看护、围封等各种方式。典型药材有甘草、麻黄的围栏养护。

人工管理指在封禁基础上,对野生药材种群及其所在的生物群落或生长环境施加人为管理,创造有利条件,促进药材种群生长和繁殖。人工管理措施因药材不同而异,如五味子的育苗补栽、搭用天然架、修剪、人工辅助授粉及施肥、灌水、松土、防治病虫害等,野生大叶白麻(罗布麻)的管理措施则有清除混生植物、灭茬更新等,刺五加采用间伐混交林的方式,冬虫夏草采用寄主昆虫接种等。

人工补种指在封禁基础上,根据野生药材的繁殖方式、繁殖方法,在药材原生地人工栽种种苗或播种,人为增加药材种群数量。如野生黄芪抚育采取人工撒播栽培繁育的种子,刺五加采用带根移栽等。

仿野生栽培指在基本没有野生目标药材分布的原生环境或相类似的天然环境中,完全采用人工种植的方式,培育和繁殖目标药材种群。仿野生栽培时,药材在近乎野生的环境中生长,不同于中药材的间作或套种,如林下栽培人参、天麻、石斛等。

(三)生物技术

利用现代生物技术实现中药资源的有效保护和可持续利用已成为濒危药材生产的重要手段之一,其中产业化应用最为成功的是以铁皮石斛组织培养为代表的快繁技术。

1. 植物细胞工程与中药资源再生 我国药用植物组织培养工作始于 20 世纪 60 年代中期,发展于 70—80 年代。红豆杉、铁皮石斛、金线莲等珍稀药用植物的快速繁殖或脱毒组织培养。从 20 世纪 80 年代末以来,我国药用植物细胞工程研究从筛选高产组织或细胞系、优化培养条件以期降低成本及提高次生代谢产物产量,过渡到了对次生代谢产物生物合成途径的调控,已建立了紫草、三尖杉、甘草、红豆杉等药用植物细胞的液体培养系统。

2. 毛状根培养与药用植物次生代谢产物生产 药用植物本身就是产生一些有价值的次生代谢产

物的载体，其中以 Ri 质粒转化的毛状根培养最受关注。通过发根农杆菌侵染药用植物细胞后将其自身携带的 Ri 质粒上 T－DNA 基因转移并整合进入药用植物细胞基因组当中，从而诱导药用植物细胞产生大量被称为毛状根的不定根。由于毛状根具有激素自养、生长迅速、生长周期短等特点，同时由于它是分化程度很高的器官培养物，所以代谢通路的表达比较完整，活性物质的高效合成较为稳定。短叶红豆杉、商陆、长春花等建立了相应的体系。

3. 中药发酵技术　以中草药发酵生产药物的起步相对较晚，20 世纪 80 年代研究主要集中在真菌类自身发酵产生次生代谢物，如灵芝菌丝体、冬虫夏草菌丝体发酵等。多为单一发酵，方式有固体发酵和液体发酵之分。云芝、蜜环菌等采取固体发酵方式生产。液体发酵技术是在抗生素工业发展起来后才运用到药用真菌发酵中的，具有可进行工业化连续生产、规模大、产量高、发酵周期短和生产效益高等优点。

4. 酶工程技术　通过酶工程技术在温和条件下对药效成分进行高选择性转化，不仅能克服工业常用提取方法中提取率低、工序复杂等问题，还能提高提取体系的澄清度、改变药材质地，同时利用酶作为生物催化剂，可对中药化学成分进行生物转化，修饰其结构或活性位点，从而获得新活性化合物。如工业生产薯蓣皂苷元自然发酵体系中加入纤维素酶、果胶酶、苦杏仁酶和葡萄糖苷酶，可多获得 25％的薯蓣皂苷元。

（四）人工合成

在对中药材活性成分充分研究的基础上，利用从自然或人工合成的化学物质，采用一定的比例，运用合适的工艺程序合成与天然药材活性部位相似的药材方法。该方法已有大量的研究和实践，其中应用最成功的是人工麝香的研发和生产，以及体外培育牛黄的生产。

第二节　标志性成果

一、濒危药材保护模式研究

以中国中医科学院黄璐琦为项目组负责人的研究小组，针对濒危药材资源底数不清和最新发展变化，调查濒危中药资源现状、濒危原因与发展趋势，编制濒危珍稀中药资源保护名录，研究重点濒危物种的保护与生产技术，运用就地保护、引种繁育、人工栽培等经典保护技术；考察评价各类自然界保护区、植物园保护中药种质资源的成果经验等关键问题，确定中药资源保护种类的标准和措施。"珍稀濒危常用中药资源五种保护模式的研究"获 2008 年国家科学技术进步奖二等奖。开展了药用植物濒危与保护等级划分标准研究，从物种濒危与保护等级划分的现状出发，对药用植物濒危与保护等级划分中存在的问题进行了分析。指出药用植物濒危等级划分应参照 IUCN 国际标准进行，保护等级划分应针对药用植物特点采用定性定量相结合的方法，并对相关的定性、定量指标进行探讨，为珍稀濒危药用植物保护等级划分提供参考依据；建立了珍稀濒危药用植物数据库，采用关系型数据库模式建立珍稀濒危药用植物数据库，收录每个品种的生态、生物学特性和遗传多样性等，并进行濒危程度评价、级别及原因的分析。

二、物种和种质资源保护

药用植物种质资源指携带有不同种质（基因）的各种栽培药用植物及其近缘种和野生种，是中医药可持续发展的基础,是保障人类健康的重要资源而备受全球关注,成为世界各国争夺的焦点。以中国药用植物种质资源迁地保护和利用为核心任务,兼顾国外种质引种,中国医学科学院药用植物研究所肖培根带领的项目组历经50余载研究,"中国药用植物种质资源迁地保护与利用"获得了2009年国家科学技术进步奖二等奖。

(一)建立了中国药用植物种质资源迁地保护体系

针对我国药用植物种质迁地保护技术落后现状,以集成创新方式,突破了上千种药用植物迁地保护生态适应和繁殖的技术难题,建立了我国主要药用植物迁地保护的技术体系;分别在我国的温带、亚热带和热带地区建立了全世界规模最大迁地保护平台;迁地保护药用物种5 282种,迁地保存的药用植物种质数量居世界前列。首次完成了我国大量珍稀濒危及有重要潜在利用价值药用基因资源的迁地保护。

根据我国药用植物种质资源迁地保护和引种栽培的要求,结合我国气候资源特点,分别在我国热带、亚热带、温带地区建立了5 000亩药用植物种质资源迁地保护平台,包括北京、广西南宁的药用植物园和云南西双版纳、海南兴隆的南药园。广泛收集我国及全世界的药用物种,特别是珍稀濒危药用物种。收集范围遍及从海拔5 000 m以上的高原地域到平原地区、从沼泽湿地到荒漠,从农田到深山老林,从非洲到东南亚。累计引种药用物种280科5 282种,其中国家一级保护物种62种,二级保护物种181种,国外引进物种150种以上(表14-2-1)。

表14-2-1　收集并实现了迁地保护的药用植物种质资源

迁地保护平台	物种总量		濒危物种数量		合计
	科数	物种数	一级保护物种数	二级保护物种数	
北京药用植物园(温带)	179	1 806	10	53	63
广西药用植物园(亚热带)	242	2 863	32	85	117
海南兴隆南药园(热带)	188	1 598	4	33	37
云南版纳南药园(热带)	171	1 122	29	38	67
汇总		7 389	75	209	284
合并重复后汇总	280	5 282	62	181	243

(二)建立了中国药用植物种质资源离体保护体系

在低温干燥离体保存技术研究成功基础上,魏建和等首次成功建立运行了中国第1座国家药用植物种质资源库,库容达10万份,包括储存年限45~50年的长期库和储存年限25~30年的中期库。该库建设弥补了我国重要生物资源种质库保存系统的重大缺陷,为我国药用植物种质资源保存提供了一个全国性开放保存平台及种质交流使用平台。项目组主要通过实地调研方式,对我国野生、栽培药用植物进行了系统搜集。已累计收集种质近2万份,包括了240科1 343属3 599物种。一批珍稀濒危野生种质及有重要潜在利用价值栽培种质实现入库,并按45~50年期限进行长期保存。详尽调查了每份种质产地信息、遗传背景信息及种子采集信息,建立了每份种质的背景档案资料库,采用计算机信息管理系统进行管理。

(三)系统调查、整理了我国药用植物种质资源,创新提出新理论

在长期研究药用植物亲缘关系—化学成分—疗效(药理活性及传统疗效)相关性中,创新提出"药用植物亲缘学"理论,有效指导了药用植物新资源的发现及新药寻找。

首次调查记录了5 000种药用植物种质的形态特征及分布特点,并编写了《中国本草图录》《新编中药志》《中国药材图鉴》《中草药大典——原色中草药植物图鉴》等。《中国本草图录》整理了包括了祖国大陆和台湾、港澳地区的药用植物种质资源4 509种,其中被子植物门184科4 102种,地衣植物门7科20种,褐藻门1科1种,蕨类植物门33科130种,菌类植物门29科174种,绿藻门2科4种,裸子植物门11科67种,苔藓植物门10科11种。该著作被译成日文及韩文,首次全面系统向世界展示了我国药用植物种质资源,获得了国家中医药管理局科学技术进步奖一等奖(1998)、我国台湾立夫中医药学术一等奖及莱比锡国际图书奖等。

三、濒危稀缺药材生产研究

(一) 人工麝香

麝香属动物源性珍稀中药材,具开窍醒神、活血通络、消肿止痛的功效,用于治疗常见病、多发病和疑难病症。433种中成药处方中麝香为关键原料,尤其在安宫牛黄丸、苏合香丸等瑰宝级中成药中麝香为君药。因长期猎麝取香,麝资源严重破坏,致使麝香药源紧缺,市场上伪劣掺假品蔓延,严重影响中成药质量。对此国家领导人极为重视,曾指示一定要解决麝香代用品问题。

1975年卫生部、中国药材公司组建了由中国医学科学院药物研究所于德泉牵头,山东济南中药厂和上海市中药研究所参加的攻关小组,在国家科技攻关等项目的资助下,项目组以仿生学观点为指导,历经37年合作研究,在国内外首次成功研制了人工麝香并实现了产业化。该成果荣获2015年国家科学技术进步奖一等奖。

人工麝香取得了巨大的社会效益、生态效益和经济效益。作为国家保密品种,自1994年推广以来,在全国31个省市760家企业应用,销售的433种中成药中,有431种完全用人工麝香替代了天然麝香,替代率达99%以上。上市以来提供人工麝香90吨,据估算,近3年所生产的含人工麝香的中成药和民族药每年惠及病患者超过1亿人次,满足了人民的用药需求,保证了品种传承,提高国家对人民健康水平的保障能力。同时还相当于少猎杀2 600万头麝,为我国生态环境可持续发展做出了巨大贡献。我国亦于2003年主动将麝的保护等级由Ⅱ级升为Ⅰ级,受到国际动物保护组织的赞许,提高了我国在国际动物保护方面的话语权和形象。

人工麝香至今累计销售额49亿多元,利税13亿多元;近三年销售额17.5亿元,利润2.6亿元,每年带动相关企业超过300亿工业附加值。

人工麝香是我国珍稀濒危动物药材代用品研究的重大突破,其重大意义不仅在于从根本上解决了天然麝香长期供应不足的问题,也是科学的组织管理、实验研究和成果转化的有机结合、中药源头创新的范例。

(二) 体外培育牛黄

牛黄为牛胆结石,具有清心、豁痰、开窍、凉肝、息风、解毒等功效,用于热病神昏、中风痰迷、惊厥抽搐、癫痫发狂、咽喉肿痛、口舌生疮、痈肿疔疮等多种症状。我国有680多种中成药都需要使用牛黄作原料,而由于天然牛黄的稀缺,我国使用的天然牛黄曾经90%以上依赖进口。几十年来,医药学工作者为寻求与天然牛黄相似的原料药物,先后发明了人工牛黄和体内培植牛黄,后者由于技术等原因,无法实现产业化批量生产。而人工牛黄是根据牛黄的成分将化学物质混合配制而成的,虽然价格便宜,但是其成分、结构、药效等与天然牛黄疗效相差很远。1998年,在中科院裴法祖指导下,华中科技大学同济医学院蔡红娇呕心沥血数十年,运用现代生物工程技术,采用新鲜牛胆汁在牛体外模拟牛体内胆结石形成的方法,体外培育出牛黄。经过全国 7 家医院上千例临床试验后,体外培育牛黄被批准为国家中药一类新药,该成果荣获 2002 年度国家技术发明奖二等奖。

体外培育牛黄的研制成功在传统中药基础上实现了两个重大突破:一是突破了传统中药只能天然生长,不能大规模工业化生产的限制,解决了天然牛黄在活牛体内成石周期长达 3~5 年的问题;二是突破了中药成分,特别是有害成分及其成分含量难以控制的缺陷,运用指纹图谱,有效成分的分析已达97.6%,游离胆红素含量(平均值 0.544)远低于天然牛黄游离胆红素含量(平均值 3.153),而且各成分稳定可控,解决了我国牛黄难以参与国际市场竞争的问题。体外培育牛黄产业化不仅可以改变天然牛黄资源稀缺的现状,充分发挥牛黄的药用价值,而且可以改造牛黄产品的产业结构,为开发能在国内外市场广泛应用的传统名贵中成药提供牛黄药源保障,还可以减少天然牛黄的进口,为国家节约外汇;降低含牛黄产品的生产成本、提高其经济效益;同时还可以挖掘牛黄药用功能,为开发含牛黄的创新药及新产品提供资源保障。体外培育牛黄的研制成功是珍稀濒危中药材寻找替代品的一种新模式。2004年 1 月 21 日,国家食品药品监督管理局印发了《关于牛黄及其代用品使用问题的通知》,文件明确规定:含牛黄的临床急重病症用药品种和国家药监管理部门批准的含牛黄新药,可以将处方中的牛黄以培植牛黄、体外培育牛黄替代牛黄等量投药使用,但不得以人工牛黄替代。体外培育牛黄的质量标准已列入2015 版《中国药典》,天然牛黄与体外培育牛黄的功能主治在药典上的表述一致。

(三) 铁皮石斛

铁皮石斛(*Dendrobium candidum*)是我国传统名贵珍稀中药材,具有益胃生津、滋阴清热等功效,是 2015 版《中国药典》收载的 3 种石斛属植物之一。由于生态破坏与过度开采,野生铁皮石斛已濒临灭绝,1987 年国务院将其列为国家重点保护植物。为了实现铁皮石斛资源可持续利用,国内有关研究机构从 20 世纪 70 年代便开始了铁皮石斛的人工栽培技术研究,到 21 世纪,组织培养、设施栽培、品种选育等人工栽培关键技术才取得突破性进展,并迅速推动产业的发展。浙江天台陈立钻 1986 年开始研究铁皮石斛人工繁育技术,通过 8 年持续研究仿野生种植石斛自然生长,于 1992 年获得成功,1999 年通过国家级鉴定,认定该技术水平为国内首创,随后铁皮石斛试管苗人工栽培技术取得突破。目前铁皮石斛已形成了一系列成熟的栽培技术模式,包括:设施仿生栽培模式、活树附生原生态栽培模式、林下原生态栽培模式、盆栽模式。

自 20 世纪 90 年代突破人工栽培技术以来,行业快速发展,2013 年全国铁皮石斛人工栽培面积约12.56 万亩,以铁皮石斛为原料的药品和保健品达到 70 多个,形成从铁皮石斛种植、加工、销售的完整产业链,年产值超过 50 亿元。其中浙江占 35 亿元左右,仅温州乐清市就有 2 万多人从事铁皮石斛种植,面积从几十亩激增到 7 000 余亩,成为全国人工栽培与产品初加工规模最大的产区;在外种植 1.5万亩,荣获浙江省铁皮石斛产业基地县称号。乐清在本市和域外种植的铁皮石斛面积约占全国的70%,乐清市拥有铁皮石斛种植及药品生产企业 228 家,年加工"铁皮枫斗"300 吨,实现产值 15 亿元。2014 年底,云南种植规模超过 8 万亩,超过浙江,广东、安徽、湖南、福建、江苏、四川等区域也均有大规模种植。

(四) 肉苁蓉

肉苁蓉俗称"大芸",为著名的补益中药。具有补肾阳、益精血、润肠通便等功效,被誉为"沙漠人参"。《中国药典》(2000 年版)以前的各版药典收载的肉苁蓉为列当科植物荒漠肉苁蓉(*Cistanche deserticola* Y. C. Ma)干燥带鳞叶的肉质茎。由于长期过度采挖,加上寄生植物自然繁殖困难,荒漠肉苁蓉资源已濒于枯竭,远不能满足市场的需求,导致临床用药紧缺和大量使用肉苁蓉的中成药停产,严重影响了临床用药和中药产业的可持续发展。

20世纪90年代初，屠鹏飞等对我国肉苁蓉属植物资源进行了系统调查，发现分布于新疆南疆塔克拉玛干沙漠及其周围地区的管花肉苁蓉〔C. tubulosa (Schenk) Wight〕自然资源丰富，其寄主柽柳属植物（习称为"红柳"）生长旺盛，很适合于发展大规模栽培。于是对管花肉苁蓉进行了系统的化学成分和药理作用研究，发现管花肉苁蓉与荒漠肉苁蓉所含的化学成分和药理作用基本相同，而且有效成分含量更高，在此基础上，起草了管花肉苁蓉的质量标准，收入2005年版《中国药典》，解决了管花肉苁蓉作为中药肉苁蓉使用的法定地位问题。

为了有效解决肉苁蓉的资源问题，2002年，北京大学与杭州天力药业有限公司、新疆于田县政府、中国农业大学等合作在于田县建立了管花肉苁蓉栽培试验基地，系统解决了管花肉苁蓉种子处理及其质量标准、接种、冻害防治、采收加工等关键技术难题，已在和田地区推广种植柽柳30多万亩，接种管花肉苁蓉20多万亩。通过国家食品药品监督管理总局组织的GAP论证，2015年生产管花肉苁蓉3 000吨，实现产值1.3亿元，种植户平均每户新增收入4万元。同时，也带动了整个和田地区管花肉苁蓉栽培技术的提升，形成了和田地区特色生态产业。2015年，和田地区管花肉苁蓉的总产量达到4 000吨，占全国肉苁蓉总产量的80%以上，不仅有效解决了肉苁蓉资源、保护野生资源、满足临床和中药工业对肉苁蓉的需求，尤其是近年来大健康产业快速发展对肉苁蓉的巨大需求，同时也创造了中国特色的可持续治理沙漠新模式，促进地方经济发展和农牧民致富，取得了巨大的生态效益、社会效益和经济效益，已成为履行《华盛顿公约》的典范。

在荒漠肉苁蓉研究方面，1985年内蒙古阿拉善盟医药公司戈建新等开始接种试验，1989年获得成功。1990年，屠鹏飞加入其课题组，系统开展了肉苁蓉属植物的寄生生物学和栽培技术研究，并于1998年与内蒙古阿拉善苁蓉集团公司合作。至今，该盟已推广种植荒漠肉苁蓉30多万亩。中国医学科学院药用植物研究所陈君课题组应用人工授粉技术将肉苁蓉结实率提高到94%，研究的肉苁蓉种子促萌发技术，使田间穴寄生率达到91.7%，害虫防控技术使发生率控制在10%以下，同时研发了寄主植物梭梭的育苗、成苗及定植技术，梭梭移栽成活率达90%以上，为肉苁蓉的规范化生产和资源可持续利用提供了技术支持，获得省部级科技成果奖2项，研究成果推广应用于宁夏、内蒙古、新疆等地，在宁夏贺兰山东麓沙荒地建设肉苁蓉繁育示范基地6 000亩。

（五）沉香

沉香来源于沉香属（Aquilaria spp.）和拟沉香属（Gyrinops spp.）含树脂的木材。中国药用沉香物种为白木香，珍贵南药，具行气止痛、温中止呕、纳气平喘等功效，临床不可或缺，我国160余种中成药及藏药组方中使用。也是高价值的世界性资源，全球贸易额数百亿元。沉香树自然生长情况下不形成含树脂木材，只有受到外界伤害如病虫危害、雷电、风吹折断等才能形成临床不可或缺的名贵南药——沉香药材，但因过度开发使用，包括中国在内全世界沉香属和拟沉香属物种均列入CITES公约附录Ⅱ，中国药材市场假冒伪劣品泛滥，严重限制了中医药临床应用和多用途开发，近年备受关注。因"沉香形成机制不清"科学问题及"高效结香技术瓶颈"制约，全世界投资超50亿元种植的5 000余万株沉香树不能产香。针对该世界性问题，中国医学科学院药用植物研究所及其海南分所的魏建和课题组人员，联合全国的优势研究力量和全国沉香药材种植基地，致力原创研究，取得了沉香诱导结香机制和结香技术的重大突破，发明了世界领先的技术，已大规模产业化应用。

（1）首次揭示出"伤害诱导白木香防御反应形成沉香"机制，解析了伤害→内源伤害信号分子→转录因子→倍半萜合酶基因→倍半萜分子通路，澄清了近千年来人们关于沉香形成原因的各种说法，结束了近现代"必须微生物(腐烂)才能结香"的认识误区,打破了沉香研究近 30 年来徘徊不前的局面,科学指引高效结香技术研发。

(2)发明可高效激活白木香伤害信号传导系统启动防御反应的结香液,筛选出安全、高效"通香 1 号"结香液;发明了借助植物蒸腾作用将结香液注入白木香树体内部的输液方法,诱导白木香树通体形成沉香;创新建立沉香通体结香技术,突破了沉香资源利用和产业发展的核心技术瓶颈,全世界首次实现沉香高效、稳定、优质生产;核心技术发明获中国专利优秀奖,围绕核心技术构建专利保护链,配套发明专利 4 项、实用新型专利 3 项。

(3)创新技术发明与产业融合方式,多基地大规模中试熟化技术,实现结香液生产、结香液包装、结香田间操作标准化,构建结香全过程可追溯"每树系统";建立了东南亚国家不同沉香属树种技术应用方法,申请东南亚 8 个沉香主产地国发明专利,缅甸和孟加拉已获授权。

(4)诱导机制和技术应用于另一种珍稀濒危南药——降香,发明伤害高效诱导的降香"心材整体形成技术";创新提出"诱导型药用植物",创新建立的伤害诱导防御反应结香理论及通体结香技术,对解决多种南药资源濒危困扰临床供应,及一些世界性濒危植物资源持续利用有重大理论和应用价值。

创新发明至今累计结香 20 余万株,最终产品产值将超 20 亿元,已作为国家药检对照药材使用,开始为临床用药和新药创制提供优质沉香药材,满足了人民用药需求,保证了品种传承;技术应用支撑了海南沉香企业上市及 10 余家沉香企业发展,带动了海南、云南、广西和粤西地区山区农民脱贫致富;在柬埔寨、越南、缅甸、老挝等 8 个东南亚国家示范推广,为国家"一带一路"建设提供科技支撑和创新驱动;技术应用相当于少砍伐 2 000 万株野生沉香树,盘活了全世界已种植的 5 000 万株沉香树,直接带动全国新种树超 600 万株,为国际濒危物种可持续利用树立了杰出的中国典范。成果是我国珍稀濒危药材研究的重大突破,从根本上解决了野生沉香长期供应不足的问题,也探索出了基础研究、成果转化、产业融合的创新模式,突破了中国千亿元沉香产业复兴和发展的关键技术瓶颈。

(六) 冬虫夏草

冬虫夏草〔*Ophiocordyceps sinensis*(Berk.)Sung et al.〕是生长于青藏高原的名贵药材。冬虫夏草的形成有严格的寄主及特殊的地理环境选择性,所以野生资源十分有限,外加掠夺式采挖,自然更新能力低下,导致自然资源濒临灭绝。多年来冬虫夏草人工培植研究一直是中药再生和保护领域的热点研究课题。

自 20 世纪 80 年代以来,重庆市中药研究院等单位就开始开展了冬虫夏草人工繁育的研究,成功突破了冬虫夏草半野生抚育、室内全人工培植以及发酵生产冬虫夏草的关键技术。通过 30 余年的研究技术已基本成熟:创建了冬虫夏草寄主卵、幼虫、蛹、成虫的人工饲养技术;掌握了冬虫夏草菌侵染寄主蝙蝠蛾机制,创制了冬虫夏草人工接种技术,使自然情况 0.5% 的感菌率提高到 90% 以上;研创的感菌幼虫规模化饲养技术使幼虫存活率从 5% 提高到 41.3%;通过对寄主幼虫主要病虫害拟青霉病、绿僵病、线虫的发生发展规律的研究,构建了寄主幼虫的病虫害防治技术体系;弄清了感菌幼虫的僵化和子实体生长机制,创建了满足感菌幼虫主要生态因子为主的幼虫僵化技术和僵化幼虫子实体诱导技术;在对寄主幼虫食性和营养生理系统研究的基础上,构建了寄主天然饲料、人工饲料、代饲料的制作和消毒技术方法;研究完成了不同寄主基质的筛选、基质中营养成分变化规律、病原微生物动态变化等,创制了寄主基质消毒和再利用技术。

加强冬虫夏草科普宣传与研究,杜绝人为炒作,对其重金属检测不能按照食品标准进行。近年冬虫夏草集约化、设施化养殖获得成功。东阳光集团投资 8 亿元,从 2004 年开始组织专家团队展开人工培育虫草攻关。他们从四川、西藏等虫草主产地买来高原冻土,捉来蝙蝠蛾蛹,让其感染冬虫夏草菌,人工模拟虫草生长的自然环境,如特定的阳光、温度、湿度、紫外线、雷电等,全过程监控,摸索培育虫草。并于 2008 年成功培育出第 1 根人工虫草。2013 年,产量达 500 kg,2014 年虫草产量达 3 吨,2015 年虫草产量有望达 5 吨,销售额可达 15 亿元。

（七）川贝母

川贝母是润肺止咳的贵重药材,应用历史悠久,疗效显著,驰名中外。一方面川贝母在中医处方中用药量极大;另一方面,在一些市场销量大的名牌中成药中如川贝枇杷露、川贝止咳糖浆、蛇胆川贝液等中大量使用,据统计超过 400 家制药企业的 100 多种中成药或保健产品中使用川贝母作为原料,这些中成药的年产值在 30 亿元人民币左右;同时川贝母的年出口额在 6 000 万元～8 000 万元之间。

依托于濒危药材繁育国家工程实验室,在基础性研究的基础上,通过多年的实践经验的总结,制订了川贝母野生抚育技术的管理规范,完成了无公害病虫防治技术的研究;结合药材性状、显微鉴别、理化鉴别、水分、灰分和微生物学研究,以及药材有效成分、重金属含量、农药残留量等研究,制定了川贝母药材的质量标准与控制指标体系;突破了川贝母野生抚育的关键性技术难题,完成野生抚育示范基地环境质量监测与评价。在同一海拔高度进行高密度人工抚育试验、野生抚育试验、野生试验,经过多个生长季观察试验,取得了生产性能、生产条件、化学成分等方面的第一手资料。资料显示,各试验组的品质均能达到药典对贝母药材的要求,野生抚育和人工抚育栽种生产性能良好。在种源基地建设技术方面,完成了一系列的研究工作,如土壤肥力的维持和防止土壤条件退化的方法研究,杂草防治研究,病虫害防治研究等。

建立了川贝母野生抚育的二段式技术生产模式。采挖野生川贝母建立良种繁育基地,繁育种子;繁育的良种用于野生抚育基地补播,增加种群密度,生产川贝母药材,抚育基地采用轮采轮播方式,即每年有计划采挖野生川贝母,作为种苗建立专业化川贝母良种繁育基地,集约化繁育川贝母种子,对川贝母种子进行集中式层积处理,按照川贝母分布的群落特征,综合社会经济因素,建立野生抚育基地,生产川贝母药材;野生抚育基地川贝母种群增加采用人工补播和自我更新两种方式,以人工补播为主,野生抚育示范基地采用围栏方式管理。采用二段式技术生产模式吻合了川贝母的生长习性,达到了生产高品质川贝母药材的要求,符合川贝母生产区域社会、经济的现实条件,以及保护生态环境的现实要求,具有显著优势。采用了"公司＋农牧民"的推广模式,通过对农牧民进行技术培训,在推广过程中由公司技术人员全程指导,保证川贝母药材栽培质量。

（八）人参不定根植物组织培养

人参(Panax ginseng C. A. Meyer)是五加科人参属多年生双子叶植物,是我国传统的名贵中药材。人参皂苷是人参中主要的活性成分。目前,野生人参濒临灭绝,大田栽培仍然是提供人参的主要方式,然而栽培人参存在生长周期较长,栽培技术复杂,"老参地"问题难以解决等缺点。迄今为止,人参皂苷全化学合成尚未实现,因此,植物组织培养技术成为解决人参资源问题的重要途径之一。

人参不定根可以从体细胞胚胎进一步发育而形成的再生小植株上分离得到,也可以直接由人参愈伤组织诱导而来。天津大学高文远课题组以五年生的栽培人参根为外植体诱导出愈伤组织,成功建立了人参不定根液态培养体系,并实现了 500 L 反应器放大培养。不定根中总皂苷含量为 0.5％～1％,在培养过程中添加诱导子后,总皂苷含量达到 1.5％～2％,目前该项技术已经成功转让给大连普瑞康生物技术有限公司并开始工业化生产,是国家科学技术进步奖二等奖的重要内容。主要的创新体现在:① 人参不定根液态培养体系的建立。与人参愈伤组织、悬浮细胞和毛状根等其他组织培养体系相比,人参不定根生长速率较快,皂苷种类更为齐全且含量显著高于其他体系,与栽培人参更为接近。② 人参不定根经反应器培养后,其生物量显著提高。③ 从人参根际土壤中筛选获得真菌诱导子($A.\ oryzae$)分泌物可显著刺激人参不定根产生人参皂苷。

第三节　展　　望

濒危药材的野生变家种、家养技术及替代技术在保障中药资源利用中发挥了重要作用。目前仍有近70%中医药临床使用的中药材品种来自野生资源濒危药材可持续利用是需持续关注的重要领域。为了保证临床需要,保证品质和疗效,同时保护好生态环境和生物多样性,需注意以下几点。

(1) 充分认识到中医药的持续发展依靠野生资源是不现实的,逐步实现资源的人工生产是发展的必然趋势。

(2) 完善中药材相关法律法规,强化濒危野生资源管理,消除野生变家种药材生产使用各环节的障碍,规范人工种植养殖,满足需求同时实现野生资源保护。完善药品注册管理制度,明确药材产地来源,评价资源状况,限制野生资源使用,促进种植养殖,鼓励原料来源基地化。

(3) 大力发展中药材的人工种植、养殖,发展紧缺、稀缺和濒危药材替代技术和替代产品。强化野生变种植(养殖)药材与野生药材的安全性和质量一致性评价,保证品质的优质安全。

(4) 由于一种药材极少是一家企业独家使用,因此企业对濒危药材的保护和持续利用的投入和关注受到限制,需要国家制定相关的法规和政策,促进企业推进濒危药材实现人工生产的积极性。同时国家和地方需持续投入,做到未雨绸缪,做好技术和产品的储备发展。

(5) 科研人员和企业要高度关注技术难度大、生长周期长、资源稀缺药材的人工生产,创新研究思路,积极探索技术突破。

(6) 加强濒危药材种质资源的动态监测和保护。充分利用国家中药资源就地保护体系、国家药用植物园体系、国家药用植物种质资源库,形成完整的中药种质资源动态监测和保护体系,保护药用生物多样性,为中医药可持续发展保存珍贵基因资源。

(魏建和,庾石山,屠鹏飞,钱忠直,李军德,李西文,高文远,张争)

第十五章
中药资源循环利用与资源产业可持续发展

　　中药资源生产过程所追求的目的就是高效开发利用资源,实现其物尽其用的目的。以中医药学、民族医药学与资源学理论为指导,通过利用药效评价、保健功能评价、兽药活性评价、农药效应评价等价值发现技术,充分挖掘中药废弃物的可利用价值。基于中药废弃物的化学转化、生物转化和物理转化三大类方法体系,实现中药废弃物的多途径、多层次综合利用,实现中药资源产业化过程废弃物资源化,提升废弃物资源化利用效率,促进中药资源循环利用与产业健康可持续发展。

　　中药资源是国家战略性资源,是人类健康用药需求和中医药事业发展的物质基础与根本保障,中药资源的可持续利用是社会经济可持续发展的基础和前提。近年来,我国以消耗中药及天然药物资源为特征的资源经济产业得到了快速发展,社会贡献率强劲增长。随着中药资源性原料消耗量的激增,庞大的经济规模加速了自然资源的消耗和人工替代与补偿资源的大量生产,同时产生巨量的废弃物。"既要金山银山,也要绿水青山"已成为我国经济发展方式根本性转变的时代最强音。从当前我国和国际社会提倡和推行的资源循环利用和循环经济发展趋势判断,科学技术进步与生态环境保护已成为关乎企业发展兴衰的生命线,关乎国家经济社会可持续发展及促进人与自然和谐共存的重要因素。

　　资源循环利用(circulating resources utilization)的提出和推行源于 20 世纪 60 年代,渐至 90 年代随着依赖于自然资源的重要工业资源危机和相伴而来的生态环境破坏等相关问题不断加剧,如何减少资源消费、提高资源利用效率、减少排放以保护人们赖以生存的环境等社会、经济、科学问题摆在了世界各国政府、学者及产业界面前而无法回避,资源循环利用的理念及其新型的社会经济发展模式和生产方式被普遍认同和推行。发达国家更是率先采用循环利用的策略和经济变革方式,并有效应用于实践,一大批遵循循环利用方式的工业园区、产业集群、示范企业在政府及优惠政策的引导下迅速崛起,循环利用产业得到了社会的尊重和认可,循环经济效益带来了企业新的经济增长空间和发展前景。

第一节　中药资源循环利用策略与适宜技术

　　中药资源产业化制造过程产生的大量药渣和副产物,以及排放的废水、废气等,其中还包含着未被利用的部分资源性化学成分,若不能得到有效的回收利用不仅造成宝贵的中药资源的巨大浪费,同时污染环境加重生态负担。中药资源循环经济价值链中的资源价值可分为外显价值和潜在价值两个部分,前者是传统价值链所反映的,后者存在于循环经济价值链中。中药资源循环利用再生产业结构及其产业价值链的重构包括:基于循环经济的产业链耦合机制;基于生产者责任延伸的环境成本重置机制;基于互惠互利的社会资本整合机制等多方面交互作用与共同推进。从价值的再分配来触发企业遵从循环经济发展模式、调整和延伸产业结构、配置循环利用再生产所需资源,将节约资源、减量消耗、减少排放、保护生态的社会行为与提高资源利用效率及产业发展效益有机融合,构建中药资源循环利用再生产业链和价值链,形成中药资源产业经济效益与环境生态效益相互兼顾、协调发展的稳定的中药资源生态经济产业良性发展局面。循环利用产业经济的发展,首先是需要政府部门研究制定并出台一系列行之有效的激励机制和政策保障体系,以形成企业革新发展的驱动力和生产者责任延伸的新型制度,以及良好的社会舆论与监督环境。

一、中药资源转化增效模式

中药资源高效利用的一种有效途径,中药资源通过物理转化技术、化学转化技术、酶转化技术、微生物转化技术、细胞生物转化、发酵转化技术等,使其转化成为利用价值较高的资源性物质,以提高产品附加值;通过技术革新或技术集成,提升资源性物质的利用效率。该模式是实现节约资源、循环经济的重要途径,为逐步推进中药资源产业链的延伸提供重要支撑。

1. 适宜于中药资源循环利用的生物转化技术与方法　中药资源性化学成分往往含量很低但却活性显著,如紫杉醇在植物中的含量仅为万分之几或更低。单纯依靠从中药资源中分离得到这些成分,容易造成环境生态的破坏且很难满足医疗需求,可采用生物转化技术,解决这些成分的来源困难问题。中药资源性成分有些在中药材中含量高但却活性较低(如人参皂苷 Rb_1 和 Rg_1 等),但同一药材中的其他成分含量低却活性较强(如人参皂苷 Rg_3、Rh_2),这两类成分往往在结构上存在基本母核相同这一特点,为使中药资源高效、循环利用,可采用结构改造的方法将活性低的成分转化为活性强的成分,生物转化由于具有的独特优势使其成为完成这一工作的有效技术方法。在中药资源生产加工过程中,还会产生大量的"非法定药用部位"及"下脚料",这些废弃物中通常含有大量的纤维素、蛋白、淀粉组分,容易对生态环境造成极大压力,而采用生物转化降解发酵技术,将这一类的大分子生物质转化为利用价值较高的醇、沼气等清洁能源,以及微生物蛋白饲料、有机肥料等,对中药资源的循环利用与可持续发展具有重要意义。

围绕中药资源的高效利用和环境友好所进行的中药资源化学研究和资源循环利用体系的建立,需要对其化学物质的组成、结构、性质及其动态变化规律进行系统研究和揭示,化学物质是资源构成的基础,与资源的循环利用关系极为密切。

2. 适宜于中药资源循环利用的物理转化技术　中药资源生产过程产生的非法定药用部位如草本、木本等地上茎叶秆等,资源性产品深加工过程产生的废弃药渣等,通常含有丰富的纤维素类、半纤维素类及木质素类等资源性化学物质,是一类具有潜在开发利用价值的潜在资源。物理转化技术为中药资源生产加工过程产生的废弃非药用组织器官,深加工过程产生的药渣的资源化利用提供了一种工艺简单、成本较低、可操作性强的资源化利用途径。常见的物理转化途径有:适宜于提高中药废渣中资源性物质得率的蒸汽爆破预处理技术,适宜于富含纤维的非法定药用部位及药渣的固化成型技术,适宜于混合药渣分离并实现分别利用的气流分选技术,适宜于中药制药废水净化及可利用物质回收利用的混凝技术等。

3. 适宜于中药资源循环利用的化学转化技术　化学转化利用途径与方法技术主要包括:通过热化学转化途径与技术,使中药废弃物转化为固态、液态和气态等资源性产品;通过酸、碱预处理,以及化学催化反应等化学转化途径与技术,将废弃物中大分子物质解聚转化为低聚类或小分子化学物质,或通过转化提升资源性化学物质的利用价值或潜在利用价值。以中药资源产业化过程中产生的固态废弃物为主要原料经热/压裂解产生的生物油可以直接燃烧发电,也可精炼或者改性后作柴油的替代资源,或用于提取各种化学用品的化工原料。裂解产生的气态产物可用作工业燃烧用气。炭化物可用作锅炉的固体燃料,也可用于生产活性炭、纳米炭,也可经进一步裂解生产天然气。

二、中药资源循环利用资源价值创新发展模式

通过对中药资源产业化过程产生的副产物及废弃物所蕴含的资源价值或潜在价值进行挖掘,重新规划与构建循环利用再生经济产业链,并合理调整其资源配置和利用,实现资源创新价值的发现及资源最大限度的利用,由此逐步推行对取自于自然资源或是人工替代资源的中药原材料使用的"减量化";逐步通过实施精细化、高值化科技产业发展策略,驱动中药资源利用效率的有效提升,充分体现其"资源化"的客观价值;逐步将中药资源产业化过程各环节产生的尚未被有效利用的"废弃物"纳入循环利用体系中加以拓展延伸,直至吃干榨净,物尽其用。在此过程中,既体现了"再利用"的循环经济再生资源价值创新策略,又提升了产业效益,实现了节约资源、维护生态、绿色发展的目的。

中药资源循环利用再生资源价值创新策略与发展模式主要表现在以下几个方面。

1. 基于中药资源产业经济的特点和客观条件　因地制宜、因资源品种制宜、因产业基础和再生利用能力制宜,围绕中药资源产业化过程产生的非药用部位、初加工下脚料、深加工产业化过程产生的废渣、废水、废气中资源性化学物质的再生利用价值发现,创新多途径、多层次的多元化再生利用策略,创建各具特色、适宜的中药资源循环经济产业发展模式。

2. 基于精细化、高值化资源价值提升策略　在现代医药制造产业及其集成性工程技术体系支撑下,对资源消耗量和产品规模大的中药资源性原料及其深加工产品进行提质增效和升级改造,以优化和提升生产工艺和工程化过程,提高资源性化学成分的提取、富集和转化利用率;通过拆分和解析传统药材多元功效及其物质组分(成分),以及资源产业化过程产生的理化性质各不相同的废弃物,构建形成由复杂混合物—组分(群)—成分(群)—结构改造(修饰物)等不同科技含量、不同资源价值、不同产品形态、体现资源循环经济发展特征的中药资源新型产业结构,以有效提升资源利用效率和效益。

三、中药资源产业化过程废弃物及副产物的资源化利用策略

中药废弃物的资源化利用体现了中药资源化学的重要研究思想,是其实现中药资源高效综合利用、提升资源利用效率的重要内容。因此,以中药资源化学基本理论为指导,集成化学、生物学、农业、生物转化、重组工程菌等领域的适宜方法和技术,围绕中药资源产业化过程中产生的中药废弃物开展资源化利用研究,形成节约资源、保护环境的循环型、环境友好型低碳经济产业链。

随着社会和经济的发展,全球能耗不断增加,仅凭传统能源必然无法支持未来的能源消耗,因此,大力发展新能源已在各国政府中达成共识。而在各种新能源形式中,生物质能源(bioenergy)近年来受到广泛的重视和发展。而中药废弃物尤其是植物纤维资源,逐渐成为生物质能源生产的重要原料来源。从可持续发展的角度看,中药废弃物是可再生而且洁净的能源资源。采用厌氧发酵技术可将中药废弃物进行发酵产生乙醇、沼气等能源物质,是中药废弃物综合利用最有效方法之一,该方法不仅能提供清洁能源,解决燃料短缺的问题,同时,解决大中型中药制药企业的药渣污染问题。因此,中药废弃物有效转化成为生物质能源并进入市场,形成中药资源产业化的循环利用经济有着广阔的发展前景。

中药废弃物的处理与资源化不仅关系到资源的再利用和环境安全,同时与中药产业的可持续发展和大中药健康产业紧密相关。依据中药废弃物的理化性质和特点,探索性提出中药废弃物的"三大利用

策略"。基于循环经济理念，中药废弃物资源化对于缓解资源不足，减少环境污染，拓展其多途径资源化利用，提高中药产业的综合效益，具有重要意义。

1. 传统"非药用部位"多途径利用策略　即在药材生产与饮片加工过程中产生的大量"非药用部位"废弃物，如当归废弃地上部分具有开发兽药和生物农药的潜在利用价值；废弃的银杏外种皮富含多糖类资源性物质，具有免疫扶正功能；银杏酚酸类又可作为生物农药开发利用。

2. 药材加工过程废弃物及副产物的回收利用策略　如药材加工过程产生的废弃植物组织器官多富含糖类、蛋白及纤维素等资源性物质，可作为畜、禽、渔业等养殖业的饲料补充剂，可通过复配技术形成改良土壤结构和增加有机质肥料基质；也可采用热/压裂解工程化或发酵产生沼气，使其成为生物质能源资源等。亦可经适当加工处理包括生物转化、化学转化形成资源附加值更高的资源性物质。

3. 中药资源深加工过程废弃物及副产物的回收利用策略　该过程中产生的大量废渣、废水、废气等废弃物，从开发与综合利用的角度，促使中药及天然药物资源产业化过程废弃物的资源化，通过工程技术集成促进资源性物质的转化与转移，以提升资源利用效率。

第二节　标志性成果

中药资源循环利用属于新兴研究领域，经过近些年的探索发展，取得了阶段性的成果。

一、建立了中药资源化学研究体系

以段金廒为代表的研究团队，基于中药资源化学的研究思路，开展中药资源循环利用与产业化研究，取得了阶段性的研究成果。中药资源化学研究目的是促进中药及天然药物资源的有效生产、合理利用和产业的提质增效。

立足于资源稀缺性原则，寻找发现或人工生产可替代性资源，保护珍稀濒危物种及自然资源；立足于资源多宜性原则，通过系统性和精细化开发利用，实现资源价值增值和价值补偿，提升资源利用效率；立足于资源节约和环境友好原则，减少资源消耗，促进循环利用，降低资源成本，提升资源利用效益；基于化害为利的资源化策略，研究揭示外来入侵生物资源的药用及多途径利用价值并加以有效利用，转化和丰富我国药物资源体系；基于化学成分结构修饰策略，发掘和提升中药资源性化学物质的利用价值和潜在利用价值。为提升中药资源利用效率，推进中药资源循环经济产业发展，从根本上转变中药农业和中药工业的经济增长方式作出了贡献。近年来，以中药资源与资源化学为切入点，国内学者围绕影响中药材品质形成的诸环节、诸因素，对药用生物生态诸因子与次生代谢产物动态变化规律关联性分析等进行了广泛研究，为我国常用大宗中药材采收期、采收方式的确定、干燥加工方法的选择、资源性物质的多层次综合利用等奠定了基础，为中药资源循环利用与可持续发展提供了重要支撑。该研究领域成果"中药资源化学研究技术体系建立与应用"获得国家科学技术进步奖二等奖(2011年)。

二、提出与实践基于循环经济理论的中药资源循环利用策略与模式

基于我国以消耗中药及天然药物资源为特征的资源经济产业发展和现状，提出基于循环经济理论的中药资源循环利用策略及其中药资源产业发展模式。中药原料及深加工生产全过程整体呈现出高消耗、高排放的产业化模式与生产方式。政府、社会和企业共同倡导和引入循环经济的发展理念和生产方

式的改变，将中药农业药材生产环节产出的传统非法定药用部位，以及中药工业深加工制造过程产生的废渣、废水、废气等所谓的中药废弃物纳入循环利用闭合系统，以有效延伸资源经济产业链，提升资源利用效益，减少生态环境压力，追求和实现在中药资源产业化过程形成系统性、整体性、结构性和动态性的节约策略和制度约束已成为中药资源产业化发展的必然趋势。

围绕中药资源生产过程的减量化、再利用和资源化开展深入系统的科学研究，深入研究发展循环经济的技术支撑和保障，开发出一系列适宜中药资源深加工产业化过程所需的环境无害化、资源节约化的科学技术体系，有效推进中药资源的高效利用和循环利用。

三、传统非药用部位的资源价值不断被发现

在药典规定的中药材使用部位外，植株或其他部位常被废弃，造成资源的极大浪费。资源紧缺的情况下，扩大药用部位或使用亲缘相近的药用动、植物替代也是保护濒危中药材、促进中药资源可持续利用的重要途径。近20年来，利用人参、西洋参茎、叶、花中的人参总皂苷；以黄芩茎叶、地黄茎叶、柴胡茎叶等传统非药用部位为原料开发创制了一批国家中药新药；以瓦布贝母替代松贝母治疗肺热咳嗽；以同属植物管花肉苁蓉替代肉苁蓉作为补肾壮阳的中药等研究均取得标志性成果，为相关资源的可持续发展奠定了基础。

中国中医科学院中药资源中心针对名优中成药所使用的濒危原料药材，以两面针为代表品种，开展药材新的药用部位研究和开发。在"国家重大新药创制专项"支持下，通过文献调研、资源调查、品种来源及鉴定、种植培育方法研究、化学成分对比研究、药效对比研究、安全性评价等系统研究，确定两面针茎为新的药用部位以，有利扩大药源，促进非传统药用部位的综合利用，促进自然资源的保护，解决名优中成药产业化过程中的基础性和关键性问题，保证药材的可及性和可持续利用，保障名优中成药的产业化升级和可持续发展。

四、促进了中药资源经济产业链的延伸

1. 中药茯苓资源的可持续发展与合理利用 针对茯苓菌种退化严重，产量低，茯苓栽培需要大规模砍伐松树，资源破坏严重，茯苓产品附加值不高，药材综合利用率低等问题，开展资源产业化过程资源经济产业链的延伸研究工作，选育了优质高产茯苓新菌种"湘靖28"，创制了"茯苓袋料高效栽培技术"，规范了茯苓菌种、袋料栽培、鲜茯苓及干茯苓的生产销售和使用，确保茯苓生产可持续健康发展。经过多年攻关，发明了"茯苓液相不振荡生产工艺"，把茯苓中不被人体吸收的β-茯苓聚糖，创制为高取代度、高纯度、具有抗肿瘤和增强免疫力功能的"高取代度羧甲基茯苓多糖"原料，创制了抗肿瘤新药"茯苓多糖口服液"；开发了茯苓饮、茯苓菌核素等系列健康产品，使茯苓有效利用率达到90%以上。从而突破"十方九苓"之称的茯苓资源种植瓶颈为挖掘茯苓健脾益气等功效物质基础、综合开发利用奠定了基础，创建中药茯苓资源可持续发展和高效综合利用的生态产业链模式。

2. 中药五倍子资源的可持续发展与合理利用 围绕五倍子资源高效生产技术，研发了五倍子蚜虫越冬与繁殖关键技术，五倍子优质原料药材家种家养规范化种植技术，进行五倍子中药材规范化种植示范。为实施五倍子高效利用，研究了占五倍子60%～70%的主要成分单宁酸、没食子酸的提取新工艺，得到了在医药临床上具有较强的药理作用的没食子酸，是合成抗菌、抗癌、心血管病、镇静等药物的重要中间体，并研发了棓丙酯等衍生原料药。对加工过程所产生的废液废渣进行回收利用，研究了五倍子油的萃取工艺，五倍子多糖、五倍子虫胶的提取工艺，及保健品等新产品开发，延伸了五倍子深加工产业链

实现了五倍子85％以上资源性化学成分有效利用。

3. 博落回总生物碱应用于中药兽药和生物农药及其产业化　博落回总生物碱作为"三药"原料在医药、农药、兽药领域的应用越来越广泛,特别是作为生物农药、抗癌药及兽用抗菌消炎药的应用方面前景广阔。博落回注射液对家畜等细菌感染性疾病有良好治疗效果,使用后无残留,无公害。针对目前养殖业饲料中添加抗生素后导致药物残留和耐药性等食品安全问题,成功开发出我国首个二类新中兽药原药和制剂:博落回提取物和博落回散,用于预防动物疾病和促进动物生长。

利用丰富的野生植物博落回,采用超临界提取工艺,萃取生物总碱,进行有效体与无效体分离,制成可溶性剂型农药,用于蔬菜、水果、有机茶及水稻、棉花等作物的杀虫杀菌。该项目的开发对调整农药品种结构,实施药肥兼用,充分利用山区资源有重大意义。

第三节　展　　望

随着人类社会的进步和科学技术的飞跃发展,加快了工业生态文明到来的步伐,我国的中药资源产业发展模式和生产方式也必将遵从循环经济发展方向发生根本性的转变。目前,以消耗中药和天然药物资源性原料进行中药制药、多类型健康产品、标准提取物、配方颗粒等深加工产业化过程存在着资源利用效率不高、产出单一、不能形成有效的循环利用再生产业等问题,亟待通过循环经济发展理念的引导和政府经济政策的激励,有效地改变目前仅利用药材原料中部分资源性物质所造成的高投入、低产出的传统落后生产方式,推动产业改造升级,实现经济效益和生态效益的同步提升与健康发展。

发展循环经济是中药资源循环利用与可持续发展的重要途径,中药循环经济的发展不仅关系到中药资源的循环利用和环境生态,同时与中药资源的可持续发展和循环经济的建设密切相关。按照循环经济理论,以中药废弃物的循环利用为切入点链接农业、林业、渔业、畜牧业,以及资源工业和服务业等领域,以构建中药资源经济循环发展模式。从生态工艺学的观点来看,发展"无废"或"少废"生产工艺,实施对废弃物的无害化处理,从一定量的资源中开发出多种产品和最大产量,形成高效低耗、高产低碳的生产循环模式。中药废弃物资源化过程是应用现代科学方法和集成技术,结合中药资源及其废弃物的特点,促进中药资源产业化过程中由传统工艺向生态工艺转化,摒弃"生产—使用—报废—排放"的传统系统,建立一种"生产—利用—回收—再资源化"的循环经济理念,综合开发利用有限的中药资源,以达到可持续、循环利用的目的,对促进中药产业健康可持续发展具有重要现实意义和长远战略意义。有科学家预估,在2030—2050年可用木质纤维素大规模生产淀粉、脂肪、氨基酸及蛋白质,它具有与化石资源无与伦比的优势。

因此,大力开展中药资源产业化过程废弃物的资源化利用与再生产业发展,不仅可节约资源,有效降低企业生产成本,增加收益,同时可遏制其对生态环境造成的负担和压力,也是增强企业综合竞争能力的内在要求。通过资源循环利用策略的引导和推行,从根本上转变中药农业和中药工业的经济增长方式,推进中药资源经济产业发展模式和生产方式的变革,改变长期以来依赖自然资源的资源耗竭式发展方式和层次结构相对较低的发展模式,解决我国经济发展对资源的需求量大而资源又相对短缺的社会问题,为中药资源循环经济体系框架的建立以及推动中药资源循环经济产业发展提供借鉴。

中药资源循环利用与可持续发展是一复杂系统工程,既涉及中医药领域,又涉及农业、工业、服务业等行业。基于系统化的思维对整个中药资源产业与资源生态系统进行分析设计,明确产业经济与生态经济的关系及其相关方面各自所承担的责任和义务,延伸了生产责任制度,并通过立法等约束手段强调生产者的责任,刺激生产责任方改变生产工艺、改进产品设计,采取绿色生产和循环利用的生态型经济模式,大力开发环境低负荷的产品,延伸资源经济产业链,产生新的经济增长点,构建代表先进的经济发展模式的循环经济体系,促进中药资源产业结构按照循环发展、绿色发展的区域性资源经济布局、单元性行业集聚、结构性产业链延伸等方式进行调整和变革。通过资源循环利用策略的引导和推行,从根本上转变中药农业和中药工业的经济增长方式,推进中药资源经济产业发展模式和生产方式的变革,改变中药产业"高投入、高消耗、高排放、低产出"的线性经济发展模式和生产方式,推进资源节约型和环境友好型中药资源循环经济体系的构建,保障中医药事业可持续发展。

参考文献

[1] 张伯礼. 中医药事业发展与中药材资源[C]. 2014 中药及天然药物资源国际学术研讨会暨 CSNR 天然药物专业委员会第十一届学术年会,2014 - 10 - 16.

[2] 张伯礼,张俊华. 中医药现代化研究 20 年回顾与展望[J]. 中国中药杂志,2015,17:3331 - 3334.

[3] 张伯礼,程翼宇,瞿海斌,等. 中成药二次开发核心技术体系创研及其产业化[J]. 天津中医药,2015,01:1 - 3.

[4] 张伯礼. 关于珍稀濒危中药材资源保护及可持续发展的建议[J]. 中国食品药品监管,2015,03:14.

[5] 肖培根,王永炎. 中药资源与科学发展观[J]. 中国中药杂志,2004,5:5 - 6.

[6] 黄璐琦,郭兰萍,崔光红,等. 中药资源可持续利用的基础理论研究[J]. 中药研究与信息,2005,7(8):4 - 7.

[7] 段金廒,张伯礼,宿树兰,等. 基于循环经济理论的中药资源循环利用策略与模式探讨[J]. 中草药,2015,12:1715 - 1722.

[8] 段金廒. 中药资源化学——理论基础与资源循环利用[M]. 北京:科学出版社,2015.

[9] 段金廒,宿树兰,郭盛,等. 中药资源化学研究与中药资源循环利用途径及目标任务[J]. 2015,40(13):69 - 75.

[10] 陈士林,苏钢强,邹健强,等. 中国中药资源可持续发展体系构建[J]. 中国中药杂志,2005,30(15):1141 - 1146.

[11] 黄璐琦,彭华胜,肖培根. 中药资源发展的趋势探讨[J]. 中国中药杂志,2011,36(1):1 - 4.

[12] 陈宇,陈焕亮. 论我国中药资源现状与可持续开发利用[J]. 辽宁中医药大学学报,2014,16(4):218.

[13] 陈士林,郭宝林. 中药资源的可持续利用[J]. 世界科学技术—中医药现代化,2004,6(1):1.

[14] 黄璐琦,肖培根,王永炎. 中药资源持续发展的研究核心与关键——分子生药学与中药资源生态学[J]. 中国中药杂志,2011,26(3):1.

[15] 黄璐琦,高伟,周雍进. 合成生物学在中药资源可持续利用研究中的应用[J]. 药学学报,2014,49(1):37.

[16] 许赣申. 中药资源的可持续利用理论与方法研究[D]. 天津大学,2005.

[17] 陈士林,黄林芳,王璐,等. 中药资源生物多样性保护问题及对策[J]. 中医药信息,2005,(2):3.

[18] 段金廒,周荣汉,宿树兰,等. 我国中药资源学科发展现状及展望[J]. 自然资源学报,2009,24(3):378 - 386.

[19] 段金廒,周荣汉. 天然药物资源的有效利用与可持续发展[J]. 自然资源学报,1998,增刊:98.

[20] 沈镭. 资源的循环特征与循环经济政策. 资源科学,2005,27(1):32 - 38.

[21] 段金廒. 中药废弃物的资源化利用[M]. 北京:化学工业出版社,2013.

[22] 周启星,魏树和,曾文炉,等. 资源循环利用学科发展报告. 北京:科学出版社,2004.

[23] 段金廒,宿树兰,郭盛,等. 中药资源产业化过程废弃物的产生及其利用策略与资源化模式[J]. 中草药,2013,44(20):1 - 9.

[24] 段金廒,宿树兰,郭盛,等. 中药废弃物的转化增效资源化模式及其研究与实践[J]. 中国中药杂志,2013,38(24):1 - 7.

[25] 孙智君. 基于农业废弃物资源化利用的农业循环经济发展模式探讨[J]. 生态经济:学术版,2008(1):197 - 199.

[26] 张静波,刘志峰.基于循环经济的工业废弃物资源化模式的社会效益评价[J].铜陵学院学报,2006,(6):76-79.

[27] 江曙,刘培,段金廒,等.基于微生物转化的中药废弃物利用价值提升策略探讨[J].世界科学技术—中医药现代化,2014,06:1210-1216.

[28] 朱华旭,段金廒,郭立玮,等.基于膜科学技术的中药废弃物资源化原理及其应用实践[J].中国中药杂志,2014,09:1728-1732.

[29] 申俊龙,魏鲁霞,汤莉娜,等.中药资源价值评估体系研究——基于价值链视角的分析[J].价格理论与实践,2014,03:112-114.

[30] 吴薛明,许婷婷,何冰芳,等.非水相生物转化体系的建立及其在中药废弃物资源化中的应用[J].中草药,2015,03:313-319.

[31] 屠鹏飞,姜勇,郭玉海,等.发展肉苁蓉生态产业推进西部荒漠地区生态文明[J].中国现代中药,2015,17(4):297-301.

[32] 詹亚华,曾亮,孙芳,等.论中药资源可持续发展和利用及其对策[J].武汉生物工程学院学报,2011,7(1):37-40.

（段金廒,陈士林,吴启南,陈敏）

第十六章
道 地 药 材

道地药材是我国传统公认且来源于特定产地的名优正品药材,是中医药重要精髓。道地药材现代科学研究始于 20 世纪 80 年代中后期,1985—1988 年原四川省中药研究所以中药材道地性为专题方向开始招收和培养硕士研究生,于 1986 年获得了首个有关道地药材的国家自然科学基金项目"川产道地药材形成及其资源合理利用与保护的研究"。1989 年胡世林主编出版了我国第 1 部道地药材专著《中国道地药材》,同年 10 月在山东泰安组织召开了第 1 届全国道地药材学术研讨会。从此全国性的道地药材研究热潮蓬勃展开,成为中药生药学乃至整个中医药学的重要研究方向和领域。2008 年度国家自然科学基金项目指南已正式将道地药材列为学科专业方向并设立申请代码(C190601)。肖小河、陈士林等完成的"道地药材三维定量鉴定与生产适宜性评价的系统研究"成果获得 2006 年度国家科学技术进步奖二等奖。2011 年 2 月,黄璐琦等作为大会执行主席,成功召开以"道地药材品质特征及其成因的系统研究"为主题的第 390 次香山科学会议,就道地药材的基本概念、科学内涵和研究方向等问题达成了重要共识。道地药材不仅是药材生产的地理概念,而且是重要的质量概念、经济概念和文化概念,具有自然和人文双重属性;它是中药资源研究的独特内容,也是中药资源学发展的特色优势之所在。

过去 20 年多来,我国道地药材研究取得了 3 个方面的主要进展:一是从生态生物学角度,揭示了道地药材形成的规律和机制,初步赋予道地药材现代科学内涵;二是创建了符合道地药材特点的中药品质鉴定与评价方法,形成了系列技术规范和标准,推动了中药鉴定学和中药标准化发展;三是建立了道地药材生态适宜性评价方法和近百种道地药材 GAP 基地,促进中药材规范化生产,有效推动我国农村地区的精准扶贫。

第一节　关　键　技　术

一、道地药材生态适宜性评价技术

道地药材通常具有区域质量特征,具有特定适宜生态环境,开展道地药材产地适宜性评价与区划,有助于揭示道地药材形成的科学内涵,指导中药材合理引种栽培、GAP 基地科学规划、优质高产高效发展等。过去道地药材生态适宜性评价多凭个人经验和主观判断,近 20 年来,我国学者先后研发了一些新方法和新技术,使生态适宜性评价更加科学、客观和合理。如肖小河、陈士林等率先将聚类分析、主成分分析、模糊数学、灰色系统理论等研究手段应用于我国中药资源数值区划、中药材生态适宜性评价与生产合理布局研究；黄璐琦、陈士林等率先将 3S(RS、GIS、GPS)技术用于大规模成片药用资源调查、道地药材适生地的生态区划等；另外，将宏基因组技术用于探索土壤微生物对于道地药材的生长、次生代谢产物合成等方面的影响，从不同生态型土壤微环境角度研究了道地药材的生态适宜性。其他诸如基于道地产区气候特征分析建立的中药材产地适宜性分析地理信息系统(TCMGIS-I)以及现代数理统计方法，越来越多的应用于道地药材生态适宜性评价与生产区划中。这些技术为因地制宜、合理布局发展道地药材生产，解决盲目引种导致的生产布局混乱、道地药材品质严重下降的问题提供了有力支撑，推动了我国中药材 GAP 生产发展，促进了中药材优质高产高效发展。

二、道地药材三维可视化与立体定量鉴定

道地与非道地药材的差别，往往既无明确标示性成分也无明显组织特征可资区别，传统中药鉴定学的方法主要基于药材的二维平面、定性或半定量和静态观测描述，因而道地药材鉴定技术一直较难突破。在 20 世纪 90 年代，肖小河等利用计算机三维重建与显示新技术，在国际上率先研制出道地药材数字可视化技术及其三维图鉴系统，实现了中药形态组织三维动态显示及其形态学参数测定，以标准道地药材的三维图像及形态学参数为对照，实现了道地与非道地药材的鉴定。主要技术特点为：全方位展示了中药材外部形态；多层次"透视"中药材内部结构；实时动态地测定中药材三维形态学参数；实现了中药鉴定从二维到三维，从平面到立体，从静态到实时动态的技术跨越，实现了道地与非道地药材的客观、量化、迅速、准确的鉴定。

三、道地药材生物效应评价

中药质量生物效应评价是以中药临床功效为基础，采用定量药理学和药物分析学方法定性定量表征中药生物效应的评价方法，从而达到控制或评价中药内在质量及其一致性、优质性、安全性的目的，可利用整体动物、离体组织、器官、细胞、微生物、功能酶、受体等为试验系。按研究对象、测定方法及评价目的不同，生物效应评价方法可分为生物活性测定、生物效(毒)价测定等方法。随着基因组学、蛋白组学、代谢组学等系统生物学的发展及其在中医药领域中的应用，生物标志物和生物效应表达谱检测将成为中药质量生物评价与控制的重要手段和方向。

将生物效应评价技术用于中药资源领域，对于成分复杂、药理作用多样的中药及制剂的质量控制与评价来说具有独特的优势，有效解决仅控制少数指标性成分难以评价中药质量或难以反映疗效的问题。中药质量生物效应评价是在现有质量标准控制体系的基础上，引入生物评价方法和指标，以期从常规、化学、生物等多角度控制与评价中药质量。生物效应评价与现有质量控制体系更多的是相辅相成、互为补充的。生物效应评价是继性状评价、化学评价之后，推动中药质量标准走进临床、关联疗效的有效途径和手段，《中国药典》从 2010 年版开始收录了"中药生物活性测定指导原则"，现在已成为了中药质量标准化研究的重要方向之一。

生物效应评价适用于所有非单体中药的质量评控，尤其适用于药效物质不清的中药质量评价与控制，在道地与非道地药材鉴定、药材商品规格等级鉴定、野生与栽培药材鉴定、中药注射剂质量安全性评控、中药制剂一致性与生物等效性评价、中药加工炮制、中药资源综合利用等方面具有广阔的应用前景。目前针对活血化瘀类、清热解毒类、泻下类、补益类、毒剧类中药以及中药注射剂等，研制开发了系列中药生物效应评价技术和方法，并积极推广应用。

四、道地品质指数

长期以来，关于道地药材品质评价方法和技术几乎是一个空白，目前主要是以药材性状经验鉴别为主，难以全面、客观、准确地评控道地药材的内在品质，具有较大的片面性和局限性。近年来，肖小河等首次提出并创立了道地药材品质综合量化集成评价方法和指标——"道地品质指数"（dao-di index，简称 DDI）。道地指数的构建主要是基于产区相对历史、产区生态适宜性、商品规格等级、成分相对比例和生物效 5 个要素综合量化加权，融合了中医药整体观、中药传统质控理念和现代科技手段，填补了国内外道地药材品质评价体系的空白，同时也为中药产品优质优价和临床辨质用药提供了重要的技术支持。道地品质指数在道地药材品种产地的认证认可、中药材 GAP 基地建设与规范化生产、中药材及其相关产品质量评价与控制等方面具有重要指导意义和推广应用价值。

五、基于道地药材的中药优质性评价技术体系

首次建构了中药品质整合评控体系即"评控力金字塔"，根据与临床功效的关联性和评控力大小依次排序：效应成分指数＞生物效价及活性＞药材商品规格等级及道地性＞药典常规质量检测。具体来说，一是针对药效物质不明确的中药，采用中药生物效（毒）价或活性评价方法；二是针对药效物质相对明确的中药，采用中药效应成分指数或道地品质指数；三是针对化学和生物评价方法均未建立的中药，采用药材商品规格等级及道地性 Delphi 评判法。

第二节　标志性成果

一、道地药材形成机制生物学研究

20 多年来，国家自然科学基金重点项目、"973"项目等课题支持了道地药材形成机制研究。200 种道地药材的文献整理，以及近百种道地药材的历史沿革和品种变迁得到梳理。不少学者比较了苍术、丹参、黄芩等几十种大宗常用的道地药材和非道地药材在化学组成及含量、遗传背景及环境因子方面的差异，研究了三者之间的相关性。

中国中医科学院黄璐琦、郭兰萍等运用现代生物学理论，系统阐述了道地药材形成的生物学原理，提出了道地药材形成的 3 个模式理论，即道地药材的化学组成有其独特的自适应（self-adaption）特征；道地药材的道地性越明显，其基因特化（gene specialization）越明显；逆境（stress）能促进道地药材的形成。在道地药材遗传机制研究方面，用 RAPD、ISSR、AFLP 等分子标记方法，开展了当归、黄芩、苍术等药材的遗传多样性分析，揭示了道地药材的遗传多样性水平及遗传结构。对丹参等道地药材有效成分合成的分子机制研究取得了突破性进展，发现了大量有效成分合成的功能基因以及新的二萜类化合物生物合成途径。利用地理信息系统结合实地调查及实验室分析，发现利于道地药材次生代谢产物积累的环境因素与生长发育的适宜环境因素不一致甚至相反，如一些道地药材在受到土壤养分缺乏、高温等环境胁迫的情况下累积了大量次生代谢产物，由此提出道地药材形成的逆境效应理论。相关研究获得 2011 年度国家科学技术进步奖二等奖。

二、道地药材三维定量鉴定与生产适宜性评价的系统研究

肖小河及其团队 1986 年始在全国开展中药材道地性探索与研究,历时近 20 年,于 2006 年获得道地药材研究领域首个国家科学技术进步奖。

该成果的创新性及科学意义为:① 在国际上率先研制出三维可视化中药材及关键技术,从整体、组织、细胞等多层面实现了对道地药材形态及其鉴别特征的三维动态显示,并示范用于郁金等 10 类道地药材。② 创建了中药材体视学鉴定方法及分析系统,实现了中药材显微鉴定从二维平面和定性描述为主向立体定量测算方向的发展,并示范用于黄连等 10 类道地药材。③ 创建了道地药材生态适宜性数值区划技术,推动了道地药材生产基地合理布局与 GAP 基地建设。④ 首次揭示遗传变异、环境饰变和人文作用是道地药材形成的三大主导因素,道地药材形成与发展的主要模式可分为生态主导型、物种主导型、技术主导型、人文主导型、多因子关联决定型等 5 种类型。在此基础上,创新性地开展道地药材商品规格等级标准化研究,修订和建立了大黄、附子等 20 种中药材商品规格行业标准草案。

上述关键技术示范用于附子类、黄连类、麦冬类、郁金类等中药标准化研究及实践,有效推动中药鉴定学科与中药材科技产业化发展。

三、道地药材及商品规格标准制定取得实质性突破

道地药材市场上以假乱真、以次充好的现象屡见不鲜,归根结底是由于缺少道地药材的质量评价标准,导致道地药材的鉴别和辨识缺少依据,这也是道地药材品种混乱的客观原因。

为了有效解决上述问题,国家中医药管理局先后启动中医药行业科研专项"苍术等道地药材鉴别特征的提取研究""20 种道地药材形成模式及其商品规格行业标准研究"、中医药标准化项目"道地药材标准示范研究""道地药材标准通则""道地药材标准"等课题支持道地药材标准研究,由中国中医科学院中药资源中心牵头,联合国内多家科研机构、高校及企业,选取道地性明显的药材作为首批研究对象。2015 年 11 月 26 日,中国中药协会颁布了《道地药材标准编制通则》等 27 项道地药材团体标准,此标准的颁布,将为消费者买到货真价实的道地药材提供鉴别标准,为道地药材生产者、经销商在道地药材生产和经营中获得比非道地药材更大的利益提供技术及法律依据。

近年来,与道地药材密切相关的中药材商品规格标准化研究也逐渐开展,国家中医药管理局 2008 年正式启动中医药行业科研专项"道地药材形成模式及其商品规格行业标准研究",解放军第三〇二医院全军中药研究所牵头修订和新建了大黄、附子等 20 种中药材商品规格等价标准,创立了中药材商品规格标准化研究思路和方法,创建了基于商品规格等级的中药优质性评价技术体系,出版了我国首部中药材商品规格研究专著——《中药材商品规格等级标准化研究》。

四、成功获建我国首个道地药材国家重点(培育)实验室

2013 年 7 月,由中国中医科学院中药资源中心牵头申报的道地药材国家重点实验室培育基地正式获批建设,该实验室是由国家科学技术部与国家中医药管理局联合共建,为我国中药资源领域首个国家重点(培育)实验室,其目的是瞄准道地药材研究的前沿课题,解决道地药材可持续利用的关键问题,为我国道地药材系统研究提供技术支撑体系和创新平台,已于 2016 年通过验收。

第三节 展 望

经过多年的努力探索,道地药材研究取得一些重要成绩,未来还需要进一步证实和发扬道地药材的临床优效性,深入阐明大宗常用和名贵道地药材形成机制,大力发展道地药材生态种植,以道地药材为引领,促进中药材资源优化和可持续发展。

一、开展道地药材品种和道地产区的认证认可

道地药材无论是品种还是产地,都只是源于传统或民间的认识和看法,缺少全国统一的和权威的认证认可,致使道地药材无论是品种确认还是产地界定,其正统性和公认度往往受到质疑。今后应从总体和单品种层面上,梳理道地药材形成的历史渊源、基本模式和主导因素,构筑道地药材形成与发展路线图,厘定道地药材品种、核心产区及其分布式样,建立重要道地优质药材示范基地,开展道地药材地理标记认证。

二、加快制定道地药材及其商品规格等级行业标准

目前大部分中药材没有明确的商品规格,即使部分品种有商品规格也多以经验感知为依据进行判断,划分标准不规范、欠严密,缺乏系统性整理和现代科技的支持,也未得到普遍认可,制约了商品规格在中药材质量标准评价体系中的发挥,影响了商品规格传统鉴别经验的继承与传播,阻碍了中药材商品流通和中医药的国际文化交流。中药材商品规格评价的标准有待进一步整理与规范,并努力使之成为中药材行业标准。

三、深入开展道地药材生产规范化研究

这方面研究工作全国已经开展较多,但研究深入还有待进一步加强,为中药材 GAP 生产基地建设与优质高产高效发展等提供科学性、可操作性强的技术规范和标准。

（肖小河,郭兰萍,王伽伯）

第十七章
中药资源领域新理论新技术

第一节　新　理　论

一、药用植物亲缘学

药用植物亲缘学是一门综合了植物系统及分类学、植物化学、药理学和信息学的多学科渗透交叉的学科。1978年肖培根首次提出植物亲缘关系、化学成分和疗效间存在内在规律的药用植物亲缘学概念,引起了学术界的重视,由此揭开了药用植物亲缘学的研究热潮。通过研究重要药用植物类群的亲缘关系—化学成分—药理活性及传统疗效进行系统研究和整理,通过对它们的"共性"和"个性"分析,总结药用植物资源的应用经验,最终形成具有创新性的"药用植物亲缘学"基础理论。

药用植物活性成分大都属于植物的次生代谢产物,在植物的进化过程中形成了相应的亲缘关系,亲缘关系相近的植物不仅体现在形态上,也体现在其功效和药理作用上。由此反映在其所含化学成分质和量的相似性。通过对药用植物中重要活性成分如生物碱、黄酮类、萜类、香豆素类等分布规律的归纳,对重要植物类群进行系统整理,结合传统疗效和现代药理作用,特别是采用数量分类学和信息学的方法和技术,先后对莨菪类、小檗类、大黄类、乌头类、芍药类、黄连类、唐松草类、紫草类、蒲黄类和杜鹃花类等重要药用植物类群进行了研究,揭示了其植物亲缘关系—化学物质基础—疗效间的相互关系及内在规律,形成了药用植物亲缘学的基本理论,建立了相应的研究方法和方向。其研究主要集中在:植物形态学(广义)和分子系统学的研究;植物化学特征及其生物合成途径的研究;化学成分在植物系统中的分布规律研究;化学系统学研究;药用植物疗效与化学成分和系统学位置相关性研究;药用植物亲缘学的信息学及智能科学的研究。

药用植物亲缘学的研究方法和关键技术包括:选择合适的数学模型,建立智能数据库;实验分类学、分子分类学、数量分类学与现代信息学技术的结合;现代分析技术手段与生物活性物质筛选的结合;以现代信息学技术为基础的多学科信息的整合。

药用植物亲缘学的研究意义体现在:促进药用植物新资源的发现;寻找进口药物和濒危稀有药用植物替代资源;丰富中药现代化的基础研究内涵;为新药开发提供新的理论和方法。

近20年来,药用植物亲缘学的研究越来越多,如唇形科、百合科、苦苣苔、三白草科、菊科等药用的植物的亲缘学研究的发表。药用植物亲缘学作为一种创新理论对中药及药用植物的资源利用、大规模筛选、设计及开发中药新药具有重要的指导意义,并形成传统经验与现代高新技术相结合的药物研发新模式和新方法。随着分子生物学技术的不断发展,基因组学,代谢组学和相关技术的涌现拓展了对中药资源和药用植物亲缘关系的视角,促进了研究模式的转换,药用基因组亲缘学也将由概念走向成熟的理论。

二、植物化学分类学

植物化学分类学(plant chemotaxonomy)是植物分类学与植物化学相互渗透、相互补充、互为借鉴而形成的一门新兴的边缘学科。它以植物化学成分为依据,以经典分类学为基础,对药用植物加以分类和记述,研究植物化学成分与植物类群间的关系,探讨植物界的演化规律。其重点是阐述药用植物各类群的化学特征,探讨植物化学成分在植物界的存在和分布规律;分析它们在分类学和系统学上的意义。

植物化学分类学学科的形成与发展至今,其研究范畴更加扩展,研究任务不断深入,更为强调植物的系统发育与其化学物质组成和积累的关系,积极探索植物的系统发育与化学成分关系的规律性。结合前人的研究积累和药用生物资源研究、开发利用的实际需要,提出植物化学分类学的研究范畴及其任务:研究各植物类群的化学成分,包括初生代谢及次生代谢产物,确定其结构,并应考察其含量;探讨植物化学成分在植物界的存在和分布规律,分析它们在分类学和系统学上的意义;了解植物化学成分的生理作用、合成、转化、动态积累及与个体发育和系统发育的关系;综合相关领域的研究思路、方法和信息积累,从植物化学分类学角度探讨物种形成、种的变异和植物界的系统演化规律。

植物化学分类学不仅是经典植物分类学的补充和发展,而且在药用植物资源的开发利用及寻找新资源中起着重要作用。研究的对象可选择分类系统中的关键类群(key taxon)、争议较大的类群、中国特有的类群等;可研究大系统大类群的演化,也可研究种下等级的化学变异。中药资源领域的植物化学分类学研究工作的另一个重要方面是根据经济社会发展需求,研究社会效益或经济效益较大的资源类群,可选择某些稀有和具有重要资源价值的化学类型及成分,追踪其在植物界的分布规律,寻找新资源或发现新的可替代性资源,扩大植物资源利用途径等。

三、分子生药学

分子生药学(molecular pharmacognosy)是在分子水平上研究生药的分类与鉴定、栽培与保护及有效成分生产的一门科学,是生药学的一个具有前瞻性和前景性的分支。自从1995年黄璐琦在《中国中药杂志》上发表《展望分子生物技术在生药学中的应用》一文,首次提出"分子生药学"的概念以来,已经经历了近20年的发展。现在,分子生药学在研究内容、技术方法、获得成果、人才队伍等方面日趋成熟,已经成为生药学中一门新兴的交叉学科。

分子生药学的产生,一方面将生药的研究层次向微观推进到基因水平,极大地丰富了以往对生药生命现象的认识;另一方面,由于不同基因或DNA片段的进化速度不同,其在进化中的特殊地位不同,所反映的遗传变异的尺度和水平也不同,这一点强化了人们对生药细胞、组织、器官、有机体、种群等层次的重新认识和思考,逐渐形成了药用植物分子系统学、药用植物分子谱系地理学、生药分子鉴定、道地药材形成分子机制、珍稀濒危中药资源的遗传多样性分析与保护研究、药用植物次生代谢产物的生物合成和代谢调控、药用植物功能基因组研究、药用植物有效成分的合成生物学研究、药用植物的转基因研究、药用植物的分子育种研究、药用植物细胞及真菌培养生产活性成分等11个稳定的研究方向。

先后提出了在遵循分子系统学研究结果的基础上,采用个案分析方式,建立中药分子鉴定方法的中药分子鉴定原则;从生物学上说,道地药材的形成是基因型与生境之间相互作用的产物,并提出了道地药材形成的三个模式理论;遵从传统遗传学和溯祖理论开展药用植物居群遗传和微观演化研究,为中药材野生资源保护、道地药材形成生物学机制等研究提供理论支撑；从分子生药学角度探索药材活性成分变异及其质量控制，提出了重复基因功能分化决定药用植物活性成分变异的理论，道地药材形成的表观遗传学理论等。

四、本草基因组学

本草基因组学（herbal genomics）是研究草药基因组的组成，组内各基因的精确结构、相互关系及表达调控的科学，是用于概括涉及基因作图、测序和整个基因组功能分析的遗传学分支。我国研究人员已经开始通过对中草药基因组测序、组装并注释基因组来分析各基因的功能，为揭示中草药的遗传背景和通过阐释中草药有效成分生物合成途径进行分子育种奠定基础。

2015 年科学杂志增刊（*Science*，Sup）以"本草基因组学——揭秘传统草药生物学本质"为题正式系统介绍了本草基因组学。本草基因组学为复杂草药成分的化学和生物学解析提供了有效平台，通过建立基因数据库可被广泛应用于传统草药的品质研究、分子鉴定、有效成分的生物合成、道地性研究和分子育种等。

本草基因组作为通过基因组学研究药用生物次生代谢产物生成特性及道地药材形成基础的新兴学科仍面临着机遇和挑战。随着新测序技术的迅猛发展，越来越多的药用生物基因组、转录组信息将被揭示，在提供遗传背景的同时，其组装中的错误也应获得足够重视。目前测序方法存在缺陷，对于长片段的重复序列仍然不能很好分辨，造成基因组拼接的碎片化，并容易引入错误。更长、更精准的测序平台及拼接方法依然是推动本草基因组的核心。基因组学与现代分子生物学、代谢组学、植物学及生态学结合将更好的阐明药用生物次生代谢产物形成机制及道地药材形成的生物学机制，为中药研究提供崭新的思路。

五、中药资源化学

段金廒及其团队在长期的科研实践中，逐渐形成了药用生物资源—资源性化学物质—资源经济产业链相互关联、互为支撑、循环利用、协同发展的系统性思维和中药资源化学理论及方法技术体系的创建，编著出版国内外第 1 部中药资源化学专著——《中药资源化学——理论基础与资源循环利用》，为我国中药资源学理论和科学内涵的进一步丰富和完善作出了贡献。中药资源化学是一门应用多学科知识与方法技术，以药用植物、菌类、动物、矿物等再生和非再生资源为研究对象，揭示其资源性化学成分的性质、分布、积累与消长规律，并通过适宜技术集成以实现中药资源的合理生产与科学利用的综合性应用基础学科。

中药资源化学的基本内涵是从资源学角度出发，研究中药资源中可利用化学物质（包括次生代谢产物和初生代谢产物）的时间、空间基本属性及其动态变化规律等；从化学物质的角度研究中药资源可利用物质的类型、结构、性质、质量、数量、存在与分布及其资源价值和利用途径等。中药资源化学学科的任务是服务于中药资源生产与利用全过程，以药用植物、菌物、动物、矿物等再生和非再生资源为研究对象，注重从中药资源的生产和利用目的出发，研究药用资源生物体不同生长阶段、不同组织器官中次生与初生代谢产物的合成规律及其分布特征；研究生态环境诸因子对资源性化学成分的积累动态与消长规律的影响；研究濒危、珍稀、紧缺中药资源的替代和补偿；挖掘中药资源的多途径、多层次、精细化利用价值和潜在价值；研究中药资源产业化过程产生的传统非药用部位及深加工产品制造过程产生的固液废弃物等的循环利用与产业化；开展外来入侵药用生物的转化利用及产业化等。其目的是将有限的资源更为有效地进行产业化，延伸资源经济产业链，获取最大的经济—社会—生态效益。

六、中药合成生物学

通过中药化学及现代化的药理药效研究已经明确了一些常用中药的化学成分或者有效成分，并进行了较为深入地研究，例如青蒿中的抗疟成分青蒿素、麻黄中具有发汗平喘作用的麻黄素、丹参中具有抗凝血和消炎抑菌作用的丹参酮等。这些化学成分大部分来自药用植物的次生代谢产物，是植物在长期演化过程中适应性进化的结果，其显著特征是在植物中含量低且积累量不稳定、易受环境和气候等因素的影响、有些化合物结构复杂难以通过化学法合成、性质不稳定等。近十几年来发展起来的基于合成生物学高效、定向地合成结构复杂多样的药用有效成分的研究策略有效地解决了许多在中药研究中遇到的问题，为中药资源的可持续利用以及中药现代研究提供了新的研究思路和研究策略。

合成生物学最早出现于法国物理化学家 Stephane Ledue 所著 *The mechanism of life* 一书中，但是受限于技术和认知的水平，一直未得以发展，直到 20 世纪七八十年代，快速发展的基因工程技术、基因测序技术以及组学分析技术为合成生物学的迅速发展奠定了基础。自 2000 年《自然》杂志关于第 1 个合成的生物振荡器及通过设计基因开关在大肠杆菌中构建了人工双稳态基因调控网络的报道开始，合成生物学进入了快速发展时期，被广泛应用到了环境、医药、能源、化工、材料和农业等各领域。

合成生物学近十几年迅速发展，并取得了丰硕的成果。合成生物学在药用植物领域最具代表性的研究成果为青蒿素，目前在酵母基因工程菌中生产青蒿素的前体青蒿酸已达到 25 g/L 的产业化水平，这是药用植物有效成分合成生物学生产中引人注目的成就。而 2015 年 8 月发表在 *Science* 杂志上的成果，将植物、动物以及细菌的 20 多个基因混合导入酵母中，成功地生成了吗啡等止痛药物的前体——蒂巴因，这一成果是合成生物学研究的又一重大里程碑。国内合成生物学在丹参有效成分丹参酮的研究中也取得了重大突破，随着丹参酮生物合成途径的不断推进，分别构建了高产丹参酮结构类似物酵母基因工程菌。另外人参皂苷元等的微生物生产及转化都代表我国在利用合成生物学技术和策略进行中药现代化研究的重要进展。随着深测序以及生物信息学技术的发展，越来越多药用植物有效成分的生物合成途径被解析，药用有效成分的合成生物学研究快速发展，相关研究成果不断涌现。

利用合成生物学方法在微生物体内生产药用有效成分包括：生物元件的挖掘、生物合成途径的组装、代谢途径优化以及细胞全局性能优化四个阶段。随着高通量组学技术、高分辨质谱技术、生物化学、分子生物学等研究手段的日趋完善，药用活性成分的合成生物学研究得到了飞速发展。

1. 生物元件的挖掘　药用植物有效成分的合成生物学研究很大程度上取决于有效成分在药用植物中的生物合成途径的解析及其生物元件的挖掘。生物元件包括基础生物元件和特征生物元件，基础生物元件包括启动子、终止子、操纵子、核糖体结合位点等遗传系统中最基本的元件，在异源重构的过程中与特征生物元件组合配合其产生作用；特征生物元件是药用植物中特征有效成分生物合成途径的功能基因及其调控因子，是该药用植物所特有的，由于药用有效成分主要在特定的生长发育阶段、特定的组织部位积累，因此其功能基因表达的也存在一定的时空特异性。目前已经建立的许多基础生物元件的数据库，而特征元件的挖掘和功能鉴定是进行药用有效成分合成生物学研究的基础。

药用植物有效成分的生物合成途径十分复杂，往往涉及几个甚至几十个酶的参与。首先是催化途径的推测，根据有效成分以及代谢中间产物的结构来推测其代谢途径，已知的生物合成途径能够为未知代谢途径的解析提供基础，另外，例如 KEGG（http://www.kegg.jp/）、Metacyc（http://metacyc.org/）、BRENDA（http://www.brenda-enzymes.org/）等代谢途径的预测和设计的数据库及生物信息学软件的逐渐完善,也可以为代谢途径的推测提供参考。对推测的生物合成途径可以利用放射性同位素标记实验进行验证;依据中间代谢物结构推测可能参与反应的酶,并进行筛选、基因克隆和功能研究。同源克隆、表达差异分离、图位克隆以及 T - DNA 标签技术是早期比较常用的功能基因克隆的策略。随着深测序技术的发展,测序成本下降,网络公共数据库不断完善,基于药用植物有效成分积累的时空特异性建立比较转录组文库,并对其进行比较分析,成为生物合成途径候选基因筛选克隆的快速有效途径。筛选出来的候选基因可以在体外或者体内对其功能进行验证,体外功能验证主要通过表达蛋白进行体外酶促反应,体内功能验证主要通过基因编辑、过表达或者 RNA 干扰等手段对其在来源植物中的功能进行分析。

2. 底盘菌选择及催化元件和途径的组装　将获得的特征生物元件在合适的底盘生物中重构生物合成途径实现药用有效成分的异源生成,符合药用有效成分合成生物学研究的底盘生物要具备几个特征:① 生长迅速。② 遗传操作可行、简单。③ 易于大规模培养。④ 工业化操作简便。目前比较常用的用作药用植物有效成分异源生产的底盘生物有大肠杆菌、酵母以及烟草等。

生物合成途径的高效组装是实现药用有效成分合成生物学生产的关键技术,包括功能基因的组装以及生物途径的组装。一个有功能的基因主要包括带有核糖结合位点的启动子、基因的开放阅读框以及终止子。将元件组装成功能基因只是最基本的步骤,大多数药用植物有效成分的生物合成途径包括多个酶的催化过程,因此还需要进一步将功能基因组装成完整的生物合成途径。

生物合成途径的高效组装方法主要基于 3 种技术原理:连接酶拼接(ligase chain reaction)、聚合酶拼接(polymerase cycling assembly)以及同源重组(homologous recombination)。基于连接酶和聚合酶拼接的方法包括有:用于功能基因元件拼接和生物途径组装的 BioBrick 组装法以及其改进版 BglBricks 法、聚合酶环形延伸克隆(circular polymerase extension cloning, CPEC)、Golden Gate 组装法、序列与连接酶非依赖型克隆(sequence and ligation-independent cloning, SLIC)以及用于大片段拼接的 Gibson 恒温一步法。酵母的高效同源重组系统为体内 DNA 大片段的快速组装提供平台。Gibson 体内一步组装法和 DNA 装配器(DNA assembly)即是基于酵母的这一特性建立起来的。基于酵母重组系统的另一种方法是赵惠明研究组开发的 DNA 装配器,该方法已经被成功应用于组装木糖代谢途径和玉米黄质代谢途径以及两个途径的快速组装。Zhou 等优化了该方法的模块制备过程,利用模块化途径工程技术(MOPE)实现了丹参酮代谢中间产物代谢途径在酵母中的快速组装。

各种 DNA 组装技术的开发利用让药用植物生物元件、代谢途径的途径的组装更高效快捷,但是不同的技术有不同的适用性和优势。随着技术的发展,更多的新技术和新方法正在不断涌现,根据不同的需要,选择合适的方法最重要。

3. 代谢途径优化　将药用有效成分代谢途径组装至底盘细胞中实现了有效成分的微生物生成,但是要达到工业化生产的需求还需要通过代谢途径优化来提高产量。代谢途径的优化首先要保证前体的充足供给,可以通过增加限速酶基因的拷贝数、强化限制酶基因的启动子、密码子优化、筛选活性更强的同源基因等策略来增加前体供给。在萜类化合物的微生物生产中,过表达萜类生成上游 MVA 和 MEP 途径的关键酶基因能够显著提高目标产物的产量。除了高表达关键基因,抑制或者阻断竞争途径的代谢供给从而使更多的能量和代谢物流向目标终产物,也能大大提高产量。在青蒿酸酵母基因工程菌构建过程中,抑制竞争途径中鲨烯合酶基因的表达使得青蒿酸前体化合物紫穗槐二烯的产量提高了 2 倍。

关键基因的高表达是基础,但是从工程的理念上讲,需要代谢流和能量流实现最合理的配置,才能达到高效合成,因此合理的上下游途径的平衡也很重要。通过酶促动力学分析评估代谢途径中的酶的催化活性,从而调节酶的表达量达到调节代谢流的目的,最终可以提高产量。利用"多维模块策略"将代谢途径中的酶按照节点、催化效率等分成几个模块,在转录或者翻译水平上对这些模块分别进行调整,实现途径优化。研究人员利用该技术将紫杉二烯的上游途径(酵母中内源的生成 IPP 的途径)和下游途径(从 IPP 至紫杉二烯的外源途径)分别构建在不同的模块中,通过代谢调节最终使紫杉二烯的产量提高了约 15 000 倍。Dai 等在染色体整合了次丹参酮二烯生成的萜类合酶的酵母基因工程菌上,将上游前体合成途径分成两个模块,成功地提高了前体供给,将产量提高至 488 mg/L。除此之外,药用植物有效成分生物合成过程中的部分代谢中间产物对微生物存在一定的毒性,影响微生物生长以及产量,而将蛋白进行融合表达能够增加底物传递效率和降低中间产物的影响,次丹参酮二烯基因工程菌中,融合表达与独立表达以及不同的融合方式对终产物次丹参酮二烯均有较明显的影响。在酵母中融合表达来自拟南芥的 4-coumaroyl-CoA 连接酶和来自葡萄的芪合酶将白藜芦醇的产量提高了 15 倍。利用酶的支架技术或者将代谢途径整合至微空间,一方面能够降低代谢中间产物的毒副作用,另一方面也能缩短间距,提高底物传递效率。将 FPP 合酶和倍半萜合酶定位至酵母线粒体中表达,使得倍半萜产量提高了 8~20 倍。

4. 细胞全局性能以及发酵优化　代谢途径优化的过程,有些策略可能会影响到菌株的生长,另外有一些药用植物有效成分具有抗菌活性,对菌株的生长会产生影响,因此还需要在途径优化的基础上对细胞的全局性能进行优化,以提高菌株的生理性能和生态环境适应性。菌种驯化、全转录工程技术和高通量筛选等技术能够通过定向进化、加快基因组改造等方式高效筛选出生长迅速、耐药性高的菌株用于进一步的代谢工程改造。

发酵条件的优化能够进一步提高基因工程菌株的生物量从而达到提高产量的目的,利用生物传感器筛选最优的碳源和氮源浓度、pH 以及发酵温度等,用优化的发酵条件进行发酵能够显著提高菌株的 OD 值。针对代谢物对菌株生长有影响的情况,还可以通过分阶段培养来提高生长速度,将发酵分为生长阶段和产物积累阶段,另外还可以通过两相萃取发酵来提高产量,Dai 等在人参皂苷元基因工程菌的发酵过程中发现,发酵一段时间后,发酵液上层产生了大量的黑色物质,在发酵过程中加入油酸甲酯进行两相萃取发酵,显著提高了人参皂苷元的产量。在单萜和倍半萜的基因工程菌发酵过程中利用两相萃取发酵同样可以大大提高产量。

2015 年诺贝尔生理学或医学奖得主屠呦呦发现了青蒿素的抗疟作用,为挽救全球数百万人的生命作出了突出贡献。青蒿素作为抗疟疾的重要药物,但由于青蒿素在黄花蒿中的含量低,化学提取的成本高。研究人员通过解析青蒿素的生物合成途径,利用合成生物学方法在酵母中大量生产青蒿素前体,利用化学转化获得青蒿素,该方法大大降低了青蒿素的获取成本。这些研究充分体现了合成生物学在中医药现代化中的作用,合成生物学将作为一个新技术和新策略为中药资源挖掘与可持续利用作出贡献。

七、中药整合质量观

中药质量评价与控制是保证中药安全有效的重要基石,但是目前评价指标碎片化、与临床功效和合理用药脱节等是当今中药质量评控主要的突出问题,同时也没有体现中医药本身的整体观和系统观特点。为此,肖小河首次提出中药整合质量观(亦称中药大质量观),其核心的学术思想就是中药质—效—用系统评控,即"关联功效,综合评控,不唯成分论质量;量证相关,辨质用药,不就质量论质量"。进一步地,首次创立了中药质量整合评控体系,即"五级评控力金字塔",根据与临床功效的关联性和评控力大小依次排序:效应成分指数>生物效应评价>多组分含量测定>药材商品规格等级>药典常规质量检测。该体系为推动中药精准质控和精准用药提供了新的策略和方法学支持。

具体来说，针对化学背景不明晰的中药，采用生物活性效价检测；针对化学背景相对清晰但药效物质不明确的中药，采用多组分含量测定；针对药效物质相对明晰的中药，建立整合化学分析和生物评价技术优势的中药质量综合评价方法——效应成分指数；针对化学检测和生物评价方法均未建立的中药材，建立以商品规格等级和道地性评价。

第二节　新　技　术

一、分子生药关键技术

双分子标记技术：针对分子鉴定中真伪鉴别有余，优劣评价不足的现象，以及中药材二维分子标记法构建中功能基因研究基础薄弱的情况，提出了基于 DNA 分子标记和代谢标识物相结合的双分子标记法。

1. 中药系统鉴定　针对目前传统鉴定方法在中药鉴定过程中的不足（如多来源药材品种鉴定），结合分子鉴定的技术优势与特点，提出中药系统鉴定法，其不仅从性状、显微、化学等"表型性状"方面揭示中药"种"的特征信息，还从其遗传物质 DNA 信息（基因型）的角度，更深层次的揭示"种""亚种""居群"等分类及演化关系等，为中药鉴定学科的深入发展，开拓了更广阔的研究领域。

2. 分子鉴定的现场运用　针对中药材分子鉴别缺乏现场运用能力的问题，建立了中药分子鉴定现场运用体系，即包括药材 DNA 快速提取模块、DNA 标记检测模块和保障模块，并配备了相应的自主开发试剂盒、仪器装备。运用这套系统对中药材及其饮片进行现场鉴别，可在 40～60 min 完成，且仪器装置简单、易于操作，为传统中药现场鉴别手段的有益补充。

3. 药用植物功能基因组　药用植物作为一个复杂的生物体，其起源、进化、发育、生理以及与遗传性状相关的研究伴随着药用植物功能基因组学的发展展现出蓬勃的前景。功能基因组研究包括基因组、转录组、蛋白质组、代谢组、表观组等，其中药用植物基因组研究为从分子水平上全面解析各种生命现象提供了前提和基础，极大地推动前沿生命科学技术在药用植物和中药领域的应用。大量药用植物转录组数据的发表，对于阐明药用植物有效成分的合成和调控奠定了基础，并促进药用植物遗传与环境交互作用机制研究的开展。后功能基因组时代，越来越多的证据表明，表观遗传修饰与物种间和物种内的表型变异有关，甚至从宏观上影响物种进化；而系统生物学是整合当前不断加速积累的海量生物学数据，揭示生物活动本质特征的重要工具。

4. 药用植物生物工程技术　利用细胞工程、微生物工程、基因工程等技术手段生产药用植物次生代谢产物；克隆重要药用和农艺性状相关基因或分子标记，并运用于药用植物分子育种。

二、本草基因组测序与组装技术

在过去 20 年中，Sanger 双脱氧酶法一直是测序技术的"金标准"。近年来，第 2 代高通量测序技术逐步成熟，新启动的测序计划多以第 2 代测序平台为主。由于药用植物丰富的多样性，不同物种的基因组大小和复杂程度可能千差万别，因此药用植物的全基因组测序可以根据经费预算和基因组预分析结果，灵活选择不同的测序平台或平台组合。在基因组较小的物种测序计划中可以选择 GS FLX 或

Illumina GA 测序平台。对于复杂的植物大基因组可以选择两种或以上的测序平台进行鸟枪法和双末端(pair-end)测序,同时构建大片段插入文库如 BAC、Fosmid 等方法进行测序,然后对获得的数据进行组合拼接。目前,利用 GS FLX 的鸟枪法测序完成基因组的初步组装,产生 454 contigs,然后利用 Illumina GA 或 SOLiD 的双末端测序数据确定 454 contigs 之间的顺序和方向,形成 scaffolds。最后利用 Illumina Hiseq 填充部分 contigs 之间的空隙,是一种比较合理和经济的测序策略。（图 17 - 2 - 1）

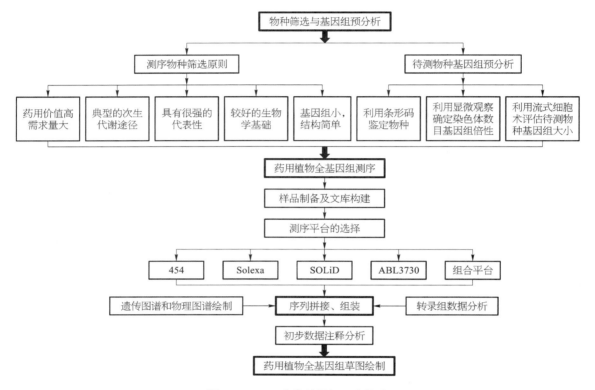

图 17 - 2 - 1　本草基因组研究策略

目前正在兴起的第 3 代测序是单分子测序,这种技术无需 PCR 扩增,测序通量更高,操作过程更简单,成本更低。另外它还具有 3 个显著的特点:第一,单分子测序技术可以直接对 RNA 进行序列,这样大幅度降低体外逆转录产生的系统误差;第二,可以直接检测甲基化的 DNA 序列,为表观遗传学研究奠定了基础;第三,可以对特定序列的 SNP 进行检测,实现对稀有突变及其频率的测定。

基因组组装是一个非常复杂的过程,对于新一代测序所产生的海量数据（通常有上亿以上的 reads）,就需要借助于高性能计算服务器来进行处理,而合适有效的算法对大批量的 reads 组装来说就显得非常重要,一个好的组装方法不仅可以使得其速度加快,而且保证它的准确率。目前主要有 3 种方法进行组装:贪婪组装法（greedy 算法）、Overlap/layout/consensus 法和 Debjujin 构图法（欧拉算法）。基因组草图组装完成后,可利用生物信息学方法对基因组进行分析和注释,为后续功能基因组研究提供丰富的资源。例如,可以通过 GeneScan、FgeneSH 等工具发现和预测基因;利用 BLAST 同源序列比对或 InterProScan 结构域搜索等方法对基因进行注释;利用 GO 分析对基因进行功能分类;利用 KEGG 对代谢途径进行分析等。

三、中药 DNA 条形码鉴定技术

中药资源种类有 12 000 余种,地区用药差异明显,中药来源复杂,品种众多,影响中药临床疗效的

稳定性。由于传统方法在中药材的物种鉴定上有着很大的局限性,加之历代本草记载的差异和不同地区用药习惯等原因,存在部分中药材同名异物或同物异名现象,给中药临床应用带来极大挑战,如:2000 年的马兜铃酸肾病事件,主要由含马兜铃酸的关木通和广防己误当不含马兜铃酸的木通和粉防己使用造成;有毒土三七误当三七使用引起肝损害;亚香棒虫草混入冬虫夏草引起头晕、呕吐、心悸等混伪品问题时有发生。

DNA 条形码(DNA barcoding)鉴定是分子鉴定的最新发展,即通过比较物种中的一段通用的 DNA 片段,对物种进行快速、准确的识别和鉴定。DNA 条形码作为新的分子鉴定技术用于物种鉴定有着其他分子标记技术无法比拟的优势:① 只需选用一个或少数几个合适的基因片段即可对整个属、科甚至几十个科的绝大部分物种进行准确的鉴定。② 鉴定过程更加快速,可以在短时间内鉴定大量的样本。③ 重复性和稳定性高。④ 试验过程标准化,操作简单,更容易实现物种鉴定的自动化。⑤ 运用 DNA 条形码鉴定物种可以缓解分类鉴定人才缺乏的现状。⑥ 通过互联网和信息平台可以对现有物种的序列信息在全球范围内集中统一管理并全球共享,有利于构建更系统、更完整的 DNA 条形码信息数据库。该方法由于不受环境因素的影响以及样品形态和材料部位的限制,可为中药原植物和中药材品种鉴别提供准确依据。

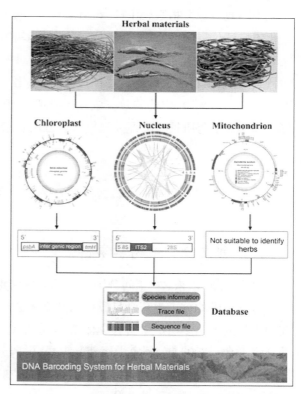

图 17 - 2 - 2　中药 DNA 条形码序列的筛选确定

DNA 条形码鉴定包括通用序列的筛选、样品的收集、DNA 提取、PCR 扩增、DNA 条形码的获取及结果判定。(图 17 - 2 - 2)

四、中药质量生物效应评价技术

中药质量生物效应评价是以中药临床功效为基础,采用定量药理学和药物分析学方法定性定量表征中药生物效应的评价方法,从而达到控制或评价中药内在质量及其一致性和优质性和安全性的目的,可利用整体动物、离体组织、器官、细胞、微生物、功能酶、受体等为试验系。按研究对象、测定方法及评价目的不同,生物效应评价方法可分为生物活性测定、生物效(毒)价测定等方法。随着基因组学、蛋白组学、代谢组学等系统生物学的发展及其在中医药领域中的应用,生物标志物和生物效应表达谱检测将成为中药质量生物评价与控制的重要手段和方向。

将生物效应评价技术用于中药资源领域,对于成分复杂、药理作用多样的中药及制剂的质量控制与评价来说具有独特的优势,有效避免仅控制少数指标性成分难以评价中药质量或难以反映疗效的问题。中药质量生物效应评价是在现有质量标准控制体系的基础上,引入生物评价方法和指标,以期从常规、化学、生物等多角度控制与评价中药质量。生物效应评价与现有质量控制体系更多是相辅相成、互为补充的。生物效应评价是继性状评价、化学评价之后,推动中药质量标准走进临床、关联疗效的有效途径和手段,《中国药典》从 2010 年版开始收录了"中药生物活性测定指导原则",现在已成为了中药质量标准化研究的重要方向之一。

五、中药效应成分指数

中药效应成分指数(effect-constitute index of CHM,ECI)是肖小河率先提出的一种中药质量综合量化集成评价方法,即基于效应校正的中药多成分测量。它整合了化学检测和生物评价的技术优势,既关联中药临床功效和安全性,易于检测评价、可操作性好,同时也较好地反映中药多成分综合发挥疗效的特点,克服了目前中药质量评控指标"碎片化"和难以关联功效等局限性,尤适用于化学背景相对明晰的中药。一般来说,中药的效应成分指数越高,其质量相对更佳;中药的毒性成分指数越低,其安全性更好。ECI为中药质量精准评控提供重要方法和指标。

第三节　标志性成果

一、创立分子生药学学科

自1995年以来,20年间分子生药学学科已走过萌芽期、形成期、快速发展期,进入相对成熟期,形成了覆盖全国的分子生药学科研机构和学术队伍,逐步建立了面向本科——硕士——博士研究生以及在职人员的纵向多层次学科教学体系,初步培育了由实验室——重点学科——学术期刊支撑的多元化的学科平台。2003年,国家中医药管理局"生药分子鉴定"三级实验室建立,2006年,沈阳药科大学与韩国东亚大学联合建立了"中韩分子生药学实验室"。2009年,"国家中医药管理局道地药材生态遗传重点研究室"认定。随后,蒙药分子生药学实验室、贵州特色分子生药学实验室、湖北道地药材分子生药学实验室等相继成立。2012年,分子生药学成为国家中医药管理局重点学科(培育),2013年"道地药材国家重点实验室培育基地"开始建设。

近20年来,分子生药学教学从无到有,已形成了相对独立的学科教学体系,本科、研究生教学规模不断扩大。2000年,黄璐琦主编的《分子生药学》(第1版)由北京医科大学出版社出版,标志着分子生药学在国内诞生,该书陆续成为复旦大学、北京大学和华西医科大学等高校的研究生教材,得到了广大师生的好评,并获得中医药专家的高度评价。2001年,北京中医药大学和沈阳药科大学分别开展了分子生药学本科和研究生教学。2008年,黄璐琦、肖培根共同主编的新世纪全国高等中医药院校创新教材《分子生药学》由中国中医药出版社出版,目前国内20余所高等院校针对本科或研究生开设了分子生药学课程。自2012年起,在国家中医药管理局分子生药学继续教育重点项目的支持下,中国中医科学院中药资源中心联合中医药院校举办分子生药学暑期研修班活动,先后有380余名研究生和青年教师代表参加了研修班活动,促进了分子生药学教学和科研水平,推动了分子生药学学科的发展。2015年,黄璐琦与刘昌孝共同主编的第3版《分子生药学》出版,该书对分子生药学成果进行了系统的梳理和总结,在领域内外取得了广泛的关注。2012年《分子生药学》英文版在Springer出版社发行,该书的出版,标志分子生药学获得了国际的认可。

二、栝楼属植物的系统演化及其药材的分子鉴定研究

栝楼属(*Trichosanthes* L.)是葫芦科(*Cucurbitaceae*)植物中一个比较大的属,共有植物80多种,其

分布地区为东亚及澳大利亚北部,我国有一半的种类。然而,自1753年该属建立以来,没有人对栝楼属进行世界范围的广泛深入的研究,以致共出现学名193个,存在着严重的同物异名和误定现象,特别是栝楼这一复合种,被葫芦科专家C. Jefferey(1980年)称为"东亚地区葫芦科中最难处理的分类学难题"(the most intractable taxonomic problem in eastern Asia Cucurbitaceae),这种混乱现象已严重影响到该属药材的使用。黄璐琦等人通过广泛的野外调查和从国内外主要标本馆借阅标本,在经典形态分类的基础上,重点应用孢粉学、分子生物学、细胞学及化学等领域的国际先进手段来研究世界范围本属的分种,属下划分及系统演化问题,同时探索性地在中药材鉴定中运用分子生物学的方法进行研究。研究确立了世界范围内栝楼属植物84种8变种,我国有37种6变种,提出了一个新的属下分类系统,而且应用分子系统学的方法研究其系统演化趋势,为在该属植物中寻找新的药源提供了依据,如寻找类似天花粉蛋白活性的新蛋白应在叶苞系植物中筛选;并对常用中药天花粉和瓜蒌的原植物来源,提出了新的见解;应用分子生物学技术,为鉴别栝楼雌雄株和天花粉类药材提供了新的方法。该研究是241年来第1次对世界范围的栝楼属植物进行全面系统的整理和修订,为这一领域研究填补了空白。通过该项目的研究,完成了《中国植物志》(英文版)栝楼属的编写工作;有关天花粉来源的研究成果也已被《中国药典》采用。该成果获2003年国家科学技术进步奖二等奖。

三、蛇类饮片PCR鉴定方法首次纳入《中国药典》

中药分子鉴定是分子生药学最初研究任务,2000年之后,中药分子鉴定快速发展。黄璐琦等应用Cytb序列对蕲蛇和乌梢蛇设计特异引物进行PCR扩增鉴别,同时将该方法首次正式写入2010年版《中国药典》,并研制了相应的鉴别试剂盒供中药质检部门使用。该方法申请的"高特异性聚合酶链式反应技术鉴别中药材乌梢蛇真伪的方法"获得国家知识产权局第12届中国专利奖优秀奖。

与此同时,相关中药分子鉴定专著相继出版。例如,2010年黄璐琦和胡之壁主编《中药鉴定新技术新方法及其应用》,系统介绍了中药分子鉴定的原理和方法,开展了一系列卓有成效的分子鉴定工作;2012年陈士林出版了《中药DNA条形码分子鉴定》;2014年黄璐琦等主编的《中药分子鉴定操作指南》全面系统地介绍了中药分子鉴定技术的理论、技术和操作规程。

四、灵芝等多个药用植物基因组测序完成并公开发布

2010年启动的本草基因组计划(herb genome program,HerbGP)是针对具有重要经济价值的药用植物和代表不同次生代谢途径的模式药用植物开展的基因组层面的系列研究。主要内容包括全基因组序列测定、组装和生物信息学分析,及具有典型次生代谢途径的模式药用植物研究平台的建立和抗病抗逆等优良性状遗传机制的阐明等后基因组学研究,同时包括利用基因组学信息对药用植物的品种选育。目前,灵芝、丹参、茯苓、云芝、紫芝、石斛、莲、赤小豆等药典收载物种已经完成基因组测序并发表。

利用高通量测序技术对单倍体灵芝的基因组进行了测序,并利用光学图谱技术辅助基因组组装,获得了染色体水平的灵芝基因组精细图,并根据基因组解析结果首次提出将灵芝作为药用模式真菌。灵芝基因组精细图的完成,为灵芝功能基因学研究和灵芝三萜等次生代谢产物的合成及调控研究奠定了基础。

朱英杰等基于物理图谱构建了紫芝的12条染色体,通过高通量测序方法得到48.96 Mb的紫芝基因组序列。首次从组学角度揭示了灵芝中的表观遗传学调控机制,包括DNA甲基化和小RNA。对紫芝基因组中参与次生代谢的基因簇进行了预测,共发现超过30个次生代谢产物合成相关基因簇,其中

包括 NRPS、PKS、TPS 基因簇，这些基因簇在紫芝和赤芝之间相对保守。紫芝中发现了 237 个细胞色素 P450(CYP)基因，紫芝和赤芝 CYP 基因家族的差异很可能是导致它们化学成分差异的因素之一。基因组防御是一种特殊的基因组自我保护机制，紫芝基因组测序剖析了 DNA 甲基化、重复序列诱导的点突变(RIP)以及小 RNA 可能参与的基因组防御作用。

五、中药物种 DNA 条形码鉴定技术体系建立并纳入《中国药典》

陈士林等在国际上首次提出并验证 ITS2 序列作为植物通用 DNA 条形码，被公认为中草药鉴定的最优条形码。建立了基于 ITS2 序列为主体 psbA-trnH 为补充的植物类药材 DNA 条形码鉴定技术体系及基于 COI 和 ITS2 序列的动物类药材 DNA 条形码鉴定。建立了全球最大的中药材 DNA 条形码鉴定数据库，包含 100 余万条 DNA 序列，可实现对中国、美国、日本、欧盟、韩国和印度等国药典收载的几乎所有草药物种快速鉴定。中草药 DNA 条形码鉴定技术已被美国、英国等药典委员会专家接受，并委派鉴定专家到项目组研修和交流。中药材 DNA 条形码分子鉴定法指导原则列入《中国药典》2015 版，并出版《中国药典中药材 DNA 条形码标准序列》。

第四节　展　　望

实践证明，培育新品种、寻找珍稀濒危中药资源替代品、运用现代技术对中药材进行适宜性区划、将合成生物学应用于中药材活性成分的积累等方式，是保护和合理利用资源十分有效的途径和措施，也是一项长期的工作。针对目前市场对中药材的高需求指出：应实施中药饮片以"道地"为基础的定点栽培及加工、中药工业原料以"有效成分"为目标的定向栽培以及利用合成生物学方法合成中药活性成分的新策略，使中药资源呈现出"保护——在保护中利用——在保护中高效利用"的模式。

近年来，国家对中药资源的可持续利用给予了很大支持，科学工作者也为此付出了不懈的努力，中药资源普查、中药资源动态监测、道地药材形成机制、中药材新品种培育、珍稀濒危中药资源替代品及合成生物学方法应用于中药活性成分等的研究，为调查中药资源现状、减少资源浪费、缓解濒危动植物资源的需求及高效合成中药活性成分做了巨大贡献，也为未来中药资源可持续发展提供了新的策略。可以预见，将传统栽培技术及新技术手段结合应用到中药事业，将实现经济、社会、资源和环境保护协调发展的最终目标。

参考文献

[1] 肖培根. 植物亲缘关系、化学成分与疗效之间的相关性[J]. 药学通报，1978，13：1-15.

[2] 肖培根. 中国毛茛科药用植物形态化学成分与疗效相关性的研究[J]. 植物分类学研究，1980(18)：143.

[3] 陈四保，彭勇，陈士林，等. 药用植物亲缘学[J]. 世界科学技术—中医药现代化 2005，7(6)：97-103.

[4] 肖培根，王锋鹏，高峰，等. 中国乌头属植物药用亲缘学研究[J]. 植物分类学报 2006，44(1)：1-46.

[5] 黄含含，李霞，高文元，等. 薯蓣属药用植物的亲缘关系研究[J]. 中国中药杂志，2015，40(17)：3470-3479.

[6] 肖培根，姜艳，李萍，等. 中药贝母的基原植物和药用亲缘学的研究[J]. 植物分类学报，2007，45(4)：473-487.

[7] 彭勇，陈四保，刘勇，等. 毛茛科扁果草亚科药用植物亲缘学的探讨[J]. 中国中药杂志，2006，31(14)：1210-1214.

[8] 李旻辉，陈建民，彭勇，等. 中国鼠尾草属酚酸类活性成分的分布规律研究[J]. 世界科学技术—中医药现代化 2008，10(5)：46-52.

［9］郝大程,肖培根,刘立伟,等.药用亲缘学纲论—知识谱系、认识论和范式转换［J］.中国中药杂志,2015,40(17)：3335－3342.

［10］张伯礼,张俊华.中医药现代化研究 20 年回顾与展望［J］.中国中药杂志,2015,17：3331－3334.

［11］肖培根,王永炎.中药资源与科学发展观［J］.中国中药杂志,2004,(5)：5－6.

［12］段金廒.中药资源化学——理论基础与资源循环利用［M］.北京：科学出版社,2015.

［13］段金廒,宿树兰,郭盛,等.中药资源化学研究与中药资源循环利用途径及目标任务［J］.中国中药杂志,2015,40(13)：69－75.

［14］黄璐琦,郭兰萍,崔光红,等.中药资源可持续利用的基础理论研究［J］.中药研究与信息,2005,7(8)：4－7.

［15］段金廒,张伯礼,宿树兰,等.基于循环经济理论的中药资源循环利用策略与模式探讨［J］.中草药,2015,12：1715－1722.

［16］陈士林,苏钢强,邹健强,等.中国中药资源可持续发展体系构建［J］.中国中药杂志,2005,30(15)：1141－1146.

［17］陈士林,郭宝林.中药资源的可持续利用［J］.世界科学技术—中医药现代化,2004,6(1)：1.

［18］段金廒,周荣汉,宿树兰,等.我国中药资源学科发展现状及展望［J］.自然资源学报,2009,24(3)：378－386.

［19］段金廒,周荣汉.天然药物资源的有效利用与可持续发展［J］.自然资源学报,1998,增刊：98.

［20］沈镭.资源的循环特征与循环经济政策［J］.资源科学,2005,27(1)：32－38.

［21］段金廒.中药废弃物的资源化利用［M］.北京：化学工业出版社,2013.

［22］周启星,魏树和,曾文炉,等.资源循环利用学科发展报告［M］.北京：科学出版社,2004.

［23］段金廒,宿树兰,郭盛,等.中药资源产业化过程废弃物的产生及其利用策略与资源化模式［J］.中草药,2013,44(20)：1－9.

［24］段金廒,宿树兰,郭盛,等.中药废弃物的转化增效资源化模式及其研究与实践［J］.中国中药杂志,2013,38(24)：1－7.

［25］江曙,刘培,段金廒,等.基于微生物转化的中药废弃物利用价值提升策略探讨［J］.世界科学技术—中医药现代化,2014,06：1210－1216.

［26］朱华旭,段金廒,郭立玮,等.基于膜科学技术的中药废弃物资源化原理及其应用实践［J］.中国中药杂志,2014,09：1728－1732.

［27］黄璐琦,高伟,周雍进.合成生物学在中药资源可持续利用研究中的应用［J］.药学学报,2014,(01)：37－43.

［28］Gardner T S, Cantor C R, Collins J J. Construction of a genetic toggle switch in Escherichia coli［J］. Nature,2000,403(6767)：339－342.

［29］Elowitz M B, Leibler S. A synthetic oscillatory network of transcriptional regulators［J］. Nature,2000,403(6767)：335－338.

［30］Paddon C J, Westfall P J, Pitera D J, et al. High-level semi-synthetic production of the potent antimalarial artemisinin［J］. Nature,2013,496(7446)：528－532.

［31］Galanie S, Thodey K, Trenchard I J, et al. Complete biosynthesis of opioids in yeast［J］. Science,2015,349(6252)：1095－1100.

［32］Zhou Y J, Gao W, Rong Q, et al. Modular pathway engineering of diterpenoid synthases and the mevalonic acid pathway for miltiradiene production［J］. J Am Chem Soc,2012,134(6)：3234－3241.

［33］Gao W, Hillwig M L, Huang L, et al. A functional genomics approach to tanshinone biosynthesis provides stereochemical insights［J］. Org Lett,2009,11(22)：5170－5173.

［34］Guo J, Zhou Y, Hillwig M L, et al. CYP76AH1 catalyzes turnover of miltiradiene in tanshinones biosynthesis and enables heterologous production of ferruginol in yeasts［J］. Proc Natl Acad Sci USA,2013,110(29)：12108－12113.

［35］Dai Z, Liu Y, Zhang X, et al. Metabolic engineering of Saccharomyces cerevisiae for production of ginsenosides［J］.

Metab Eng,2013,20：146 - 156.

[36] Huang L. Molecular Pharmacognosy[M]. Springer Netherlands,2013.

[37] Kanehisa M，Goto S，Kawashima S，et al. The KEGG databases at GenomeNet[J]. Nucleic Acids Res,2002,30
(1)：42 - 46.

[38] Caspi R，Billington R，Ferrer L，et al. The MetaCyc database of metabolic pathways and enzymes and the BioCyc
collection of pathway/genome databases[J]. Nucleic Acids Res,2016,44(D1)：D471 - D480.

[39] Chang A，Schomburg I，Placzek S，et al. BRENDA in 2015：exciting developments in its 25th year of existence[J].
Nucleic Acids Res,2015,43(Database issue)：D439 - D446.

[40] Chou C H，Chang W C，Chiu C M，et al. FMM：a web server for metabolic pathway reconstruction and
comparative analysis[J]. Nucleic Acids Res,2009,37(Web Server issue)：W129 - W134.

[41] Medema M H，van Raaphorst R，Takano E，et al. Computational tools for the synthetic design of biochemical
pathways[J]. Nat Rev Microbiol,2012,10(3)：191 - 202.

[42] 李雷,芦银华,姜卫红.DNA组装新方法的研究进展[J].生物工程学报,2013,(08)：1113 - 1122.

[43] 赵鹃,王霞,李炳志,等.合成生物学中的DNA组装技术[J].生命科学,2013,(10)：983 - 992.

[44] 戴住波,朱欣娜,张学礼.合成生物学在微生物细胞工厂构建中的应用[J].生命科学,2013,(10)：943 - 951.

[45] Shetty R P，Endy D，Knight T J. Engineering BioBrick vectors from BioBrick parts[J]. J Biol Eng,2008,2：5.

[46] Anderson J C，Dueber J E，Leguia M，et al. BglBricks：A flexible standard for biological part assembly[J]. J Biol
Eng,2010,4(1)：1.

[47] Quan J，Tian J. Circular polymerase extension cloning of complex gene libraries and pathways[J]. PLoS One,2009,
4(7)：e6441.

[48] Engler C，Kandzia R，Marillonnet S. A one pot, one step, precision cloning method with high throughput capability
[J]. PLoS One,2008,3(11)：e3647.

[49] Li M Z，Elledge S J. Harnessing homologous recombination in vitro to generate recombinant DNA via SLIC[J]. Nat
Methods,2007,4(3)：251 - 256.

[50] Gibson D G，Young L，Chuang R Y，et al. Enzymatic assembly of DNA molecules up to several hundred kilobases
[J]. Nat Methods,2009,6(5)：343 - 345.

[51] Gibson D G，Benders G A，Andrews-Pfannkoch C，et al. Complete chemical synthesis, assembly, and cloning of a
Mycoplasma genitalium genome[J]. Science,2008,319(5867)：1215 - 1220.

[52] Shao Z，Luo Y，Zhao H. Rapid characterization and engineering of natural product biosynthetic pathways via DNA
assembler[J]. Mol Biosyst,2011,7(4)：1056 - 1059.

[53] Dai Z，Liu Y，Huang L，et al. Production of miltiradiene by metabolically engineered Saccharomyces cerevisiae[J].
Biotechnol Bioeng,2012,109(11)：2845 - 2853.

[54] Dai Z，Liu Y，Zhang X，et al. Metabolic engineering of Saccharomyces cerevisiae for production of ginsenosides[J].
Metab Eng,2013,20：146 - 156.

[55] Ro D K，Paradise E M，Ouellet M，et al. Production of the antimalarial drug precursor artemisinic acid in
engineered yeast[J]. Nature,2006,440(7086)：940 - 943.

[56] Ajikumar P K，Xiao W H，Tyo K E，et al. Isoprenoid pathway optimization for Taxol precursor overproduction in
Escherichia coli[J]. Science,2010,330(6000)：70 - 74.

[57] Becker J V，Armstrong G O，van der Merwe M J，et al. Metabolic engineering of Saccharomyces cerevisiae for the
synthesis of the wine-related antioxidant resveratrol[J]. FEMS Yeast Res,2003,4(1)：79 - 85.

[58] Farhi M，Marhevka E，Masci T，et al. Harnessing yeast subcellular compartments for the production of plant

terpenoids[J]. Metab Eng,2011,13(5)：474－481.

[59] Hong K K，Vongsangnak W，Vemuri G N，et al. Unravelling evolutionary strategies of yeast for improving galactose utilization through integrated systems level analysis[J]. Proc Natl Acad Sci USA,2011,108(29)：12179－12184.

[60] Alper H，Moxley J，Nevoigt E，et al. Engineering yeast transcription machinery for improved ethanol tolerance and production[J]. Science,2006,314(5805)：1565－1568.

[61] Wang H H，Isaacs F J，Carr P A，et al. Programming cells by multiplex genome engineering and accelerated evolution[J]. Nature,2009,460(7257)：894－898.

[62] Lenihan J R，Tsuruta H，Diola D，et al. Developing an industrial artemisinic acid fermentation process to support the cost-effective production of antimalarial artemisinin-based combination therapies[J]. Biotechnol Prog,2008,24 (5)：1026－1032.

[63] Newman J D，Marshall J，Chang M，et al. High-level production of amorpha－4,11－diene in a two-phase partitioning bioreactor of metabolically engineered Escherichia coli[J]. Biotechnol Bioeng,2006,95(4)：684－691.

[64] Brennan T C，Turner C D，Kromer J O，et al. Alleviating monoterpene toxicity using a two-phase extractive fermentation for the bioproduction of jet fuel mixtures in Saccharomyces cerevisiae[J]. Biotechnol Bioeng,2012,109 (10)：2513－2522.

[65] 陈士林,孙永珍,徐江,等. 本草基因组计划研究策略[J]. 药学学报,2010,45(7)：807－812.

[66] Shilin Chen，Jingyuan Song，Chao Sun，et al. Herbal genomics：Examining the biology of traditional medicines [J]. Science，2015，347(6219 Suppl)，S27－S29.

[67] Shilin Chen，Xu J，Liu C，et al. Genome sequence of the model medicinal mushroom Ganoderma lucidum [J]. Nature communications，2012，3：913.

[68] ShiLin Chen，Pang X，Song J，et al. A renaissance in herbal medicine identification：from morphology to DNA [J]. Biotechnology advances，2014，32(7)：1237－1244.

[69] Li X，Yang Y，Henry RJ，et al. Plant DNA barcoding：from gene to genome [J]. Biological Reviews 2015，90(1)：157－166.

[70] Yingjie Zhu，Jiang Xu，Chao Sun，et al Chromosome-level genome map provides insights into diverse defense mechanisms in the medicinal fungus Ganoderma sinense [J]. Scientific Reports，2015，5：11087.

（黄璐琦,肖小河,陈士林,段金廒,周荣汉,刘勇,袁媛,李西文,郭娟,王伽伯,彭勇,李军德,马晓晶）

药 物 篇

创新药物的研究与开发,集中体现了生命科学、化学和生物技术领域的新成就和新突破,是世界科学技术和国际经济竞争的战略制高点之一,是保障国民健康,维护国家经济安全和社会稳定的迫切需求,是社会进步和科技发展的重要标志之一。近年来,人类基因组、功能基因组、生物信息学、化学生物学、整合药理学等新兴基础科学知识的快速积累,对中药新药的研发提供了强有力的技术支撑。中药新药是中药现代化发展战略实施20年最重要的标志性成果,是中药产业发展的关键性支撑条件,是临床防病、治病的重要物质基础。

本篇从中药新药发现策略与方法、中药新药研究开发、经典方药现代研究、配方颗粒及经典名方颗粒、中成药二次开发、中药国际化发展、中药知识产权保护、中药新药注册审批管理办法等八个方面对中药新药的研究进行阐述,以期反映中药现代化20年中药新药的发展与成果。

中药现代化战略实施20年以来,我国中药新药研发取得了显著的进步和重要成就。以科技创新为引领,临床需求为导向,以企业为主体,以与创新中药研发相关的多学科融合为支撑,一大批不同类别的中药新药上市,整体提高了中药新药研发的水平与能力,初步形成了具有中国特色的政、产、学、研、用的中药新药研发创新体系,推动了中药产业的快速发展。中药新药的产业化、市场化能力显著增强,为临床提供了疗效更加确切、安全性更加可靠、质量更加可控的药物。通过中药上市后品种二次开发的研究,培育了中药大品种群,年销售额过亿元的品种约 500 个,在临床医学中发挥着重要的作用。目前我国老龄化日趋严重,重大疾病发病率逐年上升,社会对医药的需求越来越大,中药因其在老年性疾病、慢性疾病、复杂性疾病、代谢性疾病、退行性疾病以及儿科疾病等方面的优势,从而有着广泛的发展前景。

中药新药的研发是解决中医临床需求的主要手段和方法,是防治重大疾病和提高人民健康水平的必由之路。屠呦呦因发现青蒿素获 2015 年诺贝尔生理学或医学奖,使得国际社会越来越重视中医药的临床价值,对中医药在生命科学领域产生新的突破寄予了更多关注。自 1981 年至 2014 年,全球上市的新药共 1 562 种,其中 50.6% 直接或间接来源于天然产物。欧洲和美国等发达国家对天然植物药的认识发生了转变。欧美等先后出台了《植物药研制指导原则》《传统植物药(草药)注册程序指令》等植物药注册法令,美国 FDA 先后批准了绿茶提取物 Veregen 和巴豆提取物 Fulyzaq 等来源于植物的新药,为中药进入西方主要医学市场带来了契机,给中药产业发展带来了全新的机遇和挑战。

尽管中药新药研发取得了很多可喜的成绩,整体研发水平有了明显提高,但由于中药新药研发是一个复杂的系统工程,原有研发基础十分薄弱,还有很多方面亟待提高和完善。

1. 突出中药特点和优势   中药新药研发是中药现代化的长期任务,突出中药特点的产品是中医药事业发展的重要目标。中药组方缺乏中医理论指导,中药特色淡化是一些中药在临床应用受限的主要原因之一。既要保持中药多成分多靶点整体作用,又要体现通过科技创新研发具有准确临床定位的现代中药,是未来中药新药研发的一个重要选择。从经典名方、临床验方及院内制剂入手,通过物质基础、体内过程、作用机制等深入研究,可为研发具有中药特点的创新药物提供便捷的途径。随着传统单靶点为导向的新药研发模式的局限性不断被认识,对以慢性复杂性疾病为主体的疾病谱,复方药物成为新药研发的前沿,受到国际药学界的重视。中药复方研究有丰富的经验积累和技术手段,中药新药的研发将引领世界复方新药研发的方向,具有广阔的前景。

2. 加强中药新药研发理论创新   加强中药新药研发理论研究是具有基础性和方向性的任务,现有的理论认识不能完全满足现代中药研发需求。加强理论和基础研究,提出新的研发策略是创新中药的重要任务。近年来转化医学概念的提出为中医药学科发展提供了新的借鉴。

基于中医传统知识和临床实践,结合现代基础研究和优化研制中药的模式有望为加快中药新药创制提供更加有效地支撑,研发构建可分析的中医方剂及临床数据库,引进数据挖掘方法对中医方剂的组方规律和用药经验进行系统分析,结合中医药传统知识的专业判断和临床实践验证,从而确定中药新药研发的候选处方。源于临床的创新中药开发,包括基于循证医学证据和临床经验的特色复方中药研制和基于临床标本和组学方法的现代组分中药研制,可缩短或加快中药新药研发进程,可为中医临床提供"源于传统,优于传统"的安全有效药物。

3. 加强新技术在中药新药研发中的应用 中药现代化20年之所以取得了丰硕的成果,与现代生命科学领域的新技术新方法在中药新药研发中的应用密不可分。继续加强新技术新方法的应用是中药新药研发迈向新高度的基础。在中药现代化研究中中药剂型发生了巨大的变化,不仅包括了传统剂型,而且还有滴丸等新剂型。中药注射剂是我国特有的剂型,虽然还有很多问题有待解决,但其效应发挥迅速,质控制水平高,临床疗效好,具有一定的发展前景。

从中药中寻找活性成分一直是新药研发的重要途径。为了提高中药化学成分的研究效率和新化合物发现的概率,必须建立中药成分的快速识别技术。当前快速发展的 LC-MS^n 等集成光谱学技术为中药成分的快速识别提供了强有力的手段,为中药成分的快速识别提供技术支撑。把大数据的研究方法用到中药新药研发中是值得探索和深入研究的方向。在全国范围内建立大数据思维的中药资源—疗效数据库,对中药研究的全过程数据进行整理归纳和挖掘,将有可能及时掌握更全面的信息,更充分地利用资源信息,更高效地研发中药。

4. 加强开展以药效活性为导向的中药质量标准研究 中药质量标准问题是关系到中药现代化国际化发展的一个重要方面。中药质量标准研究曾走过了一条坎坷之路,从标识成分到指纹图谱,中药质量标准得到了大幅提高。建立符合中药特点的质量控制评价模式与方法仍然是需要深入推进的研究内容。在多元化质量评价模式的基础上,如一测多评、指纹和特征图谱、DNA分子鉴定、生物测定等方法手段,将进一步构建创新质量评控体系及关键技术。由于中药及复方制剂化学成分的复杂性,建立以其临床功效为背景或以药效为导向的质量控制标准将是未来一个阶段研究的重要目标和任务。

5. 加强开展符合中药特点的药效学与安全性评价研究 建立与完善符合中药特点的有效性、安全性评价体系是科学、客观评价中药新药的关键环节。目前,中药有效性、安全性评价的技术与方法多源自于现代药理学与毒理学的技术与方法,难以适应中药新药研发快速发展的需求。建立符合中药作用特点的"多成分—多靶点—多因素—多效应"网络协同机制的药效与安全性评价体系是推进中药新药研发的必然之路。充分利用现代生物信息学、多种组学技术、网络药理学技术等,形成系统集成优势的整合药理学与毒理学技术,科学、客观地评价中药的有效性和安全性。

6. 推进中成药上市后二次开发研究 临床应用的中成药约有2/3以上源于地标升国标的品种,其中包含经方、验方、民间方、院内制剂等,多以1985年以前地方药品管理部门批准上市的中成药为主。由于历史原因,大多数产品功能、适应证过于宽泛,临床应用中针对疾病的治疗选择性差,难以适应现代临床防病治病的需求。随着生命科学领域新技术的快速发展,人们对疾病的认识更加清晰、深刻,对疾病治疗中药物的选择针对性更强,治疗效果要求更高。中药临床价值与其准确定位密切相关,采用生命科学的前沿技术,开展基于中药临床功效为背景的基础与临床研究已成为解决中药临床合理应用的关键科学性问题。同时由于中成药在综合性医疗机构的使用不断上升,中西药联合使用已成为一种有效解决临床防病治病的重要手段。中药临床用药准确定位研究已成为破解其合理应用的瓶颈问题,既涉及中药疗效的客观评价，也涉及中药医保用药及基药目录的客观遴选。明确临床定位和适应证，提高临床疗效和合理用药水平，减少用药安全性风险，提高药品质量，是中成药上市后二次开发研究的重要内容。目前，中成药二次开发和大品种培育取得了较突出的成绩，但也需要深化研究，扩大覆盖面，整体提升上市后中成药品种的科学内涵，更好服务临床用药。

总之，利用和借鉴新理论、新技术，更加深入推进中药现代化进程，研发具有自主知识产权的中药新药，提高产品质量，使创新中药走向国际市场造福于全人类，是中医药人应该承载的责任和义务。

（孙晓波，刘海涛）

第十八章
中药新药发现策略与方法

中药作为我国的传统医药,不仅为人民的健康事业做出了巨大贡献,也成为我国医药产业的重要支柱,在经济发展中也发挥了重要的作用。但我国传统中药产业早年缺乏科技助推力,致使其国际市场竞争力弱。随着我国医药科学技术的进步,加之近年来西方国家包括美国、加拿大、欧盟、澳大利亚等对传统药物和植物药的逐步开放和注册政策的调整,也给中药进入国际市场提供了良好的契机。面对医药行业的变革机遇,我国中药行业如何利用和发挥自身优势,突破传统的研发思维,实现创新驱动,是今后健康发展的关键。目前中药新药研究与开发主要有以下几种研发方式。

1. 以验方为基础进行中药新药发现　中医理论是中药新药研发的优势和理论保障,在中医药理论指导下,按照中医"辨证施治"的处方原则研发中药新药。该类新药的特点是保持了中医药的特色,但由于受中药复方作用机制和物质基础不明的制约,存在制剂相对落后、药效重现性较差以及临床疗效评价有难度等问题,使得所研制的品种存在普遍的低水平重复、科技含量不高、创新性不强的现象,使得该类新药存在缺乏能够反应中药特点的药效评价体系。

2. 以经典名方为基础的中药新药发现　中药使用历史悠久,形成了数以万计的有效方剂,这些方剂在辨证论治的基础上,针对病机以及药物的性味、归经、功用为依据,按照"君臣佐使"的配伍原理组成,其疗效确切,为人类防治疾病发挥了重要作用,成为现代中药研发的源泉。

3. 以组分配伍理论为指导的中药新药发现　组分中药是在传承基础上的创新,在病证结合、方证相应、理法方药一致的基础上,以中医学理论、系统科学思想为指导,从有效方剂出发,以组分为表达形式,针对有限适应证(证候类型),通过多组分、多靶点,以整合调节为基本作用方式的新的中药应用形式。特征是药效物质和作用机制相对清楚,具有"安全、有效、稳定、可控"的药物特征,还具有多途径、多靶点、多效应整合调控作用模式等中医药特点。

4. 采用植物药研究手段发现新药　从中药中分离活性成分或活性部位,经一系列研究与开发过程发展为新药。目前按我国《药品注册管理办法》规定,该类新药归属于中药注册分类中的1类或5类,即有效成分、有效部位。该类新药是采用现代提取分离、纯化技术,从中药材中提取分离有效成分(单体化合物)或有效部位,这一新药发现模式的典型成功案例是20世纪20年代麻黄素的发现。

5. 将中药和化学药组合使用　药品特征为中药复方或单味中药加化学药组成的中西药复方。从研发理念来看,该类新药有其合理性,但从研发现状看,该类药物多数缺乏深入细致的研究,难以准确揭示化学药与中药或所含有效成分的相互作用的规律,不能清楚地说明化学药和中药所发挥的作用以及二者的互补关系等。

经过20年的发展,中药新药发现取得了巨大的进步,但需要进一步强调以临床应用为重点,以创新为突破口,以市场为导向,加强质量控制。我们不仅要借鉴国外开发天然药物的思路及步骤进行开发,更重要的是充分利用自己的优势，吸收当代科技的最新成果，发现既保持中药方剂药效特色，又符合国际通行新药标准规范的创新中药。

第一节 发 现 策 略

中药复方创制新药的目标是要进行理论创新和技术体系创新，建立符合中医药特色的中药复方药物创新体系，研发出中医药特色明显、配伍科学合理、药效物质基本清楚、机制基本明确、安全可控的中药及中药复方新药，并推动与国际的互认。目前主要发现策略有以下几个方面。

一、来源于中药方剂的新药发现策略

（一）基于中医药基础理论的中药复方新药发现模式

中医药理论是指导临床诊疗实践和新药研发的根本指导思想。古代经典方剂的形成基本体现了中医药理论的核心思想。如金元四大家，围绕各自核心学术思想，研制出系列具有滋阴、补土、攻下、清热为主要功用的系列方剂；清代温病学派，创立了以清热利湿药为功效特征的系列方药，至今都在临床上广泛使用。

吴以岭团队基于络病证治与脉络学说形成了心脑血管病、心律失常、心力衰竭、糖尿病、肿瘤及流感等临床重大疾病的病机新认识，开辟了不同于既往研究的有效治疗新途径，由此带来了新的治法与药物组合。研制了通心络胶囊、参松养心胶囊、芪苈强心胶囊等系列方药实现了理论创新与临床实践相结合、临床研究与创新药物相结合，走出一条中医药现代化发展的创新之路。陈可冀团队以活血化瘀理论为指导，研制了冠心Ⅱ号及宽胸气雾剂等。

（二）基于临床经验方的中药复方新药发现模式

来自临床经验和古籍文献的中药复方是中药新药研发的重要来源。基于临床经验与优化设计的复方中药新药发现策略包括处方发现与挖掘、组方论证、组方优化、临床前研究、复方新药发现 5 个环节（图 18 - 1 - 1）。首先以中医临床经验方和古籍文献相关记载为线索，初步拟定科研方，通过专家从临床角度、基础研究角度反复论证，确定可进入研究环节的科研组方。科研组方的优化是活性筛选和组方反复优化的过程，通过对若干个经典指标的活性评价，对组方药味（或成分）数、量、比例优化的循环验证，确定处方组成、药量及其比例关系，初步确定其药效活性。采用确定组方的配方颗粒进行小样本临床疗

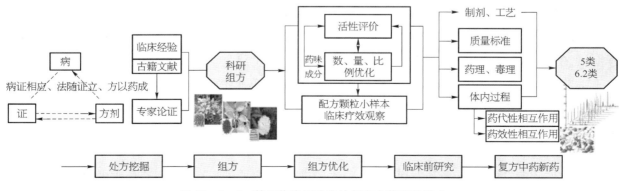

图 18 - 1 - 1　基于临床经验方的复方中药发现模式

效观察，进一步确证组方的药效活性，从而进入到新药研发的过程。通过临床经验—基础研究—临床验证这一过程，体现源自临床、回归临床的理念，也确保进入新药研发阶段的组方有可靠的疗效，最终通过开展制剂工艺、质量标准、药理、毒理、体内过程等综合评价，完成新药临床前研究过程，最终形成中药新药。

（三）基于临床—基础转化、优化的中药复方新药发现模式

中医药学有其独特的理论体系，更多地体现了经验医学的特点，其发展模式是"从临床到理论再到临床"；几千年实践经验的积累和由此产生的理论有效指导着临床，大量疗效确切的疗法和药物已在临床广泛使用。

临床—基础—临床转化、优化的中药复方新药研究模式，不仅是对中医药宝贵知识的传承，同时将原创思维和现代医药研究技术相结合，可以大大提高新药研发的效率和成功率。临床研究与基础研究是中药复方新药研究的两个重要环节，临床为基础研究指明方向，基础研究为临床提供依据和保障。基于此，临床—基础—临床转化、优化的中药复方新药研究模式已成为热点，主要是针对临床确有疗效的中药复方（包括经方、验方），在循证医学评价的基础上，开展药物化学成分系统辨识和制备，对疾病发生、发展的关键靶标进行高通量筛选，并结合体内外药理学实验，明确药效物质基础和作用机制，进而开展临床评价研究，通过规范的随机对照试验对中药组方的临床定位、作用特点以及出现的不良反应等进行综合评价，在此基础上进一步开展临床前基础研究和临床研究（图 18-1-2），为最终研制安全、有效、可控的复方新药提供保障。目前，该模式已成功应用于脂肝清颗粒、丹知青娥片等新药研发。

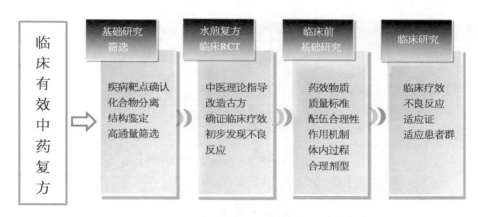

图 18-1-2　基于临床—基础转化、优化的中药复方新药发现模式

在中药新药发现过程中，应在方剂配伍理论指导下开展实验研究，针对多个靶点和疾病不同病理环节从临床有效的中药复方中筛选发现药效物质，再经过水煎剂的小规模临床试验确认临床疗效，进而确定药效物质的合理组合，根据"效应配伍"策略以及"减毒增效"策略开发复方中药新药。在中药新药发现过程中，应进一步强调基于临床—基础—临床转化、优化的中药复方新药研究模式。

（四）基于疾病网络靶标的中药复方新药发现模式

疾病网络是由与疾病发生相关的靶标为支点而形成的网络体系，是健康机体失衡的重要体现。针对慢性病、复杂性疾病，单一靶点的药物研发模式受到巨大的挑战。多靶点的药物研发及联合用药，随着疾病治疗的临床需求，逐渐被更多的关注。

中药复方功效的体现是复方中药的有效成分群，在机体内通过与功效所对应的疾病相关靶标在机体内发生相互作用，产生与治疗效果相关的生物效应而达到治疗疾病的目的。中药复方功效体现在

病—证—效网络上功效与靶标、功效成分群与靶标群间的相互协同作用，而表征出多成分、多靶点、多途径的整体综合效应。陈竺团队对复方青黛片的研究发现其主要化学成分硫化砷、丹参酮、靛玉红通过分别作用于与急性早幼粒白血病相关的靶点而产生协同生物效应，成功解析了中药复方多成分、多靶点、多途径的综合治疗效果，并为进一步发现更加有效的治疗药物提供了科学依据。

中药及其复方的有效成分群不仅能体现中药功效的物质基础，也是中药质量控制的核心所在。中药作用整体性、中药成分复杂性和作用方式的多途径、多靶点，使得中药有效成分群的准确快速辨识、功效关联评价和中医理论指导下的基于有效成分群的新药发现与设计进展成为中药现代化发展战略中的关键科学问题。基于中药方剂多成分、多靶点研究中存在的临床功效相关成分群间关联性研究不足、整体效应反映不明显的两个客观现实，陈凯先组织相关学者在"十一五"期间开展了"中药有效成分群关键技术研究"（国家科技支撑计划重大项目），其中"中药有效成分群间功效关联性评价技术研究"是主要研究内容之一。中药及其复方的药效作用是由多种具有不同药效作用的有效成分针对以临床功能为背景的疾病靶标而产生的相互作用，使疾病条件下机体的多个非平衡状态调节到原来健康的平衡状态，最终达到治愈疾病目的的网络药理学思维模式和观点，形成有效成分—有效组分关联网络的有机组合，协同调节疾病相关主要靶点、次要靶点形成的疾病靶标网络。凭借此类的研究，我们利用生物信息学、化学生物学、整合药理学技术，构建了基于疾病网络靶标的中药复方新药发现模式（图18-1-3）。基于此项研究还可以发现新的成药性更强的活性化合物、组合物、组分中药等。

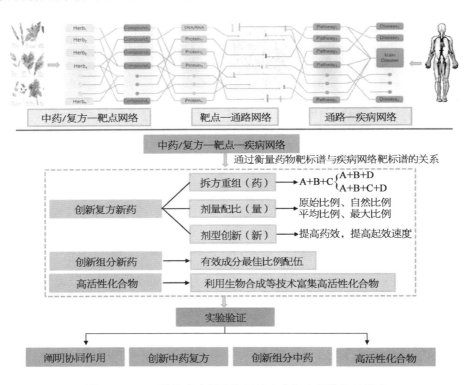

图 18-1-3　基于疾病网络靶标的中药复方新药发现模式

二、来源于有效部位的新药发现策略

（一）基于有效组分配伍的中药复方新药发现模式

从传统方剂中寻找发现有效组分/成分开发现代中药，是中药新药发现的一条捷径。我国数千年来积累的古代典籍中的经方、验方和近万种有功效用途记载的中草药,给研究者提供了一个可供筛选、发掘的宝库。传统中医药理论强调配伍,现代研究也表明中药具有多成分、多靶点协同的作用特点。因此,以有效组分配伍研发中药复方新药,不仅能体现传统复方配伍增效的特色,也符合现代医学对复杂性疾病的认识。从传统方剂中寻找发现有效组分/成分开发现代中药,是中药新药发现的一条捷径。我国数千年来积累的古代典籍中的经方、验方和近万种有功效用途记载的中草药,给研究者提供了一个可供发掘的宝库。传统中医药理论强调配伍,现代研究也表明中药具有多成分、多靶点协同的作用特点。因此,以有效组分配伍研发中药复方新药,不仅能体现传统复方配伍增效的特色,也符合现代医学对复杂性疾病的认识。这一研究思路发源于第 1 个中医药领域的国家重点基础研究计划("973"计划)项目——"方剂关键科学问题的基础研究"(1999 年),并在后续两个"973"计划项目"方剂配伍规律研究"(2005 年)和"治疗心血管疾病有效方剂组分配伍规律研究"(2011 年)支持下不断发展完善。创立了组分中药研制理论和关键技术平台。张伯礼提出的效应配伍理论已成为现代中药研发的重要指导思想。

针对开展中药有效组分发现及配伍规律研究,近年来发展形成了一套以"标准组分制备——有效组分发现——配伍优化设计"为技术环节的中药复方新药发现模式,其具体流程包括:从方剂或中药材中制备标准组分,进而针对疾病不同病理环节筛选发现有效组分,通过化学分析技术明确其组成,进而通过系统筛选或定量组效关系研究,在明确组效关系的基础上,优化设计以有效组分配伍构成的复方中药新药(图 18 - 1 - 4)。

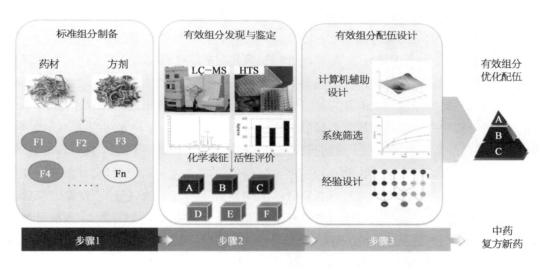

图 18 - 1 - 4 基于有效组分配伍的中药复方新药发现模式

1. 中药标准组分制备 随着中药化学研究的不断深入,中药组分制备技术获得了长足进步,发展出多种中药组分的提取、分离策略和相应方法。主要包括:① 系统分离:针对中药化学组成的特点,对各种结构类型的化学成分进行全面分离,尽可能全面地将中药材或方剂中所含化学成分分离到各组分中。② 标准化分离:分离流程采取程式化操作,各种不同药材均按统一的分离步骤进行分离,以保证分离过程稳定可靠,重现性好。③ 有序分离:按极性顺序依次制备获得各组分,有效减少各组中主要化合物的交叉重叠。④ 重点分离:对活性评价发现的活性组分进行重点分离并建立适合工业生产的工艺。

2. 中药有效组分发现与鉴定 获得的中药标准组分进行活性评价后,能够发现中药有效组分。常规研究方法包括系统分离与活性评价相结合的方法、活性追踪方法。近年来,针对特定靶点和细胞表型的高通量筛选方法在中药有效组分发现中的应用逐渐增多。现代新药研发过程中的高通量筛选技术是基于组合化学或者特定靶标的分子设计为基础的庞大化合物库进行的，高度的自动化和规范性，保证了工作的效率，虽然工作量巨大，收获率低，但目标明确，为指导新药研发提供了重要的支持。

3. 中药有效组分配伍优化　当代医学研究发现，肿瘤、糖尿病、心血管疾病等多因素复杂性疾病是由许多遗传与非遗传因素的相互影响所导致。在实际治疗过程中，针对单一靶点的药物往往难以有效地治疗这类复杂性疾病。由于现行的药物设计方法大都针对单个分子靶点，创制出的许多药物对复杂性疾病疗效欠佳。人们开始反思单分子、单靶点的药物研发模式是否存在问题。设计能够同时作用于多个靶点的单分子药物，或以多药联用方法设计针对不同靶点的多分子药物，已成为国际医药界研究的新热点。由2种以上活性成分构成的复方制剂或固定剂量复方制剂获得了越来越多的上市批准，并在降血压、降血糖、抗艾滋病、抗菌等方面起到了良好效果。

方剂配伍则注重君臣佐使，通过多味中药的药性药味相互配合来实现对机体失衡状态的承制调平。因此，张伯礼提出了以有效组分配伍设计现代中药的新思路，建立了效应配伍研制现代中药系列关键技术。目前中药有效组分配伍优化设计主要包括3种策略：基于经验设计的组分配伍方法，系统筛选法及计算机辅助配伍设计方法。

（二）基于中药"等效/主效成分群"的新药发现模式

中药复方遵照中医理论，由单味或多味药材配伍而成，具有多成分整体调节的作用特点，但本质仍然是其所包含的多种化学物质经多途径发挥治疗作用的结果。发现中药发挥疗效的活性成分、阐明活性成分间的相互作用模式，简化活性成分配伍组成，不仅是中药质量评价和控制模式提升的基础，更是以中药为基础的新药研发面临的关键问题之一。

众所周知，中药复方是一个多成分共存的复杂体系，但其发挥疗效的成分并非无序的堆积或是简单的加合，而是复杂成分间的非线性交互作用，它们共同表征出中药复方的整体药效。近年来，如何发现代表中药复方疗效的药效物质基础，如何阐释中药复杂成分间多途径、多靶点的相互作用模式，仍是中药药效物质基础研究和中药创新药物研究领域的关键技术难点。为此，中药"等效/主效成分群"概念的提出，为以中药为基础的新药研发提供了新的研究模式和理论支撑。李萍等创建了具有普适性的"成分缺失/捕获—活性反馈筛选"新方法，可在中药复方全成分表征的基础上，应用生物靶标亲和捕集等方法选择候选等效成分群，并通过在线成分捕集制备系统，实现候选"等效/主效成分群"在原方基础上的精准敲入/敲出、自动无损捕集制备。通过体内外多种药理模型评价捕集的"候选等效/主效成分群""候选等效/主效成分群剩余部分"的活性，重点比较"候选等效/主效成分群"缺失前和缺失后整体药效的变化，评估"候选等效/主效成分群"对原方整体药效的贡献，寻找中药复方的"等效/主效成分群"。采用多轮等效反馈筛选法，从中药复方众多成分中发现能基本达到原方药效的"等效成分群"或"主效成分群"，即可发挥与原方药效基本等同活性的特定化合物组合。该"等效/主效成分群"用于进一步的作用机制探讨和新药研发，是将"说不清、道不明"的中药复方转化为"成分清楚、量效明确"的成分组合新药的关键理论和技术之一（图18-1-5）。

"等效成分群"理论与关键技术体系是在源于中药复方药物的基础上，对中药创新药物研发模式的传承和创新。它以中药复方的整体疗效为根本，以多成分相互整合作用为基础，以药效学评价筛选为指标，对组方进行优化、筛选，反复验证确定，既为原中药复方提供了新的质量控制指标，也为中成药的二次开发和创新中药研发提供了科学依据，实现中药复方"基于原方、高于原方"的创新研发。

目前，中药"等效成分群"理论与方法已应用于复方丹参方、参附注射液、骨骼风痛片等中药复方制剂的药效物质研究中，为诠释其现代科学内涵、推动国际化进程提供支撑。以复方丹参滴丸为例，目前

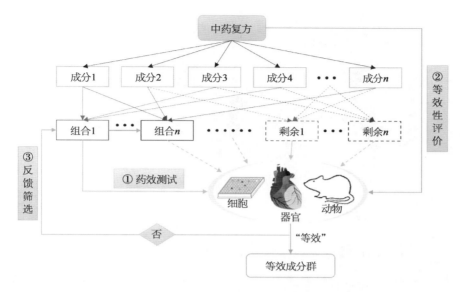

图 18 - 1 - 5　基于中药"等效/主效成分群"的新药发现模式

从原方中鉴定出 83 个化学成分,这些化学成分根据结构、含量、来源归属等不同方式进行归类后,采用缺失/捕获技术分别制备不同分组的"候选等效成分群"样品,经过基于多种细胞模型、动物模型的经典药理学指标评价以及组学的整体纠偏作用评价,筛选出包含 10 个丹酚酸、4 个皂苷和 4 个丹参酮的 18 个化合物的成分组合,该组合在抗心肌缺血药效上基本与复方丹参滴丸原方等效,而缺失该 18 个成分的剩余部分则药效很弱。该 18 个化合物成分组合,结构明确、含量清楚、比例固定,可作为复方丹参滴丸抗心肌缺血的"等效成分群"。

三、来源于中药有效成分的新药发现策略

(一) 基于系统分离结合活性筛选的中药有效成分新药发现模式

通过对天然药物或中药中的有效成分或生物活性成分的研究,从中发现有药用价值的活性单体或潜在药用价值的活性单体经过一系列的研究将其开发成新药,如麻黄素、青蒿素、黄连素、长春碱、长春新碱、紫杉醇等均是直接从天然药物中开发出来的新药。事实上,目前很大一部分的上市药物来源于天然产物及其衍生物。针对病因复杂疾病的药物更是如此,根据统计,在临床使用的总共 155 个小分子抗肿瘤药物中,133 个与天然产物结构有关,占 72.9%。究其原因,主要是自然界的次生代谢化合物(即天然产物)起着重要的作用。一方面,天然产物的结构多样性超乎人类的想象,这些结构所提供的化学空间能够匹配人体的各类靶标(如酶、受体、核酸等)的空间需求;另一方面,生物进化又赋予了天然产物的生物相容性。

我国特色的新药研发之路应该是基于中医药理论和临床实践,采用现代科学技术手段对中药进行系统研究并发展成为创新药物(图 18 - 1 - 6)。需要注意的是,从天然药物或中药中开发创新药物的关键是能否从天然药物或中药中分离得到有药用价值或潜在药用价值的活性化合物。没有新结构、新活性的化合物,创新药物的研究开发就成了无源之水、无本之木。中药具有数千年的用药历史,对某些疾病具有独特的疗效,临床应用经验基础雄厚,中药所含的化学成分种类繁多、结构新颖,是创新药物及其先导化合物的重要来源,这也是为什么近 20 年来国际上重视从天然药物中开发新药的重要原因。

天然药物及中药中原生生物活性成分的研究主要有以下几部分研究内容。

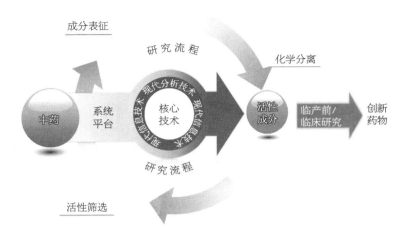

图 18‐1‐6　基于系统分离结合活性筛选的中药有效成分新药发现模式

1. 研究对象的确定　通过广泛调研或初步活性筛选选定需要开发的天然药物,然后采用体内的方法对该药进行药效学评价,以便再次确认该药的开发价值,并确定在后期有效部位或活性部位寻找中所需要使用的活性测试模型和指标。对于没有经过体外活性测试的药物还需确定在活性成分追踪分离中所使用的体外活性测试方法及指标。对于选定的研究对象,从药材采集开始,需要按照生物样品的规范化收集方法和样品信息的分类规范化管理系统,包括采集时间、地点、海拔、部位、学名、药用价值、标本库等,以便在后期开发阶段能够顺利重现。

2. 有效部位的确定　根据研究对象中化学成分的性质将其粗分成几个部分,按等剂量不等强度的原则对每部分均进行活性测试,确定有效部位。如果每部分均有活性,但活性均不强,则说明粗分失败,需要改用其他方法进行粗分,直到找到其中某一部分或几部分活性强、剩余部分无活性或活性很弱为止。由于这部分往往得量较高,加之某些天然成分属于前体药物(即本身并无活性,在体内代谢后其代谢产物具有活性),故在活性测试时最好采用体内方法。最常用的粗分方法是将其中的化学成分按极性大小不同分成数个部分,如水煎、醇沉后,依次用石油醚、三氯甲烷、乙酸乙酯、正丁醇等提取,或将原料药物依次用石油醚、三氯甲烷、乙酸乙酯、丙酮、乙醇、水等提取。根据其中化学成分的不同类型也可采用不同的粗分方法。在分离过程中,对于获得的各部位(有效或无效)均需详细记录其分离过程及相关信息,包括提取溶剂、温度、时间、次数等;同时,建立提取物储备样品管理系统,以备复核。进一步也可根据样品中成分的性质,建立规范化的高通量分离实验方法,包括色谱填料的选择、洗脱时间、溶剂梯度和接收参数等;以及建立高通量分离样品管理系统。

3. 单体成分的分离　采用各种色谱方法和其他方法对活性部位或所有部位进行系统分离。天然产物有效成分分离纯化的难点在于:多数情况下,天然产物有效成分含量低,难于富集;体系复杂,大分子和小分子共存,特别是存在结构相近的异构体,分离纯化难度大;许多天然产物热敏,易水解等。在过去的 20 年中,我国中药及天然产物分离的方法有了很大的提升与改变。早期的提取方法以单纯的水提、醇提为主,目前发展到混合溶剂提取技术、超临界流体提取技术、超声波提取技术、微波提取技术、酶法提取技术、半仿生法提取技术、破碎提取技术、旋流提取技术、加压逆流提取技术等;从提取设备及装置来看,已从敞口直火加热锅发展到夹层蒸汽加热锅、多功能提取罐,从静态提取发展到动态提取,从单元设备提取发展到多罐连续提取及兼备芳香性成分蒸馏提取等,最新开发推广的提取设备是逆流超声波组合提取设备、恒温循环提取设备及多种工艺技术的组合提取设备。

中药单体的分离难点在于手性化合物,如对映异构体、差向异构体的分离与纯化,对于这类化合物,以往受限于分离手段和色谱填料的限制,往往无法进行手性拆分,多以混合物的形式进行报道和进一步的活性研究。近几年中,随着手性分离填料的广泛应用,对映异构体、差向异构体的拆分已成为常规分离方法,极大地丰富了化合物结构的多样性。

4. 化学结构的确定 根据理化性质和波谱数据确定单体的化学结构,对已明确化学结构的单体进行活性评价。在传统的四大光谱 IR、UV、NMR、MS 中,核磁共振 NMR 分析方法越来越占据主导位置,尤其是随着高分辨核磁共振仪的普及,NMR 已成为化合物结构鉴定的主要依据。在此领域中,NMR 数据的准确解析是化学结构确定的难点和关键问题,在科研实践过程中,复杂化合物的结构解析所占用的时间往往要远多于分离所需要的时间。因此,近几年计算机辅助化合物结构解析(computer-aided structure elucidation,CASE)的方法应运而生,可以实现已知化合物的快速排除,未知化合物的辅助解析等功能,可快速甚至完全实现 NMR 图谱数据的计算机解析工作。除此之外,其他一些新技术,如 CD、ECD、VCD 等波谱方法也逐渐应用于化合物的绝对构型的确定工作中。

(二) 基于活性跟踪下的中药有效成分新药发现模式

基于活性跟踪下的中药有效成分新药发现模式与基于系统分离结合活性筛选的中药有效成分新药发现模式在研究内容上有相似和重复之处,但该模式更具有针对性和侧重性,即以选定的活性筛选结果为指标,跟踪有效部位、有效组分或组分群,最终发现活性成分(图 18-1-7)。

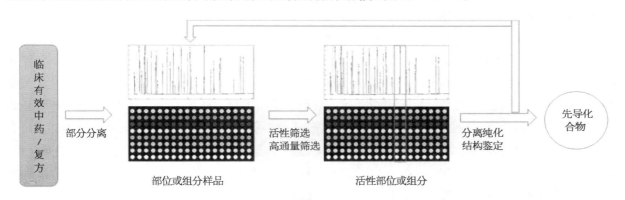

图 18-1-7 基于活性跟踪下的中药有效成分新药发现模式

该研究模式需要注意以下问题。

1. 活性成分的跟踪 采用各种色谱方法和其他方法对活性部位进行分离,每次分离所得组分均需经过活性测试(由于所得量均较少,常采用体外的方法进行活性测试),对于无效的组分常弃去不再研究,只研究那些有效或有活性的组分,直到追踪到活性成分。采用这种方法可大大减少分离工作的盲目性和在分离过程中造成的活性成分的丢失,特别是微量活性成分的丢失(不排除微量成分其活性很强),即使在分离过程第 1 阶段,由于化合物本身的原因或选择方法失当导致活性化合物分解变化或流失,也能查明原因,采取有关补救措施获得分解变化或流失的活性成分,所以大多已采用这种方法进行活性成分的研究。

2. 筛选模型的选择 采用活性跟踪下的中药有效成分新药发现模式研究过程中,一个或多个适宜的筛选模型,将直接决定研究成果的成败。近年来,人们广泛应用生物模型及药物作用靶标进行药物筛选的研究工作,这些方法和技术在中药活性成分研究中也得到了一定程度的应用。现行的筛选模型主要包括:整体动物模型、受体模型和分子生物色谱、细胞模型和细胞膜色谱、基因芯片技术 4 个方面。

整体动物模型这种方法的实质是利用动物的生理功能将中药活性成分从中药内分离到动物组织

内，再运用分析化学的方法，从动物组织中分离活性成分。建立新的整体动物病理筛选模型，是新药开发中不可或缺的一个重要环节，也是药物筛选工作的长期重要任务。虽然目前国内已经建立了大量的药物筛选模型，但仍然有许多疾病还不能在动物身上复制出来，加上生物体内大量内源性物质的干扰，从受药动物体内分析中药活性成分将比直接分析中药成分更为艰巨，从代谢产物出发推断活性成分的物质结构也存在较大的困难。

以受体靶点为目标，寻找与之作用的药物，是药物筛选的重要途径，它克服了很多疾病没有合适的动物模型，以及有些药物喂给动物未到达受体时就在肠道或肝脏中被代谢而无法观察到其活性等缺点。这种药物筛选方法在高通量药物筛选模型得到广泛应用，但在技术和方法上仍然有许多重要的内容要探索。需要注意的是能够与靶点作用的化合物的药理作用，会受到多种因素的影响，所以仅仅依靠分子水平模型的结果评价药物作用，也存在不足。

在保持细胞、细胞膜及受体的原位、完整性和活性的条件下，进行中药活性成分筛选、分离，并反映出中药中何种或哪些成分与哪一种受体作用及其亲和力大小，是中药有效成分研究比较理想的方法。随着生命科学和生物工程技术的迅猛发展，生物膜技术不断成熟并进入药物筛选领域。若将活性组织细胞膜固定在特定载体表面，制备成细胞膜固定相，用液相色谱的方法研究药物或化合物与固定相上细胞膜及膜受体的相互作用则构成细胞膜色谱法。细胞水平筛选模型的最大优势是能够反映内外环境综合因素引起的整个细胞变化，更易于评价药物的作用和药用价值，其不足之处在于不能像分子水平筛选模型那样准确地反映药物作用的机制。

近年来出现的基因芯片技术，是基因水平筛选模型应用中的巨大进步和革新。基因芯片技术是分子生物学与微电子技术相结合的 DNA 分析检测技术，因其突出特点在于高度并行性、高通量、微型化和自动化，从而成为后基因组时代基因功能分析的最重要技术之一。用于药物筛选的基因芯片主要是 DNA Microarray 表达谱基因芯片，通过对用药前后两组样品进行表达谱基因芯片检测，就可以反映出该药物作用后相应组织或细胞中基因表达谱的变化，从而揭示药物作用的靶基因。利用基因芯片进行药物筛选，可以替代大量的动物试验，能够大大缩短药物筛选的时间和成本。如何提高芯片的特异性、简化样本制备和标记操作程序，增加信号检测的灵敏度和高度集成化样本的制备，以及基因扩增、核酸标记及检测仪器的研制和开发等，已成为国内外研究的热点。

四、来源于中药有效成分的结构修饰及合成的新药发现策略

在过去的 20 多年中，现代细胞生物学、分子生物学、基因组学和分子遗传学等研究手段快速发展，例如 20 世纪 90 年代初，高通量筛选及应用分子生物学识别生物学靶技术的成熟与应用，都使现代药物研究得到极大的发展。与此同时，天然产物药物发现仍在以传统方式进行，即用药物靶筛选粗提物，如果发现有活性，就将该提取物分割成若干组分，再分离和鉴定活性化合物。这个过程不仅缓慢、效率低、劳动强度大，而且也不能保证筛选出的先导化合物在化学上是新颖的，或是可以申请专利的。而合成化学不仅比天然产物药物发现更快、更便宜，而且知识产权也更为明确。所以多数制药公司重视发展基于合成化学的新药发现。

从天然药物中分离出的化学成分有成千上万种，但能开发成新药的成分却寥寥无几。大部分天然药物成分不能开发成新药的主要原因是毒性太大、活性生物利用度不高，若以这些天然药物活性成分为先导化合物通过结构修饰来提高活性、降低毒性并改善生物利用度，就有可能开发成新药。因此建立在已知天然活性成分上的药物结构修饰成为新药研发中新的研究热点。同时，对于来源极为有限的结构

新颖的天然产物,可以通过化学合成的方法,一方面解决其来源问题,另一方面可以获得一系列的结构类似物,从而进一步地评价某一类结构天然产物及其类似物的活性,以便进行深入的药物开发。

(一)基于中药有效成分结构修饰的新药发现模式

天然药物活性成分的结构修饰与改造是建立在药物化学结构修饰基础上的一门学科,结构修饰是基于药物原有的基本化学母核结构,对母体结构修饰改造后的化学结构可能会改变原有药物的理化性质、生物活性,此种改变可能在新药的开发应用上有着极其重要的作用。

药物在研究和应用的过程中,常常会出现一些影响药物发挥应有作用和影响药物疗效的因素。如药代属性不理想而影响药物的吸收,导致生物利用度低,或由于化学结构的特点引起代谢速度过快或过慢等情况;也会由于药物作用的特异性不高,产生毒副作用;还有一些其他的原因,如化学稳定性差、溶解性差、有不良的气味或味道、对机体产生刺激性或疼痛等,这就需要对药物的化学结构进行修饰,解决母核药物结构存在的影响药物疗效的种种缺点,降低药物的毒副作用、提高药物的活性和增强药物的疗效。

天然药物活性成分结构修饰的目的在于:改善药物的药动属性,提高生物利用度;改善药物理化性质和不良嗅味;改善药物与受体或酶的相互作用,引起相应的生物活性和物理性质的转变。建立在此目的上进行结构修饰的中心问题是:选择恰当的结构改变,使在生理条件下能释放母体药物,并根据机体组织在酶、受体、pH 等条件下的差异,使母体药物释放有差异,而达到上述目的。(图 18-1-8)

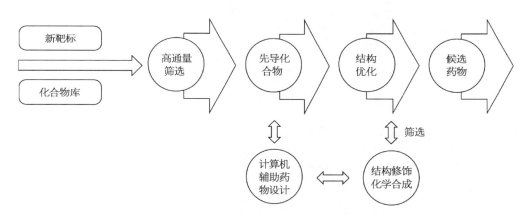

图 18-1-8 基于中药有效成分结构修饰的新药发现模式

(二)基于中药有效成分半合成及全合成的新药发现模式

有机合成可分为两大类,即合成方法研究和靶向合成研究。新合成反应、试剂和催化剂发明、发现和发展被归于合成方法研究领域,而以特定的分子(天然的或人工设计的)为目的的合成,则属于靶向合成研究,天然产物全合成是有机合成的一个重要分支。自从有机合成化学家们意识到他们能够将元素和其他简单的初始物质组合成复杂分子以来,天然产物就令他们着迷。在经典化学时代,全合成的目的主要是为了确认天然产物的分子结构,但自从现代分析技术出现,尤其是单晶 X 射线技术和 NMR 光谱技术的不断进步,这一功能已显得不再重要。全合成的目的主要为:探索全新结构天然产物的合成和追求这一事业所带来的成功;发现和发展新的合成方法,以解决其自身和关键领域存在的难题;设计天然产物的类似物或抑制天然产物活性的人工分子,为天然物质提供替代品;当天然产物的产量不能满足需要时,提供天然产物大规模生产的有效方法。合成需要高水平的理性的规划和操作技巧,合成化学家们需要创造新的方法和新的策略来应对挑战。

由于天然产物本身在自然界常常储量有限，化学合成大多涉及长路线、低收率的复杂操作，因此，以天然产物为起点，建立分子多样性和结构复杂性的"类天然产物"化合物库就成为一种必然趋势。高通量筛选技术的发展、人类基因组测序工作的完成以及近年来产生的化学基因组学使这一趋势更为明显，人们迫切需要快速建立骨架多样、构造复杂、立体化学丰富的"类天然产物"化合物库，以更快、更好地进行药物发现和化学生物学研究。

然而，合成结构复杂、构造多样的小分子化合物库对是个挑战，目标导向合成（target oriented synthesis，TOS）无法满足这一要求，这种合成策略所建立的专一化合物库（focused library）是围绕一个特定的化合物分子骨架进行修饰以得到一些结构类似的化合物，进而研究它们与某一类蛋白作用的构效关系。传统的组合化学由于受反应原料或反应过程的限制，只能得到相当简单的化合物库，在大多数情况下其化合物缺乏多样化官能团和多个手性中心，因而也不能达到这一目标。多样性导向合成（diversity-oriented synthesis，DOS）的出现在很大程度上解决了这一问题。其概念最初由 Sehreiber 于2000 年提出，它以一种"高通量"的方式产生"类天然产物"的化合物。其合成是从单一的起始原料出发以简便易行的方法合成结构多样、构造复杂的化合物集合体，再对它们进行生物学筛选。它的合成策略遵循正向合成分析法（forward synthetic analysis），在合成过程中尽量引入多样化的官能团，构建不同的分子骨架，并希望最终建立的小分子化合物库涵盖尽可能多的化学多样性（包括密集的手性官能团、丰富的立体化学和三维结构，以及多样性的化合物骨架）。DOS 的筛选目标并不是针对某一类特定的生物靶标，而是为各种靶标寻找新的配体，进而分析细胞和生物体的功能，发现大分子相互作用的"接线图"。（图 18 - 1 - 9）

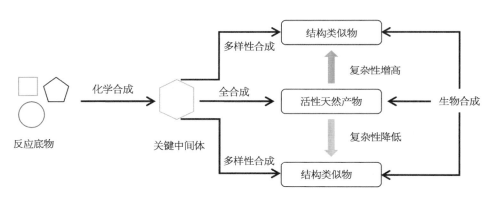

图 18 - 1 - 9　基于中药有效成分半合成及全合成的新药发现模式

五、"老药新用"研发策略

前述的研究模式，基本上都属于新药的从头研发，需要从实验室发现新的有效部位、有效成分，经过动物实验了解其安全性以及毒性反应，了解在动物体内的代谢过程、作用部位和作用效果，再经过首次人体试验，经历Ⅰ期、Ⅱ期、Ⅲ期临床试验，证实安全有效及质量可控之后，才可以获得药物监管机构的批准。先后经历 10～15 年的时间，耗资可达数十亿美元。随着药物在临床中经医务人员实践应用总结出超出药物研发时所申报的功效作用，即为"老药新用"。所谓"老药"是指被投放市场用于临床的时间较久，已为广大医药人员或社会人群所了解的药品；而"新用"则是说这些药品在临床实践过程中又发现了新的用途。相对于创新药物的源头研发历程，由于"老药"的药动学及安全性资料已知，其新用途的开发可以大大节约研发周期和成本，被认为是新药开发中最快捷、最有效的策略之一。老药新用研发模式在化学药物研究中表现得较为突出,降低研发成本固然是一个重要的原因,但从根本上而言,以下两个因素促进了老药新用的研发突飞猛进:一是新化学实体的发现呈现逐步降低的趋势;二是随着生物技术的成熟,药物筛选模型逐步增多,特别是罕见病治疗药物筛选模型越来越多,这两者之间的矛盾,使得老化学实体被更多的关注与研究。

第二节　代表性成果

一、中药复方(脂肝清颗粒)

中医学认为脂肪肝的主要病机为肝失疏泄,湿热痰浊蕴结,瘀血阻络,日久损伤肝肾,导致肝肾精血亏虚,病机属于本虚标实。针对脂肪肝的病机,在临床应用的基础上,将何首乌、决明子、丹参、柴胡、泽泻、姜黄、荷叶按照一定比例进行组方,组成脂肝清颗粒方中何首乌补益精血为君药;决明子清肝泻浊,丹参活血化瘀,共为臣药;柴胡疏泻肝气,泽泻利水导浊,姜黄活血通经,共为佐药;荷叶引药入经,调和肝脾为使药。全方共奏补益肝肾、疏肝导浊之功。该复方用于单纯性脂肪肝的治疗20余年,具有较好的临床疗效。

基于临床—基础转化的新药发现策略,针对以上药物进行了化学的提取、分离和分析,在临床治疗疾病特点的基础上,采用大鼠、家兔、家鸭脂肪肝动物模型评价药物的药效及作用特点;采用大小鼠急慢性毒性实验研究了药物的安全性;进而采用大鼠含药血清干预大鼠肝脏及人胚肝癌$HepG_2$细胞等模型,从分子生物学等角度阐述脂肝清颗粒的作用机制。结果显示该方剂能够调节血脂,降低肝脏脂肪含量,改善肝功能及病理变化,降低血浆纤维蛋白原含量,改善血液流变学,提高机体的抗氧化能力。通过系统研究明确了该复方的药效物质基础和作用机制,并制定了质量标准,该药物也获得了国家食品药品监督管理局颁发的中药新药临床试验批件(2008L10117),并启动了临床研究,目前Ⅱ期临床试验已经基本完成,实现了临床—基础—临床的中药复方新药发现模式。

二、组分中药(三叶糖脂清)

三叶糖脂清方为张伯礼临床经验方,由荷叶、山楂叶、丹参、赤芍和桑叶组成,升清降浊,化瘀消痞,用于糖尿病前期糖脂代谢异常治疗,临床疗效显著。以组分配伍理论为指导,开发了现代组分中药"三叶片"(由桑叶总黄酮、桑叶总碱、桑叶多糖、荷叶总黄酮、荷叶总生物碱、山楂叶总黄酮、丹参总酚酸、赤芍总苷等组分组成),对三叶糖脂清不同生产工艺下各组分的主要化学成分进行了定量和定性分析。采用多种色谱—光谱学联用检测,根据液相保留时间及质谱碎片信息,结合标准品对照,对主要成分进行了指认,保证了组分制备的重现性及作用机制研究结果的可靠性。建立了大鼠血浆中多成分实时分析方法,对大鼠口服三叶糖脂清方各组分后的各成分进行药动学考察,探索了药效组分成分的体内动态规律,明确了体内药效成分与表观药效间的时量与时效间的关联。

根据三叶糖脂清方临床作用特点,开展了活性组分在整体动物、组织、细胞、分子水平上调节糖脂代谢研究,发现各组分在不同靶点上贡献度各不相同,但不同组分之间通过有序协同,调节了糖脂的吸收和代谢,且靶点之间相互关联,发挥对疾病的治疗作用。在全方作用机制研究基础上,对各组分的作用机制进行深入研究,阐明了全方中不同组分在药效中的贡献度,深入阐明了全方的科学内涵。

在化学成分——药代动力学——作用机制研究基础上，整理三叶糖脂清方多成分、多靶点作用机制，深入探讨靶点之间相互关联性，绘制了作用机制图。可以看出，在临床经验方三叶糖脂清方中，不同药味（组分）所发挥的作用有明显差异，但这些活性组分不是散在的、无序的聚合，而是在调节脂代谢异常作用方向上能相互配合，发挥整体作用。

三叶糖脂清方已获得干预治疗糖耐量减低多项专利，获得了国家食品药品监督管理局临床试验批件（2010L00278），目前正在开展Ⅱ期临床研究。

三、有效部位（六味地黄苷糖片）

六味地黄方是由宋代名医钱乙取汉代张仲景《金匮要略》中的金匮肾气丸，去掉性味辛温的桂枝、附子，把干地黄换成熟地黄，变"温补肾阳"为"滋补肾阴"，在《小儿药证直诀·卷下诸方》中首创。历经近千年的临床实践，六味地黄方已成为主治"肾阴虚"证之首方。因此，选择六味地黄方进行现代研究，进而从中创制安全、有效、质量可控的现代中药新药，既具有良好的临床应用和研究两方面基础，又对于中药经典方剂的"二次开发"具有重要示范意义。

军事医学科学院毒物药物研究所团队自 1996 年开始，在国家自然科学基金、国家"九五"攀登计划和"973"计划等资助下，对六味地黄汤的现代药理学和化学进行了系统的深入研究。在药理学研究中，以中西医结合的学术思想为指导，提出了指导研究工作的假说，即中医"肾"与现代医学神经内分泌免疫调节（NIM）网络功能相似，"肾虚"与 NIM 网络平衡失调具有相似病理生理特征，以及"补肾"药物的作用在于调节和恢复 NIM 网络的平衡。从 NIM 网络平衡的角度，对六味地黄汤的药理作用、作用机制和配伍原理进行系统研究。结果表明，调节和恢复 NIM 网络平衡失调是六味地黄汤的基本药理作用，也是其"滋补肾阴"和"异病同治"的现代药理学基础。在药效物质基础研究中，运用药理和化学密切合作的研究方法，在活性评价导向之下，从汤剂出发，逐步追踪分离活性物质，进而对活性部位进行化学成分分离和结构鉴定。分离获得了寡糖、糖苷和多糖等多个活性部位及活性成分，并进行了结构鉴定。通过本研究，基本阐明了六味地黄汤药理作用、作用原理和药效物质基础，不仅为中药复方现代研究提供了一套策略、思路与方法，也为从中药复方中创制中药新药探索了一条新路。基于六味地黄汤药理学和药效物质基础的研究，按照由"中药饮片组方（饮片配伍）向中药复方活性成分群组方（组分配伍）发展"的中药经典方剂"二次开发"的思路，同时遵循中药新药研发法规，研制出了来源于六味地黄汤、由多个活性成分群组成的中药新药六味地黄苷糖片，该药保留了六味地黄汤的主要作用特点，具有质量可控，制剂先进，服用方便、服用量大大减少等特点。该研究获国家发明专利 2 项，六味地黄苷糖片也已获国家食品药品监督管理局临床试验批件，并完成Ⅰ期临床试验，正在进行Ⅱ期临床试验研究。

四、有效成分

（一）盐酸关附甲素注射液

盐酸关附甲素结构式

我国中草药资源丰富,目前已知具有抗心律失常活性的生物碱众多,所以以中草药有效成分为先导物进行结构修饰是寻找新型抗心律失常药的有效途径之一。我国唐代《证类本草》记载白附子(今称关白附)主治心痛血痹,国内学者从发掘提高祖国医药学和新药开发研究出发对传统中药关白附〔毛茛科黄花乌头 Aconitum coreanum(H. Lév.)Rapaics 块根〕进行化学、药理学、毒理学研究,从中分离得到多个具有抗心律失常活性的二萜生物碱。关附甲素(GFA)是从黄花乌头根中分离得到具有抗心律失常活性的 C_{20} 二萜生物碱。盐酸关附甲素为我国首次发现的全新结构的安全、有效的广谱抗心律失常的原创一类新药。药理实验证明,盐酸关附甲素对高钙、结扎冠状动脉及乌头碱诱发的室性心动过速和心室颤动有拮抗作用,并可对抗乙酰胆碱诱发的心房扑动和心房颤动。盐酸关附甲素对快反应心肌细胞的 Na^+ 内流具有抑制作用,能延缓心房、房室结、希一浦系统和心室内传导,是该药抗心律失常的主要机制。盐酸关附甲素及其注射液是我国第 1 个具有自主知识产权的抗心律失常药,原料药的制备工艺1998 年获得国家发明专利(ZL931105099)。在 20 余年的研究中,得到国家自然科学基金资助,列入国家重大科技"七五"攻关(75-63-01-2)、"九五"国家科技部"1035"工程(96-901-01-80)、"十五"科技部"863"重大专项创新药物和中药现代化(2002AA2Z3102)资助。

(二)中药一类新药"Rg₃参一胶囊"

人参皂苷 Rg₃ 结构式

人参皂苷 Rg₃ 是从红参中分离得到的一种原人参二醇型皂苷,具有较强的抗癌活性。人参皂苷 Rg₃ 通过抑制肿瘤新血管生成而发挥抗肿瘤作用。小剂量应用时即可产生药效,适合预防肿瘤发生、复发和转移,毒副作用较小;在较大剂量使用时,Rg₃ 还能抑制肿瘤细胞的增殖、浸润,诱导肿瘤细胞凋亡。现代的人参皂苷抗癌研究中,Rg₃ 是其中典型代表。

研发的一类抗癌新药人参皂苷 Rg₃ 参一胶囊被列入国家级火炬计划、国家重点新产品、国家"十五"重点攻关项目,目前已正式获得 CFDA 新药证书,在全国上市。"Rg₃参一胶囊"是中华人民共和国成立以来,我国独立开发、拥有自主知识产权的第 1 个中药 1 类单体制剂的抗癌新药,具有选择性地抑制癌细胞浸润和转移作用的特殊药理作用。"Rg₃参一胶囊"的上市不仅实现了我国传统中药在分子化合物制药工艺方面的重大突破,而且表明我国在研究抑制肿瘤新生血管形成的药物方面领先于世界其他国家,进入了临床治疗应用阶段,展示了良好的应用前景。

五、有效成分结构修饰

天然产物长期以来被认为是有效治疗药物的重要来源。从 1983—1994 年间生产上市的 520 种新药中,39%是天然产物或者衍生自天然产物(其中天然产物约占 20%,而天然产物的衍生物约占 80%),尤其 60%~80%的抗菌和抗癌药来自天然产物。1999 年统计的 20 个非蛋白的畅销药中有 9 个是来自天然产物或其衍生物,如天然产物中新开发出的新药抗疟药青蒿素(artemisinin)和其衍生物蒿甲醚

(artemether)、抗癌药紫杉醇（taxol）及其类似物紫杉醚（taxotere）、长春碱（vinblastine）和长春新碱（vincristine）和它们的结构修饰物长春地辛（vindesine）、治疗早老性痴呆药石杉碱甲（huperzine A）及其衍生物希普林（schiperine）等。

五味子丙素 —结构改造→ 双环醇

双环醇片（Bicyclol）

长期以来，虽有众多药物用于慢性病毒性肝炎的治疗，但至今尚无完全满意的药物。20 世纪 80 年代末，中国医学科学院药物研究所化学家和药理学家紧密合作，在先导化合物五味子丙素的基础上，合成了一系列结构新颖的衍生物，进行了系统的构效关系研究，发现联苯类衍生物的保肝活性与两个苯环上次甲二氧基的位置、侧链羧酸的长度、两个羧酸基团被羟基还是羧基取代以及两个苯环间的杂环密切相关，最终设计并成功合成了一个侧链被羟甲基取代、活性优于联苯双酯的新化合物——双环醇[4,4-二甲氧基-5,6,5,6-双（亚甲二氧基）-2-羟甲基-2-甲氧羰基联苯，Bicyclol]。由于在联苯结构中引入了不同侧链取代基 6-羟甲基、6-甲氧羰基，促进了体内吸收，提高了药物生物利用度及生物活性。

药效学研究表明，双环醇对急慢性化学毒物、药物、免疫性肝损伤及肝纤维化均有明显的保护和治疗作用，不仅体现在肝损伤生化指标的改善，肝脏病理形态学改变也明显减轻。同时在体外乙肝病毒细胞模型和鸭肝模型也有一定的抗病毒活性。此外，双环醇对肝癌模型亦有化学预防作用。作用机制研究表明，双环醇可清除自由基以维持肝细胞膜的稳定性；保护肝细胞线粒体损伤；诱导热休克蛋白，抑制多种信号转导通路引起的肝细胞凋亡，提示双环醇可通过调控肝损伤病理过程中的多靶点和转导通路发挥其综合肝保护作用。目前双环醇已在美国、欧盟等 15 个国家和我国台湾地区获得专利保护，是我国第 1 个拥有自主知识产权的抗肝炎新药，商品名称为百赛诺。该药自 2004 年上市后已累积销售近 4.5 亿元人民币，并远销东欧等国，并正在其他国家注册。该药成功地实现了科研成果的产业化，已产生了重大的社会效益和经济效益。双环醇的研究成果荣获 2005 年北京市科学技术奖一等奖和 2006 年国家科学技术进步奖二等奖。

六、老药新用

盐酸小檗碱结构式

黄连素，又叫小檗碱，为中药黄连、黄柏根茎中的有效成分，现在已经可以人工合成。在盐酸小檗碱的最初应用中，主要是用其抑菌活性，如小檗碱可以抑制痢疾杆菌、大肠杆菌、金黄色葡萄球菌等的致病力,长期以来只用于肠道感染等疾病。近 20 年来,随着临床实践经验的积累,黄连素逐步被应用于防治冠心病、糖尿病等疾病。

1. 抗心律失常作用　心律失常通常表现为心跳的节律变得不匀齐,或心跳的频率过快、过慢等。新近发现小檗碱具有抗心律失常的作用,能够治疗多种类型的心律失常,而且对心率、血压、肝肾功能无不良影响。绝大多数抗心律失常药物都具有减弱心肌收缩力的缺点,而小檗碱则能加强心肌的收缩力,研究表明,小檗碱能显著抑制延迟激活的钾离子流,从而使心肌细胞的动作电位时间(APD)和有效不应期(ERP)延长。APD 延长又可使 Ca^{2+} 内流增加,延长平台期;抑制 K^+ 外流,使得慢反应细胞自动除极速率减慢。并能增加乙酰胆碱作用和抗肾上腺素作用,对多种原因引起的室性和室上性心律失常均有较好的疗效。

2. 抗血小板聚集　小檗碱具有抑制血小板膜受体的作用,使腺苷酸环化酶活力增强,环腺苷酸(cAMP)浓度增高,从而抑制血小板聚集,因而能解除血液的高凝状态和降低血液的黏滞度,有利于血液正常循环,减少血栓形成。

3. 调血脂,降血糖　中国医学科学院医药生物技术研究所蒋建东经过多年攻关,从基因序列、细胞、动物实验以及临床治疗等多个层面和角度,对小檗碱降低血中胆固醇和三酰甘油的药理作用、药效和分子机制进行了系统研究。研究发现,小檗碱是在基因转录后水平上,通过作用于 3'UTR 区域稳定低密度脂蛋白受体的 mRNA(信使核糖核酸)来降低血脂的,与目前使用的他汀类降血脂药物的作用机制完全不同。这在理论上为寻找新型降血脂药物提供了新的分子靶点。同时,临床研究表明,口服小檗碱(3 个月每日 1 g)可以使高血脂患者的胆固醇、低密度脂蛋白和三酰甘油下降 20%～35%,这一结果进一步被高血脂金色仓鼠模型动物实验所证实。小檗碱可能成为他汀类药物的替代药,并有望用于与他汀类药物联合治疗心血管疾病。

第三节　不足与展望

中医药是世界范围内可持续开发利用的重要文化与经济资源,是中华民族赖以生存、繁衍的瑰宝,也因低毒有效为世界人民所瞩目。中药产业是我国独具特色和优势的民族产业和战略产业,也是我国在国际经济循环中,有可能取得国际市场竞争优势的产业,其发展取决于能否在新药研发上取得突破。中药新药的研发是周期长、投入高、风险大的科研工作,需要多学科的科研人员合作共同努力,方有可能取得成功。任何一个新药的产生,都充分体现了天然药物化学、中药学、化学合成、药理、制剂、质量控制等不同专业的专家的通力合作和呕心沥血的艰辛研制历程,也证实了大胆创新是未来我国创新药物研究重要途径之一。

在过去的 20 年中,我国的中药研发取得了长足进步,随着国家在中药创新研究方面投入的加大,特别是重大新药专项的实施,建成了一批高水平的中药研究平台,突破了许多关键技术。为中药发展奠定了坚实的理论和技术支撑,研发了一大批中药新药,包括一些创新性强,临床疗效突出的新药。

然而,中医药发展还有诸多问题亟待解决。例如 20 年来申报注册的 21 086 种中药中,真正属于新药的品种 2 963 种(占 14.2%),而仿制药 5 285 种(占 25.9%),改变剂型、规格或适应证的变相仿制药达 11 727 件(占 58.2%),可见 20 年来申报注册的中药真正属于新药范畴的品种很少,低水平重复、仿制或变相仿制药浪费了大量人力、物力、财力。面向 21 世纪的中药新药研究,我们需要加强理论和策略的思考,创新路径和方法,适应新的需求。

自20世纪末以来,随着系统生物学和生物信息学研究的兴起,各种"组学"技术如基因组学、蛋白质组学和代谢组学等在中药方剂研究中得到日益广泛的应用。人们越来越认识到现代大多数疾病是多因素、多环节、复杂的系统性疾病,药物对人体的作用是一个十分复杂的生物网络调节过程。系统生物学通过整合系统中诸多相互作用的组分(包括基因、mRNA、蛋白质、代谢物等)来研究这种复杂生物过程,注重基于系统性思路研究在致病因素及治疗干预下机体的整体反应等,而不仅仅是观察某些局部的疾病病灶改变,这也符合中医药理论的整体性作用特点。

总的看来,随着新技术的应用和发展,目前基于中医药理论指导下的系统论观点从整体上研究中药方剂已经成为共识,系统生物学和生物信息学等现代生物技术也逐步发展成为中药以及中药方剂研究的支撑技术。然而现有的系统生物学和生物信息学研究往往局限于对药物干预前后生物系统的整体模糊刻画,而对于药物发挥作用的具体生物学动态过程则缺乏具体表征,尤其是还不能从分子网络的调控水平上深入研究中药方剂的作用机制,因而难以描述中药关键药效成分群对具体作用通路和分子网络进行调控的动态生物学过程,更不能在分子水平上解析中药方剂的多成分、多靶点协同作用机制。我们认为,在中药研究过程中不能只看到局部而看不清整体,但同样也不能仅仅强调整体而忽视局部的细节研究,因此,我们不仅要在中药方剂研究中应用系统生物学技术研究整体作用,而且更要利用现有技术对中药方剂研究方法进行创新和提升,即除了从整体上表征方剂作用特点外,还需要引入网络生物学方法研究方剂的分子网络作用机制,为中药方剂的现代化研究提供更合理更完善的整体解决方案。

总之,中医药现代化研究还需要不断深化,中医药现代化研究的开展,需要遵循传承与创新并重原则。传承创新必须坚持面向需求,在解决当前生命科学重大难题中彰显优势,并通过科学研究,用严谨的数据将中医药的特点和规律表达出来,传承才有生命力。

参考文献

[1] 张伯礼,王永炎.方剂关键科学问题的基础研究——以组分配伍研制现代中药[J].中国天然药物,2005,05:258-261.

[2] 张玥,张力平.新世纪中药新药研究开发的现状及思考[J].中国实用医药,2008,15:208-209.

[3] 杨洪军,唐仕欢,申丹.源于中医传统知识与临床实践的中药新药发现研究策略[J].中国实验方剂学杂志,2014,14:1-4.

[4] 韩玲.关于中药创新药物研究开发与评价的思考[J].世界科学技术—中医药现代化,2007,04:14-17.

[5] 吴以岭.中医络病学说与三维立体网络系统[A].中华中医药学会.络病学基础与临床研究(10)[C].中华中医药学会,2014:4.

[6] 吴以岭,魏聪,贾振华,等.脉络学说概要及其应用[J].中医杂志,2014,03:181-184.

[7] Zhang L, Liu Y, Lu XT, et al. Traditional Chinese medication Tongxinluo dose-dependently enhances stability of vulnerable plaques: a comparison with a high-dose simvastatin therapy[J]. Am J Physiol Heart Circ Physiol, 2009, 297(6): H2004-14.

[8] 吴以岭.通络干预血管病变的整合调节机制——承制调平[J].中华中医药杂志,2007,10:661-665.

[9] Li X, Zhang J, Huang J, et al. A multicenter, randomized, double-blind, parallel-group, placebo-controlled study of the effects of qili qiangxin capsules in patients with chronic heart failure[J]. J Am Coll Cardiol, 2013, 62(12): 1065-1072.

[10] 张伯礼.中医药学在转化医学中大有可为[J].科学中国人,2012,16:44.

[11] Janssens A. C. J. W., M. J. Khoury. Predictive value of testing for multiple genetic variants in multifactorial diseases: implications for the discourse on ethical, legal and social issues[J]. Italian Journal of Public Health, 2006, 3(3-4): 35-41.

[12] Wray N. R., M. E. Goddard, P. M. Visscher. Prediction of individual genetic risk of complex disease[J]. Curr Opin Genet Dev, 2008, 18(3): 257-263.

[13] Frantz S. Drug discovery: playing dirty[J]. Nature. 2005, 437(7061): 942-943.

[14] Zimmermann G. R., J. Lehar, C. T. Keith. Multi-target therapeutics: when the whole is greater than the sum of the parts[J]. Drug Discov Today, 2007, 12(1-2): 34-42.

[15] Sams-Dodd F. Target-based drug discovery: is something wrong? [J]. Drug Discov Today, 2005, 10(2): 139-147.

[16] 肖小河, 鄢丹, 袁海龙, 等. 基于成分敲除/敲入的中药药效组分辨识与质量控制模式的商建[J]. 中草药, 2009, (9): 1345-1348.

[17] 俞凌燕, 王毅, 范骁辉, 等. 用组分剔除法研究中药的有效组分[J]. 中国中药杂志, 2009, 29(3): 336-339.

[18] Tao W., Z. Deqin, L. Yuhong, et al. Regulation effects on abnormal glucose and lipid metabolism of TZQ-F, a new kind of Traditional Chinese Medicine[J]. J Ethnopharmacol, 2010, 128(3): 575-582.

[19] Wang Y., X. Wang, Y. Cheng. A computational approach to botanical drug design by modeling quantitative composition-activity relationship[J]. Chem Biol Drug Des, 2006, 68(3): 166-172.

[20] Wang Y., L. Yu, L. Zhang, et al. A novel methodology for multicomponent drug design and its application in optimizing the combination of active components from Chinese medicinal formula Shenmai[J]. Chem Biol Drug Des, 2010, 75(3): 318-24.

[21] 杨华, 齐炼文, 李会军, 等. 以"等效成分群"为标示量的中药质量控制体系的构建, 世界科学技术—中医药现代化, 2014, 16: 510-513.

[22] Liu P, Yang H, Long F, et al. Bioactive equivalence of combinatorial components identified in screening of an herbal medicine[J]. Pharm Res, 2014, 31: 1788-1800.

[23] Liu Y, Zhou J L, Liu P, et al. Chemical markers' fishing and knockout for holistic activity and interactionevaluation of the components in herbal medicines[J]. J Chromatogr A, 2010, 1217: 5239-5245.

[24] Zhang H, Luo L P, Song HP, et al. A high-resolution peak fractionation approach for streamlined screening of nuclear-factor-E2-related factor-2 activators in Salvia miltiorrhiza[J]. J Chromatogr A, 2014, 1326: 47-55.

[25] 李萍, 周建良, 刘朋, 等. 一种基于整体观评价中药活性和作用机理的方法[J]. 中国专利, 2013, ZL 200910264162.5.

[26] Long F, Yang H, Xu YM, et al. A strategy for the identification of combinatorial bioactive compounds contributing to the holistic effect of herbal medicines[J]. Sci Rep, 2015: 12361.

[27] Shi ZQ, Song DF, Li RQ, et al. Identification of effective combinatorial markers for quality standardization of herbal medicines[J]. J Chromatogr A, 2014, 1345: 78-85.

[28] Newman DJ, Cragg GM, Snader KM. Natural products as sources of new drugs over the period 1981-2002 [J]. J Nat Prod, 2003, 66: 1022-1037.

[29] Newman DJ, Cragg GM. Natural products as sources of new drugs over the last 25 years [J]. J Nat Prod., 2007, 70: 461-477.

[30] Newman DJ, Cragg GM. Natural Products as Sources of New Drugs from 1981 to 2014 [J]. J Nat Prod., 2016, 79: 629-661.

[31] Pascolutti M, Quinn RJ. Natural products as lead structures: chemical transformations to create lead-like libraries [J]. Drug Discov Today, 2014, 19: 215-221.

［32］孔敏.中药新药研发的问题与新模式［J］.黑龙江医药,2014,27(5)：1094－1109.

［33］谢练武,李顺祥,谢宇霞,等.活性跟踪法研究地骨皮中的 PPARγ 激动作用成分［J］.中华中医药杂志,2014,29(8)：2484－2488.

［34］谢练武,李顺祥,谢宇霞,等.谢宇霞活性跟踪法研究地骨皮中抑制 NF-kB 的化学成分［J］.中国中药杂志,2014,29(4)：689－694.

［35］Jensen PR. Natural Products and the Gene Cluster Revolution［J］. Trends Microbiol,2016,S0966－842X(16)30094－4.

［36］Guengerich FP,Waterman MR,Egli M. Recent Structural Insights into Cytochrome P450 Function［J］. Trends Pharmacol Sci. ,2016,37(8)：625－640.

［37］Waltenberger B,Atanasov AG,Heiss EH,et al. Drugs from nature targeting inflammation (DNTI)：a successful Austrian interdisciplinary network project［J］. Monatsh Chem,2016,147：479－491.

［38］Iqbal HA,Low-Beinart L,Obiajulu JU,et al. Natural Product Discovery through Improved Functional Metagenomics in Streptomyces［J］. J Am Chem Soc,2016,138(30)：9341－9344.

［39］Maini R,Umemoto S,Suga H. Ribosome-mediated synthesis of natural product-like peptides via cell-free translation［J］. Curr Opin Chem Biol,2016,34：44－52.

［40］Wang S,Fang K,Dong G,et al. Scaffold Diversity Inspired by the Natural Product Evodiamine：Discovery of Highly Potent and Multitargeting Antitumor Agents［J］. J Med Chem,2015,58(16)：6678－6696.

［41］Su H,Yan J,Xu J,et al. Stepwise high-throughput virtual screening of Rho kinase inhibitors from natural product library and potential therapeutics for pulmonary hypertension［J］. Pharm Biol,2015,53(8)：1201－1206.

［42］Padwal JD,Filippov DV,Narhe BD,et al. Cyclopentitol as a scaffold for a natural product-like compound library for drug discovery［J］. Bioorg Med Chem,2015,23(11)：2650－2655.

［43］Wenderski TA,Stratton CF,Bauer RA,et al. Principal component analysis as a tool for library design：a case study investigating natural products,brand-name drugs,natural product-like libraries,and drug-like libraries［J］. Methods Mol Biol,2015,1263：225－242.

［44］Petersen R,Le Quement ST,Nielsen TE. Synthesis of a natural product-like compound collection through oxidative cleavage and cyclization of linear peptides［J］. Angew Chem Int Ed Engl,2014,53(44)：11778－11782.

［45］孙蓉,赵志远,王平,等.脂肝清颗粒对脂肪肝大鼠的影响［J］.中药药理与临床,2005,03：56－59.

［46］李玉红,张震之,段卫华,等.小鼠急性脂肪肝模型的建立及脂肝清作用观察［J］.天津中医学院学报,2005,01：13－16.

［47］Zhang Y,Qian Q,Ge D,et al. Identification of benzophenone C-glucosides from mango tree leaves and their inhibitory effect on triglyceride accumulation in 3T3－L1 adipocytes［J］. J Agric Food Chem,2011,59(21)：11526－11533.

［48］Nan Xia J,Qin Zhang D,Du J,et al. Regulation effects of TZQ－F on adipocyte differentiation and insulin action［J］. J Ethnopharmacol,2013,150(2)：692－699.

［49］He J,Feng Y,Ouyang HZ,et al. A sensitive LC－MS/MS method for simultaneous determination of six flavonoids in rat plasma：application to pharmacokinetic study of total flavonoids from mulberry leaves［J］. J Pharm Biomed Anal,2013,84：189－195.

［50］王晓燕,孙磊,乔善义.六味地黄苷糖中糖苷部位的化学成分研究［J］.中国中药杂志,2012,17：2576－2580.

［51］谢兴振,迟晓丽,周文霞,等.六味地黄苷糖对悬吊应激小鼠生殖内分泌及免疫系统的影响［J］.中国科学：生命科学,2011,10：986－991.

［52］刘静涵,后德辉,王秋娟,等.抗心律失常药盐酸关附甲素的研究［J］.中国科技奖励,2008,3：58－59.

［53］杨萌萌,范新荣,蔡琳.盐酸关附甲素抗心律失常研究进展［J］.心血管病学进展,2013,34(5)：660-664.

［54］孙建国,肖亚楠,彭英,等.盐酸关附甲素在 Beagle 犬体内口服药代动力学和绝对生物利用度研究［J］.中国临床药理学与治疗学,2012,17(12)：1378-1383.

［55］Nah SY. Ginseng ginsenoside pharmacology in the nervous system：involvement in the regulation of ion channels and receptors ［J］. Front Physiol, 2014, 5：98.

［56］Wang J, Cui C, Fu L, et al. Genomic expression profiling and bioinformatics analysis on diabetic nephrology with ginsenoside Rg3 ［J］. Mol Med Rep, 2016, 14(2)：1162-1172.

［57］Ahn EJ, Choi GJ, Kang H, et al. Antinociceptive Effects of Ginsenoside Rg3 in a Rat Model of Incisional Pain ［J］. Eur Surg Res, 2016, 57(3-4)：211-223.

［58］Chu NH, Li L, Zhang X, et al. Role of bicyclol in preventing drug-induced liver injury in tuberculosis patients with liver disease ［J］. Int J Tuberc Lung Dis, 2015, 19(4)：475-480.

［59］Zhang J, Fu B, Zhang X, et al. Bicyclol upregulates transcription factor Nrf2, HO-1 expression and protects rat brains against focal ischemia ［J］. Brain Res Bull, 2014, 100：38-43.

［60］张青,李琰,陈磊.黄连素对 2 型糖尿病及其并发症的治疗作用及相关机制研究进展［J］.中国中药杂志,2015,40(9)：1660-1665.

［61］侯丽琼,赵铁耘,张伊祎.黄连素对肥胖胰岛素抵抗大鼠骨骼肌胰岛素抵抗的干预研究［J］.四川大学学报：医学版,2015,46(6)：827-831.

［62］李国生,刘栩晗,李欣宇,等.黄连素调节 BMP4 转录通路基因表达改善 2 型糖尿病地鼠内脏白色脂肪组织胰岛素抵抗的研究［J］.中国中药杂志,2016,41(3)：514-520.

［63］刘文科,仝小林,冯春鹏,等.黄连素对 IEC-6 细胞株增殖与凋亡的影响［J］.中药新药与临床药理,2016,27(3)：313-316.

［64］Wang L, Zhou GB, Liu P, et al. Dissection of mechanisms of Chinese medicinal formula Realgar-Indigo naturalis as an effective treatment for promyelocytic leukemia ［J］. Proc Natl Acad Sci USA, 2008, 105(12)：4826-4831.

［65］赵静,方海洋,张卫东.中药网络药理学研究中的生物信息学方法［J］.药学进展,2014(2)：97-103.

［66］Zhao J, Jiang P, Zhang WD. Molecular networks for the study of TCM Pharmacology ［J］. Briefings in Bioinformatics, 2010, 11(4)：417-430.

（高秀梅,张卫东,王涛,樊官伟,李慧梁）

第十九章
中药新药研究开发

　　中药新药研究开发是中药现代化的重要任务之一,也是中药现代化研究综合成就的集中体现。中药新药研究开发就是在传统用药基础上,充分利用传统医药学的知识和临床经验,结合现代科学理论并采用现代技术方法进行研究,研发用于临床治疗疾病的安全有效中药新药。在我国中药现代化研究的近20年中,医药科技工作者在中药新药研究开发中做出了巨大贡献,推动了中药新药的研发和应用,发挥了中药的临床应用治疗效果,提高了中药产品的科技含量,为我国人民健康提供了新的有效药物。

　　中药新药种类繁多,随着技术水平的提高,新型产品不断出现,除了中药传统的成药制剂类型外,出现了一批新的药物和新的制剂形式,物质基础也发生了显著变化。根据药物的物质基础,可以把药物分为有效成分新药、有效部位新药和中药复方新药,一批中药新药的上市充分体现了中药现代化研究的进展。

第一节　有效成分中药

一、研究开发进展

　　有效成分中药是指在对中药物质和药理作用研究的基础上,发现具有显著药理作用的化合物而开发出的新药,是中药现代化研究的重要标志之一。通过对中药治疗疾病的物质基础深入研究,发现作用显著的有效成分并开发出新型药物,既符合中药现代化研究的方向,也提升了中药质量控制的整体水平,是中药现代化研究的重要方向之一。中药是中华民族的智慧结晶,是内涵丰富的宝藏,蕴藏着巨大的开发潜能。中药数千年的临床应用历史所积累的经验为寻找中药新药提供了重要的资源。中华人民共和国成立60多年来,中药化学与药理研究取得了很大的进展,推动了有效成分中药的研究与开发。近20年来,随着现代技术方法的应用和研发经费的投入增加,中药有效成分的发现效率显著提高,开发了系列基于中药有效成分的新药,丰富了中药的药物品种。

　　高通量药物筛选技术和其他多种现代药物筛选技术的引入,为中药新药发现和研发提供了新的技术手段,对中药新药研究产生了积极推动作用。中国医学科学院药物研究所国家药物筛选中心作为国内最早建立的现代药物筛选技术平台,率先将现代药物筛选技术应用于中药现代化研究中,对中药来源的化学成分进行了快速高效大规模的药物筛选,带动了中药有效成分的发现和研究。在此基础上,全国建立了一批应用先进技术方法进行中药有效成分研究的筛选平台,通过对中药中含有的天然化合物成分进行大规模筛选,发现了一批具有不同活性的化合物,奠定了中药有效成分药物的开发基础,推动了中药有效成分新药的研究和开发。

中药化学成分十分复杂,一种单味中药可能含有多种有效成分,提取其有效成分并进一步加以分离、纯化,得到有效单体是中药研究领域中的一项重要内容。近年来,在中药有效成分提取分离方面出现了许多新技术、新方法,提高了天然活性化合物的获得效率,加快了先导物的发现和创新中药的发展。

二、关键技术与方法

传统中药有效成分的发现是一个复杂的过程,需要应用多种技术方法,通过深入细致的研究,才有可能得到可以药用的有效成分。这个过程包括:建立与中药临床应用相关的活性筛选模型,在活性指导下对临床有效的方剂或文献记载具有明确药效作用的药用天然物质进行提取分离,并通过一定的动物或细胞筛选模型对所提取得到的化学成分或化学成分组进行药效评价,选择具有明显效应的药用部位或有效成分。对发现的有效药用部位需要进一步分离,对分离获得的成分进行评价和筛选,以这种分离提取——活性试验——再分离提取——再活性试验的循环方式,逐步筛选出具有药效作用的单体成分,作为中药有效成分药物开发的物质基础。

(一)经典文献挖掘

经典文献调研是中药有效成分新药研究的重要基础。文献调研包括临床疗效和实际应用效果的考察,由于影响中药功效的因素较多,在确定其功效的基础上首先要确定中药品种类别。植物或中药同名异物和同物异名现象较多,如果品种没有鉴别准确,实验结果重现性较难。其次,要考察生长环境、采收季节、加工炮制方法等,这些因素都会影响药物的疗效,将为研究有效成分的提取、分离提供参考。此外,对资源较少的植物药材,在研究的开始阶段,就要考虑如何解决资源缺乏的问题。通过文献调研,可以了解该植物中或其近缘植物中所含有的化合物类别、研究方法,为后面的研究提供思路和启示。

青蒿素的研发成功就是一个经典案例。根据中医经验和历代医书上记载中药青蒿对"截疟"有效。东晋葛洪著《肘后备急方》中记载,"青蒿一握,以水二升渍,绞取汁,尽服之",说明青蒿中含有抗疟有效成分,且加热易破坏,故将青蒿低温提取获得抗疟有效成分青蒿素。文献是前人积累的宝贵经验,首先要通过查阅文献了解近缘植物的研究概况,了解前人成功的经验和方法,最大限度地借鉴和利用前人的经验,提高现代研究的效率。尤其是在信息科学快速发展的条件下,新的信息技术手段为中药有效成分的研究提供了新的技术支撑。

(二)以药理活性指导中药有效成分辨识

以药理活性指导中药有效成分辨识是研究中药物质基础的传统方法和最基本的模式。该研究方法以药理活性为导向(体内实验、组织器官、细胞和分子等)的化学研究来开展研究工作,可以采取2种不同的技术路线:① 先物质后药效。把中药,包括单味药和复方,首先进行系统分离和处理,对得到的化合物逐一进行药效学研究,筛选出有效化学成分,奠定中药研究和新药开发的物质基础。② 先药效后物质。把中药复方作为一个整体,根据该复方中主要的化学成分类型和君、臣、佐、使的配伍,有目的地将该复方划分为若干个部位,将所得的各个部位和该复方进行相应的药效学研究,确定其有效的部位,再将有效部位进行分离,得到有效部位中的各个化学成分,确定该复方的药效物质基础。

在受试样品的活性确定后,选用简易、灵敏、可靠的活性测试方法作指导;在分离的每一个阶段对分离所得的各个组分进行活性定量研究和评价,跟踪其中活性的部分。由于分离过程中没有化合物类型的限制,只以活性为指标进行追踪,故发现新化合物的概率增加。对分离过程中方法不当导致活性化合物的分解变化或流失时,容易查明原因,并采取相应的措施进行补救,对天然活性化合物的分离来说,是一种极好的方法。

天然活性化合物的追踪分离能否取得成功,关键在于有无好的生物活性测试体系。常用的试验模型包括整体动物、器官、组织、细胞、酶或受体以及体内生物活性物质等。近年来,开始关注在基因调控水平建立新的筛选体系。为了确保活性成分分离工作在可靠的基础上进行,对受试中药采用多项指标、体内外不同水平进行测试确认。

(三) 基于已获得单体化合物的药理活性筛选

基于重要来源化合物的药理活性筛选发现中药有效成分是一种现代高效的研究模式,这种研究模式依赖于中药成分化合物样品库的建立和药理筛选模型的建立,是高通量药物筛选模式在中药有效成分发现中的应用。我国虽然对中药进行了长期的研究,在化学成分的发现和分离中取得显著成绩,但在中药化学成分的积累方面却非常薄弱,化合物样品库的建立难度很大。近20年来,人们逐渐认识到样品库的重要性,投入大量资金和人力开始建设中药成分化合物样品库,这对于发现有效成分具有重要意义。

尽管对中药成分化合物进行药理作用筛选是中药研发的有效途径,但仍然存在多种制约因素和困难,特别是有效成分的成药性评价,依然困扰着中药有效成分新药的研发进程。

(四) 中药中天然活性化合物的化学修饰或结构改造

从中药中筛选追踪得到活性化合物只是创新药物研究的前期阶段,有些天然活性化合物因存在某些缺陷而难以直接开发利用。因此,对先导化合物经过一系列的化学修饰或结构改造后,对得到的衍生物进行定量构—效关系的比较研究,才能发现比较理想的活性化合物,并开发成新药。目前临床上应用的青蒿素类抗疟药,也是在青蒿素的结构基础上经过修饰改造的衍生物。

(五) 基于代谢途径的中药有效成分发现策略

由于中药来源的多样性、化学物质结构的多样性、炮制方法的多样性、代谢途径的多样性及生物活性的多样性,构成了一个庞大的复杂体系,蕴涵着许多科学问题。伴随中药代谢的研究进展和新兴学科代谢组学的出现,形成了基于体内过程的中药有效成分的发现策略。基于代谢途径可以确定药物在体内的代谢物质,根据代谢途径的一般规律,推断出该成分的前体药物或次生代谢产物,以此迅速判断或合成中药药效的物质基础,这种策略目前已经被用于多种中药的活性成分筛选。

三、代表性品种

在常用中药物质基础研究方面,有120余种中药材的化学成分和有效成分有了较全面的认识,一批传统常用中药受到中药科研人员的重视,发现了大量天然化合物,为天然化合物的活性筛选和有效成分新药的研发奠定了物质基础。尤其近20年来,经过科研人员的努力和协作,从常用中药中发现了一批活性显著的天然有效成分,推动了有效成分新药研究,研发了一些临床治疗效果显著的新药。在这些药物中,青蒿素是一个典型的代表,除青蒿素之外,其他一些有效成分新药也在临床上发挥着重要的治疗作用。(表19-1-1)

表19-1-1 我国临床常用有效成分新药

药品名称	组 成	功 效	备 注
穿心莲内酯胶囊	穿心莲内酯	清热解毒,抗菌消炎。用于上呼吸道感染,细菌性痢疾	《中国药典》
石杉碱甲片	石杉碱甲	适用于良性记忆障碍,提高患者指向记忆、联想学习、图像回忆、无意义图形再认及人像回忆等能力。对痴呆患者和脑器质性病变引起的记忆障碍亦有改善作用	《中国药典》

药品名称	组　成	功　效	备　注
葛根素	葛根素	用于心律失常、心绞痛、视神经萎缩、室性心动过速、室性期前收缩、动脉粥样硬化、心肌梗死、眼底病、脑梗死、心脏病、耳聋、脑血管痉挛、冠状动脉粥样硬化性心脏病、期前收缩	《中国药典》
黄杨宁片	环维黄杨星 D	行气活血，通络止痛。用于气滞血瘀所致的胸痹心痛、脉结代、冠心病、心律失常见上述证候者	《中国药典》
小檗碱	小檗碱的盐酸盐	用于治疗胃肠炎、细菌性痢疾等，对糖脂代谢也有很好的调节作用	《中国药典》
盐酸川芎嗪	盐酸川芎嗪	用于闭塞性血管疾病、脑血栓形成、脉管炎、冠心病、心绞痛等	《中国药典》
黄藤素	黄藤素	具有广谱抑菌抗病毒作用，明显增加白细胞吞噬细菌的多重药理作用，良好的抗炎和增强机体免疫力作用。用于妇科炎症、菌痢、肠炎、呼吸道及泌尿道感染、外科感染、眼结膜炎	《中国药典》
恩必普（丁苯酞软胶囊）	消旋 3-正丁基苯酞	具有保护脑线粒体功能，恢复脑部能量代谢，用于缺血性脑卒中	1 类药
灯盏花乙素	灯盏花乙素	具有活血化瘀，通络止痛的作用，临床上用于治疗脑供血不足、脑出血所致后遗症、高黏脂血症、脑血栓、冠心病、心绞痛等疾病	《中国药典》

四、不足与展望

经过 20 年的努力，中药有效成分新药的研究取得长足进展和一批重要成果，但是，对于从中药中发现基于单一化学成分并能够独立成为临床应用有效的新药，依然存在许多需要解决的科学和技术问题。

（一）存在的不足

1. 中药有效成分成药性评价和临床适应证确证技术有待提高　一般情况下，一种中药有效成分通常表现多种生物活性，并可以表现出多方面的药理作用，但这些作用一般较弱，用现代药理学的成药性评价标准不能准确判断其成药性。大量事实证明，这些有效成分有些在某些病理过程中具有特殊的疗效，但没有发现其适当的适应证。因此，对于中药有效成分的成药性评价需要提升技术水平，创建新型评价方法，以准确评价其成药性，发现准确的适应证，在临床上发挥更好的治疗作用。

2. 中药有效成分的获得和评价依然是新药研发的制约因素　对于中药中大量的化合物成分，不仅类型复杂，多数成分含量甚微，准确评价这些化学成分的有效性，能够有效分离这些有效成分，仍然是新药研发的瓶颈。

3. 中药有效成分结构优化技术需要提高　许多中药成分的溶解度、稳定性和毒性等往往会限制进一步的开发利用，进行合理有效的结构修饰甚至结构改造，是开发新药的重要途径。但中药有效成分往往结构相对复杂，不易进行结构修饰和全合成，提高有效成分结构改造和合成技术，对于中药有效成分新药研发具有重要意义。

4. 中药有效成分的制备技术需要加强　中药有效成分药物研发的另一个重要制约因素是资源的保障。由于中药有效成分来源于中药，单纯通过提取的方法获得这些有效成分不仅难度大，规模小，而且原材料来源也受到一定的制约。

因此，研究开发新型有效成分的获得技术，如合成技术、半合成技术、生物转化技术、生物合成技术等，是开发中药有效成分新药的重要途径。

（二）展望

基于中药来源的天然小分子化合物研发新药具有广阔的前景。各种先进的现代科学技术广泛应用于中药研发，中医药科技的发展呈现新的趋势，中药的物质基础、作用机制、标准规范等研究不断提高，为中药有效成分新药研究奠定了基础。

第二节　有效部位新药

一、研究开发进展

中药有效部位是指从一味中药或中药复方中提取的一类或几类有效成分的混合体，其可测定物质的含量达到总提取物的 50% 以上，并且这一类或几类已知化学成分被认为是有效成分。有效部位新药是从传统中药及其复方各药材中提取出的有效部位或有效部位和有效成分的总和，一定程度可以体现中药的配伍原则，符合中药多成分、多靶点的作用特点，同时对原药材中的有效成分进行了富集，使服用剂量降低，大大提高了中药的作用强度、临床疗效以及质量控制水平，推动我国中成药向有效成分明确、质量可控、服用剂量小、剂型先进的现代中药发展，推动中药的现代化和国际化，有效部位新药亦是中药现代化 20 年综合成果体现的形式之一。

随着中药化学和药理学研究的不断深入以及中药现代化的进展，中药成分的分离纯化和活性检测技术得到快速提升，分离纯化中药有效部位或有效成分，除去无效、低效或有毒的成分，实现增效减毒，降低服用剂量已成为现代中药发展的必然趋势。中药有效部位既保持中药的多成分整体作用，又体现中药现代化研究成果，已成为中药创新药物研发的重要方向。

二、关键技术与方法

（一）有效部位的确认方法

有效部位的确认是中药有效部位新药研发的关键环节。随着现代分离分析技术和药理学研究方法的不断进步，基于中药的药性与功效，采用多个与之相对应的药理学指标，建立不同层次的药理模型（包括整体动物模型、组织器官模型、细胞模型，分子模型等），对中药的各种提取分离部位进行活性筛选和追踪，确定具有活性的部位，同时采用现代分析手段确定活性部位所含大类成分的类型，确定中药的有效部位，提高了中药有效部分确认的精度和效率。

基于特定靶点和细胞表型的高通量高内涵筛选方法在中药有效部位确认中的应用越来越多。高度的自动化提高了工作效率，同时筛选体系的微量化减少了试药用量，从而能够对不同的分离提取部位进行更精细的活性评价，进而提高有效部位确认的准确性和纯度，加速有效部位新药的研发进程。近年来，中药高通量筛选技术与中药作用特点相结合，建立了雌激素受体、多巴胺受体、5-羟色胺受体等多种报告基因筛选技术以及基于荧光标记和显微成像的高通量筛选平台，对一大批中药有效部位和有效组分进行了筛选评价，为指导有效部位新药研发提供了重要的支持。

（二）有效部位的制备技术

有效部位的制备包括提取、分离、纯化等环节。传统的提取方法主要包括煎煮法、浸渍法、渗漉法、回流法、水蒸气蒸馏法。

近年来，许多新技术、新方法也广泛应用，如大孔树脂吸附技术、超临界萃取技术、超声波提取技术、微波提取技术等。

有效部位的分离纯化是开发中药有效部位新药的另一关键环节。在确认有效部位的基础上，结合有效部位的物理化学性质，选择适宜的分离方法富集所确认的有效部位，使其纯度符合规定要求。常用的分离纯化方法有酸碱溶剂法、溶剂分配法、分馏法、膜分离法、结晶法、色谱分离法等。其中，大孔吸附树脂因选择性好、吸附容量大、解吸容易、再生处理方便可反复使用、机械强度高和流体阻力小等特点，而在有效部位的纯化中应用最为广泛。

（三）有效部位的质量控制研究

中药具有多元化的活性成分。目前，我国质量控制体系对中药及其制剂的质量控制内容主要包括外观鉴别、性状检查以及有效成分的含量测定。

现代分析技术，特别是仪器分析和指纹图谱技术的迅猛发展，给中药有效成分的含量测定带来了巨大进步。有效部位新药的质量检测逐步发展为化学成分的定量分析与指纹图谱的鉴别分析并重的质量控制模式。

1. 中药化学指纹图谱　通过药材中各色谱峰的峰面积或峰高比值来确定样品中化学成分的相对量，并结合数理统计方法通过相似度的比较来评价中药材或制剂质量的优劣。它能比较全面地反映中药中所含化学成分的种类与数量，尤其是在有效成分大部分没有明确的情况下，能较全面地反映中药的内在质量。化学指纹图谱包括光谱、色谱和其他分析方法建立的用以表征中药化学成分的特征的指纹图谱。

2. 中药谱效关系指纹图谱　将化学指纹图谱所体现的化学成分与药效信息建立相关性，实现了中药化学指纹图谱向中药药效组分指纹图谱的转化，是传统化学指纹图谱的有效补充。中药谱效关系研究弥补了以化学指纹图谱控制中药质量时与药效脱钩的不足，可以为中药质量控制提供更为有效的科学数据，体现了化学生物学在中药质量方面的必要性。

3. 中药代谢指纹图谱　药物进入人体后会经过一系列的生物转化过程，在体内真正起效的成分可能是原型化合物也可能是其代谢产物。

经研究发现，一些中药不同批次提取物的指纹图谱差异明显，而进入体内后由于成分相互间的转化，代谢指纹图谱却趋于相近。说明代谢指纹图谱比化学指纹图谱更能反映中药的质量，它可以通过监测中药的入血成分间接表征其药理效应。

4. 多维色谱及联用技术的应用　由于各种中药指纹图谱技术具有各自的局限性，且不同的指纹图谱，能够从不同的侧面反映药物的信息。因此，综合利用多种图谱，用化学计量学方法关联检测数据库，确定可用于样品质量控制的模式，通过模式识别技术进行整体分析、分类和描述来对未知样本进行识别的方法能够更准确、更全面、更科学地对中药材及其制剂进行质量评价。目前，已采用的与色谱相关的各种联用技术包括 HPLC - MS、HPLC - NMR、GC - MS、高效毛细管电泳（HPCE）- MS 等。而多维色谱及联用技术已广泛用于中药毒性成分检测及含量测定方面，其中 LC - MS 技术将应用范围极广的 LC 分离方法与灵敏、专属、能提供分子量和结构信息的 MS 法相结合，已成为农药残留分析实验室的必备检测手段。

（四）有效部位的制剂研究

有效部位的制剂包括单味中药的有效部位制剂和中药复方的有效部位制剂。中药有效部位包括单味中药的一类成分，也包括中药复方的多类成分，还应包括单味中药的多类成分。有效部位新药广泛采用片剂、胶囊、冲剂、针剂、注射剂等现代制剂形式，使得药物的保藏更加稳定，效果更加显著，服用更加方便。随着现代制剂技术的不断发展，中药也出现了滴丸、气雾剂等新的剂型。同时，靶向给药制剂也受到了越来越广泛的关注。

三、代表性品种

中药有效部位新药是中药新药研究开发的重要方向之一。中药有效部位新药符合中医药基本理论，突出了中医药特色；富集了原药材中有效成分，使服用剂量降低，药理作用和临床疗效相对稳定，质量控制水平较高。有效部位新药的剂型主要集中在胶囊剂、片剂、注射剂（包括粉针剂）等。有效部位新药的适应证主要分布在心脑血管、精神神经、消化等领域。（表19-2-1）

表19-2-1 我国临床常用有效部位其他新药

药品名称	组成	功效	备注
龙血通络胶囊	龙血竭酚类提取物	活血散瘀，定痛，敛疮生肌。用于跌打损伤，瘀血作痛，妇女气血凝滞，外伤出血，脓疮久不收口，以及慢性结肠炎所致的腹痛、腹泻等症	中药5类（原Ⅱ类）
葛酮通络胶囊	葛根总黄酮	具有活血通络的功效，用于动脉粥样硬化、腔隙性脑梗死、脑梗死、缺血性中风、动脉粥样硬化性血栓性脑梗死、中风、头晕、血瘀相关病症	中药5类（原Ⅱ类）
黄芩茎叶解毒胶囊	黄芩茎叶总黄酮	清热解毒，用于咽痛，咽干灼热，咽部黏膜或悬雍垂红肿等证	中药5类（原Ⅱ类）
人参茎叶总皂苷片	人参茎叶总皂苷	具有调节神经系统，调节内分泌，抗低氧，强心作用，以及抑制肿瘤细胞生长，调整肝脏代谢，抗炎等作用，用于冠心病，更年期综合征，隐性糖尿病，慢性肝炎和肿瘤的辅助治疗	中药5类（原Ⅱ类）
注射用丹参多酚酸盐	丹参多酚酸盐	活血，化瘀，通脉，用于冠心病稳定型心绞痛，分级为Ⅰ、Ⅱ级者，心绞痛症状表现为轻、中度，中医辨证为心血瘀阻证者，症见胸痛、胸闷、心悸	中药5类（原Ⅱ类）
舒血宁注射液	银杏总黄酮	活血化瘀，通脉舒络。用于血瘀引起的胸痹、中风。症见胸闷、心悸、舌强语蹇、半身不遂等	中药5类（原Ⅱ类）
注射用黄芪多糖	黄芪多糖	益气补虚。用于倦怠乏力，少气懒言，自汗，气短，食欲不振属气虚证，或因化疗后白细胞减少，生活质量降低，免疫功能低下的肿瘤患者	中药5类（原Ⅱ类）

（一）地奥心血康胶囊

地奥心血康胶囊是从薯蓣科薯蓣属植物黄山药中提取的薯蓣甾体总皂苷制备而成的预防和治疗冠心病的五类（原Ⅱ类）新药，具有抗血小板聚集、治疗心肌缺血、降低心率和心脏收缩力，有效减少心肌耗氧量，有效恢复心肌代谢和能量平衡的作用。临床上主要用于治疗冠心病心绞痛，它不仅能有效降低心绞痛发作频率、持续时间及发作程度，而且对缺血心肌有明显保护作用，同时还具有一定的降血压和降血脂作用，有利于冠心病的预防及治疗。

（二）三七总皂苷类产品

三七总皂苷是从五加科人参属植物三七提取的总皂苷，具有扩张冠脉和外周血管、降低外周阻力、减慢心率、降低心肌耗氧量、增加心肌灌注量、增加脑血流量、改善心肌和脑缺血等作用；以及具有显著抑制血小板凝聚、降低血液黏稠度、抑制血栓形成的作用。临床上主要用于治疗心脑血管疾病。

由于三七在心脑血管方面的疗效显著，已成为中成药行业里面使用量最大的品种之一，2006—2013年统计数据显示，三七总皂苷制剂收入的平均增速在 15% 左右，其中注射剂增长最快，市场份额增长到 70% 以上。目前常用制剂主要有三七总皂苷片、三七总皂苷冲剂、三七总皂苷注射液、血塞通片、血塞通胶囊、血塞通软胶囊、注射用血塞通、洛泰粉针剂、注射用血栓通等。另外，三七茎叶总皂苷的开发也取得了快速发展，七叶通脉胶囊的研制列入"十二五"重大新药创制科技重大专项，现已开展Ⅲ期临床研究，是中药材综合利用的有效途径之一。

（三）银杏内酯类产品

银杏叶提取物是以银杏的叶为原料，采用适当的溶剂提取的有效成分富集的一类产品，包括银杏内酯、银杏总黄酮等。中国是全球第一大银杏叶提取物生产国，行业产能占全球总产能的 50% 以上，2014年中国银杏叶提取物产量达到 400 多吨，占全球同期总产量的 50% 左右。

银杏内酯具有活血化瘀，通经活络作用，用于中风病中经络（轻中度脑梗死）恢复期瘀血阻络证。症见半身不遂、口舌歪斜、言语塞涩、肢体麻木等。药理实验表明银杏内酯可选择性抵抗血小板活化因子，对局部性脑缺血再灌注损伤大鼠具有明显的神经保护作用，其保护机制可能与抗氧化、抑制 NO 作用有关，临床上银杏内酯主要用于瘀血阻络所致的缺血性中风的治疗。银杏内酯产品主要包括银杏内酯注射液、银杏二萜内酯及银杏二萜内酯葡胺注射液等。

四、不足与展望

（一）存在的不足

1. 临床定位不明确　临床定位包括确定适应证、适用人群以及给药途径等。基于现代研究的复方新药或有效部位、有效成分制剂，其适应证的确定实际是通过药效学筛选得出，其处方和筛选出的物质基础的合理性均建立在实验基础之上，故其临床定位不能完全继续沿用中医理论对单味中药的功能主治描述或按中医理论去推测某个科研方向的功能主治。许多新药研究临床应用定位缺乏中医理论指导，如有些品种将适应证定为慢性肝炎，但是提供的非临床药效学研究资料仅就保肝降酶方面做了考察，不但现有的研究结果尚不足以支持，而且通过实验获取的适应证使得后续临床试验难以按照中医临床特色开展。

2. 成药性判断欠缺　对中药有效成分和有效部位新药的研发，虽然在物质层面上体现出一定的创新性，但在立题时却出现了未能重视有效成分和有效部位的有效性筛选和确证，未能通过对比研究以体现纯化后的价值和优势，常见的问题是分离提纯了一类化合物或某个单一成分，一旦含量达到要求，经过简单的生物活性观察就匆匆开展研发，认定了要把其开发成一个有效部位或有效成分新药，未能对此类成分作用强度是否足以开发成药品、开发成药品的可行性等问题进行充分的研究论证。

（二）展望

有效部位新药的化学组分基本明确，利用现有的医学、生物学知识可以将其作用机制阐述清楚，揭示了中药的科学性。"有效部位"的制备中采用了许多先进的提取、分离、富集、纯化和干燥设备，大大提高了产品的技术含量以及制药工程的技术装备水平，加强了国际竞争力。而有效部位中有效成分或指标成分有明确的定性定量检测，在整个生产工艺中可建立明确的可观察变量和可控制变量，通过有效部位的薄层层析或高压液相层析等指纹谱，以限定有效部位主要成分的构成，主要成分含量的测定和限定。同时对原料、半成品亦可建立有效部位和主要有效成分的含测指标，使其与成品的含量测定相适应，以保证产品质量的稳定可控。利于研发出符合"三效"（高效、速效、长效）、"三小"（剂量小、毒性小、副作用小）、"三便"（便于储存、便于携带、便于服用）要求的现代中药。

第三节　中药复方新药

中药复方是在中医理论之辨证施治大原则指导下，依据单味中药之药性（四气五味、归经、升降浮沉等）与功效主治，按七情和合或君臣佐使等配伍理论组合成方。中药复方的发展历史悠久，1973年湖南长沙马王堆三号汉墓出土西汉文物中，帛书《五十二病方》是现知中国最古的汉医方书，医方总数已达283个，涉及药物247种，所治包括内、外、妇、儿、五官各科疾病。东汉张仲景之《伤寒杂病论》，其中《伤寒论》立113方，而《金匮要略》立262方，除丸、散、膏、丹外，还增加栓剂、灌肠剂、洗剂、烟熏剂等多种剂型，由此奠定了后世中药复方（含制剂）的基础。汉唐、宋元、明清几个朝代以及民国时期，众多的医家根据其临床应用经验总结的经方多达数万种。

中药复方是中医理、法、方、药的重要组成部分，是历代中医临床经验智慧的结晶。经方历经数千年运用而不衰，正所谓"方以药成""方从法出""法随证立"，通过配伍，用其相须、相使增强功效，用其相畏、相杀纠正药性之偏性，制其毒性，达到所谓的"方有合群之妙用"，是中医临床用药的主要手段。2007年10月1日起正式施行至今的《药品注册管理办法》中明确规定中药及天然药物注册共分为9类，中药复方制剂被归入了第6类。有学者以此为标准，对2008—2013年共6年国家食品药品监督管理局药品审评中心承办的604个中药新药注册申请进行统计，属于6类（复方制剂）的共518种，占全部注册申请的85.76%。

在分类注册法规中，中药复方制剂被归入了第6类之6.1项，并明确称中药复方制剂应在传统医药理论指导下组方，主要包括：来源于古代经典名方的中药复方制剂、主治为证候的中药复方制剂、主治为病证结合的中药复方制剂。实际上是把中药复方制剂分为古代经典名方、证候或病证结合中药复方制剂三类。2008年，SFDA《中药注册管理补充规定》第5条又对复方制剂原料进行了补充说明："中药复方制剂应在中医药理论指导下组方，其处方组成包括中药饮片（药材）、提取物、有效部位及有效成分。"目前市场上前两类中药复方制剂主要来源于1985年《中华人民共和国药品管理法》《新药审批办法》颁布前的品种。当时我国法定药品质量标准分为三级，即"中国药典""部颁标准"和"地方标准"。前两者均由国家药典委员会制订，而后者由各省、直辖市、自治区卫生厅局批准颁布。国家卫生部自1986年起在全国全面开展了中成药品种的整顿工作，至1996年10余年基本完成了中成药品种由地方标准上升为国家标准的工作。2001年中华人民共和国主席令第45号《药品管理法》第32条已明确规定了"药品必须符合国家药品标准"。正是这批地方转国家标准的品种，成为前两类中药复方制剂的主体。客观上它们也占据着整个中药复方制剂的绝大多数。而第3类病症结合中药复方制剂在其中仅为少数，却是按《新药审批办法》申报的主要类别（这个类别，按目前已废止的2002年SFDA颁布的《中药、天然药物注册分类及申报资料要求》属于当时的6.2类）。

一、研究开发进展

（一）中药复方新药的创新平台建设获得发展

在国家鼓励和扶持下，以企业为主体，联合科研院所和高等院校建立了一批国家工程研究中心、企业技术中心和国家工程重点实验室。

通过GLP（《药物非临床研究质量管理规范》）认证的基地已有40多家、通过GCP（《药品临床试验管理规范》）认证的临床基地已近50多家，通过药物临床试验机构资格认定的医疗机构已有300多家；由国家和地方共同投入建设和管理的国家中医临床研究基地16个；22个省、自治区、直辖市建设了中药现代化科技产业基地；这些平台的建设有力地促进了现代技术应用于中药复方的创制过程，使中药复方的产品创新能力和整体生产技术水平有了显著的提高。

（二）中药复方新药的研究水平显著提升

以中药复方为主或密切关联的项目，如"复方丹参方药效物质及作用机理研究""方剂关键科学问题的基础研究""方剂配伍规律研究""治疗心血管疾病有效方剂组分配伍研究""方剂与证的药物动力学研究""中药血清药物化学研究方法的建立与实施""中药质量计算分析技术及其在参脉注射液工业生产中应用""中成药二次开发核心技术体系创研及其产业化"等获得国家科学技术进步奖或国家技术发明奖。中药创新发展更离不开现代生命科学技术的进步。循证医学、生物信息学、基因组学、蛋白质组学、代谢组学、系统生物学、网络药理学、血清药理学等学科发展理论以及现代制药技术、现代仪器分析技术、新的制剂工艺等多种技术手段已经融入中药复方的发现、临床前研究、临床研究、生产等各个环节的研究中，并深刻改变了中药复方创新的内涵。

1. 中药复方新药的物质基础研究　一个中药复方不仅包含了庞大数量的化学成分群，同时这些来自各组成药物的化学成分群并不是每个单味药化学成分的简单相加，而是存在化学成分间的复杂作用关系。

这样的化学成分组成的中药复杂系统为认识其物质基础带来了很大的难度。随着中药现代化的推进，尤其是现代先进仪器设备和分析技术的不断进步，有力地推动了中药复方物质基础的研究。目前虽然对中药复方物质基础的内涵和研究思路仍存在不同的见解，但通过一系列方法的探索，如：系统分离、活性确证并关联化学成分指纹谱、对药味与药量加减拆方关联化学成分指纹谱等谱效关系的研究；基于代谢组学的复方药效物质基础的研究；通过血清药理学和血清化学的研究；应用分子生物色谱技术、细胞膜色谱法、活性细胞萃取法、亲和超滤技术等，这些技术推进了对复方药效物质基础的认识，提高了中药复方物质基础的研究水平。

2. 中药复方新药的药理研究　中药复方药理的研究旨在从药物治疗学的角度，阐明中药复方或方剂中中药与中药之间，中药与复方整体之间，复方与机体之间的关系。

一方面，对中药多成分、多途径、多靶点作用的共识使得中药复方的药理研究开始紧密结合现代医学对疾病的认识并应用系统生物学、网络药理学、血清药理学、大数据分析等方法研究中药的药效、毒效及机制；另一方面，越来越重视在中医药理论的指导下与临床功效的结合。尽管目前对大多数的中药复方的药效机制研究还非常缺乏，但对一些临床疗效突出的中药复方如复方丹参滴丸、冠心丹参滴丸、麝香保心丸、芪苈强心胶囊等的药效及机制研究已经取得长足的进步。这些成果促进了对中药复方组方配伍理论、中药药性理论、中药防病治病机制等的认识，推动了中药药理学科的发展。

3. 中药复方新药的质量标准研究　中药复方的质量标准已经从最初的简单定性标准逐渐发展为

定性、定量结合以及多元化的方式,如一测多评、指纹和特征图谱、生物测定等技术手段的应用,使中药复方质量标准的研究水平得到了显著提升。

4. 中药复方的国际化发展   一些中药复方品种已经申请国际注册,复方丹参滴丸(胶囊)、桂枝茯苓胶囊、扶正化瘀胶囊等纷纷进入美国 FDA Ⅱ期或Ⅲ期临床试验。浓缩当归丸、元胡止痛片、板蓝根颗粒、穿心莲片等多个品种也分别在欧洲不同国家开展注册研究。这些成果标志着中药复方的现代化、国际化取得了实质性进展。

对中药复方的研究应在继承发扬中医药传统优势特色的基础上,充分利用现代科学技术,在深入研究和逐步阐明中药复方防治疾病的科学内涵的基础上,创制既能反映中药复方疗效特色,又能符合国际新药注册技术规范和要求的新型中药复方制剂新药同样是我们未来努力追求的目标。

二、关键技术与方法

(一)生物芯片技术

1. 基因组芯片   中药复方具有活性组分多、作用靶点多及作用途径多等特点,使其在药理活性方面表现为多效性、复杂性和某些成分的双向调节性。这些特点使得从整体到细胞进而分子水平研究中药复方作用机制及其生物活性仍需要更多的技术方法补充,以更好地体现中药复方多成分、多靶点协同效应。表达谱基因芯片的出现为从基因表达水平上定性、定量地反映中药复方药理和毒理作用全貌,是从基因水平筛选中药的一种有效方法。

2. 蛋白质芯片   与基因组相比,蛋白质组具有多样性和可变性,因此研究药物对基因表达水平影响的同时也要研究药物对蛋白质表达水平的影响。采用蛋白质芯片技术对中药复方进行多靶点超高通量筛选,研究中药复方对蛋白质表达谱的影响,寻找中药复方作用靶分子。同时根据表达水平,分析不同有效成分对蛋白靶点作用及相互关系。

3. 组织芯片   除了基因芯片、蛋白质芯片等高通量生物芯片技术外,新近发展起来的组织芯片(tissue microarray,TMA)技术也备受关注。

组织芯片是通过构建组织阵列蜡块,将数十至数千个小组织排列在一张载玻片上而制成的组织阵列切片。它充分结合了分子生物学和形态学优势,可以从 DNA、mRNA 和蛋白质三个水平检测基因表达。

(二)计算机与数据库技术相结合

复方中药研究的计算机系统包括:中草药成分三维结构数据库、受体三维结构数据库、代谢库、具有生物活性数据的化合物数据库;以分子对接为核心的分子间相互作用计算机模块;以三维定量构—效关系(3DQSAR)为核心的的构—效关系及分子相似性研究单元等计算模块。该系统对于研究复方组分间相互作用,复方成分及可能形成复合物的三维结构,确定复方有效成分及其中药组分在体内的代谢研究提供了大量数据信息,有助于中药复方物质组成和作用机制研究。

(三)模糊数学的应用

模糊数学是针对处理自然界及人类思维中普遍存在的模糊性现象而提出和建立的。传统中医药理论中存在大量模糊性概念和规律,无论是性味归经、君臣佐使、组方变化的理论探讨,还是功能主治、临床应用的具体研究,采用模糊数学方法来处理,有可能突破传统定性研究局限。在方剂配伍规律的量化研究中引入模糊数学方法,并以计算机技术为工具,有助于从复方配伍的动态性、模糊性本质上去深入而确切地开展方剂配伍规律量化研究。

（四）中药代谢物组学技术

代谢物组学是以代谢物分析的整体方法来研究功能蛋白如何产生能量和处理体内物质，评价细胞和体液内源性和外源性代谢物浓度及功能关系的新兴学科。通常采用绘图技术、现代分析测定方法（NMR、HPLC、MS）以及应用计算机技术和统计学方法，以高通量实验和大规模计算为特征，完成细胞或生物样品所有代谢物的"指纹图谱"。在中药复方活性成分筛选中，代谢物组学作为一种系统研究方法，能评价动物整体药理反应，弥补体外高通量筛选技术只能在分子和细胞水平评价化合物生物活性的缺陷。进行中药复方代谢物组学研究，追踪复方化学成分在体内变化过程、作用强度和毒副作用，对全面阐明中药复方在体内变化规律、特点和药效学物质基础，无疑会起到积极推动作用。

（五）肠内细菌生物转化研究

中医用药的特色之一是以汤剂形式口服用药。传统中药复方汤剂在发挥药效作用之前，除在炮制、煎煮过程中会产生化学变化以外，进入机体后，在消化道和肠道内也要发生生物转化或代谢。肠内菌微生物的中药成分生物转化法是利用肠内菌微生物中特定酶将中药成分进行多种生物转化，具有单酶或多酶的高密度转化和高度立体选择性，反应条件温和，可完成一般化学方法难以实现的反应。例如萜类、甾类、生物碱类等中药成分结构中的非活泼氢可通过微生物进行羟基化反应，生成新物质。肠内菌微生物的中药成分生物转化法对揭示中药复方药效学物质基础具有十分重要的意义。

（六）拆方研究

拆方研究主要考察复方中几个指标性成分的含量变化，在合煎中出现新成分时进行重点研究以及确定各药味在复方中的功效以证实方剂配伍的合理性。其方法有：① 按照君臣药作为方中的重要组成部分，以此围绕君臣药中化学成分的变化来展开研究。② 将某一个或几个指标性成分作为考察指标，将处方中各药味在不同配方中根据其化学成分的变化来研究。③ 将处方中中药分为酸性药物、碱性药物、中性药物，然后对其不同配对，考察其化学成分的变化来研究中药方剂。④ 以药效作为指标，对不同拆方进行药理研究探索其最佳配方。除此，还有另外一些研究方式。

（七）整方研究

中药复方是依据中医药配伍理论而组成的，而不是单味药的简单相加。同时又由于中药复方的药效是整体的作用，因此首先要进行全方研究。全方研究有助于说明药效与临床疗效之间的相关性，用复方的总成分进行药理学研究。这种研究方法认为，某些组方经过长期的临床使用证明是行之有效的，拆方后即不是原来的复方。因此，采用整方作为对象，寻找或建立与中医的"证"相对应的药理学模型来进行研究，例如国家攻关课题"生脉散的研究"就是遵循的这种研究模式。迄今为止，整方研究都是 3～6 味药的小复方，对于大复方开展研究的报道还不多。即使小复方的研究，其作用机制和作用的物质基础研究还很不够。

（八）血清药理学与血清化学方法

血清药理学是指采取口服的给药途径，动物给药后一定时间内采集血液并分离动物血清进行体外试验的一种新方法。该方法早在 1987 年由日本学者 Iwama Hiroko 首次提出，主要针对具有复杂成分的中药以及中药复方，因其有效成分难以捕捉，药效学研究中不能直观突出其作用，因此使用该方法间接从血清中反映中药在体内的整体作用，因此国内许多学者运用血清药理学方法对中药以及中药复方进行了研究。中药血清药物化学即在全面分析中药入血成分的基础上，通过药效相关性实验确定真正的有效成分，并对有效成分的体内动态、代谢及消长规律进行研究，从而阐明整个复方的药动学特征。

（九）网络药理学方法及应用

网络药理学是在网络生物学与多向药理学的基础上提出的药物设计的新思想。网络药理学正是在系统生物学和多向药理学快速发展的基础上提出的药物设计新方法和新策略，内容涉及系统生物学、生物信息学、网络生物学分析、基因的连接性和冗余度以及基因的多效性。网络药理学超越单靶点思想的束缚，从多靶点的研究策略出发，为我们提供了新药发现的一种新策略，可以提高药物的临床疗效，降低其毒副作用。

对冠心丹参方的研究中发现：在心肌缺血损伤中抗氧化作用最强的是其黄酮类成分，降香中的挥发油与黄酮类成分均明显促进丹参与三七中相关成分的吸收，而且三味药中与功效相关的有效成分的协同作用分别通过不同的途径，在不同的靶点发挥整体效应。采用网络药理学方法和应用 Cytoscape 软件，针对复方丹参方中丹参素、隐丹参酮、丹酚酸 B、丹参酮 ⅡA、原儿茶醛、三七皂苷、龙脑、人参皂苷 Rb$_1$、人参皂苷 Rg$_1$ 等 9 个活性成分，根据 PubMed 和 OMIN 数据库中的心血管相关疾病数据，共同建立多成分—多基因—多疾病网络模型。

中医治病注重辨证论治，强调从整体把握病因、病机的传变规律，而方剂配伍则注重"君臣佐使"，通过多味中药的互相配合来实现对机体失衡状态的修正。中医药学的这些理念体现了多成分、多靶点及系统调控的思想，与网络药理学的研究思路有许多相似之处。借鉴经典网络药理学的方法，可以从临床典型证候患者的组学信息中构建证候对应的生物网络，即"病—证相关网络"；进而从单味药及传统方剂中可发现有效成分组，进而针对多靶标设计，研究名方，衍生新方，并组分配伍、成分配伍，提高临床疗效等，发现中药新药。

上述基于病证结合的中药网络药理学研究有望形成具有中医药特色的创新药物设计理论，促进中药现代化及国际化进程。

（十）系统生物学研究方法

系统生物学通过整合系统中诸多相互作用的组分（包括基因、mRNA、蛋白质、代谢物等）来研究复杂生物过程的机制，与中医药理论具有很多共同点，如注重在整体条件下开展研究，注重在致病因素以及治疗干预下机体的整体反应等，而不仅仅是观察某些局部的疾病病灶改变。陈竺、陈赛娟领导的课题组采用系统生物学的研究手段，在一定程度上揭示了复方青黛片治疗急性早幼粒细胞性白血病的多靶点、协同作用机制。

三、代表性品种

中药复方是在中医药理论指导下组成的传统处方，它基于辩证的思想观点，按照君臣佐使的组方原则，选择恰当的药物定量配伍而成，是中医辨证论治理论的具体体现。中药复方是历代中医临床实践和经验智慧的结晶，具有深刻的科学内涵和临床价值，是中医临床用药的最重要使用方式。中药复方是中药新药研究开发的重要基础和主要来源，在我国已批准上市的中成药有 90% 以上的品种是在中药复方的基础上开发出来的。

（一）复方丹参滴丸

复方丹参滴丸是按照传统复方丹参片处方（由丹参、三七、冰片等组成），改剂型而成的新制剂，具有活血化瘀，理气止痛的功效。临床上已广泛用于治疗气滞血瘀所致的胸痹，症见胸闷、心前区刺痛等。

已有研究重点对组成药味的主要成分/组分进行了多水平药效评价，明确了复方丹参滴丸在钙离子通道、血小板聚集及微循环改善、抗自由基损伤、扩张冠状动脉、增加冠脉血流量、保护血管内皮细胞、改善左室舒张、调整血脂、改善血液流变等方面的作用机制。

在"组分配伍"理论指导下,明确了丹参、三七、冰片有效组分治疗心肌缺血的途径、靶点及整合调节作用规律,采用等比基线、多目标优化等方法,明确了不同组分的最佳配比范围,优化了复方丹参方生产工艺,减少了制剂中的非药效因素,提高了产品的均一性和稳定性。

在质量控制方法方面,对丹参、三七、冰片进行了系统化学成分研究,结合药理学研究明确了主要药效成分,1990 年版《中国药典》仅对其作定性鉴别检查,缺少定量测定内容;2015 年版《中国药典》除丰富了定性鉴别内容外,增加了丹参素定量鉴别项,同时,引入指纹图谱鉴定方法,提高了产品质量控制水平。

通过多中心循证研究,明确品种的特色和优势,为临床合理用药提供了科学依据。复方丹参滴丸(胶囊)在全球 34 个国家进行了商标注册,以药品身份进入南非、俄罗斯、韩国等 16 个国家和地区的主流医药市场。1997 年,复方丹参滴丸(胶囊)获国家科委推荐,向美国食品和药品管理局申报,开启了中药国际化的征程,于 2016 年完成Ⅲ期临床试验。

(二) 冠心丹参滴丸

冠心丹参滴丸为治疗冠心病的有效方剂,由丹参、三七、降香三味药组成,具有活血化瘀、行气止痛等功效,主要用于气滞血瘀所引起的胸闷、憋气、心悸气短等症。

冠心丹参方中主要的有效成分是以丹酚酸 A、B,三七皂苷 R_1,山奈酚,木犀草素等为代表的丹酚酸类、皂苷类、黄酮类等。研究结果表明,丹酚酸 B 通过 PI3K/Akt 信号通路发挥抗心肌细胞凋亡的作用。木犀草素及其糖苷可通过增加抗氧化能力,维持线粒体功能及调节上游信号通路 PI3K‐Akt 和 ERK1/2 进而激活 Nrf2 并诱导 HO‐1 表达发挥心肌保护作用。

另外,通过实验研究发现其中的活性成分山奈酚对氧化应激诱导的体内、体外心肌细胞凋亡均具有保护作用,激活 p53 信号和 ERK/MAPK 途径,是其发挥心肌保护作用的重要途径。三七皂苷 R_1 则可抑制 LPS 诱导产生 TNF‐α 苷和 IL‐1β 苷,其作用是通过抑制转录因子 NF‐kB 活化,改善 iNOS 和 eNOS 表达的失衡,减少心肌的炎症反应,同时还能通过抑制内质网应激进而抑制心肌细胞凋亡。人参皂苷 Re 也可抑制 LPS 诱导产生的心肌炎症反应,改善心肌功能。人参皂苷 Rb_1 能够上调雌激素受体(ER 和 ERR)表达,上调缺氧复氧损伤后 H9C2 细胞 Bcl‐2、Bcl‐xl 的蛋白表达,下调 Bax、Bad、Cyt‐c、Caspase‐3、Caspase‐8、Caspase‐9 和 Bid 的蛋白表达,并激活 PI3K/Akt 通路,发挥抗心肌细胞凋亡作用。另外,三七中的三七皂苷 R_1、三七皂苷 R_2 和七叶胆苷 XVII 具有显著的神经细胞保护作用。

(三) 通心络胶囊

通心络胶囊由人参、水蛭、全蝎、土鳖虫、蜈蚣、蝉蜕、赤芍、冰片等 12 种中药为主研制而成的治疗冠心病心绞痛的制剂,具有益气活血,通络止痛之功效。临床用于冠心病心绞痛属心气虚乏、血瘀络阻证者,症见胸部憋闷、刺痛、绞痛,固定不移,心悸自汗,气短乏力,舌质紫暗或有瘀斑,脉细涩或结代;亦用于气虚血瘀络阻型中风病,症见半身不遂或偏身麻木,口舌歪斜,言语不利。从组方来看,通心络胶囊通络力强,标本兼顾,遵守"络以通为用"的原则,既能通在里之深层之络,亦可通在表之浅表之络;既有入血分之药,亦有入气分之药;既遵守中医方药理论,亦结合现代药理研究,有效针对心血管疾病中以气虚为本,络脉瘀阻的病机变化。

现代药效学研究证实,通心络胶囊可有效改善血管内皮功能障碍、抗动脉粥样硬化、稳定易损斑块、解除血管痉挛,有效治疗以"微血管损伤"为核心机制的急性心梗无复流、急性脑梗死和糖尿病微血管并发症；可有效改善高血压、高血脂、高血糖、缺氧等危险因素所致血管内皮损伤；显著减少斑块负荷和正性血管重构，显著增加纤维帽厚度和斑块密度，降低脂质含量；通心络胶囊还可通过保护缺血区微血管完整性，促进缺血区侧支循环建立及血管新生，发挥基于微血管保护和脑组织保护作用。

（四）麝香保心丸

麝香保心丸源于宋代著名方书《太平惠民和剂局方》所记载的苏合香丸，由麝香、人参、牛黄、肉桂、苏合香、蟾酥和冰片等7味药材组成的中药复方，具有芳香温通、益气强心之功效，是目前国内临床上广泛应用于治疗冠心病的复方药物。麝香保心丸是"芳香温通"类的代表性方剂，具有缓解心绞痛起效快的特点，临床用于气滞血瘀所致的胸痹，症见心前区疼痛、固定不移；心肌缺血所致的心绞痛、心肌梗死见上述证候者。

现代药效学研究亦已证实麝香保心丸具有扩张冠脉、强心、降低血液黏稠度及改善异常的血液流变学指征，抑制心肌缺血导致的能量代谢紊乱，提高心肌能量的利用，增加能量供给，减少心肌细胞凋亡，降低心肌梗死程度等功能。

（五）芪苈强心胶囊

芪苈强心胶囊由黄芪、人参、附子、丹参、葶苈子、泽泻、玉竹、桂枝、红花、香加皮、陈皮等11味药组方，以中医络病理论为指导研制而成，临床上广泛用于慢性心力衰竭的治疗。其益气温阳以治心气虚乏、心阳式微之本，兼利水消肿以治其标，同时注重活血通络，使气旺血行络通，方中丹参、红花活血化瘀，通利脉络，桂枝辛温通络，温阳化气。

芪苈强心胶囊用于治疗高血压、冠心病、慢性阻塞性肺病导致的慢性心力衰竭。临床研究显示，其能够降低心衰诊断首选指标氨基末端B型利钠肽前体（NT-proBNP）水平，明显改善慢性心衰患者的心脏功能。药理研究表明，其能够降低慢性心衰小鼠肾脏水通道蛋白-2的表达，保护心肌细胞，增加心肌收缩力，利尿消肿，又能明显抑制肾素—血管紧张素—醛固酮系统等神经内分泌激素的过度激活，抑制心室重构，改善心力衰竭的生物学基础，体现了中药复方在治疗心力衰竭方面的综合优势。

（六）参泽舒肝胶囊

参泽舒肝胶囊是根据传统医学对脂肪肝病因病机的分析，采用活血消积，清热化湿，益肝健脾之法，由山楂、泽泻、茵陈、丹参等中药组成。具有祛湿降浊，疏肝健脾的功效。临床常用于非酒精性脂肪肝炎、脂肪肝的治疗。通过临床对脂肪肝患者进行B超、血脂、中医证候的疗效观察显示对脂肪肝有明显的治疗作用，并具有降脂、保肝、消除过量脂肪在肝脏中堆积的作用充分体现了中药集"益肝健脾消脂"于一体的治疗特点，是近三年来批准上市的唯一治疗脂肪肝药物。

现代药效学研究证实，参泽舒肝胶囊具有保肝降酶、降脂等作用。能降低复合因素致大鼠肝硬化动物模型中ALT、AST、β-脂蛋白的含量，CHO含量有降低的趋势，TP有增加的趋势，并能通过抑制胶原蛋白生成，防止胶原纤维增生，预防肝硬化的发生。

（七）脑心通胶囊

脑心通胶囊由黄芪、赤芍、丹参、当归、川芎、桃仁、红花、乳香（制）、没药（制）、鸡血藤、牛膝、桂枝、桑枝、地龙、全蝎、水蛭等组成，具有益气活血，化瘀通络的功效。临床主要用于气虚血滞、脉络瘀阻所致中风中经络，见有半身不遂、肢体麻木、口眼歪斜、舌强语謇及胸痹心痛、胸闷、心悸、气短；冠心病心绞痛、卒中、心衰、脑梗死、糖尿病并发症等。脑心通胶囊是具有现代医学研究证据的，脑心同治的现代中药，是心脑血管疾病的基础用药，被收载于《中国药典》（2015版，一部）中。

现代药效学研究表明脑心通胶囊对"血瘀"模型的全血高切低切黏度、血浆黏度、还原黏度、血小板黏附率均有显著降低作用；可抑制 ADP 诱导的血小板聚集；可明显抑制血栓形成，有一定的量效关系；可明显增加脑血流量，明显降低脑血管阻力，明显延长凝血时间；可增加犬心肌供血，改善心功能；降低血清 LDH 和 CK 活性，缩小心肌梗死范围，提示脑心通胶囊具有抗急性心肌缺血作用。

四、不足与展望

（一）存在的不足

1. 缺乏有共识的证候评估标准与规范是中药复方制剂发展的瓶颈　2007 年 10 月 1 日起正式施行至今的《药品注册管理办法》中明确规定："中药复方制剂应在传统医药理论指导下组方。主要包括：来源于古代经典名方的中药复方制剂、主治为证候的中药复方制剂、主治为病证结合的中药复方制剂。"尽管按目前有国家标准中成药组成，病证结合的中药复方制剂是少数，但自 1985 年实施《药品管理法》以来，中药复方新药的研发基本均是走的以现代医学之"病"为核心的研发路线。作为以主治为证候的中药复方制剂，其研究与开发最大的瓶颈在于证候疗效的评价缺乏标准与规范，临床定位不够清晰。

2. 经典化学方法的局限　中药化学和分析化学的方法、技术虽然取得突出进步，但由于中药复方的复杂性，对阐明中药复方的药效物质基础仍然存在困难与瓶颈。

3. 中药复方药理、药效研究低水平重复问题严重　中药复方的实验药理学研究绝大多数仅限于整体动物的观察，缺乏从分子、细胞水平上进行深入系统的研究，针对中药复方所治的病或证，缺少完整的证据链。

4. 中药复方质量标准研究单一，难以有效地控制其质量　目前，中药复方质量标准研究多以化学成分为主要指标，有些化学成分无法确定其活性或其与中药复方功效、安全性的关系，其形成的质量标准也就无法真正发挥保障临床用药安全及有效的质量控制。

（二）展望

现代中医药研究逐步认识到中药复方是与化学药物迥然不同的复杂体系，它作用于目标生物机体时相应的是多维非线性的复杂效应。现代药学已从一味沿袭传统植物化学研究模式演变为多视角切入、多技术辅助、多学科渗透交叉的现代药学研究模式，亟需要我们运用不同的方法，多层面对中药及其方剂进行研究。更多的研究表明，中药复方无论从成分还是从药效来看都是"整体大于部分之和"。因此，建立一个适合中医药研究的新模式成为中药研究亟待解决的"瓶颈"问题。

系统生物学为中药复方的研究提供了崭新的思路和方法，成为当今中药研究中的热点领域。系统生物学从整体上系统研究中药复方的药效物质基础、配伍规律、广泛的药理及其作用机制，为打破长久以来困扰中医药研究的"黑匣"问题提供了契机。系统生物学使中药方剂的研究有望建立一个能与中医整体理论相符合的研究思路，并利用网络药理技术为手段从整体、器官、细胞、分子四个层次阐明中药方剂的作用体系。

综上所述，中药方剂的研究，要以整体性、系统性为出发点，运用整合思想，把中药复方系统中的不同组成部分、不同层次联系起来。通过对整体功效、有效成分组进行研究，采用现代多学科组合技术，从整体上研究中药复方的药效物质基础及之间的相互作用，阐明成分—靶标作用网络，揭示中药复方作用的本质，进一步深入、系统地阐述中药复方复杂体系的科学内涵，指导中药复方新药的研发。

第四节　中药注射剂

一、研究开发进展

中药注射剂的研究、开发和应用已经过了70多年不平凡的历史过程。20世纪40年代，在抗日根据地柴胡注射液的研制成功，开创了中药注射剂研究的先河。到20世纪70年代，中药注射剂品种骤增，文献报道的就有700多种，临床应用上出现了一些问题。到20世纪80年代，随着技术的提高和进步，中药注射剂的研究又被人们所重视。随着我国药品管理的规范性提高，审评制度的不断完善，一些中药注射剂品种退出了临床，目前市场上的中药注射剂仅有140余种。

中药注射剂的给药途径与给药方法常用的有穴位注射、肌内注射、静脉注射和滴注，目前临床上以静脉滴注给药方式最为常见。中药注射剂的制剂形式也不断增加，目前除了水针剂，还有粉针剂和静脉用乳剂等，一些新的剂型也在研究中，显示了中药注射剂研发水平和生产技术提升。

根据中药注射剂生产原料和理论基础，又可以分为中药复方注射剂和单味中药注射剂、有效部位注射剂、有效成分注射剂，前者如热毒宁注射液、清开灵注射液、丹红注射液、复方丹参注射液等；后者如注射用丹参多酚酸盐、注射用血栓通/血塞通、银杏内酯注射液、灯盏花素注射液、川芎嗪注射液等。从中药注射液的物质组成及含量分析，无论复方或是单味药物及有效部位制成的注射剂，均为多成分组成的注射剂，是多种成分共存于同一溶液体系。因此，各种成分性质各异且相互作用，成为影响中药注射剂质量的重要因素。根据功能主治对中药注射剂进行分类，如清热解毒类、活血化瘀类等，这种分类方法更能体现中药注射剂的药效特点。

1. 清热解毒类　具有清热解毒功效的中药注射剂多用于治疗细菌和病毒感染性疾病，尤其适用于对化学抗菌抗病毒药物不耐受的患者，以及出现对化学药物耐药的感染患者。根据中医理论，病原微生物感染性疾病的发生与机体状态密切相关，因此在治疗过程中不仅要针对病原微生物，还要考虑机体功能状态。清热解毒类中药注射剂经过长期的临床应用，证明对病原微生物感染性疾病具有良好的治疗效果，比抗生素和化学抗病毒药在耐药性产生和耐药菌感染的治疗方面具有一定的优势。目前临床应用比较普遍的品种如双黄连注射液、热毒宁注射液、穿心莲注射液、痰热清注射液、清开灵注射液等。

2. 活血化瘀类　活血化瘀类是中药注射剂的另一个主要类别，有数十种具有活血化瘀功效的中药注射剂在临床上广泛使用，主要用于心脑血管系统疾病的治疗，如心肌梗死、心肌缺血、心绞痛、心律失常、脑卒中等。目前临床应用的品种较多，作用也有所不同，但由于这些药物的功效为活血化瘀，临床适应证的区别也不太明显，导致临床应用定位的准确性有待提升。临床上应用比较普遍的活血化瘀类中药注射剂药物如疏血通注射液、丹红注射液、注射用血栓通/血塞通、灯盏花素注射液、川芎嗪注射液、红花注射液、银杏类注射剂、醒脑静注射剂、舒血宁注射剂等。

3. 扶正固本类　具有扶正固本功效的中药注射剂主要用于肿瘤及机体虚弱患者的治疗，侧重于提高机体免疫力方面，临床上主要用于肿瘤患者放疗、化疗的辅助治疗，以减轻放疗、化疗引起的不良反应。同时有些药物对某些癌症也具有一定缩小或稳定病灶、预防转移和提高患者生存质量等作用。临床常用的药物如榄香烯静脉乳剂、黄芪注射液、参芪扶正注射液、消癌平注射液、复方苦参注射液、康艾注射液、香菇注射液、参麦注射液、生脉注射液等。

4. 其他　除以上三类,还有一些其他功效的中药注射剂,在临床上也发挥着治疗作用,包括补血生血类等,如具有补血生血,活血散瘀,调经止痛功效的当归注射液,成为临床常用的药物。

目前国家批准生产的中药注射剂有 143 个品种,部颁标准收载中药注射剂 86 个品种,生产企业近 400 家。然而,由于研究年代跨度大,制药设备和技术水平参差不齐,不同生产厂家的中药注射剂质量也不一致,成为影响中药注射剂临床应用的因素之一,也成为中药注射剂发展巨大障碍。

中药注射剂在临床上的不良反应明显多于其他中药剂型,不良反应类型以(类)过敏反应为主,偶见过敏性休克,个别有胃肠道反应,较少发生严重不良反应。经过近年来对中药注射剂不良反应和药物安全性的关注,经过深入研究和有关资料分析,表明中药注射剂的不良反应具有多发性和普遍性、临床表现多样性,由于对其成分还不能完全认识,引起不良反应的主要因素和有效控制还需要进行有针对性的研究。

1999 年国家食品药品监督管理局(SFDA)发布了《中药注射剂研究的技术要求》;2000 年又发布了《中药注射剂指纹图谱研究的技术要求(暂行)》;2002 年发布了《药品注册管理办法(试行)》等技术法规,对中药注射剂的研究有了明确的要求;由于中药注射剂不良反应的增多,2006 年 SFDA 发布《关于加强中药注射剂注册管理有关事宜的通知(征求意见稿)》,旨在规范中药注射剂的研究、生产,整体提高中药注射剂的质量,保障人民用药安全有效;2007 年 SFDA 发布了《中药、天然药物注射剂基本技术要求》,从安全性、有效性、必要性三个方面提高了研发中药注射剂的门槛,也为中药注射剂再评价提供了重要依据;2008 年,与《药品注册管理办法》相配套的第 1 个规范性文件——《中药注册管理补充规定》正式发布,在质量方面强调药材基源、产地和关键工艺参数的重要性。由国家关于中药注射剂的相关法规可以看出,中药注射剂的质量越来越受到重视,同时也对中药注射剂的研发和质量控制提出了新的、更高要求。

二、关键技术与方法

质量可控是中药注射剂安全、有效的前提条件和基本保证。因而,在中药注射剂的研发过程中应注意质量控制,应从药材、辅料、中间体到终产品,建立质量控制体系。

(一)原药材

中药材的质量直接关系到注射剂的质量,中药注射剂原料应该有相对固定的种植基地,确保药材质量的相对稳定。药材规范化种植是提高药材质量的重要举措之一。

(二)制备工艺

中药注射剂所选择的制备工艺应具有充分的合理性并全面考虑工艺对药品安全性、有效性及质量可控性的影响。近十几年来国内制药行业发展很快,新方法、新技术、新设备不断涌现。例如:超声提取法、超临界流体萃取法、加压逆流提取法、超滤法、高速离心分离法、离子交换法、树脂交换法等分离提取方法,喷雾干燥、沸腾干燥、冷冻干燥等干燥技术,多种形式的多效蒸发设备、渗滤—薄膜蒸发连续提取器、逆流离心萃取器等设备,都可以用来改进中药注射剂的制备工艺。

(三)物质基础研究

中药注射剂中所含成分要基本清楚,故应对注射剂总固体中所含成分进行系统的化学研究。有效成分制成的注射剂,其单一成分的含量应不少于 90%;多成分制成的注射剂,总固体中结构明确成分的含量应不少于 60%。这就要求应重视中草药化学成分及药理药效研究,应有计划地将那些药理活性强、药效显著的单味中药进行系统的研究开发,以有效成分或处理纯化的有效部位研制中药注射剂。

（四）质量标准

中药注射剂检查项除应符合现行版《中国药典》（一部）附录制剂通则"注射剂"项下要求外，还应建立色泽、pH、重金属、砷盐、炽灼残渣、总固体、草酸盐、钾离子、树脂、蛋白质、鞣质、降压物质、异常毒性检查及刺激、过敏、溶血与凝聚试验等检查项目，注射用无菌粉末应检查水分。此外，原料、中间体、制剂均应分别研究建立指纹图谱。经质量研究明确结构的成分，应当在指纹图谱中得到体现，一般不低于已明确成分的90%，对于不能体现的成分应有充分合理的理由。

自2006年连续出现多起中药注射剂应用事故以后，国家对中药注射剂的安全性和质量控制与质量标准极为重视，发布了一系列要求。制药企业也采取了多种技术方法，如在线实时监测技术、数字化监控技术等，加强生产过程控制，使中药注射剂质量有明显提高。

（五）剂型研究

中药粉针剂是中药注射用无菌粉末的简称，临用前用注射用水或适宜的溶剂溶解后注射。中药粉针剂是在中药注射液的基础上发展起来的，将冷冻干燥技术、喷雾干燥技术、无菌操作技术应用于中药注射剂的生产中，改善了对热不稳定或在水中易分解失效的注射剂的稳定性，提高了产品的质量。

（六）安全性研究

因中药注射剂不良反应发生的广泛性，中药注射剂的安全性评价日益受到重视，特别是过敏、类过敏反应的基础研究，中药注射剂临床安全性集中监测等方面做了大量工作。另外，药证不符、配伍不当、剂量过大或用药时间过长等因素，也应引起高度重视，以加大对中药注射剂临床使用的监管力度，确保患者用药安全。

三、代表性品种

目前临床用量大、经济效益显著的中药注射剂中，有些药物科技含量突出、临床治疗效果显著，体现了中药作用特点，是中药注射剂的成功代表。

（一）注射用丹参多酚酸

根据丹参水溶性成分的作用特点，研发了多种水溶性成分组成的注射用丹参多酚酸。1995年"丹酚酸粉针剂的研究"被列入国家科技部"1035"工程项目。2003年3月经批准进入临床试验，并于12月获得科技部专项"创新药物和中药现代化"的资助，2011年正式批准上市。该药是自2006年至2011年国家食品药品监督管理局经过严格审查正式批准的第1个中药注射剂，用于治疗脑缺血性疾病。注射用丹参多酚酸其多种成分既保持了丹参的重要药理作用，又达到了成分含量明确，质量稳定可靠的要求，是具有代表性的中药注射剂。

注射用丹参多酚酸含有丹酚酸A、丹酚酸B、丹酚酸C、迷迭香酸等多种化合物，丹酚酸类化合物总含量达到80%以上，其中丹酚酸B作为主要有效成分占总酚酸约70%。生产工艺体现了中药提取生产规范化、生产过程可控化、产品质量标准化。参照国际GLP规范要求进行质量检测，建立了指纹图谱和含量测定方法，质量稳定可控。

注射用丹参多酚酸作用机制复杂，主要表现为抑制外钙内流，促进内钙排出，扩张缺血区血管，改善缺血区供血；通过抑制血小板释放5-HT，从而抑制血小板聚集，可以预防血栓的形成；对缺血引起的线粒体功能障碍和线粒体结构损伤有明显的保护作用；强大的抗氧化作用，直接与自由基反应清除自由基;抑制中枢神经系统活性分子的活化和表达,如 Aβ 聚集、tau 蛋白过磷酸化等。

(二) 注射用丹参多酚酸盐

注射用丹参多酚酸盐是与注射用丹参多酚酸同时期研发的丹参水溶性成分丹酚酸的镁盐,以丹参乙酸镁为主。丹参乙酸镁是丹参治疗心血管病的重要有效成分。丹参多酚酸盐的有效成分主要为丹参乙酸镁,为了确保产品质量,生产过程采用指纹图谱质量标准。

丹参多酚酸盐的功能是活血、化瘀、通脉。用于冠心病稳定型心绞痛,分级为Ⅰ、Ⅱ级,心绞痛症状表现为轻、中度,中医辨证为心血瘀阻证者,症见胸痛、胸闷、心悸。研究表明,丹参多酚酸盐对心肌缺血的保护作用机制可能与抗氧化、改变炎症因子浓度、调控细胞信号通路有关。

注射用丹参多酚酸和注射用丹参多酚酸盐是对丹参及其有效成分合理利用的代表产品,是在中药现代化技术支持下研究与开发的成功范例。

(三) 舒血宁(银杏)注射液

舒血宁注射液为银杏叶提取物制备成的灭菌注射液,辅料为葡萄糖、乙醇,含有多种药用成分,如银杏黄酮类、内酯类等。具有扩张血管,改善微循环作用。临床用于缺血性心脑血管疾病,及椎—基底动脉供血不足引起的眩晕等。在主要作用成分黄酮和内酯上,该品种建立了高于进口同类品种金纳多注射液的标准。

现代药效学研究表明舒血宁注射液具有对缺血心肌的保护作用;具有保护缺血区脑组织、改善血管内皮损伤、增加脑血流量、清除自由基及抑制血栓形成,可增高缺血脑组织中超氧化物歧化酶(SOD)活性,降低乳酸(LA)、丙二醛(MDA)含量,改善高同型半胱氨酸(Hcy)所致的损伤血管内皮功能,改善脓毒血症所致的心肌细胞损伤,改善血液流变学中全血高切低切黏度、血浆黏度、红细胞压积、红细胞聚集指数、血小板聚集率指标;有助于抑制血小板的活化,降低血小板黏附率和增强机体细胞免疫活性等功用。

(四) 注射用血塞(栓)通(冻干)

注射用血塞通(冻干)为三七药材提取物制成冻干制剂,主要成分为三七总皂苷,具有活血祛瘀,通脉活络的作用,此外还具有抗炎、清除有关自由基的作用。临床用于中风偏瘫、瘀血阻络及脑血管疾病后遗症、胸痹心痛,视网膜中央静脉阻塞属瘀血阻滞证者。

现代药效学研究表明,注射用血塞(栓)通(冻干)能有效地缩小心肌梗死范围、改善心脏收缩和舒张功能、纠正心肌重塑;缩小脑梗死范围,改善受损的神经功能。通过网络药理学研究,证明了注射用血塞(栓)通(冻干)抗心脑缺血作用具有多向药理学效应和多成分、多靶点、多通路的网络调控机制,明确了其作用机制。是目前中药注射剂中物质基础基本明确,作用机制基本清楚,质量控制水平较高,标准较为完善的品种之一。

目前临床常用的中药注射剂大品种的功效主治见表 19 - 4 - 1。

表 19 - 4 - 1 我国临床常用部分中药注射剂大品种

品　种	组　成	功　效	主　治
银杏达莫注射液	银杏总黄酮,双嘧达莫	活血,化瘀,通脉	用于预防和治疗冠心病、血栓栓塞性疾病
注射液红花黄色素	红花黄色素	活血,化瘀,通脉	用于冠心病稳定型劳累性心绞痛,中医辨证为心血瘀阻证,症见胸痛、胸闷、心悸

品　种	组　成	功　效	主　治
注射用灯盏花素	灯盏花素	活血化瘀，通脉止痛	中风后遗症，冠心病，心绞痛
丹红注射液	丹参，红花	活血化瘀，通脉舒络	用于瘀血闭阻所致的胸痹及中风、冠心病、心绞痛、心肌梗死、瘀血型肺心病、缺血性脑病、脑血栓
注射用血栓通	三七总皂苷	活血祛瘀，扩张血管	用于视网膜中央静脉阻塞、眼前房出血、青光眼、脑血管病后遗症的治疗，也可用于治疗病毒性肝炎
喜炎平	穿心莲内酯磺化物	清热解毒，止咳止痢	用于支气管炎，扁桃体炎，细菌性痢疾等
疏血通注射液	水蛭，地龙	活血化瘀，通经活络	用于瘀血阻络所致的中风中经络急性期，症见半身不遂、口舌歪斜、言语謇涩；急性期脑梗死见上述证候者
醒脑静注射液	麝香，郁金，冰片，栀子	清热解毒，凉血活血，开窍醒脑	用于气血逆乱，脑脉瘀阻所致中风昏迷，偏瘫口歪；外伤头痛，神志昏迷；酒毒攻心，头痛呕恶，昏迷抽搐。脑栓塞、脑出血急性期、颅脑外伤、急性酒精中毒见上述症候者
血必净	红花，赤芍，川芎，丹参，当归	化瘀解毒	用于温热类疾病，症见发热、喘促、心悸、烦躁等瘀毒互结证；适用于因感染诱发的全身炎症反应综合征；也可配合治疗多器官功能失常综合征的脏器功能受损期
大株红景天注射液	大株红景天	活血化瘀	用于治疗冠心病稳定型劳累性心绞痛，中医辨证为心血瘀阻证，症见胸部刺痛，绞痛，固定不移，痛引肩背及臂内侧，胸闷，心悸不宁，唇舌紫暗，脉细涩
参附注射液	红参，附片	回阳救逆，益气固脱	主要用于阳气暴脱的厥脱症（感染性、失血性、失液性休克等）；也可用于阳虚（气虚）所致的惊悸、怔忡、喘咳、胃疼、泄泻、痹证等
康艾注射液	黄芪，人参，苦参素	益气扶正，增强机体免疫功能	用于原发性肝癌、肺癌、直肠癌、恶性淋巴瘤、妇科恶性肿瘤；各种原因引起的白细胞低下及减少症；慢性乙型肝炎的治疗
艾迪注射液	斑蝥，人参，黄芪	清热解毒，消瘀散结	用于原发性肝癌、肺癌、直肠癌、恶性淋巴瘤、妇科恶性肿瘤等
参芪扶正注射液	党参，黄芪	益气扶正	用于肺脾气虚引起的神疲乏力，少气懒言，自汗眩晕；肺癌、胃癌见上述症候者的辅助治疗
参麦注射液	红参，麦冬	益气固脱，养阴生津，生脉	用于治疗气阴两虚证之休克、冠心病、病毒性心肌炎、慢性肺心病、粒细胞减少症
生脉注射液	红参，麦冬，五味子	益气养阴，复脉固脱	用于气阴两亏，脉虚欲脱的心悸、气短、四肢厥冷、汗出、脉欲绝及心肌梗死、心源性休克、感染性休克等具有上述证候者
康莱特注射液	薏苡仁油	益气养阴，消瘀散结	用于不宜手术的气阴两虚、脾虚湿困型原发性非小细胞肺癌及原发性肝癌；配合放、化疗有一定的增效作用；对中晚期肿瘤患者具有一定的抗恶病质和止痛作用

品　种	组　成	功　效	主　治
痰热清注射液	黄芩,熊胆粉,山羊角,金银花,连翘	清热,化痰,解毒	用于风温肺热病痰热阻肺证,症见发热、咳嗽、咯痰不爽、咽喉肿痛、口渴、舌红、苔黄;肺炎早期、急性支气管炎、慢性支气管炎急性发作以及上呼吸道感染属上述证候者
热毒宁注射液	青蒿,金银花,栀子	清热,疏风,解毒	用于外感风热所致感冒、咳嗽,症见高热、微恶风寒、头痛身痛、咳嗽、痰黄;用于上呼吸道感染、急性支气管炎见上述证候者
清开灵注射液	胆酸,珍珠母,猪去氧胆酸,栀子,水牛角,板蓝根,黄芩苷,金银花	清热解毒,镇静安神	用于上呼吸道感染,病毒性感冒,急性化脓性扁桃体炎,咽炎,气管炎,高热

四、不足与展望

(一) 存在的不足

中药注射剂发展到今天已经具备了一定的产业规模和发展优势,是中药现代化研究的重要成果,具有广阔的应用前景。同时,由于中药注射剂依然存在系列需要解决的重要问题,需要深入研究,加以解决。

1. 中药注射剂的疗效和安全性需要科学的数据支撑　尽管中药注射剂经过半个多世纪的发展,众多患者应用了中药注射剂并取得了良好的治疗效果,但发展历史过程中客观条件的局限性,对于中药注射剂的安全性和有效性的系统研究还非常缺乏。因此,加强中药注射剂的上市后再评价,以严格规范的方式进行临床研究,获得科学可靠的临床数据,明确临床应用的准确定位,将对中药注射剂的发展产生巨大的推动作用。

2. 质量标准研究有待提高　由于对中药注射剂的物质基础研究不深入,对其中发挥作用的物质认识不够,因此,对中药注射剂的有效性和不良反应不能深入认识。

近20年来,围绕中药注射剂开展了广泛的指纹图谱研究,对有效性指标性成分采用指纹图谱的形式进行控制,使中药注射剂的质量有了显著提高。但由于药材的基源、生产工艺等存在不稳定性,中药注射剂的质量也存在很大波动。因此,实现中药注射剂的质量稳定仅仅依靠原材料的控制是不够的,必须加强研究,充分认识其发挥治疗作用的物质基础,加强药效导向下的质量控制标准的研究,有效控制这些发挥药理作用的基本物质的含量,才能真正实现采用物质分析测定的方法控制药效的目的。

3. 制备工艺研究有待加强　目前临床上应用的中药注射剂研发时间跨度大,一些早期建立的生产工艺技术陈旧,不能彻底去除中药中的蛋白质和鞣质等杂质,易于导致不良反应的发生。因此,围绕中药注射剂生产工艺,还需要在科学认识的指导下进行深入细致的研究,以真正实现中药注射剂的质量提升。

4. 临床合理用药需要进一步规范　总结临床中药注射剂出现不良事件的原因,可以发现超剂量、超浓度、不合理联合用药和不当的用药方式是导致不良反应的主要原因。由于中药注射剂的成分复杂,联合用药的相互作用目前还没有充分认识。因此,建立严格的中药注射剂临床应用规范,避免混合用药。

（二）展望

中药注射剂的出现丰富了传统中药的给药方式,为临床疾病的治疗提供了更多的选择。中药注射剂和化药一样,也是一种药品,具有速效的特点,其作用优势是中药其他剂型所难以达到的,更具有某些西药不可替代的独特功效。中药注射剂是几千年来中药剂型的突破性创新,在解决危急重症、疑难病症治疗方面,展现出明显的优势。

第五节　现代剂型中药

一、研究开发进展

从传统的丸、散、膏、汤、丹,到现在滴丸、片剂、膜剂、胶囊、合剂、冲剂、栓剂、霜剂、针剂、大输液剂、中药饮片颗粒等等的剂型改进体现了中药现代化的发展历程。经过半个多世纪的发展,伴随着现代制药科学技术的逐步应用,广泛采用新工艺、新辅料、新设备,研究开发中药新剂型,制备生产新制剂,将传统中药制成"三效"(高效、速效、长效)、"三小"(剂量小、毒性小、副作用小)、"五方便"(服用、携带、生产、运输、贮藏)的现代剂型中药。剂型创新也折射出我国新药研发技术的进步,实现了从传统古方到现代剂型的历史跨越,确保中药制剂的质量,为中药产品实现现代化,走向世界参与国际竞争,奠定了坚实的基础。

（一）口服给药剂型

口服给药是中医临床用药的主要途径,在中药汤剂、散剂、丸剂等传统给药剂型的基础上,为适应临床用药的需要,方便服用,不断地进行改进。如将临床应用有效的汤剂,改变成为合剂(浓缩煎剂)、糖浆剂、口服液剂等液体制剂,或制成固体颗粒剂,又如将丸剂改成胶囊剂等,剂型的改变提高了制剂的质量与稳定性,保证了临床疗效。目前中药口服主要研究开发的剂型有颗粒剂、胶囊剂、片剂、滴丸剂、口服液剂等。

1. 颗粒剂　中药颗粒剂是在汤剂和糖浆剂基础上发展起来的剂型。它开始出现于20世纪70年代,由于辅料中蔗糖占有相当的比例,又被称为干糖浆。后由于出现了块状形式但与颗粒剂一样可冲服,故又称为冲剂。1995版《中国药典》将1990年版"冲剂"重新定义为"颗粒剂"。中药颗粒剂最初多含药材细粉,工艺多凭经验而定。随着制剂质量要求的提高,制粒新设备的引入,新辅料的发掘和应用,中药颗粒剂的制备无论从提取工艺,成型工艺都有了很大的发展,如挥发油的保存利用了包合技术,精制工艺采用高速离心技术、絮凝澄清技术、超滤技术,制粒工艺运用流化制粒技术,喷雾干燥干粉制粒技术等。新辅料的使用也促使中药颗粒剂不断分化,出现了无糖型颗粒剂、泡腾颗粒剂。

2. 胶囊剂　胶囊剂分硬胶囊剂和软胶囊剂两种,是中药制剂开发研究过程中应用较多的一种剂型。胶囊剂的囊材一般以明胶为主要原料,也有用海藻酸钙(或钠)及甲基纤维素代替明胶制成硬胶囊。20世纪60年代以前,中药胶囊剂的品种较少。70年代开始,中药胶囊剂的品种逐渐增加,其中绝大部分是硬胶囊剂,有中药单味药,也有中药复方。胶囊内容物包括中药细粉、中药浸膏或提纯物。80年代开始,在一般硬胶囊制剂制备的基础上,肠溶胶囊剂、缓释胶囊剂和软胶囊剂的开发受到重视,扩大了胶囊剂的应用范围,同时能够有效地提高制剂的稳定性,保证药物的疗效。如含有油类物质不易成型或含有挥发性成分的中药复方制成软胶囊剂,能够有效地使药物成型,防止药物的挥发,如藿香正气软胶囊、复方丹参软胶囊、麻仁软胶囊的疗效与稳定性都有提高,近期研究发现一些在胃肠道不稳定的成分的药物制成软胶囊后,由于油性基质可使其生物利用度提高。

3. 片剂　片剂作为一种常见剂型,创始于19世纪40年代。在我国,中药片剂的研究和生产起步较晚。20世纪50年代,在汤剂、丸剂的基础上,中药片剂开始逐渐发展起来的,目前已成为临床上广泛应用的主要剂型之一。中药片剂按原料分可分为半浸膏片、全浸膏片、全粉末片和提纯片,其辅料有稀释剂和吸收剂、润湿剂与黏合剂、崩解剂、润滑剂,制备方法多采用颗粒压片法。半浸膏片中稠浸膏和药材细粉除具有治疗作用外,稠浸膏还有黏合剂作用而药材细粉同时还具有崩解剂的作用,如元胡止痛片、牛黄解毒片等。但片剂若含有黏性成分少、疏松成分多或油性较强的药物时易造成裂片。全浸膏片因不含药材细粉,服用量少,易达到卫生标准,适用于有效成分含量较低的中药材制片,如石淋通片、穿心莲片等。中药片剂尤其是浸膏片,因含有大量引湿成分易受潮、变软、黏结和霉变。一般可采用醇沉的方法除去浸膏中引湿杂质或加入防潮性辅料等方法来解决,更多的是采用包薄膜衣或糖衣的方法。

伴随着新技术、新方法、新材料的应用,中药片剂近年来又有了很多新形式,包括速度型控释片剂、方向型控释片、时间型控释片和随症调控个体化给药系统片剂。其中,速度型控释片剂又分为速释片剂和缓释片剂。速释片剂又包括速溶片和速崩片两种类型。速溶片包括:微粉分散系片、纳米分散系片、固体分散系片和环糊精包合物片;速崩片包括:分散片、泡腾片和Zydis片(一种冷冻干燥的多孔包药干糊片,不需要水便能在舌头上迅速溶解)。缓控释片剂又包括:骨架型片剂、包裹型片剂及渗透泵型片剂。方向性控释片又包括物理机械靶向的胃漂浮片和生物黏附片等。时间型控释片又包括:单次脉冲给药的包衣片和多次脉冲给药的定时输注片等。随症调控个体化给药系统片剂包括:由疾病导致的酶、pH、化学物质改变进行自调式脉冲给药片剂和由药剂工作者编程智能调控的片剂。新型中药片剂采用中药新技术,同时根据中药生物药剂学与药物动力学的特点,将中药制备成现代化的新型中药片剂,使祖国的传统中药被国际接受和认可,具有广阔的研究和发展空间。

4. 滴丸剂　将原料药物与适宜的基质加热熔融混匀,滴入不相混溶、互不作用的冷凝介质中制成的球形或类球形制剂。中药滴丸剂的研制始于20世纪60年代末,我国药学工作者受西药倍效灰黄霉素制成滴丸的启示,做了大量的研究工作,成功试制芸香油滴丸,使滴丸剂的理论、应用范围和生产设备等有了很大的进展,并具备了工业化生产的条件。到70年代末,上海医药工业研究院等单位对苏和香丸进行研究,拆方实验表明将原方10余味中药精简为苏合香脂和冰片两味,仍有同样疗效,并以聚乙二醇6000为基质,将苏和香脂、冰片采用固体分散技术,用滴制法制备苏冰滴丸,并制定了冰片含量标准,开展了生物有效性研究,表明该滴丸有剂量小、起效快等优点。1997年天津天士力复方丹参滴丸的研制成功标志着中药滴丸剂的研究取得了突破进展,作为中国第1例申报美国食品药品监督管理局(FDA)注册研究的中药复方,至今国家食品药品监督管理总局共批准了158个滴丸剂。主要产品有天津中新药业集团股份有限公司生产的速效救心丸、舒脑欣滴丸、清咽滴丸和天津天士力制药集团股份有限公司生产的复方丹参滴丸、芪参益气滴丸和穿心莲内酯滴丸等。

5. 口服液剂　中药口服液剂是在传统汤剂基础上发展起来的一种口服灭菌液体制剂,20世纪60年代初期最早把竹沥水等灌封于安瓿中制成口服液剂供临床应用。随着中药浸提技术的发展,加上服用方便,质量稳定,能包容真溶液型、胶体溶液型、乳浊液型、混浊液型等多种分散体系,适合于剂量较大的中药复方药剂制备的特点。80年代以来,中药口服液剂的品种不断增加,数量日益增多,使用范围也逐渐扩大,已成为中药口服液体制剂的主要剂型,目前仍有众多的产品。

（二）经皮给药剂型

经皮给药可追溯到公元前 2 世纪，是古老的给药方式之一。经皮给药不仅用于治疗局部疾病，还用于治疗全身疾病。如《黄帝内经》中就有以"豕膏"治疗痈疽的描写（局部作用）；在《五十二病方》中有用"雷矢"（即雷丸）药浴治疗"婴儿病痫"的记载（全身作用）。中药经皮给药有多种剂型形式，传统的经皮给药剂型有浴剂、洗剂、搽剂、酊剂、油剂、软膏剂、膏药、糊剂、熨剂等。高分子药用辅料的发展，促进了现代经皮给药剂型如贴剂、涂膜剂、膜剂、巴布剂、穴位贴敷剂、贴片剂的开发研究，此外也有凝胶剂和气雾剂也常应用在经皮给药系统。这些剂型的应用，拓展了中药外用药物的发展空间，体现了中医内病外治的治疗原则，为中药应用范围的扩大提供了技术保证。

1. 贴剂　药物透过皮肤吸收进入体循环主要经过两种途径：一方面可以透过角质层和表皮进入真皮，扩散进入毛细血管，转移至体循环；另一方面也可以通过毛囊、皮脂腺和汗腺等附属器官吸收，但毛囊仅占皮肤总表面积的 0.1%，因此在大多数情况下不是药物的主要吸收途径。贴剂是经皮给药最常用的剂型，与传统给药方式相比，透皮贴剂具有一定的优势：可以通过恒定速率持续释放药物来延长有效作用时间，减少给药频率，维持最佳血药浓度，并减少由血浆峰浓度造成的不良反应；也可以避免口服给药可能发生的肝首过效应，从而提高生物利用度并减少药物的相互作用。除此之外，透皮贴剂还可以解决某些给药过程中的实际问题，提高患者的顺应性。目前许多经皮给药制剂获得了国家食品药品监督管理局的批准，如云南白药膏、消痛贴膏、消肿止痛贴等。此外又新近发展了穴位贴敷剂、贴片剂等剂型，如荣昌肛泰贴、丁桂儿脐贴等。

2. 涂膜剂　涂膜剂是指将药物溶解或分散于含成膜材料的溶剂中，涂搽患处后形成薄膜的外用液体制剂。涂膜剂用时涂于皮肤或患处，溶剂挥发后形成一层高分子聚合物的薄膜，起着保护创面的作用，同时能逐渐释放药物，起一定治疗作用。涂膜剂一般用于无渗出液的损害性皮肤病。涂膜剂是近年来发展起来的一种新剂型，尤其是在中药外用膜剂中，涂膜剂研究较多，如消肿灵涂膜剂、复方雷公藤涂膜剂、跌打活血涂膜剂、冻疮涂膜剂等。涂膜剂的特点主要表现为：制备工艺简单，不需要特殊设备；使用时涂于患处，形成药膜保护创面，且耐磨性能好，不易脱落；不需包扎，容易清洗而不污染衣物，不需裱褙材料，使用方便；膜的形成减少了皮肤表面水分的蒸发，促进了水合作用和溶解角质作用，使药物透过角质层逐渐释放药物，更好地发挥治疗作用。将酊剂、洗剂、散剂等制成涂膜剂，能克服这些制剂使用上的缺点，更便于应用。

3. 膜剂　膜剂是指药物（或药材提取物）溶解、分散、包裹于适宜的合成或天然多聚物成膜材料中经加工制成的薄膜状的内服、外用制剂。根据不同膜材和药物性能，以及临床用药要求，可以制成速释或缓控释药膜。中药膜剂是近年来研制的将传统的散、酊、膏剂融为一体的一种新剂型。外用包括口腔、眼、鼻、皮肤黏膜、阴道等多个部位，可用于局部或全身疾病的治疗。自 20 世纪 70 年代，膜剂新剂型以避孕药膜为开端，速效硝酸甘油膜、速效长效氨哮素膜相继投产，这是一种以水溶性聚乙烯醇为成膜材料的膜剂，具有起效快、药物稳定性好的特点，为国内首创。1985 年我国首次将膜剂载入《中国药典》。近年来中药膜剂应用日益广泛，如冰硼散膜剂、芫花酯甲药膜、复方青黛散膜、丹参膜、万年青苷膜等。临床取得良好的效果，随着科技的发展，新的成膜材料不断涌现，新的中药膜剂也将会不断被开发。在众多的膜剂研究中，中药外用膜剂研究较多，其中绝大多数为外用膜治外科病，如皮肤科膜剂、耳鼻喉科膜剂、眼科膜剂、烧伤科膜剂、妇科膜剂等，而对于"内科外治"的膜剂研究极少。在透皮吸收制剂越来越被重视的今天，充分利用膜剂特有的性能深入研究，把外用膜剂的产品扩展到内科领域，达到"内科外治"是非常必要的，也是膜剂的一个发展方向。

4. 巴布剂　巴布剂是指药材提取物、药材或和化学药物与适宜的亲水性基质均匀混合后,涂布于背衬材料上制成的贴膏剂,其外观与橡胶硬膏剂相似。中药巴布剂是在继承了传统中药膏药的基础上,采用现代新材料、新技术制成的一种中药新剂型。它既保留了传统剂型的优点和特性,又克服了传统膏药的透皮性能差、易污染衣物、使用不便、不适用于活动关节部位用药等缺点。我国对巴布剂的研究起步于 20 世纪 80 年代初期,近几年发展较快。上海雷允上制药厂于 90 年代初从日本引进一套巴布剂生产设备,规模生产出治疗风湿病的中药巴布剂产品复方紫荆消伤膏,并于 1999 年获国内第 1 个巴布剂新药证书。《中国药典》(一部)2000 年版附录中首次正式收载了巴布剂。

(三) 黏膜给药剂型

黏膜给药是指药物与生物黏膜表面紧密接触,通过该处上皮细胞进入循环系统的给药方式。黏膜给药的部位可以是口腔、鼻腔、眼、阴道、直肠等,剂型根据需要可以是片剂、膜剂、棒剂、粉剂、软膏等。目前常用的中药黏膜给药制剂有栓剂、灌肠剂、气雾剂、滴鼻液等。黏膜给药既可产生局部作用,又可产生全身作用。黏膜给药除了具有可避免首过效应、血药浓度平稳、作用时间长、应用方便等透皮给药的特点外,由于黏膜不存在皮肤那样的角质化,且黏膜下毛细血管丰富,使黏膜给药还具有剂量小、生物利用度高及作用时间快等特点,是近年来研究较多的新剂型之一。

1. **口腔黏附片**　口腔的黏膜薄、面积大、较皮肤更易为药物穿透,黏膜下有大量毛细血管,汇总至颈内静脉,不经过肝脏而直达心脏。口腔黏膜给药可避免肝脏首过作用,加快或延长药物的作用,提高生物利用度,减少给药次数并可随时中止用药。口腔黏附片主要包括口含片和咀嚼片。口含片或舌下片,也称"含片""口颊片",是指含在口腔颊膜内缓缓溶解而发挥治疗作用的片剂,能对口腔及咽喉等局部产生持久的药效,用于局部的消炎、消毒等,如复方草珊瑚含片、复方冬凌草含片等。咀嚼片指在口中嚼碎后咽下的片剂,这类片剂较适于小儿等吞咽有困难的人群,如板蓝根咀嚼片、大山楂口嚼片等。

2. **栓剂**　中药栓剂系指将药物、药材提取物或药材细粉与适宜的基质制成的具有一定形状供腔道给药的固体状制剂。栓剂在常温下为固体,纳入人体腔道后,在体温时能迅速软化熔融或溶解,并与分泌液混合,释放药效而产生局部或全身作用。中药栓剂是我国传统剂型之一,亦称坐药或塞药,我国许多著名方剂文献都有栓剂的记载。根据使用腔道的不同,栓剂的形状与重量各异,且有不同的名称,如肛门栓、阴道栓、尿道栓、喉道栓、耳用栓和鼻用栓等。目前,常用的栓剂有肛门栓和阴道栓。肛门栓的形状有圆锥形、圆柱形、鱼雷形等;阴道栓的形状有球形、卵形、鸭嘴形等。近年来,通过对栓剂优点的不断认识,我国在栓剂基质的试制、新品种的研制方面加快了速度并取得了一定成果,生产量逐年增加。中药栓剂的研究报道也日渐增多,这一剂型已逐渐受到重视。目前上市主要品种有双黄连栓(小儿消炎栓)、保妇康栓、保妇康栓、化痔栓、麝香痔疮栓、消糜栓、野菊花栓和银翘双解栓等。

3. **气雾剂**　中药气雾剂系指药材提取物或药材细粉与适宜的抛射剂装在具有特制阀门系统的耐压密封容器中,使用时借助抛射剂的压力将内容物呈细雾状或其他形态喷出的制剂,主要用于呼吸道给药,具有剂量小,分布均匀,奏效快,使用方便等特点。吸入时可减少胃肠道副作用,外用则避免对创面的刺激性,并可用定量阀门控制剂量,具有速效和定位作用。中药采用"雾""尘""烟"三种形式应用已有悠久的历史,是中药气雾剂的雏形。古时人们燃烧各种草类及叶类作熏烟治疗;取胡荽加酒煮沸,以其香气治麻疹;莨菪和热水共置瓶中,嘴含瓶口以其气体治疗结核病等。20 世纪 60 年代以来,由于耐压容器的日趋完善,抛射剂的不断研究,中药气雾剂有一定的发展。一批不同类型,用于不同病种的中药气雾剂相继问世,并在临床上广泛应用,如宽胸气雾剂、双黄连气雾剂、咽速康气雾剂、七味清咽气雾剂、云南白药气雾剂等。

4. 凝胶剂　凝胶剂系指提取物与适量基质制成的，具有凝胶特性的半固体或稠厚液体制剂，可从口腔、鼻腔、眼黏膜、消化道黏膜、阴道、直肠、皮肤等多种途径给药，不仅避免了口服给药存在的胃肠道内的酶、酸等首过作用，而且可减轻药物的不良反应，符合中医的"内病外治"的理念。同时具有使用方便、舒适、生物相容性好等多种优点，可容纳中药复方的极细药粉、提取药等，适合中药复方制剂的生产现状，可作为中药传统外用制剂改进的一种选择。近年来，新制药技术如β-环糊精包合物、脂质体等在凝胶剂中的应用，不仅扩大了中药凝胶剂的应用范围，而且多种新技术的结合使中药凝胶剂质量更稳定、作用更持久、提高药物生物利用度，并具有皮肤靶向性功能。因此凝胶剂是一种可制成不同给药类型的新剂型，主要品种如保妇康凝胶、苦参凝胶、妇科花红凝胶等。

5. 注射给药剂型　中药注射剂的研制与发展是传统中药给药途径的重大突破，制剂品种不仅有一般的溶液型注射剂，也有乳浊液型、混悬液型注射剂和固体粉针剂，给药途径包括肌内注射、穴位注射、静脉注射等，如生脉注射液、参麦注射液、清开灵注射液、康莱特静脉乳剂、注射用血栓通/血塞通（冻干）等，这些中药注射剂的开发为中医药防治急症重症提供了有效的手段，成为中药现代化的一个主要成果。

6. 其他剂型　在鼻腔内使用，经鼻黏膜吸收而发挥全身治疗作用的制剂，称为鼻腔给药系统。20世纪70年代初中药紫珠草滴鼻剂开始问世，此后如鼻泰是由辛夷、桂枝、苍耳子等中药材加工制成的滴鼻剂，临床试用于治疗变应性鼻炎；银翘滴鼻剂是以银翘解毒丸改进成的滴鼻剂主治小儿风热感冒。

眼部给药剂型常采用滴眼剂和眼膏。直肠给药剂型除栓剂外，也有微型灌肠剂和保留灌肠剂等，该剂型除了治疗肛肠疾病以外，治疗范围逐渐扩大，涉及内、妇、儿科等多种疾病。

二、关键技术与方法

（一）固体分散技术

该项技术主要针对一些具有难溶性质的固体药物，技术原理是将固体药物高度分散于另一种固体载体物质中。技术操作中，一般选用具有较高亲水性与水溶性的物质作为固体药物的载体物质，技术操作的主要目的是提高难溶性药物物质的溶解速率与溶解性，提高本药物的利用程度。药物在固体载体中主要以玻璃态溶液、沉淀物、固体溶液以及低共熔混合物等形式存在，存在状态为分散状。固体分散技术常用的药物配制方式为溶剂法、熔融法、研磨法以及溶剂喷雾干燥法，用药品固体分散加工技术配制中药时主要根据药材以及固体载体物的性质、结构与熔点等选择适当的配制策略。

（二）包合技术

包合技术的主要特点是将一种药材分子包藏在另一种药材分子的空穴结构内，是一种复合型的药材配制技术。一些特定的中药材在经过包合技术加工后，可以有效改善药物的物化性质，增进药物的稳定性，提高生物利用率并增加药物溶解度，减少药物的毒副作用，对于保持医疗效用具有重要的价值。另外，包合技术还能转变药物的性状，比如可将液态药物转化为粉末状药物，既可以掩盖中药的特殊气味，还能防止药性挥发，提高药物的纯度，增进药用效果。

（三）微型包囊技术与微囊技术

这两项技术均需要一种天然的或是人工合成的囊材高分子材料作为药物的囊壳，在药物加工配制过程中需要将液体中药或者是固体中药置入囊材，经进一步加工完善形成内含囊心物的小胶囊。微囊技术在中药加工配制过程中具有较大的应用优越性，我国目前在微囊化药物技术研究方面达到了微囊级与纳囊级，在囊材料研究与载体材料研究方面获得了较大的突破与进展。中药药物在微囊化后，药性会被牢牢锁定,药材的不良气味也被充分掩盖,囊壳可以减少药物经过胃部时对胃襞的刺激与伤害,并能提高药物有效成分的吸收率。

(四)薄膜包衣技术

薄膜包衣技术主要运用于一些具有较大异味、易挥发、容易吸湿变质的药物。以往药物配制加工时均在药物外部增加一层糖衣薄膜,糖衣薄膜主要作用就是避免片剂药物内外物质的交换反应。糖衣薄膜存在着诸多弊端,比如有些患者在药物治疗期间不宜服用糖类物质;糖衣薄膜加工工艺较为复杂,而且糖衣本身容易发生霉变会影响药物的质量。薄膜包衣具有较高的稳定性,防潮抗热、掩味性能比较好,能够长期保持药物质量,而且薄膜包衣质量较轻,薄膜原料来源广泛成本较低,生产技术相对简单,生产周期较短。

(五)脂质体技术

脂质体技术是一种较为先进的生物制药技术。该技术中使用的脂质体是一种类似生物膜结构的双分子小囊,将药物充分与脂质体结合可以增强药物的药理作用,并在一定程度上减少药物的毒副作用。以脂质体为依托的药物在患者体内可以形成明显的靶向性特征,用作抗原虫、抗寄生虫与抗癌药物的载体具有较高的适用性。脂质体技术在药物选择上具有普遍性,各种性质活跃的药物置入脂质体后,会得到极为妥善的保护,能够有效保证药物在患者体内的稳定性。

(六)靶向制剂技术

靶向制剂技术主要内容是直接将药物定位于患者的靶细胞、靶组织或者靶器官,对既定部位进行释放给药,以充分激发药物对患者靶部位的敏感度,提高药物的运用效率并减少用药量,达到针对性治疗的目的,并在较大程度上降低患者对药物的不良反应。靶向制剂技术药物制剂的主要技术原理为将药物嵌入或包裹进液膜、脂质、液屏、类脂蛋白以及生物降解高分子物质中,制成微粒、乳剂、脂质体等胶体以及混悬系统,一般采用注射给药方法,使微粒针对性聚积于肝、脾、淋巴部位释放发挥疗效。

(七)缓控释制剂技术

缓控释制剂属于现代给药系统,广义的缓控释制剂是指用适当方法延长或控制药物在体内的吸收、分布、代谢和排泄过程,而达到延缓或控制片剂作用的一类制剂。《中国药典》2005 版定义为:缓释制剂指口服药物在规定溶剂中,按要求缓慢地非恒速释放,且每日用药次数与相应普通制剂比较至少减少一次,或用药时间间隔有所延长的制剂;控释制剂指口服药物在规定溶剂中,按要求缓慢的恒速或接近恒速释放,且每日用药次数与相应普通制剂比较至少减少一次,或用药时间间隔有所延长的制剂。缓释制剂药物释放速度在一定时间内基本恒定,在动力学上主要是一级速度过程;控释制剂药物释放速度在一定时间内基本恒定,在动力学上体现以零级或接近零级速度释放。就药物释放速度或药物动力学参数而言,控释制剂的血药浓度较为稳定,在一定时间内能维持恒定的水平,而缓释制剂则不能。缓控释制剂具有的优点是减少给药次数与剂量;可避免血药浓度出现峰谷现象,长时间维持平稳的血药浓度;提高用药的安全性、适应性、有效性。

(八)前体药物技术

前体药物技术是指将一种具有药理活性的母体药物,导入到另一种载体基团形成一种新的化合物,这种化合物在人体中经生物转化,释放出母体药物而呈现疗效。目前,有些提炼出的中药活性单体分子量大,分子结构复杂,水溶性和脂溶性都很差,有时候仅通过物理手段难以使药物具有合适的溶解性和理想的释放行为。因此有研究人员尝试对中药活性单体进行化学结构修饰,将其制备成前体药物。如用水溶性聚合物 PEG 合成喜树碱前体药物,用 PEG 修饰鬼臼毒素得到鬼臼毒素前体药物。修饰后,喜树碱和鬼臼毒素前体药物的溶解度得到有效改善,比原药具有更好的抗癌活性。合成前体药物时,一般引入的为水溶性的载体基团,所以前体药物可以显著改善原母体药物的溶解度。而载体基团与母体药物通常以化学合成的方式结合,药物的释放需要经过水解过程,药物释放缓慢,并且无明显突释现象。

(九)吸收促进剂技术

对中药口服给药后吸收与生物利用度的研究显示,由于中药成分的复杂性,带来了理化性质的多样性,如水溶性差、脂溶性成分溶出速度差、苷类成分易水解等,从而影响其口服生物利用度。目前,提高药物生物利用度和成药性的途径主要有两个,一是改变药物物理化学性质,提高其透膜能力或改善其溶解特性,如微粉化技术、固体分散体技术、包合技术、纳米制剂技术、前体药物制备技术等;另一途径是改善膜的特性以提高药物的膜透过性,或外排泵的抑制,以阻止机体对吸收药物的外排,即吸收促进剂的使用。吸收促进剂的应用是最为简单有效的方法以提高药物的透过性、吸收进而提高其成药性和生物利用度。比如,壳聚糖、卡波姆、环糊精、癸酸钠等药用辅料,安全性高,其所具有的促吸收作用在口服吸收中药中应用较多。此外,中药挥发油为天然的吸收促进剂,具有起效快、副作用小、无污染的特点,在透皮给药制剂中的应用越来越广泛。

(十)纳米技术

近年来纳米技术的发展为中药现代化提供了新的思路和思维模式,也为中药现代化提供了新的技术支持。该技术在中药制剂领域主要体现在两个方面,一是将中药加工至纳米尺寸,由于量子尺寸效应、表面效应等导致的物理和化学特性的改变,使其在药动学、药效学、药理学、给药途径、吸收方式等方面也表现出新的特性;二是以低毒、无副作用、生物相容性好的高分子化合物作为载体材料,将中药做成纳米粒制剂。常用的载体材料有壳聚糖、白蛋白等天然高分子化合物,或聚丙交酯乙交酯(PLGA)、丙烯酸树脂等人工合成的高分子化合物,也可以以无机材料作为载体,包括磁性纳米粒、金纳米粒等。纳米级别的粒径有助于改变药物在体内的药物代谢动力学行为,包括促进药物吸收,降低药物清除率,被动靶向等。药物包载于纳米粒中,由于药物的释放与纳米粒的结构和纳米材料的降解密切相关,所以纳米粒可以控制药物的释放,产生缓释等作用。目前,有的中药活性单体在使用时存在吸收差,半衰期短,生物利用度不高等问题,纳米粒制剂可以有效解决此类问题,中药纳米粒制剂的研究是中药制剂研究的重要方向之一。

(十一)生物黏附技术

生物黏附制剂技术是指利用某些高分子物质对生物黏膜有一定亲合性的特性,将这些高分子物质作为药物载体,通过载体的生物作用,长时间黏附于黏膜而使制剂具有定位、吸收速度快等性能而发挥疗效的制剂技术。生物黏附剂给药部位可以是口腔、鼻腔、眼部、阴道、消化道及特定区段等,通过该处黏膜上皮细胞输送药物。剂型根据需要可以是片剂、膜剂、颗粒剂、软膏剂、散剂、凝胶剂、脂质体、微球、粉剂、栓剂等。生物黏附给药系统其优越性主要有:提高生物利用度;药物直接黏附于黏膜上,由黏膜毛细血管直接吸收,而不经过门肝系统的灭活,避免肝脏的首过效应;将药物直接放置于所需治疗部位或口服后黏附在消化道表面,将药物靶向机体的特定区域,并通过延长给药时间,使一些在消化道内溶解度小或具有特定吸收部位的药物吸收增加,并减少扩散途径,达到提高局部浓度和生物等效性的目的;使药物的释放和吸收更加精确,减少对全身的影响,可以根据病情需要随时终止给药;由于黏膜不存在皮肤那样的角质化层,且黏膜下毛细血管丰富,较透皮吸收有更好的生物利用度;给药方便,药物即可以作用于局部,也可以通过黏膜吸收作用于全身。

三、代表性品种

(一) 三七总皂苷系列剂型

三七总皂苷系列产品包括硬胶囊、软胶囊、滴丸、片、颗粒。三七总皂苷是从五加科多年生草本植物三七的根中提取的有效活性物质,主要含人参皂苷 Rb_1、Rg_1 和三七皂苷 R_1 等。现代药理学研究证明,三七总皂苷在耐缺氧、抗衰老、提高机体免疫力等方面作用显著,在心脑血管系统、血液系统、神经系统、物质代谢及抗炎、抗肿瘤等方面均有较好的活性。近年来三七总皂苷的临床应用范围不断拓宽,其剂型涵盖了硬胶囊、软胶囊、滴丸、片剂、颗粒剂、注射剂。目前临床应用较多的三七总皂苷产品有血塞通注射液、血塞通软胶囊、血栓通注射液等。其中复方血栓通胶囊上市最早。复方血栓通软胶囊采用先进的浓缩工艺,使有效成分浓度大、含量高,单粒软胶囊有效活性成分的含量较硬胶囊高。复方血栓通滴丸吸收较快,性质稳定。

(二) 七味清咽气雾剂

七味清咽气雾剂为中药复方气雾剂,是在传统方剂山豆根汤的基础上优化而来,由山豆根、射干、玄参等中药组成,具有清泻肺胃,消肿利咽之功效,临床常用于治疗急慢性咽炎、喉炎、扁桃体炎。该制剂既保留了中药复方原有的特色,又有局部直接的治疗作用及整体吸收后的疗效,与原有的同类其他剂型药物相比,起效快,疗效高,药物用量少,生物利用度高,无明显毒副作用和刺激性的特点,体现了中药标本兼治的治疗优势。

(三) 丁桂儿脐贴

丁桂儿脐贴由丁香、肉桂、荜茇组成,具有健脾温中、散寒止泻之功效,临床治疗小儿秋季腹泻优势明显。现代研究表明经皮给药系统具有避免药物的首过效应和肠道降解破坏、用药方便、维持有效药物浓度时间长等优点。丁桂儿脐贴贴于神厥穴,属中医内病外治法范畴,药代动力学证明脐部给药比其他用药方式更易于药物吸收,发挥药物全身治疗作用,是人体给药尤其是儿童给药的最佳方式之一。

四、不足与展望

1. 中药制剂新技术的引导有待进一步加强　中医中药历史悠久,疗效确切的中药及方剂数量较多,但中药成分复杂,性质多样,绝大多数中药(复方)产生疗效的物质基础不明确,限制了中药剂型的发展。目前大多数药物的剂型还停留在普通制剂,生物利用度较低,而高效长效的制剂极少。如何通过制剂技术来改善中药的生物利用度是待解决的关键问题。中药具有多组分协同作用,多环节或多靶点发挥疗效的特点。中医药的用药特点决定了中药制剂不能单纯沿用化学药物的研究方法,必须开展中药现代制剂技术的研究,这是中药药剂学学科发展的需要,是临床应用的需要,更是中药在现代条件下寻求发展的需要。

2. 大力开展中药制剂学理论与方法学的基础研究工作　充分应用相关学科的研究成果,提高中药制药的理论学术水平,建立中药制备与剂型的创新体系,进一步深入研究药物剂型与疗效的关系,为新剂型与新制剂的创新提供理论依据。

3. 注重中药新药开发中新剂型的创制　加强中药新药开发是提高中药整体水平的重要措施。我们既要注意传统剂型的改造,更要注重中药新剂型的开发。要针对重大疾病和疑难杂症开展治疗性药物制剂的研究。同时应当借助现代化科学技术,以国外先进剂型为目标,研制符合"三小""三效""五方便"的中药新剂型,尤其要根据中医临床用药的需要,充分吸收现代药剂学的理论与方法,开发研究适合中药的缓释制剂、控释制剂及靶向药物制剂。

提高中药制药行业的整体水平，必须开展中药制药新工艺、新技术、新设备的研究，优化中药前处理的技术设备，从而为中药新剂型的开发奠定基础。

参考文献

［1］王海南.中药有效成分研究与中药新药研发［J］.中华中医药杂志,2007,22(5)：268－270.

［2］Du Guan-hua, Sun Lan, Zhao Rui, et al. Polyphenols potential source of drugs for the treatment of ischaemic heart disease［J］. Pharmacol Ther.，2016，162：23－34.

［3］陈晓萌,陈畅,李德凤,等.中药有效成分辨识的研究进展［J］.中国实验方剂杂志,2011,17(12)：249－252.

［4］宋阔魁,毕天,展晓日,等.网络药理学指导下的中药有效成分发现策略［J］.世界科学技术—中医药现代化,2014,16(10)：27－31.

［5］杨义芳.中药有效成分提取分离新技术的研究进展［J］.亚太传统医药,2008,4(7)：29－33.

［6］杨秀伟.基于体内过程的中药有效成分和有效效应物质的发现策略［J］.中国中药杂志,2007,32(5)：365－368.

［7］吕巧莉,涂果刚,王嘉琦.穿心莲内酯的研究进展及临床引用［J］.南昌大学学报(医学版),2013,53(1)：83－86.

［8］刘小林,程春荣,曹威,等.石杉碱甲的药理作用与临床应用研究进展［J］.医药导报,2006,25(2)：90－94.

［9］姚丹,丁选胜.葛根素药理作用机制探讨及临床应用［J］.中国临床药理学与治疗学,2008,13(4)：468－473.

［10］王民权,许立,方泰惠,等.环维黄杨星D的药理及毒理研究概况［J］.安徽医药,2008,12(10)：885－887.

［11］李有田,李赫,许丹,等.盐酸川芎嗪的药理作用及临床应用概述［J］.吉林中医药,2004,24(6)：56－58.

［12］杨小良,谢丽莎,龚志强.黄藤素的研究综述［J］.中国医药指南,2009,7(17)：42－44.

［13］鄢学芬,詹瑾,黄叶宁.丁苯酞的药理作用与临床评价［J］.中国医院药学杂志,2008,28(17)：1498－1500.

［14］石美娜,杨为民,刘璇.灯盏花乙素药理作用研究进展［J］.昆明医科大学学报,2013(9)：151－154.

［15］杨丽梅,顾军,林明建,等.灯盏花素的研究进展［J］.天津药学,2010,22(1)：56－60.

［16］屠鹏飞,姜勇,郭晓宇.新形势下中药创新药物的发现与研发［J］.中国中药杂志,2015,40(17)：3423－3428.

［17］孙晓波,徐惠波.现代方剂药理与临床［M］.天津：天津科技翻译出版社.2005.

［18］张晓东,周跃华,刘璐,等.近年我国中药新药注册申请情况分析［J］.中国新药杂志,2014,23(24)：2845－2848.

［19］邵进明,梁光义.中药复方研究方法综述［J］.贵阳中医学院学报,2007,29(4)：56－57.

［20］陆建伟.中成药工业科技发展回顾与展望［J］.中国中药杂志,2012,37(1)：5－8.

［21］郭倩.中药药效物质基础研究进展［J］.世界科学技术—中医药现代化,2015,17(3)：648－654.

［22］刘建勋,任建勋,林成仁.中药复方功效的研究与发展［J］.中国中药杂志,2016,41(6)：971－975.

［23］肖小河.中药现代化研究近10年概论［J］.中国现代中药,2012,14(1)：7－12.

［24］薛峰,李蕾,孙美利,等.基因芯片在中药复方研究中的应用［J］.中华中医药学刊,2014,32(10)：2345－2347.

［25］李伟荣,宓穗卿,王宁生,等.蛋白质芯片质谱技术在中医药研究中的应用前景分析［J］.世界科学技术—中医药现代化,2006,8(05)：70－72.

［26］陈琼霞,陈莹,刘丽江.组织芯片技术的应用及质量控制［J］.临床与实验病理学杂志,2012,28(09)：1030－1031.

［27］龙伟,刘培勋,高静.现代信息技术在中药复方研究中的应用［J］.中国中药杂志,2007,32(13)：1260－1263.

［28］马红,刘苏中,王咏梅.模糊数学方法在中药方剂研究中的应用［J］.中国实验方剂学杂志,2000,6(2)：56－58.

［29］周红光,陈海彬,王瑞平,等.代谢组学在中药复方研究中的应用［J］.中国药理学通报,2013,29(2)：161－165.

［30］王巏.中药研究现代方法学［M］.北京：化学工业出版社,2004.

［31］邵进明,梁光义.中药复方研究方法综述［J］.贵阳中医学院学报,2007,(04)：56－57.

［32］甘贤兵,贺娟.草果知母汤加减方及其拆方对PTZ点燃大鼠海马内Glu与GABA含量的影响［J］.北京中医药大学学报,2006,29(10)：702－704.

[33] 李伟东,蔡宝昌.中药复方研究思路的探讨[J].中药新药与临床药理,2004,15(3):216-218.

[34] 李芳,李辉.血清药理学在中药药效学中的研究进展[J].安徽农业科学,2013,41(32):12607-12609.

[35] 陈卓,潘明佳,邢雪飞,等.血清药物化学在中药及其复方药效物质基础研究中的进展[J].药物评价研究,2016,(01):143-147.

[36] 胡瑞峰,邢小燕,孙桂波,等.大数据时代下生物信息技术在生物医药领域的应用前景[J].药学学报,2014,49(11):1512-1519.

[37] Hu R, Ren G, Sun G, et al. TarNet:An evidence-based database for natural medicine research[J]. PloS one,2016,11(6):e0157222.

[38] 李翔,吴磊宏,范骁辉,等.复方丹参方主要活性成分网络药理学研究[J].中国中药杂志,2011,36(21):2911-2915.

[39] 刘志华,孙晓波.网络药理学:中医药现代化的新机遇[J].药学学报,2012(6):696-703.

[40] 严诗楷,赵静,窦圣姗,等.基于系统生物学与网络生物学的现代中药复方研究体系[J].中国天然药物,2009,7(4):249-259.

[41] 王高森,侯世祥,朱浩,等.大孔树脂吸附纯化中药复方特性研究[J].中国中药杂志,2006,31(15):1237-120.

[42] 黄兴,寇冠军,王保和.复方丹参滴丸的临床研究进展[J].时珍国医国药,2016,27(5):1187-1190.

[43] 张伯礼,高秀梅.复方丹参方的现代研究——组分配伍研制现代中药的理论与实践[M].北京:人民卫生出版社,2008.

[44] 国家药典委员会.中国药典2015版[S].北京:中国医药科技出版社,2015.

[45] 王怡,康立源,史红.复方丹参滴丸与冠心丹参滴丸抗实验性心肌缺血的药效比较研究[J].天津中医,2002,(03):48-50.

[46] 钱霞,张洁,范玫玫,等.冠心丹参制剂药理临床及质量标准研究进展[J].中草药,2009,(06):1007-1009.

[47] 谭劼,郭永谊,张红雨.冠心丹参滴丸治疗冠心病心绞痛临床观察[J].中国中医急症,2010,(11):1836-1837.

[48] 吕朗,王涛,陈永清.冠心丹参滴丸治疗冠心病稳定性心绞痛109例[J].河南中医,2016,(02):240-241.

[49] 王花艳,邢章浩.冠心丹参滴丸治疗高血压肾病的疗效观察[J].现代中西医结合杂志,2008,(17):2611-2612.

[50] 蔡中方.冠心丹参滴丸治疗无症状性心肌缺血临床观察[J].中西医结合心脑血管病杂志,2007,(10):1028-1029.

[51] 汪晶,周佳,张庆宇.冠心丹参滴丸治疗不稳定型心绞痛的疗效观察[J].牡丹江医学院学报,2011,(06):15-17.

[52] 张弘兴,柴学云.冠心丹参滴丸对冠心病支架置入术后再狭窄的防治作用[J].山东医药,2014,(17):23-25.

[53] 窦立雯,孙蓉.冠心丹参方不同组分对大鼠急性心肌缺血模型的保护作用[J].中国药物警戒,2015,(11):641-644.

[54] 高枫,孙桂波,马博,等.丹参活性成分作用机制研究的新进展[J].中药药理与临床,2009,(04):90-94.

[55] 杨志宏,梅超,何雪辉,等.降香化学成分、药理作用及药代特征的研究进展[J].中国中药杂志,2013,(11):1679-1683.

[56] 李光,邢小燕,张美双,等.中药三七对缺血/再灌注损伤的保护作用及应用前景[J].中国药理学通报,2015,(10):1340-1344.

[57] 高枫,孙桂波,聂媛媛,等.丹酚酸B对大鼠离体工作心脏血流动力学的影响[J].中国实验动物学报,2011,(05):396-399.

[58] Wang M, Sun GB, Sun X, et al. Cardioprotective effect of salvianolic acid B against arsenic trioxide-induced injury in cardiac H9c2 cells via the PI3K/Akt signal pathway[J]. Toxicol Lett,2013,216(2-3):100-107.

[59] Wang M, Sun G, Wu P, et al. Salvianolic Acid B prevents arsenic trioxide-induced cardiotoxicity in vivo and enhances its anticancer activity in vitro[J]. Evid Based Complement Alternat Med,2013,2013:759483.

[60] Chen RC, Sun, GB, et al. Salvianolic acid B protects against doxorubicin induced cardiac dysfunction via inhibition of ER stress mediated cardiomyocyte apoptosis[J]. Toxicol Res.,2016. DOI:10.1039/c6tx00111d.

［61］ 何玲,孙桂波,孙潇,等.木犀草苷对阿霉素诱导乳鼠心肌细胞损伤的保护作用［J］.中国药理学通报,2012(09)：1229－1234.

［62］ 罗云,卢珊,周平,等.木犀草素改善高脂诱导的apoE⁻小鼠非酒精性脂肪肝及动脉粥样硬化作用研究［J］.世界中医药,2015,(08)：1144－1147.

［63］ Sun GB, Sun X, Wang M, et al. Oxidative stress suppression by luteolin-induced heme oxygenase－1 expression［J］. Toxicol Appl Pharmacol, 2012, 265(2)：229－240.

［64］ Sun X, Sun GB, Wang M, et al. Protective effects of cynaroside against H_2O_2－induced apoptosis in H9c2 cardiomyoblasts［J］. J Cell Biochem, 2011, 112(8)：2019－2029.

［65］ Xiao J, Sun GB, Sun B, et al. Kaempferol protects against doxorubicin-induced cardiotoxicity in vivo and in vitro［J］. Toxicology, 2012, 292(1)：53－62.

［66］ 吴颖,孙冰,肖静,等.三七皂苷 R_1 对LPS诱导的小鼠心肌损伤的保护作用［J］.中国药理学通报,2013,(02)：179－184.

［67］ Sun B, Xiao J, Sun XB, et al. Notoginsenoside R1 attenuates cardiac dysfunction in endotoxemic mice: an insight into oestrogen receptor activation and PI3K/Akt signalling［J］. Bit J Pharmacol, 2013, 168(7)：1758－1770.

［68］ Yu Y, Sun G, Luo Y, et al. Cardioprotective effects of Notoginsenoside R1 against ischemia/reperfusion injuries by regulating oxidative stress-and endoplasmic reticulum stress-related signaling pathways［J］. Sci Rep, 2016, 6：21730.

［69］ Chen RC, Wang J, Yang L, et al. Protective effects of ginsenoside Re on lipopolysaccharide-induced cardiac dysfunction in mice［J］. Food Funct, 2016, 7(5)：2278－2287.

［70］ Ai Q, Sun G, Luo Y, et al. Ginsenoside Rb1 prevents hypoxia-reoxygenation-induced apoptosis in H9c2 cardiomyocytes via an estrogen receptor-dependent crosstalk among the Akt, JNK, and ERK 1/2 pathways using a label-free quantitative proteomics analysis［J］. RSC Adv., 2015, 5(33)：26346－26363.

［71］ Meng X, Wang M, Wang X, et al. Suppression of NADPH oxidase-and mitochondrion-derived superoxide by Notoginsenoside R1 protects against cerebral ischemia-reperfusion injury through estrogen receptor-dependent activation of Akt/Nrf2 pathways［J］. Free Radic Res, 2014, 48(7)：823－838.

［72］ Meng X, Wang M, Sun G, et al. Attenuation of Abeta25－35－induced parallel autophagic and apoptotic cell death by gypenoside XVII through the estrogen receptor-dependent activation of Nrf2/ARE pathways［J］. Toxicol Appl Pharmacol, 2014, 279(1)：63－75.

［73］ Meng X, Luo Y, Liang T, et al. Gypenoside XVII enhances lysosome biogenesis and autophagy flux and accelerates autophagic clearance of amyloid-beta through TFEB activation［J］. J Alzheimers Dis, 2016, 52(3)：1135－1150.

［74］ Meng XB, Sun GB, Wang M, et al. P90RSK and Nrf2 Activation via MEK1/2－ERK1/2 pathways mediated by notoginsenoside R2 to prevent 6－hydroxydopamine-induced apoptotic death in SH－SY5Y cells［J］. Evid Based Complement Alternat Med, 2013, 2013：971712.

［75］ 吴以岭.中医络病学说与心脑血管病［M］.北京：中国科学技术出版社,2001.

［76］ 吴以岭.络病学［M］.北京：中国科学技术出版社,2004.

［77］ 吴以岭.络病理论科学求证［M］.北京：科学出版社,2007.

［78］ 吴以岭.脉络论［M］.北京：中国科学技术出版社,2010.

［79］ 王洪巨.血管内皮功能与动脉粥样硬化的关系及通心络干预作用的研究［D］.浙江大学,2004.

［80］ Zheng C Y, Song L L, Wen J K, et al. Tongxinluo (TXL), a traditional Chinese medicinal compound, improves endothelial function after chronic hypoxia both in vivo and in vitro［J］. J Cardiovasc Pharm, 2015, 65(6)：579－586.

［81］ Zhang L, Liu Y, Lu X T, et al. Traditional Chinese medication Tongxinluo dose-dependently enhances stability of vulnerable plaques：a comparison with a high-dose simvastatin therapy[J]. Am J Physiol Heart Circ Physiol，2009，297(6)：H2004-14.

[82] 张志军，何继东，兰直良.通心络胶囊辅治急性脑梗死有效性和安全性的系统评价[J].疑难病杂志,2012,11(01)：10-14.

[83] 王子平.通心络胶囊治疗急性脑梗死临床疗效观察[J].中医药临床杂志,2010,22(2)：126-128.

[84] 宋华.麝香保心丸的药理研究与临床评价[J].中成药,2002,24(2)：131-133.

[85] 车薇，陈红英，张淑珍.麝香保心丸的临床应用研究进展[J].中国急救复苏与灾害医学杂志,2008,3(5)：307-309.

[86] 王桂珍，戈升荣.麝香保心丸药理作用及临床应用概况[J].中国药师,2004,7(5)：392-394.

[87] Jiang P，Dai W，Yan S，et al. Biomarkers in the early period of acute myocardial infarction in rat serum and protective effects of Shexiang Baoxin Pill using a metabolomic method[J]. J Ethnopharmacol，2011，138(2)：530-536.

[88] Runhui Liu，Scott Runyon，Tai-Ping Fan，et al. Deciphering Ancient Polypills with ShexiangBaoxin Pill as an Example[J]. Science，2015，S40-42.

[89] 吴以岭.络病与血管病变的相关性研究及治疗[J].中医杂志,2006,(03)：163-165.

[90] Li X，Zhang J，Huang J，et al. A multicenter，randomized，double-blind，parallel-group，placebo-controlled study of the effects of qili qiangxin capsules in patients with chronic heart failure[J]. J Am Coll Cardiol，2013，62(12)：1065-1072.

[91] Cui X，Zhang J，Li Y，et al. Effects of Qili Qiangxin capsule on AQP2，V2R，and AT1R in rats with chronic heart failure[J]. Evid Based Complement Alternat Med，2015，2015：639450.

[92] 吴以岭.以脉络—血管系统病新概念及其治疗探讨[J].疑难病杂志,2005,(05)：285-287.

[93] 马健，刘莉，徐洪涛.强肝消脂胶囊治疗脂肪肝80例临床观察[J].中国中医药科技,2008,15(3)：214.

[94] 魏菲，丁涛，周继胡，等.强肝消脂胶囊保肝降脂作用研究[J].中药药理与临床,2009,25(2)：87-89.

[95] 赵涛，赵步长，伍海勤，等.脑心通胶囊在心脑血管病中的作用研究[J].中医杂志,2012,53(24)：2150-2152.

[96] 李树仁，王天红，张宝军，等.脑心通胶囊对冠状动脉临界病变冠心病患者炎症反应及预后的影响[J].中国中西医结合杂志,2012,32(05)：607-611.

[97] 黎丽娴，陈立，赵焕佳，等.脑心通胶囊对急性心肌梗死患者血管内皮功能及梗死面积的影响[J].中国中西医结合杂志,2011,31(12)：1615-1618.

[98] 周超凡，徐植灵，林育华.从药物组成看中药注射剂[J].中国中药杂志,2006,31(11)：950.

[99] 原思通.对"中药中毒病例攀升"问题的思考[J].中国中药杂志,2000,25(10)：579.

[100] 耿丽.中药注射剂临床不良反应原因分析[J].中华实用医学,2003,5(8)：114.

[101] 张玉广.双黄连注射液与7种药物在输液中配伍的稳定性研究[J].首都医药,1999,6(9)：27.

[102] 申汉元，郝海平，王广基.中药注射剂药物代谢动力学研究现状[J].中国临床药理学与治疗学,2014,19(8)：937.

[103] 贾明怡.我国中药注射剂产业的现状分析及发展对策研究[D].东南大学,2008.

[104] Zhang J，Zhou F，Lu M，et al. Pharmacokinetics pharmacology disconnection of herbal medicines and its potential solutions with cellular pharmacokinetic-pharmacodynamic strategy[J]. Curr Drug Metab，2012，13(5)：558.

[105] Izzo A. Interactions between herbs and conventional drugs：overview of the clinical data[J]. Med Princ Pract，2012，21(5)：404.

[106] Jaldappagari S，Balakrishnan S，Hegde AH，et al. Interactions of polyphenols with plasma proteins：insights from analytical techniques[J]. Curr Drug Metab，2013，14(4)：456.

[107] 李珂，李书平，徐晓淑.清开灵注射液质量标准与控制变化情况分析[J].中国药业,2015,24(24)：11.

[108] 刘汉清.中药粉针的试制及其与水针的质量对比研究[J].南京中医药大学学报,1995,11(2)：90.

[109] 顾敏,谢雁鸣,赵玉斌,等.SIgE 监测对上市后中药注射剂免疫毒理学评价的意义[J].国际检验医学杂志,2016,37(1):76.

[110] 武玉洁,王月华,何国荣,等.常用活血化瘀类中药注射剂配伍稳定性初步研究[J].中国新药杂志,2013,22(23):2745-2750.

[111] 杜冠华,张均田.丹参现代研究概况与进展(续一)[J].医药导报,2004,23(6):355-360.

[112] 杜冠华,张均田.丹参水溶性有效成分——丹酚酸研究进展[J].基础医学与临床,2000,20(5):394-398.

[113] 徐静瑶,刘小琳,佟玲,等.高效液相色谱法测定注射用丹参多酚酸中 6 种水溶性成分的含量[J].中国新药杂志,2015,24(14):1599-1603.

[114] 徐静瑶,刘小琳,佟玲,等.注射用丹参多酚酸 UPLC 的指纹图谱与组分分析[J].沈阳药科大学学报,2016,33(2):131-139.

[115] 王洁,吴俊芳,张均田.总丹酚酸的抗脑缺血研究[J].中国药理学通报,1999,15(2):164-166.

[116] 任德成,杜冠华,张均田.总丹酚酸对脑缺血再灌注损伤的保护作用[J].中国药理学通报,2002,18(2):219-221.

[117] 王洁.丹酚酸的抗脑缺血作用及其机制研究[D].中国协和医科大学,1999.

[118] 陈永红.丹酚酸 B 保护线粒体和抗神经细胞凋亡作用及其作用机制研究[D].中国协和医科大学,2001.

[119] 王逸平,宣利江.中药现代化的示范性成果——丹参多酚酸盐及其注射用丹参多酚酸盐的研究与开发[J].中国科学院院刊,2005,20(5):377-380.

[120] 宋燕青,徐向阳,孙仁弟.注射用丹参多酚酸盐的临床应用概述[J].药物流行病学杂志,2012,21(8):404-407.

[121] 张晓雷,陈俊华,郭春霞,等.丹参多酚酸盐的药理作用研究[J].世界临床药物,2013,34(5):292-297.

[122] 王明伟,张殿福,唐建金,等.丹参多酚酸盐对猪急性新肌梗死后心肌细胞凋亡和心功能的影响[J].中西医结合学报,2009,7(2):140-144.

[123] 王永香,米慧娟,张传力,等.近红外光谱技术用于热毒宁注射液金银花青蒿醇沉过程在线监测研究[J].中国中药杂志,2014,23(12):4608-4614.

[124] 毕宇安,王振中,宋爱华,等.热毒宁注射液高效液相色谱指纹图谱研究及多成分定量分析[J].世界科学技术—中医药现代化,2010,12(2):298-303.

[125] 孙兰,周军,王振中.热毒宁注射液药理作用与临床研究进展[J].中国中医急症,2014,23(12):2247-2249.

[126] 王硕,何俗非,瞿静波,等.丹红注射液药理作用及临床应用研究进展[J].中国中医药信息杂志,2014,21(3):128-131.

[127] 张璇,肖兵,胡长林.疏血通注射液抗栓、溶栓作用机制的研究.中国中药杂志,2005,30(24):1950-1952.

[128] 宋朝霞.疏血通注射液治疗冠心病的临床疗效.中西医结合心脑血管病杂志,2007,5(08):747-748.

[129] 艾娟,张明丽.舒血宁注射液治疗冠心病心绞痛疗效及安全性观察[J].中西医结合心脑血管杂志,2007,5(11):1122.

[130] 白丽华,王小强.舒血宁注射液治疗高血压脑出血的临床观察[J].现代中西医结合杂志,2012,21(26):2921.

[131] 李晓峰.舒血宁注射液治疗椎—基底动脉供血不足眩晕 118 例[J].中国医学导刊,2012,14(7):1176.

[132] 毛燕飞,孙璐璐,廖兴志,等.舒血宁对脓毒症大鼠心机的保护作用[J].第二军医大学学报,2011,32(2):175.

[133] 程明霞,李海燕,齐尚书.注射用血塞通对急性脑梗死血栓形成的影响[J].中国实验方剂学杂志,2014,20(10):196-200.

[134] 李青,赵国厚,詹文涛,等.注射用血塞通对肺源性心脏病脏器损伤保护作用的病理学研究[J].中国中西医结合急救杂志,2004,11(03):165-168.

[135] 郭青,吴晓燕,史清水,等.中药注射剂质量评价的有关研究思路、方法和建议[J].药物评价研究,2010,33(5):351-360.

[136] 刘睿.中药注射剂质量控制的研究进展[J].中国执业药师,2013,10(3):37-42.

［137］Hermann R，von Richter O. Clinical evidence of herbal drugs as perpetrators of pharmacokinetic drug interactions ［J］. Planta Med，2012，78(13)：1458－1477.

［138］杜冠华. 中药注射剂的评价与研究方向［J］. 医药导报，2009,28(11)：1387－1393.

（孙晓波，杜冠华，刘海涛，张莉，齐云，曹丽，王月华，斯建勇，

孙桂波，何国荣，徐惠波，吴崇明，董政起，王敏，孟祥宝）

第二十章
经典方药现代研究

第一节 概 述

方剂是中医临床的主要用药形式,是在中医整体观念和辨证施治原则的指导下,依据药性理论和功能主治,按照君、臣、佐、使的配伍法则,将中药组合而成的有结构、有层次的有机整体,从而对病证发挥整体调控的治疗效应。

"经方"一词,最早见《汉书·艺文志·方技略》,曰:"经方者,本草石之寒温,量疾病之浅深,假药味之滋,因气感之宜,辨五苦六辛,致水火之齐,以通闭解结,反之于平。"因此借助草石之药性治疗疾病的著作被归为"经方家"一类。关于"经方"的确切含义多数学者倾向将其限定为"以张仲景《伤寒论》《金匮要略》方为代表的汉唐以前的经典配方"。《伤寒论》和《金匮要略》所载方剂,其组方严谨,配伍精妙,主治明确,药专力宏,疗效可靠,如四逆汤、桂枝汤、承气汤、芍药甘草汤、四逆散、枳实芍药散等,均是千锤百炼的经典配伍,经千百年的实践验证,其价值长盛不衰。目前,清以前的许多知名方药也纳入经典方范畴进行研究和开发。

一、经典方药是系统阐释中医经典理论的突破口

经典方药出自中医经典医著,集中体现了中医理论和实践的精华,相比普通的中药复方制剂具有更强的基础理论性。加强经典方剂的现代研究,不仅能深入揭示张仲景、吴鞠通、叶天士等著名医家制方之蕴义,而且可以深刻揭示中医六经、卫气营血、三焦理论以及病证规律、组方原则等中医基础理论,并有可能产生新的理论与学说,由此带来中医基础理论研究上新的发展。当前,越来越多学者选择经典方药作为阐释中医经典理论的研究载体,以期在方剂的"方/药证相应""配伍规律""量效关系""药效物质基础""作用机制"等关键科学问题上形成突破。

二、经典方药是中医临床实践的金钥匙

经方是历代著名医家辨治疾病的首选方,也是当今中医各科用方治病的基本方。经方具有规范性、简洁性、经济性的突出优点。《伤寒论》载方 113 首,《金匮要略》载方 262 首,除去重复,两书实收方剂 269 首,内佚 6 方,余 263 方,其中 17 味药以下的共 179 方,平均每方含药 4.7 味,用药精当,配伍严谨,法随证立,方依法制,力专效宏。所载经方从分类、组成、制剂、煎服法、给药途径、禁忌、治法、用法、复方配伍、辨证论治等方面,集汉以前方剂学之大全,成为方剂规范化、标准化的圭臬。因此,开展基于经方的传承与创新研究,可发挥经方在中医临床实践中有效指导和启迪作用。

三、经典方药是创制中药新药的源泉

经典方剂历千年屡用不衰,集中体现了中医临床优势所在。在日本,中医方剂被称为汉方。日本从20 世纪 70 年代开始,即将《伤寒论》《金匮要略》收载的方剂经先进的制剂工艺、严格的质控方法开发研制出"汉方制剂",如小柴胡汤、柴朴汤(小柴胡汤合半夏厚朴汤)、柴陷汤(小柴胡汤合小陷胸汤)等。经方的安全性和有效性已经历代医家临床实践所验证,对当今一些常见疑难病证也有很好疗效,如肿瘤、心脑血管疾病、糖尿病、自身免疫性疾病、病毒性疾病、老年性疾病的治疗上均展现出了广阔的应用前景,是中药新药开发的重要源泉。

第二节　关键技术与方法

经典方药研究隶属于中药复方研究范畴,需要中医学、中药学、化学、生物学、生物化学、药理学、病理学、临床医学、信息科学、数学等多学科交叉渗透进行协同研究。主要研究内容则包括:配伍规律研究、方证相应研究、效应物质基础研究、作用机制研究、体内代谢过程研究、创新药物研究等。

一、配伍规律研究

方剂配伍规律的现代研究经历从饮片到成分、从体外到体内、从单一方法研究到多学科技术融合的历程,在不同层面和不同角度上均取得了显著的进展。拆方是目前应用于方剂配伍规律研究的最为常用的方法。桂枝汤、补中益气汤、补阳还五汤、六味地黄汤及防己黄芪汤等大量经典方剂的拆方研究已经完成,通过拆方研究对许多中药复方的配伍规律有了一定的认识,也积累了一定的经验。

在药理研究层面,通过药理效应的变化来研究方剂配伍规律。药理效应的研究方法从药效学角度对方中各药(或药组)的作用、地位及其相互关系进行探讨,证明方剂中各药味之间具有协同或拮抗的相互作用,为方剂配伍研究提供了一定的药理学实验基础。如复方丹参方的配伍研究着眼于全成分、整体动物、多效应指标动态观察,从整体水平和细胞水平对丹参/三七的不同比例进行了多效应比较药效学研究,并针对不同的体外培养细胞,对丹参的主要水溶性物质丹酚酸 B、脂溶性提取物丹参酮ⅡA 的最佳配伍比例进行了研究。此研究堪称这类研究的典范,为效应明确的小复方的二次开发提供一种模式,同时为研制现代中药提供科学依据。

方剂的化学成分是方剂发挥疗效的根本,方剂配伍规律的研究不能仅停留在中药饮片配伍与药效关系的层次上。因此,方剂研究势必朝向其纵深方向发展,即朝向方剂中各有效成分间的内在联系的方向发展,从物质基础角度探讨方剂的配伍规律。通过其研究已经发现了大量的活性成分,为解析方剂的组成作出了巨大贡献。例如,生脉散全方的化学成分在煎煮后,产生了新成分 5-羟甲基-2-糠醛,进一步分析配伍作用发现,它是麦冬与五味子共煎过程中生成的,并与量的配伍有关。

随着检测手段和检测仪器的发展,使口服中药后体内成分的检测成为可能。因此,方剂配伍规律的研究也就必然从体外转入体内。复方成分虽然复杂,但进入体内化学成分是有限的,体内复方来源的化学成分,更能代表该方的整体药效。日本学者首先利用现代分析技术对方剂进入人体后的化学物质进行了检测。之后,相关研究在国内也广泛展开,测定了健康人服用川芎汤后阿魏酸的血药浓度,研究了四君子汤对脾虚大鼠胃动素及川芎嗪药物动力学特征的影响、川芎赤芍配伍比例对芍药苷药代动力学

的影响等。1997年，王喜军提出"中药血清药物化学"的概念，通过中药血清药物化学的方法诠释复方的配伍规律。中药血清药物化学的方法，在全面分析复方入血成分、确定复方药效物质的基础上，通过主要药效成分的体内动态、成分间相互作用及消长规律的研究，来科学地诠释复方的配伍规律。

二、方证相应研究

方证相应的思想首见于东汉张仲景《伤寒论·辨坏病脉证并治篇》："观其脉证，知犯何逆，随证治之。"唐代孙思邈在《千金翼方·卷九序文》中首次提出了"方证"一词："今以方证同条，比类相需有检讨，仓卒易知。"并遵循仲景方证相应原则，建立了"方证同条，比类相附"的方证体系。

目前国内对方证的研究主要包括理论研究、实验研究和临床研究三方面。理论研究是方证研究的基础，主要是以相关文献为研究对象，通过收集、整理、分析，阐述对某方证原文的理解、辨证要点、方证病机、主证、兼证及类证、方义的认识等，从理论上探讨方证的对应关系。如李瑞等对六味地黄丸方证及病因病机考释，表明其主治证为发热、盗汗等，总结了古代文献对六味地黄丸病因病机的认识。实验研究一方面是对"方"的研究，另一方面是对"证"的研究，力求揭示方证相应的原理及证的实质。如通过对五苓散方证的研究认为，五苓散的利尿作用是通过调整渗透压调节点来恢复水液代谢正常的，因而认为五苓散与五苓散方证之间存在着特异的方证对应关系。临床研究是通过临床观察确定某方的临床指征，探讨该方的作用机制，或进行方证对应的验证及方剂加减配伍的临床应用。王阶等选择冠心病心绞痛属血瘀气滞或气阴两虚证为研究对象，以血府逐瘀汤及生脉饮为干预手段，通过观察临床疗效及理化指标，考察方证对应关系。结果表明，临床疗效取决于方证对应程度，方证对应疗效及药物在体内的作用方式与作用靶点有关。以上三种研究方法为"方证相应"的研究奠定了一定的基础。方证研究的重点应放在揭示"方证相应"内涵和挖掘规律上，需要将"方证相应"的理论、实验、临床研究紧密结合起来，吸纳更多的研究方法。

三、效应物质基础研究

阐明中药复方药效物质基础及其作用，对配伍理论的现代阐释有重要意义，也为指导临床用药和新药开发提供理论依据。1999年以来，国家科技部及国家自然科学基金将方剂药效的物质基础研究列为重大攻关项目。中药复方给药形式的特殊性及方证对应疗效的专属性决定了药效物质基础研究方法的复杂性。

经典的植物化学分步提取药效追踪分离的方法，从中药中成功获得了一批活性成分，例如抗疟新药青蒿素。此后的生物活性导向分离方法，加速了活性成分的发现。伴随着研究的深入及技术的进步，众多学者已认识到此思路所确定的活性成分尚不能称其为中药的药效物质基础，达成了从方剂体内成分分析入手研究中药药物物质基础的思路和方法的共识。罗国安等认为中药复方是一个复杂体系，起药效作用的物质基础应是广义的化学成分（包括无机物、小分子有机物及生物大分子三大类），中药复方依赖这些化学成分，产生协同疗效；并提出研究中药复方药效物质基础应采用"一个结合、两个基本讲清、三个化学层次、四个药理水平"的研究体系，并结合现代科学技术和方法阐明复方作用的物质基础。梁逸曾等认为中药复方中化学成分非常复杂，属于多组分分析体系，提出了采用化学计量学的方法研究中药复方及其制剂。王本祥等认为中药复方的药效为其主要有效成分和次要有效成分的综合效应，主要有效成分的数目类似于组成方剂的君药，仅为一种或少数几种化合物；次要有效成分的数目类似于组成方剂臣药，为多种化合物；各种次要有效成分对主要有效成分的药理作用起到协同、相加等作用，最终表现出复方的临床及药理作用。黄熙提出了"证治药动学"假说,指出方剂的药物配伍可明显地影响彼此在体内化学成分的药动学参数,并与疗效和毒副作用密切相关,进一步提出了方剂血清成分谱与靶成分概念,方剂体内/血清成分谱指方剂吸收或进入体内/血清内化学成分的结构、性质、分布与数目及其动态状态;靶成分指"谱"中与母方效应相关成分,测定方剂体内/血清成分谱,证明服用复方后进入体内成分的数目"相对有限",就能在相对有限的成分中探明与复方效应相关的药效物质基础。邱峰提出研究中药化学成分的体内代谢过程,认为中药直接物质基础存在于体内,在直接物质基础中,并非所有的化学成分都为有效成分,也有对中药药效无贡献的成分,但与中药中的化学成分相比,因经过胃肠道的处理、筛选和过滤,成分的种类和数目已大大减少,缩小了中药药理研究的靶向成分范围,提出从活性代谢物中筛选药效物质基础的思路。

四、体内代谢过程研究

中药复方"多成分,多靶点"的作用特点得到学术界普遍认可。如何从中药复杂化学体系中辨识出有效成分(群),并弄清其在中药复方药效中所起的作用,是中药现代研究的关键问题之一。对于中药方剂,通过高通量的定性、定量分析获得外源性药物本身及其所有代谢产物随时间和空间(各个组织)的动态变化情况,药物及其代谢产物各种代谢途径、方式的信息和药代动力学的各种参数等,研究方剂的体内 ADME 过程,获得方剂的代谢指纹,明确入血成分(包括原型成分及其代谢产物)以及到达靶器官、靶组织或者靶蛋白的成分。如果这些成分没有合适的药代动力学特征,例如生物利用度很低,没有达到最低有效浓度,或者消除太快,很快被排泄,对于这些成分很难被认为是有效成分。"汤剂"是中医临床用药的主要口服给药方式,药物体内 ADME 过程是药物发挥药理作用、产生疗效的基础。通过方剂及类方体内过程研究,将方剂效应成分、代谢过程、动力学特点、配伍效应以及临床有效性相关联,也有助于揭示方剂及类方的作用机制、作用方式、作用特点以及类方间的作用特点与规律,从而也为方剂配伍科学内涵的阐释提供科学依据。经过多年的发展,基于药物体内代谢过程的分析技术也取得了一些有益的成果,例如"复方效应成分动力学"假说、"血清药理学"、证治药动学、中药胃肠动力学、群体药代动力学、微渗析在体取样技术以及代谢组学研究等。

五、药效作用机制研究

中药方剂通过其所包含的多组分发挥多途径、多靶点的协同、有机整合药效作用,从而在慢性、多基因复杂疾病中体现出优于单成分、单靶点药物的疗效优势。而研究揭示中药复方多组分、多靶点协同整合作用机制,是方剂关键科学问题研究的重中之重。中药方剂的药效学研究不能仅停留在对整体药效作用的评价上,需要深入阐明中药方剂多组分、多途径、多靶点的协同整合作用机制,才能科学、有效地针对经典方剂进行现代化改造与深层次开发。

多数学者以现代医药理论为指导展开了对中药方剂的探索,主要运用还原方法进行拆方、提纯,降解到有效成分,力图把中药方剂的功效归结到某些特异性的物质成分上,并按现代药理学来寻找和解释中药方剂的抗菌、消炎及对某些指标的特异性药理作用。例如 PGE_2 是目前发热机制学说中最重要的中枢介质,已获得广泛的实验支持,桂枝汤的解热机制的研究发现其主要活性成分位于有效部位 A 中,此有效部位可以使酵母致热大鼠下丘脑中的 PGE_2 下降,使阿尼利致低体温大鼠 PGE_2 增加,均使 PGE_2 趋向正常。

随着组学研究技术的快速发展,为研究中药方剂多靶点作用机制提供了强有力的手段。如蛋白组学研究,其主要任务之一是研究多层面的系统关联性,并且蛋白质组学技术具有即时性的特点,为研究细胞特定时期蛋白质表达的整体状态提供了可能。因此,通过蛋白质组学技术可直接比较中药方剂不同组合对蛋白质数量、种类的改变,建立中药方剂蛋白质图谱,并通过总结方剂组成的改变和图谱的变化关系来探测中药方剂的作用靶点、作用环节和作用过程。如杨军等用蛋白质组学的方法研究壮骨止痛方治疗骨质疏松的作用机制,建立去卵巢大鼠骨质疏松症模型,结合蛋白质生物信息库,鉴定得到 3 种差异蛋白,并证实它们在壮骨止痛方治疗骨质疏松病过程中发挥着重要调控作用。

对于中药方剂多组分、多靶点作用机制研究而言,单纯应用组学研究技术还难以提供丰富、有价值的信息,包含组学技术在内的系统生物学研究将成为研究中药方剂机制的重要方法,而药物代谢动力学与组学的整合研究将为同步研究内外源性物质相互作用网络提供强有力的手段。

六、创新药物研究

中医药疗效优势和特色主要是通过中药复方来体现的,经典方是中药创新药物发现不可多得的资源。将经过长期临床实践证明确实有效的"经方""验方"用现代科学的方法研制成"现代中药"是中药创新药研制的必经之路。在继承的基础上创新,用现代科学的方法来诠释中医药的现代科学内涵。

另一方面组分组合和成分组合创新药物的研究也是一个重要的研究方向,中药方剂是一个复杂体系,其疗效依赖于所含物质基础——多种化学成分按君、臣、佐、使在多靶点上的整体协同效应。通过综合分析化学成分群（成分）的作用特点,便可以探明方剂中成分群（成分）之间的君、臣、佐、使关系。明确这一关系后,再进行化学成分群（成分）的配伍组合,通过相应药效学研究,优选出最佳组合,势必为开发研制出成分明确、质量可控、疗效确切的高水平中药新药提供一个新思路。

第三节 标志性成果

经典方药是中药新药研发的重要途径。随着近年来对经典方剂的研究日趋深入,基于经典方药的中药新药（包括新剂型、新用途、新品种）不断涌现,使得经典方药的临床应用日益广泛,已扩展到临床各科,对常见病、多发病、疑难病症等发挥出了独特的治疗效果,获得了良好的社会效益和经济效益。基于六味地黄丸、桂枝茯苓丸、生脉散等经典方药开发而成的中成药,已经成长为年销售额近 10 亿元的重大中药品种。表 20-1-1 列举了收载于 2015 年版《中国药典》（一部）、源于经典方剂的临床常用中成药品种。

表 20-1-1 源于经典方药的临床常用中成药品种

经典方药	中成药	适应证
小青龙汤	小青龙合剂、小青龙颗粒、小青龙口服液、小青龙胶囊等	风寒束表,寒饮伏肺证。恶寒发热,无汗咳喘,痰多清稀,舌苔白滑,脉浮
附子理中丸	附子理中丸、附子理中片、附子理中口服液等	脾胃虚寒,脘腹冷痛,呕吐泄泻,手足不温

经典方药	中　成　药	适　应　证
小柴胡汤	小柴胡颗粒、小柴胡汤丸、小柴胡片、小柴胡冲剂、小柴胡胶囊等	① 伤寒少阳证。寒热往来,胸胁苦满,默默不欲饮食,心烦喜呕,口苦,咽干,目眩,舌苔薄白,脉弦者。② 妇人热入血室。经水适断,寒热发作有时;以及疟疾、黄疸等病而见少阳证者
葛根芩连汤	葛根芩连片、葛根芩连胶囊、葛根芩连颗粒等	胁热下利,胸脘烦热,口干作渴,喘而汗出,舌红苔黄,脉数或促
麻杏石甘汤	麻杏止咳糖浆、麻杏止咳片、麻杏甘石合剂、麻杏止咳胶囊、克咳片等	外感风邪,邪热壅肺证。身热不解,咳逆气急,鼻煽,口渴,有汗或无汗,舌苔薄白或黄,脉滑而数者
三黄汤	三黄片、四季三黄片、四季三黄丸、四季三黄胶囊、三黄丸、三黄胶囊、三黄清解片、三黄清解胶囊等	三焦壅热,烦躁谵语,腹痛胀满,大便秘结,胬肉攀睛;妇人伤寒,胃中有燥屎,大便难,烦躁谵语,目赤,毒气闭塞不得流通;心受积热,谵语发狂,逾墙上屋;热证口疮
玄麦甘桔汤	玄麦甘桔含片、玄麦甘桔颗粒、玄麦甘桔胶囊	气阴两虚之虚火上炎证
六味地黄丸	六味地黄丸、六味地黄胶囊、六味地黄片、六味地黄口服液等	肾阴虚证。腰酸腿软,眩晕,耳鸣,潮热,盗汗,遗精,消渴,手足心热,牙齿动摇,小便淋沥,舌红少苔,脉细数
黄连上清丸	黄连上清丸、黄连上清片、黄连上清胶囊、黄连上清颗粒	上焦内热,症见头晕脑涨,牙龈肿痛,口舌生疮,咽喉红肿,耳痛耳鸣,暴发火眼,大便干燥,小便黄赤
补中益气汤	补中益气丸、补中益气合剂、补中益气片、补中益气膏、补中益气口服液、补中益气颗粒等	① 脾虚气陷证。饮食减少,体倦肢软,少气懒言,面色萎黄,大便稀溏,舌淡,脉虚;以及脱肛、子宫脱垂、久泻久痢,崩漏等。② 气虚发热证。身热自汗,渴喜热饮,气短乏力,舌淡,脉虚大无力
逍遥散	逍遥丸、加味逍遥丸、逍遥颗粒、逍遥合剂、丹栀逍遥丸、丹栀逍遥片、红花逍遥片等	肝郁脾虚证。郁闷不舒、胸胁胀痛、头晕目眩、食欲减退、月经不调
参苓白术散	参苓白术散、参苓白术丸、参苓白术片、参苓白术胶囊等	脾胃虚弱证。食少便溏,气短咳嗽,肢倦乏力
桂附地黄丸	桂附地黄丸、桂附地黄片、桂附地黄胶囊、桂附地黄口服液等	肾阳不足证。腰膝酸冷,肢体浮肿,小便不利或反多,痰饮喘咳,消渴
六一散	六一散	感受暑湿所致的发热、身倦、口渴、泄泻、小便黄少;外用治痱子
桂枝茯苓丸	桂枝茯苓丸、桂枝茯苓片、桂枝茯苓胶囊	妇人宿有癥块,或血瘀经闭,行经腹痛,产后恶露不尽
大黄䗪虫丸	大黄䗪虫丸	瘀血内停所致的癥瘕、闭经,腹部肿块、肌肤甲错、面色黯黑、潮热赢瘦、经闭不行
小建中汤	小建中颗粒、小建中合剂、小建中片、小建中胶囊	中焦虚寒,肝脾不和证。腹中拘急疼痛,喜温喜按,神疲乏力,虚怯少气;或心中悸动,虚烦不宁,面色无华;或伴四肢酸楚,手足烦热,咽干口燥,舌淡苔白,脉细弦
乌梅丸	乌梅丸、乌梅人丹、复方乌梅祛暑颗粒	脘腹阵痛,烦闷呕吐,时发时止,得食则吐,甚至吐蛔,手足厥冷,或久痢不止,反胃呕吐,脉沉细或弦紧。现用于胆道蛔虫病

经典方药	中 成 药	适 应 证
血府逐瘀汤	血府逐瘀丸、血府逐瘀颗粒、血府逐瘀片、血府逐瘀口服液、血府逐瘀软胶囊等	胸中血瘀证。胸痛，头痛，日久不愈，痛如针刺而有定处，或呃逆日久不止，或饮水即呛，干呕，或内热瞀闷，或心悸怔忡，失眠多梦，急躁易怒，入暮潮热，唇暗或两目暗黑，舌质暗红，或舌有瘀斑、瘀点，脉涩或弦紧
香砂胃苓汤	香砂胃苓丸	呕吐腹泻，浮肿，小便不利
四逆汤	四逆汤、四逆散、四逆颗粒、注射用人参四逆粉针剂	阳虚欲脱，冷汗自出，四肢厥逆，下利清谷，脉微欲绝
小陷胸汤	桂龙咳喘宁胶囊、桂龙咳喘宁片、桂龙咳喘宁蜜炼膏、桂龙咳喘宁颗粒	虚劳阴阳两虚，男子失精，女子梦交，自汗盗汗，遗尿。少腹弦急，阴头寒，目眩（一作目眶痛），发落，脉极虚芤迟，为清谷亡血，脉得诸芤动微紧。心悸多梦，不耐寒热，舌淡苔薄，脉来无力者。痰热互结之结胸证。胸脘痞闷，按之则痛，或心胸闷痛，或咳痰黄稠，舌红苔黄腻，脉滑数
甘麦大枣汤	脑乐静、脑乐静胶囊、脑乐静颗粒、脑乐静口服液、脑乐静片、脑乐静糖浆	精神抑郁，易惊失眠，烦躁及小儿夜不安寐
茵陈蒿汤	茵栀黄口服液、茵栀黄颗粒、茵栀黄片等	湿热黄疸证。一身面目俱黄，黄色鲜明，发热，无汗或但头汗出，口渴欲饮，恶心呕吐，腹微满，小便短赤，大便不爽或秘结，舌红苔黄腻，脉沉数或滑数有力
龙胆泻肝汤	龙胆泻肝丸、龙胆泻肝片、龙胆泻肝颗粒等	① 肝胆实火上炎证。头痛目赤，胁痛，口苦，耳聋，耳肿等，舌红苔黄，脉弦数有力。② 肝胆湿热下注证。阴肿，阴痒，阴汗，小便淋浊，或妇女带下黄臭等，舌红苔黄腻，脉弦数有力
理中丸	理中丸、理中丸（浓缩丸）、理中片	脾胃虚寒证。脘腹疼痛，喜温欲按，自利不渴，畏寒肢冷，呕吐，不欲饮食，舌淡苔白，脉沉细；或阳虚失血；或小儿慢惊；或病后喜唾涎沫，或霍乱吐泻，以及胸痹等中焦虚寒所致者
四君子汤	四君子颗粒、四君子丸、四君子合剂、四君子袋泡剂	脾胃气虚证。面色苍白，语音低微，气短乏力，食少便溏，舌质淡有齿痕，脉虚弱无力
生脉散	生脉饮、生脉注射液、生脉颗粒、屏风生脉胶囊、冠心生脉丸等	热伤元气，津液耗伤证。神疲乏力，气短懒言，多汗口渴，舌干红少苔，脉细无力
玉屏风散	玉屏风口服液、玉屏风丸、丹溪玉屏风颗粒、玉屏风滴丸等	表虚自汗或体虚易感冒风寒者。恶风自汗，面色苍白，舌质淡，苔薄白，脉浮缓
四物汤	四物膏、四物益母丸、四物胶囊、四物合剂、四物片、四物颗粒	营血虚滞证。心悸失眠，头晕目眩，面色无华，妇女月经不调，量少或经闭不行，脐腹作痛，舌淡，脉细弦或细涩
肾气丸	金匮肾气丸、金匮肾气片、济生肾气丸、济生肾气片、八味肾气丸、肾气归口服液	肾阳虚证。腰脊冷痛，下肢不温常有冷感，少腹拘急，阳痿早泄，小便清长，或小便少而有浮肿等。舌淡苔白，脉沉迟尤尺脉无力
四神丸	四神丸、四神片、肉蔻四神丸	肾泄。五更泄泻，不思饮食，食不消化，或腹痛肢冷，神疲乏力，舌淡，苔薄白，脉沉迟无力

经典方药	中 成 药	适 应 证
越鞠丸	越鞠丸、越鞠保和丸、越鞠片、越鞠胶囊	郁证。胸膈痞闷,脘腹胀痛,嗳腐吞酸,恶心呕吐,饮食不消等
平胃散	平胃丸、平胃片、香砂平胃丸、香砂平胃颗粒、舒肝平胃丸等	湿滞脾胃证。脘腹胀满,不思饮食,呕吐恶心,嗳气吞酸,肢体沉重,怠惰嗜卧,常多自利,舌苔白腻而厚,脉缓
藿香正气散	藿香正气丸、藿香正气水、加味藿香正气丸、藿香正气片、藿香正气胶囊等	外感风寒,内伤湿滞证。恶寒发热,脘腹疼痛,呕吐,泄泻,舌苔白腻
五苓散	五苓散、五苓片、茵陈五苓丸、五苓胶囊、茵陈五苓糖浆	① 蓄水证。小便不利,头痛微热,烦渴欲饮,甚则水入即吐,舌苔白,脉浮。② 水湿内停证。水肿,泄泻,小便不利,以及霍乱等。③ 痰饮证。脐下动悸,吐涎沫而头眩,或短气而咳者
二陈汤	二陈丸、二陈丸(浓缩丸)、二陈合剂、越菊二陈丸	湿痰咳嗽。痰多色白易咳,胸膈痞闷,恶心呕吐,肢体困倦,或头眩心悸,舌苔白润,脉滑

一、基于经典方药的中药研发

"瘀"首见于《楚辞》。瘀,积血也(《说文》),乃血行失度,血脉不通所致。血瘀证成因可归纳为慢瘀、热瘀、急瘀、毒瘀、老瘀、寒瘀、潜瘀等。我国传统活血化瘀疗法及有关方药的理论、适应证,其针对血瘀证的辨证诊断标准,以及常用的复方和药物及其机制的研究,是一项极为系统而庞杂的研究工程。

以陈可冀为代表的学术团队,在郭士魁、赵锡武等著名老中医药学家学术思想的启迪下,在心血管病领域中系统继承和实践他们的临床经验,并积极采用现代科学包括现代医学知识和方法,对"血瘀证和活血化瘀治则"开展了广泛而深入的科学研究。从 20 世纪 60 年代的活血化瘀临床用于治疗冠心病的尝试,到 70 年代冠心 Ⅱ 号的发展,到 90 年代的冠脉再狭窄的防治和实验研究,到 21 世纪的活血化瘀方药有效组分组方的探索及瘀毒机制的研究,逐步整理出了若干有关血瘀证与活血化瘀研究的理论层次和临床实践不同阶段的发展创新脉络。形成了若干规范化、标准化成果,得到了社会及同行的认可,并被推广应用到全国乃至东北亚和东南亚等国家。陈可冀完成的"血瘀证和活血化瘀研究"荣获 2003 年国家科学技术进步奖一等奖。如今,活血化瘀防治心脑血管病理念深入人心,在此基础上衍化而成的理气活血、益气活血、化痰活血等使活血化瘀方法得到不断拓展,临床疗效进一步提高。

二、经典方药的现代创新研究

长期以来,方剂药效物质基础及药理研究偏重于在单一靶点或作用途径上研究,这种研究策略虽然取得了一定进展,但难以全面解析复方对机体的系统调控机制。随着人类基因组计划的实施与完成,蛋白组学、代谢组学、基因组学等组学(Omics)研究相继产生并得到快速发展。各种"组学"的研究思路和方法不断地被运用到中医药现代化研究中来,形成了以复杂科学思路和方法推进中医药现代化的良好趋势。王喜军提出应用"血清药物化学——药代(效)动力学——系统生物学"三维整合体系方法来研究茵陈蒿汤等中药复方。经过多年的实践,该方法已经成功地应用于茵陈蒿汤、六味地黄丸、甘草附子汤等方剂配伍规律的研究。

李萍以系统生物学和中医药整体观为理论指导开展了基于"生物捕集—化学集成表征新技术"的中药复方体内药效物质基础研究。该生物捕集—化学集成表征新方法能够实现对提取物中的成分群依据活性差别进行分离鉴定和活性排序,并能客观反映成分之间存在的协同或拮抗作用,阐明中药多成分、多靶点作用特点,有别于现今业界主流的依据成分理化性质差别进行分离的还原论研究模式。应用所建立的方法和技术体系,科学阐释了当归补血汤、脉络宁等中药及复方的药效物质群,揭示了它们多成分、多靶点整合作用特点及药效物质间的相互作用规律。

经方类方的研究关键是要抓住类方之间的相似性与差异性,内容主要包括祖方与衍方的源流关系、类方的核心药物与边缘药物、类方的核心方剂与边缘方剂、类方与类方证群相关、类方的核心症状与边缘症状等内容,并可据此进行证候的规范化研究。段金廒基于四物汤类方治疗妇科血瘀证的临床实践和传统与现代医学对妇科血瘀证原发性痛经发病机制的认识,从类方病—证关联、类方基本方组方结构剖析、类方结构与衍化规律、类方配伍规律四个层面探讨方—证—病的相关性。采用层层递进药效验证的方法、代谢组学研究方法、临床研究与模式动物结合的研究方法,从整体动物实验、离体器官、分子及细胞水平多个层次,采用多种模型多个指标,辅助计算机分析方法对香附四物汤用于气滞血瘀证原发性痛经的物质基础与配伍规律进行了深入研究。

三、基于经典方药的药物大品种研发

(一)六味地黄方

六味地黄方始见于宋代钱乙的《小儿药证直诀》,全方为"三补三泻",补中有泻,寓泻于补,相辅相成。传统的六味地黄方以汤剂、水丸、蜜丸等为主,随着中药制剂技术和设备的不断创新,六味地黄方的剂型不断完善,有大蜜丸、小蜜丸、水丸、浓缩丸、胶囊、软胶囊、滴丸等。据不完全统计,我国六味地黄系列品种的市场年销售额高达近10亿元。

(二)桂枝茯苓胶囊

桂枝茯苓胶囊处方出自汉代张仲景《金匮要略》中的"桂枝茯苓丸",是中医十大经典古方之一,现代临床上广泛应用于痛经、子宫肌瘤、慢性盆腔炎包块、卵巢囊肿等,疗效确切,且无手术治疗带来的痛苦和使用化学药物治疗带来的严重副作用,故其投入市场不久就受到国内广大妇女患者的青睐。目前桂枝茯苓胶囊在国内现已成为治疗妇科血瘀疾病的首选药物,年销售额已近10亿元,并启动美国FDA新药申报研究。

(三)连花清瘟胶囊的开发与应用

基于"麻杏石甘汤"和"银翘散"研制的"连花清瘟胶囊"成为抗击流感的创新品种。

连花清瘟胶囊自诞生以来,在抗击甲型H1N1流感、乙型流感、禽流感等各种传染性公共卫生事件中,均发挥了重要作用,被国家中医药管理局列入《社区获得性肺炎治疗》《2012年乙型流感中医药防治方案》推荐用药,被国家卫生部列入《流行性感冒诊断与治疗指南》(2011版)、《人感染甲型H1N1流感诊疗方案》(2009版)、《人禽流感诊疗方案》(2008版修订版)推荐用药。

(四)生脉注射液

基于张元素《医学启源》中的"生脉散"现已开发了生脉注射液等新药,广泛用于冠心病、肿瘤辅助的治疗中。

目前生脉注射液已成为中药制剂中抗肿瘤治疗的重要药物,生脉注射液与化疗药物联合使用,不但提高放化疗的疗效,还能有效地减少不良反应。其在抗肿瘤治疗上的使用量逐年呈递增趋势,至今为止已在多种癌症的治疗中得到广泛应用,包括胃癌、结肠癌、鼻咽癌、乳腺癌、膀胱癌等。生脉注射液除在放化疗阶段的大量使用外,也广泛应用于癌症手术期及术后的治疗,如提高术后患者免疫力及生活质量。生脉注射液属于中药保护品种,目前生脉注射液的国内生产厂家有数家,市场需求及销售额逐年增加,年市场容量已超过 10 亿元。

第四节　不足与展望

一、加强立足临床的经方基础研究体系与方法建设

据不完全统计,近 30 年来发表经方理论研究与临床应用论文有 1 万多篇,出版以经方或仲景方命名的专著有 40 多部,开展经方实验研究有 80 多项。从发表经方论文数量分析,则以临床病例报道为最多,而对经方临床应用规范性研究与理论指导性研究的论文则有明显不足,对此必须认清研究经方应用不能仅仅局限在临床病例报道,必须重视经方深层次研究,只有深入研究经方运用的基本规律与准则,才能更好地为临床运用经方提供扎实的理论依据。

从经方实验研究成果分析,现今经方实验研究无论是在课题设计方面,还是在操作实施方面,都有待于进一步改进与提高。今后研究经方的方向与重点应该突出基础性研究成果及新理论在临床中的指导性与实用性。审度当今诸多经方实验研究成果往往是侧重于验证性研究而缺乏理论突破性研究,这在某种程度上又制约经方理论进一步发展与提高。提高经方实验研究水平,必须总结研究成果,并将研究成果进行归纳、总结、厘定,并上升为理论精华,以此才能推动经方实验研究整体水平不断提高。同时,还应加强研究的顶层设计,针对临床需求开展系统研究,减少碎片化、分散性低水平的研究。

注重中医经典方剂的临床指导价值。以方剂提取物质量控制为前提,以临床疗效为基础建立提取工艺规范,确定其物质基础、治疗效果,在此基础上应用基因组学和蛋白质组学明确其作用靶点、研究其调控机制,是将中医方剂转化为临床药物的转化医学策略,将有助于推动复方药理研究的规范化和国际化。同时开展病证结合的转化医学研究。目前,中医的病证标准目前仍处于初级阶段,即大部分病证标准是疾病诊断选用某个西医的疾病诊断标准,在此基础上再选用一个中医辨证标准,真正得到公认的病证结合诊断标准少之又少;与之相应的是,病证结合动物模型也非常少,公认的更少。基于此,在全国范围内展开协作,进行病证结合诊疗标准的研究,并在此基础上,研制并建立病证结合的动物模型并进行相应的中药新药创制,这是转化中医学的重要工作内容。

二、加强基于经典方的中药研发

(一)监管政策

在经典方药物的创新过程中,监督管理是一个重要的环节,对经典方剂的开发、保护起着举足轻重的作用。然而,我国目前的相关药品政策还没有建立良好的鼓励、继承与创新协调发展的政策,导致投入高、风险高、周期长,执行严格的创新药研究管理需要药理、毒理临床等系列研究,这对于经典方的开发是不利的。在日本厚生省等部门的牵头下,日本先后共有 200 多种源自我国《伤寒论》的古代名方得到认定,并允许制药企业自由生产。这样的流程与规则为日本制药企业省去了大量的时间与经费,依靠先进的技术、设备与管理等,尤其在颗粒剂制造业方面,日本制药企业在国际市场占有重要的地位。客观地讲,日本汉方药市场化的发展确实值得我国加强学习和推进,我国有必要综合

制定有利于经典方药创新药物研发的监管政策。相较日本审批、注册等环节上的便利,我国确有差距,但也正在加快步伐。2015 年国务院《关于改革药品医疗器械审评审批制度的意见》也提出要简化来源于古代经典名方的复方制剂的审批,并逐步建立中医药传统知识专门保护制度。

（二）知识产权保护策略

张仲景的《金匮要论》和《伤寒论》,孙思邈的《千金方》,李时珍的《本草纲目》等经典医书都记载着许多流传千古的医方,在临床上广泛应用,效果确切。中医药经典名方具有公开性、流传性、无主性的特征,国外机构无偿利用我国传统经典名方研发药品并注册专利势必损害我国利益。如 2001 年日本一家公司向美国申请了治疗溃疡性结肠炎的专利,要求对以芍药为活性成分的包括加味逍遥散、当归芍药汤、芍药甘草汤、桂枝茯苓丸等 4 个复方进行保护,并且获得了授权。2002 年,一名来自以色列的申请人获得了美国商标与专利局关于"治疗消化性溃疡和痔疮的中药组方"的授权,该组方来源于上海科学技术出版社出版的《中华本草》。因此,有必要对我国中医药经典名方的有效保护机制进行专门研究,借鉴国际惯例建立我国经方和传统知识保护体系,通过法律途径保护我国宝贵的医药文化遗产。

从世界范围来看,已有通过建立数据库保护本国传统文化遗产的成功前例,印度就是其中的一个。印度已经制定了类似的保护制度,而且这一制度已经有效地制止了西方国家企业对印度传统文化遗产的侵权行为。因而,我们可以借鉴印度做法,通过国家的行为来保护属于我国的医药文化遗产。

目前,经方的开发利用和保护还存在诸多不足,希望通过现代研究手段和制药技术,加大对经方的研究开发力度,推动经方研究更好发展,这不仅是新药创新的需要,也是发扬并保护中医药宝库的需要。

参考文献

[1] 王喜军,张宁,常存库,等.方剂配伍规律的研究现状和未来发展[J].世界科学技术—中医药现代化,2006,8: 13 - 16.

[2] 张伯礼,高秀梅,王永炎,等.复方丹参方的药效物质及作用机理研究[J].世界科学技术—中医药现代化,2003,5: 14 - 17.

[3] 黄煌.论方证相应说及其意义[J].中国中医基础医学杂志,1998,4: 11 - 13.

[4] 李瑞,鲁兆麟.六味地黄丸方证及病因并级考释[J].中医药学刊,2003,21: 438 - 441.

[5] 王阶.方证对应与方证标准化规范探讨[J].中医杂志,2002,43: 489 - 491.

[6] 王阶,张兰凤,王永炎.方证对应理论源流及临床研究[J].世界科学技术—中医药现代化,2004,6: 13 - 17.

[7] 符秀琼,吕志平,孙学刚.转化中医学:一种沟通中医基础与临床的研究策略[J].中医杂志,2012,53: 185 - 186.

[8] 李琳,罗丹,肖诚,等.转化医学——中医药融入世界的另一扇门[J].中国中医基础医学杂志,2012,18: 444 - 446.

[9] Li S, Chou G, Hseu Y, et al. Isolation of anticancer constituents from Flos Genkwa (*Daphne genkwa* Sieb. et Zucc.) through bioassay-guided procedures[J]. Chem Cent J, 2013, 7: 1 - 9.

[10] Meng QX, Roubin RH, Hanrahan JR. Ethnopharmacological and bioactivity guided investigation of five TCM anticancer herbs[J]. J Ethnopharmacol, 2013, 148: 229 - 238.

[11] 罗国安,王义明.中药复方的化学研究体系[J].世界科学技术—中医药现代化,1999,1: 11 - 15.

[12] 梁逸曾,龚范.化学计算机学用于中医药研究[J].化学进展,1998,9: 108 - 111.

[13] 王本祥,周丽秋.关于中药活性成分的认识及其研究方法[J].中国中药杂志,2001,26: 10 - 13.

[14] 黄熙.方剂体内/血清成分谱与靶成分概念的提出及意义[J].第四军医大学学报,1999,20: 277 - 279.

[15] 邱峰,姚新生.中药体内直接物质基础研究的新思路[J].中药药理与临床,1999,15: 1 - 2.

[16] 许海玉,黄璐琦,卢鹏,等.基于体内 ADME 过程和网络药理学的中药现代研究思路[J].中国中药杂志,2012,37: 142 - 145.

［17］王喜军,李廷利,孙阵.茵陈蒿汤及其血中移行成分 6,7 -二甲氧基香豆素的肝保护作用［J］.中国药理学通报,2004,20：239－240.

［18］王喜军,孙文军,孙晖,等.CCL4 诱导大鼠肝损伤模型的代谢组学及茵陈蒿汤的干预作用研究［J］.世界科学技术—中医药现代化,2006,8：101－106.

［19］Wang X,Sun W,Sun H,et al. Analysis of the constituents in the rat plasma after oral administration of Yin Chen Hao Tang by UPLC/Q－TOF－MS/MS［J］. J Pharm Biomed Anal,2008,46：477－490.

［20］Zhang A,Sun H,Qiu S,et al. Advancing drug discovery and development from active constituents of yinchenhao tang,a famous traditional chinese medicine formula［J］. Evid Based Complement Alternat Med,2013,257909.

［21］Zhang A,Sun H,Yuan Y,et al. An in vivo analysis of the therapeutic and synergistic properties of Chinese medicinal formula Yin-Chen-Hao-Tang based on its active constituents［J］. Fitoterapia,2011,82：1160－1168.

［22］Li CY,Qi LW,Li P,et al. Rapid and sensitive screening and characterization of phenolic acids,phthalides,saponins and isoflavonoids in Danggui Buxue Tang by rapid resolution liquid chromatography/diode-array detection coupled with time-of-flight mass spectrometry［J］. Rapid Commun Mass Spectrom,2008,22：2493－2509.

［23］Li CY,Qi LW,Li P,et al. Identification of metabolites of Danggui Buxue Tang in rat urine by liquid chromatography coupled with electrospray ionization time-of-flight mass spectrometry［J］. Rapid Commun Mass Spectrom,2009,23：1977－1988.

［24］Li CY,Qi LW,Li P. Correlative analysis of metabolite profiling of Danggui Buxue Tang in rat biological fluids by rapid resolution LC－TOF/MS［J］. J Pharm Biomed Anal,2011,55：146－160.

［25］Qi LW,Li P,Li SL,et al. Screening and identification of permeable components in a combined prescription of Danggui Buxue decoction using a liposome equilibrium dialysis system followed by HPLC and LC－MS［J］. J Sep Sci,2006,29：2211－2220.

［26］Wen XD,Qi LW,Chen J,et al. Analysis of interaction property of bioactive components in Danggui Buxue Decoction with protein by microdialysis coupled with HPLC－DAD－MS［J］. J Chromatogr B,2007,852：598－604.

［27］Zhang X,Qi LW,Yi L,et al. Screening and identification of potential bioactive components in a combined prescription of Danggui Buxue decoction using cell extraction coupled with high performance liquid chromatography［J］. Biomed Chromatogr,2008,22：157－163.

［28］Li SL,Li P,Sheng LH,et al. Live cell extraction and HPLC－MS analysis for predicting bioactive components of traditional Chinese medicines［J］. J Pharm Biomed Anal,2006,41：576－581.

［29］Liu EH,Chu C,Qi LW,et al. Structural relationship and binding mechanisms of five flavonoids with bovine serum albumin［J］. Molecules,2010,15：9092－9103.

［30］Wen XD,Liu EH,Yang J,et al. Identification of metabolites of Buyang Huanwu decoction in rat urine using liquid chromatography-quadrupole time-of-flight mass spectrometry［J］. J Pharm Biomed Anal,2012,67－68：114－122.

［31］段金廒,刘培,宿树兰,等.基于方剂功效物质组学的四物汤类方用于妇科血瘀证原发性痛经的方—证—病关联规律分析［J］.世界科学技术—中医药现代化,2013,15：167－176.

［32］刘培,段金廒.四物汤类方用于妇科血瘀证原发性痛经的物质基础与配伍规律研究［D］.南京中医药大学,2011.

［33］Liu P,Duan JA,Hua YQ,et al. Effects of xiang-fu-si-wu decoction and its main components for dysmenorrhea on uterus contraction［J］. J Ethnopharmacol,2011,133：591－597.

（李萍,李会军,杨华）

第二十一章
中药配方颗粒及经典名方颗粒

第一节 概 述

随着广大民众防治疾病和维护健康对中医药需求的日益增强以及科学技术快速发展和中药现代研究的不断深入,中药新药研发和中医药产业迎来了新一轮发展机遇。2016 年国务院颁布了《中医药发展战略规划纲要(2016—2030)》,提出了加强中医药科学研究,探索适合中药特点的新药开发新模式,推动重大新药创制等战略部署,鼓励开展基于经典名方、医疗机构中药制剂等的中药新药研发,运用现代技术将经典方制成现代制剂,使传统中药得以传承和发展,为临床提供更为安全、有效、可控的用药选择。如何在传承的基础上不断开拓创新,发扬和保持中医药的优势和特色,创制安全、有效、质量可控且能保持中药特色的新型中药,是中药新药研究开发的重大任务和使命,也是未来一段时间中药新药研发的主攻方向和目标。

一、中药配方颗粒

中药配方颗粒曾称为单味中药浓缩颗粒、中药饮片精制颗粒、免煎中药饮片或中药免煎饮片,我国2015 年 12 月 24 日发布的《中药配方颗粒管理办法》(征求意见稿)对中药配方颗粒进行了定义,即:中药配方颗粒是由单味中药饮片经水提、浓缩、干燥、制粒而成,在中医临床配方后,供患者冲服使用。中药配方颗粒是对传统中药饮片的补充。它采用单剂量包装,其性味、归经、功效与原中药饮片一致,每味颗粒剂可作为传统饮片的替代品用于中药的临床配伍。中药配方颗粒是顺应现代社会快节奏的产物,同时也是传统中药饮片与时俱进的产物,是中药饮片的一种新制剂,而临床使用的其他颗粒剂是中成药剂型中的一种,不具有已定义的中药配方颗粒的特征,虽然其生产工艺过程和技术相似,但不属于中药配方颗粒。

国外中药配方颗粒的研究起步较早,日本、韩国和我国台湾地区早在 20 世纪 70 年代便开始研制配方颗粒,其临床多采用“复方+单方”使用。目前日本生产中药经典方颗粒和配方颗粒(称为汉方颗粒)各 200 余种,汉方颗粒剂已经成为骨干剂型产品,其生产与销售逐年增长,销往欧洲的配方颗粒亦达200 余种。韩国在 90 年代初期已生产出 68 种中药配方颗粒,几年后发展到 300 多个品种。中国台湾地区在 20 世纪 80 年代参考日本模式起步研究中药配方颗粒,现在生产的成方浓缩颗粒 300 余种,中药配方颗粒 400 余种,各医院实行电子调配、临时包装,大量颗粒产品以“健康食品”名义进入美国,美国市场应用的中药配方颗粒大部分都是台湾产品。日本汉方药通常制成颗粒剂形式,其制备工艺与目前国内广泛采用的工艺较为相似,制法基本保留了传统汤剂的特点,以水为提取溶剂进行提取。为确保汉方药制剂的质量,日本厚生省要求提交“关于与标准汤剂比较的资料”,主要是按照现代药学的技术标准,进行以成分定量为中心的化学研究。

20世纪90年代初,在国家中医药管理局的支持下,国内6家中药制药企业率先进行中药配方颗粒的研究开发,研制出多种中药配方颗粒,并用于临床。1993年,国家中医药管理局在江苏、广东两地建立科研基地,并制定了相应的生产工艺和质量标准等。在同一时期,数家企业还相继配套开发了适合中药配方颗粒的中药智能调配系统和装置。2001年,国家食品药品监督管理局根据产品的特性,正式将其命名为"中药配方颗粒",并颁布了《中药配方颗粒管理暂行规定》,将中药配方颗粒纳入中药饮片范畴并拟实施批准文号管理,以后又制定了"中药配方颗粒生产工艺研究的技术要求"和"中药配方颗粒质量标准研究的技术要求",从政策层面给中药配方颗粒的发展指明了方向。同年,国家中医药管理局委托上海中医药大学,在全国进行调研,走访中药配方颗粒主要的生产和使用单位。2001—2002年,国家药品监督管理局相继批准6家企业作为中药配方颗粒的试点生产单位。

相比传统中药饮片,规模化生产的中药配方颗粒克服了饮片外形大小、药用部位不同等带来的质量差异,质量标准统一、稳定可控,既可根据中医临床辨证论治随症加减调配用药,也顺应了医院中药房现代化药物调配和管理的要求,而且具有体积小、重量轻、携带方便、服用方便,适应快节奏的现代生活等优点。为进一步提高中药配方颗粒临床调剂的效率,并保持其在药房贮藏期间的稳定性,我国科技人员研究开发了中药电子调配柜,并已投入使用。中药配方颗粒不仅为中医临床提供了标准化的药材产品,使中药疗效的稳定性在很大程度上得到了保证,同时也为中药科研提供了质量更加可靠的实验用药。

中药配方颗粒是中药现代化进程中一个新的课题。目前虽有不少临床研究报告认为中药饮片共煎与单煎药效基本一致,但中药单煎与合煎是否存在差异以及这种差异对中药的临床疗效是否存在影响的问题一直是中药配方颗粒研究争论的焦点,虽有一些研究,但并未得出完全一致的结论。有研究结果表明,对于中药复方,用中药单煎勾兑的药液与群药共煎制备的药液在化学物质的组成上还是存在或多或少的差异,有时这些差异还比较大。比如含生姜及甘草的复方,共煎时因甘草中所含皂苷类成分具有表面活性作用,使生姜中的功效成分挥发油的煎出率明显高于单煎。这也是中药配方颗粒不能完全等同于中药饮片的原因。

二、中药经典名方颗粒

中医临床主要是以方剂(或复方)形式用药,方剂由中药饮片制备而成,但传统的中药饮片存在的主要不足是难以进行统一、可靠的质量控制和规范化生产。如饮片外形大小不同、加工炮制程度和细节不同,甚至同一药用部位的具体位置不同都会给方剂带来一定的质量差异,因此难以对饮片制定统一的质量标准以及进行可靠的控制。中药配方颗粒在很大程度上克服了中药饮片的不足,适合现代制药工业条件下的规模化生产,并能进行更加可靠的质控。此外,也适合根据中医临床辨证施治的原则对药味进行随症加减、调配使用,并能更好地满足医院中药房现代化管理的要求。但中药配方颗粒也存在不足,即中药单煎与合煎其煎剂中化学成分的差异,以及这种差异是否会导致中药临床疗效的差异。现有研究表明,中药单煎与合煎其煎剂在化学物质组成和含量方面的确存在一定差异,这种差异随中药组方配伍的不同而变化。虽然目前尚未发现这种差异影响中药复方的临床药效,但在有些中药配伍使用时,其煎剂的化学物质组成和含量会有较大差异,存在影响临床药效的可能性。因此,采用现代制药工业的生产工艺和技术以及先进的质量控制技术,把中药复方以整方的形式制成颗粒剂,与中药配方颗粒配合使用,则能够克服单用配方颗粒的不足,为临床提供质量更好的中药,提高疗效的可靠性和稳定性。

"十二五"期间,由张伯礼牵头的专家团队,根据中医临床用药的传统方式,结合对日本津村等汉方药生产企业的调研情况，提出了开展经典名方标准颗粒研究开发的倡议，并组织有关专家与企业共同研讨，推动经典方颗粒剂研发技术指导原则的制定及中药经典方颗粒剂的研究开发，为中医临床用药提供新产品，建立新模式。根据专家建议，经过顶层设计和反复论证，"重大新药创制"科技重大专项于2013年批准设立"经典名方标准颗粒研究"课题。该课题由6家中药制药企业联合科研院所和高校承担研发任务，开展20个经典名方颗粒剂的示范性研究开发。

第二节　发　展　现　状

20世纪90年代初，在国家和地方科研主管部门主导下开始了中药饮片剂型改革，对中药配方颗粒研发及产业化进行了系统部署，自1993年至今，先后启动了中药配方颗粒研发等相关课题100余项，对中药配方颗粒的研发及产业化发挥了重要支撑作用。由国家有关部门部署的科研项目主要包括：1993年3月，国家科学技术委员会"国家级星火计划项目"资助了"单味中药饮片剂型改革"（项目编号：9303600003；批准文号：国科发计字第196号），是第1个政府资助的中药配方颗粒的研究课题；1994年8月，国家科学技术委员会"国家级火炬计划项目"资助了"中药饮片浓缩颗粒剂"（项目编号：9423202016）；国家"十五"重大专项"创新药物和中药现代化"资助了"白芍、薄荷、苦参中药配方颗粒质量标准规范化示范研究"和"补阳还五汤、酸枣仁汤及山楂等3味配方颗粒的质量标准研究"；2001年，国家科技部科技型中小企业创新基金项目"单味中药饮片浓缩颗粒"（项目验收编号：030186）；2002年3月，国家中医药管理局中医药重大科技专项"100种中药配方颗粒的专属性检测方法和质量标准示范性研究"（项目编号：国中医药科2001ZDZX03；批准文号：国中医药科函[2002]16号）；2002年11月，国家发改委项目"中药配方颗粒高技术产业化示范工程"（批准文号：计高技[2002]1831号）；2003年6月，国家科技部"十五"重大科技专项"三拗汤、葛根芩连汤及水蛭等7味配方颗粒质量标准的示范性研究"（项目编号：2001BA701A39；批准文号：国科农社函[2003]56号）；国家中医药管理局科技教育司资助项目"薄荷颗粒与薄荷煎剂药效对比性研究"；2003年，国家科技部科技型中小企业创新基金项目"300吨中药配方颗粒标准化生产"（项目编号：03C26113200578；批准文号：国科发计字[2004]25号），2006年9月，国家科技部火炬计划项目"300吨/年中药配方颗粒"（项目编号：2006GH020318），2010年8月，国家发改委重点产业振兴和技术改造项目"年产3 000吨中药配方颗粒产业化技术改造项目"（批准文号：苏发改工业发[2010]1006号），2004年5月，国家科技部科技兴贸行动计划"中药配方颗粒国际市场开发研究"（项目编号：2004EE990043）。此外，地方政府积极配合，也启动了一系列项目支持中药配方颗粒研发和生产，如1994年广东省火炬计划项目"中药配方颗粒"（粤科字[1994]59号）；2004年1月江苏省火炬计划项目"标准化、规模化生产中药配方颗粒"（项目编号：H2004026）以及2011年北京市科学技术委员会项目"中药配方颗粒工艺及质量标准研究"（项目编号：2001EE880201）等。

2001—2002年，国家药品监督管理局相继批准江苏天江制药、广东一方制药、三九医药股份有限公司(华润三九)、北京康仁堂药业、四川绿色药业、南宁培力药业共6家企业作为中药配方颗粒的试点生产单位。经过近20年的探索和发展，均建成了中药配方颗粒提取、浓缩、干燥、制粒等生产线及配套设施，建立了常用颗粒的工艺参数，配方颗粒产业得到了明显发展，中药配方颗粒品种现已超过600种。中药配方颗粒逐步为临床接受和认可，市场规模也逐年扩大。中国中药协会和6家试点企业的统计数据显示，2009年，我国生产中药配方颗粒2 500吨，销售额达10.9亿元。2015年，中药配方颗粒市场规模已超过 70 亿元,据推测 2016 年中药配方颗粒的市场规模将会突破 100 亿元,2018 年将增长到 200 亿元。另一方面看,中药配方颗粒在我国中成药市场中的占比尚不足 2%,还有很大的提升空间。此外,我国生产的中药配方颗粒已销往美国、澳大利亚等 30 多个国家和地区,国际发展空间也在增长。

近年来,国家药典委员会、国家中医药管理局组织国内 6 家中药配方颗粒的试点生产企业,共同研讨保证中药配方颗粒 GMP 生产、产品质量标准制定等技术问题,并达成了行业共识。为规范和指导行业健康发展,国家食品药品监督管理总局于 2015 年 12 月 24 日起草了《中药配方颗粒管理办法》(征求意见稿,2015 年第 283 号),并向社会公开征求意见。该管理办法颁布后将使中药配方颗粒的生产、使用有法可依,也将为中药配方颗粒的研究开发发挥引导作用。管理办法中明确指出"中药配方颗粒是对传统中药饮片的补充",并要求中药配方颗粒的生产和使用保证全程可溯源,所有信息均需备案,接受全社会的监督等。这些规定的颁布,有利于指导和促进中药配方颗粒产业的健康发展。

一、中药配方颗粒制备工艺现状

目前我国中药配方颗粒的提取工艺研究及质量标准研究已具备一定基础,今后将进一步针对中药配方颗粒研究和开发中所遇到的新问题开展研究,以便能够进行更加可靠的质量控制,更好更完整地保留中药的特点和疗效。

现行中药配方颗粒的制备工艺通则为:选料去杂→工业提取→分离→浓缩→干燥→制粒。按照汤剂制备的方法采用现代工艺进行提取,筛选出与传统中药煎煮最相符的工艺并浓缩干燥。传统工艺干燥时间长,药材中热不稳定成分损失较多,而目前采用了动态提取,真空低温干燥,瞬间喷雾干燥,干法制粒等新技术,使中药浓缩颗粒生产工艺不断改进,颗粒的质量不断提高。日本对中药浓缩颗粒的工艺研究报道较多,早期使用湿式制粒法,但这种方法有在中药颗粒中残存溶媒、易变色、稳定性差等缺点,因此后来采用了将赋形剂加入浸膏粉中,充分混匀后压制成形,然后进行干燥、制粒的干式制粒法。

目前我国中药配方颗粒的研发借鉴了日、韩等国"科学中药"生产经典方剂颗粒剂的做法,确定了单味中药配方颗粒的研制方法,把经典方剂颗粒剂的生产工艺应用于单味中药颗粒剂的生产。另一方面,完全仿照汤剂的生产方式,全成分提取,不加矫味剂,不加或只加很少的辅料,保持了汤药的特点。在生产工艺研究中取得了多项突破,如确定了每味药的加水量、升温煮沸时间、煎煮次数;确定了挥发油的提取方法、加入比例;选择合适的除杂工艺;摸索不同性质品种的喷雾干燥工艺;研制基本不加辅料前提下的制粒工艺等;攻克了中药配方颗粒浸膏防吸湿工艺、多品种过滤工艺、喷雾干燥工艺等数十项关键技术;建立了近 630 个品种的生产工艺和质量标准,确定了主要药材的最佳产地和最佳基源,大大提高了保证产品安全、有效、质量稳定的水平。中药配方颗粒生产工艺的研究遵循使配方颗粒和其对应的饮片保持相同的性味、归经和功能主治的原则,并在生产过程中避免添加辅料,杜绝防腐剂,其科学性和先进性水平均有显著提升。

二、中药配方颗粒质量标准现状

2006 年"全国中药配方颗粒行业协会"着手解决中药配方颗粒的行业标准化问题,全国 6 家试点企业自行开展了中药配方颗粒生产质量标准的研究。2011 年 4 月,由世界中医药学会联合会牵头制定的中药配方颗粒国际行业标准获得通过,规定了 300 味中药配方颗粒的药品名称、来源、炮制、制法、性状、鉴别、检查、浸出物含量测定、重金属限度检查、农药残留限度检查、功能主治、用法用量、注意、规格、贮藏等项目。

在国家"十五"重大专项课题"三拗汤、葛根芩连汤剂水蛭等7味配方颗粒质量标准示范性研究"、国家中医药管理局课题"50种中药配方颗粒的专属性检测方法和质量标准示范研究"的引领下，根据国家药监部门《中药配方颗粒质量标准研究的技术要求》，科研人员开展了中药配方颗粒质量标准的研究。通过对原药材的资源分布、基原、产地、生长年限、采收期、产地加工等研究，参照《中国药典》，形成了研究资料，制定了所有品种的原料标准，将药材的基原、产地、规格、性状、鉴别、检查项、浸出物（标准煎）、含量测定、有害元素含量限度等写入了质量标准。确定了饮片浸泡、炒制、切制等炮制方法，并参照《中国药典》，结合6家试点企业生产经验的积累，制定了整套中药饮片的质量标准。

（一）定性鉴别方法

研究采用薄层色谱等技术，经过系统的方法学验证，参照《中国药典》，建立了数百个品种鉴别方法。

（二）含量测定方法

研究采用高效液相色谱技术，经过系统的方法学验证，参照《中国药典》，建立数百个品种含量检测标准。

（三）特征图谱研究

目前中药质量控制的方法一般用定性鉴别或单一有效成分指标含量控制，这种质量控制方法对于已失去原药材或饮片形态鉴别特征的中药配方颗粒显得较片面，为了更全面地反映中药配方颗粒产品特征，并对中药配方颗粒生产过程中进行有效的过程控制，采用高效液相色谱技术，通过分析方法的研究，建立了品种特征图谱，并以此方法用于企业配方颗粒成品质量控制和生产过程控制。

（四）有害物质控制研究

1. 重金属及有害元素限量控制研究　采用电感耦合等离子体原子发射光谱技术，建立了重金属及有害元素限度检测方法，经过所有品种多批次数据分析，制定了所有品种的内控标准。《中国药典》2010年版仅规定了白芍等9个品种5个元素的限量，对广地龙、明矾等20个品种规定了重金属总量及砷的限量。这些品种按照《中国药典》的要求，对原药材和中药配方颗粒进行检测。其余绝大多数品种均参照欧洲药典重金属标准，建立原药材和中药配方颗粒重金属及有害元素限量标准。目前已对近600个品种所有批次进行了检测。

2. 农药残留限量控制研究　采用气相色谱对农药中的有机氯类、有机磷类和拟除虫菊酯类农药残留量测定方法进行研究，建立了农药残留量测定方法。采取固定产地、控制种植过程中所使用的农药品种和使用时间，有效控制了农药残留量；参照欧盟标准，对约400个品种多批次数据进行了分析（由德国实验室按欧盟标准检测），仅个别品种不符合标准。

3. 二氧化硫限量控制研究　通过控制产地加工要求（不熏蒸硫黄）等手段有效控制二氧化硫限量。参照《中国药典》、卫生部颁布的《食品中亚硫酸盐的测定》《食品添加剂使用卫生标准》及韩国对农副产品二氧化硫指标控制的最高标准，经过对所有品种进行多批次数据分析，制定了需重点控制的薏苡仁等品种二氧化硫内控标准。

4. 黄曲霉毒素限量控制研究　通过控制产地加工要求等手段，有效控制黄曲霉毒素限量。采用高效液相色谱技术进行黄曲霉毒素残留量检测，参照欧洲药典标准，经过所有品种多批次数据分析，制定了需重点控制的酸枣仁等品种黄曲霉毒素限量控制。

三、中药经典名方颗粒研发现状

中药经典名方系指《中药注册管理补充规定》中规定的目前仍广泛应用、疗效确切、具有明显特色和优势的清代及清代以前医药典籍中所记载的方剂。中药方剂或复方是中医临床应用的主要形式,其配伍因人、因证、因病及病程的进展而异。根据辨证施治的原则和中药的性味归经等,通过配伍组合,发挥方中各味药之间相辅、相加和相乘等作用,或者相反、相左和相克等作用,以利克服药材的偏性,使功效发挥至极致、毒副作用降至最小,体现了中医理法方药、个体化治疗等显著特点和深刻的科学内涵。组方配伍及加工调制方法等不同,不仅会对药效的作用强度产生影响,亦可能影响其作用性质。汤剂是中药方剂或复方临床用药的主要形式,但汤剂作为商品流通则很不方便,此外,由患者自行取药、自行煎制会给汤剂带来很大差异,易对疗效产生影响。中药配方颗粒虽然在很大程度上克服了饮片的不足,但存在单煎与合煎影响疗效的疑虑。

在国家科技部、卫生计生委、食品药品监督管理局、中医药管理局等有关部门的大力支持下,2013年"重大新药创制"国家科技重大专项启动了"经典名方标准颗粒研究"的课题,并列为"三重"(研制重大品种、满足重要需求、解决重点问题)课题。该课题由该重大专项的中药责任专家组负责组织协调,由仲景宛西制药股份有限公司、华润三九医药股份有限公司、北京同仁堂药业股份有限公司、天津同仁堂集团股份有限公司、太极药业集团、正大青春宝药业6家企业联合科研院所和高校有关专家承担研发任务,开展20个经典名方颗粒剂的示范性研究开发。该课题的基本研究思路是"传统制备、现代质控",即遵循中药方剂水煎的传统制备方法,研究建立规范化现代生产工艺,以保持中药方剂"原汁原味"的特色;运用现代药物分析、质量控制等新技术,研究建立稳定、可靠的现代药物质量控制体系。研发方案及技术路线主要是选择疗效确切、临床应用广泛、药材资源丰富,以及清代以前中医药经典著作中收载的方剂作为研究对象,在遵循原处方(包括剂量)、原制法(煎煮方法、制备工艺)、原适应证的"三原"原则的前提下,通过文献调研、与课题专家组共同研讨,研究解决经典名方古今剂量的折算,基准汤剂的定义、制备方法、质量属性及其应用等基本问题及关键技术;开展经典名方基准汤剂的制备研究,待确认基准汤剂的制备工艺后,将经典方制得的传统煎剂作为"基准汤剂";以该汤剂为基准,以其关键质量属性如出膏率、指纹图谱、多指标成分的含量等为评价指标,开展现代工业化生产的制备工艺研究,尽可能保证方剂颗粒剂与基准汤剂之间的质量一致性,并结合颗粒剂的特点,建立中药经典方标准颗粒剂的质量控制标准;制定生产操作规范,起草《中药经典名方标准颗粒研发技术指导原则》,为中药方剂或复方颗粒剂研究开发及现代工业生产探索一条新路子。

该课题确定的20个中药经典方剂是当归六黄汤、甘草泻心汤、黄芪桂枝五物汤、橘皮竹茹汤、大建中汤、新加香薷饮、防己茯苓汤、当归四逆汤、济川煎、达原饮、升麻葛根汤、桃核承气汤、清骨散、华盖散、桃红四物汤、厚朴七物汤、双和汤、玉女煎、防己黄芪汤、泽泻汤。其处方出处、组成及功能主治见表21-2-1。

表21-2-1　纳入"经典名方标准颗粒研究"课题研究的20个中药方剂

名称	出处	处方组成	功能主治
当归六黄汤	《兰室秘藏》	当归,生地黄,熟地黄,黄芩,黄柏,黄连,黄芪	滋阴泻火,固表止汗。主治阴虚火旺盗汗。发热盗汗,面赤心烦,口干唇燥,大便干结,小便黄赤,舌红苔黄,脉数
甘草泻心汤	《伤寒论》	甘草,黄芩,人参,干姜,黄连,半夏,大枣	和胃补中,降逆消痞。主治胃气虚弱痞证。下利日数十行,谷不化,腹中雷鸣,心下痞硬而满,干呕,心烦不得安

名　称	出　处	处方组成	功　能　主　治
黄芪桂枝五物汤	《金匮要略》	黄芪,芍药,桂枝,生姜,大枣	益气温经,和血通痹。主治血痹,肌肤麻木不仁,脉微涩而紧者
橘皮竹茹汤	《金匮要略》	橘皮,竹茹,大枣,生姜,甘草,人参	降逆止呃,益气清热。主治胃虚有热之呃逆。呃逆或干呕,虚烦少气,口干,舌红嫩,脉虚数
大建中汤	《金匮要略》	蜀椒,干姜,人参	温中补虚,降逆止痛。主治中阳衰弱,阴寒内盛,胃肠痉挛
新加香薷饮	《温病条辨》	香薷,银花,鲜扁豆花,厚朴,连翘	祛暑解表,清热化湿。主治暑温初起,复感风寒
防己黄芪汤	《金匮要略》	防己,黄芪,甘草,白术	益气祛风,健脾利水。主治风湿或风水。汗出恶风,身重,小便不利,舌淡苔白,脉浮
泽泻汤	《金匮要略》	泽泻,白术	补脾利水,温中化湿。主治心下有支饮,其人苦冒眩
桃红四物汤	《医垒元戎》	熟地黄,当归,白芍,川芎,桃仁,红花	血虚兼血瘀证。妇女月经先期,血多有块,色紫稠黏,腹痛等
厚朴七物汤	《金匮要略》	厚朴,甘草,大黄,大枣,枳实,桂枝,生姜	解肌发表,行气通便。主治外感表证未罢,里实已成。腹满,大便不通,发热,脉浮而数
双和汤	《太平惠民和剂局方》	白芍药,当归,黄芪,川芎,熟地黄,甘草（炙）,肉桂	调中益气,养血补虚。主治心肾俱虚,精血气少,遂成虚劳
玉女煎	《景岳全书》	生石膏,熟地黄,麦冬,知母,牛膝	清胃热,滋肾阴。主治胃热阴虚证。头痛,牙痛,齿松牙衄,烦热干渴,舌红苔黄而干。亦治消渴,消谷善饥等
清骨散	《证治准绳》	银柴胡,胡黄连,秦艽,鳖甲,地骨皮,青蒿,知母,甘草	清虚热,退骨蒸。主治骨蒸潮热证
华盖散	《博济方》	紫苏子,麻黄,杏仁,陈皮,桑白皮,赤茯苓,甘草	肺感寒邪,咳嗽上气,胸膈烦满,项背拘急,鼻重鼻塞,头晕目眩,痰气不利,呀呷有声
当归四逆汤	《伤寒论》	当归,桂枝,细辛,芍药,炙甘草,(川)木通,大枣	温经散寒,养血通脉。主治手足厥寒、麻木,甚则青紫,疼痛,恶寒,身疼腰痛,关节疼痛,或月经不调,舌淡白润,苔薄白,脉细欲绝
防己茯苓汤	《金匮要略》	防己,茯苓,黄芪,桂枝,甘草	利水消肿,益气通阳。主治脾气虚弱,阳气不足,水溢肌肤之皮水,水肿较甚
济川煎	《景岳全书》	当归,牛膝,肉苁蓉,泽泻,升麻,枳壳	温肾益精,润肠通便。主治习惯性便秘,老年人虚性便秘属于肾虚精亏者
达原饮	《温疫论》	槟榔,厚朴,草果仁,知母,芍药,黄芩,甘草	开达膜原,辟秽化浊。主治温疫或疟疾,邪伏膜原证,症见憎寒壮热,发无定时,胸闷呕恶,头痛烦躁,脉弦数,舌边深红,舌苔垢腻,或苔白厚如积粉等

名　称	出　处	处方组成	功能主治
升麻葛根汤	《太平惠民和剂局方》	升麻,葛根,芍药,炙甘草	辛凉解肌,透疹解毒。主治麻疹初起,疹发不出,身热头痛,咳嗽,目赤流泪,口渴,舌红,苔薄而干,脉浮数等
桃核承气汤	《伤寒论》	桃仁(去皮),大黄,桂枝,炙甘草,芒硝	破血下瘀,逐瘀泻热。主治下焦蓄血证,少腹急结,小便不利;以及血瘀经闭,痛经,脉沉实而涩等

该课题拟解决的主要科学和技术问题是:① 提出经典方标准颗粒质量控制和制备工艺研究的思路和方法。② 研究建立指纹图谱结合多成分含量测定的整体控制模式,解决中成药复杂体系质量控制的问题。③ 研究建立经典名方颗粒剂现代化生产的工艺及在线监测与质控方法,促进中药的标准化、现代化。同时为中药产品出口提供新的途径,促进中药国际化。④ 起草"来源于古代经典名方的中药复方颗粒"研究的技术规范和注册标准。

通过该课题的示范性研究,不仅可望研制出一批中药经典名方颗粒剂供临床使用,还将建立起一批可推广应用的中药经典方剂新药质量控制、生产工艺等共性关键技术和标准规范,并为经典方剂颗粒剂研究开发及现代工业生产探索一条新路子、建立新研发模式。

第三节　标志性成果

在国家和地方有关部门的支持下,历经近 20 年的努力和发展,中药配方颗粒的研究、开发和应用取得了显著成绩。成功研制出数百种中药配方颗粒,并形成了规模化生产能力。此外,制定了相应的生产工艺和质量标准等。"十二五"期间,在国家科技重大专项的支持下,启动了"经典名方标准颗粒研究"的课题研究,这项工作正在进行中,预期可建立一批可推广应用的经典名方药质量控制共性关键技术及相应的技术规范标准,建立一套经典名方的质量控制与评价方法和研究模式。

一、研制出数百种中药配方颗粒并上市应用

在国家和地方科技计划和科研项目的支持下,我国研制出 600 余种中药配方颗粒,并实现了产业化,形成了中药配方颗粒的生产能力,广泛应用于临床,2015 年市场规模已超过 70 亿元。目前国产中药配方颗粒已出口销往美国、英国、加拿大、南非、澳大利亚、德国等 30 多个国家和地区。另一方面,在中药配方颗粒研发及产业化过程中,攻克了中药配方颗粒浸膏防吸湿工艺、多品种过滤工艺、喷雾干燥工艺等数十项关键技术,建立了近 630 个品种的生产工艺和质量标准。此外,研制出中药电子调配柜,并投入使用,大大提高了中药配方颗粒的调配效率。

中药配方颗粒是中药传统饮片的一次跨越,是中药现代化过程中所取得的一项成果,为提高中医临床用药的水平发挥了积极作用,展示了良好的发展前景。此外,在研发及产业化过程中,突破了一批关键技术,构建了研发技术平台,为我国中药颗粒剂的不断发展和提高奠定了坚实基础。

二、研究制定了中药配方颗粒的相关法规

根据中药配方颗粒研发和生产需求,国家有关部门对中药配方颗粒研发技术指导原则、质量标准及管理规定等进行了研究,出台了相关法规,使我国中药配方颗粒的法规从无到有,也为今后不断发展和完善打下了基础。

(一) 颁布实施中药配方颗粒研究技术指导原则

2001 年 7 月,原国家药品监督管理局制定并颁布了《中药配方颗粒管理暂行规定》,规定中药配方颗粒纳入中药饮片管理范畴,明确中药配方颗粒试点期间的申报与生产管理。该暂行规定在附件中提出了"中药配方颗粒质量标准研究的技术要求",作为中药配方颗粒质量标准研究的基础与准则。但该技术要求比较简单,不够全面,没有涵盖中药配方颗粒质量标准研究与制定的指导原则,以及质量标准的具体的项目要求及方法学验证等内容。

(二) 颁布实施中药配方颗粒标准

2010 年开始,依据国家《中药配方颗粒质量标准研究的技术要求》和《广东省中药配方颗粒质量标准研究技术指导原则》,华润三九与广东省药品质量研究所联合开展了 100 个中药配方颗粒的质量标准研究,全面提升中药配方颗粒的质控水平。作为全国率先研究、制定法定中药配方颗粒标准的省份,在标准制定过程中,探索形成了生产企业起草标准、药检机构复核标准、中医药专家审核的法定标准形成机制。

广东省食品药品监督管理局根据《广东省药品和餐饮食品安全"十二五"规划》工作安排及《广东省中药配方颗粒质量标准研究规范(试行)》的有关要求,组织对中药配方颗粒标准进行了审定,并于 2012 年 10 月颁布《广东省中药配方颗粒标准》(第一册),该册共收载了 102 个品种,第二册已于 2015 年底正式出版发行。

(三) 发布《中药配方颗粒管理办法》(征求意见稿)

国家食品药品监督管理总局于 2015 年 12 月 24 日发布了《中药配方颗粒管理办法》(征求意见稿,2015 年第 283 号)。《管理办法》共 36 条,对配方颗粒的定义,生产企业资质及责任义务,生产管理及药品标准,备案管理、监督管理、使用管理和名称标签等都进行了详细规定。尤其在生产管理和药品标准方面,从药材炮制到产品生产及质量管理等各个环节的管理都进行了详细的规定。如要求生产企业应当对所用中药材进行资源评估并实行完全溯源;中药配方颗粒以中药饮片投料,生产企业应具备饮片炮制能力;提取、浓缩、干燥工艺的考察应与标准汤剂相应指标比较;中药配方颗粒药品标准的制定,应与标准汤剂作对比研究,充分考虑与中药饮片基本属性的一致性与性状缺失的特殊性,充分考虑在药材来源、饮片炮制、中药配方颗粒生产及使用等各个环节影响质量的因素;加强专属性鉴别和多成分、整体质量控制,充分反映现阶段药品质量控制的先进水平和质量源于设计的理念等。该管理办法体现了质量源于设计、质量量度等新的监管思路,将对中药配方颗粒的发展发挥重要作用。

三、一批技术或产品获得专利保护及成果奖励

截至目前,六家中药配方颗粒生产企业申请国内外专利共计 84 项,其中获得授权专利 64 项,计算机著作权 2 项。此外,发表学术论文 254 篇,出版专著 7 部;获得省级以上奖励 26 项;省级药检所复核的中药配方颗粒质量标准 485 个品种。

(一) 主要授权专利

一种加快淀粉类中药提取液过滤的方法 ZL200510101737.3;一种提高含人参皂苷类中药提取物质

量的制备方法 ZL201010218537.7;改善含油脂类中药配方颗粒水中分散性的方法 ZL200910145154.9;动物类中药配方颗粒腥臭味的掩盖方法 ZL200710134316.X;中药配方颗粒矫味剂及其制备方法和使用方法 ZL200910235108.8;中药配方颗粒的包衣防潮方法 ZL200610039286.X;一种麻黄配方颗粒及其制备方法和质量控制方法 ZL200710118746.2;一种中药配方颗粒分包机 ZL200720050348.7;中药配方颗粒调配柜 ZL 201020179490.3;一种药库机械手 ZL02228741.8 等。

（二）主要获得奖项

2011 年,"中药配方颗粒产业化关键技术研究与应用"获 2011 年度国家科学技术进步奖二等奖;2011 年 2 月,"中药配方颗粒的创制与产业化应用"获中华中医药学会科学技术进步奖一等奖;1999 年,"中药配方颗粒的研制与开发"项目获 1999 年度广东省科学技术进步奖二等奖;2009 年,"中药配方颗粒产业化关键技术研究与应用"获 2009 年度广东省科学技术进步奖一等奖;2010 年,"50 种中药配方颗粒的专属性检测方法和质量标准示范性研究"获 2010 年度广东省科学技术进步奖二等奖;2001 年 3 月,"单味中药浓缩颗粒的制备与临床应用研究"获江苏省科学技术进步奖二等奖;2011 年 1 月,"中药配方颗粒关键技术研究与产业化"获江苏省科学技术进步奖三等奖。

四、"经典名方标准颗粒研究"进展显著

2013 年,"重大新药创制"国家科技重大专项启动了"经典名方标准颗粒研究"的课题。由 6 家制药企业联合科研院所和高校开展 20 个中药经典名方颗粒剂的示范性研究开发。截至 2016 年 7 月,20 个经典名方均已完成工艺研究、中试放大及验证工作,基本完成质量标准草案的制定和急性毒性研究,稳定性和长期毒性研究工作正在进行中。其中,大建中颗粒已完成安全性评价及加速、长期稳定性研究,基本完成研究任务;达原饮、当归六黄颗粒、新加香薷颗粒等 3 个方剂的长期毒性研究也已完成。

在课题研究过程中,首先对中医经典著作记载的汤剂制备进行了现代诠释,制定了汤剂制备的 SOP,在此基础上开展了工艺和质量标准研究工作。在工艺研究中,按照生产工艺、给药途径、功能主治与传统应用一致的原则,以经典方标准汤剂的质量为对照,对制备工艺研究全过程进行质量一致性的评价,选择经典方颗粒产业化工艺,充分保障经典方颗粒与标准汤剂的一致性,保持传统汤剂的内涵,特别是在大建中颗粒制备工艺研究过程中,还采用药效学评价的方法,与日本大建中颗粒进行了对比研究,指导制备工艺研究;在生产工艺中,结合产品特色及质量要求,部分方剂采用了高效低温浓缩技术、流化床制粒技术、沸腾干燥制粒技术,保证了所含功效成分的稳定;在质量控制研究中,整合中药质量评价的技术与手段,制定引领目前中成药质控水平的产品质量一致多维度的控制标准,如:建立了多指标含量测定结合特征/指纹图谱评价产品质量的方法以及从中药材、饮片、中间体到颗粒成品的全程质控体系,保证了产品质量的稳定和可控。

第四节　不足与展望

我国中药配方颗粒的研发始于 20 世纪 90 年代初,随后国家又启动了试点工作。历经近 20 年的探索与发展,虽取得了显著成就,但因当时存在相关基础研究薄弱、科技支撑不足,无统一国家标准和技术指导原则等原因,有些问题没有得到很好解决。根据我国中药配方颗粒的现状及未来发展的需求,提出以下几个需关注的主要问题和建议。

一、中药配方颗粒和经典名方颗粒剂质量提升问题

无论是中药配方颗粒还是正在研制的中药经典名方颗粒剂，从长远发展考虑，提高产品质量、确保其临床疗效是中药颗粒剂发展的关键环节，也是研究和技术攻关的重点。关键在于确保中药颗粒剂与其对应的由饮片、复方制成的标准汤剂质量保持一致，从而保证其临床疗效的一致性。研究制定质量标准、建立稳定可靠的质控方法，是确保质量一致性的关键。在中药颗粒剂质量标准的研究制定过程中，应根据中药的特点，结合传统用药经验、现代研究基础以及现有的技术水平，处理好科学性与可行性的关系，使所制定的质量标准能够符合中药的特点和实际情况，并且可靠、可行。此外，应强化全程质控的观念，研究建立不同环节质量控制的标准和方法。

（一）中药材及饮片的质量控制

中药饮片质量稳定、可控是保证汤剂质量和颗粒剂质量稳定的根本。饮片质量稳定的根本是药材质量的稳定，饮片炮制工艺的规范，生产过程的可控。因此，中药配方的颗粒及经典方颗粒的现代研究应包括药材规范化生产、饮片规范化炮制等药材生产、炮制加工以及储存和保存等相关研究，制定相关质量标准及质控方法。

（二）标准汤剂制备及质量控制

标准汤剂作为基准汤剂的制备及质量控制，是中药颗粒剂制备的基础。应在中医典籍和文献调研的基础上，结合中医临床应用经验及现代临床研究结果，以及中药药效物质基础研究的结果进行综合分析，充分借鉴和运用药效评价、药物分析等新技术开展系统研究，并综合行业共识，建立标准汤剂的质量标准、质控体系及其制备的操作规范。

"优质产品是生产出来的，而不是检测出来的"，这已经是目前制造行业的共识。生产出优质产品的关键则是研究、建立可靠的产品质量标准和质控体系，并将质量控制研究贯串于产品制造的全过程，进行全面、全程质量控制研究。生产优质中药配方颗粒，首先需要对中药材及其饮片的质量进行研究，加强对药材来源进行质量检测和控制，注意药材来源的多基原问题和品种名称易造成混淆的问题。高度重视饮片炮制过程可能带来的质量问题，研究建立一套有效、可靠的药材、饮片质量检测和控制方法和技术，保证用于生产中药配方颗粒的原料均为质量优良的药材。生产优质中药配方颗粒，应充分借鉴和运用现代科学技术进行全方位、多角度、多层面的分析和研究，准确评价标准汤剂的质量，建立可操作、可重复和稳定的质量标准和质量控制方法。此外，生产优质中药配方颗粒还需要采用各种现代检测技术对中药配方颗粒的中间体、半成品、成品进行全面的质量分析与评价，为生产工艺的选择与优化提供依据。

（三）中药配方颗粒及经典名方颗粒剂生产工艺选择及全程质量控制

研究建立中药配方颗粒及经典名方颗粒剂生产全过程的质量控制方法是确保产品质量的又一关键环节。

在生产过程中，根据产品的特点，综合运用高效液相色谱仪、气相色谱仪、紫外分光光度仪、薄层扫描仪、红外光谱仪等现代分析检测仪器以及其他的多种理化鉴别方法和技术，研究建立其原料、中间体、半成品、成品的质量标准及质控方法。研究建立从研发到生产统一的质量标准，切实建立起实用、全面、快速、专属性强，并能够反映中药配方颗粒及经典名方颗粒剂内在质量的质量控制体系，这将有助于这样的颗粒得到更广泛的认可和使用。

二、中药配方颗粒和经典名方颗粒剂技术体系建设问题

中药配方颗粒剂及经典名方颗粒剂研发与生产是一个复杂的系统工程,经历了从选料去杂、提取、分离、浓缩、干燥到制粒的现代工业规模制备等过程。尽管目前在工业制备方面已经采用了动态提取、真空低温干燥、瞬间喷雾干燥、带干及干法制粒等高新技术,使其生产工艺不断改进,产品质量不断提高,但与传统方法制成的汤剂还存在一定差异。因此,目前所采用的工业规模制备技术和设备尚不能完全满足要求。另一方面,这类颗粒剂所含化学成分复杂,应用现有的技术方法尚不能全部表征出其所含全部成分,也不能完全确定其药效物质基础,给中药质量标准的制定和质量控制带来了很大的困难,这也是中药复方研究和所有中药制剂质量控制所面临的难点。因此,研究建立可靠、稳定的质量标准和质控方法是一项长期而艰巨的任务,有赖于中药药效物质基础和作用原理研究的不断深入和科学技术的进步,是一个不断发展与完善的过程。

要强化研发及生产技术创新体系的建设,紧密结合研发和产业化的需求、针对研发及生产过程中遇到的问题,结合具体产品持续开展研究,强化技术创新,努力发展新技术,对于支撑该类颗粒剂研发的持续发展,不断提升产品的质量和水平,具有重要意义。建议国家有关部门通过相关科技计划,对以企业为主体、结合研发及技术创新体系的建设给予持续支持,建立并不断完善其技术创新体系,培育骨干企业。

三、中药配方颗粒和经典名方颗粒剂临床研究问题

目前认为,中药配方颗粒剂和经典名方颗粒剂并不能完全与汤剂划等号。其临床疗效究竟是否与传统中药汤剂相比存在差异,是否能够完全替代传统中药汤剂,有赖于临床验证。积极开展该类中药颗粒剂多中心、大规模、规范化临床试验,与相应标准汤剂进行比较,则会逐步得出结论。此外,在临床研究过程中,除按照中医理论、根据中药的功能主治进行临床疗效评价之外,亦可根据中药方剂现代基础和临床的研究结果及其药效特点,针对其对某种疾病开展临床研究,评价临床疗效,发现其新的适应证,明确其疗效优势和特色,进一步拓展其临床应用范围。因此,开展该类颗粒剂的大规模、规范化临床试验十分重要,对于确立中药配方颗粒及经典名方的地位,扩大其临床应用以及国际化发展等均具有重要意义。

该类颗粒剂的临床研究是一项投入大、耗时长、要求高的艰巨任务,需要在国家的大力支持和引导下开展,此外还需研究、制定相应的激励机制和政策措施,充分调动企业开展临床研究的积极性,有计划地逐步开展、不断扩大。

四、中药配方颗粒市场秩序问题

我国临床常用的中药饮片 200~300 味,由于不同地区疾病谱存在一定差异,因此常用饮片也存在地区差异。目前各企业所生产的中药配方颗粒都在 400 味以上,有的甚至在 500 味以上,但从目前我国中药配方颗粒的实际应用情况看,一些临床用量少的品种并不需要多家企业来生产,某些品种可能只需要 1~2 家企业每年生产一批就足够了。即便对于一些用量较大的品种,一年也只要两三家企业生产供应就能满足需求。

要想把中药颗粒剂市场做大,只有做强,做强的关键在于提高产品的质量。但我国尚未制定中药配方颗粒统一的质量标准,因此现有产品的质量存在标准不一、差异较大。对于以上这些问题,提出如下

建议。

（一）研究制定统一的质量标准

对于中药配方颗粒质量标准的制定，首先需解决认识上的问题，即对标准高低认识的问题。需明确配方颗粒标准的"高"与"低"应不是某一指标在颗粒中的高与低，而是配方颗粒与相应饮片制成的标准汤剂的化学组成的一致性。按照《中药配方颗粒管理办法》征求意见稿第14条"中药配方颗粒药品标准的制定，应与标准汤剂作对比研究，充分考虑与中药饮片基本属性的一致性与性状缺失的特殊性……"以及基于"现阶段药品质量控制的先进水平"对关键质量属性一致性评价结果的高低的要求，以标准汤剂为基准，进行中药配方颗粒生产工艺的选择和产品标准的研究与制定。标准统一，才能保证不同企业生产的中药配方颗粒、同一企业生产的不同批次的产品质量的一致，避免出现同品不同质现象的发生。

统一标准的研究与制定，应在国家药品监管部门的组织和领导下，由药品审评机构、药品检验机构、药典委员会以及企业、科研院所及高校等有关专家共同研究制定。

（二）实施配方颗粒精益生产

中药生产是资源消耗性生产，为节省资源，保证产业可持续发展，应科学规划配方颗粒的生产，尽可能使供需平衡，避免浪费。根据每一味配方颗粒临床全年的需求量，以及药材、饮片等供给情况，科学制定生产计划。实现全行业配方颗粒生产、使用的精益管理，让资源的每一点消耗都有价值。因此，建议有关部门制定相关管理办法，对中药配方颗粒的生产实行总盘控制，按照备案管理的要求，根据优先原则，控制每一味配方颗粒生产备案企业的数量，科学规划年产量。此外，鼓励和引导企业在中药配方颗粒研发及生产过程中强化产品的特色和优势，实行差异化竞争，避免同质化竞争，维护市场的良好秩序和竞争环境。

中药配方颗粒作为传统中药饮片的补充和改良，具有良好的市场发展前景。进一步研究开发中药经典方剂等复方颗粒剂，则可在很大程度上避免了中药配方颗粒单煎制备、混合使用所带来的疑问。此外，将中药复方颗粒剂与中药配方颗粒配合使用，亦可满足中医处方时辨证施治、随症调方的需求。随着中药现代研究的不断深入、科学技术的快速发展及其多学科新技术在中药现代研究中的应用，中药颗粒剂研究开发水平和产品质量将不断提高。

五、中药配方颗粒和经典名方颗粒剂相关法规完善问题

国家食品药品监督管理总局于2015年12月24日起草的《中药配方颗粒管理办法》（征求意见稿，2015年第283号），对中药配方颗粒的定义为"中药配方颗粒是由单味中药饮片经水提、浓缩、干燥、制粒而成，在中医临床配方后，供患者冲服使用。中药配方颗粒是对传统中药饮片的补充"。明确了中药配方颗粒只是传统中药饮片的补充，只能用于临床调剂；规定配方颗粒只能是单味中药饮片，经水提后制成的颗粒状药品。但仍有两个问题需明确，一是经典名方颗粒未来的定位问题。根据现有定义，中药经典名方颗粒不属于中药配方颗粒的范畴；二是现有配方颗粒并非都是水提制成。有些中药配方颗粒，如阿胶、番泻叶、鳖甲胶、沉香、龟甲胶、鹿角胶、檀香、胡椒、猪牙皂、大皂角、青黛、生大黄、三七、川贝母、血竭等，都是打粉后包装成单剂量与其他的饮片颗粒一同提供给临床配伍使用，在企业的业务范畴，这些也属于配方颗粒。从实际情况看，并非所有中药饮片都适合于或需要制成汤剂、进而制成颗粒剂使用。《神农本草经》有"药有宜丸者，宜散者，宜水煮者，宜酒渍者，宜膏煎者……并随药性，不得违越"的记载。因此，中医临床用药是根据临床需求，按照药物的性质选择合适的剂型或用药方式。如将传统饮

片打粉制成丸剂、散剂,内服或外用,通过药粉的收敛、对胃肠道黏膜及皮肤的保护作用发挥疗效。另一方面,有些中药饮片制成颗粒剂,其稳定性并不一定好于原来的饮片;有些名贵中药是直接打粉兑入煎好的汤药中,有些则无需打粉,直接兑入煎好的汤药中,如阿胶、芒硝等。基于以上考虑,建议有关部门根据中药配方颗粒的发展趋势和中药经典名方颗粒剂研发的实际需求,对相关法规予以不断完善,以便对中药颗粒剂的研发和生产发挥准确的指导作用。

参考文献

[1] 陈周全,张宁. 中药配方颗粒研究的思考[J]. 中成药,2010,32(9):1573-1578.

[2] 黄明福,朱长康. 浅谈日本汉方药颗粒剂的研制与发展[J]. 中国药业,2000,9(7):59-60.

[3] 方志炼. 免煎单味中药配方颗粒剂型质量有优势[J]. 浙江中医杂志,2008,43(3):156.

[4] 陈平. 中药配方颗粒对丰富、发展传统中药汤剂的作用与意义[J]. 中华中医药杂志,2005(5):314-315.

[5] 周嘉林. 试论发展中药配方颗粒的重要意义[J]. 中医杂志,2007,48(2):177-178.

[6] 范胜莲,林兆福. 我院中药配方颗粒的使用情况和发展趋势[J]. 中国中医药杂志,2008,6(7):64-66.

[7] 毛翼,李霞,翁德会,等. 免煎中药配方颗粒与传统中药汤剂的比较[J]. 湖北中医杂志,2007,29(11):62-63.

[8] 刘丽娜,邱家学. 对中药配方颗粒发展的思考[J]. 上海医药,2006,27(10):444-445.

[9] 曾中强. 免煎中药配方颗粒在药房管理中的优越性[J]. 湖北中医杂志,2010,32(1):65.

[10] 高淑莲,高绍山. 浅议中药配方颗粒近几年的发展[J]. 中国中医药现代远程教育,2010,8(6):170-171.

[11] 齐冬梅,闫琴. 中药饮片精制颗粒免煎剂治疗几种内科常见病临床研究[J]. 时珍国医国药,1999,10(3):206-207.

[12] 赵留记. 中药配方颗粒与传统中药饮片汤剂治疗胃溃疡的临床对比研究[J]. 中国中医药现代远程教育,2007,5(9):26-27.

[13] 刘福官,忻耀杰,何建英,等. 五味消毒饮免煎饮片治疗急性咽炎的临床观察[J]. 中国中西医结合杂志,2000,20(11):827.

[14] 周嘉琳. 中药单煎与共煎利弊分析[J]. 中医杂志,2007,48(8):745.

[15] 张春盛. 中药配方颗粒的研究现状与市场前景[J]. 中国中医药现代远程教育,2007,5(3):35-38.

[16] 李爱君,陈曦. 人们对中药配方颗粒的疑惑[J]. 首都医药,2010,01(下):28.

[17] 曾惠芳,苏子仁,史俏蓉,等. 虎仗单煎、复方共煎过程中的药理化学变化初探[J]. 中国药房,1999,10(3):112-113.

[18] 张爱华,彭国平,张琦新,等. 甘草与附子配伍煎液的甘草黄酮含量测定[J]. 中成药,1999,21(4):196-198.

[19] 伍莉,李波. 中药配方颗粒的特点及前景[J]. 内蒙古中医,2007,8:18-19.

[20] 张兆旺,孙秀梅,张琦新,等. 中药饮片改革的研究[J]. 世界科学技术—中药现代化,2002,4(2):34-38.

[21] 李秀玲,徐青,张曦,等. HPLC 研究柴胡和赤勺配伍的化学成分变化[J]. 中国天然药物,2004,2(2):103-105.

[22] 余子川,刘焱文,方颖,等. 二陈汤配方颗粒与传统煎剂的化学成分比较[J]. 中国中医药信息杂志,2002,10(9):42-43,72.

[23] 闵春艳,李晓东,樊宏伟,等. 茵陈蒿汤合煎与分煎的成分比较研究[J]. 上海中医药杂志,2004,38(2):53-55.

[24] 刘韶,雷鹏,李新中,等. 黄连解毒汤饮片汤剂和颗粒汤剂的指纹图谱比较[J]. 中国药师,2005,8(2):117-118.

[25] 肖子曾,戴冰,黄开颜. 六味地黄汤颗粒剂配方与汤药煎剂药理作用的对比研究[J]. 中国中医药科技,2004,11(1):31-32.

[26] 魏孟玲,陈恒霞. 中药免煎饮片和传统饮片药效学对比的临床和实验研究进展[J]. 中医药研究,2002,18(5):50-51.

[27] 戎玲勤,徐甦. 中药配方颗粒临床使用评价[J]. 中医药临床杂志,2007,19(1):57-58.

[28] 戈焰,崔景朝,周瑞玲. 健胃舒颗粒分煎与合煎的临床观察及实验研究[J]. 中国中西医结合杂志,2002,22(6):420-422.

[29] 焦广明. 中药共煎与分煎临床疗效对比研究和讨论[J]. 江苏中医药,2002,23(7)：43.

[30] 王爱武,许志,王福文,等. 独活寄生汤配方颗粒与传统饮片煎剂的药效学比较[J]. 中国药房,2010,21(7)：587-589.

（张永祥,乔善义,钱忠直）

第二十二章
中药国际发展

中药国际化的前提是世界需要中医药。

中药的整体调节作用以及对慢性病和复杂性疾病的独特优势逐渐被国际社会所接受。此外,随着人民生活质量和健康理念的发展,西药的缺点也逐渐显现出来,易产生耐药性、副作用大、开发成本高、价格昂贵。而中药恰好能弥补这些不足。而且,随着时代的发展,医疗模式在悄然发生着变化,人们意识到,对于疾病,预防重于治疗;同时,现代医学也发现,多种药物的协同作用优于单一药物的作用,这明显也是中药的优势所在。随着人们越来越注重回归自然的生活方式,使源于自然、效法于自然的中药逐渐被国际社会所理解,促进中药产品逐渐进入国际主流市场,成为整个中医药行业的重要任务,是带动中药产业发展的一个重要契机,同时也为世界传统医药甚至全人类的健康事业做出贡献,让低收入人群有药可用。

国家对中药的国际化也寄予了厚望,先后制定和颁布了一系列规划和纲要,指出中医药发展的重要任务之一是推动中医药产品进入国际主流市场。回顾改革开放以来,业内人士的观念也在逐渐发展和变化。1998 年以前,人们普遍认为中药已经进入国际市场,且更多着眼于"中医国际化"。而事实上,对于当时"中药国际化"现状,人们有些过于乐观。首先,我国整个中药出口规模虽然不断增长,但是占整个医药出口份额相对偏低,并且还存在下滑趋势;其次,从中药出口产品结构来看,主要以原药材和提取物为主,真正的成药品种份额仅占 15％左右;再次,从出口方向来看,输入地主要为亚非拉地区,中药产品尚未进入欧美等医药主流市场。因此,从 1998 年以后,"中药国际化"逐渐成为主流声音。以中药为龙头,带动整个行业的国际化,被认为更加容易被国际社会所接收。从 20 世纪 90 年代末到现在约 15 年期间,从政府到企业都与西方进行了不断深入的合作与交流,取得了长足的进步。但是,盘点成果仍不尽如人意。在 FDA 提交临床试验申请(IND)的 632 个植物药品种中,仅有 7 个中药;作为另一个重要的传统中药海外市场,由于《欧盟传统草药注册指令》的实施,将使中药在欧盟的销售受到更严格的限制。而在欧盟规定的中药简化注册过渡期内,我们仅有地奥心血康与丹参胶囊两个产品注册成功。可见,未来我们仍会举步维艰,任重道远。

第一节 问题和挑战

纵观我国近 20 年中药出口的发展状况,中药产品占整个医药出口的份额呈下滑之势,而植物提取物逐渐取代中药饮片成为出口额最多的品种类型,值得注意的是,2015 年中药出口产品中成药所占份额仅为 6.94％。

中药国际化一直打不开局面的因素有多方面，从中医药自成一体的理论体系到全球经济发展和法律法规不同，从中医药本身的不足到东西方文化的差异，从内因到外因都存在问题和挑战。

一、文化差异显著

中药是在中医理论指导下所使用的天然药物。西方人要理解中药首先要理解中医乃至整个中国传统文化。中医理论体系与西方医学理论体系差异巨大。中医学具有中国传统文化的整体、天人合一的思维特征，是在阴阳五行、藏象证候、气血经络、寒热虚实等中医理论指导下的辨证论治；中药成分复杂，在性味归经、君臣佐使等药性和配伍理论的指导下用药；而西医则讲对症下药，局部治疗。因此，对注重以微观思维方式分析事物的西方人来说，中医药是很难理解的，而且在西方科学及西医理论里也找不出准确表达中医药概念的词汇。东西方文化的差异给中药国际化带来了"文化壁垒"。

二、科技实力相对薄弱

中医理论在传承和交流上出现了局限性，而我们现阶段又缺乏符合中药复杂体系特点的系统评价方法和研发手段，因此中药在现代医学的评价体系面前，无法提供支撑疗效和用药安全的直接证据。这给中药产品进入国际市场造成了很大障碍，也可以说是主要障碍。

中药基础研究虽然取得了长足的进展，但中医药科学内涵的诠释还不够深入。此外，本应作为新药研发主体的中药企业，对于研发的投入往往赶不上对营销的投入。中药企业虽然众多，但创新能力较弱，缺少具有国际竞争力的大企业和拳头产品。从国外大药企的成功实例来看，有持续占领市场的拳头产品，才能支撑新药研发的庞大投入。中药的新药研发也需要进入这样的良性循环。

三、法规和标准不够完善

由于特定的历史条件和经济环境，我们在中医药法规和标准制定上与欧美植物药或草药法规体系存在差距或很难融合。这客观上造成了中药从生产到销售的管理不足，缺少相应的技术规范，无法有效全面管理、控制以及保障中药的质量，直接导致质量参差不齐，产品疗效下降，更有甚者产生了严重的中药安全事故。虽然对于出口产品的管理更加严格，但是由于标准的差异，出口产品往往达不到对方的标准要求。

四、技术贸易存在壁垒

中医药贸易包含中药的产品贸易、中医的服务贸易以及技术贸易。其中，技术贸易壁垒是我们首要需要关注的。只要是产品，进入市场不可避免会产生利益冲突，在贸易过程中，国与国之间，不同利益集团之间都在进行博弈。因此，对于我们的产品进入欧美市场，必然会影响当地医药集团的利益，为了保护本国企业，对外来竞争产品制定难以达到的高标准也是不可避免的。

目前具有竞争力的世界植物药公司大量涌现，美国已建成了数十个规模较大的植物药生产企业，这些企业既有国际资源、生产与开发能力，又有销售网络连锁店的大型植物药集团公司。雄厚的资金、开发能力和先进的生产技术设备，使他们在国际草药市场上极具竞争力。这些都对我们的产品提出了更高的要求。

第二节　中药国际注册

一、中药在美国注册现状

(一) 美国 FDA 植物药法规及注册简述

迄今为止,美国最权威的有关植物药研制的指导原则是 FDA 于 2004 年在网上颁布的《植物药研制指导原则》(*Guidance for Industry: Botanical Drug Products*),这个指导原则的出台是美国对包括中药在内的植物药认可度大幅提升的标志性举措。当两年之后,Veregen™ 被 FDA 批准为药品时,植物药也正式开始书写新的篇章。其不再仅仅作为食品和膳食补充剂,满足健康、功能诉求,而同样可以用于治疗、诊断及预防。FDA 针对植物药的特点,所制订的指导原则也的确有别于化学药,主要包括以下 3 个方面。

1. 化学、生产过程与质量控制方面(CMC)　对于植物药的 CMC(chemistry, manufacture and control),与化学药研究的内容基本等同,但要求有所降低。植物药可以是包含有多种成分的组分群,并不要求化学成分完全清楚,包括活性成分的确定也并不是必需的;强调植物原药材严格的质量控制以及生产过程中,从原料药、中间体、半成品到成品的监督、控制与检验。在方法上可以采用替代方法来保证植物药的纯度、品质、规格、药效、稳定性和一致性,如指纹图谱法、生物效价法等多种测定评价方法,虽然不是十分确定的有效成分被监控,但更多成分的定性、定量分析同样可以达到保证植物药质量的目的。

2. 药理与毒理　与化学药物相比,FDA 对于植物药的临床前的安全性研究要求相对宽松,尤其对于已经作为膳食补充剂在美国或其他国家合法上市销售的植物药。这些植物药具有长期人体使用经验,在应用中未发现明显的毒副作用,可以将以前的人用经验替代动物毒理学研究。但这一宽松政策仅限于申请Ⅰ期与Ⅱ期临床试验(初期临床试验阶段)。当进入到申请Ⅲ期临床试验及申请获得批准上市的新药则必须提供包括生殖毒性、遗传毒性及致癌性等完整的动物毒理学数据,以确保药物的安全性。

3. 临床研究　临床试验申请为 IND(investigational new drug application),主要包括临床Ⅰ、Ⅱ、Ⅲ期试验申请。植物药新药批准上市的申请为 NDA(new drug application)。Ⅰ期与Ⅱ期临床试验是疗效的探索阶段,Ⅲ期临床试验与 NDA 是验证性试验阶段,而验证性阶段的临床研究与 FDA 对化学药和生物药的疗效、安全性要求完全一致。

经过约 10 年的实践,在批准了 2 个植物药之后,FDA 药物评价和研究中心于 2015 年 8 月在网上发布了关于植物药开发计划中提交新药上市申请(NDAs)的指导原则(草案)。指南同时也发布了提交新药临床试验申请(INDs)以及或同样适用于生物制剂许可申请(BLAs)的推荐规范。对 OTC 药物专论体系中的植物药信息也提出了规范意见。新的指南是在 2004 年版指南的基础上进行修改补充,改进了对植物药的理解,包括修订和新增后期开发和 NDA 提交。

(二) 我国在 FDA 提交临床试验申请(IND)的 7 个中药品种

在我国,中药有着其自身的理论体系,与国际植物药具有不同的医学背景。但如果从药品这一角度去看,中药与植物药所应具备的本质特征应该是基本一致的,同样要求安全、有效及质量可控。截止到 2016 年 5 月,我国在 FDA 申请了 7 个中药品种(表 22-2-1)。

表 22 - 2 - 1　我国在 FDA IND 申请的 7 个中药品种（截至 2016 年 5 月）

药 物 名 称	发起单位/企业	适 应 证	美国状态	国内状态
复方丹参滴丸(胶囊)(T89)	天士力制药集团股份有限公司	心绞痛	Ⅲ期临床	国药准字 Z10950111
血脂康胶囊(XueZhiKang)	北京北大维信生物科技有限公司	高脂血症	Ⅱ期临床（已完成）	国药准字 Z10950029
扶正化瘀片(Fuzheng Huayu)	上海中医药大学及上海现代中医药技术发展有限公司	慢性丙型肝炎肝纤维化	Ⅱ期临床（已完成）	国药准字 Z20050546
康莱特注射液(Kanglaite)	美国康莱特药业有限公司	胰腺癌	Ⅱ期临床（完成）	国药准字 Z10970091
桂枝茯苓胶囊(KYG0395)	江苏康缘药业股份有限公司	原发性痛经	Ⅱ期临床	国药准字 Z10950005
连花清瘟胶囊(KT07)	石家庄以岭药业股份有限公司	流感	Ⅱ期临床（设计）	国药准字 Z20040063
HMPL - 004	和黄药业	溃疡性结肠炎，克隆病	Ⅱ期完成，Ⅲ期中止	—

　　复方丹参滴丸(胶囊)(T89)（由丹参、三七和冰片组成），作为天士力控股集团的核心品种，该产品于 1997 年开始在美国 FDA 提交 IND 申请，是我国第 1 例闯关美国 FDA 的复方中成药。2010 年 1 月完成Ⅱ期临床试验，2012 年 8 月启动Ⅲ期临床试验。目前已经完成Ⅲ期临床试验，等待临床总结和揭盲试验结果。复方丹参滴丸在 FDA 注册申报主要涵盖 10 个关键性问题，包括 CMC 研究、与 FDA 的沟通、临床研究、药理毒理、数据处理、市场布局、医药经济、风险防范、北美生产及强强联合，其中前三个被认为是最为重要的。在 CMC 的研究中，申请方一方面需要完成药材、提取物、辅料、分析方法、稳定性研究、质量标准、安全性评价等方面的工作，并达到国际标准；另一方面也要重视中药复方的特殊性，中药复方在 FDA 植物药的新药申请过程也是中西文化的碰撞与融合的过程，要以开阔的思维方式，集全球 CMC 法规为己所用，在有理有据的前提下，最终开创中药复方 CMC 开发的新模式。在新药研发过程中申请者与 FDA 可能的沟通阶段详见图 22 - 2 - 1。

　　康莱特注射液是从中药薏苡仁中提取分离出抗癌活性成分研制而成的静脉乳剂。该品种自 1999 年向 FDA 提出临床试验申请，2015 年 6 月完成Ⅱ期临床试验。康莱特成为第 1 个在美国本土完成Ⅱ期临床的中药注射剂产品，并奠定了在更大范围内开展抗癌治疗的基础。

　　桂枝茯苓胶囊（由桂枝、茯苓、牡丹皮、桃仁、白芍组成）配方源于东汉张仲景的《金匮要略》，用于妇科血瘀证、内分泌紊乱造成的子宫肌瘤、子宫内膜异位、原发性痛经等。2000 年 1 月 FDA 同意开展临床试验，2007 年 4 月启动Ⅱ期临床试验，2016 年 10 月桂枝茯苓胶囊将完成对于原发性痛经疗效评价的Ⅱ期临床试验。

　　血脂康胶囊是从特制红曲中提取精制而成的血脂调节剂，用于治疗高脂血症及动脉粥样硬化引起的心脑血管疾病。2006 年 6 月向 FDA 提交新药临床注册申请，并于 2014 年 7 月完成了对高脂血症患者降脂作用的有效性与安全性评价的Ⅱ期临床试验。

　　扶正化瘀片/胶囊是用于慢性丙型肝炎肝纤维化的中药复方制剂。该品种于 2013 年 11 月完成 FDA Ⅱ期临床试验。目前扶正化瘀片进入Ⅲ期临床试验方案设计阶段。

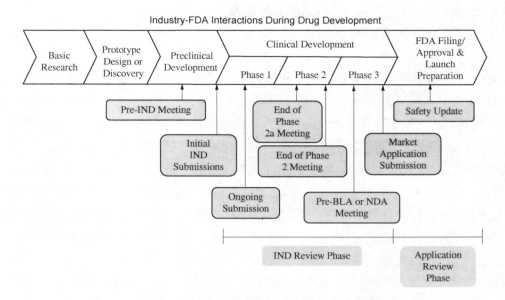

图 22－2－1　在新药研发过程中新药申请者与 FDA 的沟通与交流

　　连花清瘟胶囊是由石家庄以岭药业股份有限公司生产的用于治疗感冒、流感的代表性中成药，2015 年 12 月向美国 FDA 提交 IND 申请，并将启动 Ⅱ 期临床试验。

二、中药在欧洲注册现状

（一）欧洲草药注册法规及应用现状

　　欧洲草药注册法规主要由欧洲药品管理局（EMA）执行，其主要负责对制药公司开发的在欧盟使用的药品进行科学评价。草药在欧盟的注册上市主要依据两部法规，一部是 2001/83/EC，另一部是 2004/24/EC。2001/83/EC 法规是 2001 年 11 月颁布的关于药品在欧盟注册的法规要求，是欧盟现行的基本药品法；而 2004/24/EC 是 2004 年 4 月针对上述法规的不足，专门针对传统草药简化注册申请提出的补充修订法令，这部法令常被称作欧盟传统草药法令。

　　根据欧盟药品注册法规，欧盟市场上的草药分为三类：第 1 类是传统草药（TU），该类草药只要能提供足够的安全性数据和大体的疗效即可，可以参照 2004/24/EC 法令进行简单注册申请，该类草药的注册仅需要向某一成员国申请即可，不需要直接向 EMA 申请。第 2 类是经良好确证的草药（WEU），该类草药需要有科学文献证明其含有的活性成分已经作为该医疗用途至少 10 年，并且具有认可的疗效和可接受水平的安全性。该类草药的注册可以参照 2001/83/EC 法令进行简单注册申请，即可以向某一成员国申请，也可以直接向 EMA 申请。第 3 类是经过全部药品注册程序的草药，这类草药一般是制药企业提供全部的安全性和有效性实验数据或者结合文献数据，参照 2001/83/EC 法令递交全套注册资料，既可以向某一成员国申请，也可以采用集中注册申请的方式，直接向 EMA 申请。由于多数中药难以达到第 3 类，甚至第 2 类草药的要求，因此 2004/24/EC 法令备受国内中药企业关注。2012 年 3 月地奥心血康获得荷兰药监局（MEB）批准，正是采用了 2004/24/EC 法令的传统草药的简单注册程序。

　　2004/24/EC 法令主要针对现有传统草药在欧盟的注册申请，不涉及新开发的草药产品。自该法令 2004 年颁布以来，经过 7 年的时间，于 2011 年 4 月 30 日已经完成过渡期。当前在欧盟销售的草药都必须至少通过该法令的注册要求。

（二）我国中药在欧盟各成员国申请注册情况

自 2004/24/EC 法令颁布至今,我国共有地奥心血康胶囊和丹参胶囊两个品种在荷兰获得批准上市。

地奥心血康胶囊是由中国科学院成都生物研究所和成都地奥制药集团有限公司研制生产。2012年 3 月 22 日,地奥心血康胶囊以治疗性药品身份通过荷兰药品评价委员会的注册,获得在该国上市许可,实现了我国具有自主知识产权治疗性药品进入欧盟药品市场零的突破。地奥心血康的成功经验同样值得借鉴。首先是要严把质量关,中药国际化需要克服标准、资金和市场等重重"关口"。特别是标准方面,中药的临床试验、生产过程需要做到标准化、规范化,做到质量稳定、可控,要有充分的临床证据和基础研究数据保证产品的质量、疗效和安全性,这样才有可能进驻欧盟市场。中医药走向世界,企业扎实的硬功夫和有效的国际合作必不可少。扎实的硬功夫表现在 3 个方面:一是基础研究要扎实,把药品的物质基础和作用机制弄清楚、搞明白。二是要通过长期的临床资料,让对方认可药品的有效性、安全性和稳定性。三是从原料加工到生产销售,企业都要严格按照生产管理规范来操作。中国与发达国家在药品标准、生产、监管、注册等方面的差异很大,如果只靠国内的企业自己出去闯,可能会走很多弯路,而找到一个理想的、有实力的合作伙伴可以起到事半功倍的效果。成都地奥的地奥心血康胶囊完成荷兰注册,未来将扩大欧盟注册范围。

2016 年 1 月,天士力制药集团股份有限公司的产品丹参胶囊(丹参提取物)正式通过了荷兰药品审评委员会(CBG - MEB)的传统药物注册批准。丹参胶囊历经产品早期设计、工艺和质量开发、临床前/临床安全性/有效性的评价、生产现场符合性认证、上市申请、上市后警戒性体系建立的全过程,完成荷兰药监局(MEB)多轮技术文件递交和问题回复,在 2016 年 1 月 6 日签发丹参胶囊药品注册证书和药品说明书。该产品的成功注册和欧盟上市也是推动公司丹参系列优势品种走向国际主流医药市场的标志性事件。

此外,2015 年 4 月由英国企业"凡诺华"(Phynova)申报的豨莶草片成为首个获英国药品及保健品管理署(MHRA)批准销售的中药产品,主要用于缓解关节肌肉疼痛。

为应对 2011 年 4 月正式生效的《欧盟草药药品法案》,商务部及下属中国医药保健品进出口商会等部门,在全国挑选了兰州佛慈、同仁堂、广州奇星三家中药企业的 10 个中药品种在欧盟注册。其中,兰州佛慈制药股份有限公司通过与瑞典维康士有限公司合作,将浓缩当归丸(岷山牌浓缩当归丸)向瑞典国家药品管理局提交注册申请资料。江苏扬子江通过国际合作,开始在欧盟注册银杏叶片的研究,目前已经完成银杏叶 GAP 基地资质审核,以及欧盟标准有效及有害物质标准检测。

三、中药在其他国家注册现状

除了美国和欧盟之外,中药在世界其他国家和地区也受到了青睐,中药国际化进程在逐渐加快。

作为美国的近邻,加拿大政府改变了对中医中药的立场,于 1999 年 5 月 19 日成立了天然保健品办公室,其主要职能是鉴定自然保健品中的有效成分,对合格的保健品颁发出售许可证,这表明加拿大政府为中草药合法进入该国开放了绿灯。三黄片是由邯郸制药有限公司根据张仲景的"泻心汤"在 20 世纪 50 年代首创的中药片剂。2005 年 3 月 3 日,三黄片成为首个获发天然健康产品编号(NPN)的中成药产品。2008 年 7 月 15 日天士力集团公司的复方丹参滴丸(NPN80006245)和柴胡滴丸(NPN80006247)两个品种获得了加拿大卫生部签发的天然产品注册许可证书。这改变了中药多年来被排斥在加拿大主流市场体系之外的尴尬身份。与化学药的申请相似,这两个品种也是在递交了大量的安全性、有效性和质量证据以后,经过加拿大卫生部的严格评审获得批准的。这是自 2004 年新法规实施以来,首次受理并批准的来自中国内地制药企业的第 1 项自主申请案例,这一申请改变了他们对中医药的固有看法和态度,使他们认识到了中药不同于化学药的一些独特性和传统性,也为他们今后开展类似的审评提供了很好的范例。

澳大利亚是给予中医药合法地位为数不多的西方国家之一,现已经将中医纳入医保体系。1989 年澳大利亚联邦政府正式通过了《药物管理法》,并于 1991 年 2 月实施。澳大利亚将药品分为处方药、非处方药和辅助药物三种,该法将中药列入辅助药物类进行管理。澳大利亚因此成为全球第 1 个承认中药为药物的西方国家。2012 年 7 月起对中医进行注册管理,这为中医药的国际化提供了极好的机会。脑心清片是单味药(柿叶)制剂,成分相对清楚。2011 年 11 月,广州白云山和记黄埔中药有限公司与西悉尼大学正式签订了脑心清片的合作协议,按照植物药的研究思路,在质量标准、临床以及有关的药代动力学和安全性方面开展研究。2012 年 4 月 3 日,脑心清片成功通过了澳大利亚药品管理局 TGA 的审查获得成功列册(ASSTL196297),意味着该产品可以以补充药物的形式在澳大利亚实现销售。穿心莲片具有清热解毒、凉血消肿的功效,对肺热咳嗽、咽喉肿痛等疗效显著。2012 年 9 月 21 日,该公司的穿心莲片亦获得 TGA 的成功列册(AUSTL201241)。

2000 年 4 月,天士力控股集团的复方丹参滴丸成功通过俄罗斯卫生部处方药注册,获准在俄罗斯上市,是俄罗斯批准的第 1 例治疗心脑血管疾病的复方天然植物处方药,也是首例中药制剂获准在俄罗斯上市。2003 年,康莱特注射液被俄罗斯卫生部批准注册成功,成为俄罗斯市场第 1 个中药注射剂。2014 年 12 月,俄罗斯卫生部批准了我国中药万通筋骨贴在俄罗斯的药品注册。这是首例治疗风湿病关节炎的中药在俄罗斯以药品注册成功,也填补了俄罗斯贴剂药品的空白。广东奇星药业的华佗再造丸于 1998 年就已经进入俄罗斯市场,并陆续以药品身份进入保加利亚、乌克兰和白俄罗斯等欧洲国家。华佗再造丸在 2005 年被列入越南国家医保药物目录,2007 年成为第 1 个正式取得韩国进口药品注册批文治疗中风的中成药后,又取得俄罗斯药品永久注册证书,进入国际心脑血管预防和治疗药品主流市场。目前华佗再造丸能以药品身份出口的国家和地区已达 26 个,其中包括俄罗斯、乌克兰、越南、马来西亚、澳大利亚、泰国、韩国等。

第三节　中药国际标准

中药国际化一直是我国中药发展的战略目标之一,中药质量标准及其相关的质量控制技术是制约中药国际化的关键因素。既决定着中药能否具有作为药品的法律地位,又深刻影响着中药的竞争力乃至于中药产业的健康与发展。因此急需提高中药的质量控制技术水平,尽快制定和完善符合中药特点的现代中药质量标准,并通过与美国、欧盟等药典委的沟通与合作,为实现国务院提出的"中药标准主导国际标准制定"的目标奠定基础。

一、美国草药标准现状

《美国药典》(*United State Pharmacopeia*,USP)从 1820 年第 1 版出版至今已经有 190 多年的历史,所建立的标准被全球 140 多个国家与地区承认和使用。在美国,草药一直与维生素、矿物质等同作为膳食补充剂,列在膳食补充剂卷(Dietary Supplement Compendium,DSC)。据统计,2014 年出版的

《美国药典》第 37 版中收录有 153 个草药及其制剂。随着社会与医学技术的发展，《美国药典》已经意识到草药的重要性，目前正在全面推进这方面的工作。2013 年 5 月 20 日《美国药典》正式启动草药卷（herbal medicines compendium），而且草药卷的标准可以在线免费获取，主要提供单味药材与粉末以及相关提取物或制剂的标准。在专论（Monograph）项下共分成三类：第 1 类是待完成的品种（proposed for development），这类品种是 USP 正在关注尚未形成完整的专论品种。截止至 2016 年 5 月，在线显示该项下有包括秘鲁巴豆、柑橘、酸枣等 24 个草药品种；第 2 类是已经完成标准的制定，正在公示需要大家提出意见的品种（proposed for comment），目前该项目下有包括葫芦巴、红景天等 27 个草药品种。第 3 类是通过评审真正纳入到草药卷的品种（final authorized），目前该项下有丹参、人参、三七、五味子、灵芝、何首乌等 38 个品种。草药卷与目前《美国药典》的 DSC 最大的不同是，不局限于膳食补充剂的植物，它可以包括应用于草药制剂中的各种药材。从中药的角度看，只有可以作为药食两用的品种才能被 DSC 收录，如《神农本草经》中的下品则不可能进入 DSC 卷，但可以纳入草药卷中，其所涵盖的范围在草药方面应该远远大于 DSC。草药卷标准包括定义、别名、混淆品种、通用名、化学成分、鉴别、含量分析、污染物、检查项及包装、贮藏标签等其他要求。与命名相关的别名、通用名等在其中占了一定的比例，因为这与鉴别一样，从植物来源上给出了清楚的界定。从药物角度来说，真伪鉴别是传统药物面临的一个重大课题，与混淆品的鉴别也是草药卷新推出的一个重要内容。检查项主要包括农药残留、重金属和微生物限度等常规项目，这三项同时被要求有别于其他药典，由此可见草药卷的质量标准更全面。

二、欧洲草药标准现状

《欧洲药典》是全球最具影响力的药典之一，目前已经发行至第 8 版。《欧洲药典》（*European Pharmacopoeia*，缩写为 *Ph. Eur.*）8.0 版于 2014 年 1 月生效，收载了 272 个草药及其提取物或制剂的标准，包括五加皮、砂仁、豆蔻、白芷、独活、当归、黄芪、苍术、白术、射干、拳参、红花、陈皮、川木通、薏苡仁、山药、骨碎补、墨旱莲、杜仲、麻黄、秦皮、板蓝根、厚朴、厚朴花、三七、胡椒、荜茇、何首乌、茯苓、夏枯草、野葛、粉葛、丹参、地榆、北五味子、黄芩、青风藤、槐花、槐米、粉防己等 66 个中药品种。遗憾的是这 66 个中药材没有我国专家独立制定或参与制定的标准。《欧洲药典》标准包括草药及其制剂（提取物、成药、药茶），如缬草根（Valerian Root），除了植物本身外，还包括相关的缬草水提取物、醇提取物以及缬草根切片及缬草根酊剂。正文项下主要包括定义、鉴别、检查项和含量测定 4 个方面，其中检查项根据项目的不同选择性包括外来杂质、干燥失重、总灰分、酸不溶性灰分等内容。

在欧洲地区，除了《欧洲药典》，还有并行的欧洲各成员国的药典。英国有着悠久的应用草药的历史。《英国药典》（*British Pharmacopoeia*，BP）是英国药典委员会（British Pharmacopoeia Commission）的正式出版物，是英国药剂和药用物质的官方标准文集，包括出口到英国的产品，更包含《欧洲药典》的所有标准。它每年更新，8 月出版，次年 1 月生效，在商业和学术界同时具有很高的国际声誉，有 100 多个国家采用。《英国药典》于 2007 年首次增加了有关中药的内容，除了是对 2004 年 4 月 1 日实施的欧洲指令（European Directive）2004/24/ECD 针对传统草药产品质量控制规定的支持外，还首次在正文品种中收载了甘草（Licorice），从而开始了对在英联邦内使用的中药质量控制的重要一步。此后逐年递增，除了本国使用品种以外，还引入《欧洲药典》品种。并且于 2009 年开始正式将草药与草药制剂（herbal drugs and herbal drug preparations）作为单独一项列出，2011 年改为草药、草药制剂和草药产品项（herbal drugs，herbal drug preparations and Herbal medicinal products）。截至 2013 年，《英国药典》共收录了《欧洲药典》以外的草药品种约 20 个，包括甘草、当归、黄芪、白芍、三七、红花、丹参等中药品种。其中，一些品种逐渐被《欧洲药典》标准替代。除了《英国药典》以外，英国还有许多非法定药用标准作为《英国药典》的配套资料使用，其中就包括由英国草药协会（British Herbal Medicine Association，BHMA）出版的《英国草药典》（*British Herbal Pharmacopoeia*，BHP）。第 1 版于 1974 年出版完成，1996 年出版了第 4 版，介绍 169 种植物药的来源、特征、鉴别、质量标准（分为异物、总灰分、酸不溶灰分、水溶提取物、商品原料等）、干粉提取物等，包括对草药的宏观和微观描述。《英国草药典》对世界范围内提高用于制造植物药的草药原料的质量控制，确保草药的安全性与可靠性起了不可代替的作用。世界卫生组织（WHO）出版的草药集、美国草药典委员会（AHP）出版的草药专论、欧洲植物疗法科学协作联合会（ESCOP）编写的草药集都引用了《英国草药典》的相关内容。

德国是欧洲地区另一个普遍使用草药的大国，德国自身的传统医学历史悠久，应用广泛。德国于公元 1086 年出版了首部《药用植物志》，公元 1513 年首部植物药典问世（《纽伦堡药典》）。正是因为这种基础，德国民众不仅对本国的草药认可，对其他国家的草药的认可程度也优于其他欧洲国家。德国是欧洲产销草药最多的国家。德国卫生部于 1978 年设立了专门委员会，对市场销售的 435 种草药，从质量、疗效及使用安全等方面作了全面评估。目前批准可供使用的约有 300 种草药（单方与复方），其余因毒性原因未获准使用。由该委员会所编制的各个草药专论（Monograph），实际上构成了德国草药药典。它对植物药的化学组成，所含生物活性成分，批准的适用证、禁忌、不良作用，与化学药物的交互作用，剂量范围，服用期限，药理学等，均有明确规定。凡在德国出售的植物药，必须符合该药典的规定。

三、其他国家和地区草药标准现状

除欧美地区外，世界上还有许多国家和地区针对草药建立了标准。如在日本具有法律效力的《日本药局方》，目前最新版为 2011 年的第 16 版改正版，由一、二两部组成，共一册，在第 2 部中收载了生药（crude drugs）276 种，并有相关拉丁名索引。日本的生药更接近中药，药局方中规定专论中的生药包括动、植物的药用部位、从原药材中获得的细胞内容物和分泌物以及提取物和矿物。以全药、切片、粉末以及成方制剂等不同的形式混排。其中药材 161 条，粉末饮片 55 条，提取物与成方制剂 60 条。《日本药局方》收载的 22 个传统汉方制剂，标准制定的相对详细。这 22 个汉方制剂标准中，除半夏、大枣、猪苓、茯苓和山药等 5 味药在各汉方药中无鉴别外，各汉方制剂中鉴别药味的比例均在 60%～100% 之间。同时各汉方药中含量测定指标也均在 2～4 个之间，其定量限度除人参皂苷 Rb_1、附子总碱、番泻叶苷 A 和紫苏叶中的迷迭香酸外，均规定了含量上下限。而且各单味药的定性定量方法在不同方药中的标准相对统一。所有汉方制剂均有 TLC 鉴别、重金属、砷盐检查和 HPLC 含量测定等规定。相比较于汉方制剂比较全面的质量标准，《日本药局方》中单味药的标准略显简单。

印度草药在世界草药中占有举足轻重的地位。早在 1833 年，当时的东印度同业（公司）药房就介绍了一种药典样的出版物——《孟加拉药典及药用植物的一般规范》，在 1844 年正式出版，其中主要是列表介绍了本地常用的土生土长药材。印度独立后，1955 年出版《印度药典》（第 1 版），1960 年出版了增补版，这版药典包括了在印度使用的西药和草药，这种形式也体现在《印度药典》1966 年版（第 2 版）及它的增补版 1975 年版中。1966 年版中来源于动、植物的药材及其制剂约 170 余种。然而据报道，1985 年版《印度药典》（第 3 版）收载的动、植物药材只有 10 余种。到 2010 版草药及草药制品增至 89 种，其中药材 53 种，干浸膏 14 中，水提取物 3 种，挥发油类 9 种，制品 9 种，全为植物药及其制品，未见动物药和矿物药。质量控制的检测方法主要以现代先进仪器为主，采用色谱法的品种达到了 69 个，其中液相色谱（LC）62 个，气相色谱（GC）6 个，高效薄层色谱（HPTLC）1 个。虽然现行《印度药典》收载草药及草药品种数量较少，但印度政府近年已陆续出版了很有影响的民族医药体系的药典，如《印度阿育吠陀药典》（*The Ayurvedic Pharmacopoeia of India*，API，1990—2008 年，载药 540 种）、《印度锡达药典》（第 1 部第 1 卷，2008 年，载药 73 种）。

韩国是亚洲另外一个中药普及国家，《韩国药典》（*The Korean Pharmacopoeia*，KP）正文专论分为两个部分，第 2 部分（Monographs，Part Ⅱ）集中收载了生药和生药制品（crude drugs and crude drug preparations）。《韩国药典》第 1 版出版于 1958 年 10 月，第 2 版出版于 1967 年，第 3 版出版于 1976 年，此后每 5 年修订一次，目前最新版是 2012 年修订的第 10 版。

另外，中国香港地区于 2005 年推出第 1 期《香港中药材标准》（简称：《港标》），至今已更新至第 7 期，完成了 236 种常用中药材的标准制定，港标药材的选择是基于香港市面流通的常用品种，而且每味中药材在重金属、农药残留及黄曲霉素等含量限度的明确规定也提高了合格中药材的品质。WHO 药用植物专论（WHO monographs on selected medicinal plants）、欧洲植物治疗科学协会（The European Scientific Cooperative on Phytotherapy，ESCOP）等药物管理机构与协会也制定了相关的植物药专论，也为植物药与其相关产品的合理使用起到了促进作用。

四、中药 ISO 标准

除了各国药典以外，一些组织、机构、协会和地区也积极致力于中药标准研究。国际标准化组织（International Organization for Standardization，ISO）成立于 1947 年，是非政府性国际组织。现有技术委员会（TC）209 个，分技术委员会（SC）有 552 个，工作组有 2200 多个。在 209 个技术委员会中，包括中医药标准技术委员会（ISO/TC249）在内的医药标准化技术委员会有 12 个，截至目前，ISO 颁布医药标准超过 700 项，在开展国际医药标准化工作方面发挥着重要作用。中医药标准化技术委员会于 2009 年 9 月批准成立，秘书处设在中国上海。该委员会的成立说明了国际标准化组织对传统医药标准化特别是中医药标准化的认同和期待，是国际传统医药进一步发展的必然要求。中医药标准化技术委员会的工作范围是中医药领域的国际标准化。目前，成员 21 个，包括：中国、澳大利亚、奥地利、加拿大、法国、德国、加纳、印度、日本、韩国、蒙古、挪威、南非、西班牙、荷兰、芬兰、以色列、泰国、突尼斯、美国、越南；观察成员 11 个，包括：巴巴多斯、中国香港、爱尔兰、意大利、立陶宛、新西兰、波兰、新加坡、瑞典、瑞士、英国。

五、中药标准国际化的主要进展

（一）中药标准在国际主流药典的研究进展

构建完善的中药质量标准体系，让更多中药标准在美国药典和欧洲药典等主流药典收载，必将提高中药的国际认知度和影响力。理想的中药质量标准应该科学、合理、简便、可行。但要达到此目标，需要首先对中药开展深入的基础研究，明确其化学组成以及与药理功效相关联的活性成分，才有可能建立适宜的质量标准。中药的质量标准研究并不仅限于化学成分分析，而应该是中药化学、分析化学、药理学、生物学等相结合的多学科交叉研究。果德安团队构建了贯穿"化学分析—体内分析—生物分析"三位一体的中药系统分析方法学体系，开展了 10 多年的实践探索，提出了"深入研究，浅出标准"构建中药现代质量标准体系的基本理念。这一理念已经成功地应用于《美国药典》与《欧洲药典》中草药质量标准的制定中，包括已有丹参、灵芝、三七、桂枝、五味子、薏苡仁等 13 个中药标准被美国药典收载，其中 9 个标准是由我国科学家独立制定，首次实现了中草药标准被美国药典收录的突破。此外，我国学者制定的中药钩藤、水红花子、虎杖等标准首次被《欧洲药典》收录,也成为我国学者起草的第 1 批进入欧洲药典的中草药标准。

（二）中药标准在 ISO 的研究进展

继 2014 年 2 月首个在世界传统医学领域发布的《一次性使用无菌针灸针》ISO 国际标准后,4 月中药领域第 1 个 ISO 标准《人参种子种苗国际标准》颁布,人参相关国际标准制定工作进入新阶段,促进了我国人参产业提高国际竞争力。次年 7 月,《中医药—中草药重金属限量》也正式发布。目前,尚无一致公认的国际标准对中药材重金属含量最高限额进行规范,造成了在中药材领域重金属含量的争议。该国际标准针对上述问题和需求,规定了中草药中铅、砷、镉和汞含量的三种仪器检测方法及三种方法之间的比较,并在附录中提供了中药材重金属含量的最高限额参考,以及适用于作为食品补充剂、功能性食品或天然药物进行国际贸易的非矿物类中药材和饮片。该国际标准为中药材重金属含量标准化的检测方法和危险评价提供参考。

第四节　不足与展望

随着中医药现代化研究的推进,中药国际化步伐显著加快,并取得了阶段性成果。2015 年中药产品出口达到 37.7 亿美元,主要为中药材、中药提取物和中成药等产品。由于不同国家和地区文化,法律法规、管理办法的差异,中药产品在不同国家和地区的"身份"不同。在欧美等西方发达国家,中药产品主要以膳食补充剂、保健品身份销售。也有一些中药产品以药品身份在俄罗斯、越南、澳大利亚等国家销售。总体上,由于法规的差异,中药以处方药身份进入欧美主流医药市场仍面临重重阻碍,任重道远。因此,一方面要加强美国和欧盟中药注册研究,也要加强与其他国家和地区中药贸易和市场准入研究工作的推进,特别是"一带一路"国家的中医药交流。在未来发展中,我们还需要重视解决两方面的问题。

一、国际理念与法规的协调互认

中西方具有不同的医学文化背景。欧美的专家与药品监管部门对中医药的认识与了解是站在西方医学体系的角度,缺乏与中医药相关的传统文化知识和概念,没有用药经验,因此在制订相关法规和质量标准专论时会遇到很多困难与问题,需要与中国的相关部门与专家进行沟通,以避免他们在标准的形成过程中因为对中药缺乏了解而造成不必要的错误。通过沟通,明确中药国际注册与中药标准研究理念。世界各国对于传统药物的认识与接受的程度不同,体现在政策法规的形式和内容,各不相同。中国通过与欧美相关部门及专家的良好、深入的沟通,了解了各自的需求,才能为进一步的合作寻找到契合点。同时还要积极加强与国际相关组织的密切合作,紧密关注国际中医药政策法规的变化,分析世界需求,从而可以多渠道、多角度地加强沟通,有组织、有计划地推进中药国际化的进程。

二、突破中药国际化的技术壁垒

中药国际化最重要的障碍还是技术壁垒。真正实现中药国际化的目标,修炼好中药自身的内功是关键,从安全、有效、质量三个药品的基本属性入手,利用现代科学技术手段,加强中药的基础研究,包括药效物质基础、构建科学可行的质量控制标准、阐明安全适用范围和剂量、确证临床疗效,在此基础上,开展相关体内药代动力学以及作用机制研究,阐明其体内运行规律和作用机制,开发出疗效确切、质量标准可行、安全、机制明确的现代中药产品。目前,这一工作在国内大量学者的共同努力下,已经取得了很大的进步,尤其是针对一些切实有效的常用药物,如人参、丹参、三七等,不但逐渐阐明其作用机制,制定了科学合理的质量标准,开发出了符合现代药学特点的新式中药(如丹参多酚酸盐),还为其他中药的研究和开发积累了大量的经验。同时,除修炼好内功外,还需要解决中医理论的现代诠释问题,让人听得清、看得懂,随着现代科学技术的进步,尤其是组学技术(基因组学、蛋白组学、代谢组学等)的兴起以及精准医学的发展,采用现代先进的技术手段研究中医证候理论并非不可能,如果能够以此作为突破,将传统中医理论解释为现代医学术语,则中医药国际化发展必将出现质的飞跃,中医理论的突破也会对中药的现代化产生革命性的影响。此外,从国家战略角度,应该加强国家统筹布局,针对现有重点产品,设立专项基金支持具有中医药特色并已在进行国际化尝试的产品开展针对注册的研究工作,加强阻碍中药国际化的关键科学问题研究,建立产学研联盟,政府指导,积极同国际相关药品管理机构交流并开展合作。相信在不远的将来,中药一定会在美国和欧盟作为处方药品注册成功,中药国际化也一定会迎来美好的明天。

参考文献

[1] 张晓东,李连达.从美国植物药注册实例看我国中药和天然药物非临床安全性评价[J].中国新药与临床杂志,2010,29(4):251-255.

[2] 罗瑞芝,祝国光,孙鹤,等.FDA批准的第一个植物药及给我们的启示[J].国外医药—植物药分册,2007,22(1):21-22.

[3] 周华.美国第一个植物药Veregen™简介及其对中药研发的启示[J].中药新药与临床药理,2008,19(4):326-328.

[4] 寇秀静.FDA首个植物药医学评审策略探讨[J].中国执业药师,2010,7(2):29-33.

[5] Chordia P, MacArthur RD. Crofelemer, a novel agent for treatment of non-infectious diarrhea in HIV-infected persons[J]. Expert Rev Gastroenterol Hepatol. ,2013,7(7):591-600.

[6] US Food and Drug Administration. 2004. Innovation or Stagnation: Challenge and Opportunity on the Critical Path to New Medical Products[OL]. http://www.fda.gov/oc/initiatives/criticalpath/whitepaper.html.

[7] 中华人民共和国商务部.出口商品技术指南——出口药品注册.2008:103.

[8] 苏刚强,李伯刚.欧盟草药药品注册指南[M].北京:人民卫生出版社,2005.

[9] 瞿礼萍,邹文俊,姬建新,等.中药产品欧盟上市可行途径及法规解析[J].中草药,2014,(5):603-607.

[10] 翁新愚.《欧盟传统草药法令》简要分析[J].国外医学—中医中药分册,2004,26(5):259-261.

[11] 张建成,邱琼.突破中药欧盟注册障碍的关键因素分析[J].中国中药杂志,2014,30(15):2972-2976.

[12] 赵利斌,白剑,朱永宏,等.中药作为天然药品申报进入加拿大的案例简析[J].现代药物与临床,2009,24(1):31-33.

[13] https://hmc.usp.org.

[14] 陈唯真,杨腊虎.《英国药典》2007版简介[J].药物分析杂志,2007,27(3):476-480.

[15] 李红珠.1996年版《英国草药药典》简介[J].国外医药—植物药分册,2008,23(1):42-45.

[16] 陈立新.中医药在德国[J].北京观察,2003,(8):62.

[17] 张丽,丁安伟.对2010年版《中华人民共和国药典》一部后续修订的思考——源自《日本药局方》第十六改正版中生药标准的规定[J].南京中医药大学学报,2012,28(4):301-305.

[18] http://www.drugfuture.com/pharmacopoeia/JP16/.

[19] 贾敏如,王张,邝婷婷.简介2010年版《印度药典》中收载的草药及其草药制品[J].华西药学杂志,2013,28(3):321-325.

[20] 董国峰,李俊德,刘平.ISO医药标准化对我国中医药标准化工作的启示[J].中医药管理杂志,2011,19(10):

899-901.

[21] 针灸研究.首个 ISO 中医药国际标准发布一次性使用无菌针灸针明确 12 项指标[J].中国针灸,2014,34(3):260.

[22] 任壮.人参种子种苗国际标准颁布[J].中医药管理杂志,2014,22(5):748.

[23] 张晓东.国际标准组织再添中医药标准[J].中医药管理杂志,2015,23(16):159.

（果德安,吴婉莹,韩晶岩,林瑞超）

第二十三章
中成药二次开发与大品种培育

中医药是我国独特的卫生资源,也是潜力巨大的经济资源,在我国经济社会发展的全局中有重要作用。我国中成药品种多,历史悠久,但大品种少,20年前过亿元品种仅有几十个。大多数中药品种因原研时期条件所限,存在临床定位宽泛、品种优势不明、制药工艺粗糙、质量控制技术落后等共性问题,导致中成药功能主治同质化、质量标准不高、产品科技含量低,市场竞争力不足等问题。此外,一些跨国医药企业借助资金和技术优势,开始进军中药市场,倒逼形势严峻,做大做强中成药产品,成为我国中药行业发展的重要任务。

中药现代化实施20年来,突破了一批中药研究的关键技术,搭建了一批高水平技术平台,形成了多个创新研究技术团队,为促进中药产业向科技型和节约型转变提供了技术支撑和人才保障。张伯礼针对中药产业发展的实际情况,结合国际医药产业发展的趋势,分析影响中药品种做大做强的共性问题,率先提出了对中成药进行二次开发的理念和策略,组织多学科队伍攻关,建立了中成药二次开发核心技术体系,解决了中药品种存在临床定位宽泛、药效物质及其作用机制不清、制药工艺粗糙、质控技术落后、上市后有效性和安全性缺乏循证评价等问题,成果无缝转化,提高了中药品种安全性、有效性和质量可控性,培育了中药大品种群。

中成药二次开发是一条投入少、见效快、创新驱动中药产业跨越发展的有效途径。研究成果在全国19个省市推广,应用于近百家中药企业,推动了中药大品种不断涌现,2015年过亿元中药品种500余个,过十亿元品种50余个。中药过亿元品种年累计销售额达到2 500亿元,约占我国中药工业总产值的1/3,提高了中药行业聚集度,产生了巨大的社会经济效益。研究成果获得2014年度国家科学技术进步奖一等奖。

中成药二次开发是中药产业创新发展的战略抉择,实现从理论创新、技术突破到推广应用的三级跳,推动中药制药技术升级换代,对中药产业提质增效发展起到引领支撑作用。中药二次开发方向并被纳入国家相关计划和发展规划予以支持,引领了中药产业创新发展方向。

第一节　关键技术及方法

中成药二次开发是运用多学科先进的理论、方法和技术手段,解决上市中成药面临的关键科学问题,达到疗效和质量的双提升,满足临床和市场需求,实现产品知名度、销售额和市场份额的增长。

围绕做大做强中成药品种的重大需求,促进中药产业向科技型、高效型和节约型转变,张伯礼率先提出了名优中成药二次开发战略构思:以临床需求为导向,以疗效较突出的中药品种为基础,针对制约品种做大做强的瓶颈问题,以提高中成药产品科技内涵、临床疗效及安全性、制药工艺品质、质量控制技术水平和药材资源利用率为主要研究任务,依据"缺什么补什么,做强长板,补足短板"的原则,围绕临床定位制定个性化解决方案,具体品种具体分析,一药一议;经专家论证并完善顶层设计后开展系统规范的研究工作,从而产出临床定位明确、安全性好、质量可靠、药效物质及其作用机制相对清楚、临床认可度高的现代中药,进而形成中药大品种群,做大做强中药产业。

一、中成药二次开发的模式与策略

中成药二次开发的方法学指导思想是系统工程理论,即将某个中成药产品的二次开发视为由一系列相互依存及紧密联系的子系统所组成的一个大系统,以提高中成药科技竞争力为目标,运用系统工程理论对其进行系统辨识和综合调优。

分析制约中成药品种做大做强的因素,可概括为两个方面:中药自身复杂性和制药技术的落后,主要包括五大瓶颈问题:临床定位宽泛,药效物质不清,作用机制不明,制药工艺粗放,质控水平低下。针对存在的问题,制定了中成药"1357"二次开发策略。首先,确定品种"做好做大做强、提高市场竞争力"的"1个目标";进而开展"3项分析",即临床优势分析、制药过程分析及药品风险分析,辨析品种存在的技术缺陷,制定关键技术突破点和产品质量优化方案;通过针对性的基础研究,做到"5个明确",即明确临床定位、明确药效物质、明确毒性物质、明确药效机制、明确主要成分体内过程;在此基础上,通过技术协同创新和制药技术升级改造,实现"7个方面提升":提升中药制药工艺品质、制药过程质量控制水平、药品质量标准、药品生产管理效力、市场知名度、药品质量风险管控能力以及药品可持续发展潜力,最终大幅度提升该品种科技含量和药品质量,增强市场竞争力。

开展中成药二次开发,应紧密围绕临床病证定位,综合考虑品种的有效性、安全性和质量可控性,系统辨析药物化学组成、有害杂质、药效物质及其体内过程等。根据主治病证的相关基础分析、制药过程分析及药品质量风险分析的结果,制定关键技术突破点和产品优化方案。中成药二次开发模式如图23-1-1所示。

分析品种在同类药品中的特点与优势、明确临床定位是开展中成药二次开发研究的前提和基础。

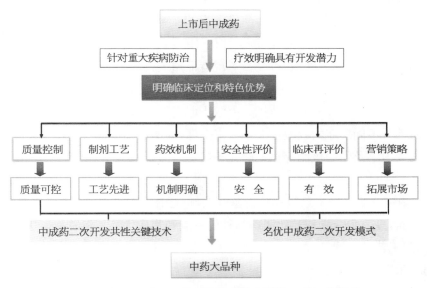

图 23-1-1　基于系统工程理论的中成药二次开发模式

在明确临床定位的基础上，根据品种特点开展相应的基础研究。对有效性证据不充分的中成药，以临床循证评价为重点，辨析药效物质并阐述其作用机制；对有安全性风险的中成药，以安全性监测、评价和风险控制为重点，通过非临床及真实世界临床研究相结合的方法，明确产品不良事件/不良反应情况，并进一步分析发生事件的相关药物成分和风险因素，建立药品安全风险管理控制机制；对制药过程质量控制水平低、批次间一致性不高的中成药，着重辨析工艺与质量相关性，提升其制药工艺品质。此外，随着环境问题的突出和药材需求的快速增长，能否保证供给合格药材成为影响大品种形成的一个重要因素，故对于原料受限的中药品种，需要加强药材资源培育研究，明确和规范原料药材基源、科属及道地性，优选种质资源，建立野生转家种繁育和规范化种植基地。

二、中成药二次开发关键技术

中药现代化发展取得的成果，也为中成药二次开发提供了技术保障。围绕中成药二次开发技术需求，通过技术集成创新，构建了中成药临床定位、药效物质整体系统辨析、系统网络药理学、工艺品质调优和数字化全程质控等七大核心技术体系，每项核心技术由若干关键技术集聚融合而成。

（一）基于循证评价的中成药二次开发临床定位技术

不同中药组方必然存在功效和作用特点的差异。由于既往中药新药研发阶段忽视对单个品种特点和作用规律的评价，品种临床定位不清，中成药说明书中描述的适应病症宽泛且模糊，导致各个品种的临床优势不明，不能做到错位竞争，影响品种做大做强。中成药临床定位是二次开发的前提，也是基础性工作，后期制药工艺的优化，质量标准的提高以及安全性风险的控制，均需要围绕临床定位，从而从效益相关成分入手，进行药理学、药效学、制药学及临床评价等方面的研究。

借鉴循证医学研究方法，建立了基于系统评价/Meta 分析、品种处方分析和专家经验判定为一体的中成药品种临床定位技术。在明确品种作用规律和特点基础上，经多学科专家研讨，确定品种二次开发的内容；围绕品种临床定位，采用以系统评价和专家研讨为基础找个性，以小样本先导性试验预评估，大型临床研究为核心再验证的序贯设计策略，有针对性开展上市后再评价研究，提供高质量的品种有效性和安全性临床证据，支撑临床合理用药，提高品种市场竞争力。中成药临床定位一般包括 3 个步骤。

1. **基于文献，摸清本底** 中成药临床定位首先需要摸清临床本底资料，根据发现的问题采取相应的对策，做到有的放矢，避免盲目研究。从当前已发表的文献着手，系统回顾待评价品种的所有研究资料，包括个案报告、临床（随机）对照研究、经济学评价、不良事件/反应报告、药理学研究及药物代谢研究等，从安全性和有效性两个方面开展系统评价，对现有证据进行分类总结。

2. **初步评估，确定归类** 通过检索国内外文献数据库，对收集到的研究资料进行分类分级，运用定性分析方法初步确定品种适应证的分布范围、用法用量、疗程及安全性问题；运用系统评价/Meta 分析方法进一步评价品种对不同病症的效应量大小和安全性，为明确临床优势提供证据。在此基础上，对药理学、毒理学、药代动力学及作用机制等相关研究资料进行分类合并分析，进一步明确品种作用特点及规律。

3. **个性分析，制订方案** 在文献资料分析基础上，进行临床专家咨询，从品种组方特点、临床体会、同类品种比较等方面，进一步分析、归纳，明确品种的特点和临床优势。汇总临床用药特点及安全性、药代动力学特征、制剂工艺及剂型等方面资料，召开多学科专家研讨会，采用头脑风暴和德尔菲法相结合，确定具体品种的临床定位和二次开发的方向。

由于临床定位不清，同类品种的个性特点不明，导致无序竞争。通过科学规范的方法，缩小品种适宜病症范围或发现新适应证,使品种的特点和优势得以更好体现,使临床有效性和安全性得到提高,市场营销中实现差异性竞争,可起到促进品种做大做强。在临床定位的基础上,深入开展作用机制研究,进一步明确品种特点和优势,发现新的作用机制或靶点,提高品种科技含量和临床合理用药水平,提高品种的市场份额。

(二)基于整体观的中药成分系统性辨析技术

明确药效物质是中成药二次开发的关键步骤。研究中需关注中药复杂性和系统性的特点,当中药各组分被分离开单独测试时,各组分的系统联系和交互作用亦被割裂,无从体现中药多组分、多靶点、多途径的特性,亟待适合整体特点的分析技术。采用制备液相、HPLC-LTQ Orbitrap 等液—质联用、^1H 和 ^{13}C-NMR 等仪器分析手段及药物信息学方法,建立了基于整体观的中成药辨析技术,系统性辨识中药化学组成、药效物质、有害杂质及主要成分体内过程等。形成了基于组分剔除的药效组分发现、组效关系辨析、多酶靶磁珠序贯筛、整合分析的药代标志物发现等多种中药药效物质计算或快速辨析新技术。

1. 基于组分剔除法的中药药效物质辨析技术　组分剔除法是分别测定剔除各个组分后混合物的药效,其数学表述如下。

对于疗效确切的中药方剂或中成药,可通过一些化学分离方法(如大孔吸附树脂、制备液相色谱等)将全方总提取物 F 分离得为 n 个组分,即 F_1,F_2……F_n。全方药效记为 YF,当从全方中剔除 F_1 即 $F_1 \notin F$ 时,记药效为 Y_1,以此类推。通过统计分析方法判定缺失某一组分对全方药效的影响,即计算 YF 与 Y_1,Y_2……Y_n 比较的统计量,通过一系列预设的判据来评价该组分是否是有效组分。

2. 基于组效关系的中药药效物质辨析技术　根据组效关系(QCAR)研究理念,应用单形格子设计和药效评价相结合的方法,采用动物在体疾病模型,分析中成药中各有效组分的药效作用及其最佳配比。

采用单形格子实验设计,选择主要组分,构成若干因素,在同一给药剂量下,采用了{3,3}单形格子设计,试验点个数为 $C^3_{3+3-1} = 10$ 个,为了简化计算,把各组分的浓度进行标准化,最小浓度归为 0,最高浓度归为 1。各点 Xi 取值为 0,1/3,2/3,1。经过 QCAR 建模研究,选出最优组合。基于用于建模的组合的有限性,用来确定和评价最优组合判据。

3. 基于多酶靶磁珠序贯筛选法的中药药效物质辨析技术　目前,大部分基于化学生物学原理的中药药效物质快速发现方法侧重于某一靶标,其筛选结果难以体现中药的多靶效应。而采用序贯筛选研究思路,搭建多酶靶磁珠序贯筛选装置,可对中成药实现筛选,以期发现新的活性化合物。

(三)基于网络药理学的中药作用机制辨识技术

中药药效物质及其作用机制不清等问题,是影响中药药效研究和临床合理使用的重要问题。然而,沿用西药"单药—单靶标—单疾病"的线性研究思路,因无法表征中药"多成分、多靶点"的网络状特性,难以体现出中药整合调节的精髓。为揭示中药多成分—多靶点—多途径作用的网络状复杂关系,可采用以网络药理学研究方法。这一技术策略通常使用转录组学、蛋白质组学或代谢组学等系统生物学技术手段进行整体动物实验,寻找中成药作用的差异基因、差异蛋白或差异代谢物,建立网络模型(如机体平衡网络);通过网络分析结合文献或体外实验验证,诠释中药"多成分、多靶点、多通路"整合调节机制或药效物质配伍规律,从而科学并直观地阐明中成药作用机制。这种从整体实验到细胞验证,从宏观把握到微观辨析的研究策略,能使复杂问题简单化,事半功倍,不仅提高了药品的科技内涵,而且更有助于临床合理使用,尤其适用于中药注射剂或组方较为复杂的中成药品种再开发。

例如，可从人类孟德尔遗传数据库中，搜寻与疾病相关的所有基因，用于比对来源于文献的数据。再采用 Cytoscape 软件建立多成分—基因—疾病网络模型，该网络包括活性成分、基因以及疾病等三类节点。节点间的连接原则为，当活性成分作用靶点与心血管疾病相关靶点相同时，则将活性成分与疾病关联起来。通过建立"疾病—基因—活性成分、疾病—基因—疾病、活性成分—基因—活性成分、基因—活性成分—基因以及基因—疾病—基因"等5种连接，构建起完整的网络图。在此基础上，通过网络分析，研究中成药活性成分的多靶点作用及其潜在的治疗作用。（图 23 - 1 - 2）

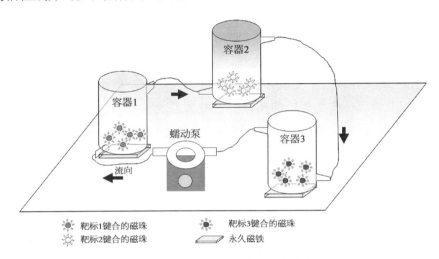

图 23 - 1 - 2　多靶点磁珠序贯筛选方法

（四）中药制药过程系统工程技术

中药生产涉及投料、提取、浓缩、纯化、制剂等多个单元操作，特别需要从系统工程角度考虑各个单元操作，从整体上对中药制药过程实施最优操作、先进控制和过程优化，实现质量提升和最佳的技术经济目标。将系统工程方法引入中药工业，提出中药制药过程系统工程方法学，建立中药制药过程关键质控点辨识技术，中药制药过程数据分析、建模及可视化技术。

1. 中药制药过程关键质控点辨识技术　关键质控点是指当参数变化超出限定范围时，能够直接并且显著影响最后产品质量的工艺参数。因此，在生产过程中需要对其严格监测和控制，以确保最终产品能够满足质量要求。潜在影响产品质量的因素众多，例如原料的性质、操作参数（如时间、温度、压力）以及环境条件等，需要从中识别出关键质控点。关键质控点的识别手段包括基于实际生产经验的方法、实验方法（如通过实验来筛选对质量影响具有统计学显著性的参数）以及风险评估等。

首先，采用鱼骨图分析列举出影响醇沉工艺性能的因素。采用故障模式效应分析法对各潜在影响因素作定量风险评估，对每一个因素的"严重性""故障概率"和"可监测性"三个与风险性相关的属性评分。结合实际生产经验，对因素的"严重性""故障概率"和"可监测性"赋值，再将各属性得分值相乘，得到该因素的风险性优先值（RPN）。当某个因素的 RPN 高于 10 时，认定其为工艺中的高风险因素，将被识别为关键工艺参数。

2. 中药制药过程数据分析、建模及可视化技术　中药制药过程实验数据分析与建模软件。各模块具有的文件功能可以实现对制药过程数据进行各种处理，包括：矩阵管理；对数据进行基本处理；对数据进行可视化处理；对数据进行清理，如"多元统计"；对数据进行相关分析，如"静态相关矩阵"；对数据进行选择，获取训练/测试数据集，用于建模；对数据集进行回归分析，如多元线性回归（MLR）、PLS 回归、PCR 回归；对数据集进行高级建模，如阶跃响应建模、神经网络、径向基函数网络。

（五）中药制药工艺品质调控与优化技术

药品质量控制水平的提高，不仅依赖于质检指标体系的完善，更取决于制药工艺品质的提升。依据创新的中药制药工艺品质调优理念，采用制药工艺参数与药品质量相关性辨析、制药工艺精密化及数字化等技术，以量化模型替代传统经验，精准控制生产工艺参数，提高中药提取、醇沉及脱色等制药工艺水准及药品批次间质量均一性。

1. 中药提取工艺品质调优研究　提取工艺是中药生产过程关键环节之一，对中药产品质量至关重要。中药提取工艺参数较多，如提取温度、搅拌速度、溶剂用量、提取时间等，这些工艺参数对中药化学成分的溶出速率和溶出量均有直接影响。采用实验设计方法，分析中药一次和二次提取的工艺参数对中药提取液中有效成分含量、固含量、含糖量、pH的影响，研究、辨析工艺参数与质检指标的相关关系。

2. 中药醇沉工艺品质调优研究　醇沉是中药注射剂生产中最常用的一种除杂方法，醇沉工艺参数的变化直接影响醇沉液质量，进而影响产品质量。然而，目前中药醇沉工艺的研究只局限于对过程的定性分析，难以保证醇沉工艺品质。通过辨析醇沉工艺参数与醇沉液质检指标之间的关系，建立醇沉工艺参数与醇沉液质检指标之间的回归模型，优化工艺参数，提高醇沉工艺品质。通过采集多批次生产数据，建立中药生产醇沉过程质检指标成分保留率的预测方法，并用于中药醇沉过程质量控制。

3. 中药脱色过程工艺品质调优研究　在中药注射剂的制备过程中，脱色过程是一个比较重要的工序，目的在于除去注射液中的热原和有色物质。在活性炭吸附脱色过程中，由于活性炭具有较强的吸附作用，如果吸附时间控制不好，不但影响注射剂中的药效成分含量，而且影响注射剂的澄明度，甚至会污染药液，难以保证注射剂的质量。目前在中药注射剂生产过程中，缺少脱色工艺参数与质量指标之间的相关性研究，难以优化工艺参数。针对这些问题，将活性炭用量、温度、搅拌时间、pH纳入考察因素，以脱色率和主要质检指标成分损失率为指标，采用Box-Behnken实验设计辨析脱色工艺参数与质检指标的相关关系，优化药液活性炭脱色工艺参数，提升其工艺品质。

（六）中药制药过程质量控制技术

针对中药多成分、多靶点的作用特点，充分利用现代仪器分析学、现代生物学、数理统计学的方法和技术，建立了基于源头的药材评价及快速监测技术、中药提取过程质量快速监测技术、基于生产过程质控评价体系、重金属限量及农残检测分析方法等一系列中药质量评价和控制的方法，大大提高产品质量控制水平。

1. 原料药材质量快速监测技术　选择质量稳定、可靠的药材样品作为质量评价对照标准，采集其近红外（NIR）光谱，然后将光谱数据用于相似度匹配模型建立，创建药材特征指纹快速检测方法，并与HPLC指纹图谱分析结果进行比较，最后将建立的相似度匹配模型用于中成药生产中的投料药材质量判断。

2. 中药提取过程质量快速监测技术　将近红外光谱、紫外光谱、工业电导率计及pH计等快速检测方法与药物分析信息学相结合，应用在线与旁线相结合的中药制药过程质量监测技术，成功用于投料、提取、醇沉、浓缩及脱色等制药过程质量监测，实现了中成药生产过程关键节点质控指标的监控。提取过程NIR光谱在线检测系统，即回流泵从罐底抽出提取液，进入回流管道，经在线取样系统后回到提取罐。因此回流管道中的提取液能够代表提取罐中的提取液，对它进行检测就能得到提取罐中提取液性质。在线取样系统对流过流通池之前的提取液进行过滤等处理。NIR光谱仪每隔一定时间通过流通池两端的光纤采集提取液的NIR光谱，采集时间间隔可根据需要设定为几十秒或几分钟，每次采集NIR光谱结束后就能立即得到提取液质检指标，从而实现在线检测。

3. 中药醇沉过程质量快速监测技术　在线采集醇沉液 NIR 光谱,建立中药醇沉过程多变量统计过程控制(multivariate statistical process control,MSPC)模型,并对醇沉过程进行在线监控,及时发现异常工况,保证生产正常进行。在实施 MSPC 时,首先要建立一个反映正常运行的主成分模型,该模型可以描述正常工况下各过程变量间由物料平衡、能量平衡以及操作限制等约束所造成的关联。具体建模的方法就是将过程数据向量投影到两个正交的子空间(主成分空间和残差空间)上,并分别建立相应的统计量进行假设检验,判断过程的运行状况。在获得正常运行的主成分模型后,就可以应用多变量统计过程控制图进行故障诊断,常用的过程控制图有 Hotelling T2 图、平方预测误差(SPE)图和主成分得分图等。

4. 中药制药过程电导率与 pH 在线监测　在提取等制药过程中,提取液的电导率和 pH 会随着化学成分的溶出而发生变化。因此,通过在线检测电导率和 pH 可反映提取液化学组成变化,实时监测制药过程。

5. 中药成品质量快速监测技术与全方真伪鉴别研究　紫外光谱法(UV)结合各种化学计量学方法,能获取样品中各种成分信息。随着近年紫外分光光度计仪器电子部分和光学部分的发展,使紫外光谱法成为一种简单、相对低花费的分析手段。

（七）数字化中药生产全程质控技术

QbD(质量源于设计)理念在制药行业日益受到重视。越来越多的研究人员认识到,生产过程质量控制和原料及成品质检同样重要。为进一步推进中药质控水平的提升,项目组根据"全过程控制"理念,将在线检测、过程监控、智能控制及节能技术等集成创新,研制成功中药生产信息管理系统、中药制药过程信息集成、工艺参数控制及数据追溯系统,创立了数字化中药生产全程质量控制技术。

1. 中药制药过程自动控制系统　建立计算机集散控制系统(DCS),实现流量、温度、压力、液位自动控制,以及进料量、出料量和启、停泵等的自动控制。

系统可以根据分散程度设数个控制站,通过工业以太网与上位操作站站站连接,通过 PROFIBUS - DP 总线与下位执行机构及检测仪表(调节阀、泵、电机、压力传感器、温度传感器、流量变送器、液位变送器等)连接,从而实现了对整条生产线的控制和数据管理。同时自控局域网可以与企业的办公局域网实现无缝链接。

2. 中药生产过程数据管理系统　为了提高中药生产的质控水平,需要运用现代信息处理技术和软件技术,研制具有自主知识产权的质量保证、预报和报警药品安全生产监控信息系统,建立基于 cGMP(current GMP)的药品安全生产数字化保障体系,建立中药生产过程数据管理系统。该系统以 GMP 为理念,实现了药品生产过程数字化、规范化,实现数字 GMP 先进制造,具备了数据可追溯性的功能,是提高中药生产质控水平的有效工具。

第二节　标志性成果

一、开拓了中成药二次开发领域

发展中医药不仅是医疗需求,也是健康产业发展的需要。中药产业发展必须依靠科技支撑,实施创新驱动。中成药二次开发的主体思想是用科技解决品种做大做强中存在的问题,提升中药品种科技内涵,实现定位清楚、疗效确切、机制可知、质量稳定、风险可控,通过效果和质量的同步提升,增加产品市场竞争力,使品种做大做强。张伯礼率先提出了中成药二次开发的战略思路,带领团队与 2004 年开展了"天津市名优中成药二次开发项目",围绕培育中药大品种,开展创新性研究,在实践中完善了中成药二次开发的策略、模式和核心技术体系,实现中药制药工程技术的升级换代,是中药领域的重大科技进步,对于引领我国中药行业技术发展,实现现代化、国际化具有推动作用。中成药二次开发的理论体系和关键技术体系研究成果获得 2014 年度国家科学技术进步奖一等奖。

中成药二次开发是推动中药产业提质增效发展的抓手,通过实施二次开发,使企业品种的科技含量得到快速提升,销售额得到增长,投入少,见效快,企业依靠科技创新推动中药产业发展的积极性和主动性显著增加;通过实施中成药二次开发,使产、学、研各方更加紧密的结合,把产业问题转化为科技问题加以研究,大大提高了科研成果的转化效率,使科学研究更加面向需求,解决实际问题,真正"把论文写在大地上",真正发挥科技对产业进步的推动作用。

二、培育了中药大品种群

实施中药二次开发前,中药品种存在多而小、临床定位不清、低水平重复问题。2005 年过亿元品种不到 100 个,中药工业总产值不足 1 200 亿元。天津市完成 32 个中成药品种二次开发,销售额过亿元品种由 3 个增加到 12 个,2013 年销售额达 50 亿元,是开发前的 4.2 倍,累计销售额超过 200 亿元。中成药二次开发在全国起到示范作用,技术成果在全国 19 个省市推广,应用于近百家中药企业,推动了中药大品种不断涌现。目前过亿元品种已达到 500 余个,过十亿元品种 50 余个(图 23 - 2 - 1)。中药过亿元品种年累计销售额达到 2 500 亿元,约占我国中药工业总产值的 1/3,提高了中药行业聚集度,产生了巨大的社会经济效益。

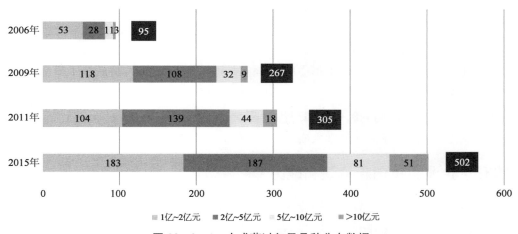

图 23 - 2 - 1　中成药过亿元品种分布数据

（数据来源：南方医药经济研究所调研报告）

第三节　产 生 的 影 响

一、二次开发和大品种培育成为我国医药产业发展的重要方向

中成药二次开发不仅可以培育"大药"为产业发展服务,还可以培育"好药"为临床服务,同时是科学

研究模式的创新，促进产学研协同，创新驱动传统中药产业发展，具有可推广可复制的特点，具有示范借鉴意义。中成药二次开发的理念和模式被纳入重大新药创制科技重大专项予以大力支持，有力推动全国中药品种技术提升。中成药二次开发的成功经验，得到国家发改委、科技部、工信部认可，写入相关生物医药产业发展规划，不仅是在中药领域，对化学药、生物药品种发展同样起到了借鉴作用，促进我国医药产业实现创新驱动发展，有利于培育具有国际市场竞争力的大品种和高科技生物医药企业，对培育战略性新兴产业和健康服务业发展均有重要意义。吉林、贵州、云南等省市相继启动了中成药二次开发专项，推动中药品种和企业做大做强。

二、推动了中药制药技术升级换代进程

使用化学成分差异度大的药材制造质量一致性较好的中药产品，唯有通过中药制药工程科技创新才能实现。

受制于药品原研时代在工艺技术、制药设备以及药品监管政策等诸多方面的局限，大部分中成药制药技术较落后，存在粗放、低效、高耗等问题，导致相关药品标准难以提升，这是做大做强中药产品，提升产品有效性安全性，提升国际市场份额必须直面的关键问题。通过实施中药二次开发，推动了中药制药技术升级，从"管道化、自动化和半自动化"为技术特征的"中药工业2.0"，向以信息化、数字化和智能化为技术特征的"3.0"和"4.0"迈进。落实"中国制造2025"战略，围绕培育大品种，实现中成药提质增效的目标，"中药制药＋互联网"、中药制药大数据等相关技术快速发展，中药制药技术和装备同步提升，逐步向优质、低耗、绿色、高效能制药方向发展。中药大品种二次开发的推进，带动了中药制药质量和产品质量提升，提高中药在国际市场的竞争力，对推动中药国际化进程具有重要作用。

三、推动了中药制药工程学科的发展

随着中成药二次开发技术成果的推广应用，也推动了中药制药工程学科的发展。天津中医药大学新成立中药制药工程学院，同时成立了中华中医药学会中药制药工程分会，将从技术研究、装备研发、人才培养等方面，开展医、教、研及文、管、工多学科协同创新，不断丰富和完善中药制药工程学科。天津市政府已经批准建立现代中药协同创新中心和现代中药产业技术研究院，从政策、资金等方面给予支持，有利于促进多学科交叉融合，开拓新的学术研究方向，推动学科发展奠定良好基础。

四、提升了企业科技创新意识和能力

企业是创新的主体。然而，目前中药企业还不完全具备自我创新的基础和条件，创新意识和创新能力还不高，通过实施中成药二次开发，探索了一套产学研一体的研发模式，即企业提出问题，科研单位回答问题，研究成果在企业转化应用，促进企业与高等院校、科研单位深度合作。多家单位合作开展研究，优势互补，使科技创新的人才、信息、资金和技术等资源得到合理配置，发挥产学研合作的优势。在二次开发过程中，实现企业产品科技内涵和市场规模的同步提升，企业是最大的获益者，其创新意识和积极性得以发挥，对研发的投入和重视程度得到提升。在实施二次开发过程中，也为企业培养了一批懂政策、懂策略、懂技术、懂管理的人才，提高了企业的创新能力。如张伯礼团队在吉林通化国家医药高新区建立工作站，主动服务100家中药制药企业；承办了3期国家人事部中药制药技术高端培训班，为企业培育人才，并提供技术支撑。

第四节　不足与展望

中成药二次开发实施以来,推动了中药大品种不断涌现,推动了中药产业向科技型、高效型方向发展。然而,中成药二次开发实施过程中还遇到一些问题,主要包括两个方面。

一是二次开发研究缺乏系统性。目前,中药制药企业开展二次开发研究,培育中药大品种的积极性高涨,但也存在盲目现象。如,缺乏顶层设计和统筹实施,导致研究内容脱节,重点不集中,研究质量参差不齐,不能系统提升产品的科技内涵;在品种临床定位不清的情况下,开展后续片段式化学、机制探讨等,缺乏临床导向,基础研究不能很好支撑产品的优势特色,不利于形成产品优势特色的证据体系。

二是二次开发研究面临政策阻碍。在实施二次开发过程中,不仅是修修补补,更多地需要通过科学研究和技术升级,实现产品的质量、疗效和安全性的整体提高,涉及适应证调整、处方优化、工艺优化、技术升级等内容。然而,目前的药品注册管理办法过于僵硬,不能适应以"提质增效"为目的的技术改造,在一定程度了阻碍了技术升级;药品招标中不能体现"优质优价",也影响了企业的积极性。

随着全面建成小康社会进程的加速和医改的不断深化,中成药及中药健康产品的市场需求将不断增长,同时市场产品的质量要求将越来越高。以重大疾病防治为导向,以提质增效为目标,以企业为主体,以科技为支撑,产学研协同创新的中成药二次开发和大品种培育将越发重要。随着药品注册管理办法和招标管理办法的不断完善优化,通过加强顶层设计和多学科协同攻关,中成药二次开发将不断释放出推动行业进步的巨大动力,助力产业发展和国际化。

在今后一段时间,中成药二次开发和大品种培育将成为助推企业向高效型、科技型转变的重要抓手,企业科技投入的目标将更加明确,科技推动企业发展的动力和效率将更加突出。随着二次开发研究的深入推进,中药品种的科技内涵将不断提升,在原料药材的质量控制、生产过程的全程质控、临床疗效循证评价等方面的研究和成效将更加突出,将有一批中成药达到疗效证据充分、安全风险可控、质量均一稳定,市场销售额过 10 亿元的品种将达到 100 个左右,将有一批品种成为国内外知名品牌,在国内外市场占有重要地位。中药二次开发将成为带动中药工业进步的重要推动力,研究思路和方法将辐射到中药大健康产品,将推动中药大健康产业释放出更大的活力,为经济社会发展贡献力量。

参考文献

[1]张伯礼,范骁辉,刘洋,等. 中成药二次开发战略及其核心技术体系[J]. 中国中药杂志,2013,38(22):3797-3801.
[2]高月,马增春,张伯礼. 中药大品种二次开发的安全性关注及再评价意义[J]. 中国中药杂志,2012,37(1):1-4.
[3]程翼宇,瞿海斌,张伯礼. 论中药制药工程科技创新方略及其工业转化[J]. 中国中药杂志,2013,38(1):3-5.
[4]商洪才,刘洋,张俊华,等.名优中药品种二次开发临床定位的关键问题[J]. 中国中西医结合杂志,2008,28(10):939-940.
[5]刘洋,胡利民,张静,等.天津产学研结合,推进我市中药产业快速发展——记天津市现代中药大品种群系统开发项目[J].天津中医药,2008,25(1):81-82.
[6]刘洋,王保和,张德芹,等. 以产学研合作为特征的大型中药二次开发项目管理初探[J].中医药导报,2008,14(3):97-98.

（张俊华,刘洋,范骁辉,王怡）

第二十四章
中药知识产权保护

中药技术领域的知识产权主要是专利权、商标权和著作权。中药产品的知识产权保护有多种形式，采用何种形式取决于该知识产权的内容，如对于品牌的保护方式主要为商标保护，中药秘方的保护可以采用技术秘密的形式加以保护。随着中药现代化20年的推进与发展，中药领域的技术发明创造不断涌现，能够为技术提供有效保护的是专利权。所以说，中药领域的知识产权大多表现为专利的形式。

中药专利保护的类型，包括产品专利、方法专利和用途专利三种类型。产品专利是指权利要求的前序部分撰写为一种产品，例如一种药品、药物组合物、药剂、提取物等。对于中药产品而言，主要表现为复方制剂，其成分难以分析清楚，因此，在不能够以成分表述中药产品的情况下，采用了国际上的通行做法，以方法定义产品的形式撰写权利要求。例如，一种中药制剂，其特征在于制备该制剂的原料及其配比：人参50重量份，麦冬50重量份，五味子50重量份。需要指出的是最近美国对于新分离出来的天然产物不再授予专利。因此，对于从中药当中提取分离的提取物、有效部位或者化合物，在撰写申请时，需要特别指出这种物质在分离过程中是否发生了化学反应，结构是否已经发生改变，甚至公开其合成方法。方法专利包括制备方法、检测方法、炮制方法等。通常这类权利要求的特征部分包括工艺步骤和技术参数。用途专利实际上也是一种方法专利，它是药物的使用方法。因此，在中国用途专利不可以撰写为疾病的治疗方法。

随着中药现代化的进展，中药技术领域的发明创造不断涌现，相关专利申请的数量在逐渐增加。根据官方报告的高技术产业专利申请数量情况显示，2011—2013年三年间，中成药制造产业的专利申请数量分别为3 282件、4 007件和4 762件。近些年来，国际上对于传统知识的保护呼声很高，中医药是中国历史上沿袭几千年而流传下来的传统医学，里面包含了大量的传统知识，寻求传统知识保护也是中医药技术保护的主要途径。

药品作为一种特殊的商品，需要很长的时间完成政府的审批，发明进入市场时专利保护期限已经所剩无几，这是药品专利面临的共同问题。国际上很多国家都建立了各自不同的药品行政保护专利链接制度，给予药品专利一定的保护期延长，以补偿药品在市场准入阶段损失的专利保护期限。我国在是否延长药品专利保护期限方面，一直存在着很大的争议，到目前为止还没有对药品专利给予一定期限延长的规定。

第一节　现况和成果

一、中药知识产权保护达到国际水准

随着专利制度在我国的普及与不断推进，中医药界对专利制度的了解和运用不断加深。特别是近些年来,中医药界对于发明创造的专利保护意识在不断增强,有关中医药的发明专利申请不断增加。由于《中药品种保护条例》的存在,以往很多企业利用这种行政保护途径保护自己的发明创造,在某种程度上也获得了国内垄断市场的效果。但是,随着中药走向国际市场呼声的加强,寻求发明创造的国际保护需求越来越强烈。由于行政保护只能实现国内保护,不能实现国际保护。因此,更多的企业和研究机构在寻求知识产权保护时,由以往的行政保护为主,过渡到以专利保护为主,实现了中药专利保护与国际规则接轨。

(一)中药专利的权利要求类型与授权标准符合国际惯例

通常国际上的药品专利权利要求类型表现为产品类型的权利要求、方法类型的权利要求和用途类型的权利要求。目前获得授权的中药专利,无论是在国内还是在国外,基本上都是表现为上述三种类型的权利要求保护方式。中药专利的授权实质条件是符合新颖性、创造性和实用性要求。中国对于上述三性的审查方式和标准,尽管在个案上存在一些差异,但是在法律规则和标准方面和国际规则基本是一致的。

(二)中药专利的司法保护向国际标准靠拢

专利保护的法律依据是授权专利的权利要求书。对于权利要求书保护范围的解释,直接涉及专利权人的自身利益。我国在专利保护方面,充分借鉴了国际上对于专利保护范围的解释规则。中国《专利法》明确规定了现有技术抗辩原则,最高人民法院关于专利侵权的司法解释制定了一系列专利侵权判定原则,包括全面覆盖原则、等同原则、禁止反悔原则等,这些原则的适用标准基本上遵循了国际惯例。中药作为一种特殊的领域,在知识产权保护方面,国际上侵权案例比较少,从中国发生的几个中药侵权判例来看,上述侵权判定原则已经为中国各级法院所使用,中药专利的司法保护水准已经实现与国际接轨。

(三)专利申请途径的国际化

中药专利申请在递交、审查、授权等流程方面,已经完全和国际接轨。特别是对于寻求国际保护的中药专利申请来说,根据我国加入的国际公约(PCT 条约、巴黎公约等),完全可以按照国际化流程申请国际专利,并且可以按规定享有优先权。特别是随着近几年来国际上五局(中国、韩国、日本、美国、欧洲五个专利局)专利合作推进,五局间的专利审查高速公路(PPH)为五局间的专利加快审查提供了方便,中药专利申请可以完全通过 PPH 途径加快专利审查速度。

二、中药专利申请数量与质量不断提高

20 年来,中药专利申请的数量不断增加。同时,中药专利申请的质量也在大幅提高。

(一)专利申请文件的撰写质量不断改进

20 年来,随着中药专利侵权案件的不断发生,发明人越来越意识到专利申请的重要性,认识到专利权利要求书对于保护发明创造的法律意义,因此,中药专利申请文件的撰写质量逐年提高,说明书页数平均增加到 15 页,权利要求项也在增加,目前平均权项在 10 项左右。说明书内容不断充实,从早期的缺少实验数据和实施例,发展到现在大部分说明书都包含实验或临床数据,实施例的数量相比以前大幅增加。

(二)申请主体也在发生转变

早期中药专利申请以个人为主,随着中药现代化的 20 年发展,科研机构和企业的发明创造不断涌现,专利申请人主体也出现多元化变化,科研机构和企业的专利申请量明显增加。这代表了中药技术领域发明创造的发展趋势。

（三）专利申请授权率不断提高

早期专利申请的授权率比较低，与专利申请的技术含量低有关。中药现代化20年的发展，国家和企业在中药技术研发方面的投入不断产出，发明创造的技术含量在提高，最直接的表现就是专利申请的授权率在提高。专利申请的最终目的是要获得授权，使其发挥专利保护的法律效力和体现市场价值，中药领域专利申请的授权数量增加表明了中药技术领域的发明创造活跃，技术发展较快，发明人寻求专利保护的意愿增强。

（四）国际专利申请数量不断增加

由于专利保护的地域性，产品销往哪个国家，需要向该国家申请专利以寻求市场保护。我国刚建立专利制度的早期阶段，很少有中药企业申请国外的专利。究其原因为：其一，国际专利申请费用昂贵，企业不愿意或者没有资金能力支付这笔花费；其二，很少有中药产品打入国际市场，认为没有必要到国外申请专利。近些年来，随着中药企业的实力壮大和技术创新的推进，企业寻求开拓国际市场的愿望不断增强，为了保护国外市场，开始逐渐向外国申请专利。鉴于PCT途径申请国际专利的便利性，大多数申请人通过PCT途径申请国际专利。20年来中药领域的PCT专利申请数量在逐年增加，表明了中药产品的创新趋势和走出去的市场战略。例如天士力制药集团股份有限公司从1996年至今，已经申请国际专利70多项，覆盖了美国、欧洲、日本、澳大利亚、韩国等发达国家和地区，充分体现了"产品未动，专利先行"的专利战略布局。

三、中药专利的市场权利维护得以保障

中药专利的保护力度较弱，是目前的普遍认识。尽管如此，目前的专利司法保护体系在某种程度上基本上能够满足中药专利保护的需求。

（一）我国基本形成了完善的专利法律法规体系

在法律层面，《专利法》作为专利保护的基本法律制度，经过几次修改，在药品专利保护方面不断完善。1993年修改《专利法》，药物产品专利得到保护。2008年《专利法》第3次修改，增加了Bolar例外条款以鼓励仿制药的尽快上市，规定：为提供行政审批所需要的信息，制造、使用、进口专利药品或者专利医疗器械的，以及专门为其制造、进口专利药品或者专利医疗器械的，不视为侵犯专利权。并且在保护传统知识方面，增加了保护遗传资源的规定。如前所述，最高人民法院关于专利侵权的司法解释还进一步规范了专利侵权判定规则的适用条件。这一系列的法律法规为中药专利提供了有利的保护措施。

（二）中药专利侵权现象的发生基本得到法律的有效制止

药品市场的专利侵权现象时有发生，中药也不例外，从国内发生的多起中药专利侵权案件分析，专利权人的利益基本上得到了有效保护，这也验证了专利制度保护中药发明创造的有效性。例如，2005年"养血清脑颗粒"ZL93100050.5号发明专利被侵权一案，经过两审法院的审理，最终胜诉，法院判决被告立即停止制造、许诺销售等侵权行为，该案的判决书诠释了"等同原则"和"公知技术抗辩"等专利侵权判定原则在中药技术领域专利侵权判定中的具体应用。

四、中药专利保护的市场价值得以体现

专利制度的意义在于保护产品独占市场，使得产品前期研发成本从市场得以回报。20年来中药领域的专利运用价值在大部分专利产品中都得到体现。专利运用的价值除了市场保护之外，还可以体现在专利许可、转让、融资、并购等方面。中药企业出现了多家通过专利质押贷款进行融资的案例，特别是在企

业并购中,专利的无形资产价值得以充分体现。

第二节　作用与影响

一、国内影响

中国建立专利制度尤其是在加入世界贸易组织(WTO)之后,我国必须履行对外开放和 TRIPS 协议中关于全面保护知识产权的相关义务,中药企业面临着知识产权保护和"洋中药"大举进攻的压力。特别是一些制药企业在发展过程中,因为产品没有专利而遭仿制,痛失市场份额,或者因不懂专利制度而侵犯他人专利的现象时有发生。企业在教训中觉醒和学习,知识产权的重要性倒逼越来越多的中药企业尊重他人的知识产权,懂得在药品开发和投产之前必须认真地进行专利文献的检索和分析,极大地提高了专利保护意识。中药企业随着专利战略意识的提高,部分专利药品逐渐成长为大品种,甚至重磅炸弹,促使企业主动增加专利经费预算,形成发明创造——专利经费支出——市场获利——技术再投入的良性循环。在中医药国际化和企业走出去的大背景下,大量中药企业多种形式展开国际合作与交流,并直接参与国际市场的竞争,包括中成药、保健食品、提取物、中药饮片和中药材贸易等。在此过程中,企业和科研院所等专利申请主体,主动研究并运用相关市场国家或地区的专利制度,以保护中医药发明创造,参与国际竞争的经验逐渐积累和加强,竞争手段逐渐多样化。

通过专利人才队伍建设,适应企业创新发展需要,专利从业人员和研究人员大幅提高,专利人才在知识、能力、素质等结构方面进一步优化,具有专业技术背景,熟悉知识产权法律法规和国际规则,并能够使用外语工具的高层次复合型人才涌现,为中药专利申请奠定了人才保障。

二、国际影响

中药现代化 20 年来我国积极参与中药知识产权国际规则的制定,提高中药技术的国际上的认可度。由于中药是我国的传统医药,我国实行专利制度的历史较短,因此,在涉及中药技术领域的专利国际规则制定历史过程当中,因为没有我国的参与,在一些方面表现为规则缺失。随着专利制度在我国的普及推进,中国也在不断参与专利国际规则的制定。2001 年 2 月,WIPO 在日内瓦召开的 IPC(国际专利分类)第 30 次会议上,中国代表团参加了 IPC 传统知识专家组。我国专家在 IPC 修改建议中提出的 IPC A61K35/78 细分规则被专家组采纳,并在 IPC 第 7 版中增加了 A61P 分类号,这是中国对 IPC 分类的贡献,是针对中药技术领域专利文献分类提出的可行性解决方案,因此也提高了中药技术的国际认可度。

第三节　不足与展望

一、专利制度在保护中药技术方面的局限性

(一)不能满足中药保护的特殊需求

专利制度的特点是鼓励创新和促使创新成果产业化。因此,专利法规定获得专利权的必要条件是

具备新颖性、创造性和实用性。然而，具有几千年历史的中医药传统知识在专利法面前寻求保护，在某些方面却难以满足其要求。

1. 新颖性丧失　传统中医药文化的悠久历史和大量文献记载，使很多关键技术知识已经处于对公众的公开状态，丧失了专利的新颖性，按照专利法的规定不能获得专利保护。

2. 实用性不足　传统中医药知识的很多理论和诊断治疗方法，即使有创新，如果不转化为产品，就不具有工业实用性，也不能获得专利权保护。

3. 保护范围受限　中药产品主要是复方产品，即使获得专利权，其保护范围比较窄。原因在于中医药组方理论的加减变化规则，使得仿造者通过对专利药处方的加减化裁，规避专利保护范围，给专利权人维权带来举证困难。

（二）中药自身的特殊性带来的保护难题

1. 中药产品多为复方制剂，这种混合制剂的特点是成分复杂，难以全部分析出药物的组成成分　正是因为中药成分复杂，导致在判断专利侵权时，难以通过检测产品中所含有的成分进行判定是否侵权，这给中药制剂的专利保护带来很大的难题。由于中药制剂成分的复杂性，在中药专利权利要求的描述方面，不得已采用了方法定义产品的权利要求形式。因此，在判断专利侵权时，也只能通过对比被控侵权产品的制备方法与专利权利要求记载的制备方法是否相同，这样就会出现制备方法相同与类似的问题。特别是在工艺步骤相同而技术参数略有不同的情况下，更加增加了判断专利侵权的难度。如果专利产品权利要求的特征是以中药组方表述的，还会出现处方组分相同或者类似的问题，这也是判断专利侵权的难题。这些难以解决的技术问题，使得中药产品专利的保护力度减弱。

2. 中医药学理论体系与西方医学体系存在差别　专利制度起源于西方，特别是药品专利授权规则也是源于西方国家的现代医学理论体系。因此，在评价药品专利申请的创造性时，通常以现代医学的疗效评价方式为依据，也即以对现代医学所称之疾病的治疗效果为依据。而中药治疗疾病的理论依据是辨证施治，评价其是否有效的依据则是病证是否解除。如果以治疗现代医学所称之疾病是否有效为依据，导致申请专利的中药必须进行动物实验或者按照现代医学临床模式进行临床疗效观察。这种局面自然增加了中药专利申请的难度。特别是，对于一些不了解中药组方理论的审查员来说，将发明专利申请与现有技术对比判断时，完全抛弃了中医药理论基础，只是从配方组成的表面现象进行比较，例如有多少个药味相同和不同，仅仅根据这种药味数量差异的多少判断是否相近来要求申请人作对比实验，这完全是机械式的数学判断，这种不考虑中药理论特点和疗效评价依据的专利审查，导致中药专利申请的授权难度增加。

（三）植物药专利保护规则的变化不利于中药的专利保护

对于来源于中药的天然产物是否授予专利权，国际上一种存在争议。天然产物客观存在于植物药当中，由于科学家通过一系列的物理和化学反应手段，将天然产物分离出来，并研究了其药理活性，证明了其药理作用，这些工作凝结了大量的创造性劳动，应当有别于科学发现，属于专利保护的发明创造，应当给予专利保护，世界上大部分专利局都支持这些观点，包括欧洲、中国、日本、韩国等。也有国家的专利部门认为天然产物属于客观存在于自然界的化学物质，发明人只是发现了其存在，并认识到了其化学结构，这只是一种发现，不属于发明创造。如美国对于从植物当中分离出的天然产物，包括基因序列和化合物，均不授予专利权。

对于中药来说，大部分属于植物药，中药现代化的主要工作集中在中药活性成分的分离及其应用方面。这些分离出来的天然产物如果得不到专利保护，对于中药现代化的发展来说是非常不利的。

二、中药知识产权保护策略

（一）建立传统知识保护制度

中医药传统知识是一个系统、完整的知识群，在长期实践中形成，世代传承发展，高度文献化并广泛传播，是我国特有的、珍贵的原创知识资源，蕴藏的巨大利益使其成为知识经济时代争夺的重要资源。一些国家借助资金和技术上的优势开发中医药传统知识，无偿利用这些宝贵财富。现行知识产权制度鼓励人们利用现代科学技术研究开发中医药，并对产生的技术成果申请专利保护，但现行制度只能对基于传统知识利用而产生的新成果的下游部分进行保护，而传统知识作为创新的源头，无法得到有效保护。因此，中医药传统知识保护更注重源头的、"从头至尾"的整体保护，只有这样，才能从根本上阻断对中医药传统知识形形色色的"不当占有"。

这些年来，以印度为代表的东南亚国家联合发出了传统知识保护的国际呼声，目的在于选择一种有别于专利保护的方式来保护本国的传统知识。我国也积极参加了此项活动，提出了一些有建设性的议案和行动。中国中医科学院中国医史文献研究所柳长华研究团队组织开展了"中医药传统知识保护"相关系列研究工作。如在2004—2005年期间，组织开展了"中医药传统知识保护研究"专题研究，提出了中医药传统知识的概念和内涵；2005—2007年期间，开展了"中医药知识产权保护与利用研究"工作，重点研究了充分利用现行知识产权保护制度与探索建立中医药知识产权专门保护制度的必要性和可行性，经审议正式写入了《国家知识产权战略纲要》。2011年国家中医药管理局和国家知识产权局联合印发了《关于加强中医药知识产权工作的指导意见》，这是第1次由两个国家部门联合发布的关于中医药知识产权工作的规范性文件，为中医药传统知识等专门保护制度的建立奠定了良好的基础。2013年以来，中医药管理局设立"中医药传统知识保护技术研究"项目，目前已收集活态性中医药传统知识项目5000余项，对收集、纳入符合入选标准的中医药传统知识项目进行了登记和立档，将用于编制中医药传统知识保护名录数据库。同时，中医药传统知识保护研究中心构建了中医药传统知识保护名录数据库基本框架，并已收录21种方剂类古籍，内容共计38000多首方剂。

中医药传统知识保护将摸清家底，建立中医药传统知识保护名录数据库，推动制度建设，构建中医药传统知识保护专门制度，解决"保护什么""如何保护"的关键问题。进一步与其他主要发展中国家共同主导国际传统知识谈判，维护国家利益，促进继承创新，服务人类健康。

（二）构建符合中药知识产权特点与优势的专利评审体系

中医药理论的特殊性导致其和现有专利制度不相兼容。考虑到中药专利的特点，目前需要从如下几个方面着手，逐步建立一套适合中药知识产权特点的专利审查评审体系，从而发挥中药的技术优势，以更好地保护我国的传统医药。

1. 构建传统知识数据库，建立传统知识保护名录 由于中医药文献数量浩如烟海，专利审查员检索漏检导致我国经典古方被他人非法获取专利的案例时有发生。传统知识数据库和保护名录的建立，可以为中药专利审查的新颖性检索和判断提供方便。同时，也为保护中医药传统知识提供参考依据。

2. 建立一套适用于评价专利申请处方疗效的中医药评价标准 目前评价中药专利创造性所需提交的疗效数据，完全采用西医疾病诊断和疗效评价标准，不接受以中医药病症为标准的临床疗效资料，无法体现具有中医药特点的临床疗效数据的证明效力，这无疑增加了中药专利申请人的举证负担。因此，在中药专利申请创造性评价过程当中，建立与采用中医药病症疗效评价标准，才能够真正体现中药专利发明的价值所在。

(三)应对中药市场国际化对专利保护的挑战

药品实行专利保护制度,已经为国际上大多数国家所接受,专利保护作为药品知识产权保护的主要途径,其所发挥的重要作用已被国内外医药企业所认可。因此,充分利用当地国家的法律制度,对参与国际竞争的中药市场主体来说,是最基本的要求。

随着知识产权国际合作的推进,世界各国在知识产权领域的合作项目成果,对于中药国际化企业来说,也是可以利用的重要政策工具。例如,2013 年 9 月欧洲专利局(EPO)、日本特许厅(JPO)、韩国特许厅(KIPO)、中国国家知识产权局(SIPO)和美国专利商标局(USPTO)等五部门(IP5)就启动一项全面的五局专利审查高速路(IP5 PPH)试点项目达成一致,以更好地加快处理在这五局提出的专利申请。充分合理利用 IP5 PPH 规则,按照规定流程,提交与申请相关的文件,即可以请求加快专利审查。

专利制度作为药品技术创新的法律保护措施,已经被国际上公认为是一种有效公平的法律制度。尽管中药技术的特殊情况,使得其在某些方面还不能够获得充分的保护,但是,中药现代化和国际化的趋势,要求中药企业必须了解和利用这些国际规则,使其在国际市场上为中药技术创新发挥保护作用。

参考文献

[1] 郑成思. 知识产权法教程[M]. 北京:法律出版社,1993.

[2] 陶鑫良,袁真富. 知识产权法总论[M]. 北京:知识产权出版社,2005.

[3] 中国知识产权研究会. 中国知识产权发展报告蓝皮书 2015[M]. 北京:中国财政经济出版社,2015.

[4] 郭斯伦,马韶青. 中药专利审查制度现状分析与完善[J]. 亚太传统医药,2014,10(20):3-5.

(郑永峰,刘二伟)

第二十五章
中药新药注册管理与技术审评

我国自 1985 年颁布实施《药品管理法》后,中药新药的研发和注册审批管理被纳入了法制化的轨道。随着药品注册管理法律法规体系的逐步完善,先后制定并发布、实施了一系列针对中药新药注册管理的法规(表 25-1-1)和技术要求文件,加上社会公众和医药行业对品种更新的迫切需求,均极大地推动了我国中药新药的研发、审批和上市。特别是自国家科技部 1995 年推出中药现代化发展纲要以来的 20 年间,我国中药新药研发更是取得了长足的发展。

2007 年发布、实施的《药品注册管理办法》及《中药注册管理补充规定》对中药新药的注册申报提出了更高、更严、更为明确的要求,对中药新药的研发、申报注册、审评审批、生产及监管等产生了重大影响。药品注册法规实施以来批准的中药新药,在生产工艺和质量控制方面较传统中药有大幅度的提高。批准上市的一批中药新药既结合中医药优势和特点满足了公众临床用药需求,又有力促进了中药制药行业的发展。同时,其中一些中药新药品种,在原有基础上走上了国际药物注册和国际市场拓展的道路,有效促进了中药的国际化。

随着药品审评、审批制度改革的不断深入,目前,国家食品药品监督管理总局正在组织修订《药品注册管理办法》。新版《药品注册管理办法》及其配套文件将通过优化注册分类、明晰来源于古代经典名方的复方制剂的简化审批程序及要求、完善技术审评要求等进一步突出中药特点与临床治疗优势,鼓励创新,推动中药新药的研发水平迈上新台阶。

第一节　中药注册管理法规的形成和发展

药品注册是药品生命周期的源头,只有通过注册审批的药品才能合法上市。为规范中药新药的研制,加强中药新药的审批管理,基于中药的特殊性及其特定的医学理论背景特征,同时又符合药品注册管理一般原则的中药注册管理法规应运而生。

一、《新药审批办法》

《新药审批办法》从 1985 年 7 月 1 日发布施行到 2002 年 12 月 1 日废止,先后进行了 3 次修订,原卫生部分别于 1987 年、1992 年进行了 2 次关于中药部分的补充规定和修订,原国家药品监督管理局于 1999 年发布了新版的《新药审批办法》。

《新药审批办法》中新药的概念是指我国未生产过的药品,其对中药新药的分类均采用五分类(表 25-1-1)。历次修订对中药新药类别中每一类别的情形进行了明确、调整或者增加,试图囊括所有中药范畴的新药情形，这些情形既包括有效成分及其制剂、有效部位及其制剂、新的复方制剂，也包括新发现的中药材及其制剂、中药材新的药用部位及其制剂、中药材的人工制成品及其制剂，还包括改途径、改剂型、新增适应证/主治病证。按照中药新药所分类别提出相应注册要求的做法，开创了中药注册分类管理的先河。

表 25 - 1 - 1　中药注册分类（五分类）

法规 注册 类别	1985 年 7 月 1 日起实施的《新药审批办法》	1987 年 3 月 31 日起实施的《〈新药审批办法〉中有关中药问题的补充规定和说明》	1992 年 9 月 1 日开始实施的《〈新药审批办法〉有关中药部分的修订和补充规定》	1999 年 5 月 1 日起施行的《新药审批办法》
第 1 类	(1) 中药材的人工制成品； (2) 新发现的中药材； (3) 中药材新的药用部位	同前未变。 明确了以人工方法在动物身上的制取物、人工培养发酵品以及从国外引种的药材均纳入新药第 1 类范畴	(1) 中药材的人工制成品； (2) 新发现的中药材及其制剂； (3) 中药材中提取的有效成分及其制剂	(1) 中药材的人工制成品； (2) 新发现的中药材及其制剂； (3) 中药材中提取的有效成分及其制剂； (4) 复方中提取的有效成分
第 2 类	(1) 改变中药传统给药途径的新制剂； (2) 天然药物中提取的有效部位及其制剂	同前未变。 明确了"改变中药传统给药途径的新制剂"指的是中药注射剂	(1) 中药注射剂； (2) 中药材新的药用部位及其制剂； (3) 中药材、天然药物中提取的有效部位及其制剂； (4) 中药材以人工方法在体内的制取物及其制剂	(1) 中药注射剂； (2) 中药材新的药用部位及其制剂； (3) 中药材、天然药物中提取的有效部位及其制剂； (4) 中药材以人工方法在动物体内的制取物及其制剂； (5) 复方中提取的有效部位群
第 3 类	新的中药制剂（包括古方、秘方、验方和改变传统处方组成者）	同前未变	(1) 新的中药制剂； (2) 以中药为主的中西药复方制剂； (3) 从国外引种或引进养殖的习用进口药材及其制剂	(1) 新的中药复方制剂； (2) 以中药疗效为主的中药和化学药品的复方制剂； (3) 从国外引种或引进养殖的习用进口药材及其制剂
第 4 类	改变剂型但不改变给药途径的中成药	(1) 改变剂型但不改变给药途径的中成药； (2) 改变给药途径的中药制剂（不包括其他剂型改变为注射剂）； (3) 国内试种栽培的药材	(1) 改变剂型或改变给药途径的药品； (2) 国内异地引种和野生变家养的动植物药材	(1) 改变剂型或改变给药途径的制剂； (2) 国内异地引种或野生变家养的动植物药材
第 5 类	增加适应证的中成药	同前未变	增加新主治病证的药品	增加新主治病证的药品

关于临床研究的技术要求,1985 年版《新药审批办法》明确提出,中药新药的临床研究,要从中医理论体系和临床疗效出发,充分注意辨证论治与辨病论治的特点,特别应当重视辨证标准的研究。在辨证论治过程中,应注意中医复方制剂的特点,认真观察该方药物间的相互作用。其次,关于药理、毒理研究的技术要求,1985 年版《新药审批办法》的后续补充规定及修订内容中规定,凡具备规定条件的来源于传统古方(系含清代及清代前文献古籍所收载的方药)、验方(系清代后的方药)的制剂可免报与功能主治有关的主要药效学试验资料及文献资料、动物长期毒性试验资料及文献资料,但在质量标准上要求有新的提高,增加理化检测指标;三类新药如文献记载无毒,无"十八反""十九畏"配伍禁忌,又未经化学处理(水、乙醇粗提除外)的制剂,并有一定的临床资料可借鉴,长期毒性试验可先用大鼠,给药时间为60~90 日,如试验结果无明显毒性,可免做犬的长期毒性试验。因此,《新药审批办法》从其立规之初即从中药新药研制的自身特点出发,对中药新药的注册管理要求作出了专门设计,且通过实践不断加以修改、完善,这对当今的注册管理工作仍有借鉴意义。

二、《药品注册管理办法》

《药品注册管理办法》从 2002 年试行开始,共经历 2005 年、2007 年 2 次修订(下文简称 2002 年版、2005 年版、2007 年版)。《药品注册管理办法》是在修订的《中华人民共和国药品管理法》及其实施条例的颁布实施以及中国加入 WTO 后所面临的新形势下出台的,其新药申请表述为未曾在中国境内上市销售的药品的注册申请。

《药品注册管理办法》附件一对中药注册分类进行了新的分类(表 25 - 1 - 2),2002 年版分为 11 类,其中,1~7 类为新药;2005 年版与 2007 年版均分为 9 类,其中,1~6 类为新药。对于改变国内已上市销售中药、天然药物给药途径的制剂及改变国内已上市销售中药、天然药物剂型的制剂,2002 年版明确按新药管理,2005 年版表述为按新药申请管理,2007 年版则修订为其药品注册按新药申请的程序申报。因此,2007 年版对新药的范围作了限缩,中药新药仅限于 1~6 类。

表 25 - 1 - 2　中药注册分类(十一/九分类)

注册类别	法规 2002 年 12 月 1 日起施行的《药品注册管理办法(试行)》	2005 年 5 月 1 日起施行的《药品注册管理办法》	2007 年 10 月 1 日起施行的《药品注册管理办法》
1	未在国内上市销售的从中药、天然药物中提取的有效成分及其制剂	未在国内上市销售的从植物、动物、矿物等物质中提取的有效成分及其制剂	未在国内上市销售的从植物、动物、矿物等物质中提取的有效成分及其制剂
2	未在国内上市销售的来源于植物、动物、矿物等药用物质制成的制剂	新发现的药材及其制剂	同前未变
3	中药材的代用品	新的中药材代用品	同前未变
4	未在国内上市销售的中药材新的药用部位制成的制剂	药材新的药用部位及其制剂	同前未变
5	未在国内上市销售的从中药、天然药物中提取的有效部位制成的制剂	未在国内上市销售的从植物、动物、矿物等物质中提取的有效部位及其制剂	明确为从单味药材中提取的有效部位及其制剂
6	未在国内上市销售的由中药、天然药物制成的复方制剂	未在国内上市销售的中药、天然药物复方制剂	同前未变

续　表

注册 类别 法规	2002 年 12 月 1 日起施行的《药品 注册管理办法(试行)》	2005 年 5 月 1 日起施行的《药品注 册管理办法》	2007 年 10 月 1 日起施行的 《药品注册管理办法》
7	未在国内上市销售的由中药、天然 药物制成的注射剂	改变国内已上市销售中药、天然药 物给药途径的制剂	同前未变
8	改变国内已上市销售药品给药途 径的制剂	改变国内已上市销售中药、天然药 物剂型的制剂	同前未变
9	改变国内已上市销售药品剂型的 制剂	已有国家标准的中药、天然药物	仿制药
10	改变国内已上市销售药品工艺的 制剂	—	—
11	已有国家标准的中成药和天然药 物制剂	—	—

在 2007 年版"附件一"中,中药复方制剂被分为三种情形,分别是来源于古代经典名方的中药复方制剂、主治为证候的中药复方制剂、主治为病证结合的中药复方制剂。这从中药复方制剂的角度彰显了中药自身的特点。为了鼓励创新,历版《药品注册管理办法》规定,对未在国内上市销售的从植物、动物、矿物等物质中提取的有效成分及其制剂以及新发现的药材及其制剂实行快速审批或特殊审批。

三、《中药注册管理补充规定》

2008 年,国家食品药品监督管理局颁布了《中药注册管理补充规定》(下文简称《补充规定》)。《补充规定》坚持中医药理论指导,注重临床实践基础和临床应用价值,重视中药材来源的稳定和资源的可持续利用。

《补充规定》不仅是 2007 年版《药品注册管理办法》的配套文件之一,也是《新药审批办法》中有关中药部分规定的继承与完善。

《补充规定》明确规定,对来源于目前仍广泛应用、疗效确切、具有明显特色与优势的清代及清代以前医籍所记载方剂的中药复方制剂实施简化审批,可仅提供非临床安全性研究资料,直接申报生产。这体现了对中医药长期临床实践积累的宝贵治疗经验的尊重与传承。《补充规定》对实践证明行之有效的"病证结合"的中药新药临床试验模式进行了表述,明确主治为病证结合的中药复方制剂中的"病"是指现代医学的疾病,"证"是指中医的证候,其功能用中医专业术语表述、主治以现代医学疾病与中医证候相结合的方式表述。此类中药复方制剂如具有充分的临床应用资料支持,且生产工艺、用法用量与既往临床应用基本一致的,可仅提供非临床安全性试验资料,但应当进行Ⅱ、Ⅲ期临床试验。

由上可知,在我国药品注册管理体制构建之初至今的 30 年中,涉及中药注册管理的法律法规经历了多次的补充和修订,针对中药特点的注册管理思路逐步清晰,法规体系日趋完善,对保持和发扬中医药特色发挥了积极作用。(表 25 - 1 - 3)

表 25-1-3 中药注册管理相关法规

发布日期	开始施行日期	法 规 名 称	发 布 机 构	备 注
1985 年 7 月 1 日	1985 年 7 月 1 日	新药审批办法	卫生部	废止
1987 年 3 月 31 日	1987 年 3 月 31 日	《新药审批办法》中有关中药问题的补充规定和说明	卫生部	废止
1992 年 9 月 1 日	1992 年 9 月 1 日	《新药审批办法》有关中药部分的修订和补充规定	卫生部	废止
1999 年 4 月 22 日	1999 年 5 月 1 日	新药审批办法	国家药品监督管理局	废止
2002 年 10 月 15 日	2002 年 12 月 1 日	药品注册管理办法(试行)	国家药品监督管理局	废止
2005 年 2 月 28 日	2005 年 5 月 1 日	药品注册管理办法	国家食品药品监督管理局	废止
2006 年 3 月 15 日	2006 年 6 月 1 日	药品说明书和标签管理规定	国家食品药品监督管理局	现行
2007 年 7 月 10 日	2007 年 10 月 1 日	药品注册管理办法	国家食品药品监督管理局	现行
2008 年 1 月 7 日	2008 年 1 月 7 日	中药注册管理补充规定	国家食品药品监督管理局	现行
2008 年 5 月 23 日	2008 年 5 月 23 日	药品注册现场核查管理规定	国家食品药品监督管理局	现行
2009 年 1 月 7 日	2009 年 1 月 7 日	新药注册特殊审批管理规定	国家食品药品监督管理局	现行
2009 年 8 月 19 日	2009 年 8 月 19 日	药品技术转让注册管理规定	国家食品药品监督管理局	现行
2015 年 8 月 18 日	2015 年 8 月 18 日	关于改革药品医疗器械审评审批制度的意见	国务院	现行

第二节 中药新药的技术审评

药品技术审评是指政府药品监督管理部门设立专门机构,组织专业人员,依照法定程序和要求,对药品注册申请进行安全性、有效性和质量可控性审查和评价,并提出对药品注册申请是否予以许可建议的药品注册监管过程,是药品注册管理不可或缺的技术支撑环节。安全有效的原则,是药品技术审评与药品研发之间规律性关联的结点,两者之间的相互影响是客观存在的。药品技术审评和药品研究及产业发展之间的互动影响均可以在中药新药技术审评和中药研究、产业发展以及中药现代化的相互关系中得以体现。

一、审评专业团队的建立

根据 1985 年实施的《中华人民共和国药品管理法》的规定,新药审批注册权限统一归口国家卫生行政部门。由此,药品审评办公室作为药品技术审评机构于 1986 年诞生。1995 年,药品审评办公室更名为药品审评中心。1998 年,药品审评中心转为国家药品监督管理局的直属事业单位。2013 年,国家食品药品监督管理总局成立,药品审评中心成为其直属事业单位。进入新世纪,药品审评中心不断调整、优化审评的组织模式,先后实施了以提高审评人员综合评价能力为目的的联系人制度和项目负责人制度,实现了药品技术审评由主要依靠外部专家审评向由药审中心专职技术审评人员审评为主,辅以外部专家审评的转变,建立了职业化、专业化的审评职务体系。

药品审评中心承担中药新药审评的专业团队按专业分，包括中药临床审评团队、中药药理毒理审评团队和中药药学审评团队。每一个中药新药均需经三个专业的平行审评，再由项目负责人汇总三个专业的审评意见进行综合评价，作出审评结论。中药新药审评专业团队的构建，有利于将药品审评一般性原则与基于中药特点的审评特殊考虑有机结合的思路探索，有利于该思路指导下所形成审评经验的及时总结，从而为中药新药技术审评内涵的不断丰富以及从中提炼出合理的技术要求奠定坚实的基础。

二、技术指导原则体系的构建

中药新药研究的技术指导原则是药品技术审评提升其科学性的重要载体，其起草过程也是凝聚药品监管方与学界、业界共识的过程。发布的技术指导原则不仅对药品审评的规范、公平、透明、可预期起到保障作用，而且对中药新药的研制发挥着重要的导向作用。目前，中药新药研究技术指导原则体系已涵盖了临床、药理毒理、药学研究技术要求以及申报资料撰写要求、共性问题处理原则等多个方面（表25－2－1）。中药新药研制的实践是无限的，认识也无限，因而中药新药研究技术指导原则体系的构建必定是动态的、开放的，将与中药现代化的历程相伴而行，在实践中得到充实、完善。

表 25－2－1　已发布的中药、天然药物研究技术指导原则及技术要求

发 布 日 期	研究技术指导原则及技术要求
2007 年 4 月 15 日	中药、天然药物综述资料撰写的格式和内容的技术指导原则——药学研究资料综述
2007 年 4 月 15 日	中药、天然药物综述资料撰写的格式和内容的技术指导原则——药理毒理研究资料综述
2007 年 4 月 15 日	中药、天然药物综述资料撰写的格式和内容的技术指导原则——临床试验资料综述
2007 年 4 月 15 日	中药、天然药物综述资料撰写的格式和内容的技术指导原则——对主要研究结果的总结及评价
2007 年 8 月 23 日	中药、天然药物原料前处理技术指导原则
2007 年 8 月 23 日	中药、天然药物提取纯化工艺研究技术指导原则
2007 年 8 月 23 日	中药、天然药物制剂研究技术指导原则
2007 年 8 月 23 日	中药、天然药物中试研究技术指导原则
2007 年 8 月 23 日	中药、天然药物申请临床研究医学理论及文献资料撰写原则
2007 年 8 月 23 日	中药、天然药物临床试验报告撰写原则
2007 年 8 月 23 日	中药、天然药物处方药说明书撰写指导原则
2007 年 12 月 6 日	中药、天然药物注射剂基本技术要求
2008 年 6 月 3 日	中药质量标准不明确的判定标准及处理原则
2008 年 6 月 3 日	含濒危药材中药品种处理原则
2008 年 6 月 12 日	中药工艺相关问题的处理原则
2008 年 6 月 12 日	中药质量控制研究相关问题的处理原则
2008 年 6 月 12 日	中药改剂型品种剂型选择合理性的技术要求
2008 年 6 月 12 日	含毒性药材及其他安全性问题中药品种的处理原则
2008 年 6 月 12 日	中药外用制剂相关问题的处理原则
2008 年 8 月 20 日	中药、天然药物稳定性研究技术指导原则

发 布 日 期	研究技术指导原则及技术要求
2011 年 12 月 8 日	已上市中药变更研究技术指导原则(一)
2011 年 12 月 8 日	中药、天然药物治疗冠心病心绞痛临床研究技术指导原则
2011 年 12 月 8 日	中药、天然药物治疗女性更年期综合征临床研究技术指导原则
2013 年 1 月 18 日	天然药物新药研究技术要求
2014 年 5 月 13 日	药物安全药理学研究技术指导原则
2014 年 5 月 13 日	药物单次给药毒性研究技术指导原则
2014 年 5 月 13 日	药物重复给药毒性研究技术指导原则
2014 年 5 月 13 日	药物刺激性、过敏性和溶血性研究技术指导原则
2015 年 1 月 19 日	中药、天然药物改变剂型研究技术指导原则
2015 年 11 月 3 日	中药新药临床研究一般原则
2015 年 11 月 3 日	中药新药治疗中风临床研究技术指导原则
2015 年 11 月 3 日	中药新药治疗恶性肿瘤临床研究技术指导原则
2015 年 11 月 3 日	中药新药治疗原发性骨质疏松症临床研究技术指导原则
2015 年 11 月 9 日	中药辐照灭菌技术指导原则

三、中药新药技术审评对中药现代化的推动

(一) 中药新药技术审评是撬动中药现代化的有力杠杆

在市场经济条件下,新产品成为医药企业核心竞争力的重要因素,药品研发越来越成为企业关注和投入的重点。新产品研发的风险众所周知,而审评和审批的要求适当,并能对药品研发和生产企业提供合理的引导,必然有利于降低药品研发风险和成本,增加产品研发的成功率,增强企业竞争力,推动产业的良性发展。药品技术评价的市场规则性质,将会为中药研发和生产企业有效集中和调整可用资源提供高品质的保障,促进企业资源涌向推进中药研发和产业发展的正确渠道,从而成为撬动中药现代化的有力杠杆。

从技术层面看,药品技术审评综合性评价的技术特征以及为保障这种特征所需要的技术数据,必然可以规范新药研发方以综合和系统观点来组织安排其研究活动。在技术审评中导入中药研发和产业良性发展所需要的技术因素,必将使中药产业良性发展的技术诉求得以有效地贯彻和坚决地落实,必将推动中药的现代化。可以说,充分利用新药技术审评对于中药新药研究提出的技术要求诉求作用,中药研发和产业良性发展乃至中药现代化就有了较为有力的制度性保障。

(二) 中药现代化是中药新药技术审评得以丰富和发展的推动力量

从宏观层面看,药品技术审评的质量和水平,是由药品研究水平和质量决定的,是和中药现代化水平息息相关的。药品技术审评是第二性的,失去药品研究的发展,其本身的发展是不可能的,也是没有必要的。因此,中药研发和中药产业发展以及中药现代化的推进,对于中药新药技术审评内涵的丰富和完善,具有重要意义。

从微观层面看,药品技术审评的任何技术决策,都无一例外地要依据于技术研究的数据,中药现代

化带来的中药研发在技术工具运用方面发挥的作用，必将提高技术研究数据的质量和水平，因此必将有利于中药技术审评决策的科学性，有利于表达技术审评规律的本质要求。

第三节　中药新药注册管理变革趋势

一、中药现代化 20 年中药新药注册管理取得的成果

实施中药现代化 20 年以来，从总体上看，中药新药研制水平和批准上市的中药新药质量都有了明显的提升，这在业界已是有目共睹。经查询检索国家食品药品监督管理总局批准上市国产中药品种数据库，并比对原卫生部和国家药品监督管理局发布的《1985—2001 年新药文号及品种汇编》《中国药品监督管理年鉴》《新药转正标准》《国家药监局药品注册标准》等文献信息，整合国家食品药品监督管理局《2009—2011 年药品注册工作年报》《2012—2015 年药品审评年度报告》等文件中中药新药批准信息，实施中药现代化 20 年间批准上市的中药新药品种数量达 842 个。其中，既有从民间验方转化为新药的黄葵胶囊，也有从名老中医经验方转化为新药的苏黄止咳胶囊，也有由具有临床实践基础的科研方转化为新药的扶正化瘀胶囊、连花清瘟胶囊等，这些中药新药虽来源有异，但均有清晰的临床定位和明确的临床价值。

随着法规及技术标准体系的完善，中药新药的准入门槛不断提高。虽然中药新药批准的数量减少，但批准的质量却在发生根本性变化。中药新药的研制在立项选题、临床前研发、临床试验、产品质量控制等各环节的规范性、科学性不断得到加强。中药新药上市评价的标准更趋科学合理，拿出过硬的研究数据证明中药新药安全有效正日益内化为业界的共识。

二、存在主要问题剖析

回顾中药新药注册管理工作 20 年的历程，值得总结的问题与不足确有不少，归纳起来主要有以下几点。

（一）根据中药特点而采取的针对性措施不完善

中药新药的研制必须坚持中医药理论的指导，而中医药理论的可贵之处就在于它蕴含着中华民族运用植物、动物、矿物防治人类疾病的丰富经验，这也就是中药所拥有的经过临床实践和时间检验的宝贵人用史。

这种人用史对于中药新药的有效性、安全性是有一定的预判与支撑作用的，而不同注册类别、不同来源的中药新药，人用史对其有效性、安全性的支撑强度是不同的，据此，即可合理减免中药新药相应的注册申报资料，从而缩短相应的研究进程。申报资料的减免不应为减免而减免，而应当基于药物有效性、安全性的逻辑研判。然而，既往虽已有药效学研究、药物临床试验资料减免的规定，但是系统的、基于人用史的中药新药申报资料减免机制并未完整地建立起来。

此外，中药新药的原料多为植物源性的，原料本身存在不稳定性，要把不稳定的原料制成稳定的制剂，除了过程的严格管控之外，对原料实施混批处理也是保证质量均一的重要环节，这也是国外植物药生产经验中的可资借鉴之处。但是，迄今为止，有关中药原料混批的技术指导原则尚未制定。诸如此类需要在注册管理中针对中药特点予以专门考虑的情形还有多种，在此仅起抛砖引玉的作用，不再赘述。

（二）注册管理制度创新与中药新药研制的创新之间有距离

理想的中药注册管理制度应该源于中药研制的实践，并高于实践。源于实践的制度具有较强的现实操作性，适度高于实践的制度能发挥一定的引领作用。目前，中药注册管理制度亟待创新管理理念与管理方式，否则难以适应中药创新的需要。以中药复方新药为例，历经近 20 年的研究与发展，中药复方药效物质、作用原理、配伍机制等基础研究取得了显著进展，对中药复方科学内涵的认识更加深入，中药复方新药研发及产业化水平显著提高。但是，专门针对中药复方产品研发链和产业链上存在的关键科学问题和技术瓶颈的分析、相应技术指导原则的制定以及审评审批策略的制定等均显滞后，这就难以发挥注册管理的引领作用以及对创新的服务作用。

（三）注册管理的倒逼机制运用不充分

中药新药上市，必须满足安全有效、质量稳定均一的最终要求，要达到这一要求，必须以科学、合理的研制过程作为前提。在注册管理中判断中药新药的研制过程是否符合要求，需要综合运用技术审评、检查、检验的手段，以问题为导向，展开延伸检查，由果追因，形成倒逼机制。目前，对申请上市新药进行生产现场检查、临床试验数据现场核查已产生明显的倒逼作用，有力地促使药物研制过程的进一步规范。但是，如何切实围绕注册品种进行检查，将技术审评与现场检查、核查无缝衔接，打出真正的"组合拳"，还需再作深入研究。

（四）应对中药材资源问题挑战的策略尚需调整

中药行业是个资源依赖型行业，中药的工业化生产易造成中药材资源的耗竭。因此，中药新药的注册管理必须高度重视资源的可持续利用问题。既往虽对资源问题已有所考虑，提出了对含濒危药材中药品种的处理原则，并在中药材替代上着力较多。然而，反思中药材替代的合理性，确实值得商榷，毕竟中药是讲究药材道地性的，百年老字号同仁堂的堂训"品味虽贵必不敢减物力，炮制虽繁必不敢省人工"也对今人予以了明确的昭示。因此，与其在中药材资源出现危机时再搞中药材替代研究，不如在中药新药的立项研制阶段即进行资源评估，进行早期预警。

三、变革与展望

随着实践的发展和认识的加深，中药新药注册管理的变革机遇已经到来。这种变革是基于把握规律的变革，必然是在遵循将药物注册管理的普遍性要求与中药特殊性要求有机结合这一原则基础上的变革。

未来，中药新药的注册管理坚持以临床价值为导向，将更加重视中医药理论的指导作用，更加重视过程管控，优化促进中药材资源可持续利用的策略，建立资源评估机制。衡量中药新药注册管理的好坏，最终的标准应该看是否把好了中药新药的安全有效关，是否满足了临床用药的需求，而不应该简单地看中药新药批准数量的多少。

中药新药技术审评应在充分吸纳现代科技发展成果的基础上，尊重中医药理论，分门别类，在研发立题、质量控制、基础研究、临床研究等方面，梳理出有利于整体推进中药新药创新和降低研发风险的技术规则，并随着发展不断加以完善。同时，构建中药新药技术审评主体和中药研发机构及产业界的有效沟通和交流机制，促进两者的互动，以利于药品审评主体从提高中药研究水平，促进中药产业良性发展和中药现代化的视角分析和处理中药新药技术审评过程中出现的问题，提高审评的效率和质量，并引导产业界提高药品研发质量和效率，降低研发风险，使得更为安全有效的药品及时获得上市，解决临床疾患所需而维护公众的健康权益，提高公众医疗保障水平，推动中药现代化发展。

参考文献

［1］卫生部.新药审批办法.1985年7月1日起施行.

［2］卫生部.《新药审批办法》有关中药部分的修订和补充规定.1992年9月1日起施行.

［3］卫生部.《新药审批办法》中有关中药问题的补充规定和说明.1987年3月31日起施行.

［4］国家药品监督管理局.药品注册管理办法(试行).2002年12月1日起施行.

［5］国家食品药品监督管理局.药品注册管理办法.2005年5月1日起施行.

［6］国家食品药品监督管理局.药品注册管理办法.2007年10月1日起施行.

［7］国家食品药品监督管理局.中药注册管理补充规定.2008年1月7日起施行.

［8］武志昂,毕开顺.中药现代化与药品技术评价[J].中国新药杂志,2006,15(16)：1325-1327.

［9］中国工程院.中药复方药物现代化、规范化、走出国门、走向世界发展战略研究报告[R].2015.

（王海南,张晓东,钱忠直）

民族药篇

民族医药是我国传统医药的重要组成部分,具有鲜明的民族地域文化特色和悠久的历史,以及理论、诊疗、用药体系,在保障民族地区人民群众健康、促进民族地区经济社会发展、维护边疆地区稳定和长治久安中发挥着不可替代的作用,在我国卫生健康服务中一直发挥着重要的作用。

发展民族医药是我国的重大政治、经济战略需求。"积极发展中医药和民族医药事业"是2015年国务院政府工作报告对我国传统医药提出新的工作要求,将民族医药发展提升到卫生健康战略高度,既可明确民族医药产业在区域经济发展中的主导地位,又可极大推进民族医药对我国文化软实力的提升。

一、阶段性成绩

20世纪90年代之前,民族药工作主要集中于对民族地区药用资源的调查与摸底。近20年来,人们对民族医药的认识不断加深、民族医药疗效在临床上也逐步得到证实,导致了民族药需求量不断增加,促进了我国民族药产业快速发展,并已经形成了一定的产业规模,产生了一批中型甚至大型的民族药生产企业,拥有了一批进入国家标准的产品,使得其市场竞争力不断增强,推动了少数民族传统医药事业逐渐走向产业化道路。形成了标准提高、科技进步和产业发展的三大成绩亮点,同时开展了资源保护与开发、人才培养和文化传承三项长期性基础性工作布局。

二、发展的机遇和问题

(一)发展的机遇

未来20年,是民族药发展的战略机遇期,主要表现在以下几个方面。

1. 国家高度重视民族医药工作,为民族医药营造了良好的发展环境 中医(包括中医药和民族医药)西医并重是我国医疗卫生事业发展的基本方针。《国务院关于促进健康产业发展的若干意见》、国家中医药管理局等11个部委《关于实施加强民族医药事业发展的指导意见》等政策指导性文件的出台,都充分肯定了民族医药在我国医疗卫生事业中的地位和作用,并对民族医药发掘继承和科研工作重点、药用资源保护利用等方面作出了明确要求。《国家中长期科学和技术发展规划纲要(2006—2020年)》《中医药创新发展规划纲要(2006—2020年)》等重要科技发展规划也明确纳入了民族医药科技工作内容。与此相适应,各民族地区政府也先后制定了有关中医药民族医药发展规划,为民族医药事业发展与科技进步提供了良好的政策环境。

2. 国家"一带一路"建设战略的实施为民族医药及其科技提供了重要发展机遇 在地理区位上,我国少数民族大多位于"一带一路"经济带范围,"一带一路"建设战略的实施无疑为民族地区的全面统筹发展和国际交流提供了良好的机遇,充分发挥民族医药独特的卫生、经济、科技、文化、生态等资源优势,以科技创新驱动和支撑民族医药事业和产业发展,无疑将在民族地区的"一带一路"建设中发挥重要的综合产业带动作用,同时也将有力地促进民族医药自身发展。

3. 现代科技的进步为民族医药科技快速发展提供了有力支撑 进入21世纪以来,生命科学、系统科学、生物与信息等前沿科学技术的迅猛发展,自然科学与人文科学的多学科交叉、渗透融合的新理论、新技术、新兴学科的不断产生,为集成应用现代科学理论和技术,证实和阐明具有复杂体系特征的民族医药理论科学内涵、突破关键共性关键技术难题提供了可能。中医药现代化的探索和实践,为民族医药科技的跨越式创新发展提供了良好的借鉴。

4. 民族成药产业体系正在逐步形成　民族成药生产企业依据国家标准建设规范化的药材种植基地、生产加工车间和产品流通体系,初步形成了科学规范标准化的现代化生产销售体系。主要表现在:已初步形成了由一批民族医药骨干企业组成的产业集合,生产方式从传统手工生产转化为 GMP 标准建设的现代工厂专业化生产;建设发展 GAP 标准的民族药材种植基地,努力构建稳定的民族药原料供应系统;依托民族医药科研教育机构和 190 多所民族医院,形成了民族药产业发展的技术人才临床研究支持体系。

民族药面临发展的战略机遇,但依然存在制约发展的问题,如民族药理论研究相对滞后;民族药资源开发与保护矛盾突出;民族药质量标准体系不完善;民族药产业发展程度不高,制药工艺和装备相对落后;人才队伍培养结构不合理,高端人才缺乏;民族医药传承重视度不够,亟待发扬光大。

今后 20 年,民族药工作发展的战略重点是科技支撑求突破,资源保护上台阶,产业发展争自强,同时在"一带一路"走出去战略中发挥重要作用,努力实现民族药的新发展。立足于不同民族药发展的阶段性特征,整合民族地区与内地医药科技资源开展协同创新,构建完善民族药科技创新与科技服务体系;针对制约民族药事业、科技、产业发展的重大科学问题和共性技术问题,集成应用现代科学技术,强化基础研究探索阐明民族药科学内涵,以技术创新提升民族药产业核心竞争力。

为发挥民族药防治重大疾病与慢性病的潜力,将进一步针对其存在的安全、有效、可控、可持续、传承与创新等重大问题,遵循"全链条设计,一体化组织实施"研究发展思路。围绕从理论→方法→技术→临床→资源→产品等关键环节,重点解决一批制约民族药疗效发挥的瓶颈问题,形成一批防治重大疾病和治未病的重大产品和技术成果,形成中心辐射型应用评价模式,提高民族药防治重大疾病的临床疗效与服务能力。加强民族医药体系建设,做好顶层设计的制度建设,为解决基层医改问题,服务百姓健康;在发展壮大部分民族药的同时,必须兼顾起步较晚的部分民族药。

(二)面临的主要工作

今后民族药研究应重点开展 7 个方面的工作。

1. 民族医药基础理论传承整理研究　开展民族药科技名词术语规范化研究与数据库建设。重点针对拥有较为成熟的民族医药理论体系的藏、蒙、维吾尔、傣、壮、朝、哈萨克等民族药,开展系统的名词术语整理与规范化研究,建立名词术语标准体系与数据库,为民族药临床使用、科研与教学提供信息服务,为其发展、奠定科技基础。

2. 民族药资源可持续发展研究　以促进民族药资源合理保护与利用技术进步,保障民族药资源可持续发展为目标,构建"民族药资源数据库及信息平台"和"民族药种质资源库",开展民族药种质资源评价民族药资源再生模式与技术等研究,促进民族药生产模式转变、技术进步与产业发展。主要内容:民族药资源调查与资源信息库建设,民族药种质资源库构建及种质评价技术研究,民族药生态抚育关键技术,民族药人工繁育关键技术等研究。

3. 民族药标准与规范建设　应当在继承民族药传统特色、优势的基础上,加大相关基础研究,促进民族药质量标准的完善与提高。如加强常用民族药材品种的整理工作,正本清源;进行化学成分研究及制备;加强民族药药效学及药效物质基础研究;开展民族药炮制科学性研究;规范制剂生产工艺过程;加强安全性评价等;民族药质量控制研究。以民族药常用大宗特色药材品种和民族药经典成药制剂主要原料药材品种为重点,开展基于资源、本草考证、药效物质基础和生物活性评价的品种整理与质量标准研究,逐步使用整体性特征指纹图谱,形成民族药品种整理与质量评价技术规范。

4. 经典方药的安全性与有效性评价　针对防治重大疾病的民族医经典方药所面临的安全性、有效性评价技术难题,选取代表性经典方药制剂,进行系统性的上市后安全性再评价和有效性评价,建立民族药安全性、有效性评价技术示范体系。

5. 民族药二次开发及相关产品研发　选择临床疗效确切的民族药经典成方制剂、医疗机构制剂和单味药材为主要研究对象,进行民族药二次开发的理论研究、关键技术难题突破和推广应用。一方面明确临床定位,加强药效物质基础及其作用机制研究,科学地阐释民族药的有效性和安全性;另一方面提升民族药制药工艺品质及制药过程质量控制技术水平,以期推动民族药产业技术升级换代,培育优质民族药大品种。民族药特色资源功能保健品的研发,借助民族药材资源优势和民族药在治疗疑难杂症、慢性病、老年病、亚健康等方面的优势,深入开发功能保健品、食品、化妆品(护肤品)等。

6. 民族药服务"一带一路"　充分发挥民族药跨境文化优势,以"基地—项目—人才"的整体方式稳步推进民族药"一带一路"建设。建立民族药研究中心或联合实验室,建立民族药中试技术平台;开展民族药产品及保健品在合作双方进行交互注册,制定区域标准,开展跨境药用资源调查,合作研发产品;帮助技术力量相对薄弱的国家与地区培养传统民族药科技人才,探索共同制定民族药国际标准等工作。

7. 人才培养和队伍建设　人才是民族药传承发展的根本,建立民族药人才培养规划和工作机制,使人才数量质量不断提高,人才结构不断优化,为民族药的可持续发展提供人才保障。

参考文献

［1］才让南加,项措卓玛.浅谈藏药寒水石的炮制工艺流程[J].西藏科技,2016,(1):45,56.

［2］阿拉腾珠拉.寒水石的常用炮制方法及其作用[J].世界最新医学信息文摘,2016,(12):120-121.

［3］姜建锋,杜玉枝,魏立新,等.藏药南寒水石热制炮制工艺研究[J].中国中药杂志,2011,36(6):683-686.

［4］彩霞,额尔敦朝鲁.浅谈蒙医人体体质与"治未病"思想[J].亚太传统医药,2015,11(20):15-16.

［5］乌力吉巴特尔.蒙医人体体质学浅谈[J].中国中医基础医学杂志,2002,(4):241-242.

［6］包·照日格图,郑进,海银梅.中药与蒙药药性理论比较研究[J].云南中医学院学报,2005,28(3):31-33.

［7］包·照日格图,呼格吉乐图,包凤兰.试论传统医药比较研究[J].中国民族医药杂志,2006,2(1):2-4.

［8］王润球.中国民族医药产业化发展研究[J].黑龙江民族丛刊,2015,(5):55-62.

（魏立新,钟国跃）

第二十六章
民族药发展背景

第一节 早期民族药发展状况

20世纪90年代初,我国民族药发展刚刚起步。当时的民族药发展状况是:民族药文献整理与资源调查已有一定工作积累,藏药、蒙药、维吾尔药的民族药地方标准有了一定基础;但是,还存在着民族药行业与国家标准缺失、民族药产业尚未做大、民族药科技支撑体系尚待建立、人才队伍匮乏、资源保护与利用无序、传承紧迫、对民族药认识不足等问题。

一、民族医药发展情况

(一)民族药资源调查已有基础,但资源保护与利用不足

据有关文献记载,在我国的55个少数民族中,有52个民族拥有系统的民族医药学体系或民族民间传承的医药知识,民族药资源丰富而具有特色。有关我国民族药资源状况,在20世纪50—70年代的群众中草药运动和第1、第2、第3次全国中草药资源普查中,曾开展过民族医药的献方献技和地方性民族药资源调查整理。1978年3月,第1次全国民族药调查整理工作在全国16个省或自治区全面开展。之后,部分民族地区政府也组织开展了地方性民族药资源普查,形成了一些地方性的民族药资源调查成果,如《青藏高原药物图鉴》(1978年)、《甘孜州中草药名录》(1984年)、《鄂西州民族药志》(1985年)、《苗族药物集》(1986年)、《湘西苗药汇编》(1990年)、《藏药志》(1991年)等。但总体上对民族药资源尚缺乏系统普查,难以全面掌握民族药整体资源状况。

民族药在资源物种和临床应用方面具有显著的特色,多数资源物种产自民族地区。而一直以来,民族药特色药材的生产主要依赖于野生采集,且基本处于自采、自种、自制、自用的状态。有关民族药资源保护法规与管理监督体系不健全、有关资源合理保护利用与生产技术研究等基础研究较为薄弱,一些珍贵的特色民族药资源,如冬虫夏草、红景天、天山雪莲等资源已迅速减少,同时也造成了适生生态环境的破坏和日趋恶化。随着民族医药的发展,加强民族药资源的科学管理、保护和利用民族医药亟待加强。

(二)部分民族药地方标准初步建立,但行业与国家标准缺失

借助民族药资源的前期调研成果,部分少数民族地区的民族药地方标准初步建立。例如,《六省区藏药标准》(1979年,西藏、青海、四川、甘肃、云南、新疆)、《内蒙古自治区蒙成药标准》(1984年)、《内蒙古自治区蒙药材标准》(1986年)、《青海藏药标准》(1992年)、《维吾尔药材标准》(上册,1993年)等地方民族药标准。其他民族药尚未独立编制标准,仅有一小部分品种在中药成方制剂和中药材卫生部部颁标准提高工作中(1989—1998年)被收载于《中药成方制剂》(1~20册)。

尽管部分民族药地方标准初步形成，但民族药标准体系依然很不完善。由于民族药材多采集利用当地药用资源，受不同区域药用资源差异的影响，各地习用品或替代品较多，同名异物和同物异名现象常见；同时由于有关民族药材的药效物质、生物活性等基础研究明显滞后，反映在民族药材标准上，不同标准中收载的同一药材的名称、基原、药用部位等不一致，多数标准仅有性状、显微等规定，含量测定缺乏、质控指标不清等问题较为突出。同时，藏、蒙、维吾尔民族医临床用药以丸、散、蜜膏剂等传统制剂为主，而受药材标准不规范的影响，不同医疗机构自制的医院制剂也常存在同名异方或同名同方不同基原的情况，且上述地方标准中收载的制剂多数仅有处方、简单工艺、性状及检查等规定，也难以保障制剂质量。另外，对于颇具特色的民族药炮制尚缺技术规范。民族药的行业标准与国家标准，一直到20世纪90年代初期才逐渐起步。

民族药材及其成方制剂质量标准不完善的状况，既难以保障临床用药准确规范、安全有效，也难以发挥指导制剂生产、促进制药工艺技术提高的作用，同时也不利于有效开展民族药品市场监管，且严重制约着民族药的新药研发。

（三）民族药产业刚刚起步，发展能力较弱

与各民族生产生活方式、聚居区域的生态环境、药用资源及其获得难易等因素相关，不同民族医药的医疗和临床用药形式有着较大差异。在已具有一定民族医医疗（机构）体系基础的藏、蒙、维吾尔民族医药中，制剂是临床用药的主要形式，医疗机构制剂室也因此成为制剂生产的主体。而其他民族医药以诊所或民间医师个体行医为主，随证处方多以自制验方、丸散用药。

专业化的民族药制药产业起步于20世纪90年代，且多位于中西部民族地区，主要有藏、蒙、维吾尔、彝、苗等民族药制药企业，产业化水平与民族地区社会、经济、科技等发展程度相关。各民族药产业起点较低，产品剂型、制药工艺技术、制药装备等方面也相对较为传统。在新药研发方面明显滞后，一些主要流传于民间或仅为家族传承的特色疗法及方药未得到系统的发掘、整理和研究，没有得到广泛推广应用。

民族药企业小、散的问题突出，企业创新能力差，缺乏技术和人才。多数企业专业化程度不高，缺乏品牌和特色品种，不仅规模小、生产条件差、工艺落后、装备陈旧、管理水平低，而且布局分散，缺少一支高素质的科技队伍。新技术、新方法未能在民族药物研发中广泛体现，新剂型、新工艺的开发应用程度明显不足。

民族医医疗机构制剂长期以来一直是临床用药的重要补充，在一定程度上解决了市场上药品品种供应不足等问题，尤其是一些特色制剂，在疾病的临床治疗中发挥了重要作用。许多民族药品种是在医疗机构制剂的基础上发展而来的，医疗机构制剂尚存在质量标准普遍偏低、同名异方、制备工艺不统一、组方不合理等问题。多数制剂标准仅制订了鉴别项，难以有效控制其质量；制备条件没有严格管理，制剂室的环境、设备、人员、配制过程、检验设备等没有明确的要求。

（四）民族药科研基础薄弱，支撑能力严重不足

对1990—1999年间全国发表的民族医药研究文献（汉文）的统计分析发现，10年间共发表学术论文754篇，年均仅75篇，其中临床研究约占40%，民族药资源、化学、药理、标准、制药工艺等相关研究的比例在10%以下，反映出民族药现代科学研究水平明显滞后。

受诸多因素的影响，民族医药在初期发展过程中，对政策扶持的依赖性较强，自我发展能力较弱。民族药已上市产品的安全性和有效性再评价研究亟待开展，民族药基础研究和技术方法创新严重不足，民族药新产品和医疗服务的现代化开发明显滞后。

民族药已上市产品科研基础薄弱,且民族药物中使用矿物和毒性药材的比例相对较高,特别是以藏药和蒙药为代表的传统民族药物的重金属安全性问题,与现代人们对重金属有害健康的毒性认识相冲突,受到了现代使用者的质疑。在药物中是否使用金属元素,特别是重金属元素,存在着分歧和争议,这影响到藏药、蒙药的推广使用。其他少数民族药物中使用毒性药材的用药传统也同样受到现代使用者的普遍质疑。此外,民族药已上市药品或传统成药制剂的有效性同样受到了普遍质疑,使得传统民族药产品的销售一直难有突破,像七十味珍珠丸这样的传统名药单品种销售一直难以突破亿元大关。大部分民族传统药物制剂没有经过现代新药研究要求的动物急性毒性、长期毒性等科学试验,只是长期临床使用的经验积累,难以满足现代使用者的要求。

民族药基础研究和技术方法创新不足。20世纪90年代初,尚缺乏对民族药特色炮制理论与技术、民族药用药理论与技术的基本研究。缺乏对散在于历代民族医药文献之中的民族医学的基本概念、基本原理、基本规律的深入发掘和理论概括与综合。个别对古典民族医学文献中的学说和观点的整理研究,基本处于分散、自发状态,未能统一规划,缺乏对民族医基础理论学术内涵和内在科学规律的深入探索和系统研究。在研究的方法和途径方面,存在着基本概念上的混淆,如将文献研究、资料整理与理论研究混为一谈。无论是对古典文献中的历代各家学说,还是对当代的多学科研究结果,均缺乏总结与升华,既难以把握原有的学术内涵,也缺少创新的研究思路。

民族医药发展不平衡,基础薄弱,科学研究起步晚,在科研平台、仪器设备、人才队伍等方面总体水平低,各民族药和民族地区发展参差不齐,力量弱小分散,有些民族医药尚无研究机构,难以形成对民族药发展的科技支撑。

(五)民族药科技人才队伍相对薄弱

在民族医药科技人才队伍方面,藏、蒙、维吾尔民族医药开展有专科、本科教育,且在专业设置上虽有"医学"和"药学"专业之分,但在课程设置上两者差别不大。"药学专业"教学内容多以临床药学为主,毕业后也多从事临床或医院制剂室工作。总体上民族药科技专业人才严重不足,人才队伍学科结构不合理。在科技平台方面,开展民族医药研究的机构主要为大专院校或民族医疗机构中内设的研究所(室),在科研设施、人才队伍、研究工作积累等方面总体水平不强,各民族药和民族地区发展参差不齐。民族药文献整理和研究的队伍薄弱,人员不足,缺乏学科带头人和稳定的学术梯队,使得相关学科的发展迟滞。因此,民族药人才缺乏的现象比较普遍,急需加强培养。

(六)民族药传承与保护问题突出

以民族文字语言所形成的珍贵医药文献,是民族医药继承与发展的基础,虽然已经开展了一部分民族医药文献的挖掘与整理工作,但是还存在诸多薄弱环节,急需整理保护。

民族药文献整理的方法学尚未建立,对文献价值的评估体系缺失,使得民族药文献的整理水平参差不齐,对民族药文献的深入挖掘也较少,存在着资料整理、文献研究与理论研究概念不清的情况,对基础理论和临床实践的研究相对薄弱,缺少比较全面的总结提高。有些民族虽然已经做过文献的挖掘与整理,但由于没有统一组织的普查与调查,尚有很大一部分珍贵的版本和珍稀的古籍散落民间或流失海外。没有开展过医药资料整理的民族,由于对医药学资料没有系统的调查,故而缺少对其相关的文献或单方验方情况等基本资料的了解和掌握,无法对其进行规划、抢救和保护。目录书的缺乏,导致对全国民族药古籍文献的总体情况缺少基本的认识;与文献整理密切相关的一些工作没有开展,如名词术语的标准化等,使得民族药的规范化进程相对缓慢。

不同语言之间的民族药文献翻译工作薄弱,不但造成了文字沟通上的障碍,而且极大地限制了民族药知识的传播与推广。民族药的知识产权保护问题，始终是困扰文献持有者和文献整理者双方的一个难题，从某种情况上限制了文献的进一步挖掘和整理。

（七）对民族医药的认识与发展动力不足

在中华民族几千年的传统医药发展史中，民族医药作为各族人民长期与疾病作斗争的经验总结和智慧结晶，为各民族的健康及繁衍生息作出了重大贡献。各民族不同的生产生活方式和习俗，同样造就了各自不同的医药卫生习惯。早在新石器时代的古人类文化遗存中，就有关于夷人、狄人、戎人、苗人和濮人的早期史料记载，北方少数民族匈奴、东胡等生活习惯及卫生习惯的记载，南方少数民族蜀人、百越、百濮等医药事迹记载。在长期的医疗实践中，民族医药通过不断的积累、总结和升华，逐步完善了其独特多样而简、便、廉、验的诊疗方式，在民族地区疾病预防和治疗慢性病、疑难病、地方病等方面发挥了独特的重要作用。

我国少数民族多居住在边境地区，大都以高山、草原、森林为自然特点，环境比较封闭，地处偏僻，交通不便，有些地区通讯不畅，信息闭塞，加之受语言、文字以及与外界交流等的影响，民族医药对其自身的特色、优势宣传不足，即便是理论及临床相对成熟的藏医药、蒙医药、维吾尔医药也缺乏整体宣传和引导。由于民族医药基础研究薄弱，起步晚，起点低而理论、基础、药物、临床等相关研究工作进展缓慢，对民族医药认识不足的情况依然存在。民族医药作为少数民族传统文化的一个重要组成部分，生成于少数民族之中，又主要服务于民族地区群众，长期局限在不同民族聚居的小范围内使用和传播，使得外界对其认同度不高。

民族药事业发展缺少总体规划和布局，相关政策和法规不能完全适合民族医药的基本情况，对民族医药机构投入较少，支持力度不够。一些地区和部门在卫生管理，医政管理，药政管理上，不从民族药的实际出发，一味强调规范化，生搬硬套西药或者中药标准。即便是在农村卫生和区域卫生规划中，对民族药的重视也不够，使得其作用没有得到有效发挥。

二、民族药特点的形成

民族药在长期的医疗实践与生产过程中，结合少数民族地域、文化、历史等因素，逐步形成了一些自身的特点。

1. 特色炮制　同种药材、不同的炮制方法，能够产生不同的药性及药效。例如，藏药寒水石的猛制法中，分别用不同辅料如酒、水和酸酪进行"淬"，从而产生不同药性的炮制品，工艺非常独特。热制：寒水石除去其土石杂物，砸碎成蚕豆大小，加美丽乌头与火硝，用净水煮沸 3 h；倾去滤液，用清水漂洗 3 或 4 次，至杂物清除为止，将寒水石在阳光下晒干。寒制（奶制）：加工方法同上；晒干的寒水石研成细粉，月光下用犏牛奶搅拌，调成糊状，然后做成小圆饼，阴干。猛制：寒水石打碎如拇指大小，放在炭火中煅烧，必须煅烧至呈白色，然后用水等淬之，取去淬液之后，药渣晒干，备用。若用酒淬，则性热；若用水淬，则性寒；若用酸酪淬，则性平。

2. 生药量少　与中药相比，一些民族药如藏药、蒙药以生药为主，傣药、苗药、黎药等以鲜药为主，且用药剂量小。如：一剂民族药按 1.5～3 g 的口服量，早、午、晚三次给药方法计算，一日成人量为 4.5～9 g；若加早、午、晚药引子（剂量为 1.5～3 g），一日的最高用药量为 10～20 g。因此，由于剂量小所以服用时比中药（一剂中药 200～300 g）方便，而且避免了药物资源的浪费。

3. 时辰投药　一些民族药如藏药和蒙药具有分时辰给药的特点。如蒙医给药一般在早、午、晚三个时辰，且将这三个时辰分别看作早为"赫依"的时间，午为"希拉"的时间，晚为"巴达干"的时间，其中

"赫依"为中性但寒相对偏盛,"希拉"为偏热,"巴达干"为偏寒。根据这三个时辰人体生理变化的规律用3种不同的药,如早可以用偏温热的药,午用偏寒凉的药,晚用偏温热的药。

4. 系统用药　民族医在诊断治疗过程中往往采取综合诊治的系列用药方法。例如蒙医认为,诊病投药过程,就是将自然、人体、疾病、药物四者的对立统一有规律地协调起来的过程。如患胆囊炎且又因肾寒引起月经不调腹痛带下的患者,很明显是上热下寒的疾患。因而,蒙医治疗此病就采取系列用药的方法,早晨可以用偏热的苏格木勒七味丸温肾祛寒,中午可用偏凉的苏斯十二味散消炎利胆,晚上用偏中性的萨丽嘎日迪,以此调和肝肾而达到整体调整综合治疗的目的,这三种药就是在这个治疗过程中的系列药。用外部环境、时间、药物、性味功能来综合调整人体的疾患,使热药不引起肝火旺盛、凉药又不导致肾寒加重,使人体达到自然平衡,祛病除邪。

5. 用药习性有别　对于某些药材,民族医和中医用药习性具有很大差别。如肉苁蓉,中医通用于滋补强壮,而藏医、蒙医多用于治疗胃病;草乌,藏医、蒙医不仅用乌头,还用草乌茸(地上四横,指嫩苗或加工的草与芽)、草乌叶、草乌花等,且用于湿热病、半身不遂、五官科疾病等;诃子,在中药中属于收涩药类,用途并不广泛,而在藏药、蒙药中却是"药中之王",调和解毒,使用频率十分类似于中药的甘草;广枣,中医用广枣树皮治疗烫伤,而藏医、蒙医则用其果实治疗心脏病;肉豆蔻,中医用于暖脾胃、涩汤、下气,藏医、蒙医用生肉豆蔻治疗心脏病,并用其假种皮"肉豆蔻衣"(药名为玉果花)治疗风、气、白脉病等;石榴,中药习用石榴皮,而藏药、蒙药均习用石榴籽。

6. 系列成药应用　一些民族药如藏药、蒙药等没有饮片的概念,而是直接在方剂上进行加减后形成几百种固定的系列成药,分类使用,如"沉香""石榴""松石"等系列成药。

第二节　近20年来民族药发展政策

中华人民共和国成立以来,国家对民族药的发展逐步重视。1951年12月实施的《全国少数民族卫生工作方案》中提到,"对于用草药土方治病之民族医,应尽量团结与提高"。1982年,"发展我国传统医药"被写进《中华人民共和国宪法》第21条,正式确立了传统医药在中国的法律地位。1983年7月,卫生部和国家民委印发了《关于继承发扬民族医药学的意见》,指出"民族医药学是我国传统医药学的重要组成部分"。1984年9月,卫生部和国家民委在内蒙古呼和浩特市召开了第1届全国民族医药工作会议,国务院办公厅转发了卫生部、国家民族事务委员会《关于加强全国民族医药工作的几点意见》的通知,制定了《民族医药事业"七五"发展规划意见》,揭开了民族医药继承发展的序幕。

近20年来,国家更是加大了扶持民族药发展的政策力度。1995年11月,国家民委、国家中医药管理局,在云南召开了第2次全国民族医药工作会议。2006年12月,在北京又召开了第3次全国民族医药工作会议。2007年12月,国家中医药管理局、国家民委等11部委联合颁布了《关于切实加强民族医药事业发展的指导意见》。党的十七大、十八大明确提出要"扶持和促进中医药和民族医药事业的发展"。各民族地区的地方政府也大力支持民族药发展,分别制定了具有区域特色的民族医药发展政策。

内蒙古自治区出台了一系列扶持和促进蒙药发展的政策与措施。2006年内蒙古自治区人民政府作出《内蒙古自治区人民政府关于进一步扶持蒙医中医事业发展的决定》。特别是2011年正式颁布实施了共60条款的《内蒙古自治区蒙医药中医药条例》。2013年又作出《内蒙古自治区人民政府关于扶持和促进蒙医药中医药事业发展的决定》。在内蒙古自治区,目前已形成以省级的内蒙古自治区国际蒙医医院为龙头,12个盟市级蒙医医院为骨干,80多个旗县级蒙医医院或蒙中医院为基础,40多所基层各类医院蒙医科为补充,100多所社区及乡镇卫生院及卫生室蒙中医药服务为网底的比较完善的蒙中医药服务网络,所覆盖的面积达到300多万平方千米,涵盖5 000多万人口。此外,还促进了自治区外其他省份出台了一些蒙医药发展扶持政策,包括黑龙江省颁布的《黑龙江省杜尔伯特蒙古族自治县发展蒙医药条例》和青海省颁布的《青海省发展中医藏医蒙医条例》。

贵州省鼎力支持苗药产业发展。贵州省委省政府在2000年以前就把以民族药为代表的贵州特色药业列为后继支柱产业重点扶持。2002年就建立了以省长为组长的"中药现代化科技产业协调领导小组",以指导和规划以苗医药为代表的贵州中药民族药产业的发展工作。先后出台了各种扶持政策并制定了相应的发展规划,如《贵州省中药现代化科技产业基地建设实施方案》《关于推进中药现代化科技产业发展的若干意见》,以及贵州中药民族药发展"十一五""十二五""十三五"规划等。在全省建立起了"四平台一体系"支撑体系,包括中药民族药材生产体系、中药民族药研究开发体系、中药民族药制药开发生产体系、中药民族药现代化科技产业服务保障体系和中药民族药现代化科技产业市场网络,有力地促进了苗药产业的发展。特别是2015年发布的《贵州省人民政府办公厅关于支持苗药做大做强若干政策措施的通知》,专门研究如何支持做大做强苗药,提出了全面、可行、的规划,并明确责任部门。

广西壮族自治区民族药发展得到了各级政府的极大重视。2007年,广西壮医医院被国家中医药管理局列为全国重点建设的十家民族医医院之一并通过验收;《广西壮族自治区壮药质量标准》于2008年10月正式颁布;《广西壮族自治区发展中医药壮医药条例》于2009年3月1日起正式施行;2010年3月,卫生部与广西壮族自治区人民政府共同签署了《卫生部、广西壮族自治区人民政府共建兴边固疆卫生惠民工程协议》;2011年12月,广西出台了《广西壮族自治区人民政府关于加快中医药民族医药发展的决定》《广西壮族自治区人民政府关于印发广西壮族自治区壮瑶医药振兴计划(2011—2020年)的通知》《广西壮族自治区人民政府办公厅关于印发广西壮族自治区中医药民族医药发展十大重点工程实施方案(2011—2015年)》。壮医药的资源优势、特色浓厚和知识产权自主等优点,成为广西传统医药事业发展的突破口和切入点。

新疆维吾尔自治区人民政府成立发展中医民族医药工作领导小组,有力地推进中医民族医药事业发展。地、州、市成立中医民族医药管理局或管理科,逐步推进了中医民族医药管理体制建设。同时,《关于扶持和促进中医民族医药事业发展的意见》(新政发〔2013〕64号)、自治区人民政府《关于促进健康服务业发展的实施意见》(新政发〔2014〕54号),《新疆维吾尔自治区中医民族医药健康服务发展(2016—2020)》的出台,为指导和推动中医民族医药事业的发展提供了政策保障。自治区相关部门积极支持中医民族医药发展,18项维吾尔医特色诊疗技术进入了新农合诊疗目录和自治区城镇医疗保险目录;30种维吾尔药纳入自治区城镇职工和城镇居民医保目录;47种维吾尔药全部纳入自治区新农合报销目录;14项维吾尔医诊疗标准和诊疗指南发布;自治区食品药品监督管理局发布了《新疆维吾尔自治区吾尔医医疗机构制剂标准》,收载了204个维吾尔医医疗机构制剂标准,满足维吾尔医医疗机构日益增长的临床需求,为新药研发奠定了良好基础。自治区人民政府投入1.6亿元,实施了新疆地产中药民族药新药研发项目,已启动64个新药品种的研发工作。总之,新疆紧紧围绕服务经济社会发展大局,以全面实施"健康新疆"战略为抓手,以丝绸之路经济带建设为契机,充分发挥了中医民族医药在经济社会中的"五种资源",为继续深化医药卫生体制改革,提高人民健康水平、推进健康新疆建设发挥了积极作用。

参考文献

［1］诸国本.中国民族医药散论［M］.北京：中国医药科技出版社,2006.

［2］洪宗国.中国民族医药系统化分析与分类研究［J］.中南民族大学学报(自然科学版),2011,30(2)：42-45.

［3］罗小萍.中国民族药的发展概况及展望［J］.基层中药杂志,1996,10(3)：40-42.

［4］王景霞,任小巧.民族医药标准化建设现状及思考［J］.中华中医药杂志,2013,28(11)：3145-3148.

［5］冉懋雄.论我国西部地区中药、民族药产业化建设与可持续发展［J］.中国现代中药,2010,12(1)：15-18.

［6］叶华,刘树林,翟永松,等.谈少数民族地区民族医药产业的可持续发展［J］.中国中药杂志,2014,39(16)：
3176-3179.

［7］任小巧.我国民族医药相关政策现状及发展战略思考［J］.中国民族医药杂志,2012,(6)：65-67.

［8］武小兰.内蒙古蒙药产业发展现状与存在问题研究［J］.中国卫生产业,2015,(25)：16-18.

［9］黄岚.贵州巩固壮大中药传统优势产业［J］.中医药管理杂志,2015,23(13)：68.

［10］戴斌,丘翠嫦.广西壮族医药发展的回顾、现状与思路［J］.中国民族民间医药杂志,2007,(84)：1-6,62.

［11］尹晓婷,晁瑾,何进.新疆维药迈向现代化［J］.大陆桥视野,2012,(2)：64-67.

（魏立新,钟国跃,佟海英）

第二十七章
民族药标准提高

　　随着民族医疗和民族药制药产业的发展,社会对加强民族医疗、药品生产与市场监管提出了更高的要求,与民族药多而散、标准体系不健全或缺失的矛盾日益凸显。针对这种问题和需求,原卫生部、国家食药监总局和国家药典委员会极为重视,近20年间着重开展了以下3个方面的工作,有力地推动了民族药标准工作的开展:一是以《中华人民共和国卫生部药品标准》(藏、蒙、维吾尔民族药分册)的制定和颁布实施为标志,初步构建起了民族药国家标准体系框架;二是通过对民族药传统制剂的"地方标准升级为国家标准",显著提高了民族药成方制剂生产技术水平和市场监管能力;三是通过实施"国家药品标准提高行动计划",极大地推动了民族药标准研究技术进步,同时带动了民族药地方标准和民族药制药产业的发展。

一、藏药、蒙药、维吾尔药等部颁标准制定

　　1993年,为推动民族药的规范化、标准化和科学化发展,原卫生部下发了《关于制定民族药部颁标准的通知》〔药发(1993)第64号文〕,并按照通知要求,组织藏、蒙、维吾尔民族地区卫生部门制定,经国家药典委员会审定,陆续制定颁布了《中华人民共和国卫生部药品标准》藏、蒙、维吾尔民族药分册,三册共计收载了藏、蒙、维吾尔民族药740个,其中常用特色药材品种308个,传统经典成方制剂432个,改变了民族药只有地方标准,而没有国家标准的历史。

　　《中华人民共和国卫生部药品标准——藏药分册》收载藏药材品种136个,成方制剂200个(涉及丸、散、膏、丹等剂型),于1997年6月19日颁布生效。《中华人民共和国卫生部药品标准——蒙药分册》收载蒙药材品种57个,成方制剂145个,于1998年11月1日颁布生效。《中华人民共和国卫生部药品标准——维吾尔药分册》收载维吾尔药材品种115个,成方制剂87个,于1998年10月1日颁布生效。苗药虽未颁布部颁标准,但标准质量有了较大的提升。贵州省卫生厅根据卫生部《关于制定民族药部颁标准的通知》精神,组织了有关医药专家、药品生产企业和从事民族医药研究人员,参照国家中药新药的基本要求,对贵州省苗族等民间使用历史悠久、疗效确切的民族药秘、验方制剂进行了较为系统的整理、筛选与研究,制定了《贵州省药品标准》(1994年版),共收载了194个苗药材和成方制剂。2003年《贵州省中药材、民族药材质量标准》收载420种苗药药材。这些标准的颁布实施,为贵州省苗药制药产业的发展奠定了坚实基础。

二、民族药地方标准提升为国家标准

　　2001年2月,国家药品监督管理局以国药监注〔2001〕83号文件下发了《关于强化中成药国家标准管理工作的通知》,启动开展了"地标升部标"工作,即将地方成药制剂品种经审查合格者上升为部颁(国

家)标准品种。截至 2002 年 12 月,国家药品监督管理局完成了全部上市药品(制剂)的国家药品标准的制定工作,取消了成方制剂的地方标准。

在"地标升部标"工作中,对各企业生产的民族药成方制剂,开展了质量控制水平的统一提高,即严格要求增加"含量测定"质量控制指标及其检验技术。经国家药品监督管理局组织专家评审,共计 435 个民族药成方制剂地方标准上升为国家标准(减去与以往标准重复品种,实为 405 种)。

此次民族药升部标工作,大大地促进了民族药成方制剂质量控制及制药工程技术的进步,显著提升了民族药的市场拓展力和竞争力,为之后民族药制药产业的发展奠定了坚实的基础。

三、民族药国家药品标准提高行动

为更好地贯彻实施《药品管理法》,加强药品监督管理,提高国家药品标准,保证药品质量和人民用药安全有效,国家药品监督管理局从 2004 年开始,实施了提高国家药品标准的行动计划。

已颁布实施的部颁标准藏药分册、蒙药分册、维吾尔药分册在执行过程中也逐步发现了一些品种的基原存在争议或与实际使用状况不符、检验项目不完善等问题,部分民族地区也提出了开展标准修订工作的要求。为进一步持续加强和推动民族药标准工作,国家药典委员会从第 8 届开始增设了"民族医药专委会"。2002 年国家药品监督管理局要求国家药典委员会在充分调研的基础上,制定民族药部颁标准整体修订方案。按照国家局指示精神,国家药典委员会自 2004 年始,组织相关人员赴内蒙古、西藏、四川、青海、甘肃、新疆等省区就民族药部颁标准的执行情况及存在的问题开展了调研。随后,又针对藏医药在藏、青、甘、川、滇多省区使用的具体情况,引导五省区由药监局主持成立了"藏药标准协调委员会",为民族药标准提高等工作提供了强有力地组织保障,在民族药标准提高和《中国药典》民族药标准增修订工作中发挥了重要作用,进一步标志着民族药标准工作纳入了国家药品标准常态工作中。

在"国家药品标准提高行动计划"中,针对民族药标准提高主要开展了两个方面的工作:一是部颁标准藏、蒙、维吾尔民族药分册收载品种的标准提高,在《中国药典》(2005 年及 2010 年版)增修订期间,于 2009—2011 年分 3 批下达了藏、蒙、维吾尔民族药药材品种 211(286)个、成方制剂 157 个的标准提高任务;二是在《中国药典》增修订工作中,主要针对《中国药典》(一部)中收载的民族药成方制剂、一部附录的"倒挂品种"(即《中国药典》收载中成药处方中组方药味而目前尚未收入药典的中药材品种)中的民族药材、《中国药典》中拟新增收载的民族药成方制剂处方中使用的《中国药典》(一部)正文中未收载的药材品种,在 2015 年版《中国药典》增修订科研项目中,共计下达了 55 个药材品种的标准增修订任务。目前多数品种已完成标准提高和增修订工作,并通过药典委审查,即将颁发实施新版部颁标准民族药分册。

上述民族药标准提高工作的开展,显著提高了民族药标准的"质量",其中标准较为完善的经典制剂(如七十味珍珠丸、二十五味松石丸等)已被《中国药典》收载。《中国药典》(2015 年版)中以"民族习用药材或验方"收载的民族药材共计 17 个品种(藏药材 9 个,蒙药材 4 个,维吾尔药材 3 个,傣药材 1 个)、制剂(验方)33 个(藏药 19 个,蒙药 12 个,傣药、景颇族药各 1 个),以及尚有未注明"民族药验方",而是从民族药剂改或研发的新药制剂,如六味安消胶囊、石榴健胃散(藏药)、灯盏细辛注射液(颗粒)、灯盏花素片(注射剂)、热淋清颗粒(苗药)等。

通过民族药标准提高及《中国药典》民族药标准增修订工作的开展,显著推动了民族药标准工作的思路创新与技术进步。在《中国药典》(2015 年版)增补修订期间,为提高民族药标准增修订的科学性和准确性,国家药典委员会发出了《关于请协助开展藏药临床使用、生产销售情况调查的函》,在藏药标准协调委员会协助下,对藏、青、甘、川、滇5省区藏医医疗机构、制药企业实际使用藏药的情况进行了问卷调查,共收到64家机构的问卷反馈,经过对有关国家及地方标准中收载制剂品种、医疗机构生产的医院制剂、企业生产的国家批准上市民族药成方制剂处方使用药材的品种、基原、标准进行了系统分析,较为准确地掌握了藏药材实际使用状况。同时,在国家药典委员会民族医药专委会的主持下,对蒙药和维吾尔药也开展了相关调查分析。上述工作为保证民族药品种选择的客观性、真实性、适用性提供了重要的依据。

四、民族地区民族药标准体系和结构提高

"国家药品标准提高行动"的实施,引导和推动了各民族地区地方民族药标准工作的开展,藏、蒙、维吾尔民族地区拾遗补阙,加强完善地方标准。四川、云南、广西、贵州等以往将民族药分散收载于地方中药材或药品标准中的民族地区,也制定了民族药地方标准,丰富、完善和提高了我国民族药标准体系和结构,为多民族的民族医药后续发展奠定了基础。

1. 青海 《青海省藏药炮制规范》。2011年发布,该规范为青海省首部藏药炮制规范,选择青海省民族地区藏医常用藏药材品种予以收载,在认真总结藏药加工炮制传统经验的基础上,体现地方用药特点,部分品种在标准上做了较大幅度的提高,增加了鉴别及含量测定等项目,旨在使藏药的生产、经营、使用及质量监督检验适应现代医药技术水平的发展。该规范共收载常用动物类、植物类、矿物类藏药材炮制品种244种。收载项目包括汉文名称、藏文名称、汉语拼音、藏文音译名称、基原物种学名、药用部位、炮制、性状、鉴别、性味、功能与主治、用法用量、贮藏等。

2. 新疆 《新疆维吾尔自治区维吾尔医医疗机构制剂标准》。依托国家食品药品监督管理局援疆项目,2013年10月9日《新疆维吾尔自治区维吾尔医医疗机构制剂标准》正式颁布。该《制剂标准》为新疆维吾尔自治区维吾尔医医疗机构制剂配制、使用和监督管理提供了法定依据,共收载制剂标准204个,对提高维吾尔医药制剂的科学性、合理性和严谨性,保证维吾尔医制剂质量,保障临床用药安全有效具有重要意义。① 根据维吾尔医药基础理论及经验习惯,以及方剂的组成、功能主治等,结合维吾尔语术语特色、维吾尔语名称汉译原则及翻译策略及其技术,较好地解决了维吾尔医医疗机构制剂及其药材的"同名异方"和"同方异名"等混乱问题。② 依据维吾尔医药理论、治疗方法,结合古籍记载的相关处方及其单味药量,各个时代维吾尔医药学变化,以及方剂的主药、辅助药、调节药、矫正药等结构与性质,规范了维吾尔医医疗机构制剂的处方组成与单味药量、功能主治与用法用量,使临床用药更加科学合理。③ 依据维吾尔医药理论,并将现代制药工艺融入传统维吾尔药制剂工艺,对维吾尔医医疗机构医院制剂,尤其是具有维吾尔医特色、《中国药典》附录通则中未记载的蜜膏、糖膏、罗吾克等传统维吾尔药剂型,工艺合理性存在的问题进行研究,在此基础上对工艺路线及条件、药用辅料、剂型、给药途径及包装材料等进行研究,规范了维吾尔医医疗机构制剂的配制行为。④ 制定了维吾尔医医疗机构医院制剂的质量标准包括处方、制法、性状、鉴别、检查、功能与主治、适应证及用法与用量等项目。

《新疆维吾尔自治区维吾尔药材标准》(2011年版),收载35种维吾尔药材的质量标准;《新疆维吾尔自治区中药维吾尔药饮片炮制规范》(2011年版),收载235个维吾尔药饮片的炮制规范。

3. 西藏 《西藏自治区藏药材标准》(2012年版),对101种没有国家标准的常用藏药材建立了地方标准;《藏药材炮制规范(藏文版)》(2009年版),收载186种常用藏药材炮制方法,为西藏自治区藏药炮制品法定技术标准。

4. 四川 《四川省藏药材标准》(2014年版),收载品种43个,其中藏药品种及高原资源性品种40

个,主要源自四川省藏医院藏药制剂中国家标准未收载的药材品种,同时收载了四川省藏区的特色资源品种(如俄色、沙棘叶、山莨菪等),另收载了生附片、鲜松叶、南坪细辛等3个中药品种。《四川省中药材标准》(2010年版),新增品种中收载了四川省习用的药材及藏药,并对四川省大量种植的中药材品种进行了收载,明确了质量标准。

5. 内蒙古　《内蒙古蒙药制剂规范》第一册(2009年版),是内蒙古自治区第1部民族药制剂规范;《内蒙古蒙药制剂规范》第二册(2014年版)一书收载158个品种,增加项目有鉴别、检查及含量测定等,收载的规格有汤剂、散剂、水丸、胶囊剂、口服液、灰剂、颗粒剂、酒剂、外用剂等9种,并附有凡例、附录。

6. 云南　《云南省中药材标准第二册·彝族药》(2005年版),收载品种均为彝族医广泛使用的药材50种,涉及云南省药品生产企业生产的41种中药成方制剂或彝族药制剂处方药材,6种医院制剂处方药材;《云南省中药材标准第三册·傣族药》(2005年版),收载54种傣族药材;《云南省中药材标准第六册·彝族药》(2005年版),收载52种彝族药材。

7. 广西　《广西壮族自治区壮药质量标准》第一卷(2008年版),收载壮药材品种164个(其中植物药145种,矿物药3种,动物药10种,提取物6种),并对95个壮医药常用相关的理论及其名词、术语进行了规范化表述;《广西壮族自治区壮药质量标准》第二卷(2011年版),共收载壮药品种211种(其中植物药193种,动物药14种,其他类药4种),对74个品种进行了较全面的质量研究,大幅度地提高了质量标准水平。

此外,2014年广西食品药品监督管理局出版了《广西壮族自治区瑶药材质量标准(第一卷)》,收载瑶药144个品种。该标准的完成,将为国家标准瑶药品种的修订提供基础数据,推动广西瑶药产业的健康发展。

8. 贵州　《贵州省中药饮片炮制规范》(2005年版),收载品种(包括民族药)545个,包括药典收载品种502种。《贵州省中药材、民族药材质量标准》(2003年版),共收载药材品种420种,其中新增185种,对贵州民族使用药材品种给予注明。

参考文献

[1] 张丽娟,陈秀勤,康双龙.蒙药和蒙药质量标准的发展[J].中国药品标准,2001,2(4):23,44.

[2] 唐红军.《中华人民共和国卫生部药品质量标准》(维吾尔药分册)制剂质量标准的完善与提高[J].西北药学杂志,2005,20(3):135-136.

[3] 杨洋,张艺,黄宇,等.民族药质量标准研究现状及思考[J].中国中药杂志,2013,38(17):2878-2881.

[4] 陈佳,金红宇,田金改,等.民族药质量标准现状概述[J].中国药事,2012,26(2):192-194.

[5] 万定荣,刘学群.关于我国民族药材标准及其研究制定的若干思考[J].中华中医药杂志,2007,22(12):834-836.

[6] 郑健,过立农,昝坷,等.九省区民族药质量标准现状调研综合报告[J].中国药事,2015,29(12):1223-1235.

(钟国跃,魏立新)

第二十八章
民族药科技进步

20年来,民族药科技进步明显,成果不断涌现,主要体现在国家和地方政府对民族药重要科研项目的支持,民族药代表性科技成果的取得,出版民族药专著与授权专利,以及开展广泛的民族药学术交流活动。

第一节　民族药重要科研项目

民族药科研项目主要包括国家自然科学基金、国家重大科技专项、国家科技支撑计划等国家级科研项目的支持,以及各个民族地区地方政府的民族药类项目支持。

一、国家项目

(一)国家自然科学基金

国家自然科学基金设置了民族医学(申请代码 H2720)和民族药学(申请代码 H2818)2 个二级学科,专门资助民族医药学的基础研究。民族医学领域从 1990 年资助第 1 个项目至 2015 年,共资助各类项目 155 项,资助总经费 5 549 万元;民族药学领域从 2008 年设立"H2818 民族药学"申请代码至 2015 年,共资助各类项目 230 项,资助总经费达 9 370 万元。

申请项目的研究对象与民族医药理论的发展密切相关。医药理论系统、临床体系完整的藏医学、蒙医学、维吾尔医学、朝医学、傣医学等申请项目相对较多,其中以应用范围广、教育部已独立设置学科专业的藏医药、维吾尔医药、蒙医药的申请项目为最多,三者申请和获资助项目数量可达民族医药项目总数的 2/3。对于理论体系尚不完整,但已积累了丰富临床经验的壮、回、瑶、苗、彝、侗、土家、畲、黎等少数民族医药的研究近几年也有项目申请,且有部分项目获得资助,尤其是壮医药、回医药、苗医药、土家医药的研究申请近几年呈明显上升趋势。

民族药项目的研究内容主要集中在药物作用机制、药效物质基础、治则治法、民族药资源等 4 个方面,这些研究内容的申请项目约占全部申请项目的 90%。获资助的项目中超过 50% 的项目为考察药物的作用机制,逾 20% 的项目为研究药效物质基础,而对于民族医学基本理论进行探讨的项目相对偏少。(图 28-1-1)

(二)国家科技重大专项

国家科技重大专项"重大新药创制"在"十二五"期间设立了"民族药产品的研发与技术提升"专项。该专项由全国范围遴选的"苗药芪胶升白胶囊技术改造及再评价研究""藏药大品种奇正消痛贴膏上市

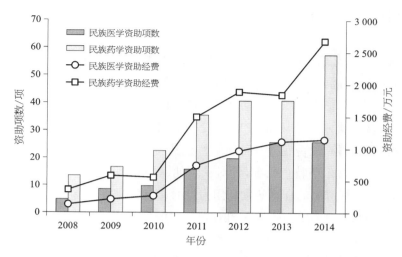

图 28-1-1　2008—2014 年国家自然科学基金民族医药领域项目资助情况

后系统性再评价""藏医治疗肝病创新药物十味甘宁颗粒的临床前研究""抗类风湿新药驱寒除湿散产业化及Ⅳ期临床研究"等 4 个疗效独特的民族药产品研发课题组成。承担单位通过产学研合作建立了具有先进水平的技术平台,利用各种现代科学的新思路、新方法、新技术,对治疗肿瘤等特殊疾病及风湿疼痛、老年性关节炎等常见病的苗、藏、维吾尔等民族药进行了新药研发、技术改造、质量标准研究、药效学、安全性研究及上市后临床再评价研究,从而提升了企业在民族药领域的自主创新能力和产品竞争力。

(1) 国家"重大新药创制"专项课题"降血脂蒙药与创新药的研究"。该课题利用现代科学揭示了降脂传统蒙药中活性天然化合物及其分子结构,发现了降脂药用天然化合物 GBN,并成功地完成了 GBN 的化学合成、药理毒理和作用机制的研究工作,为研发我国具有自主知识产权的降脂创新药提供了有价值的候选药。

(2) 国家"重大新药创制"专项项目"藏药复方质量胆汁淤积型肝炎新药肝胆舒宁胶囊的研究"。该项目以藏医传统药用与肝胆疾病的特色藏药材为对象,通过药效物质基础解析、生物活性评价、不同基源植物物种的比较研究等,已筛选出有效部位组方。

(三) 公共卫生专项

即"民族医药文献整理和适宜技术筛选推广",该项目于 2010 年 7 月启动,目标是要建成民族医药古籍文献基础数据库、编撰《全国民族医药古籍文献总目》、出版 150 部民族医药文献、筛选推广 140 项民族医药适宜技术,培训 4 200 名民族医技术人员,并使 21 万患者享受到安全、有效的民族医药适宜技术。该项目覆盖内蒙古、吉林、湖北、湖南、广西、四川、云南、西藏、宁夏、青海、新疆等 11 个民族医药分布集中、民族医药工作基础较好的省、自治区,是迄今为止中央财政投入经费强度最大、直接用于民族医药文献整理及适宜技术筛选推广的公共卫生专项。

(四) 国家科技支撑计划

(1) "十一五"国家科技支撑计划项目"民族医药发展关键技术示范研究"。该项目涉及藏、蒙、维吾尔、壮、苗等 22 个少数民族医药,对多种民族医优势病与民族医特色诊疗技术进行了回顾性研究及临床评价,对 12 种民族药传统特色炮制技术与 3 种传统制备工艺进行了研究。该项目共制定民族医药特色诊疗标准、规范化治疗方案、临床应用指南、炮制工艺规范、质量标准等相关技术标准 124 项,获得专利授权 3 项,软件著作权证书 4 个,建立数据库信息系统 2 个,网络会诊平台 1 个;研制院内制剂 4 种,新诊疗器械 6 种。

(2)"十一五"国家科技支撑计划项目"维吾尔医药的现代化研究与产业化示范"。该项目:① 在原创知识产权基础上,对通滞苏润江胶囊等 5 种维吾尔药名优产品进行二次开发,提升了产品的技术含量。② 以棉花花、毛菊苣、骆驼蓬、大蒜、鼠尾草等有效部位或有效成分制备工艺研究,并对其进行临床前的研究工作,获得中药五类新药临床批件 1 项、受理通知书 2 个。③ 开展了地锦草、新塔花、黑种草子、雪莲、没食子、刺山柑、石榴、玫瑰花等 8 种新疆特色药材成药性研究,获得了其有效部位,并完成了其成药性评价。④ 围绕维吾尔药特色品种,针对秋水仙、曼陀罗和大戟脂等 3 种维吾尔药材的毒性开展了毒理学研究。⑤ 以药材资源的合理开发利用为目的,围绕大品种,建立了天山雪莲、菊苣、肉苁蓉、新疆紫草、香青兰、地锦草、玫瑰花、黑种草子、红花等药材的规范化种植技术及其生产管理系统,完成了管花肉苁蓉、菊苣规范化生产基地 GAP 认证申请。

(3)"十一五"科技支撑计划项目"常用藏药材藏茵陈资源调查、品种整理及保护研究",形成了"甲蒂""桑蒂""甲蒂然果""机合蒂"等 4 个药材质量标准提交药典委,提出了"民族药品种整理和质量标准研究"的系统思路与方法,被国家药典委员会采纳应用于《中国药典》2015 年版以及民族药部颁标准增修订工作中。

(4)"十二五"国家科技支撑计划项目"民族医特色疗法疗效评价及平台技术研究"。该项目针对藏医治疗高原红细胞增多症、蒙医治疗银屑病、维吾尔医治疗慢性前列腺炎等 11 种民族医治疗特色及治疗优势病种,在 12 家民族医临床机构进行了 5 817 个临床病例的回顾研究、2 054 例临床疗效的评价研究,完成了诊疗标准和指南的适用性问卷调查 4 488 份;对 22 种民族药成方制剂和 33 种民族药材的质量标准、化学成分、安全性或有效性进行了研究;对 7 个少数民族的 16 种特色诊疗关键技术进行规范化研究,并在 23 个医院和高校进行了推广应用示范;制定民族医药诊断和疗效技术标准、质量标准及操作规范 115 项;建立民族医药临床与应用示范基地 36 个。

(5)"十二五"国家科技支撑计划项目"维药现代化开发关键技术研究与示范"。该项目重点推进了血清药理学、血清化学、生物计算技术及高通量的筛选等新技术,在天然药物活性成分筛选方面的创新,从香青兰中发现了防治心肌缺血再灌注损伤(MIRI)的活性物质。从红景天中发现了一组具有抗肿瘤辅助药效活性候选药物组分;研究解决了刺山柑的炮制技术与方法,通过炒制降低了刺山柑的皮肤刺激性。优选了金蒿颗粒提取工艺、包合工艺,制订了可供产业化生产的工艺路线;制订出麻石宣肺清热颗粒中试研究的技术路线,确定了挥发油包合工艺,完善了产品的质量标准;建立了一条颗粒剂生产线,并为新疆多家科研单位和生产企业提供了技术服务。项目还建立了民族药标准组分库计算机数据管理系统,构建了民族药信息数据库和癌基因组拷贝数变异数据库;开展了民族药标准组分制备和组分库建设及分析控制和生物活性筛选关键技术研究,发现了近 1 000 个活性组分和 200 多个活性成分,发现先导化合物 20 余个,并对发现的新药先导化合物——多伞阿魏酮(Ferulaeone)等进行了成药性评价研究。

(6)"十二五"国家科技支撑计划项目"蒙药产业化共性关键技术研究"。主要开展蒙药资源保护与利用、有效物质基础、药理作用机制、质量标准、炮制工艺及新药研发等研究。该项目的一系列研究成果,对蒙药资源的可持续保护利用、蒙药标准化建设、蒙药新产品研发及其产业化将起到引领、示范和带动作用。

另外,"十二五"国家科技支撑计划项目"苗药、傣药、黎药等民族药发展共性关键技术研究",已完成了课题集中结题验收,该项目的实施为苗药、傣药、黎药等民族药的传承和发展提供了技术支撑。还有

"8 种中药民族药的规范化种植"国家科技支撑计划项目,"4 种中药民族药材野生保护抚育关键技术研究及应用示范"等国家科技支撑计划项目。

二、部分民族药地方项目

（一）维吾尔药

"十一五"期间,新疆维吾尔自治区政府设立"新疆地产中药民族药新药研发项目",每年投资 3 000 万元,现已累计投资 1.5 亿元。截至目前已启动 64 个新药品种的研究工作。其中 48 个品种正在实施临床前研究,16 个品种完成临床前研究,已获得国家食品药品监督管理局药品审评中心药品注册受理通知书,5 个品种获得中药六类新药临床批件,已进入临床试验阶段。

（二）畲药

近年来,先后获得各级科研课题 20 多项:"畲药活性物质的发现及其应用研究""畲族珍稀濒危和特有药用物种资源调查""畲药食凉茶活性分子筛选与质量标准研究""畲族医药资源保护现状与对策研究""畲族医药历史渊源""浙江畲族民间用药特点研究""浙西南畲族医药资源保护研究""中国畲族民间医药调查与整理""畲族医药研究与开发""基于 COX - 2 和 5 - LOX 的常用畲药抗炎活性成分筛选""畲族鸡骨草干预胶原诱导性关节炎大鼠滑膜病变的蛋白质组学研究""畲药资源调查与开发利用研究"等。

（三）苗药

近 20 年来,苗族医药的科学研究十分活跃,不仅得到国家层面的科研项目支持,而且还获得了各种省区科学基金、部门专项基金项目立项,内容涉及挖掘和文献整理、现代基础研究、新产品的研究与开发等各个方面。这些工作促进了苗药产业的升级和进步。

第二节　民族药代表性科技成果

近 20 年间,全国共计获得民族医药科研成果 200 余项,其中国家科学技术进步奖二等奖 2 项,省部级成果 30 余项。成果内容涉及民族药文献、基础理论、临床、资源、标准、新药研发、制药工艺技术及其产业化、信息化等各个领域,产生了显著的学术影响、社会影响和经济效益。

一、民族药代表性成果

1. 藏药现代化与独一味新药创制、资源保护及产业化示范　获 2015 年度国家科学技术进步奖二等奖。该成果将现代药学技术引入藏药现代化研究,在对瑞香狼毒、桃儿七、镰形棘豆、雪莲、雪松等特色藏药深入研究和系统梳理的基础上,以独一味新药创制、资源保护及产业化系列研究为示范,从藏药现代药效发现,生物学机制揭示,药效物质基础确证,藏药产业化、市场化推进等方面取得了系列成果。项目深入研究了系列传统藏药的独特药效及机制:将血清药理学研究方法用于藏药瑞香狼毒抗肿瘤活性的分子生物学机制和物质基础研究,确证了瑞香狼毒中木脂素类成分是其抗肿瘤活性物质,明晰了其作用机制。首次通过体外、细胞、动物实验及临床研究确证了藏药镰形棘豆黄酮类成分具有显著的抗氧化、抗炎、抗紫外线损伤活性,研制出了用于防治高原及海洋强紫外线损伤的新型天然抗紫外线损伤药物。通过传统特色藏药的系列研究,探索了藏药现代化新模式。

项目推动了藏药产业化,带动了藏牧民致富,保护了独一味野生资源。为保护独一味资源,调研了 24 个县,准确掌握了独一味生境和资源储量。国家药典委员会根据项目组的研究成果,将《中国药典》独一味法定药用部位由"带根全草"修订为"地上部分"。项目组联合地方政府,在牧民中广泛教育、推广独一味的科学采收方式,避免采挖独一味根,有效地保护了独一味野生资源及三江源生态环境。

2. 藏药安全与质量控制关键技术及应用　　该成果针对制约藏药行业发展的三大瓶颈问题,即矿物药重金属安全性评价的焦点问题、质量控制水平整体提高的重点问题、传统复杂炮制工艺阐述的难点问题,创新研究思路,攻关共性关键技术,促进了藏药行业整体技术进步和产业结构优化升级。该成果制定并由省药监局颁布藏药材炮制规范品种 244 个;制定中国药典藏药材标准 9 项,其中 2 项被 2010 年版《中国药典》收载;制定国药准字号企业标准 46 项,提高国药准字号企业质量标准 51 项。制定的国药准字号标准全部应用于企业,产生了巨大经济效益,累计培养藏药特色炮制技术等传承人 246 人。成果获得 2014 年度青海省科学技术进步一等奖。

3. 《藏医药大典》　　《藏医药大典》主要包含藏医学史、古代医籍、四部医典、临床医著、药物识别、药物方剂、药材炮制、仪轨颂词等内容。全书 60 卷,附总目 1 卷,6 000 万字,分为藏医学史、古代医籍、四部医典、临床医著、药物识别、药物方剂、药材炮制、仪轨颂词等 8 大总义 78 章 492 节,收录了 638 部藏医药经典古籍和近现代代表性论著,涵盖了藏医药学从理论到实践几乎所有的内容,时间跨越从公元前 7 世纪至今 2 900 多年的历史,是对藏医药学理论实践和历史成就的一次全面系统的集成,充分展示了藏医药文化的源远流长、体系完整、博大精深。该成果获 2013 年青海省科学技术进步奖一等奖。

4. 复杂性疾病维吾尔医病证及其方药的一体化研究　　获得 2009 年度国家科学技术进步奖二等奖。该成果撰写出版了《中华人民共和国卫生部部颁——维吾尔药标准》,从而结束了维吾尔药没有"国家标准"的历史,其研制的 9 种治疗复杂性疾病的现代维吾尔药投放市场。

5. 维吾尔医药的现代化研究与产业化示范　　该项目围绕维吾尔药特色品种,完成了菊苣等 8 种维吾尔药材的规范化种植,并建立了相应的药材规范化生产示范基地 6 个。开展了通滞苏润江胶囊、阿娜尔妇洁阴道泡腾片和雪莲前列栓等 3 个品种的临床前研究。开展了棉花花等 5 种特色维吾尔药材有效部位或有效成分制备工艺研究,完成了相应中试生产、剂型选择研究和药学、部分药效学、药理学和毒理学研究工作。开展了地锦草等 8 种新疆特色药材成药性研究。取得国家食品药品监督管理局新药生产受理通知书 3 个,临床试验研究批件 2 个,临床试验申请受理通知书 3 个。分离得到 40 余个部位,经药效筛选,初步确定了具有较好开发前景的 8 个活性部位;分离得到 100 余个化合物,其中 9 个为新化合物。出版论著 6 部。申请国家发明专利 31 项,授权 10 项。获得计算机软件著作登记权 5 项。该项目的成果 2013 年、2014 年、2015 年获新疆维吾尔自治区科学技术进步奖一等奖 2 项,三等奖 1 项,获中国民族医药协会和中国民族医药学会科学技术进步奖一等奖 2 项,中华中医药学会科学技术进步奖二等奖 1 项。

6. 抗风湿等六种优势病种特色维吾尔药研发及产业化　　该项目在维吾尔医学理论指导下,针对皮肤病、风湿病、心血管病、传染性疾病、妇科病、男科病等维吾尔医六大优势病种,按国家《药品注册管理办法》,研发了祛寒除湿散等 10 个创新药物,获得新药证书 2 项,药物临床试验批件 5 项;从具有市场前景的维吾尔药中二次开发了一批优势病种品种,对这些品种进行了明确临床定位、优化制剂工艺、提升质控水平、阐释药效物质、探讨作用靶点等研究工作,获得了通滞苏润江胶囊等 24 项药品注册批件。项目已有 24 个维吾尔医优势病种防治药物上市销售,搭建了覆盖国内 30 个省市、50 个销售网点的营销网络;销售收入超 17.62 亿元(占新疆民族药销售总额的 65%);累计产值达 19.47 亿元(占新疆民族药工业总产值的 70%),同时,项目产品有 2 项入选国家基本药物目录,5 项入选国家中药保护品种,8 项列入国家医保目录,4 项列入地方医保目录,13 项列入地方基本药物目录,2 项列入国家重点新产品目录。

7. 天山雪莲活性物质基础、药材及系列制剂标准研究　天山雪莲是新疆宝贵的特色民族医药资源,但长期以来,天山雪莲药物研究方面一直面临着基源不清、标准不一、活性物质不清及产品形式单一等关键问题,严重制约着雪莲产业的发展。通过研究,建立了天山雪莲药材质量标准,使雪莲药材标准由《卫生部药品标准》上升至国家药典标准;建立了雪莲口服液的质量标准,并载入《卫生部药品标准》;进行了雪莲药酒等产品的质量控制研究,提升了产品品质;对雪莲注射液安全性进行评价,为临床安全用药提供了依据;膜分离等现代技术手段在雪莲浸膏粉中实现规模化应用,提高了产品有效成分含量;开展雪莲药物新形式——纳米粒、自微乳剂的研究,为雪莲产品品种多样化提供了支持。该成果获得 2011 年新疆维吾尔自治区科学技术进步奖一等奖。

8. 苗药理气活血滴丸国家新药的研究开发　该成果是 20 年来贵州迄今为止唯一一个以苗药为主药开发的具有原始创新、自主知识产权并获得国家新药证书、生产批件的创新药物。成果获 2015 年贵州省科学技术进步奖一等奖。

二、民族药其他获奖成果

民族药科技成果,除上述具有代表性的国家科学技术进步奖二等奖与省部级一等奖外,还有不少成果获得了相关奖励。(表 28-2-1)

表 28-2-1　近 20 年省部级及以上民族药其他获奖成果

序号	获奖成果名称	主要完成单位/完成人	奖励名称	年份	类别
1	《〈四部医典〉藏药配方大全》	西藏藏医学院	西藏自治区科学技术进步奖二等奖	2011	藏药
2	西藏成方制剂的现代研究与临床应用	西藏自治区藏医院	西藏自治区科学技术进步奖二等奖	2011	藏药
3	藏药的规范化示范研究与应用	西南民族大学等	四川省科学技术进步奖三等奖	2014	藏药
4	藏药消痛贴膏关键制造技术集成创新与产业化	西藏奇正藏药股份有限公司	首届民族医药科学技术奖科学技术进步奖一等奖	2014	藏药
5	藏医药古籍整理与信息化平台建设	中国藏学研究中心	首届民族医药科学技术奖自然科学奖一等奖	2014	藏药
6	藏、蒙、傣、苗等民族医药综合研究与系统开发	西南交通大学	首届民族医药科学技术奖科学技术进步奖一等奖	2014	藏药
7	《藏医药大典》	青海省藏医药研究院	首届民族医药科学技术奖民族医药传承贡献奖一等奖	2014	藏药
8	以科技创新为引擎带动藏药产业发展	西藏奇正藏药股份有限公司	首届民族医药科学技术奖民族医药产业创新奖一等奖	2014	藏药
9	常用蒙药混乱品种的本草考证及质量研究	内蒙古民族大学	内蒙古自治区自然科学奖二等奖	2014	蒙药

续　表

序号	获奖成果名称	主要完成单位/完成人	奖励名称	年份	类别
10	蒙药三子洗剂的研究及其系列药妆产品研发	内蒙古医科大学附属医院	内蒙古自治区自然科学奖二等奖	2013	蒙药
11	蒙药复方森登——4有效物质基础研究	内蒙古医科大学等	内蒙古自治区科学技术进步奖二等奖	2013	蒙药
12	蒙药方剂数据库管理系统开发研究	内蒙古医科大学等	内蒙古自治区科学技术进步奖二等奖	2013	蒙药
13	蒙药阿古特—其其格（尖叶假龙胆）化学成分分离、药理活性筛选及资源调查	包头医学院	内蒙古自治区自然科学奖三等奖	2014	蒙药
14	野生蒙药植物引种驯化技术研究及数字药圃园系统建设	内蒙古天际绿洲特色生物资源研发中心	内蒙古自治区科学技术进步奖三等奖	2014	蒙药
15	蒙药新药"三味檀香胶囊"	内蒙古凯蒙药业有限公司	内蒙古自治区科学技术进步奖三等奖	2013	蒙药
16	民族天然药物基础与开发研究	内蒙古大学	首届民族医药科学技术奖自然科学一等奖	2014	蒙药
17	蒙药尼拉哈森—阿日山（阿日希彦）治疗小儿腹泻病提高临床疗效研究	阿拉善盟蒙医药研究所	首届民族医药科学技术奖科学技术进步一等奖	2014	蒙药
18	维医异常黑胆质病证临床、基础及其方药的系统研究	新疆医科大学等	新疆维吾尔自治区科学技术进步奖一等奖	2014	维吾尔药
19	维吾尔药夏塔热基础研究与应用	新疆维吾尔医药研究所等	新疆维吾尔自治区科学技术进步奖一等奖	2013	维吾尔药
20	18种新疆特色药用植物化学成分与生物活性研究	中国科学院新疆理化技术研究所	新疆维吾尔自治区科学技术进步奖一等奖	2015	维吾尔药
21	新疆特有资源管花肉苁蓉产业化关键技术的研究开发与应用	新疆维吾尔自治区中药民族药研究所等	新疆维吾尔自治区科学技术进步奖二等奖	2015	维吾尔药
22	治疗肝病的菊苣等新疆特色中药民族药物质基础研究和开发应用	新疆医科大学等	新疆维吾尔自治区科学技术进步奖二等奖	2015	维吾尔药
23	西帕依固龈液的研制及应用基础研究	新疆医科大学等	中华医学科技奖二等奖	2009	维吾尔药
24	新疆特种植物药用肉苁蓉有效成分对脑保护作用机制的研究	石河子大学等	新疆生产建设兵团科学技术进步奖二等奖	2010	维吾尔药
25	我国濒危珍稀阿魏药材资源的系统研究与应用	新疆维吾尔自治区中药民族药研究所	首届民族医药科学技术奖自然科学一等奖	2014	维吾尔药
26	维吾尔药没食子的应用研究	新疆维吾尔自治区维吾尔医药研究所	首届民族医药科学技术奖科学技术进步一等奖	2014	维吾尔药

序号	获奖成果名称	主要完成单位/完成人	奖 励 名 称	年份	类别
27	"新疆维吾尔自治区维吾尔医医疗机构制剂标准"的研究与应用	新疆维吾尔自治区食品药品监督管理局	首届民族医药科学技术奖科学技术进步一等奖	2014	维吾尔药
28	苗医药理论的系统研究	杜江等	贵州省科学技术进步奖二等奖	2008	苗药
29	贵州特色药材大果木姜子系统研究及产业化	邱德文等	贵州省科学技术进步奖二等奖	2010	苗药
30	苗药理气活血滴丸国家新药的研究开发	张永萍等	教育部科学技术进步奖二等奖	2015	苗药
31	《中华本草·苗药卷》及其彩色图谱编研	杜江等	贵州省科学技术进步奖三等奖	2010	苗药
32	付罐疗法及其应用	付文心等	贵州省科学技术进步奖三等奖	2010	苗药
33	贵州苗族民间祖传方国家6类新药复方阴地蕨胶囊的研究	张永萍等	贵州省科学技术进步奖三等奖	2013	苗药
34	四种常用苗药的有效物质基础及相关研究	杜江等	贵州省科学技术进步奖三等奖	2007	苗药
35	新制剂"菝葜妇炎泡腾栓"的研制及黔产菝葜属等若干药用资源的研究开发	董立莎等	贵州省科学技术进步奖三等奖	2015	苗药
36	白勒的化学及药理作用研究	杜江等	贵州省科学技术进步奖四等奖	1996	苗药
37	贵州苗药大果木姜子研究与产业化	邱德文等	首届中华医学科技奖二等奖	2001	苗药
38	贵州18种中药民族药地标升国标的制备工艺及质量标准研究	张永萍	贵州省科学技术进步奖三等奖	2006	苗药
39	仙灵骨葆胶囊等16种贵州苗药质量标准的研究及应用	靳凤云等	贵州省科学技术进步奖三等奖	2006	苗药
40	苗医弩药针疗法治疗骨性关节基础与临床研究	熊芳莉等	中国民族医药学会首届科学技术进步奖	2014	苗药
41	《中华本草·苗药卷》	邱德文等	中国民族医药学会首届著作一等奖	2014	苗药
42	《贵州十大苗药研究》	邱德文等	中国民族医药学会首届著作三等奖	2014	苗药
43	现代特色中成药三金片的研究与开发	桂林三金药业股份有限公司	广西壮族自治区科学技术特别贡献奖	2014	壮药
44	壮族和傣族药用植物的开发研究与应用	中南民族大学	教育部高等学校科学研究优秀成果奖(科学技术)一等奖	2012	壮药
45	抗乙型肝炎病毒壮药材筛选及应用	广西中医药大学等	广西壮族自治区科学技术进步奖一等奖	2013	壮药

序号	获奖成果名称	主要完成单位/完成人	奖 励 名 称	年份	类别
46	壮医药浴药线点灸疗法治疗风毒病的规范技术研究	广西中医药大学	广西医药卫生适宜技术推广奖二等奖	2010	壮药
47	广西莪术质量分析方法研究及其生物活性成分药效作用与机制	桂林医学院	广西壮族自治区自然科学奖二等奖	2015	壮药
48	南方代表性民族药中新颖活性天然产物的发现及其应用	中南民族大学	湖北省科学技术进步奖二等奖	2011	壮药
49	广西壮药法定质量标准体系规范化研究	广西壮族自治区食品药品检验所等	广西壮族自治区科学技术进步奖二等奖	2013	壮药
50	十大功劳药材应用基础与规范化种植推广	广西壮族自治区中医药研究院	广西壮族自治区科学技术进步奖二等奖	2015	壮药
51	广西特色壮药经血宁胶囊的研发与临床应用	广西中医药大学等	广西壮族自治区科学技术进步奖二等奖	2014	壮药
52	壮医妇产科临床方药特色研究与应用	广西中医药大学等	广西壮族自治区自然科学奖三等奖	2014	壮药
53	天然植物化合物对骨质疏松性骨折愈合的防治机制研究	广西医科大学	广西壮族自治区自然科学奖三等奖	2015	壮药
54	广西四种特色植物化学成分、生物活性及其开发利用研究	广西师范大学	广西壮族自治区自然科学奖三等奖	2015	壮药
55	桂林西瓜霜对宫颈糜烂的临床应用及疗效机制研究	广西中医药大学第一附属医院等	广西壮族自治区自然科学奖三等奖	2014	壮药
56	壮医外治的理论创新与应用	广西中医药大学等	广西壮族自治区科学技术进步奖三等奖	2013	壮药
57	三昧清热止痒洗剂的研制及产业化	广西盈康药业有限责任公司等	广西壮族自治区科学技术进步奖三等奖	2015	壮药
58	黔东南自治州苗族侗族药物资源的研究及其标本库展示	黔东南自治州民族医药研究所	贵州省医学会科技二等奖	2004	侗药
59	中国侗族医药研究	湖南省中医药研究院	湖南省中医药科学技术进步奖二等奖	2004	侗药
60	毛秀才等9种药材标准	湖南医药学院	中国民族医药科学奖技术发明三等奖	2014	侗药
61	中国侗族医药基础理论挖掘整理与临床应用研究	广西三江侗族自治县疾病预防控制中心	中国民族医药科学奖科研成果获得自然科学奖二等奖	2015	侗药
62	羌族地区特色生物资源红毛五加野生抚育及产业化示范	王宗耀等	四川省人民政府科学技术进步奖三等奖	2012	羌药
63	民族药资源开发与综合利用研究	刘圆等	四川省科学技术进步奖三等奖	2015	羌药

序号	获奖成果名称	主要完成单位/完成人	奖 励 名 称	年份	类别
64	《福安畲医畲药》	钟隐芳等	中国民族医药学会学术著作二等奖	2014	畲药
65	《三明畲药彩色图谱》	宋纬文	中国民族医药学会学术著作奖三等奖	2014	畲药

第三节　民族药专著与专利

一、民族药专著

近 20 年来,民族药在出版专著方面进步明显,除少数是综合性专著或教材外,大部分民族药专著是以各个少数民族药的形式独立编撰的。（表 28 - 3 - 1）

表 28 - 3 - 1　近 20 年民族药代表性专著

序号	专著名称	作　者	出 版 机 构	年份	类别
1	中国民族药物学概论	刘圆,张浩等	四川民族出版社	2007	综合
2	云南省中药材标准	云南省食品药品监督管理局	云南科技出版社	2007	综合
3	民族药成方制剂	宋民宪,钟国跃,杨明等	人民卫生出版社	2014	综合
4	中国毒性民族药志	万定荣	科学出版社	2015	综合
5	民族药资源开发与综合利用	刘圆等	科学出版社	2015	综合
6	藏药志	杨永昌等	青海人民出版社	1996	藏药
7	中华本草·藏药卷	国家中医药管理局《中华本草》编委会	上海科学技术出版社	2002	藏药
8	中国藏药浴	黄福开	中国藏学出版社	2003	藏药
9	新修晶珠本草	罗达尚等	四川科学技术出版社	2004	藏药
10	藏医药学大辞典	西藏自治区藏医院	民族出版社	2006	藏药
11	藏药植物学	子巴	民族出版社	2007	藏药
12	青海省藏药炮制规范	青海省药品管理局	青海人民出版社	2010	藏药
13	基础藏药炮制学	毛继祖,王智森	中国中医药出版社	2011	藏药
14	基础藏药学	王智森	中国中医药出版社	2011	藏药
15	四部医典曼唐详解	青海省藏医药研究院	青海民族出版社	2012	藏药
16	藏药方剂宝库	毛继祖,吉守祥	甘肃民族出版社	2014	藏药
17	中华本草·蒙药卷	国家中医药管理局《中华本草》编委会	上海科学技术出版社	2004	蒙药

序号	专著名称	作者	出版机构	年份	类别
18	蒙药正典	柳白乙拉	民族出版社	2006	蒙药
19	传统蒙药与方剂	奥·乌力吉等	内蒙古科学技术出版社	2013	蒙药
20	维吾尔药志	刘勇民等	新疆科技卫生出版社	1999	维吾尔药
21	中华本草·维吾尔药卷	国家中医药管理局《中华本草》编委会	上海科学技术出版社	2005	维吾尔药
22	苗族医药学	田兴秀,关祥祖等	云南民族出版社	1995	苗药
23	贵州苗族医药研究与开发	包俊,冉懋雄等	贵州科技出版社	1999	苗药
24	中国苗族药物彩色图集	汪毅等	贵州科技出版社	2002	苗药
25	中华本草·苗药卷	国家中医药管理局《中华本草》编委会	贵州科技出版社	2005	苗药
26	风湿苗药本草荟萃	祝均辉等	中医古籍出版社	2005	苗药
27	贵州省中药、民族药材质量标准	贵州省药监局	贵州科技出版社	2005	苗药
28	中华本草苗药卷彩色图谱	邱德文,杜江等	中医古籍出版社	2006	苗药
29	湖北苗药	彭再生等	中医古籍出版社	2006	苗药
30	苗族医药发展史	杜江,田华咏等	中医古籍出版社	2006	苗药
31	苗医方剂学	陆科闵,陆彝中	贵州科技出版社	2006	苗药
32	苗药资源学	胡成刚等	中医古籍出版社	2007	苗药
33	贵州十大苗药研究	邱德文,杜江	中医古籍出版社	2008	苗药
34	黔南苗医药	文明昌等	中国文化出版社	2010	苗药
35	雷山苗医药	雷山县民委	中国文化出版社	2011	苗药
36	用苗药彩色图谱	张敬杰等	贵州科技出版社	2012	苗药
37	苗族药物学	唐海华	贵州民族出版社	2013	苗药
38	苗族医药学	田兴秀等	贵州科技出版社	2013	苗药
39	苗家实用药方	藤建甲等	中医古籍出版社	2007	苗药
40	苗药学	田振华等	中医古籍出版社	2008	苗药
41	壮族通史·壮医药	张声震等	民族出版社	1997	壮药
42	常用壮药生药学质量标准研究	韦松基,朱华	广西民族出版社	2003	壮药
43	中国壮药原色图谱	朱华,蔡毅	广西民族出版社	2003	壮药
44	中国壮药学	梁启成,钟鸣	广西民族出版社	2005	壮药
45	历代壮族医药史料荟萃	王柏灿	广西民族出版社	2006	壮药
46	中国壮药材	韦浩明等	广西民族出版社	2013	壮药
47	中国壮药资源名录	藤红丽,梅之南	中医古籍出版社	2014	壮药

序号	专著名称	作　者	出版机构	年份	类别
48	民族医特色诊疗技术规范	腾红丽,韦英才	中国医药科技出版社	2015	壮药
49	彝药本草	张之道	云南科技出版社	2006	彝药
50	云南彝医药	杨本雷	云南科技出版社	2007	彝药
51	彝族验方	王正坤	云南科技出版社	2007	彝药
52	中国彝族民间医药验方研究	王敏等	云南民族出版社	2007	彝药
53	彝族地区常见病民间适宜治疗方法选	久里拉	云南民族出版社	2014	彝药
54	中国彝医方剂学	杨本霞等	云南民族出版社	2014	彝药
55	中华本草·傣药卷	国家中医药管理局《中华本草》编委会	上海科学技术出版社	2005	傣药
56	中国畲族医药学	雷后兴等	中国中医药出版社	2007	畲药
57	畲族医药学	雷后兴等	中国中医药出版社	2007	畲药
58	杏林之道	王健	中医古籍出版社	2008	畲药
59	福安畲医畲药	钟隐芳	海风出版社	2010	畲药
60	中国畲药学	雷后兴,李建良	人民军医出版社	2014	畲药
61	三明畲族民间医药	宋纬文等	福建科学技术出版社	2014	畲药
62	中国瑶药学	覃迅云等	民族出版社	2002	瑶药
63	湖南瑶族医药研究	刘基衡	湖南科学技术出版社	2002	瑶药
64	实用瑶药学	庞声航	广西科学技术出版社	2008	瑶药
65	中国现代瑶药	戴斌	广西科学技术出版社	2009	瑶药
66	土家族医药学概论	赵敬华	中医古籍出版社	2005	土家族药
67	土家族医药	朱国豪等	中医古籍出版社	2006	土家族药
68	土家族药物志	方志先等	中国医药科技出版社	2007	土家族药
69	土家医方剂学	彭芳胜	中医古籍出版社	2007	土家族药
70	实用土家族医药	袁德培	湖北人民出版社	2007	土家族药
71	土家族药学	杨德胜	青海人民出版社	2009	土家族药
72	土家医方药精选	田华咏,梅之南	中医古籍出版社	2014	土家族药
73	中国土家族医药学	袁德培,彭芳胜	科学出版社	2014	土家族药
74	土家族药物概论	杨付明等	科学出版社	2015	土家族药
75	侗族常用药物图鉴	龙运光,袁涛忠	贵州科技出版社	2009	侗药
76	侗族药物方剂学	龙运光,袁涛忠	贵州科技出版社	2009	侗药
77	中国侗族医药	龙运光等	中医古籍出版社	2011	侗药
78	中国侗族医药研究	刘育衡,丁锋	湖南科学技术出版社	2014	侗药
79	《草木春秋》考释	龙运光等	贵州科技出版社	2015	侗药

序号	专著名称	作　者	出版机构	年份	类别
80	羌族彝药	张艺,钟国跃	中国文史出版社	2005	羌药,彝药
81	羌药志	王战国,杨福寿等	四川民族出版社	2016	羌药
82	哈萨克民间处方	饶先·乔尔曼	新疆科学技术出版社	2006	哈萨克药
83	哈萨克药志	巴哈尔古丽·黄尔汗,徐新	中国医药科技出版社	2012	哈萨克药

二、发明专利与发表论文

(一)发明专利

经检索国家知识产权局专利数据库,从1985年9月10日至2016年9月18日,在题目和摘要中出现有民族药内容的授权发明专利共计443件,其中有权336件、无权—未缴年费103件、无权—届满1项。这些专利中,藏药:授权发明专利194项(有权)、46项(无权—未缴年费);蒙药:授权发明专利54项(有权)、35项(无权—未缴年费)、1项(无权—届满);苗药:授权发明专利43项(有权)、13项(无权—未缴年费);回药:授权发明专利6项(有权)、1项(无权—未缴年费);维药:授权发明专利5项(有权)、1项(无权—未缴年费);傣药:授权发明专利6项(有权)、2项(无权—未缴年费);畲药:授权发明专利2项(有权);侗药:授权发明专利1项(有权);壮药:授权发明专利5项(有权)、2项(无权—未缴年费);土家族药:授权发明专利2项(有权);瑶药:授权发明专利5项(有权)、3项(无权—未缴年费);还有其他民族药发明专利,例如"治疗肝病的民族药物组合物",发明人为崔箭、崔勋、刘同祥,专利号ZL201210498446.2等。

(二)发表论文

据统计,从1990—2013年,民族药在各类专业期刊共发表研究论文7 532篇,其中藏药1 779篇,蒙药2 143篇,维吾尔药457篇,其他民族药3 153篇。2000年以来论文数量增长迅速,已达到每年500篇以上。研究内容涉及了文献整理、临床、药理、化学、资源、炮制、质量标准、栽培(组培)、分子生物学、制药工艺技术等各个专业领域,研究对象共计有民族药材(资源物种)500多种(次)、制剂450个(次)。

(三)民族医药文献发掘整理

"十五"至"十二五"期间,共开展了藏、维吾尔、蒙、傣、彝、壮、瑶、回、朝鲜、苗、布衣、仡佬、土家、羌、侗等35个民族医药发展史、基础理论、临床医学、药物方剂与经方验方等医药文献的发掘整理、编撰、翻译工作,累计完成了涉及11个省区、35个民族、320部重要民族医药文献的整理工作,整理编辑、影印出版了《国家中医药管理局民族医药文献整理丛书》共计60册、《四部医典》《藏传天文历算大全》《蒙药正典》等民族医药经典古籍1 700多册,及《中国民族药志要》《中华本草》(藏、蒙、维吾尔、傣、苗民族药卷)《中国民族药志》《藏药志》《蒙药志》《维药志》《中国壮药志》《中国瑶医学》《广西民族医药验方》等100余部民族医药专著,使大部分民族医药文献得到了系统的发掘整理,有力地促进了民族医药的传承和传播。

藏医药文献研究方面,各类藏医药科研机构十分重视并积极开展抢救、挖掘、整理藏医药文献典籍及秘方工作,各种以《四部医典》为主要代表的经典文献的编译著作、注释的著作层出不穷,整理和编写出版了一批具有较高价值的论著、书刊,在不同学术刊物、学术研讨会上发表了500余篇较有价值的学术论文。文献研究成果对基础研究工作及藏医药文化的传播起到了积极的作用。

第四节　民族药学术交流

一、重要国际学术会议

1. 国际藏医药学术会议(2000 年,拉萨)　该会议由中国民族医药学会、自治区卫生厅和自治区藏医学院主办,是我国首次召开国际性藏医药学术会议,参加此次会议的国家有中国、美国、法国、德国、日本、俄罗斯、印度、新加坡、以色列、泰国等 10 个国家。会议规模为 300 人左右,其中有国外专家学者 25 人,港澳地区专家学者 29 人。会议共收到 500 多篇论文,其中收到俄罗斯、英国、美国、意大利、印度、法国、德国等国学者的学术论文 19 篇。

2. 国际蒙医药学术会议(2001 年,呼和浩特)　本次会议是在我国举办的首次蒙医药对外交流与合作的大型国际性会议,是我国蒙医药发展史上具有里程碑意义的一次重要会议,也是我国继 2000 年国际藏医药学术会议之后的又一次国际传统医药盛会。同时举办了"内蒙古自治区蒙医药发展 50 年成就展览"。参加会议的国内代表共 308 人,分别来自北京、辽宁、甘肃、青海、新疆、内蒙古等省市和香港特别行政区,外宾 27 人,来自蒙古国、日本、俄罗斯、韩国、波兰、印度、德国、泰国、以色列等 10 个国家。会议共收到蒙医药学术论文 963 篇,选出了 395 篇论文,分别用蒙、汉、英三种文字,以《中国民族医药杂志》专刊的形式出版发行。

3. 国际维吾尔医药学术会议(2003 年 8 月,乌鲁木齐)　289 名国内外专家学者及代表出席了会议。特别是有 4 位在传统医药界享有盛誉的国内外科学院院士莅临大会作专题学术报告,带来了当前传统医药领域的最新研究信息。会议共收到学术论文 571 篇;参加会议交流的论文 158 篇。第 2 届与第 3 届国际维吾尔医药学术会议分别于 2012 年、2015 年在新疆乌鲁木齐举行。

4. 国际傣医药学术会议(2005 年,西双版纳)　会议旨在继承和发展傣族医药学,促进傣医药学的国际交流与合作。大会邀请了国内外 14 位著名傣医药专家作了《傣药开发及资源的可持续利用》《傣药产业化建设的现状分析及前景展望》《开展傣医药高等教育的思考》《傣医药规范化研究的重要性》《傣药的分类研究》等专题学术报告。17 位专家就各自的研究专题作了大会交流。认为傣医药是我国传统医药不可分割的重要组成部分。近 20 多年来,傣医药学在医疗、科研、教学以及药品开发与生产等方面取得了可喜成果。

5. 国际壮医药学术研讨会(2015 年,南宁)　来自英国、加拿大、德国、乌克兰、马来西亚、印度尼西亚、泰国、柬埔寨及中国香港等 20 个国家和地区的近 200 名代表围绕壮医理论临床试验、药物研究等内容进行了研讨和交流。15 位民族药专家(1 名海外)进行了大会发言,就弘扬传统医学、发掘整理民族医药文献、推广应用民族医药特色诊疗技术、推动民族医药的国际交流合作等方面进行了交流。

6. 首届国际瑶医药·传统医学学术大会(2015 年,北京)　大会的主题是"传承瑶医,创新发展"。此次瑶医药国际学术会议,得到了国内外民族医药学、瑶医药学专家学者的热烈相应,大会共收到相关学术论文 160 余篇。专家学者们从瑶医药基础理论研究、瑶医药实验研究、瑶医药临床研究、瑶医药护理学研究、瑶医药高等教育研究、瑶医药文化与管理研究以及中医药与民族医药研究等七个方面进行广泛而深入的探讨。在大会上,有 16 位专家学者做了主题报告,分别从瑶医药传承与创新发展、传统医学的国际交流与融合、传统医药产业发展现状及未来趋势、民族医药适宜技术的标准与应用、民族医药在治疗肿瘤等重大疾病的特色与优势等方面进行了阐述。大会还分组进行了瑶医药、传统医药方面的学术交流。

二、民族药其他学术交流

1. **藏药学术交流** 2013 年 6 月举行了青海省藏医药协会、青海省藏医药学会藏药制药专业委员会成立正式会议,并进行藏医药学术交流会。2015 年 8 月 8 日,世界中医药学会联合会藏医药专业委员会成立。在同期举行的藏医药专业委员会第 1 届学术年会上,国内外专家学者就中国传统医学哲学思维,藏医药传承保护及创新发展以及相关学科基础研究与应用研究进展等方面的内容进行交流。

2009 国际藏医学术会议于 2009 年 8 月 8 日在青海西宁召开,通过这次会议将进一步促进藏医药的国际交流与合作。2009 国际藏医药学术会议是继 2000 年在拉萨召开之后第 2 次在中国召开的国际性藏医药学术会议。此次会议以"继承、创新、发展"为主题,通过对藏医药学的基础理论、历史文献、临床实践、药物研究等方面的交流,进一步规范藏医药学护理,审定藏医学相关的医疗标准。通过这些进一步促进我们藏药发展,促进藏药事业进一步在国内、国际上有更大的发展。2012 年 7 月 15 日至 16 日,全国藏医药学术交流与技术培训交流会在甘肃省甘南藏族自治州召开。会议围绕藏医药学基础理论与传承,藏医临床研究成果和重点专科建设,藏医特色诊疗技术与临床应用,藏医药与高原病的研究,藏药药材栽培和资源保护,藏药传统炮制工艺研究等内容进行了学术交流和探讨。2015 年 9 月 28 日,五省区藏医药学术研讨会在西藏自治区藏医院开幕。来自西藏、青海、甘肃、四川、云南等地从事藏医药临床、研究、管理的 200 余名专家学者参加了此次大会。与会人员分组对藏医药学科进行讨论,就藏医药发展史,藏医药理论创新和特色治疗研究方面取得的新成就进行了交流,并就传统医院管理和制剂人员道德等热门专题进行了研讨。

2. **蒙药学术交流** 近年来,蒙药国内、国际学术交流和合作活跃。2006 年,内蒙古自治区卫生厅与俄罗斯布里亚特共和国在呼和浩特市就双方卫生合作项目进行了洽谈。双方就在蒙医药合作方面初步形成了意向。并于 2007 年 8 月在内蒙古自治区满洲里市开了中国—俄罗斯布里亚特医学国际学术会议,有 20 多位俄罗斯蒙医药及传统医学代表参加了会议。2008 年在鄂尔多斯市召开的蒙医药国际学术会议上,来自蒙古国、日本等近 10 个国家的蒙医药及传统医学专家参加了会议。2012 年 9 月,内蒙古自治区党委宣传部、内蒙古自治区人民政府在蒙古国召开了第 3 届"乌兰巴托·中国内蒙古文化周"活动,并专设了"蒙医蒙药周"内容。

3. **苗药学术交流** 随着苗医药学科影响力的加大,特别是苗药产业的迅速发展不仅是贵州各高校和科研单位纷纷进入这一领域,还与全国多家单位建立了合作与交流关系,同时还与美国、日本、法国、东南亚各国及我国香港、澳门地区建立了交流与合作关系。2012 年"中国民族医药学会苗医药分会"筹备大会在贵阳召开,并于 2014 年正式成立,标志着苗医药作为一个全国性的学术组织正式运行。自中国民族医药学会苗医药分会筹备成立以来,已经组织了 5 次全国性的苗医药学术交流大会并组织了多种形式的学术和科普活动。

4. **彝药重要学术活动** 1995 年,王正坤被选派作为中国代表团成员出席了在瑞典首都斯德哥尔摩召开的第 55 届世界药学大会,第 1 次在世界范围内交流彝医药,与会期间对彝医药做了全面的交流引起了各国与会者对彝医药的广泛关注。2014 年 11 月 21 日,首届全国彝医药学术研讨会暨首届彝药学专业开班典礼在成都举行。2015 年 1 月 23 日,中国民族医药学会彝医药分会成立。2015 年 12 月 26

日,第2届全国彝医药学术研讨会在西昌市举行。1998年,由四川省非物质文化遗产(传统彝族医药)传承人创建了西昌彝医药研究所。

5.侗医药学术团体与学术活动　2004年10月在湖南省通道侗族自治县召开了全国首届侗族医药学术研讨会,2007年9月在广西壮族自治区三江侗族自治县召开了全国第2届侗医药学术研讨会,2009年9月在贵州省天柱县召开了全国第3届侗医药学术研讨会,2011年10月在湖南省怀化市召开了全国第4届侗族医药学术研讨会,2013年10月在广西壮族自治区三江侗族自治县召开了全国第5届侗医药学术研讨会,2015年10月在贵州省黎平县召开了全国第6届侗医药学术研讨会。2009年天柱会议参会代表数量最多,有500多人,其他会议参会人员在100~300人。在侗医药学术会议上展示了侗医药学术研究成果,扩大了中国侗医药的对外交流,促进了我国侗族医药的发展。

三、民族药国际合作范例——维吾尔药的中亚发展

从1993年开始,中国科学院新疆物理化学研究所就开始了与中亚各国的民族药合作。在长达20余年的合作历程中,双方从最初的短期接触,已逐步走上务实、具体、良性循环的合作轨道,在科学研究对象、研究成果和人才培养方面紧密结合新"丝绸之路经济带"建设和新疆作为"核心区"的独特优势,积极开展和开拓与周边中亚国家科学研究相关的学术合作与交流,为我国"一带一路"战略计划的实施起到了示范性作用。

2003—2014年间,该所组团先后出访了俄罗斯、塔吉克斯坦、哈萨克斯坦、吉尔吉斯斯坦、印度、巴基斯坦等国,考察了传统医药的发展状况、药材市场等,对其传统医药领域的科学研究、药材来源、药品监管等方面有了一个较为全面的了解,并签署了协议或备忘录11项,达成了科研合作、人才培养意向,逐步走上务实、具体、良性循环的合作轨道。为了进一步加强与乌兹别克斯坦科学院之间科研合作和友好关系,中国科学院新疆物理化学所与乌兹别克斯坦科学院植物化学研究所达成了"两所之间发展科学—生产合作协议",合作双方曾利用多种渠道和方式促进天然产物化学、生物化学和植物学领域专家互访、开展青年学者交流、科学信息互通、开展合作项目、培养研究生等方面达成共识。

从2008年起,中国科学院新疆物理化学研究所发起并成功举办了"第1届可食植物资源及活性成分国际学术研讨会",作为大陆桥经济纽带、中国向西开放的桥头堡,新疆在与周边国家的资源、区域、经济合作中具有得天独厚的优势,且新疆与中亚地区具有相近的文化背景和饮食习惯,在可食植物的民间应用上有许多相似之处,易于进入中亚市场,具备向中亚国家进行技术成果输出的有利条件,可积极推动产品国际化进程。该会议现每两年举办一次,现已成功举办了4届,成为与海外进行科技交流的平台。

通过与中亚地区的交流,中国科学院新疆物理化学所在中亚地区的科技影响力不断提升,原由乌兹别克斯坦与土耳其双方举办的"天然化合物化学国际研讨会"在我国的积极加入下,现已改成了由三方共同举办,并于2011年10月在乌鲁木齐召开了"第9届天然化合物化学国际研讨会"。2014年7月和2015年10月"第11届天然化合物化学国际研讨会"在塔吉克斯坦杜尚别和土耳其安塔利亚顺利举办,中国科学院新疆物理化学所是主办单位之一。另外,通过合作与交流,理化所还与北京大学、中国科学院上海药物研究所、江南大学共同成立了"中亚地区可食植物功能成分联合实验室",聘请了塔吉克斯坦科学院玉素甫·努热力耶夫等知名科学家为中国科学院特邀科学家,完成外籍青年科学家项目2项,周边国家交流合作计划19人次,第三世界访问学者7人次,互派访问派学者80余人次,招收中亚外籍留学生及联合培养博士9名,其中3名已顺利获得博士学位。

参考文献

［1］韩立炜.从国家自然科学基金资助项目谈民族医药基础研究的特色与创新[J].中国中药杂志,2015,40(17)：
3379 - 3384.

［2］李佳川,顾健.我国民族药物的现代研究与二次开发——以藏药为例[J].西南民族大学学报(自然科学版),2015,
41(5)：548 - 554.

［3］哈木拉提·甫尔,阿不都热衣木·玉苏甫,努尔买买提·艾买提,等.基于现代理论和技术的复杂性疾病维医病证
及其方药的一体化研究[C].2011年多种传统医学与现代医学诊治若干常见疾病异同性比较专题研讨会论文集,
2011：71 - 80.

［4］肖静芳.《藏医药大典》：藏医药史上的里程碑[N].中国民族报,2013 - 01 - 11(9).

（魏立新,斯拉甫·艾白,佟海英,杜江,刘圆,毕宏涛）

第二十九章
民族药产业兴起

20年来,民族药产业从无到有,通过地方标准升级国家标准和强制性GMP认证等有效手段,逐步发展形成了一个年产值300亿元左右的新兴产业。藏药、蒙药、维吾尔药、苗药、彝药等民族药产业相继兴起,涌现了奇正藏药、金诃藏药、维吾尔药业等优秀民族药企业,以及奇正消痛贴、七十味珍珠丸、祖卡木颗粒等民族药名牌产品。其中,苗药是我国民族药产业取得突破性发展的典型案例。随着民族医药产业的快速发展,已经形成了一批颇具规模的民族医药代表企业。经过GMP改造的企业有130个左右,主要生产藏、蒙、维吾尔、傣、苗、彝6种民族药,尤以藏药和苗药发展较快。通过2000年以来GMP在我国的实施,提高了民族药企业的质量意识,促进了制药企业的结构调整和产业升级,在一定程度上抑制了低水平重复;各民族药企业不仅建立了质量管理机构,而且专业技术人员的比例也由原来的不足5%提升到15%～20%,为保证药品质量稳定奠定了坚实的基础;生产环境也得到了不同程度的改善:生产设备得到了更新换代,科技含量明显提高,自动化水平和生产效率成倍增加,增强了民族药企业的竞争力。

第一节　藏　药　产　业

一、发展概况

经过近20年的努力,藏药产业取得了较大进步。在国家藏药标准的规范指导下,西藏、青海、甘肃、四川等省区先后建立了数十家现代化藏药企业,200余个藏药制剂新品种经国家食品药品监督管理局批准注册,藏药制剂为当地国民经济产值带来50亿元以上的增长,目前全国藏药生产企业60余家。

以西藏为例,共有18家藏药生产企业,全部实现了GMP条件下生产,全区藏药生产企业现有国家药品批准文号300个左右。青海省的藏药产业也取得了较大的发展,年均增长速度在30%以上。

奇正藏药、金诃藏药、甘露藏药、诺迪康、久美等藏药制药企业,均达到了一定的规模,拥有系列藏药品种,生产研发水平均有大大进步,成为促进藏医药产业发展的主力军。

二、代表产品

1. 奇正消痛贴　奇正消痛贴膏是奇正藏药下属西藏宇妥藏药研究所的科技专利产品,是非处方药重点品牌。该药以独一味、棘豆、姜黄、花椒、水牛角、水柏枝为主要成分,活血化瘀,消肿止痛,用于急慢性扭挫伤、跌打瘀痛、骨质增生、风湿及类风湿疼痛，亦适用于落枕、肩周炎、腰肌劳损和陈旧性伤痛等。目前，奇正消痛贴膏已被列入《国家基本药物目录》和公费医疗用药。

2. 七十味珍珠丸　七十味珍珠丸成方于公元8世纪，原系藏医经典方剂二十五味珍珠母丸，始载于藏医古典巨著《四部医典》中。根据藏医学原理，采用现代科学方法与传统工艺相结合的方法精制而成。对血压失调、脑卒中及其后遗症、癫痫、脑动脉硬化、脑血栓、心肌梗死等心脑血管疾病，四肢麻木、拘挛僵直、角弓反张等神经系统症状有较好的疗效。本品于1997年被国家卫生部批准为国家中药保护品种。

3. 仁青常觉　仁青常觉成方于公元8世纪，始载于藏医古典《四部医典》。现代制剂"仁青常觉"收藏于《中国药典》，组方药材多达160余种，以珍珠、朱砂、檀香、降香、沉香、诃子、牛黄、人工麝香、西红花等为主要成分，制作工艺复杂。具有清热解毒、调和滋补功能，用于"龙、赤巴、培根"各病，陈旧性胃肠炎，溃疡，"木布"病，萎缩性胃炎等。该品种现已进入国家基本药物目录，1997年被国家卫生部批准为国家中药保护品种。

4. 塞隆骨　塞隆骨是青藏高原特有动物高原鼢鼠（*Myospalax baileyi* Thomas.）的全骨风干品，由中国科学院西北高原生物研究所研制。塞隆骨衍生出了系列国药准字药品，包括"塞隆风湿酒"、塞隆风湿胶囊、复方塞隆胶囊、威隆壮骨酒、塞雪风湿胶囊、风湿塞隆胶囊等，具有祛风散寒除湿，通络止痛，补益肝肾功效，主要用于风寒湿痹引起的肢体关节疼痛、肿胀、屈伸不利、肌肤麻木、腰膝酸软。

第二节　苗　药　产　业

一、发展背景

苗族医药历史悠久、影响深远、内涵丰富、疗效独特，在治疗许多地方病、多发病、常见病和一些疑难病如在治疗骨折、跌打损伤、刀枪伤、风湿病、结核病、偏瘫、蛇咬伤、脑瘫、骨髓炎等往往有独到的疗效。为了继承和弘扬民族文化，把这枝医药奇葩奉献给社会，数十年来一批批民族医药工作者在苗族医药的抢救、继承、研究、整理、开发等方面做了大量的工作，这些前期工作积累为苗药产业的形成奠定了基础。

1993年，为了使民族药管理规范化、标准化和科学化，以便进一步提高质量，保证民族药的安全有效，振兴和发展民族医药，根据卫生部药发（1993）第364号《关于制定民族药部颁标准的通知》精神，组织了有关医药专家、药品生产企业和从事民族医药研究人员，参照国家中药新药的基本要求，对使用历史悠久、疗效确切的民族药秘、验方制剂进行了较为系统的研究与开发，并从处方来源及依据、组方药物与基源、名称及命名原则、制剂工艺、质量标准、稳定性、药理学、毒理学、临床验证、功能与主治、用法与用量等方面进行科学研发。在大量民族民间秘、验方中筛选、开发了194个苗族药成方制剂和药材，作为地方标准品种生产。这一批品种进入市场后以切实的疗效得到了较为广泛的认同和明显的经济效益，也成了后来苗药产业的中坚力量。

2001年2月国家药品监督管理局以国药监注〔2001〕83号文件下达了《关于强化中成药国家标准管理工作的通知》，为强化中成药（包括民族药）国家标准管理工作，将地方品种经过审查，将审查合格的品种上升为部颁标准品种。在此次民族药升部颁的过程中，申报苗药品种 158 个，其中 154 个正式上升为国家标准。

苗药产业发展速度迅猛。1990 年贵州苗药生产企业和产值很少；1995 年苗药工业总产值达 3 246.88 万元，占贵州医药工业总产值的 4.0%；1998 年，苗药总产值再增至 7.31 亿元；1999 年总产值又增至 10.27 亿元，占全省医药工业总产值的 41.0%。2000 年产值超亿元的制药企业则达 10 家，超 5 000 万元的 19 家，超 3 000 万元的 26 家，2003 年苗药总产值已超过 20 亿元，2005 年，苗药产值超过 30 亿元。

苗药生产企业向规模化、规范化方向发展，在 78 家苗药生产企业中现已有 60 多家企业通过 GMP 认证，实现了药品的规范化生产，为今后的腾飞插上了有力的翅膀。

二、产品开发

20 世纪 90 年代以来，苗药产业兴起，到 2014 年，苗药产业的产值已达到 180 亿元，占贵州医药工业总产值的 48.5%，有 3 家苗药生产企业进入中国中药制药行业 50 强，有 7 家进入中国中药制药行业 100 强，28 家企业进入中国中药制药行业 500 强。在全国树立了品牌的拳头产品，如咳速停糖浆（及咳速停胶囊）、抗妇炎胶囊、仙灵骨葆胶囊、宁泌泰胶囊、热淋清胶囊、银丹心脑通软胶囊等产品。贵州益佰、贵州百灵等 6 家企业成为上市公司。

从贵州省的药品生产品种来看，全省有药品批文 2 322 个，其中中成药 1 204 个，化学药品 1 098 个，生物药 20 个。苗药品种共 154 个，仅占全省药品品种的 6.2%，但是苗药产值却达到 180 亿元，占贵州医药总产值的 48.5%（以 2014 年计，医药工业总产值为 371 亿元）。为了得到更好的保护，已有 76 个品种获取了国家专利。目前已形成了种植、加工、生产、销售等的一个完整的产业链，被列为贵州省"五张名片""六大支柱产业"和"十二五"的"七大优势产业"之一。

1. 苗药大品种的深入研究与二次开发　为了增强苗药的科技内涵，保障可持续发展，各企业对于在市场上基础好潜力大的一批大品种积极进行二次开发。

2. 基础研究推进苗药产品的升级换代　鉴于苗药现代研究起步晚、底子薄的基本情况，集中有限的资金和人力物力对具有开发价值的重点苗药品种进行广泛、深入的科学研究，并随着研究的深入促进其产品开发的升级换代。

这种方法的优点是集中力量，以点带面，工作深入，基础扎实，稳步提高产品科技含量而强化产品竞争力。例如对苗药大果木姜子（米稿）的研究与开发，在此基础上围绕大果木姜子的资源、生药、化学、药理、毒理、作用机制等继续深入攻关，研发了"米稿心乐滴丸"和"米稿精油滴丸"等产品，并于 2014 年获批了"理气活血滴丸"新药。

3. 基于苗药来源的创新药物开发　对于有效成分清楚，具有良好效果和明显特色的苗药，形成了在深入研究的基础上直接分离纯化活性成分，或在先导化合物基础上进行结构修饰以致合成开发成创新药物。其优点是：现代化程度高，易于与国际接轨，便于更多的人接受，起点高，影响大。如苗族药马蹄金（*Dichondra repens* Forst.）在民间广泛用于慢性乙型肝炎的治疗。以马蹄金素为母体化合物已设计合成了 200 个衍生物，而 Y101 是从中优选出的最好的一个，不仅对 DHBV-DNA 有明显的抑制作用，而且有保护肝细胞作用，没有明显的停药反弹现象。现已以"替朌酞"为药名作为国家 1.1 类新药进入 I 期临床实验。

第三节　蒙　药　产　业

一、发展概况

内蒙古自治区现有 38 家中蒙药生产企业,其中有 5 家专门从事蒙药生产的企业,分别是内蒙古蒙药股份有限公司、内蒙古奥特奇蒙药股份有限公司金山蒙药厂、乌兰浩特中蒙制药有限公司、内蒙古库伦蒙药有限公司和内蒙古蒙利中蒙制药有限责任公司。这五家蒙药企业都通过了 GMP 认证,可生产散剂、片剂、胶囊剂、颗粒剂、丸剂、浸膏剂共计 16 种剂型 300 多个品种。从整个自治区蒙药行业看生产经营呈上升趋势,2008 年,蒙药制药企业的全年总产值仅为 4.5 亿元,2012 年为 8 亿元,到 2014 年达到近 16 亿元。生产能力达到年处理药材 2 000 吨、年产水丸 20 亿粒、胶囊 5 亿粒、片剂 2 亿片、颗粒剂500 万袋、散剂 3 600 万袋。全部蒙药生产企业生产控制都按照国家《药品生产质量管理规范》进行生产,达到国家对药品生产的质量控制要求。

收载入 2010 版国家药典蒙药品种有 12 个,卫生部药品标准蒙药分册 145 个,地方标准品种升级成为国家标准品种 24 个,另有新药注册标准 10 余个;企业常年生产品种有 60~70 种。

全区蒙药生产企业生产的蒙成药主要供区外市场,占成品总产量 90% 以上,少量供区内药品零售和医疗机构。全国 39 家蒙医医院都有不同规模的蒙药制剂室,其生产常用的蒙药品种 400 余种。区内蒙医医疗机构临床上使用的蒙药,主要是本院配制或调剂的医疗机构制剂,制剂文号有 7 006 个。全区医疗机构制剂蒙药品种年配制约为 20 吨,销售额 3 亿~5 亿元。这些制药企业和制剂室的机械化水平、自动化水平、生产规模和质量都有显著提高。

蒙药代表企业如内蒙古蒙药股份有限公司、内蒙古奥特奇蒙药股份有限公司和内蒙古库伦蒙药厂,建成了集蒙药种植、研发、生产、销售和现代化医药物流五位一体的蒙药全产业链发展企业,同时注重蒙药药材的规范化种植和系统开发。

二、代表产品

1. 珍宝丸（额日敦·乌日勒）　出自《密诀增补篇》,是蒙医治疗"白脉病"的传统药物。由栀子、决明子、土木香、肉桂、枫香脂、丁香、红花、草果仁、木香、荜茇、诃子、肉豆蔻、苘麻子、人工牛黄、人工麝香等 29 味组成。具有清热,安神,舒筋活络,除"协日乌素"之功效。用于白脉病,半身不遂,风湿,类风湿,肌筋萎缩,神经麻痹,肾损脉伤,瘟疫热病等。几十年来,珍宝丸已在心脑血管疾病、风湿性疾病方面广泛应用,已成为蒙药品牌产品。

2. 扎冲十三味丸（嘎日迪-13 丸、十三味大鹏金翅丸）　出自《至高要方》,是蒙医治疗风湿性和类风湿疾病、心脑血管疾病的传统药物。由诃子、制草乌、石菖蒲、木香、甘草、肉豆蔻、丁香、磁石（煅）、人工麝香等 13 味药物组成。具有祛风通窍,舒筋活血,镇静安神,除"协日乌素"之功效。用于半身不遂,左瘫右痪,口眼歪斜,四肢麻木,腰腿不利,言语不清,筋骨疼痛,神经麻痹等,已成为蒙药治疗心、脑血管疾病、风湿性和类风湿疾病的品牌产品。

3. 保利尔胶囊　保利尔胶囊是国内著名蒙医专家柳·白乙拉根据蒙医传统方剂并结合临床经验,与内蒙古蒙药股份有限公司合作开发的蒙药降脂新药。于 2005 年获国家重点新产品证书,2006 年获内蒙古自治区科学技术进步奖二等奖,2008 年获获得国家发明专利授权。保利尔胶囊由广枣、丹参、肉豆蔻、土木香、红花、栀子、檀香、诃子、荜茇、人工牛黄、人工麝香等 21 味药物组成,具有行气活血,化瘀解滞,升清降浊之功效,用于高脂血症气滞血瘀、痰浊内阻证,症见胸闷,气短,心胸刺痛,眩晕,头痛等,被收入《国家基本医疗保险药品目录》。

第四节　维吾尔药产业

一、发展概况

新疆维吾尔自治区现有民族药生产企业 12 家,维吾尔药工业产值已突破 3 亿元,有维吾尔药批准文号 55 个(45 个品种),有 9 个维吾尔药品种被列入了国家中药保护品种,9 个维吾尔药品种列入国家医保目录。共有民族医疗机构 48 家,民族医医疗机构制剂室 22 个,维吾尔药制剂品种 1 253 个。有国家药物临床试验机构 3 家,国家药物非临床安全性评价实验机构 1 个,维吾尔医药大专院校两所。部分维吾尔药生产企业建立了研究所或研究中心。全区从事药物(包括维吾尔药)研发与教学的科技人员达到千余人,其中具有硕士以上学位和高级职称的科研骨干人才 200 多人,拥有药学博士授予点 3 个、硕士授予点 4 个、药学博士后科研工作站 1 个、企业博士后科研工作站 3 个。

"十二五"期间,在国家政策的引导和扶持下,在医疗需求不断释放的刺激下,医药产业的年增长均保持在 20% 以上,利润增长速度均保持在 25% 以上,新疆的民族医药产业化初步形成,民族药研究平台已建立,民族药材质量标准研究工作稳步开展,民族医疗机构制剂配制得到规范,维吾尔药生产骨干企业初具规模,累计栽培甘草、红花、玫瑰花、肉苁蓉、伊贝母、枸杞、罗布麻等大宗药材近百万亩,维吾尔医常用原料药香青兰、一枝蒿、洋甘菊、罗勒,芳香植物小茴香、孜然、薰衣草等数十万亩。新疆民族药工业产值以年均 30% 增长率快速发展,祖卡木颗粒、白癜夏塔热片、寒喘祖帕颗粒、复方卡力孜然酊、伊木萨克片等产品发展态势良好。

维吾尔药代表企业有新疆维吾尔药业有限责任公司、新疆奇康哈博维药股份有限公司、新疆银朵兰维药股份有限公司、新疆维阿堂制药有限公司、喀什昆仑维吾尔药业股份有限公司及和田维吾尔药业有限责任公司。

维吾尔药生产企业利用新疆地域资源优势,着力于地方民族医药的发掘和研制,注重维吾尔医药的产业化发展,成为推动新疆民族特色药产业发展的主力军。

二、主要产品

维吾尔药有许多知名品种,具有良好的发展潜力。如"祖卡木颗粒"是国家基本药物目录品种、国家医保目录品种、国家中药保护品种。祖卡木颗粒来源于维吾尔医古典名方,具有调节异常气质,清热,发汗,通窍功能,用于感冒咳嗽,发热无汗,咽喉肿痛,鼻塞流涕等症。由山奈、睡莲花、薄荷、大枣、洋甘菊、破布木果、甘草、蜀葵子、大黄、罂粟壳等 10 味药形成的治感冒组方,有着明显的地域特点。又如复方驱虫斑鸠菊丸、消白软膏、驱虫斑鸠菊注射液、复方卡力孜然酊、疗癣卡西甫丸、银屑胶囊等广泛应用于白癜风等皮肤病。

第五节　彝　药　产　业

清代雍正六年(1728 年)，云南通海人沈育柏经过多年行医实践，总结出了"眼科七十二症"的治疗方法，完成了第 1 个彝成药——"锭子眼药(拨云锭)"的研制，曾作为贡品进贡朝廷。沈育柏开设"拨云堂"坐堂问诊，创建老拨云堂药店，研制了眼科拨云锭及拨云珍珠丸、拨云复光散等知名品种。目前实现规模化生产，2005 年和 2012 年，均被批准为国家二级中药保护品种。2014 年，"拨云锭制作技艺"项目已被列入第 4 批国家级非物质文化遗产代表性项目名录。

"云南白药"前身为"百宝丹"(因白色粉末而为民众称为"白药")，清代光绪二十八年(1902 年)，由云南曲焕章基于彝汉等民族民间医药实践经验独创研制而成，其功效包括"刀枪跌打诸创伤""各种劳瘵""妇科血症""各种危急痧症""咽喉肿痛""久年不愈之胃病""弹穿胸、腹之伤"等。云南白药在传统单一产品的基础上，创新推出云南白药牙膏、气雾剂、创可贴为代表的六大族群健康产品，主持研发出 30 多个原创新药。

目前我国研制生产彝药的企业有 40 余家，其中包括云南白药集团、四川好医生药业集团、楚雄老拨云堂药业有限公司、云南黄家医圈制药有限公司、贵州高原彝药厂、云南盘龙云海药业集团、云南龙发制药有限公司等著名彝药生产企业。上市销售的彝族成药 100 余种，19 种剂型。

《中国药典》2015 年版收载的彝成药有：昆明山海棠片、灯盏细辛(胶囊、注射液、片、颗粒)、云南白药(胶囊)、拨云退翳丸等 8 种，《国家药品标准颁布件》(2014 年)、《国家食品药监督管理局标准颁布件》(2012 年、2011 年)、《国家中成药标准汇编》等部颁标准共收载 109 种，各省、州相关医疗机构彝医临床使用的院内制剂近 40 种。例如彝药"香藤胶囊"("6·26"戒毒胶囊)，1999 年由昆明市强制戒毒所组织的戒毒药研制项目，历经 7 年成功研发，于 2005 年由公安部列入全国强制戒毒所戒毒药品品种；彝心康胶囊是由张之道根据 40 多年的临床实践经验，研制治疗缺血性心脏病的彝成药。

康复新液，临床用于肿瘤科、儿科、消化科、妇科、外科、口腔科等烧伤、烫伤、创面感染及顽固性溃疡、褥疮等的治疗；清痹通络药酒于 1996 年上市，由贵州彝医家传秘方研制而成，是治疗类风湿、风湿痛、痛风性关节炎的民族药物制剂；随后上市的"复方伸筋胶囊"治疗痛风、痛风性肾病；复方伸筋胶囊、清痹通络药酒和复方血藤药酒均是骨科彝成药的代表。

目前，全国已经通过 GAP 的道地彝药 GAP 种植/养殖基地共 12 个，其中包括美洲大蠊养殖基地 3 个，三七种植基地 4 个，滇重楼种植基地 1 个，灯盏花种植基地 2 个，青蒿种植基地 1 个，附子种植基地 1 个。

第六节　其他民族药产业

一、傣药

傣医药学是中国传统医学的重要组成部分。长期以来，傣族人民在与自然和疾病作斗争的过程中，通过长期的生活和医疗实践，总结摸索出了许多诊疗治病的经验和方药，并代代相传下来。同时傣医药学在继承自身传统医学理论的基础上,吸收了中医药学、古代印度医药学以及东南亚地区的民族传统医药知识,逐渐形成了以"四塔""五蕴"为核心的传统医药学理论。

傣医药的发掘、整理和研发工作起步较早,但由于药品标准的缺乏,导致傣医药发展速度及产业化规模远不及藏、维吾尔、蒙等其他民族药的发展。至今,具有国家标准的傣药材仅有"亚乎奴"一种。至2007年2月,云南省药品食品监督管理局颁布实施16种傣药材标准,2007年底,颁布实施第2批38种傣药的药材标准。从《中国药典》1977年版至现行版《中国药典》,收载了傣医传统经方"雅叫哈顿""七味磕藤子丸";1974年云南省药品标准就已将双姜胃痛丸收载,现已提升为国家药品标准。目前,已被我国国家药品标准收载的傣医成药共有38个品种,并已投放市场。

在傣医药学理论指导下,傣医经过长期应用实践,探索发明了一系列具有鲜明傣医药特色的常用的传统剂型,主要有水磨剂、汤剂或煎剂、酒剂、油膏剂、丸剂、散剂、茶剂、灸剂、汁液剂等。药典及药品标准收载的傣药品种、傣医院已经取得批准文号的43种医院制剂剂型均多以散剂、胶囊剂和片剂为主。其中有16个品种开展技术提升研究工作。总体而言,剂型种类比较单一,生产工艺落后,制剂质量稳定性差等严重影响了傣药的广泛应用。傣药的主导产品很多,如雅叫哈顿散、七味磕藤子丸、珠子肝泰胶囊、双姜胃痛丸、肾茶袋泡茶、龙血竭胶囊、秋水仙碱等。近年来,傣药工作者从制剂工艺入手,在加强傣药复方化学成分和药理学研究的基础上,紧跟药剂学的发展,引进新的工艺、设备和技术,探索新工艺、新剂型,确保临床用药的安全性。如傣药无糖含片、雅路哈巴布剂等产品的试制成功,为傣药开发新型制剂提供了新的思路。

西双版纳版纳药业有限责任公司,是目前我国唯一一家以生产傣药为主的现代化制药企业。企业共有39个国药批准生产文号,其中有5个为著名独家傣药品种。生产的版纳"肾茶袋泡茶",傣名"雅糯渺",以西双版纳天然肾茶为单方原料精制而成,被国家药监局批准为OTC品种。

二、哈萨克药

中国的哈萨克民族主要聚居在新疆维吾尔自治区北部,地理状况和自然生态环境有特殊性,有亚洲著名的山系阿尔泰山脉、天山山脉和塔尔巴哈台山。由于自然气候和地理条件的差异,丰富的土壤资源及充裕的光照时间,孕育了特有的植物种群,创造了新疆北部丰富的药用植物资源,这些药用植物种类和其他省区有很大差异,其中阿勒泰柴胡、黑槌虫草、新疆赤芍、阿尔泰瑞香、大芸、多种阿魏、多种青兰、阿里红、骆驼蓬、一枝蒿、红景天、鹿草等等都是哈萨克民间医生喜用的常用药材。

阿勒泰地区哈萨克医医院制剂室,始建于1996年,是自治区唯一配置哈萨克药的制剂室。于2001年通过自治区药品监督管理局换证验收,取得了《医疗机构制剂许可证》。目前能够生产硬胶囊剂、流浸膏、酊剂、软膏剂、颗粒剂、合剂、糊剂、片剂、散剂等剂型。有近200种哈萨克药古方、单味方和效果较好的80余种哈萨克药在临床使用,其中25种已取得自治区药制批准文号。另有20个品种哈萨克药剂质量标准目前已制定完成,20个品种标准正在制定。医院制剂室能够批量生产复方科叶乐颗粒、复方祖桑颗粒、克纳依胶囊、塔斯玛依膏、柯孜木克颗粒、吾孜德克颗粒、哈斯日哈克胶囊、沙日嘎乐达克胶囊等制剂。医院整理制定了院内协定处方67个,在临床使用验证并积累临床资料。10种哈萨克院内制剂开发、4种院内制剂提升国药、7种哈萨克药保健品等方面的基础工作已经开展。获得2014年地区重大科技专项"哈萨克药院内制剂含量测定指标和长期稳定性试验研究"项目,对9种院内制剂的质量标准和有效期进行研究。为充分发挥阿勒泰地区资源优势,保护性开发哈萨克医药,阿勒泰地区本级划拨了1 500亩专用土地用于药材实验种植,为哈萨克药材大规模产业化生产提供了有力保障。

　　为了解决哈药药材资源的问题，解决哈药原材料不足，数年来哈医药工作者进行了哈医药材的资源调查和植物种属的鉴别，驯化引种了阿勒泰特有药用植物阿尔泰鹿草、一枝蒿、沙棘、贝母、桔梗、沙生蜡菊、大黄、白芷、益母草、阿魏、牛至、百合、骆驼蓬、罗布麻等20余种哈医药材，初步掌握了野生药材种植技术。

参考文献

［1］唐海华.苗族药物学［M］.贵阳：贵州民族出版社，2006.

［2］刘兴鹏，茅向军，熊慧林，等.贵州省苗药发展及标准现状研究［J］.中国药事，2015，29(12)：1250－1255.

［3］陈芳，汪毅，杜江.贵州民族药物研究及开发现状［J］.中国民族民间医药杂志，2013，(6)：1－5.

［4］贵州省人民政府.贵州省新医药产业发展规划（2014-2017）［S］.2014.

［5］贵州省人民政府贵州省关于加快推进新医药产业发展的指导意见［S］.2014.

［6］王璐，孙兴，卢博礼.贵州省中药民族药产业发展现状和展望［J］.安徽农业科学，2015，43(5)：155－158.

［7］占堆，李良玉，贾学渊.西藏藏药产业发展现状分析与对策建议［J］.西藏大学学报，2006，21(4)：64－68.

［8］李亚玲.青海省中藏药产业发展现状分析及政策建议［J］.青海社会科学，2008，(2)：48－50.

［9］仁旺次仁.藏药行业发展现状及技术创新［J］.中国藏学，2007，(3)：153－156.

［10］马雪薇，郝木兰.内蒙古蒙药产业发展现状及存在问题的分析［J］.北方经济，2011，(7)：29－31.

［11］乌日图，乌云嘎.关于内蒙古蒙药产业发展战略的思考［J］.中央民族大学学报（自然科学版），2013，22(3)：56－61.

［12］张新江，李燕林.维吾尔药资源的开发与发展对策［J］.新疆中医药，2004，22(4)：61－62.

［13］阿依别克·热合木都拉，阿里木江·阿布地热力木，阿不来提·阿布都卡德尔，等.维吾尔药发展的新思路［J］.世界中医药，2014，9(6)：805－807.

［14］胡西旦·玉素甫，布瓦吉尔·哈得尔，阿达莱提·阿布拉，等.试论维吾尔医药的开发［J］.中国民族医药杂志，2010，16(9)：72－73.

［15］歹家林.楚雄州彝药产业建设回顾与展望［J］.云南科技管理，2004，(3)：40－44.

［16］王远祥.腾飞的彝药产业——楚雄州民族天然药业发展纪实［J］.云南科技管理，2005，(2)：57－59.

（杜江，奥·乌力吉，斯拉甫·艾白，刘圆）

第三十章
民族药资源保护与利用

第一节　民族药资源基本情况

　　我国丰富的民族医药文化,孕育了丰富而具有特色的民族药资源。随着国际社会对化学药物产生的药源性疾病增多、化学药产业带来的生态环境污染等问题的认识加深,从传统药物中研发新药已成为医药领域关注的热点,丰富而具特色的民族药无疑是我国研发创新药物、发展传统药物产业的重要优势资源。近20年来,民族药资源研究取得了长足进展,对民族药资源现状、特点等有了更深刻的认识,为民族药资源的保护与合理利用奠定了良好基础。

一、民族药资源构成

　　目前有关我国民族药资源种数的数据主要来自第1至第3次全国中草药资源普查、民族地方开展的相关调查资料及有关研究文献报道,总计约有8 000种,涉及52个少数民族的民族药。但尚有部分少数民族医药知识缺乏系统发掘整理,部分民族医药文献在收录民族药时,并未严谨界定"具有民族医药理论指导或用药经验基础、民族民俗民风文化背景特色"的"民族药"内涵,其中记载了不少中药、汉民族民间草药、与中医及其他民族医药间通用(基原、药用部位、功能主治、临床应用等完全相同)的药物,故尚难以准确掌握民族药资源家底状况,如对藏医药用伞形科植物的初步整理,在藏医药用的75种伞形科药用植物中,即有33种(占44％)未在《中国中药资源志要》记载。不同民族药资源种数差异较大,以藏药、蒙药、维吾尔药、傣药、彝药、苗药的种类较多,各自在1 000～3 000种(含相互之间的交叉品种),其他民族药资源种类相对较少。其中,聚居区邻近或杂居的各民族间,如藏族与彝族、苗族与侗族、苗族与彝族、壮族与瑶族等民族药资源的交叉品种较多,反映了各民族医药文化间的交流与借鉴。

　　在资源物种方面,由于民族药多为就地取材利用当地药用资源,各民族药资源具有显著的地域化特点,特色药材品种丰富,其基原物种与当地分布的物种密切相关。据对有关药品标准中收载的藏、蒙、维吾尔、苗、彝、傣民族药成方制剂处方的统计分析,在700余个制剂处方共使用药材品种1 000余个,其中藏药材约75％、蒙药材约30％、维吾尔药材约55％、苗药材约25％、彝药材约20％、傣药材约18％为各自民族药特色品种,这些特色品种多数来源于本民族聚居区域的特有药用资源物种。在资源分布及蕴藏量方面,与各民族聚居区域的地理区位、生态、生物多样性及面积密切相关,分布于青藏高原的藏药资源物种丰富且蕴藏量较大;分布于内蒙古高原的蒙药资源物种数量较少,但单品种蕴藏量大;分布于西部荒漠的维吾尔药、回药等资源物种数量和蕴藏量相对较少;分布于云贵高原、广西等地形地貌复杂的山地区域的傣、彝、苗、壮、瑶等民族药资源物种极为丰富,但单品种蕴藏量较小。

二、民族药资源物种的生物学特点

我国各少数民族聚居区域是我国地形地貌最为复杂、生态多样性最为丰富的区域。华南、西南及华中等区域的壮、瑶、黎、傣、彝、苗、土家等民族地区的生态条件较好，其民族药资源物种生长较快，资源自然更新率较高，也利于发展人工种植生产；而分布于青藏高原、西北荒漠戈壁、内蒙古高原地区的藏、维吾尔、蒙、回等民族药资源，因生态环境较为恶劣且脆弱，资源物种生长较为缓慢，资源自然更新率较低，一方面，野生资源的过度利用极易导致资源和适生生态的解体，而另一方面，发展药材的人工种植生产也较为困难。上述不同民族药的生物学特点提示，随着民族药制药产业规模的扩张，发展民族药材的人工种植生产势在必行，但应根据不同民族药的特点，探索和采取不同的生产模式。

第二节　民族药材人工栽培

由于各民族药产业发展起步较晚，产业规模尚较小，相应的民族药材人工栽培起步也较晚。近20年来，在国家与地方政府的大力支持下，民族药材在人工栽培技术进步及产业化基地发展方面也取得了较大的进步。主要表现在四个方面：一是以民族药成方制剂"大品种"带动原料民族药材的种植生产发展，如贵州省在苗药产业规模化发展的同时，以苗药"热淋清胶囊"等带动头花蓼等种植基地发展，全省中药材和民族药材的种植面积从2000年的40多万亩发展到2014年的511.28万亩；二是以特色民族药为原料的新药开发及产业化，带动原料药材品种的种植生产发展，如云南省以苗药材"灯盏细辛"为原料的系列制剂研发及产业化，带动灯盏花（短葶飞蓬）种植面积达到了数万亩，不仅满足了产品原料药材需求，同时也促进了农业产业结构调整；三是资源稀少的特色贵重民族药材种植，如冬虫夏草、麝香、天山雪莲、重楼等的人工种植技术研究及产业化基地建设等；四是克服民族药资源物种在生物学及生态学方面的难点，采用现代生物技术开展资源再生、种苗快繁等，如雪莲的组织培养、冬虫夏草菌的生物发酵生产、獐牙菜的种苗快繁等。

综合分析不同民族药的生物学及适生生态特点、制药产业发展状况，主要产自青藏高原、西北荒漠及内蒙古高原的藏、蒙、维吾尔民族药特色品种，民族药成方制剂"大品种"处方原料药材应是今后发展民族药材人工栽培生产的重点。

以青藏高原藏药材的人工栽培为例，进行生态脆弱性藏药材资源保护与利用兼顾策略的介绍。

青藏高原是我国一个独特的自然地理单元，其独特的自然环境条件孕育着种类独特、品质优良的高原珍贵药用生物资源。据初步统计，青藏高原上作为藏药材资源的植物种类就达到3 000种左右。青藏高原极为严酷的自然环境条件，限制了高原生物资源的迅速繁育，形成了高原特色资源的脆弱性，表现为资源生物量及再生能力低。一旦形成某种资源的规模化利用，往往会导致该资源的锐减以及在局部区域的消失，直接影响到藏医药事业的健康发展。例如，青海省的藏茵陈（*Swertia spp.*）实际年采收量已不足实际需求量的40%。冬虫夏草（*Cordyceps sinensis*）、雪莲（*Saussurea spp.*）、红景天（*Rhodiola spp.*）、羌活（*Notopterygium incisum*；*N. forbesii*）、贝母（*Fritillaria spp.*）及胡黄连（*Picrorhiza scrophulariiflora*）等高原特色生物资源开发强度的加大，也导致其资源量的急剧下降，价格的急剧上涨，局部原产地资源甚至近于灭绝。随着我国中藏药产业化规模的继续扩大，对青藏高原药用生物资源的需求日益增加，不合理的开发利用，将有可能导致重要药用生物资源的迅速枯竭，特别是随着藏药产业的发展,药材需求量迅速增加与资源更新率低下、药材人工生产发展缓慢的矛盾加剧,部分药用植物资源匮乏问题已十分突出,成为濒危甚至灭绝物种。

自2000年以来,国家和地方政府的高度重视,在"三江源区唐古特大黄、麻花艽和藏茵陈种植与示范"(2006—2008年)、"唐古特大黄人工种植GAP基地建设及产业化"(2014—2016年)、国家科技攻关项目"青藏高原重要中藏药材产业化种植技术研究"(2001—2004年)等项目的支持下,以藏茵陈、秦艽、羌活等具有广阔市场前景的藏药材药用植物作为主要研究对象和突破口,陆续开展了藏药材的人工繁殖、栽培等方面的工作,主要栽培的中藏药材有:桑蒂(印度獐牙菜、川西獐牙菜、报茎獐牙菜、椭圆叶花锚)、朱那(羌活、宽叶羌活)、奥毛赛(桃儿七)、阿毕卡(暗紫贝母)、君木扎(唐古特大黄)、唐冲那保(唐古特山莨菪)、苟日苟木(藏红花)、玛奴(藏木香)、解吉那保(麻花艽)、邦贝(甘松)、嘎都尔(红景天)、独一味等。应用先进的技术,从种苗繁育、引种栽培技术以及药效成分跟踪分析等关键技术环节入手,研究和解决大黄、藏茵陈和秦艽的种苗繁育和产业化种植技术,特别是藏茵陈的人工栽培、唐古特大黄的野生抚育等工作,都取得了显著成效。建立中藏药药材试验示范基地,为青藏高原重要中藏药材种苗繁育基地和规模化种植基地建设提供技术保障。

在项目基础上先后建立多处种子、种苗繁育基地、药材种植基地和野生抚育基地,如青海省海东市平安县寺台乡麻花艽、藏茵陈种植基地,乐都区羌活、桃儿七种植基地,互助县唐古特大黄、羌活、麻花艽种植基地;西宁市城北区甘里铺镇大黄、麻花艽、红景天种源基地,大通县宝库乡暗紫贝母、宽叶羌活、甘松、藏木香种植基地,湟中县群加乡大黄种植基地,湟源县东峡乡大黄种植基地,湟中县拦隆口镇麻花艽、山莨菪种植基地,果洛州玛沁县唐古特大黄、麻花艽种植基地,班玛县唐古特大黄种植基地和达日县唐古特种植基地等。在海北州祁连县、果洛州玛沁县、甘德县开展唐古特大黄、麻花艽、藏茵陈、羌活野生抚育研究,并建立基地。目前,建立了唐古特大黄种子基地100亩、种苗基地50亩、种植基地3 000亩、野生抚育基地10 000亩;羌活种子基地10亩、种苗基地50亩,种植基地200亩;麻花艽种子基地20亩、种苗基地50亩、种植基地200亩;山莨菪种子基地20亩;桃儿七种子基地5亩、种植基地20亩;藏茵陈种子基地20亩;暗紫贝母种植基地20亩;藏木香和甘松种植基地50亩。各类药材示范推广面积约5万亩。

已获《大黄植物的引种栽培方法,ZL03134622.7》《花锚植物的引种栽培技术,ZL03134965.X》《麻花秦艽植物的引种栽培技术,ZL03134966.8》《山莨菪植物的引种栽培方法,ZL03134608.1》《獐牙菜植物的引种栽培技术,ZL03134967.6》《扁蕾植物的引种栽培技术,ZL200310105912.7》《暗紫贝母植物药材及其鳞茎的人工栽培方法,ZL200810018134.0》《温室内人工栽培印度獐牙菜的方法》《室外人工栽培印度獐牙菜的方法》等多项授权发明专利,为青藏高原中藏药资源的持续利用奠定了基础。

第三节　珍稀民族药材繁育示例

一、藏红花柱头培养

藏红花(*Crocus sativus* L.)又名番红花、西红花,是鸢尾科多年生草本植物。原产于欧洲地中海地区。藏红花的柱头中含有水溶性类胡萝卜素和大量的挥发油,因而在世界上广泛用作色素和香料。我国长期以来把它作为具有活血化瘀、镇静安神功效的药材。藏红花生长在特定环境,因此种植范围不广,主要集中在地中海地区。加上有效部位仅为柱头,每克干物质需要200个柱头。随着需求的增大,天然产物无法满足市场的要求。同时藏红花靠球茎繁殖,存在着退化的问题,于是人们开始尝试用生物技术获得产物。

应用生物技术离体条件下获得藏红花主要产物的研究主要集中在两方面:一是利用藏红花的花器官诱导产生花柱—柱头状物;一是从外植体上诱导愈伤组织,筛选优良细胞系,建立细胞培养体系。

在诱导花柱—柱头状物培养方面,在离体条件下,采用不同的花器官为外植体进行定向分化培养。在不同外植体、激素条件及培养条件下,花柱—柱头状物的分化能力有明显差异。研究结果显示花瓣作为外植体分化花柱—柱头状物的能力要高于其他花器官;同一外植体在不同的激素浓度组合中分化花柱—柱头状物的频率也不同。子房为外植体在不同的处理中器官建成具有多态性。花瓣为外植体直接诱导花柱—柱头状物定向分化时,NAA和KT均为4 mg/L时诱导率较高。环境条件的差异也引起了花柱—柱头状物色泽和形态上的不同。有光和暗条件下形成的花柱—柱头状物的颜色差异显著。此外,外植体除分化花柱—柱头状物外,还产生了其他的次生结构,如瓣状体等。因此,对次生结构再分化花柱—柱头状物的能力进行了研究,结果显示瓣状体和花柱—柱头状物在一定的培养条件下都能够再分化形成花柱—柱头状物,其中瓣状体能够高频率分化出花柱—柱头状物(60%)。这一频率远远高于由花瓣直接诱导花柱—柱头状物的频率。综合各研究结果,建立了花柱—柱头状物定向分化的二步法,通过此培养方法可以保持花柱—柱头状物的高频和稳定分化。用HPLC的方法对花柱—柱头状物中有效成分的分析结果显示培养产物中的化学成分与天然柱头中的相似,不同处理的花柱—柱头状物中藏红花素的含量不同,培养物与天然产物(尼泊尔、印度)在藏红花素含量上具有可比性。(图30-3-1)

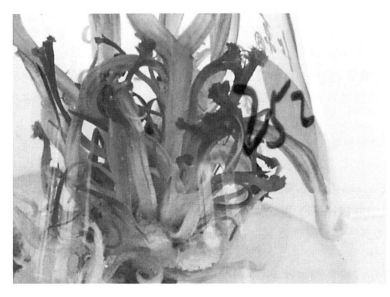

图30-3-1　藏红花柱头人工培养物

对藏红花细胞培养的研究主要从愈伤组织的诱导、筛选、生长动态和不同激素、附加物等培养条件对细胞生长的影响等方面进行。通过正交试验,筛选出愈伤组织诱导的最佳条件,在此基础上对培养条件进一步优化。并对各细胞系的生长量和生长曲线进行研究,从而筛选出优良的细胞系。对愈伤组织生长条件的研究结果显示不同激素浓度对生长有重要的影响。生长素NAA在细胞生长中有着重要的作用,试验结果显示无NAA或NAA浓度过高都将抑制细胞的生长;细胞分裂素BA对细胞生长的影响也呈现这种趋势。培养基中有机添加物能够促进细胞的快速生长,CH和肌醇均为100 mg/L时,细胞的生长量明显高于其他组合($P<0.01$)。通过各方面的研究,筛选到优良的细胞系和细胞生长最适培养条件,并研究细胞的生长规律,建立了藏红花细胞培养体系。

二、水母雪莲细胞培养

水母雪莲(*Saussurea medusa*. Maxim)是多年生植物,一般分布在海拔 3 900～5 200 m 雪线附近的高山流石滩上。水母雪莲是高山地区的特有种,具有很高的药用价值。由于水母雪莲对生境的独特要求,人工栽培难以实现。对水母雪莲掠夺性的采挖,使野生资源量急剧锐减,水母雪莲已经成为濒危物种。利用生物技术进行离体大规模培养生产目的产物已成为解决资源问题的有效途径。

水母雪莲的离体培养。首先,以水母雪莲的幼根为外植体诱导获得了愈伤组织,愈伤组织的诱导率为 100％。探讨了植物激素、温度、诱导因子等理化因子对水母雪莲愈伤组织生长及有效成分代谢积累的影响作用。建立了基本的水母雪莲细胞培养体系,筛选了适合水母雪莲愈伤组织快速生长的系列培养基,并对水母雪莲愈伤组织培养的环境进行了研究。对液体培养条件下水母雪莲细胞系的生长规律进行了系统的试验,在建立的体系中水母雪莲细胞能够快速稳定的生长。对不同培养条件下的愈伤组织培养产物进行了生物碱和秋水仙碱的测定,与原植物相比,培养细胞的有效成分有增加的趋势,尤其是培养液中也具有原植物的抗炎活性成分。完成了 4 批次 50 L 规模的发酵中试试验,培养物产量和秋水仙碱含量基本稳定。

其次,对水母雪莲离体培养中的细胞系进行了遗传改造。利用发根农杆菌 Ri 质粒转化水母雪莲子叶诱导形成毛状根系。所获得的发根系在无激素培养基中生长速度快、分枝频率高,并能够在无激素培养基上自主生长。对水母雪莲毛状根培养基及培养条件的研究结果显示:不同类型培养基对毛状根的生长速度无显著影响,但培养基的物理状态(液体和固体条件)对毛状根生长速度和单位时间的增加量有显著影响;光照条件和黑暗条件下毛状根的生长量和分枝无显著差异,对次生代谢物的含量有明显影响。不同阶段采用不同培养方式和不同培养基对毛状根的生长也有明显影响作用,因此建立了水母雪莲毛状根二步培养方式。通过成分检测发现秋水母雪莲毛状根中秋水仙碱及东莨菪内酯的含量高于原植物和水母雪莲愈伤组织中的含量。通过对毛状根培养条件、生长规律的研究、调控因子和培养方式对毛状根生长和次生代谢物影响的研究,建立水母雪莲毛状根培养体系:以 MS 液体培养基为基本培养基,采用二步培养方式进行培养。水母雪莲毛状根的诱导与培养方法,ZL 200510022793.8;水母雪莲毛状根细胞系,ZL 200510022794.2。

三、暗紫贝母离体快速繁育

暗紫贝母(*Fritillaria unibracteata* Hisao et K. C. Hsia)是我国特有的名贵药材,为多年生草本,以鳞茎入药。主要分布在海拔 3 200～4 500 m 的草甸和灌丛中,四川的阿坝,青海的久治、班玛等地为主要分布地。对离体条件下影响暗紫贝母小鳞茎直接分化中各种因素进行了研究,优化小鳞茎直接分化再生的条件。在最适培养条件下小鳞茎的诱导频率可以达到 100％,平均倍增率为 5.06 个。

四、其他药用植物的快速繁育

唐古特大黄遗传多样性及植株再生。采集唐古特大黄主产区不同居群的样品,采用细胞学手段和 ISSR‐PCR 分子标记技术对唐古特大黄的遗传多样性进行了较详尽的研究。建立了唐古特大黄 ISSR‐PCR 分子标记技术体系,对其遗传多样规律进行了深入研究。结合化学成分分析,对不同地区唐古特大黄的特征和遗传关系有了较深入的了解,可应用于唐古特大黄产地鉴定中。利用唐古特大黄休眠芽建立了唐古特大黄的离体快繁体系,筛选出唐古特大黄再生植株诱导培养、增殖培养及生根培养的适宜培养基。建立了较完善的培养体系,可为优良品系的快速繁育提供技术支持。唐古特大黄药材DNA 提取方法,ZL2008 1 0150224.5。

常用或特色藏药材秦艽、獐牙菜等药用植物的快速繁育。分别建立了秦艽、獐牙菜等特色藏药材的快繁体系,为优良品系的选育、快速繁育奠定了技术基础。

大宗药材优良品种的快速繁育。柴达木地区是我国优质枸杞生产的新兴产业区,但柴达木地区种植的枸杞大部分来自"宁杞"和"蒙杞"品种,长期引种渠道的多元化,导致种苗来源不明、纯度不高,品种混杂现象严重。当前本土自有品种柴杞1、2、3 号具有优良的农艺性状,这 3 个品种苗木有限,传统种苗繁育方式无法满足大面积推广种植的需求。目前利用离体培养的方法建立柴杞 3 个品种的快速繁育体系,已成功繁育数万株苗,且快繁苗的大田栽培适应性试验结果显示快繁苗的适应性强,成活率高(100％)。已经申请的发明专利有:一种柴达木枸杞优质种苗离体微扦插快速繁殖方法,一种离体条件下柴达木枸杞不定苗诱导的方法,柴达木枸杞离体快繁苗的移栽方法等。

参考文献

［1］颜承云,谷继伟,宗希明,等.我国民族药资源概述[J].黑龙江医药科学,2003,26(6)：46－47.

［2］张志义.浅谈民族药资源的开发与保护[J].中国民族民间医药,2011,(13)：1－2.

［3］钟国跃,王昌华,赵纪峰,等.民族药资源研究思路与中药资源的可持续利用[J].世界科学技术—中医药现代化,2009,(1)：15－20,14.

［4］杨莹,马逾英,杨枝中.我国中药材野生变家种(家养)的现状及展望[J].世界科学技术—中医药现代化,2012,(6)：2217－2221.

［5］李羿,钟世红.从民族药产业链试论民族药材生产[J].成都医学院学报,2011,(1)：87－89.

［6］冉懋雄.我国中药材种植的发展现状与建议[J].中国现代中药,2008,10(3)：3－6,12.

［7］张浩.青藏高原珍稀濒危药用植物的资源与保护[J].世界科学技术—中医药现代化,2003,(1)：66－69,84－85.

［8］张体操,乔琴,钟扬.青藏高原生物资源开发的现状与前景[J].生命科学,2013,25(5)：446－450.

［9］李军,王晖,朱志明.我国藏红花离体快繁技术研究进展[J].中国园艺文摘,2012,(10)：23,187－189.

［10］李咏华,葛发欢,苏薇薇.水母雪莲花研究进展[J].中药材,2004,27(4)：297－299.

［11］张振霞,张惠婷,庞立志,等.暗紫贝母鳞茎的组织培养[J].江苏农业科学,2015,43(3)：17－19.

［12］吴艳,格日力,魏全嘉,等.青海产不同海拔唐古特大黄的遗传多样性分析[J].中国药学杂志,2008,43(21)：1608－1611.

［13］胡延萍,谢小龙,王莉,等.唐古特大黄 ISSR－PCR 反应条件的优化[J].广西植物,2010,3(1)：112－116.

(钟国跃,王莉,周国英)

第三十一章
民族药人才培养

第一节　民族药人才队伍

中国民族医药近 20 年来取得的重要成就之一，就是造就了一支较高水平的民族医药专家队伍。不仅藏、蒙、维吾尔、傣医药有不少著名专家，而且壮、苗、瑶、彝、土家、侗、朝、回医药等在发掘整理过程中也涌现出一批出色的专家，其中许多人相继成为各民族医药的业务骨干和学术带头人，在民族医药的医疗、教学、科研、产品开发、生产经营和医药文化建设等方面承担了重要工作。

目前，全国共有 14 所教育机构开展了藏、蒙、维吾尔、傣、朝、壮、苗等民族医药专业和中医专业民族医药方向教育，在校生约 1.7 万人。藏医、蒙医均开展了博士、硕士学位教育。目前有国家中医药管理局民族医药重点学科 16 个，部分省市也确立了一批省级民族医药重点学科。已经出版教材中，藏医 25 门、蒙医 10 门、维吾尔医 26 门、傣医 6 门、壮医 12 门。民族医药继续教育得到重视，近十年在全国老中医药专家学术经验继承工作中，共有 55 人次民族医药指导老师培养了 76 名继承人。开展了乡村医生民族医中专学历教育和乡镇卫生院民族医临床技术骨干人才培养。例如，藏药人才培养得到了快速的发展，藏药教育成功实现了由传统师承教育向现代院校高等教育模式转变，藏药人才的数量和质量有很大提升。以青海省为例，目前全省共有各类藏药专业技术人员 3 900 余名，是 20 年前的 6 倍。其中，具有中专学历 2 800 余名，大专以上学历 560 名，硕士生 22 名，博士生 3 名，具有高级专业技术职称者 88 名。通过学术经验继承工作培养高层次藏药人员 38 名。通过建设乡村藏药人员培训基地，藏药在职培训工作逐步规范化、标准化，80% 的在职人员通过多种形式培训得到了提高。特别是在藏医专业博士点和硕士点设立的推动下，藏药人才培养朝着高层次、专门化方向不断深入发展。蒙医药更是重视人才的培养，近 20 年来，人才培养成果显著。仅内蒙古为例，已培养了 2 万余名蒙医药本专科生、700 余名硕士研究生、50 余名博士研究生。

20 多年来，民族药人才队伍壮大发展，不仅培养了一支扎根民族地区的民族药队伍，而且涌现出了众多的民族药代表性杰出人物，他们为我国的民族药发展作出了积极贡献。近 20 年来，涌现的民族药代表性杰出人物包括：

1. **尼玛次仁**　藏药专家。藏族，男，1959 年生，教授、博士生导师、西藏藏医学院院长、中国民族医药协会副会长。致力于传承藏药最核心、最尖端的制作技术——拉萨北派藏医药水银洗炼法和藏药仁青常觉配伍技艺，该技术囊括了藏药传统炮制加工技术的全部精华，体现了藏民族特有的认知思想、诊疗方法和用药技术。师从著名藏医药大师措如·才朗研，2006 年获得第 1 批国家级名录项目藏医药（拉萨北派藏医药水银洗炼法和藏药仁青常觉配伍技艺）第 13 代代表性传承人称号；编写的《藏医药水

411

银洗炼法》《藏药炮制学》两部教材入选"21世纪藏药本科教育规划教材"，获国家教学成果二等奖；主持建设了首个国家级藏药重点学科、首个国家级藏药优势特色专业和首个传统藏药炮制及质量控制国家三级科研实验室；培养了全国首批藏医药本专科生、藏医硕士、藏医博士；2008年，被中央统战部、国家卫生部批准授予"中国民族医药杰出贡献奖"。

2. 艾措千　藏药专家。藏族，男，1956年生，教授，博士生导师、青海省藏医院院长、青海金诃藏医药集团公司董事长。艾措千是藏医药学的传承者和创新者，他致力藏医药工作40年，在他和他的科研团队长期不懈的努力下，藏医药科研取得重大突破和丰硕成果。历经20余年编纂出版《藏医药大典》（60卷），成为代表我国藏医药文献研究国际领先水平的最新成果和藏医药文化史上新的里程碑。创建我国首个藏药企业国家重点实验室和国家药物临床试验机构，研究开发25种具有自主知识产权的藏药新药，推进了藏医药产业化、标准化和现代化进程。创办我国首个藏医学博士授予点，编写出版的近80种藏医学专业统编教材填补了空白，在国内外藏医学专业普遍应用。在他的推动下，发起设立了美国阿如拉藏医学健康文化中心和日本阿如拉藏医学中心等国际藏医药研究机构，2014年美国弗吉尼亚大学首次开设藏医药学选修课程，为藏医药走向世界奠定了良好基础。他所创立的藏医药科研、医疗、教育、生产、文化"五位一体"发展体制，实现了藏医药科技资源有效整合和高度共享，极大地促进了藏医药事业发展。

3. 雷菊芳　藏药专家。汉族，女，1953年生，高级工程师，西藏奇正藏药股份有限公司董事长。1993年8月创办奇正集团，将高新科学技术融入藏药产业化开发。采用真空冻干技术成功解决了传统膏剂问题，创制出藏药外用湿敷贴剂——奇正消痛贴，获国家专利证书，实现了西藏科技史上零的突破，被专家们评为"中国民族医药外敷贴剂的一场重大革命"。1994年获第4届中国艺术节金奖；1995年获第9届"全国发明展览会"银奖；1996年被国家体委训练局指定为"国家运动员专用产品"；1997年获得"国家中药保护品种"称号，并列入卫生部基本药物目录；1998年荣获第26届日内瓦国际发明金奖；2001年荣获国家科学技术进步奖二等奖；此外还荣获"香港首届华人发明展"金奖。

4. 策·苏荣扎布　蒙药专家。蒙古族，男，1929—2014年，教授，首届"国医大师"，现代蒙医学理论体系特征之一"基于阴阳学的蒙医学整体观理论"奠基人。师从拉木扎布和巴瓦大师钻研蒙医药学。发表了《论赫依、希拉、巴达干之变化规律》《论治疗风湿性心脏病》等10余篇论文；著有《蒙医药学》《蒙医温病学》《蒙医治疗原则与方法》《蒙医医疗手册》《蒙医实用内科学》《心脏病学》《蒙医内科学》《蒙医临床书》等蒙医药著作，并在第1版"蒙医高等院校统编教材"共25部中担任总编；发明了新2号、吉如很西木吉乐、心脏1号、乌日塔拉9味散、益母丸等十余种疗效显著的验方；创立了"伊希巴珠尔科研基金会"，同时用自己的经费创立了"宏海苏荣扎布蒙医药科研奖励基金""教育协会基金""苏荣扎布蒙医杰出工作者协会基金"等多项基金，用于鼓励蒙医药杰出人才和学者。2010年7月由内蒙古自治区卫生厅授予"蒙医药终身成就奖"。

5. 罗布桑　蒙药专家。蒙古族，男，1932—2006年，教授，中国医药学院蒙医药教材编审委员会副总编，《中国草药》编写委员会主任委员。主要致力于提高蒙医学教学质量、教材建设、文献整理、本草研究、药品检验、药品炮制方法的改进、研究生培养等工作。他带领学生探寻药源，足迹遍布于内蒙古各盟和西藏、甘肃、青海、山西、吉林等省区以及蒙古国各地，采集了3 000多种药用植物标本并系统地进行了整理鉴定，建立了内蒙古医学院较完善的蒙药标本室。他主编或参与编写了300多万字的18部、34册著作，如《蒙药志》（上）、《蒙医渊源》《汉蒙名词术语词典》（中蒙药部分）等。在省区级以上的学术刊物上发表了40余篇论文。

6. **吉格木德**　蒙药专家。蒙古族,男,1938年生,教授,博士研究生导师,蒙医史学和文献学家,理论家,著名蒙医。主要从事蒙医学基础理论、蒙医学史教学的同时立项研究蒙医学基础理论、蒙医学史、蒙医学古籍文献研究等重点课题和临床医疗工作,取得了突出成就,为蒙医学史学科创始人、当代蒙医基础理论学科奠基人、蒙医药古籍文献研究学科奠基人。50多年来致力于蒙医药科学研究和教育事业,现在虽然年事已高,仍然活跃在蒙医学术领域,他如今受聘于北京中医药大学,任博士生导师,承担着培养蒙医博士研究生和学术研究工作的重任,为蒙医药的发展继续贡献着自己的力量。

7. **乌兰**　蒙药专家。蒙古族,女,1963年生,硕士生导师,主任医师。现任内蒙古蒙医药学会会长、内蒙古国际蒙医医院院长、第8届"中国十大杰出青年",荣获首届"中国百名杰出青年中医(蒙医)"金奖及全国"五一劳动奖章"。内蒙古国际蒙医医院蒙医五疗科创始人,率先将蒙医"五疗术"引入省级医院,并通过人才培养将蒙医五疗术传播至全区各地,作为该学科的学术带头人对蒙医疗术的挖掘、传承、研究、创新、发扬光大及对该学科的建设和发展作出了重要贡献。该学科被评为国家级重点专科、国际级重点实验室。主持和参加的四项科研项目获自治区政府科学技术进步奖,五项获得专利授权,作为主编出版了5部专业著作,发表了多篇论文。

8. **哈木拉提·吾甫尔**　维吾尔药专家。维吾尔族,男,1960年生,教授,主任医师,博士生导师,新疆医科大学校长,中国民族医药协会副会长,新疆民族医药学会会长。哈木拉提·吾甫尔是我国著名的中、维吾尔、西医结合研究专家。主要基于他多年来开创了复杂性疾病中维西医结合研究的新领域,并对我国及周边国家传统医学、结合医学科研和教育事业发展作出了重大贡献。他是我国第1个荣获"何梁何利科学与技术创新奖"的少数民族科学家,是新疆和我国民族医药界第1位"国家杰出青年科学基金"获得者及"全国留学回国人员成就奖"获得者,2015年当选国际高等学校科学院院士。他培养出一支由6个国家、9个民族、7个学科专家教授组成的创新团队,并率领团队研发现代维吾尔药9种(国药准字),专利27项,获得新疆第1个"长江学者与创新团队发展计划"资助,为中药民族医药事业发展作出了突出的贡献。

9. **阿吉艾克拜尔·艾萨**　维吾尔药专家。维吾尔族,男,1965年生,研究员,博士生导师,2009年度"国家杰出青年科学基金"获得者。现任中国科学院新疆理化技术研究所副所长,研究所第3届学术委员会主任,中国科学院干旱区植物资源化学重点实验室、新疆特有药用资源利用重点实验室省部共建培育基地主任。多年来,阿吉艾克拜尔·艾萨团队围绕新疆优势资源转化战略,在维吾尔医常用药材药效物质基础及作用机制、维吾尔药经典验方和成方制剂的挖掘、整理和质量标准提升、维吾尔药新药研究等方面取得了突出成绩,同时不断扩大国际合作领域,为民族药科学技术水平的提升作出了重大贡献。作为学术带头人完成新疆首个天然药物五类新药、2个中药六类新药临床前的研究;获得中药五类新药临床批件2项;建立了新疆维吾尔药化学样品资源库,填补了行业的空白;制备了12个维吾尔药化学对照品,其中一枝蒿酮酸、异紫草素、异槲皮素等7个标准样品已获得全国标准样品技术管理委员会颁发的标准品证书,实现了维吾尔药化学标准品零的突破。

10. **顾政一**　维吾尔药专家。汉族,男,1957年生,研究员,博士生导师,首批新世纪百千万人才工程国家级人选、国家药典委员会委员,新疆维吾尔自治区有突出贡献优秀专家,现任新疆药物研究所所长,新疆药学会理事长。从事药学科研工作30余年,先后主持了以国家重大科技专项"重大新药创制"、国家科技支撑计划、国家自然科学基金重点项目为代表的国家级科研项目9项,探索了以$SFE-CO_2$、超滤及膜过滤等新技术新方法,并从细胞与分子水平对药效和作用机制进行研究,先后作为主持人成功研发出国家级新药5个(民族药3个),仿制新药7个,均获得新药证书和生产批件。在加快维吾尔药新药研发与创制进程中，作为副主任委员审核起草了《新疆维吾尔自治区维吾尔药材标准》（第一册）《新疆维吾尔自治区中药维吾尔药饮片炮制规范》，为新疆新药民族药开发和地产药物的基础研究与应用研究作出了重要贡献。

11. 阿不都热依木·玉苏甫　维吾尔药专家。维吾尔族，男，1971年生，教授，博士生导师，现任新疆维吾尔自治区卫生计生委党组成员、副主任，自治区中医民族医药管理局局长。长期从事维吾尔药复方药效物质基础及作用机制研究，尤其采用现代科学新技术、新方法，通过方证结合，对复杂性疾病维吾尔医常见病症——异常黑胆质证及其相应的异常黑胆质成熟剂的化学组分、药效物质及其作用机制进行系统研究，分别从整体、器官、细胞、分子水平阐述异常黑胆质成熟剂多成分、多环节、多靶点、多途径的作用机制，为临床用药提供了科学依据。他在异常黑胆质成熟剂的药效物质基础和作用机制研究方面所取得的成绩，有效促进了维吾尔医药学向现代生命科学领域的过渡，从而扩大了维吾尔医药的学术影响，为维吾尔医药的学科建设作出了贡献。

12. 斯拉甫·艾白　维吾尔药专家。维吾尔族，男，研究员、博士生导师，现任新疆维吾尔自治区维吾尔医药研究所所长、自治区维吾尔医医院院长。作为维吾尔医药学学科带头人，斯拉甫·艾白在新疆维吾尔自治区维医医院和自治区维医药研究所20余年的工作中，坚持继承与创新，以特色求发展、促进特色专病专科建设为办院方向，开展维吾尔医维吾尔药特色明显的诊疗技术研究，拓展了维吾尔医特色专病专科建设，培育和建设了国家和自治区级重点专科、重点学科、重点研究室、重点实验室等，挖掘提升了维吾尔医特色优势，主持研制开发了"白癜风等7个优势病种维吾尔医诊疗技术规范研究科研管理系统"，并与和田地区维吾尔医医院等6家维吾尔医疗机构连接，为该院提供了信息技术上的全面支持和保障，更主要对帮助基层医院的现场指导、专病专科建设、人才培养、新技术推广起到积极作用，使该院的优势得到充分发挥，更好地做到对基层医院的引领作用，为医院和研究所综合服务能力的提升作出了突出贡献。

13. 邱德文　苗药专家。汉族，男，1942年生，教授，博士生导师，贵阳中医学院原副院长。主要从事中药方剂和苗药研究。创建了苗药的系统研究与深入开发相结合的苗药研发模式，围绕苗药的重点品种进行了深入和系统的研究，促进了其产品的升级换代。主编了《贵州十大苗药研究》《中华本草·苗药卷》《中华本草·苗药卷彩色图谱》等苗药专著。多年以来，在国内外学术期刊共发表学术论文80余篇，获省部级科学技术进步奖一、二、三等奖8项，出版中药民族药学术专著30余部。获得贵州省省管专家、国务院特殊津贴专家、国家名老中医等荣誉称号。

14. 陈德媛　苗药专家。汉族，女，1939年生，研究员，生药学和苗药学家。长期深入民间进行苗族医药调查研究，收集鉴定苗药标本5 000多份和大量的第一手资料，对苗药的研究做了大量原创性工作，所主编的《苗族医药学》首次对苗医药的理、法、方、药进行了系统的介绍，并获得了1994年国家中医药管理局的基础研究三等奖。多年来，主编专著5部，发表多篇学术论文，获得了全国"三八红旗手"等荣誉称号。

15. 杜江　苗药专家。汉族，男，1959年生，教授，贵阳中医学院药学院院长，中国民族医药学会副会长兼苗医药分会会长，中药学民族药学国家重点（培育）学科带头人，国家中药学民族药学教学实验示范中心主任，国家中医药管理局苗药学重点学科带头人。主要从事苗医药理论、苗药药性学及苗药的现代基础研究。长期深入苗族民间进行苗族医药调查并挖掘整理了众多原创性的理论学说，对苗医药理论进行了整合和体系化研究。多年来在国内外发表学术论方式120余篇，主编民族医药专著和教材11部，获得省各科进步奖18项，发明专利3项。获得省劳动模范、省管专家、省政府特殊津贴专家、省优秀科技工作者等荣誉。

16. **张之道** 彝药专家。彝族,男,1934年生,教授,原楚雄州药检所所长。无数次跋涉哀牢山,多次翻越乌蒙山,滇西、滇中及滇东北的龙山等彝区,至今仍无间断。采集整理了数千份彝药标本,记录了无以计数的彝药原植物标本与药材标本的精美图片。1983年组织编写的《彝药志》,填补了我国没有彝药本草专著的空白;编撰的专著《彝药本草》第1卷获首届"三个一百"原创出版工程科学技术类图书奖。根据彝医临床经验成功研发香藤胶囊、彝心康胶囊、绿及咳喘颗粒、茯蚁参酒等彝成药品种。张之道先生将其积累一生的彝医药经验传授给其弟子王敏及后人,为彝药人才队伍的培养作出了杰出贡献。

17. **郝应芬(阿子阿越)** 彝药专家。彝族,女,1950年生,副研究员,四川省非物质文化遗产(传统彝族医药)传承人。从事彝医药临床研究30余年,共采集、制作3 000多份彝药植物标本,拍摄千余张彝药材植物图片,平时临床所用彝药半数均为自采药材;专著《彝族医药》荣获第3届世界传统医药突出贡献奖、国际优秀成果奖等奖项;合著《中国本草彩色图鉴》《中国民族民间秘方大全》等10部著作;发表论文20篇。主研或参研"彝医单验方收集整理"等多个省级科研课题,曾获四川省中医药科学技术进步奖三等奖;主研"十二五"国家科技部支撑计划项目"藏、羌、彝等特色疗法规范及药物疗效评价技术研究"(2012BAI27B07)中子课题,研究成果彝药"我思"已申请国家专利保护。

18. **方文才** 彝药专家。彝族,男,1947年生,主任医师,军中名医、中国当代名医,原成都军区民族民间医药研究所所长。自幼跟师多名彝医,研习彝医药。曾踏遍国内13个省区考察民族药材分布情况,到东南亚各国及英国等考察药用植物,能熟识4 100余种植物药,收集并制作出3 200多种药材标本;并著有《西南药用植物调查集》《民族医药教材》《彝族医药学》《民族民间药物治疗内科病症》《民族民间方剂选》《彝族医药珍本集》等,翻译整理了彝医古籍《医病书》《医病妇药书》等译作,发表了几十篇学术论文。结合临床实践研发了复方灵芝糖浆、杜鹃花糖浆等10余个院内制剂。

19. **黄传贵** 彝药专家。彝族,男,1949年生,主任医师,著名中医药肿瘤专家,云南黄家医圈中医肿瘤医院(原云南南疆肿瘤医院)院长,彝区黄家世代家传的宏观医药理论"黄家医圈"的第8代传承人。创办了云南南疆肿瘤医院、云南民族民间医药学院和云南省中医药中等专业学校,实现"变家宝为国宝,变家传为国传"。著有《黄氏圈论》《黄家医圈概论》《黄峭山大传》,参与编著《云南中药志》《中草药功效归类大全》《民族民间医药外治大全》《药用动物与植物》等。结合世代家传验方及多年的临床经验组织研发3个国药准字号彝成药,47个院内制剂,4项获国家发明专利。

第二节 民族药人才培养机构

人才是产业可持续发展的核心要素,教育是培养专业人才的重要途径。目前,全国共有10多所教育机构开展了藏、蒙、维吾尔、傣、朝鲜、壮、苗等民族医药专业教育,在校生约1.7万人,比1995年增长了7倍多。目前,国家中医药管理局确立的民族药学重点建设学科已有16个,部分省份也确立了一批省级民族医药重点学科。9个民族药的共计16个重点建设学科包括:民族药学、藏药学、藏药制药学、藏药药理学、藏药基础理论、藏药炮制学、蒙药学(生药)、蒙药学、蒙药研发与产业化工程学、维吾尔药学、苗药学、彝药学、傣药学、朝药学、壮药学、回药学。民族药学学科体系已逐步建成,形成了"职业教育—本科教育—研究生教育"多层次的专业人才队伍培养体系,为少数民族地区医药相关单位输送了大批专业人才。代表性的民族药学科建设和人才培养单位,包括西藏藏医学院、青海大学藏医学、成都中医药大学民族医药学院、内蒙古民族大学蒙医药学院、新疆医科大学维吾尔医学院、广西中医药大学壮医药学院、云南中医学院民族医药学院、中央民族大学中国少数民族传统医学研究院、江西中医药大学"教育部少数民族地区高层次人才培养基地（医学类）"等。

民族植物学 1896 年诞生于美国，为西方世界从传统植物药中开发新药作出了巨大的贡献；民族植物学于 1982 年引入我国，1987 年在中国科学院昆明植物所成立了我国第 1 个民族植物学研究室，开展了民族药用植物调查编目，记载民族药传统知识和民族医药文化研究。该研究室先后培养出研究生 100 多名，其中从事民族药用植物学专题研究的有 30 多人，对纳西、傣、藏、拉祜、白、哈尼、基诺、瑶等民族的民族药用植物学开展了研究；对大理三月街集市药材进行了民族植物学研究，获得了十分有价值的基础性民族药数据信息，完成调查编目的民族药用植物种类在 3 000 种以上。同时，培养了一批民族药用植物学人才，建立了中国民族药用植物学调查、研究与评价方法，在国内民族药研究领域发挥了学科引领作用。2002 年中国民族植物学会（筹）在杭州召开首届民族植物学学术研讨会成立；2012 年中国植物学会民族植物学分会成立，先后召开全国性民族植物学研讨会七次。

近 20 年来，代表性民族药学科建设和人才培养机构如下。

1. 中央民族大学中国少数民族传统医学研究院　该研究院是以民族医药研发、高级人才培养为主的科学研究机构。其前身是 2004 年建成的中国民族医药工程技术研究中心，2006 年更名为中国少数民族传统医学研究中心，2008 年 7 月中国少数民族传统医学研究院（简称民族医学研究院）正式成立。民族医学研究院以服务少数民族医药卫生事业为宗旨，以提升少数民族健康水平为目标，通过民族医学、民族文化学、历史学、民族语言学等多学科交叉，形成一个具有国际竞争力、国内领先的少数民族传统医学学科体系。该学科在"985 工程""211 工程"及重点学科建设资助下，已经成为中央民族大学新兴的优势特色学科。2007 年，"中国少数民族传统医药文化"获北京市重点学科（交叉）立项。目前，研究院设有民族医学、民族药物物质基础、民族药物药理毒理、民族公共卫生与遗传 4 个研究所，1 个实验室管理中心。拥有 1 个中国少数民族传统医学博士点，民族医学与中国少数民族传统医学 2 个硕士点。在研究生培养过程中，先后编写民族医药教材及专著 19 部，形成了较为完备、特色鲜明的少数民族传统医学课程体系。现有在读博士、硕士研究生 60 余名，毕业生就业率达 95%。

2. 西藏藏医学院　成立于 1989 年 9 月，是全国乃至世界唯一一所经国家教育部批准公办独立设置的藏医药高等学府。学院始终全面贯彻党的教育方针，坚持以藏医药教育为主，以教学为中心，以科研促进教学，以医疗保障教学，以产业服务教学，产学研协调发展。坚持"秉承传统，开拓创新"的办学理念，倡导践行"厚德、勤学、笃行、利众"的校训，形成了以藏医药本科教育为主，研究生教育、成人教育、非学历教育等多层次协调发展的办学体系。1999 年被批准为民族医学（藏医）硕士学位授予点，2004 年开始与北京中医药大学联合招收培养世界上首批民族医学（藏医专业）博士研究生。目前开设有 1 个民族医学（藏医专业）硕士研究生班，3 个藏医本科、藏药本科、藏药营销本科专业，3 个藏医专科、天文星算、高护专科专业，共有各类在校生 2 235 人。目前，《藏医学》《藏药学》专业为国家特色专业建设点，拥有自治区级精品课程 7 门，校级精品课程 16 门。学院于 2007 年被国家教育部确认为"构建传统与现代相结合的藏医药现代高等教育体系与人才培养模式实验区"；于 2011 年被国家教育部批准为国家教育体制改革试点项目——"藏医药人才培养模式改革试点"单位。

3. 青海大学藏医学院　始建于 1987 年，是全国仅有的 2 所培养藏医药学专业高级人才的高等医学院校之一。目前已基本形成了本科教育、大专教育、成人教育、研究生教育、留学生教育为一体的民族医药教育体系。现有藏医药学专业教师 21 人，其中教授 3 人，副教授 5 人，讲师 4 人。教师中研究生学历者占教师总人数的 42.9％。培养本科毕业生 500 余人,硕士研究生 20 余人。2006 年取得藏医药学博士研究生授予权,成为全国唯一的藏医药学博士授权单位。教学主导思想是以藏医药学为主,以藏西医结合为特色。现设有藏医学、藏药学和藏医药公共事业管理学 3 个本科专业。现有本科生 300 余人,学生主要来自青海、西藏、甘肃、四川等省区,有藏、汉、蒙、回、土等 5 个民族。在学科建设方面,1998 年学院与西藏藏医学院合作编写出版了《全国藏医学专业本科教学大纲》,该书获得国家教育部颁发的教学成果二等奖。2001 年由国家中医药管理局组织、青海大学藏医学院牵头,由西藏、青海、甘肃、四川、云南等五省区藏医专家联合编写出版了"21 世纪藏医本科教育规划教材"(26 种),该套教材的出版填补了全国统一藏医学专业教材的空白,此项成果于 2005 年获得青海省高等教育教学成果一等奖。2004年,由青海、四川、甘肃、云南等四省区联合编写藏药学专业系列教材(9 种)及《藏医哲学》《藏语语法注释》等 11 种教材,已于 2007 年正式出版。目前"21 世纪课程教材"(28 种)的编译工作正在进行,已出版《英汉藏名词索引》。为了进一步发掘、抢救、整理藏医药文献资料,青海大学藏医学院与青海省藏医药研究所合作完成藏医药古籍整理 100 部,科研课题十余项。

4. **成都中医药大学民族医药学院**　成立于 2007 年,是以民族医药作为办学特色之一,整合学校民族医学力量,建立的全国高等中医药院校中的第 1 个民族医药学院,目标定位为科研教学型学院,获得四川省中医药管理局、四川省民委授予的"四川省民族医药工作先进集体"称号。2008 年,民族医学被重新确认为四川省普通高等学校省级重点学科,并组建成都中医药大学民族药资源与品质综合评价实验室。目前,学院拥有藏医学和藏药学两个本科专业、民族医学博士点,国家中医药管理局民族药学重点学科。藏医学本科专业于 2009 年被确定为国家级特色专业建设点、藏药学本科专业于 2010 年确定为校级特色专业建设点。学院拥有一支藏汉结合的从事民族医药科研、教学的教师队伍,其中博士和硕士研究生学历教师所占比例超过 70％。并有国务院特殊津贴专家、四川省学术技术带头人,四川省名中医(藏医)等高水平专家队伍。学院人才培养取得了突出成绩,形成了博士后—博士—硕士—本科一体化多层次民族医药人才培养体系,已为省内外培养了数百名藏医药卫生专门人才,2010 年培养的我国第 1 位民族医学博士后包纳日斯(蒙古族)出站。近年来藏医、藏药专业就业率达 95％以上。

5. **内蒙古民族大学蒙医药学院**　始建于 1978 年,是内蒙古民族大学最具特色的专业学院。蒙医药专业是其特色优势专业,蒙药学是国家中医药管理局重点学科。学院现有教职工 50 人,其中教授 18人、副教授 8 人、柔性引进专家 7 人、高级实验师 5 人、博士生导师 6 人、硕士生导师 42 人、博士 18 人、硕士 22 人,享受国务院特殊津贴专家 2 人、国家药典委员会委员 1 人、自治区有突出贡献中青年专家 2人、自治区草原英才 6 人。学院已形成了内蒙古自治区领军人才及蒙医药研发创新团队、内蒙古高等学校蒙药研发创新团队、内蒙古自治区蒙医药研发创新创业人才创新团队等 3 个创新团队。学院拥有 10个教研室、10 个实验室、蒙医药博物馆和 18 个实践教学基地。设有国家民委—教育部蒙医药研发工程重点实验室、内蒙古蒙医药工程实验室、内蒙古自治区蒙医药重点实验室。实验室面积达 3 000 m^2,仪器设备总值近 4 000 万元。学院国家特殊需求蒙药学博士人才项目于 2012 年获得国务院学位委员会批准,2013 年正式在国内外招生,现已形成蒙医药本科、硕士、博士教育教学的完整体系,在校生 1 500余人,已培养出蒙医药专业人才 10 000 余人。

6. **内蒙古医科大学**　该校是内蒙古自治区第 1 批培养蒙医本科大学生的高等院校。其所属蒙医药学院全院从事蒙医药教学、科研的专业人员 76 人,正教授 7 人,副教授 16 人,有博士生导师 2 人,硕士生导师 8 人。享受国务院特殊津贴专家 1 人,自治区突出贡献中青年专家 1 人,内蒙古自治区优秀专业技术人才(记一等功)1 人,入选自治区"321"人才工程第 2 层次人选 1 人。蒙医药学院在自治区蒙医药理论研究、蒙医药文献研究、蒙医临床教学、蒙医药人才培养等方面具有十分重要的地位。

7. 新疆医科大学维吾尔医学院　前身为维吾尔医药系。教育部于2004年批准新疆医科大学开设维吾尔医学高等教育，承担起培养维吾尔医药高层次医学人才的重任，给维吾尔医药学带来前所未有的发展机遇。2006年，经自治区机构编制委员会批准在新疆医科大学成立维吾尔医药系（县处级），开办维吾尔医学专业本科教育，并于当年开始招生，为维吾尔医药学高级专门人才的培养提供了平台和保障。维吾尔医药系成立后，维吾尔医学专业教育教学、学科建设、科学研究、人才培养、教材编写、实验室建设等各项工作顺利开展，得到了较好的发展。在师资队伍建设上，维吾尔医药系通过从相关院校引进优秀专业人才、遴选优秀博士、硕士毕业生、在职培训等多途径提高教师教学能力和专业能力。目前，维吾尔医药系汇集了一支师德高尚、治学严谨、专业知识扎实、科研能力超群、理论功底深厚的教师队伍。现有教职工24人，教师中教授2人、客座教授2人、副教授6人、讲师5人。其中博士后2人，博士5人，在读博士1人，硕士研究生8人。享受国务院特殊津贴专家2人，"新世纪百千万人才国家级人选"2人，"新世纪优秀人才"1人。维吾尔医学院通过不断提高师资队伍质量，为更好地培养维吾尔医药高级人才提供了可持续性发展的平台。

8. 广西中医药大学壮医药学院　成立于2005年10月，是我国唯一培养壮医药高级专门人才的高等教育基地，同时也是壮医药理论挖掘整理、传承创新及壮医临床技能和壮药新药研究开发的科研基地。学校1985年开始招收中医医史文献（壮医方向）硕士研究生，民族医学硕士点2006年获国务院学位办授权二级学科硕士点，可招收学术型和专业学位医学硕士。2002年开始招收中医学（壮医方向）五年制本科生。2011年经教育部审核批准，学院在中医学专业（壮医方向）基础上开设了壮医学专业，并于2011年正式招生。壮医学成为继藏医学、蒙医学、维吾尔医学之后开展高等教育的民族医学。学院现有专兼职教师62人，其中高级称职40名，硕士生导师31名；博士学位教师8人；外籍客座教授5人，名誉教授2人；设有壮医基础教研室、壮医临床教研室、壮药教研室3个，实验教学示范中心1个；其中壮医药实验教学中心共有10多间独具特色的实验室。

9. 云南中医学院民族医药学院　成立于2011年5月，是在原云南中医学院民族医药研究发展中心基础上，整合云南省中医药民族医药博物馆组建成立的二级学院。经过建设，民族医药学院现已成为以民族医学学科为优势，以傣医学、藏医学、彝医学学科为基础和支撑的，以民族医药研究生教育和科学研究为重点的二级教学单位，是云南省民族医药高级人才的培养基地。通过多年的建设，民族医药学院现已基本形成年龄、专业、学历和职称结构较合理，医药结合、锐意进取、爱岗敬业的师资队伍。现有教职工16人，其中正高3人，副高2人，中职6人，初职5人；硕士生导师3人；具有博士学位教师3人，硕士学位教师9人；兼职博士生导师1人。学院现设有民族医学教研室、民族药学教研室、云南省高校民族药现代研究重点实验室和云南民族医药保护与产业发展研究基地。建设有"民族医学"省级重点学科，承担了国家中医药管理局"傣医学""傣药学"重点建设学科的建设工作。合作建设有"云南民族药工程技术研究中心"、云南中医学院附属傣医医院及云南中医学院附属彝医医院的临床研究和教学基地。民族医药学院开展了中医学专业傣医学方向本科生，民族医学、民族药学研究生的培养工作，拥有民族医学硕士学位授权点。

10. 西南民族大学　于2014年9月开创性地招收了彝族文化教育史上第1个中药学（彝药学方向）专业本科班（20名学生），实现了彝医药现代教育传承"零"的突破，将彝族民间自生自灭的师徒传承创新为国家高等教学体制化的传承，从而填补了国内外彝医药学科的空白。2015年该专业方向的招生成功招收覆盖贵、川两省彝族地区的彝族学生19名。目前，西南民族大学正在与全国的彝医药专家合作,原创性、抢救性地编著 17 本彝医药特色系列专著作为教材,填补彝医药教育发展历史上的空白。

11. 江西中医药大学 2004 年在教育部主持下,该校牵头与西藏藏医学院、新疆维吾尔医学高等专科学校、内蒙古医科大学联合建立了"中—藏—蒙—维药产学研联盟";2006 年被教育部等 5 部委批准设立了"少数民族高层次骨干人才培养计划"的"医学类硕士生基础强化培训基地";2007 年被确定为"教育部对口援助西部地区高等学校技术"实施单位(对口西藏藏医学院);2011 年,获国家发改委批准与内蒙古赤峰天奇中蒙药制药公司组建"中蒙药丸剂关键技术及工艺国家地方联合工程研究中心";2012 年设立了"中药资源与民族药研究中心";2013 年,牵头联合西藏藏医学院、新疆医科大学、内蒙古民族大学、成都中医药大学、奇正藏药等 14 家藏、蒙、维吾尔民族地区大专院校、科研机构、制药企业组建了"江西省民族传统药现代科技与产业发展协同创新中心",并通过了江西省政府认定;2014 年,教育部批准招收民族生源博士研究生;2015 年获科技部批准"创新药物与高校节能降耗制药设备国家重点实验室建设"(民族药创新新药开发是其建设方向之一)。依托上述平台,该校在民族医药人才培养、民族药资源调查、质量标准、新药研发、制药工程技术及装备研发等方面开展了大量研究工作。曾被教育部授予"对口支援西部高校工作 10 周年典型经验集体"称号(2011 年)。

12. 新疆维吾尔医学专科学校 该校以继承、挖掘、提高和弘扬维吾尔医药学为宗旨,以培养维吾尔医医药高素质专业技术人才为目标的全日制普通专科学校。学校现有全日制在校生 4 779 人,其中全日制大专生 1 589 人,全日制中专生 3 190 人。学校现有维吾尔医学、维吾尔药学、护理学、医学检验技术、康复治疗技术等 5 个高职专业,其中维吾尔医学专业是自治区级特色专业,医学检验技术专业是自治区级重点专业。中等职业教育层次现有乡村医师、护理、妇幼保健、药剂、助产士、检验技术、影像等 7 个中职专业。2005 年,与江西中医学院联合开办中医学维吾尔医方向、维吾尔药方向两个普通本科(方向)专业。全校编制总数 260 人,在编教职工有 240 人,专任教师 123 人,生师比为 37.2:1。在专任教师中,具有副高以上专业技术职务的 50 人(其中正高 7 人,副高 43 人),占专任教师总数的 40.65%;具有硕士以上学位的 10 人(其中博士 1 人,硕士 9 人),占专任教师总数的 8.13%。拥有 1 个自治区级优秀教学团队——维吾尔医内科学教学团队。成人教育专科开设有维吾尔医学、维吾尔药学专业,与新疆医科大学继续教育学院联合开办本、专科层次西医临床、护理学专业和本科层次维吾尔医学、维吾尔药学专业。聘请了复旦大学、新疆医科大学、和田地区名老维吾尔医以及全疆各大维吾尔医医院的 20 余名专家、学者担任学校的名誉教授。近年来,创办了《维医内科学》《维医生药学》2 门自治区级精品课程。学校在 2009 年顺利通过教育部人才培养水平评估。学校承担国家级、自治区级科研课题共 19 项,其中"爱维心口服液临床作用与产业化研究"课题于 2009 年荣获自治区科学技术进步奖。学校创办维吾尔医药学学术性刊物《新疆维吾尔医学专科学校学报》23 年,共出版 105 期。2010 年维吾尔医药被定为国家级非物质文化遗产,学校被定为非物质文化遗产保护单位。整理、出版 10 余部古籍文献。编写出版了 26 种教材,形成了维吾尔医学、药学大专第 2 版教材体系,现与新疆医科大学合作编写维吾尔医学、药学本科教材。

参考文献

[1] 俞佳,杨花,张艺. 藏药学专业人才培养模式现状分析[J]. 成都中医药大学学报(教育科学版),2012,15(2):38-39.

[2] 李艳,吕秀梅,范刚,等. 校企深度合作模式下藏药专业人才培养模式的探索[J]. 中国中医药现代远程教育,2015,13(14):157-159.

［3］赵文华.蒙医发展现状概述[J].中国中医药现代远程教育,2012,10(18)：147-148.

［4］钟国跃,王昌华,赵纪峰,等.民族药资源研究思路与中药资源的可持续利用[J].世界科学技术：中医药现代化,2009,(1)：14,15-20.

［5］淮虎银,裴盛基.药用民族植物学及其研究进展[J].植物学通报,2002,19(2)：129-136.

［6］云南中医学院.立足中医药,服务大健康[J].云南科技管理,2016,(3)：84.

（斯拉甫·艾白,杜江,奥·乌力吉,毕宏涛）

第三十二章
民族药文化传承

民族药的传承保护与挖掘，目的在于挽救传统医药资源、增强民族医药专业内涵、传承发展优秀文化、扩大世界影响。民族药文化传承按照"国家＋区＋市＋县"4 个级别的保护并贯彻着"保护为主、抢救第一、合理利用、传承发展"的工作方针，取得了突出成绩。本章主要包括民族药非物质文化遗产保护与尚未整理的少数民族医药挖掘。

第一节　非物质文化遗产传承与保护

一、藏药

国家非常重视民族医药非物质文化遗产的保护。2006 年，藏医药（拉萨北派藏医水银洗练法和藏药仁青常觉配伍技艺、甘孜州南派藏医药）经国务院批准列入第 1 批国家级非物质文化遗产名录，随后在 2008 年第 1 批扩展名录中增加了藏医外治法、藏医尿诊法、藏医药浴疗法、甘南藏医药、藏药炮制技艺、藏药七十味珍珠丸配伍技艺、藏药珊瑚七十味丸配伍技艺、藏药阿如拉炮制技艺、七十味珍珠丸赛太炮制技艺。在 2011 年第 3 批名录中又增加藏医骨伤疗法，在 2014 年第 4 批名录中又增加山南藏医药浴法、藏医放血疗法。2007 年，经国家文化部确定，西藏自治区的强巴赤列为该文化遗产项目代表性传承人，并被列入第 1 批国家级非物质文化遗产项目 226 名代表性传承人名单。2008 年，金诃藏药申报的"藏药阿如拉炮制技艺""七十味珍珠丸赛太炮制技艺"获得由国务院公布、文化部颁发的"国家级非物质文化遗产"证书。2009 年，"佐太"炮制技术已被列入国家级非物质文化遗产名录。2012 年，全国藏医首席专家、国家级非物质文化遗产——藏药七十味珍珠丸赛太炮制技艺传承人尼玛荣获首批中华非物质文化遗产传承人薪传奖。2014 年，全国民族医药论坛及博览会确定了中国第 1 批申报世界非物质文化遗产保护的传统医药目录，其中少数民族医药只有藏医药被列入其中。

二、蒙药

蒙医药列入国家级非物质文化遗产名录的项目有 6 个，分别为"蒙医赞巴拉道尔吉火针""温针疗法"（2008 年）、"蒙医传统正骨术""蒙医正骨疗法""血衰症疗法"（2011 年）和"科尔沁蒙医药浴疗法"（2014 年）。列入自治区级非物质文化遗产名录的传统医药项目为 24 项，其中第 1 批非物质文化遗产名录包括：蒙医色布苏疗术、蒙医乌拉灸术、科尔沁正骨术和蒙医药；第 2 批非物质文化遗产名录包括：敖鲁古雅鄂温克狩猎民族传统医药、"王一帖"膏药、羊下颌骨刮痧治疗颈椎"查干胡英"病、蒙医五味阿尔汕疗术、蒙医震脑疗法、焖汤疗法、中兽医、赤铜的炮制方法、子宫复位法、酸马奶疗法、阿日苏拉乎疗法和亚苏阿日善疗法；第3批非物质文化遗产名录包括：阿拉善蒙医红柳灸疗法、科尔沁蒙医药浴疗法和鸿茅中医药酒文化；第4批非物质文化遗产名录包括：蒙医身心医学互动疗法、呼毕勒干·乌呢森·额木自备方法、蒙医道木胡疗法、"蒙奥神"膏药制作技艺、蒙医熏鼻疗法等5项传统疗法和技艺。

三、维吾尔药

维吾尔医药非物质文化遗产越来越多的得到国家和自治区政府保护。2011年，"维吾尔医药"（维吾尔药传统炮制技艺、木尼孜其·木斯力汤药制作技艺、食物疗法、库西台法）经国务院批准列入第3批国家级非物质文化遗产名录。同年，由新疆维吾尔医学专科学校、和田地区维吾尔医院、喀什地区莎车县和新疆维吾尔自治区新疆维吾尔医药研究所申报的"维吾尔医药"，以及由和静县申报的"新疆蒙古医药"被列入新疆维吾尔自治区第2批自治区级非物质文化遗产名录。2013年，由阿勒泰地区哈萨克医医院、阿勒泰市、巩留县、吉木乃县、托里县申报的"哈萨克族医药"（布拉吾药浴熏蒸疗法、卧塔什正骨术、冻伤疗法、婴儿玛依斯拉吾保健术），由吐鲁番市申报的"沙疗"、由乌鲁木齐市天山区维轩中医推拿诊所申报的"王氏中医踩跷法"以及由察布查尔锡伯自治县申报的"锡伯族拔火罐传统疗法"被列入第3批自治区级非物质文化遗产名录。2015年，新疆维吾尔自治区阿勒泰地区申报的"哈萨克族医药"（布拉吾药浴熏蒸疗法、卧塔什正骨术、冻伤疗法）和新疆维吾尔自治区吐鲁番市申报的"维吾尔医药"（沙疗）被列为第4批国家级非物质文化遗产名录。

四、畲药

畲族医药非物质文化遗产得到较好保护。2006年，"畲族医药"项目被列入丽水市非物质文化遗产名录。2007年，"畲族医药"项目被列入浙江省非物质文化遗产名录。2008年，浙江省丽水市申报的"畲族医药——痧症疗法"被国务院颁布列入为国家第2批非物质文化遗产保护名录。2010年，福安畲族医药列入宁德第3批市级非物质文化遗产名录。2011年，福安畲族医药被列为福建省第4批非物质文化遗产。

目前，已列入国家级非物质文化遗产名录民族医药还包括瑶族医药（药浴疗法）、苗医药（骨伤蛇伤疗法、九节茶药制作工艺、癫痫症疗法、钻节风疗法）、侗医药（过路黄药制作工艺）、回族医药（张氏回医正骨疗法、回族汤瓶八诊疗法、陈氏回族医技十法）、壮医药（壮医药线点灸疗法）、彝医药（彝医水膏药疗法、拨云锭制作技艺）和傣医药（睡药疗法），共计11项26种传统疗法和技艺。

第二节　其他少数民族医药文化传承工作

为弘扬民族医药文化，保护民族医药知识，传承民族医药经验，国家"十一五"期间，开展了哈尼族、阿昌族、布朗族、德昂族、傈僳族、怒族、仫佬族、鄂温克族、佤族、满族等十个少数民族医药的抢救性发掘整理研究。通过采用实地走访、田野调查、人物追踪、文献挖掘等研究方法，对10个民族的医药发展历史沿革、对疾病防治与养生保健的认识、常用的医技医法、常用的药物和单方、验方、秘方、重要代表性人物、民间故事以及文献资料等进行了较为系统的发掘整理，总结了民族医药抢救性发掘整理的方法和手段，编撰了10个民族医药专论，对这些民族医药起到了原汁原味的保留、保护作用，为今后开展深入的研究、开发、利用奠定了基础。项目研究共收集民族药材 2 352 味,单方、验方、秘方 3 128 首,特色医技医法 115 项,收录重要代表性人物 85 位,收集医药手抄本 12 本,出版专著 13 部,申请专利 14 项,发表论文 28 篇。

一、哈尼族医药

哈尼族是云南省第三大少数民族,人口 143.9 万人(2000 年),主要分布于云南省普洱、玉溪、红河、西双版纳等 4 个州市。哈尼医药是哈尼人民长期与疾病作斗争积累起来的宝贵经验。长期以来,由于哈尼族人没自己的文字,只有独创的语言,哈尼族的传统医药一直未为世人所识,只有在本民族内部和居住区域内流传和运用,只是通过"摩匹"或靠祖传的形式传承,哈尼族民间医生虽然众多,但多为个体行医,且医药集一身,行医者之间缺少交流,医药的传承方式受限,传播范围狭窄,许多单方验方长期在民间自发地流传应用。

最古老朴素的哈尼族医药理论是"天人合一""万物有灵"。哈尼族传统哲学认为世界是由天、地、人构成的,这三个层次相互联系。人之所以产生疾病是由于人与天地之间未能和谐相处或者 3 个层次的整体世界被破坏,而导致风、寒、热、湿等邪气侵犯人体的各管道,或因先天、后天不足。同时,哈尼族受其原始宗教信仰的影响,相信"万物皆有灵",认为自然界中所有的植物、动物、矿物等都具有灵性,均具有药物的作用。哈尼族医生认为人是由起支撑作用的骨头系统和输送各种营养物质的管网系统所构成,盘根错节的管网盘绕于骨头这一中心构成了人的整体。哈尼医生总结了疾病发病的"三道五因"学说,其核心认为发病的主要 2 个方面,一是带病物质从口道、鼻道、便道三道进入体内;二是人体内风、火、水、寒、热五种物质不协调或不稳定引起。哈尼族医生诊病主要依托看诊、问诊、摸诊,用药原则主要有以黄治黄、以红治红、以白治白、以黑治黑、以毒攻毒等。

依托科技部项目,通过系统开展哈尼族医药的调查、收集、研究、整理,创立了哈尼族医药理论体系,出版了《哈尼族医药》《哈尼族医药单验方精选一》《哈尼族医药单验方精选二》《哈尼族药用植物》等 4 部专著,先后获得普洱市科学技术进步奖二等奖、中国民族医药协会科学技术进步奖二等奖、云南省科技厅科学技术进步奖三等奖。依托项目研究成果,建立了民族药园,收中药(哈尼药)种植品种 1 500 多种、标本 7 000 多份,开展了 30 000 余亩民族药原料基地建设,发表了科研论文 6 篇。同时开展了治疗乳腺小叶增生、腰椎间盘突出、痔疮、痛风等 5 项哈尼族医药适宜技术的推广应用,承担了云南省科技厅"哈尼族医药成药性研究"项目,精选出 10 个传统精方,进行组方的考证、评估和验证。并按照《国家食品、药品监督管理局院内制剂注册管理办法》要求进行组方、工艺、标准等研究。项目研究有效地推动了普洱市民族传统医药研究所的发展和带动了地方产业的发展、人才培养、科技成果转化与示范。

二、阿昌族医药

阿昌族人口数为 39 555 人(2010 年),是云南省 15 个世居民族、7 个人口较少民族、7 个无本民族通行文字和 16 个跨境而居的少数民族之一,现主要分布在云南省的德宏、保山、大理三个州市的陇川县、梁河县、芒市、盈江县、瑞丽市、腾冲县、龙陵县、云龙县等县(市)。

阿昌族民族民间医药至少在唐宋时期就已初具雏形,经历了"巫医合一,神药两解"的长期过程,形成了一些具有本民族特点的阿昌族医药知识和经验,在阿昌族生存繁衍中发挥了极大的作用,阿昌族有语言但没有通行文字,没能较好地得到传承。阿昌族医生总结了"四柱脉""五观""比对法""摸颈动脉"以及"手法扶位"等诊疗疾病的经验和方法。

目前共收集阿昌族药材251种，传统常用药方78首。通过采用照相、录音等技术对诊治过程和使用的药物进行了记录，真实和客观地再现了阿昌族医药的现状，初步表明了阿昌族有本民族的民族民间医，有本民族的特色诊疗方法和药材，对一些疾病确有疗效，还在切切实实地发挥着预防、治疗和保健等作用。

三、布朗族医药

布朗族是从远古商周时期缓慢进步、生存、发展而来的古老民族，生活在亚热带茂密森林包围的崇山峻岭之中。由于受到交通阻碍，经济文化交流不便及异族统治的影响，社会进步缓慢导致了本民族的原始医药发展缓慢。元代以前布朗族的原始医药和其族源文化均处于萌芽状态。布朗族的民间医生都把丰富的治病经验镌刻在贝叶上或书写在缅纸帖上，成了贴身的行医手稿世代相传，形成了具有显著民族特色的传统医药。元、明、清时期布朗族的行医人员均为"神药两解"及务农"兼业"人员，没有专职医药人员。

布朗族人们在长期的历史长河中总结出了一些用草药治疗疾病的方法。现在所保留下来的传统医药，主要有简单易行的一些医技，方法多为刮痧、揪痧、针刺放血、京竹筒疗法、口咂疗法、石头疗法、牛舔疗法、熏洗湿敷、推拿按摩、拔火罐等疗法。用药多为就地取材，多用植物的根、茎、叶、花、果或全草以及动物药（鸡内金、穿山甲壳、黄鳝、野猪蹄、木奈何等）入药，主要以新鲜药物为主药，配方药剂多以煮服，间有用酒、水送服。用药具有单味多、复方少的特点，一般分为内服和外用两种。外用法主要有洗、泡、敷患处等。医术简练实用，易在民间推行。

四、德昂族医药

德昂族历史上以种植水稻、旱稻为主，居住地区属于印度洋季风影响下的季雨林地区，以高山深涧为主，气候温热，雨量充沛，是各种疾病丛生和易于流行的地方。同时他们居住的地区植物品种多样，药材丰富，也为本民族防病治病提供了天然条件，为民族民间医的生存创造了有利条件。在长期与疾病斗争的过程中，德昂族一代一代摸索和流传下来了许多医疗经验，积累了大量单方、验方和民间疗法，已经逐步形成了诊断病情和应用草药验方治病的方法，反映了德昂族对人与自然、人与社会等方面的认识，体现了本民族的智慧，是民族传统文化的重要组成部分。目前德昂族的民族民间医生仍在应用本民族的医药知识在为患者服务。

德昂族医药还属于尚未系统开展发掘整理的民族医药，对德昂族民族医药的发掘整理研究还处于起步阶段。由于德昂族医药没有专属的古代文献，而在其他古代文献中散在的德昂族医药记载很少。项目组通过专题座谈、人物访谈、人物追踪、实地调查等调研方法，采用录音、录像等现场实录技术对实地调研、访谈等过程进行全程实录，对调研对象诊治疾病过程、使用的药物进行记录，这些资料源自德昂族有关人员本身的想法和所说所为，能够较为真实和客观地反映德昂族医药的情况，初步表明了德昂族有本民族的民族民间医，有本民族的特色诊疗方法和药材，对一些疾病有治疗效果。研究共收集德昂族使用的药材173种，用药经验128条，单、验、秘方65首，放血、火罐等诊疗技术10余项。

五、傈僳族医药

傈僳族是我国云南世居民族之一，渊源于南迁的古氐、古羌人，与彝族同属一个族源，其族名称最早见于唐代著述。傈僳族还是跨境而居的民族之一，由于历史上的几次迁徙，傈僳族形成了大分散、小聚居的分布特点。国内傈僳族主要分布于滇、川两省，以云南为主要聚集区。

虽然没有形成自己独特系统的医药理论体系,但傈僳族治疗疾病方法和中草药运用经验经口承传授的方式世代相传,不断发展,在傈僳族聚居区,几乎成了治病、疗伤、保障人民群众健康的主要手段,为傈僳族的繁衍生息、健康发展立下了卓著功勋。傈僳族虽然历史悠久,有自己的民族文字,但有文字的年代并不长。对其医药的发展,历代文献记载甚少,傈僳族行医一般无文字记载,也无相关的书籍可考。但可在一些古籍中查找到傈僳族医药的一些零星的记载。清代嘉庆二十年(1816年)史料中明确记载了傈僳族先民与其他民族交易药材的情况。傈僳族医药多数散在民间,基本处于未被文字记录状态,尚未形成体系。但傈僳族居住的环境药用资源丰富,品种繁多,在与疾病做斗争中,傈僳族同胞积累了丰富的药物使用经验。

项目研究共收集傈僳族药材229种,常用单方、验方和秘方28首,主要涉及胃肠道、感冒、咽炎或支气管炎、营养不良、骨折、毒蛇咬伤等疾病。研究表明,傈僳族具有本民族的民间医,有本民族的特色诊疗方法和药材,对一些疾病有治疗效果,且在当地切切实实地发挥着医疗保健作用,这其中蕴含了许多对医学科学体系有启迪意义的内容。对傈僳族医药进行发掘整理,记录资料对了解傈僳族医药近代的演变过程,以及傈僳族民族医药的历史将会有极大的帮助。

六、怒族医药

怒族是中国人口较少、使用语种较多的民族之一,共有37 523人(2010年),主要分布在云南省怒江傈僳族自治州的泸水(原碧江县)、福贡、贡山独龙族怒族自治县,兰坪白族普米族自治县,以及迪庆藏族自治州的维西县和西藏自治区的察隅县等地,与傈僳族、独龙族、藏族、白族、汉族、纳西族等民族交错杂居。怒族也是一个跨国而居的民族,在邻国缅甸的克钦邦北部高黎贡山区及恩梅开江上游地区也有怒族居住,估计人数有3万多。

由于怒族有语言但没有通行文字,所以无本民族专门的民族医药古籍文献记载。怒族人应用草药的经验在实践中不断积累。据杨慎的《南诏野史》中载道:"射猎或采黄连为生。"清人余庆远在其《维西见闻录》中载道"迩年其人以所产黄连入售内地";乾隆《丽江府志略》上卷《官师略·种人》也载道"采黄连为生"。在这段时期的怒族医药,通过与其他民族的交流学习,逐步地掌握了民间常用药物的应用方法,如云黄连、云南重楼的清热解毒之用等。怒族医药技术概括起来主要有:① 用于排除跌打瘀伤引起的瘀血、污血的拔火罐。② 用于医治外感伤风引起的发冷发热症状的放指头血,用于医治风寒、中暑的刮痧。③ 用于医治恶心症的拔头顶发。④ 用于医治手足无名肿痛或排除瘀血的弹血法。⑤ 用于医治红眼病或角膜炎的"尿液洗眼"法。目前共研究、收集了怒族常用药材195种,民间验方30余首,特色医术10余项。

七、仫佬族医药

仫佬族是我国人口较少的一个山地民族,绝大多数居住在广西罗城仫佬族自治县。从历史的发展来看,仫佬医所立治法,是长期与疾病作斗争的过程中,从一个一个病例和一方一药的实践体会,上升到理论的经验总结出来的。治法指导着临证处方用药,从而创出了成千上万的有效验方,体现了治法临证治疗上的适用效果。仫佬医前辈在生产力低下的过去,以朴素唯物观,选药治病,蕴涵着浓厚的药理和严密的选药治病的逻辑思维,将常用的地道中草药按有调和灵气的调治作用分为疏散解表药、止咳化痰药、清热解毒药、泻火润燥药、滋阴生津药、补气益气药、理气行气药、补血养血药、活血散瘀药、补益强壮药、收涩固脱药、祛风利湿药、清泄湿热药、温经散寒药、催吐药、驱虫消疳药等16个类别,应用于临证调治。仫佬医在临证工作中力求准确地对病症全面分析、归纳,正确概括疾病的性质、深浅及轻重程度,通过按证论病,确立治法,以法组方。方药对症取得了一定的治疗效果。通过不断地临床实践,总结提高仫佬医对诸多疾病的预防、治疗、创制了不少有效名方、名药,不断地丰富了民族医药的发展。

仫佬医对药物能治病的灵气的认识蕴涵丰富。仫佬族先民认为,人得以生存皆取决于天地与人合。人赖以天地间赋予灵气而生息繁衍、灵气的涵养制约,维系着人与天地灵气息息相连,构成了天地人合的理念。一旦天地间赋予的灵气不足或太过都会使人生息失衡,产生病痛。同样观察到,自然界生物、植物都有得道于天地间灵气而生息。因而感悟到,利用生物植物所感受到灵气来调和人的灵气不足或太过。例如鸡嗜食石子,是因为天地间赋予鸡化石子的灵太过,而人体内产生结石是因为天地间赋予化石的灵气不足,从而仫佬医用鸡化石的灵验部位鸡肫皮(鸡内金)来治疗人体产生的结石。土狗(蝼蛄)、灶鸡(蟋蟀)居于湿地,得于在水湿之地钻窜之灵气,故用于治疗人体水道不畅时的水肿、鼓胀、小便不利。全虫(全蝎)、蜈蚣虫(蜈蚣)、骚甲(蟑螂)、土鳖虫、穿山甲、爬墙虎(壁虎)、白花蛇等均昼伏夜出,喜在夜间阴气盛时出来钻窜觅食,仫佬医利用其在阴气盛时的钻通灵气,治疗人体在里的阴证痼疾,用于风湿骨痛、风痰惊痫、中风瘫痪、血积痞块、痰核瘰疬、癥瘕积聚等症。蚂蟥(水蛭)、牛虻蚊(虻虫)善吸食人畜血液,有破血逐瘀,通经的灵气,故有用它治疗跌扑损伤、瘀血蓄血、血滞经闭、积聚癥瘕。仫佬医擅用灵气的原理,有"样色治样病"的说法。火筒木(空心柴)、笔筒草(木贼)等茎梗空通药物,取其梗空通利之灵气,用于治疗水肿。土牛膝(茎枝)、九节风等,具有关节的灵气,故常用来治疗关节病痛。核桃仁酷似人脑、龙眼似心脏,常用于增强记忆力。

项目研究共收集仫佬族习用药材 210 种,民间验方 400 首,常用治法 17 项。

八、鄂温克族医药

鄂温克族是跨境民族,主要分布于中国、俄罗斯和蒙古国。我国的鄂温克族是人口较少民族之一,主要居住在内蒙古自治区呼伦贝尔市、黑龙江省讷河市和嫩江县、新疆维吾尔自治区伊犁和塔城等地区,主要从事畜牧业、林业和农业等。鄂温克族有自己的语言,属阿尔泰语系满——通古斯语族鄂温克语支,无本民族文字,使用汉文和蒙古文,在历史上也曾使用过满文。由于周边民族文化的影响,鄂温克族在历史上曾享有蒙医药和中医药等其他民族医药的医疗服务,但以萨满教为背景的鄂温克民族医药在其民众日常生活中曾一直占据主导地位。

鄂温克民族医药鲜明的民族特色在其药用资源的选用、用药、诊断、治疗以及对于疾病的认识等诸多方面都得到了较为突出的体现。而传统萨满教的强势影响,则成为其中较为突出的特征之一。由于没有本民族文字,加之现代医学的强势影响,鄂温克民族医药已经从社会主流文化中退出,并正在逐渐淡出人们的生活。现今,鄂温克民族医药知识主要以民族传统文化的形态,在普通民众中以口耳相传的形式得以传承。在鄂温克族民间,虽然存在作为民间医生的传统疗术师等社会角色,但这类社会角色并未能分化为专门的社会职业。鄂温克族民间医生更为主要的社会身份则是干部、牧民、猎民或其他从业者。对于鄂温克民族医药的抢救性调查、发掘、整理,以及在此基础上所应进行的现代化工作,已经成为医药工作者和文化工作者理应担负起来的重要社会责任。

项目研究共收集鄂温克族药材 81 种,常用验方 19 首,诊疗技术 14 项,这些抢救性发掘、整理、研究工作为鄂温克民族医药的现代化提供了一定基础。除科学研究外,课题组还与有关部门合作,于鄂温克族自治旗蒙医医院设立了"鄂温克族传统医药研究室",为鄂温克族民族医药的抢救性发掘、整理、研究工作的长效化、制度化提供了一定的基础。

九、佤族医药

佤族主要分布居住在云南省西盟、沧源、孟连三县,耿马、澜沧、双江、镇康、永德、昌宁、勐海等县也有分布,目前人口总数为 396 610 人。

佤族医药的起源,尚未找到文字记载,所以主要从佤族民间传说考究和分析推测。根据"司岗里"的传说和沧源岩画的推测,佤族医药应该有 3 000 年以上的历史。佤族医药的传承主要以口传心授、师带徒等方式进行传承,为佤族人民的繁衍生息作出了巨大的贡献。

佤族医药根据发病种类和药物的功能特性,在用药时多采用包药、洗药、擦涂药、熏药、膳药等,常见剂型有煎剂、洗剂、酒剂和散剂,同时还经常使用一些具芳香理气、舒筋镇痛作用的药如胡椒、草果、酒、丁香、红糖等为药引。目前,共收集佤族药物 500 多种,压制标本 300 多份,民间验方近 1 000 首。

十、满族医药

满族有本民族的文化习俗和语言文字。满族的祖先可追溯到我国历史上的商周时期,主要集聚在长白山区与黑龙江流域,以游牧、渔猎为生,距今已有 3 000 多年历史。满族医药是满族先民在我国寒冷的北方,漫长的游牧、渔猎、采摘、养殖等生产生活实践中,同大自然和人类疾病抗争,就地取材祛除病痛实践经验的总结。满族医药维护了满民族的生存和繁衍,并世代传承。满族先人信奉萨满文化。萨满在应用满族医药防病治病的过程中,延续和发展了满族医药。随着满族历史的变迁,满族不断借鉴、吸纳汉族、蒙古族等其他民族的医学知识,逐步形成了特点鲜明、内容丰富的满族医药,并且随着清朝的建立,在满族医药的后续发展中又具有特定的宫廷医药特色。

满族医药的传承方式主要是在满族氏族内口传心授,秘不外传。因此,记载满族医药的古籍文献较少,目前流传在民间的满族传统医药也多是口述或手抄本,缺乏完整的文字记载。

项目研究共收集满族习用药材 200 余种,验方 300 多首,医技医术 20 项。发表了《满族医药历史沿革》《满族养生保健简述》《满族民间医药治疗常见病》《满族常用针灸疗法概述》等研究论文,编纂出版了《满族医药》《中国满族医药》两部著作。同时,在项目研究基础上成功申请了吉林省中医药管理局"清代宫廷医疗保健经验重点研究室"、国家中医药管理局"清代医疗保健经验重点研究室",为系统、深入开展满族医药奠定了基础并搭建了平台。

参考文献

[1] 叶华,刘树林,翟永松,等.谈少数民族地区民族医药产业的可持续发展[J].中国中药杂志,2014,(16):3176-3179.

[2] 裴盛基.传统医药现代化与民族医药的传承[J].中国民族民间医药杂志,2000,42(1):1-4.

[3] 胡书平,刘同祥.民族医药发展现状及存在问题分析[J].中央民族大学学报(自然科学版),2011,(1):76-81.

[4] 郭旭辉,李林森,崔箭,等.浅谈民族医药传承与发展中的困境及对策分析[J].时珍国医国药,2012,(4):988-989.

[5] 侯鸿军,杨世民,王莉.我国民族医药发展思路的探讨[J].中国医药情报,2002,(2):20-23.

[6] 诸国本.民族医药作为非物质文化遗产加以保护的重要意义[J].中国民族医药杂志,2007,(7):1-4.

[7] 张桂华.少数民族非物质文化遗产保护探究[J].科研,2016,4(8):251-251.

(侯凤飞,毕宏涛)

产 业 篇

近 20 年来,我国中药产业从改革开放初期的手工作坊式生产模式向现代化制造业迈进,建立了以科技创新为动力、中药农业为基础、中药工业为主体、制药装备为支撑、中药商业为纽带的产业体系,成功地打造了拥有自主知识产权并具备现代医药工业技术水平的中药制药业,发展形成了较为完整的现代中药产业链。在国家各项政策措施的推动下,中药产业得到迅猛发展,至 2015 年全国中药生产企业数已经达到 4 076 家,中药工业总产值由 1996 年的 235.4 亿元上升到 2015 年的 7 867.0 亿元,约占医药工业总产值的 1/3,中药大健康产业已达到 1.5 万亿元规模。

中成药及饮片工业积极采用新工艺、新技术和新设备,提高生产技术水平。创制并培育了一批满足临床用药需求、填补医药市场空白和具有临床疗效和独特优势的中药新药品种,增强了现代中药创制和新药成果产业转化能力。创立中成药二次开发策略和核心技术体系,形成了规模化培育中药大品种的二次开发模式,开拓了一条投入少、见效快、创新驱动中药产业跨越发展的有效途径,引领了中药产业创新发展方向,成功培育了年销售过亿元的中药品种 500 余个,其中年销售超过 10 亿元的名优中药大品种已达 50 余个,产生了巨大的社会和经济效益。一批具有核心技术竞争力的中药制药企业集团迅速崛起,一些在不同领域和区域颇具影响力的老字号中药企业再现辉煌,一群以生产现代中药为主的制药企业在医药市场表现突出,中药制药业已形成良好的产业布局,实现了中药制药工业规模化、规范化和现代化。

中药大健康产业已形成四大基本产业群,包括医疗产业、医药产业、保健食品及日用品产业、健康服务产业等。通过促进消费、拉动内需增长、调整产业结构,为保障和改善民生作出了重要贡献,已成为具有巨大市场前景及重大发展机遇的新兴产业,并且产业规模增长迅速,预计到 2020 年将达 3 万亿元。一批具有中药特色的大健康产品获得巨大的市场成功,许多中药企业成功地完成了大健康产业布局,取得成效。

我国中药制药装备工业通过借鉴、引进与吸收高新技术,积极研发新设备与新技术(包括饮片加工设备,中药提取、浓缩、分离纯化、干燥、制剂和包装设备,以及生产设备自动控制系统、生产过程信息系统等计算机软件),促使中药生产工艺与设备不断升级,有力推动了中药产业的现代化发展。

自国家科技部 1999 年批准建设第 1 个中药现代化科技产业基地以来,建成了 25 个省级中药现代化科技产业基地及中药材规范化种植基地,初步建立了中药科技产业创新公共平台,在产业规模资源保障、科研成果、国际化等方面均取得了令人瞩目的成绩,极大提高了中医药服务能力和科技水平,拓宽了服务范围,成为中药产业发展的重要基础。

中药产业 GMP 的顺利实施,有力推动了中药生产技术的升级换代,从根本上改变了中药制药技术和生产设施落后的局面,显著提高了我国中药制药工业的整体水平,保障了中药产品的安全性、有效性和质量可靠性,为中药制药技术标准体系与国际药品监管规范的进一步对接奠定了坚实基础。

中药现代化战略实施 20 年来,中药产业已取得令人瞩目的巨大成就,但还存在诸多方面的问题。在中成药及饮片行业中,生产车间和企业信息化程度较低,产业制造技术水平有待提升;大部分企业科技研发投入少,新药创制及制药技术创新能力差;许多中小企业销售规模小,盈利能力低,产业集中度仍不够高;对中药行业技术标准和生产规范建设重视不够,严重影响中药产品国际化。我国制药装备生产企业仍以民营中小企业为主体,规模以上企业较少,科技创新型企业缺乏,自主设计和研发能力较弱,低水平同质化竞争现象较严重;大部分中药制药设备为仿制或改制而来,在技术水平上与国外制药机械设备有明显差距,尚不能有效提供面向中药制造业的信息技术及系统设备,满足不了中药产业现代化发展的实际需求。在推进中药大健康产业发展方面,仍需针对产品的研发、科学内涵、生产技术、质量标准、包装设计和流通等环节全面提升技术水平,改善产品质量,加速大健康产业上下游链的延伸与拓展,大力建设科技先导型企业,促进民族大健康品牌形成,转变发展思路引导中药大健康产品进入国际主流市场。在中药科技产业基地建设方面,某些地方缺乏对中药现代化发展战略意义的深刻认识,政策措施针对性不强,出现了部分基地建设弱化倾向,亟待进一步加强顶层设计,突出区域优势的发挥,推动中药产业可持续蓬勃发展。

本篇主要介绍中药现代化战略实施 20 年来我国中药产业的发展概况,分章概述中成药及饮片工业、中药大健康产业、中药制药装备工业、中药现代化科技产业基地以及中药 GMP 建设与发展总体情况。

(程翼宇,李正)

第三十三章
中药产业发展概况

中药产业作为我国生物医药产业的重要组成部分,是我国最重要的民族产业之一,在经济社会发展的全局中有着重要意义。自1996年中药现代化战略启动以来,我国中药产业的面貌发生了根本性变化:基本形成了从中药农业、中药工业、中药商业到中医药服务业的中药大健康产业体系,发展模式已从粗放型向质量效益型转变,产业技术标准化和规范化水平明显提高,涌现了一批具有市场竞争力的企业和产品;中药工业产值不断攀升,从1996年的235.4亿元上升到2015年的7 867.0亿元,增长了33倍,约占全国医药工业产值(25 798.0亿元)的1/3,产业地位得到明显提升;中药产业已成为西部开发、振兴东北、中部崛起过程中许多地方新的经济增长点,为国家和区域的经济与社会全面协调发展作出了重要贡献。

第一节　中药产业发展状况

一、中药产业体系基本形成,各领域创新能力增强

中药产业已基本形成了以科技创新为动力、中药农业为基础、中药工业为主体、制药装备工业为支撑、中药商业为枢纽的新型产业体系。

(一)中药农业规范化、可持续发展能力增强

1999年科技部批复建设第1个中药现代化科技产业基地,至今共建立了21个中药现代化科技产业基地和4个中药材规范化种植基地。20年来,各省以基地建设为抓手,以科技创新为动力,积极打造产学研用协同创新主体,全链条、系统化组织推进了中药材可持续性、规范化、产业化种植,50余种濒危野生中药材实现了种植养殖或替代,500多种中药材成功实现人工种养,其中200余种常用大宗中药材实现了规模化种植养殖,常用品种的规模化生产基地有430个,其中100多个基地已通过GAP认证,药材年产量接近340万吨,年产值近600亿元。2015年,中药材种植面积达5 000余万亩,比1996年增长了384倍,基本满足了中医药临床用药、中药产业和健康服务业快速发展的需要。

(二)中药饮片工业规模化、现代化程度提升

中药饮片生产已由手工操作发展到半机械化、机械化生产,中药饮片的生产、技术和管理水平逐步提高,同时饮片质量得以提升;全国中药饮片产学研联盟的成立,饮片企业利用资本市场扩大融资并将产业链延伸到药材原料基地建设,促进了中药饮片产业的区域联合,生产经营规模扩大,市场竞争力增强,饮片生产基本满足市场及医疗用药。20年来,中药饮片工业的增长速度在整个中药产业中发展最

快,1996 年我国中药饮片工业总产值只占整个中药工业的 2%,仅为 4.7 亿元;2005 年总产值为 276 亿元,比 1996 年增长了 58 倍。2015 年我国中药饮片工业总产值为 1 699.9 亿元,比 1996 年增长了 361 倍。

(三) 中成药工业集团化、品牌化进程加速

围绕"大品种、大企业、大市场"的培育,在国家相关政策的支持下,重点扶持了一批拥有自主知识产权、具有国际竞争力的大型企业或跨国集团,形成了有利于整体经济增长、区域经济发展和具有市场竞争优势的现代中药产业。通过重组并购和资本市场的多元化进入,加速了中药企业的大型集团化发展,产品品牌化进程随之加快。据统计,目前,我国共有 3 813 家中成药生产企业,已上市中成药品种约 9 000 多种;2015 年我国中成药工业总产值为 6 167 亿元,较 1996 年(179 亿元)增长了 34.45 倍,占医药工业总产值的 22.94%;2015 年总市值过百亿元的中药企业已达 37 家,出现了丹红注射液、复方丹参滴丸、喜炎平注射液、注射用血栓通/血塞通等单品种年产值过 20 亿的中成药品种 20 个。一批按现代企业制度管理的大型企业(集团)已出现,产业集中度逐步提高,创造了显著的社会、经济效益,有力地推进了我国医药产业的发展。

(四) 中药国际贸易乘"一带一路"东风快速前行

中医药国际贸易持续增长,服务贸易成为新的经济增长点。中国的中药出口额从 1996 年的 6.85 亿美元增加到 2015 年的 37.7 亿美元。国家"一带一路"战略为中药国际贸易提供了机遇。自 2008 年至今,中药类商品与"一带一路"沿线国家和地区的进出口贸易总额不断攀升,2014 年我国与"一带一路"国家中药类贸易额为 25.43 亿美元,较 2008 年(7.81 亿美元)增长了 2.26 倍。同时,通过积极参与激烈的市场竞争,中药大企业的竞争能力逐步得到锻炼和增强。如同仁堂实施国际化战略,在国外设立销售网点已达 100 多个,天津天士力、成都地奥、兰州佛慈等企业产品国外注册申请成功,中药出口贸易已经形成多元化、多层次、品牌化的经营格局。

(五) 中药制造装备专业化、自动化程度提高

通过加强引进和采用国内外先进工艺及成套装备,我国中药装备水平得到了大幅提升,促进了传统中成药工业的技术升级,推进了节能减排技术改造与创新。据统计,2014 年,我国规模以上制药装备企业共实现销售收入 228.2 亿元,利润总额 26.98 亿元,可生产 8 大类 3 000 多种制药装备产品,出口 90 余个国家和地区,近 10 年的销售收入复合增长率为 15.42%,利润总额复合增长率为 25.92%,有力地支撑了中药的现代化发展。

二、中药产业发展动力强劲,市场竞争力增强

(一) 健康服务业发展需求剧增

随着经济发展、社会进步和生活水平的不断提高,人们的健康观念和生活方式已发生转变。人类疾病谱的改变、老龄化社会的到来及医药费的上涨,使得世界卫生组织(WHO)及一些国家政府高度重视传统医药,推动了以中医药为代表的传统医药的发展。2010 年,世界卫生组织首次将中医药为代表的传统医药纳入国际疾病分类(ICD - 11),为了实现"人人享有卫生保健"的目标,应当推广使用传统医药,从而给以中医药为代表的传统医药带来了广阔的发展前景。同时,为满足人民群众日益强劲的健康服务需求,加快发展健康服务业,2013 年国务院印发了《关于促进健康服务业发展的若干意见》(国发〔2013〕40 号),提出了"到 2020 年,健康服务业总规模达到 8 万亿元以上"的发展目标,为作为健康服务业支撑产业的中药产业迎来巨大发展机遇。

（二）中药产业市场竞争能力增强

国家始终将中药产业放在发展的战略地位,通过系列政策支持及大幅提升中央财政投入力度,为中药产业创造了良好的发展与提高的物质条件。同时,通过组织实施一批重大科技专项项目及药品GMP认证,在推动中成药大品种技术改造、促进生产工艺技术提升和生产质量在线控制水平提升、生产关键技术孵化基地和新药研发平台建设等方面取得了一定成效,促进了产业技术进步,提升了产业规范化水平,推动了企业做优做强做大。

经过20年的现代化发展,各子产业通过提高质量标准、生产规范、技术和装备水平等不断提高产品质量和技术水平,增强行业市场竞争力。国内一批有代表性的中药大型医药生产企业通过不断加大现代中药产业研发的投资力度,强化了企业的持续创新能力,提升了企业的技术核心竞争力。中药新制剂相继在临床上推广应用,取得良好的社会效益和经济效益。其中,青蒿素等研究成果为全球遏制疟疾提供了理想药物,促进了全球疟疾防治水平,产生了重大的国际影响。龙头企业和品牌产品发展迅速,据统计中药生产行业现共有61家上市公司,2015年营业收入达1 905.39亿元,净利润达264.66亿元,其中营业收入过100亿的有5家,过50亿的有10家。2015年中药企业并购重组36件,其中交易额10亿元以上的有8件。

（三）大中药健康产业异军突起

"构建现代中药产业链,实现大中药产业"是促进中药产业健康发展的一项重要发展战略。我国中药工业总产值高速增长的同时,也催生了中药大健康产业(包括中药工业、中药农业、中药保健品和食品、日化用品及中药兽药等)的迅速崛起,2016年中药大健康产业规模预计达到1.5万亿元。

1. 中药保健品　悠久的保健历史,独特的食养理论,丰富的药材资源,灿烂的东方文化,使中医药保健品在国内和国际保健品领域中占有非常重要的地位。据统计,我国保健品行业近年来平均年增长率为10%～15%,2014年销售额为4 000亿元。截至2015年底,保健食品现有批文已经超过15 000个,其中除部分维生素、矿物质类营养补充剂外,主要是以中药材原料为主的保健食品。就国际市场来说,目前全世界有40亿人使用过中草药相关产品。多家国际保健品巨头纷纷与中国有关机构联合,打造以中草药保健、美容等为核心的国际合作研究平台,而未来也将会推出更多相关的保健产品。

2. 中药日用化工产品　随着国民健康消费理念的转变,日用化工领域正朝着自然回归,以中药为核心理念的日化产品已成为一种时尚。各大传统中药企业,如云南白药、片仔癀、同仁堂、天士力和康恩贝等,均开始涉足中药日用化工领域。我国日化用品市场上草本日化及中药日化用品市场规模呈现快速增长的趋势。据统计,2010—2014年我国含中药或植物日化用品的市场规模由441.56亿元(占我国日化用品的16.9%)增加到822.64亿元(占我国日化用品的20.4%),2015年上半年含中药或植物日化用品的市场规模达到461.46亿元(占我国日化用品的21.1%)。中药日化/化妆品已经成为中药产业新的增长点。

3. 中兽药　因为大力发展绿色养殖业需求,兽用中药因其无药物残留、不产生抗药性、毒副作用少等独特优势而受到青睐。目前,我国中兽药制剂生产厂家已达1 500余家,品种数千个,大多属清热解毒类。从产业规模看,2014年,我国兽药销售额406.76亿元,其中中兽药销售额43.76亿元,为化药总销售额的14.44%,中兽药市场发展空间巨大。

第二节 中药产业对经济社会发展的重大影响

一、对健康中国建设的作用

"没有全民健康,就没有全面小康",建设"健康中国"是"小康中国"之基础。基于中医药的独特优势,中医药学是实现健康中国的重要力量。中医药注重整体观、追求天人合一、重视治未病、讲究辨证论治,符合当今医学发展的方向,适应疾病谱的变化和老龄化社会的到来,为中医药振兴发展带来广阔前景。中医药以其绿色生态、原创优势突出、产业链长、促进消费作用明显的特点,为供给侧结构性改革提供了新的经济增长点。中医药文化作为中华民族优秀传统文化代表,将为建设文化强国提供不竭动力和源泉。实施"走出去"战略和推动"一带一路"建设,中医药国际交流与合作不断深入,将为促进人类健康作出更大贡献。中医药的特色和优势在汶川大地震、北京奥运会、上海世博会等重大事件和手足口病及甲型 H1N1 等传染病疫情的应对中均发挥了重要的作用,受到社会和医学界的广泛重视,群众对中医药的需求越来越高。

二、中药产业的经济价值

生物医药产业是我国十大战略性新兴产业之一,中药产业是生物医药产业中重要的组成部分,占生物医药产业 1/3 左右的份额。其中,中药工业的收益水平较高,与石油工业、橡胶工业等 41 个工业行业相比,中药工业 8 项经济指标中有 7 项名列前茅,百元固定资产利税率仅次于烟草加工业。中药产业的经济价值体现在以下 3 个方面:一是中药产业源头——中药农业的发展拉动了"三农经济"发展;二是中药工商业发展迅速,构成了中药产业链的核心组成部分,对国民经济贡献率与日俱增;三是中药产业现代化带动相关产业发展,对经济贡献不容忽视。

三、中药产业的社会价值

中医药是我国各族人民在几千年生产生活实践中逐步形成并不断丰富发展的医学科学,与传统文化一脉相承,体现了自然科学与人文社会科学的融合。积极传承与弘扬中医药文化,大力发展中医药产业,对于中华民族传统文化的继承、发扬、创新有着深远的历史意义。《中医药发展战略规划纲要(2016—2030 年)》明确提出"要发展中医药文化产业及健康服务旅游业"。目前,中医药文化建设新局面已初步形成,"中医中药中国行""本草中国"等大型科普宣传活动产生了广泛的社会影响,《黄帝内经》与《本草纲目》已列入世界记忆名录,"中药博物馆项目"推动了以中医药文化传播和体验为主题的中医药健康服务与旅游产业有机融合。民族医药稳步推进,促进了少数民族地区的经济文化发展,从而为营造和谐社会、增强民族凝聚力起到了不可估量的作用。

四、对相关产业的作用

中药产业的发展对中药农业、中药工业、中药商业、中药流通业、医疗服务业、保健食品行业、制药机械工业、中药化妆品行业、兽用中药产业、中草药饲料添加剂、中药农药行业、中药消毒剂、制剂辅料、中药研发机构、中药信息产业、中药旅游业等其相关子产业具有带动作用。

第三节　中药产业发展趋势

一、中药产业更加规范有序

首部《中医药法》即将颁布,此次国家立法不同于以往的中医药条例,将更加系统、深刻、完善地回答中医药发展一直面临的一些问题。"比如中医药怎样解决继承和创新的关系,怎么更好地融入经济产业链,民族医药怎样兼容并蓄、更好得到体现等"。即将面世的《中医药法》将给整个中药行业带来利好,中药现代化和中药国际化将迎来与以往不一样的发展。

二、中药材资源保护和利用更加强化

建立中药种质资源保护体系,形成覆盖全国中药材主要产区的资源监测网络。突破一批濒危稀缺中药材的繁育技术瓶颈,保护药用种质资源和生物多样性。促进中药制剂原料精细化利用和生产过程资源回收利用,有效提升中药资源利用率。建立中药材生产流通全过程质量管理和质量追溯体系。推动中药材规范化、规模化、集约化种植,带动地方绿色经济发展,促进了生态环境修复,实现了中药产业持续发展与生态环境保护的良性互动,推动贫困地区中药材产业化精准扶贫。

三、中药饮片生产规范与质量进一步提升

突破饮片生产关键技术,强化标准建设,研发炮制设备,促进行业规范、有序、健康发展。支持以高新技术和传统技术相结合的优质特色中药饮片的规范化生产和过程控制技术应用示范,推动饮片生产过程质量控制技术的应用。

四、中药工业的发展方向更加明确

依靠技术创新,在中药的研制与生产中运用现代智能化高新技术,生产出剂型更新、科技含量更高的现代化中药,实现中药制药的绿色制造、智能制造;加速规范化、标准化建设,依据更加严格的标准规范进行加工、生产、销售;加强产业结构布局,鼓励联合、兼并和重组,促进产品、技术、人才和资金向大企业集团集中,形成以大企业集团为主导,大、中、小型企业分工协作、互补配套、协调发展的产业格局。加强国际化竞争,中药的生产和市场拓展到全球范围,提高中药国际影响力。

五、中药材现代物流信息化进一步完善

集药材仓储、加工、交易、配送、信息于一体,培育一批具有"统一品牌、统一质控、统一配送"的现代化中药材物流中心,充分利用信息技术,发展中药电子商务平台,加强规范化管理,建立健全中药材销售网络,为中药材种植、加工、销售提供商务交流平台和信息网络服务。

六、中药国际化将进一步加速

积极参与国家"一带一路"建设。配合国家总体战略,充分发挥中医药在服务外交、促进民生、密切人文交流等方面的独特作用,推动中医药理论、文化、服务融入沿线各国卫生体系。以医带药,针对不同

国家的药品规管制度,推动成熟且有中药材资源充分保障的中药产品以药品、保健品、功能食品等多种方式在沿线国家注册,形成知名品牌,扩大中药产品在沿线市场所占份额,加速中药国际化进程。

七、中药产业集群化快速发展

按照"产业集聚、工业集中、土地集约、管理集成"的要求,积极推进中药产业集群化发展。推进各级各类开发区和重点园区的整合提升,构筑全国一流的产业集聚平台;推进产业融合,增强研发、信息、标准、培训、营销等服务功能;鼓励中小型企业为大型企业配套服务,提高生产专业化水平;加快建设科技企业孵化器,形成吸引人才、促进成果产业化的创新载体;促进区域块状特色经济向国际产业集群转型。依靠技术进步,加快产业升级,打造自主品牌,扩大市场份额,继续保持传统优势产业发展的领先地位。运用信息技术和先进适用技术,推动产品的改造升级,提高传统制药工业技术装备的信息化、自动化、现代化水平。

参考文献

[1] 李振吉,邹健强,苏钢强.中医药现代化发展战略研究[M].北京:人民卫生出版社,2009:81-150.

[2] 米内网.2015年度中国医药市场发展蓝皮书——产业经济部分(Ⅰ)[J].药学进展,2015,39(6):408-414.

[3] 南方医药经济研究所.2014年中国医药市场发展蓝皮书——产业经济部分(Ⅰ)[J].药学进展,2014,38(6):401-408.

[4] 广州标点医药信息有限公司.中国中药行业数据研究报告(2015全年)[OL].http://www.menet.com.cn.

[5] 广州标点医药信息有限公司.中国中药行业数据研究报告(2014全年)[OL].http://www.menet.com.cn.

[6] 广州标点医药信息有限公司.中国中药行业数据研究报告(2006全年)[OL].http://www.menet.com.cn.

[7] 广州标点医药信息有限公司.中国中药行业数据研究报告(2010全年)[OL].http://www.menet.com.cn.

[8] 国家中医药管理局.关于印发中医药发展"十三五"规划的通知(国中医药规财发[2016]25号)[Z].2016-8-10.

[9] 陆建伟,王芳,颜冬梅,等.中成药工业科技发展回顾与展望[J].中国中药杂志,2012,37(1):8.

[10] 中国产业信息网.2015年制药装备行业发展概况[OL].http://www.chyxx.com/industry.

[11] 国务院.关于促进健康服务业发展的若干意见(国发[2013]40号(2))[Z].2013-9-28.

[12] 中商情报网.2015年中药生产行业61家A股上市公司营业收入及净利润排名[OL].http://www.askci.com/news/list/tag-中药生产.

[13] 博思数据研究中心.2016—2020年中国保健食品行业分析及行业前景调研分析报告[OL],http://www.bosidata.com/baogao/.

[14] 中国产业调研网.2016年中药化妆品市场现状与发展趋势预测[OL].http://www.cir.cn/R_QiTaHangYe/12/ZhongYaoHuaZhuangPinShiChangXianZhuangYuQianJing.html.

[15] 中国产业调研网.2015年中国中兽药市场现状调研与发展前景预测分析报告[OL].http://www.cir.cn/R_YiYaoBaoJian/86/ZhongShouYaoDeFaZhanQuShi.html.

[16] 国务院.关于印发中医药发展战略规划纲要(2016—2030年)的通知(国发[2016]15号)[Z].2016-2-22.

(杨明,刘荣华,王芳)

第三十四章
中成药及饮片工业建设与发展

中成药及饮片工业是我国医药工业的重要组成部分,在国家政策支持和行业规范化要求逐步提高的背景下,20年来一直表现出持续稳定增长态势。中药现代化战略实施以来,国家高度重视中药材规范化种植技术开发和基地建设,大力扶持中药材生产;鼓励中药饮片工业采用新工艺、新技术和新设备,显著提升了技术装备水平;通过实施"重大新药创制"国家重大科技专项等科技计划,推动产学研合作研发创新中药,支持中药大品种二次开发及中药制药技术创新升级,培育了一批符合我国卫生事业发展战略、满足临床用药需求的中成药大品种,增强了企业科技创新和科技成果转化能力。在现代科学技术的推动下,中药在制剂形式、生产工艺和质量控制技术等方面的进步尤为突出,中药产品的安全性、有效性和质量可控性得到很大提高。目前,我国中药产品研发、生产和经营的规范体系日臻完善,GAP、GLP、GCP、GMP和GSP已经实施多年,并部分实现了与国际药品监管体系的对接。在另一方面,中成药及饮片工业加快了产业结构调整和优化的步伐,一批规模大、现代化程度高的中药制药企业利用品牌、资金、技术以及体制上的优势,通过兼并、重组和收购使企业规模和实力突飞猛进。

第一节　中成药及饮片工业发展概况

一、中成药及饮片加工企业发展状况简述

在中药现代化发展战略的推动下,我国已建立技术日趋先进、管理规范基本完善、产品结构逐渐合理、较为独立和完整的中药制药工业体系。目前,我国中药制药企业规模分大、中、小型,企业呈金字塔形分布,中、小型企业约占整个中药行业的四分之三。截至2014年底,我国规模以上中药工业企业2 238家,占全国医药工业企业的31.5%。其中,中药饮片生产企业745家,中成药生产企业1 493家,从业人员51.94万人。2014年我国中药制药工业大中型企业446家,实现工业销售额2 840亿元,约占整个中药产业的工业销售额56%。

中成药及饮片工业是中药制造业的主要组成部分,其工业总产值占整个中药制造业的工业总产值80%以上。中成药及饮片工业已成为我国医药制造业的重要增长点,中药工业对医药行业经济增长的贡献较为显著且稳定。2014年我国医药工业规模以上企业实现主营业务收入24 553亿元,同比增长13.05%,高于全国工业整体增速6.05个百分点;中药饮片及中成药制造企业的主营业务收入占医药行业总体收入的29.7%,中药饮片企业主营业务收入达1 495亿元,同比增长15.72%;中成药制造企业主营业务收入达5 806亿元,同比增长13.14%,增速高于行业平均水平13.05%,中药行业的市场需求不

断增加。2014 年医药工业规模以上企业实现利润总额 2 460 亿元,同比增长 12.26%,高于全国工业整体增速 8.96 个百分点,主营业务收入利润率为 10.02%;其中,中药饮片利润总额达 105 亿元,利润率 7.04%。2014 年我国中药类产品出口 35.92 亿美元,同比增长 14.49%。

近年来,国家积极推行产业结构调整升级,鼓励中药制药企业兼并及重组,整合了中药制药行业的资源与产能,产业布局日益优化,相当一部分技术劣势企业已被淘汰,涌现出一批具有医药市场竞争力的中药制药企业,其中有 39 家进入 2015 年我国制药工业百强企业。随着国家政策力度的加强以及医药行业规范化程度的提高,一批具有核心竞争力的中药制药大型企业集团、颇具实力的老字号企业和富有活力的现代中药制造企业正在快速发展。

二、中药制药产业技术发展状况简述

回顾中药现代化发展里程,中药制药产业化技术在各历史发展阶段不断地升级。在新中国成立初期,中药制药业还以"前店后厂"的作坊式人力生产为主,至 20 世纪 70 年代已陆续建立了不同规模的以半机械化和机械化生产为主的中成药及饮片生产厂;1998 年国家开始全面推行中药工业生产 GMP 体系建设,并实施"中药现代化研究与产业化开发"战略,极大地促进了中药制药产业现代化技术发展。

(一)生产车间等硬件设施升级情况

自"九五"规划以来,一大批企业在厂房、生产环境、生产设备、检测手段、仓储、空调净化及水处理系统等硬件方面实施 GMP 改造,对生产车间设备和设施进行了更新换代,使中药制药车间的面貌发生了根本性改变。以大中型企业和一批新建或改建的合资企业为主体,许多中药制药企业已升级改造为现代化制药工厂,从而在适合中药特点的现代化设备、管理及环境中制造中药产品,保证了中药产品的安全性、有效性和质量可控性,实现了中药制药产业现代化。新版 GMP 的实施对中药制药企业的设备和设施管理提出了更为严格的标准和更高技术要求,正在推动中药制药设备设计、制造与安装技术的更新,并促进中药生产车间等硬件设施升级,达到国际先进医药企业标准。

(二)生产工艺与过程控制技术情况

从 20 世纪 90 年代末开始,随着对中成药研究的深入,许多高新技术开始应用到中成药生产中,主要包括:① 提取、分离和纯化技术:如超声提取、微波辅助提取、超临界 CO_2 萃取、大孔树脂吸附分离纯化、高效逆流提取等技术,突破了过去以水溶剂为主的提取模式,使药材原料的利用率和中药产品质量大为提高。② 制剂新技术:大量新工艺和新剂型被引进用于中药制剂,如中药冻干粉针剂、中药浓缩丸、中药胶囊剂、中药片剂、中药缓控制剂、中药靶向制剂、中药环糊精包合物等,并采用现代橡胶贴膏及巴布剂改进了中药膏贴,使中药制剂技术得到创新发展。③ 新型辅料的应用:改变了中药以丸散膏丹为主的传统剂型,已研发成功 40 多种中成药新剂型。目前,中药制药产业已发展形成一大批适宜中药功效及化学组成特点的提取、分离、浓缩、纯化、精制、干燥、制剂成型和包装等较为成熟的生产工艺与相应技术设备,中药制药企业已经能够根据自身品种和剂型的特点采用新技术、新型辅料、新工艺和新设备,扭转了中成药产业以往品种多、剂型落后、工艺粗放和设备简陋的局面,促使中成药变身为现代化医药产品。

在中药现代化发展初期,中药制药业还没有建立中药生产过程质量控制技术理念和方法,缺乏相关技术工具,中药产品批次间重要化学成分差异较大,严重影响药品质量和临床疗效。在这 20 年里,以浙江大学药学院程翼宇为代表的我国中药制药工程专家群体将工业过程控制技术、过程分析检测技术与药物信息学技术等集成应用,创新发展了中药制药过程控制技术,推动中药制药工程技术升级换代,显著提升了中成药质量控制技术水平。

（三）生产管理技术情况

我国药品监管规范体系已逐步建立并日臻完善，GAP、GLP、GCP、GMP及GSP实施多年后取得了可喜进展。中药产业GMP与现代医药工业GMP管理的原则基本一致，但中药本身的特殊性使得中药生产GMP管理带有自身特点。目前，我国一大批中药制药企业已建立全产业链质量管理体系，并在不断地实践与完善中。

1. 从源头做好中药材种植的标准化　我国从2002年4月起开始正式颁布实施《中药材生产质量管理规范》，全面规定了中药材GAP生产的总则、产地生态环境、种质和繁殖材料、栽培与养殖管理、采收与初加工、包装、运输与贮藏、质量管理、人员和设备、文件管理等相关内容，对药材种植生产全过程进行标准化控制和规范化管理。GAP为GMP中药制药提供质量可靠的原料中药材，是GMP质量控制理念的向前延伸。近10年来，GAP从无到有，构建了具有中国特色的GAP认证体系。不过GAP还没有完全达到预期效果，尚需在现有体系基础上进一步发展和完善。

2. 中药饮片管理趋于规范　通过实施GMP认证，中药饮片企业在生产实践中按GMP的要求开展饮片生产工艺研究和设备改造升级，从陈旧的生产方式逐步升级为规模化、机械化、自动化和高效率的现代生产方式，并不断地改进及完善炮制工艺，严格检验，保证中药饮片质量。（表34-1-1）

表34-1-1　传统生产模式与GMP改造后饮片生产模式的比较

比 较 点	传统生产模式	GMP改造后生产模式
设备先进性	人工作操作，工艺落后，不符合GMP生产规范要求，传统的炮制器具为锅、铲、缸(池)、刀等，完全是手工操作	联动化、自动化程度高、可连续作业，符合GMP要求，使用润药机、切药机、煅药机、洗药机、干燥机等，中药炮制已基本实现机械化并逐步走向自动化
产品质量	影响因素多，质量波动较大，无法达到一致指标	在恒温恒湿条件下干燥，影响因素少；炮制规范化、按饮片质量标准生产和检验
生产效率	效率低，时间跨度大，生产组织差，对市场应变能力差	机械化程度高，生产组织得到优化，对市场反应迅速

3. 生产管理理念不断进步　药品生产过程是一个复杂过程，从原料到药品生产并经检验合格出厂，涉及生产工艺及质量管理的诸多环节，任一环节的疏忽都会影响药品质量。实施GMP认证对中药制药行业生产管理技术的发展起到了积极而重大的推动作用，一大批中药制药企业加快了中药产业现代化步伐，在借鉴国外现代制药企业先进的文件管理系统基础上，结合中成药生产企业的特点，建立了较为科学的文件管理系统和管理制度；并且进一步强化自律意识，不断提升质量风险管理水平，构筑了中药产品质量和用药安全保障体系；从中药的原料药材加工、生产、运输、仓储到销售等各个环节都开始应用信息化解决方案，使企业迈向数字化、信息化、规范化和精益化生产管理，逐步向国际先进医药企业的生产管理看齐。

三、产品创新发展状况简述

（一）中药新药创制情况

自1997年我国开始执行"中药现代化科技产业行动纲要"以来，一直将中药新药创制作为中药产业的重要发展目标。"十五"规划将"创新药物和中药现代化"列入科技重大专项，"十一五""十二五"期间实施了国家"重大新药创制"科技重大专项,研制出一批具有自主知识产权、能够解决临床重大疾病问题、走在医药行业技术前沿的中药新药品种。

据统计,自 2008 年"重大新药创制"国家科技重大专项实施至 2014 年,累计立项的课题数量已达 1 501 项,中央财政支持 130.5 亿元,共获新药证书 85 件、临床批件 119 件,形成了一大批自主研发的新药品种。仅"十一五""十二五"期间,专项支持的中药候选药物 83 项、临床前中药品种 89 项,其中 6 项处于Ⅰ期临床阶段,22 项处于临床Ⅱ期阶段,18 项处于临床Ⅲ期,9 项处于上市后的Ⅳ期阶段,6 个品种申报生产,4 个品种采用了国际合作的研发模式。

根据 CFDA 发布的各年度药品注册审批年度报告数据,2009—2015 年,CFDA 共受理中药新药申请(包含申报生产和申报临床)共 900 件,其中 183 件新药获得批准生产;2015 年共接收中药注册申请 235 个,中药 IND 申请 57 项,NDA 申请 20 项,ANDA 申请 14 项,补充申请 259 项。

(二)中成药品种二次开发情况

天津中医药大学张伯礼率先提出名优中成药大品种二次开发战略,2004 年在天津市科委支持下组织实施了"天津市现代中药大品种群系统开发项目",此后被纳入国家科技计划及产业发展规划。2006 年,国务院颁布《国家中长期科学和技术发展规划纲要(2006—2020)》,提出"重点开展疗效确切的传统中药的二次开发和物质基础与作用机制相对明确的现代中药研发",在工信部发布的《医药工业"十二五"发展规划》中也将中成药大品种二次开发作为中药产品和技术发展的重要内容。在各级政府科技政策的有力支持下,中药制药行业掀起了中成药二次开发的热潮。截止至 2015 年,我国已成功培育了年销售过亿元的中药品种 500 余个,其中年销售超过 10 亿元的名优品种已达 50 余个,过亿品种的累计销售额已达 2 450 亿元,占中药工业总产值的 31%。

张伯礼带领科研团队借鉴吸收国际医药科技前沿技术,结合中医药特点进行再创新,创立了基于系统工程的中成药二次开发策略和核心技术体系,形成了规模化培育中药大品种的二次开发模式,引领了中药产业创新发展方向,有关技术成果在全国 19 个省市推广,应用于近百家中药企业,产生巨大的社会和经济效益,开拓了一条投入少、见效快、创新驱动中药产业跨越发展的有效途径,"中成药二次开发核心技术体系创研及其产业化"成果荣获 2014 年国家科学技术进步奖一等奖。

(三)产品市场竞争力情况

中药现代化战略实施以来,一大批中成药产品通过科技创新提高了科技含量,医药市场竞争力不断增强,涌现出血栓通、丹红注射液、血塞通、稳心颗粒、复方丹参滴丸等一批年销售额过 10 亿元的名优大品种。近年来,我国中成药工业总产值呈平稳增长趋势,2009—2014 年的年均复合增长率达 22.29%,2014 年我国中成药工业总产值 6 141 亿元,同比增长 16.50%,占我国医药工业总产值的 23.80%,2016 年将超过 7 300 亿;2015 年全国中成药销售总额为 2 423.90 亿元,较 2014 年增加 10.67%,2011 至 2015 年全国中成药销售总额复合增长率(CAGR)为 11.16%。

第二节　中药企业发展概述

一、中药企业新药创制及产业化能力概况

中药生产和研发企业作为我国中药产业发展的主要力量,在中药产业的发展和上升过程中一直起

着中流砥柱的作用,中药企业的发展很大程度上反映出整个中药行业的水平提升和规模化发展。

中药制药企业积极运用合作开发、品种引进、青苗培育等方式,培育了一大批符合国家发展战略,满足临床用药需求和填补企业产品线布局的新药品种,进一步加强了企业对新药研发和新药产业化转化的实力。从近年承担重大新药创制的企业名单中可以发现,近10年来,我国中药制药企业的规模、中药创新能力和创新转化水平都得到了显著提升。2010—2015年我国部分中药企业新药获批情况如表34-2-1。

表34-2-1　部分中药企业中药新药获批情况

国内厂家	2010 年	2011 年	2012 年	2013 年	2014 年	2015 年	总　计
步长集团	1		2	2	1	1	7
康缘药业	1		1	1	2	1	6
中新药业	1		2	1			4
雷允上药业	2		1				3
天士力		1		1			2
以岭药业	1			1			2
绿叶制药	1			1			2
天圣制药	1		1				2
云南白药	1		1				2
武汉健民		1		1			2
吉林敖东				1			1

二、企业创新能力建设情况

中药产业是我国拥有自主知识产权、具有极大自主创新潜力的产业之一,也是战略性新兴产业。针对中药产业自主创新过程中出现的创新基础薄弱、创新地位不明确,中药产业规范化、标准化欠缺等问题,国家出台了一系列促进中药产业自主创新和中药现代化的扶持政策,我国中药产业坚持走自主创新道路并取得长足发展。

随着"现代中药产业发展专项""重大新药创制"重大科技专项等一批国家科技重大项目的陆续实施,中药制药企业创新体系逐步建设完成,显著提升了企业科技成果转化能力,产生巨大的社会、经济效益。

(一) 企业投入逐渐加大

一批大中型企业在技术创新、产品开发方面投入大幅度增加:据《中国科技统计年鉴》数据显示,中医药领域产学研各部分R&D投入经费在2007—2011年间保持逐年增长趋势,研发投入经费总额由2007年的188 295万元增长到2011年的3 399 807万元,增长了约18倍,尤以产业研发投入经费增长最快。

产业的研发人员数量增长迅速,从2007年的7 420人增长到2011年的19 995人,增长幅度高达169.5%,并且占中医药领域研发人员总量的比例也由2007年的39.9%提高到2011年的56.2%,充分表明科研人员的主体正逐步由高校和研发机构向企业转移。

（二）产生新的企业创新模式

创新格局逐步转变,由"政府主导"向"政府引导"转变,"科研院所主持"向"企业主体"转变;初步形成了以政府政策和项目导向、以高校基础研究、以科研院所应用基础研究、以企业应用研究为侧重点的政产学研多方协同的中药创新体系。近10年来,在实践中形成了一些具有代表性企业的创新模式。① 理论创新为先导的模式:以步长、以岭为代表的,以中医药理论创新为先导,临床为基点,中西集合的思路进行重点产品的科技创新。②"二次开发"模式:以经典名方、院内制剂、名老中医验方等经过长期临床检验、疗效确切的中药为基础,实施产业化开发,如天士力的复方丹参滴丸、广州药业的消渴丸、北京双鹭药业的三氧化二砷注射液、云南白药集团的云南白药等。③ 构筑平台、联合开发模式:如以广药、上药为代表,构筑研发平台、加强国际合作等模式进行科技创新。④ 研发服务外包模式:随着研发分工的专业化,CRO、CRAO应运而生。

三、企业国际化拓展情况

在中药国际化的进程中,代表性中药品种的国际化注册和海外市场拓展成为中药国际化发展的里程碑式事件。自从天士力复方丹参滴丸(胶囊)获美国FDA同意开展临床研究开始,我国陆续开启了多个中药名优品种的国际主流市场注册研究工作,如康莱特注射液、桂枝茯苓胶囊、连花清瘟胶囊等都已通过FDA的临床试验申请,其中有些品种正在进行Ⅱ期临床试验,有的品种已经进入Ⅲ期临床试验。2012年3月,成都地奥制药集团公司的创新药物——地奥心血康胶囊成功获得欧盟上市批准,成为中国第1个进入欧盟市场且拥有自主知识产权的中成药。中药国际化开发,不只体现在中药国际化注册的不断探索,更体现在传统中药品种的国际化市场营销方面。同仁堂药业的中药海外市场开发可追溯至1993年。同仁堂通过品牌授权的方式在我国香港设立了第1家海外门店,随着门店的开设和港人对中药产品的认可,同仁堂收到了很好的市场反响。随后同仁堂根据地域性市场的不同制定了"站稳亚洲、迈进欧洲、渗透美洲、开辟大洋洲"的策略,以华人最多、最能认同中药的亚洲市场为基础,逐渐利用香港等市场的中转优势,在香港兴建现代植物药生产基地,并逐渐将针对欧美市场的产品销往海外。同时还针对不同国家,将产品以不同的身份进行注册,以便快速渗透市场。例如在美国、欧洲、加拿大等国,首先以天然保健品身份进入;在东南亚或我国港澳台地区,则以药品身份进行销售。针对目标市场的不同,使用共同开发的策略。同仁堂与日本、澳大利亚等国共同开发新产品,采取新品专供的形式进行销售。除此以外,采用针对性的营销策略也是同仁堂开拓海外市场的主要方法。如在欧洲,产品不会明确标注治疗作用,而是以养颜、提高机体功能等作为宣传点;在我国台湾等地则以高档保健品或药膳形式推广。另外,海外门店在建筑形式、装饰风格方面也与当地风格保持一致,并聘请当地人作为销售人员。

四、企业中药制药技术进步情况

中药现代化战略实施以来,我国中药制药工业经历了以水煮醇沉工艺为代表的机械化和半机械化技术发展阶段,逐步跨入生产设备自动化或半自动化技术发展阶段,以正大青春宝药业、苏中药业、山东步长药业、珍宝岛药业为代表的一些先进企业采用计算机信息技术、过程控制技术和过程分析检测技术等对中药生产制造系统实施数字化和信息化改造,创新发展了数字制药技术。正大青春宝药业有限公司与浙江大学合作的"中药质量计算分析技术及其在参麦注射液工业生产中的应用"荣获2004年国家科学技术进步奖二等奖；从 2005 年起又陆续合作研发成功中药生产信息管理系统、中药制药工艺品质调控技术、中药制药过程轨迹跟踪系统、中成药生产全过程质量控制信息系统、中药注射剂质量风险管控系统等，用数字技术创建了中药生产质量追溯机制，作为整体成果的部分创新点与 5 家合作单位一起荣获 2014 年国家科学技术进步奖一等奖。

此外，新工艺、新剂型、新技术和新设备不断涌现，在一批中药制药企业中得到应用。例如超临界 CO_2 提取技术成功应用于康莱特注射液规模化工业生产，成果获 2006 年国家技术发明奖。

第三节　产业化创新成果

一、获新药证书情况

中药新药的研发水平和批准数量从一个方面代表了整个中药行业的发展情况，回顾近 20 年的中药新药批准情况，在 2007 年现行的药品注册管理办法出台前，我国的中药品种在相当长的一段时间内以改剂型及仿制为主，新药的申报和批准数量明显偏少，且申报品种的质量一般。2007 年药品注册管理办法出台后，政策明显提高了改剂型和仿制品种的技术门槛，侧重于鼓励新药的开发和注册，更加注重临床需求在中药新药开发中的导向性，并从政策层面积极带动和提高了行业研发技术水平。

根据统计数据显示，2010—2015 年药品审评中心共受理中药新药注册申请 249 件。从批准情况上分析，2010—2015 年 CFDA 批准生产的中药新药制剂品种数量分别为 11、17、16、14、9、7 种，共 74 种，年均批准数量均在 20 种以下，相比于 2007 年之前，每年批准近 2 000 件批件的情况而言，数量上大幅减少，而在药品质量上有明显提高。从治疗领域上来看，心脑血管系统、呼吸系统、消化系统、泌尿生殖系统及妇科药新药批准的数量较多，五者之和占全部批准品种的 75% 以上。这一数量与申报的新品在治疗领域上也基本一致，在一定程度上体现了中药在特定治疗领域上的优势。

不仅如此，在批准的品种中，除 6 类复方中药新药占主体外，还批准了部分中药 5 类新药。这类新药物质组成相对明确，体内过程相对清楚，量—效关系相对清晰，是中药新药开发的一种进步。总体而言，通过 2007 年新版药品注册管理办法的实施，提高了药品注册申报要求，使得中药的研发重心从低端仿制和改剂型，转向了新药创新，提高了中药新药的技术水平，批准了一批具有临床需求且体现中药治疗优势和特色的新品种。

二、获知识产权情况

自 1985 年我国专利法实施以来，中药专利申请的数量逐年增长，并一直保持较高的水平。2004—2013 年，我国中药专利申请总量为 99 926 件。近 10 年来我国中药专利申请的总体数量保持上升趋势，10 年间专利申请数量翻了 3 倍多。与迅速增长的申请数量相比，专利授权数量并未同步增长，除 2012—2013 年部分申请尚未授权而使数据不具备统计意义外，2005—2011 年授权数量始终维持在 3 000 件左右。（图 34-3-1）

专利申请量反映的是创新主体的专利意识，授权量则在一定程度上体现了专利质量。申请量大幅上升但授权率反而下降，一方面说明近年来我国专利保护意识有所提升，申请专利的积极性较高，同时也反映出中药专利申请量的增加并未给中药的专利保护带来成比例增长，庞大专利申请的背后包含了

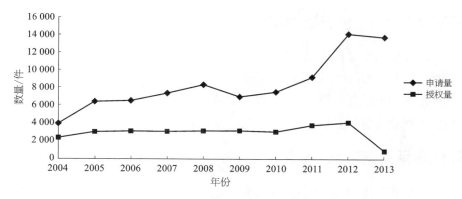

图 34-3-1　2004—2013 年我国中药专利申请/授权数量变化趋势

不少低质量的申请。因此,我国中药专利在研发和保护方面得到了加强,但专利质量仍需提高。

第四节　不足与展望

相对于国际制药巨头,中药企业仍普遍存在产业集中度低、销售规模小、盈利能力弱,研发投入少、创新能力差等问题。此外,国内市场机制还不够健全,优质产品未必能赢得竞争优势;而国际市场对优质中药原料的需求不断增长,饮片和提取物出口大幅度增加,影响了产业发展的基础。为促进中药工业提质增效、转型升级,需要解决以下问题。

一、产业集中度低,销售规模小,盈利能力低

我国现在中药制造企业 3 000 余家,其中小型企业占 4/5;而药品和消费居世界第一的美国,其制药企业仅 2 000 余家。美国排名前 10 位的制药公司占据了全美 90% 的销售份额。全球排名前 10 位的制药企业,其研发投入占当年销售收入的比重一般在 15%~20%,而我国中药制造企业的这一比例不足 1%,优秀的企业也很少超过 5%。我国中药产业则总体呈现出大而不强的发展态势,各地纷纷暴露出自由无序、经营粗放的传统中药产业发展短板。现有中药企业主体显然无力独自承担中药产业现代化升级的重任,难以在国际市场中与国外企业一较高下。所以,如何优化产业布局,发掘中药产业发展潜力,应用先进适用技术改造提升传统中药产业,推动资源集约利用、产业合理聚集,培育出一批特色突出、技术尖端、产业配套、效益优良、竞争力强、辐射面广的产业集群,成为摆在中药产业发展决策者面前的一道难题。

二、中药产业制造水平有待提升

目前,在中成药及饮片行业中,生产车间和企业信息化程度较低,产业制造技术水平有待提升。我国中药产业发展水平低,中药生产工艺落后,中药生产装备落后,能耗高、效率低;中药质量标准和规范体系不完善,缺乏过程质量控制;生产过程控制水平落后,自动化和信息化程度不高。而生产水平落后主要是由于缺乏先进制造技术的支撑。中药先进制造目标就是应用新型高效、绿色、节能装备,实现模块化、管道化生产;建立生产操作参数自动化控制和公用系统参数监控系统,实现关键生产环节在线质量检测与反馈控制;最大限度降低物料转运过程损失,降低物料污染及有效成分损失等可能性。

三、药品研发投入少，创新能力不足

我国医药研发的主体仍然是科研院所和高等院校，大部分企业无法成为医药研发的主体，制约了产业向高技术、高附加值的下游深加工产品领域延伸，产品更新换代缓慢，无法及时跟上和满足市场需求。通过中医药基础理论创新提供创新源头，建立基于中药产业链的、开放式的产学研协同创新体系，引进消化吸收再创新促进产业升级，通过集成创新实现产业价值。

四、国际化水平低，有待进一步推进

在与国际接轨的过程当中，我国医药企业主要有三大明显短板：一是获取国际市场尤其是规范市场准入的能力不足。我国中药产品只有极少数取得国际市场进入许可证。二是企业普遍缺乏国际药品市场运作经验的专业人才，国际化营销能力薄弱，绝大多数企业只做产品，不做市场，没有真正在国外打响自己的品牌。三是在与国际交往的过程当中，对知识产权问题的处理也不尽妥当，经常遭遇尴尬境地。其中，药品知识产权保护一直是我国医药企业发展的薄弱环节，也是与国外企业产生纠纷的多发地带。

基于中药产业的国际比较优势和战略意义，我国应考虑将中医药作为具有战略性意义的产业来发展，让大量的中药、中成药产品进入国际市场，获得国际专利，以此作为我国应对全球化竞争的一个重要举措。

参考文献

［1］姚震宇.2007年1—11月中中药饮片行业运营情况分析［C］.2008年全国医药工业信息年会论文集.2008：60-70.

［2］李军德，黄璐琦.我国现代大中药产业链发展现状及问题［J］.中国科技投资，2010,3：30.

［3］陈珞珈，郑格琳.我国中药产业的大势与前景［N］.中国中医药报，2015,5.

［4］柳燕，于志斌.中药类外贸现稳健特征——2014年我国中药类产品贸易分析及预期［N］.医药经济报，2015,7.

［5］中国医保商会.2014年我国中成药品种对外贸易情况分析［R/OL］.（2015-03-05）.

［6］杨文茵.我国中药出口贸易发展现状分析及对策研究［J］.中国微量元素，2008,15(5)：16-20.

（李云飞，刘霁）

第三十五章
中药大健康产业建设与发展

随着社会发展、人口结构、生活水平和疾病谱的变化,人们对健康服务的需求日益旺盛。在过去的 50 年里大健康产业已是推动全球经济发展的支柱产业之一,其占世界经济的 8%～10%。美国著名经济学家保罗·皮尔泽(Paul Zane Pilzer)认为大健康是继 IT 产业之后的"财富第五波"产业。

早在 20 多年前,中药健康产业主要以医疗医药为主,其产值为 200 多亿元。以张伯礼为组长的中药现代化推进专家组在调研和督导过程中逐渐形成了"大中药"的理念,提出以中药农业为基础,中药工业为支撑,中药商业为枢纽,包括中药材、中药饮片与提取物、中成药、中药保健品、健康食品和饮品、中药化妆品、日化产品、中药农药、中药兽药、中药添加剂等相关的"大中药产品",并向全国人大提交了"关于扶持和促进中药大健康产业发展的建议",得到了地方政府部门和行业组织的积极响应。历经 20 年的发展,多个现代化中药制药企业延伸产业链,进军中药大健康产业,取得了较好效益,超万亿元的中药大健康产业悄然形成。目前,我国大健康产业已形成了四大基本产业群:以医疗服务机构为主体的医疗产业;以药品、医疗器械以及其他医疗耗材产销为主体的医药产业;以保健食品、健康产品以及日化产品产销为主体的保健食品及日用品产业;以个性化健康检查、健康咨询、健康养老、调理康复等为主体的健康服务产业。目前中药大健康产值达到 1.5 万亿元。

中药大健康产业具有调整产业结构,吸纳就业人数多,促进消费作用大,具有保障和改善民生,拉动内需增长,促进生态环境保护等综合优势,是具有巨大市场前景及重大发展机遇的新兴产业。中药农业、中药工业、中药商业在本书其他章节有详细论述,本章重点介绍中药食品、保健食品和中药日化产业。

第一节　中药大健康产业概况

一、中药食品产业发展概况

传统药食同源中药食品有着广泛的群众基础及深厚的文化底蕴,市场潜力巨大。根据统计,目前我们国家药食同源产品的消费市场已从以原药材为主发展为粉剂、茶剂、饮料及酒类等多种形式;消费对象从中老年群体拓展到青少年、亚健康、体弱人群;消费目标从传统以滋补、强身健体转变为科学调理、预防疾病为主。2014 年国家食品药品监督管理局公布了共 101 种(新增 15 种)药食同源的食品目录名单,比如橘子、粳米、赤小豆、龙眼肉、山楂、乌梅、核桃、杏仁、饴糖、花椒、小茴香、桂皮、砂仁、南瓜子、蜂蜜、人参等,它们既属于有良好治病疗效的中药,又是富有营养的常用食品,为中药食品产业的后期发展提供了有力支撑。其中刀豆、山药、山楂、木瓜、玉竹、白果等已作为日常食品出现在市场上。此类中药通常被加工成蜜饯、卤制品、干货、中药粉等，味道独特，广受好评。香辛料是来源于植物的种子、果实、茎叶、树皮、花蕾等部位，能给食品呈现多种风味的食用植物香料。香辛料在我国食品加工业和餐饮业广泛使用，其中习惯上作为香辛料使用并获批食用的药食兼用品，如丁香、八角茴香、小茴香、肉豆蔻、生姜、黑胡椒等约有 60 种，约占香料总数的 15％。中药饮料市场已初具规模，如代代花、银杏茶、胖大海、金银花草茶、冬桑叶茶、菊花茶等。中药食品的销售规模近年来一直以 5％左右的速度上升，而且吸引越来越多的大型中药企业和食品企业的加入，已经成为国家产业结构改革中新的经济增长点之一。

二、中药保健食品产业发展概况

我国保健食品产业起步较晚，初期与药品、食品间并无明确的界定和区分，市场较为混乱。直至将保健食品进行立法监管，特别是 2005 年《保健食品注册管理办法（试行）》正式实施后，保健食品行业开始步入正轨，并得到迅猛发展，尤其是中药保健食品。现在中国保健品行业已成为我国大健康产业的一个重要组成部分。

据统计，截至 2012 年底，全国保健食品生产企业共有 2 006 家，2012 年产值约 2 800 多亿元。近几年，保健品行业以平均年增长率 10％～15％的速度增长，销售额从 2012 年的 2 800 亿元增长到 2014 年的 4 000 亿元，含有中药的保健品和保健食品产值约 3 000 亿元。据预计，2007—2012 年药酒市场平均增长 21％，增长最快。最新检索到的数据显示，在国家食品药品监督管理总局的数据库中，截至 2015 年 12 月，国家食品药品监督管理总局共批准 16 204 个保健食品，其中国产保健食品为 15 460 个，进口保健食品为 744 个。除钙等营养物质补充的保健食品（20.3％）外，国产中药保健食品中，涉及增强免疫力的品种占总数的 18％，辅助降脂功能的约占 10％，抗疲劳功能的品种约占 7％，辅助降血糖功能的约占 4％，另外还有改善睡眠占 3.4％、润肠通便占 2.3％和抗氧化占 1.6％。

三、中药日化产业发展概况

中药日化行业发展潜力非常巨大，也是国内外各行业中发展较为迅速的行业。2010 年我国含中药或植物日化用品的市场规模为 610 亿元，2014 年达到 1 100 亿元，是世界第二大消费市场。在国家政策的引导和规范下，依托我国中医药的历史沉淀，以中药为核心理念的日化产品愈来愈被国内外消费者认可现已成为消费者追求的新时尚。中药或植物提取物也越来越多地进入口腔清洁、洗护、洗涤等多个日化工业领域，如牙膏、洗发水、沐浴露、香皂等日化产品中，并作为竞争优势，凸显产品特色。越来越多的企业，包括一些中药企业也利用自身优势，将中药的治疗、调理功能和普通日化产品结合起来，以功能性产品角度进入日化等快速消费品领域。

近 5 年，我国日化用品市场上中药日化用品市场规模呈现快速增长的趋势，2010—2014 年我国含中药或植物日化用品的市场规模由 441.56 亿元（占我国日化用品的 16.9％）增加到 822.64 亿元（占我国日化用品的 20.4％），最高增长率为 2011 年的 19.64％，年复合增长率达到 16.83％。2015 年上半年含中药或植物日化用品的市场规模达到 461.46 亿元（占我国日化用品的 21.1％）。2010—2014 年间，我国含中药或植物日化用品的市场需求规模也逐年递增。其中，2010 年含中药或植物日化用品的市场需求规模为 610.54 亿元，到 2014 年达到 1 096.28 亿元，2015 年上半年的市场需求规模为 632.76 亿元。中药日化产品已经成为中药产业新的增长点。（图 35 - 1 - 1）

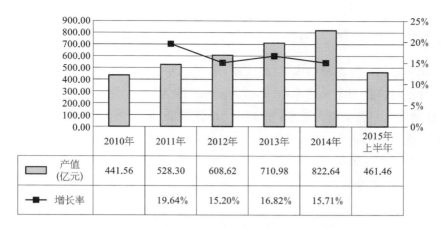

图 35－1－1　2010—2015 年中国含中药或植物日化用品市场规模分析

	2010年	2011年	2012年	2013年	2014年	2015年上半年
产值（亿元）	441.56	528.30	608.62	710.98	822.64	461.46
增长率		19.64%	15.20%	16.82%	15.71%	

四、中药化妆品产业发展概况

改革开放后，我国化妆品一直是整个日化行业中发展最为迅速的行业，尤其是"九五"以来我国的中药/植物类化妆品也得到了前所未有的发展，涌现了很多中药/植物类化妆品产品，引领了化妆品市场回归自然的发展潮流。用于化妆品的中药/植物原料也达到数以百种，包括了天然植物提取液，如芦荟凝胶；中草药提取液，如人参、何首乌、田七等，但无论是生产技术和基础研究方面，仍然与法国等欧洲植物类化妆品存在一定差距。

近 20 年我国中药/植物类原料开发种类不断丰富、监管日趋规范，在 2015 年版的《已使用化妆品原料名称目录》增录到 8 783 种原料，植物原料分类更加明确，制备工艺及基础研究更加细致。

经过不断发展，我国的中药/植物类化妆品在整个化妆品市场已占据重要份额，并且份额还在扩大。之所以能够形成这一局面，主要因为具有中医药基础的我国特色的系列中草药化妆品，切合了我国消费群体的消费习惯、民族文化特征，同时在激烈的市场竞争中具有优势地位。

第二节　企业发展情况

2013 年 8 月 28 日，李克强总理在国务院会议上提出"健康服务业是提升服务业水平、有效扩大就业、形成新的增长点、促进经济转型升级的重要抓手"。从发展战略来看，具有一定实力的制药企业进军中药大健康领域，将成为中国中药企业的发展趋势。具有良好的科技基础的医药企业凭借制药领域技术优势、品牌优势、研发能力和质量保障的优势，向食品、饮料、保健品、日化产品等方面拓展更有竞争力，业已初步形成系列特色企业。

一、以产品多元化为特点的企业

该类型企业一般为开发、生产、销售为一体的现代大型综合型集团公司。拥有国家级工程研究中心等科研平台及高学历科技攻关团队，科技开发能力强大，并且具有良好的企业品牌，建成多个大型生产基地，设备先进，有稳定的销售渠道，资金雄厚。产业链包括了医药制造、保健食品、食品、日化用品及化妆品等多个领域。例如集医药制造、保健品、功能食品于一体的华润集团，除药品外，产品包括食品、保健品等。

二、以拥有传统中药特色为特点的企业

该类型企业成立时间可以追溯到 17 世纪中期，前身多为中药药铺，具有雄厚的中医药基础，在不断的发展中形成自身独具特色的中成药等系列标志性产品，成为具有代表性的中华老字号企业，企业品牌号召力很强，并且始终以科技创新为理念，紧随时代科技发展，成为国内外知名的现代中医药集团。其产品不仅涵盖了经典中成药，而且包括了保健食品、食品、化妆品等由中成药扩展的产品。例如：中国北京同仁堂（集团）有限责任公司，拥有药品、医院制剂、保健食品、食品、化妆品等 1 500 余种产品；长沙九芝堂股份有限公司，从事补血系列、补益系列、糖尿病用药、肝炎系列等中药以及调节人体免疫力的生物制剂的生产。

三、以现代中药制备技术为品牌特点的企业

该类型企业主要是通过采用先进的中药制备技术，如中药茶饮灌装技术、数字化提取技术以及标准化发酵提取技术等，突破中药的传统剂型，形成口味均一的灌装茶、大规模生产的保健酒以及速溶的发酵茶饮等标志性产品，这些产品制备技术含量高，将中药应用范围扩大，对于中药大健康产业拉动潜力巨大。例如：广州王老吉药业股份有限公司、云南天士力帝泊洱生物茶集团有限公司、湖北劲酒有限公司等。

四、以产品科技创新为支撑特点的企业

我国目前国有大企业和上市公司重视自主创新，借助自身具有的国家级科研中心和国家级工业设计中心，依靠各学科人才，并与国内外尖端科研机构开展多方面战略合作，增加科研投入，取得研发成果、获得专利授权。重视质量管理，在化妆品行业中率先通过质量管理体系国际标准 ISO9001 的认证，并通过 GMPC 认证。例如云南白药集团依托云南白药其在中药领域的优势和核心功能，将其活血止、解毒消肿、防止牙龈出血的功能用于牙膏，使其独特功效在牙龈和口腔等软组织炎症和损伤消除或修复上得到充分发挥，成功拓展了中药产品形态和使用方法。

第三节　产品研发

在中药发展近 20 年以来，以中草药饮料、中药日化、中药保健品等为代表的中药产品行业逐渐成熟，成为引领中药大健康产业壮大的中坚力量，大幅度提升了我国日化/化妆品产业的核心竞争力。

一、中药化妆品

中药化妆品在我国出现较早，从"人参雪花膏"到现在琳琅满目的各种中药护肤品，发展速度相当快，也已成为中药在日化产业中应用较为成熟的领域。在化妆品中已经使用的中药原料已经将近 3 000 种，原料形式多种多样，既包括了提取液、提取物也包括了原汁、发酵液等；活性成分包括了多糖、多肽、蛋白等大分子和黄酮、酚酸、皂苷等小分子活性成分；原料的功效也越来越细化，不仅包括传统的美白、保湿、抗皱，还有抗炎脱敏、祛除红血丝、防晒等。中药化妆品不仅在我国化妆品行业中占有越来越重的

地位,并已走出国门,进入法国等高端化妆品市场。随着我国中药化妆品的不断发展,蕴含中华传统养颜古方的产品受到广大消费者追捧。

二、中药牙膏

牙膏领域是中药日化行业中发展比较好的细分市场。我国是牙膏大国,产量居世界第一。据报道:中国目前年产牙膏逾 100 亿支,并以 30% 的增长速度成为全球增长率最高的市场,市场容量大约 250 亿元。中草药牙膏已经成为我国牙膏市场中最具潜力的生力军。"两面针药物牙膏"是第 1 个中草药配方牙膏,"田七"以中草药经典巨著《本草纲目》命名的"本草"系列牙膏,使品牌深深地烙上了中华医药文化的印记。云南白药牙膏已形成了不同功效的系列中药牙膏,如抗菌消炎、防蛀护龈、抗过敏等,10 年累计销售额达 121 亿元。

三、中药洗护\洗涤\护理等日化产品

中医药在洗发护肤、沐浴、洗衣液、洗洁精、卫生巾等洗护、洗涤以及个人护理领域拓展也是十分成功的。目前我国洗发水市场容量约 300 亿元,洗发水市场上以中药植物精华为概念产品仍然占市场的主要销售份额。功能上覆盖了防脱、止屑、滋养、修护等多项功能,主要包括人参、生姜、无患子、茶籽、黑芝麻、何首乌、银杏、茶油树等多种具有护发功效传统中药。"中药"概念沐浴产品发展也是十分迅猛。如用于消炎祛痘的天然抑菌剂蓝桉叶沐浴露;蕴含金银花、香薷等中草药精华滋润皮肤清爽沐浴乳;含柑橘精华,舒缓肌肤沐浴露;独特艾叶精华,杀菌止痒润肤皂。含有如强去污能力的天然椰子油天然皂粉,去油天然原料海盐、茶叶,天然芦荟精华等等洗衣液、洗洁精、洗手液洗涤用品虽然所占市场份额不多,但其仍然能够引起广泛的关注。一些企业把日化用品拓展到更为广泛的领域,如花露水、一次性护理用品(卫生巾、纸尿布、湿巾等)等,获得了消费者喜爱,市场前景广阔。

四、食品

随着人们生活节奏的加快,中药饮料在相当多的时候代替了中药起到养生保健的功效,十分方便,得到广大消费者的热捧,中药凉茶已做到了几百亿规模。除了饮料以外,中药在其他食品中的拓展也是十分广泛,如猴菇饼干等。卫生部在 2012 年 9 月 4 日正式下文批准 5 年及 5 年以下人工种植的人参(园参)为新资源食品,人参"药食同源"得到国家认可,这极大地推动了我国优势资源人参食品开发,以人参为基源的各类糖果、含片、蜜片等食品得到了快速发展。

五、保健食品

随着人们健康意识、消费能力的提高,中药保健品应运而生,其以"天然、绿色"的中药材为原料药,因而广受国内外消费者的青睐。

自 20 世纪 80 年代,以蜂王浆为代表的中国保健品进入市场以来,一系列中药保健品企业的规模及年销售利润成倍增长。中药在各种功能性的保健品的拓展也十分明显。如含有枸杞子、人参、鹿茸、当归等中药的药酒和口服液,包括增强免疫力、抗氧化、改善睡眠、缓解疲劳等功效;以中草药及茶叶为调配的减肥茶。与此同时保健食品原料来源也不断拓宽,如天然维生素系列分别从针叶樱桃、红花、紫苏提取维生素,由于不含任何防腐剂口感更好,更安全。

第四节　不足与展望

一、中药大健康产业存在的不足

（一）产业基础研究水平相对薄弱、科技含量较低、技术创新不足

虽然中药大健康产品产量可观，但存在着开发力量薄弱、科研经费投入少、有效成分及功效研究滞后、制备工艺单一落后、产品功能因子和作用机制不清楚等问题，导致整个中药大健康产业的产品科技含量低，人们"吃的不明白"。而且由于缺乏系统基础研究的支持，大部分企业产品只能模仿美国、韩国、日本等畅销品牌，使其产品创新性较差、重复性过高、存续期短、品种单一。大多数品牌处于中低端市场，利润率较低，缺乏国际市场拓展力，严重制约发展。

（二）以中医药理论为指导真正意义上的中药大健康产品相对缺乏

我国传统中医药主要通过君、臣、佐、使理论指导，使药物间相互作用发挥出最佳功效的复方体系，这是仅仅用单味中药材、单纯的植物提取物所不能比拟的优势。然而，目前市场上大部分中药健康产品仍然只是按着植物功效简单添加了几种甚至几十种提取物混合而成，优势定位不清。由于未能形成传统中医药学理论与现代化科学技术相结合的研究模式，缺乏中药复方产品生物学内涵的诠释，造成了我国优势中草药资源的浪费、中药产品研究和开发的落后局面。

（三）中药产品质量控制和评价体系尚需提升

虽然中药已有数千年的应用和丰富的临床经验，但目前我国中药大健康产品技术评价存在：功效评价缺乏中医药自身特点，质量评价未与功效评价相结合，安全评价项目设计不合理，上市后对功效评价、质量评价和不良反应监测三方面要求均未做足，标识管理效力低等问题，造成未能更广泛地被国内和国际市场接受，从而限制了它的市场规模。现有企业多数存在行业门槛低，生产环节要求低，缺乏严谨的质量控制和评价体系，由于标准不统一，导致假冒伪劣产品不断。广告宣传夸大功效诱导或误导消费者的情况时有发生。

二、中药大健康产业发展与展望

（一）预期目标和期望

"十三五"期间，应加快建立与中医药发展相适应、覆盖生命全周期、内涵丰富、结构合理的中药大健康产业体系，基本满足广大人民群众的健康服务要求，产业规模达到 3 万亿元以上。预期未来 20 年后，形成较为完善的政策保障体系和管理服务体系，实现区域协调发展；实现中药大健康产业提质增效，多元化、高端化、国际化发展；形成一批知名中药大健康产品和品牌企业，形成较强的国际竞争力，提升中药健康产业在国际市场上的占有率；使中药健康产业成为我国战略新兴产业重要力量，为我国经济和社会发展作出更大贡献。

（二）构建创新体系促进大健康产业深度发展

综合我国现有多学科各类研究平台优势，以中医药理论思想为指导，利用生物学、化学、药学等多种技术，充分挖掘古典医籍记载的强身健体、延年益寿、预防疾病、美容养颜类中药材及其方剂的科学内涵，诠释其作用规律，提升中药健康产品的技术含量，加强中药化妆品、中药保健食品的基础性研究，完

善中药研究创新体系,形成具有国际竞争力的特色产品。吸取国外企业先进经验,自主创新提升中药健康产品原料制备及产品加工生产技术,保证生产过程环保、节能、绿色。完善中药材、中药提取物以及中药化妆品和健康功能食品标准规范,建立国际水平的中药日化产品及保健食品评价体系。并以高校、科研院所和企业为基础,分区域组建一批大健康产品协同创新研发平台和示范基地,采取优势互补、分工合作的形式开发新产品,为整个中药大健康行业提供科技服务和技术支撑。

(三)培育龙头企业打造民族大健康品牌拓展海外市场

针对国际大健康市场的发展趋势和我国中药大健康产业的现状,加强科技支撑,加快科技成果转化,创立形成具有民族特色的中药大健康品牌,使其产品进入国际主流市场。同时引导我国的中药大健康生产企业向科技型、规模化的方向发展,提高生产企业科技水平,逐步形成若干个以科技为先导、产品为依托、有国际竞争能力的中药大健康产业龙头集团。高度重视国家"一带一路"发展战略,将中医药大健康产品贸易作为对外贸易的重要内容,通过谈判、贸易服务及人才交流计划,推动中药健康服务企业和一批中药保健品、功能食品进入国际市场。

(四)强化中医药文化传播促进大健康产业发展

加强中医药文化传播,是中医药产业营造社会基础、打牢产业市场根基的必由之路。而借重文化传播,将中医药保健消费打造成为健康新时尚,也是做活中药及保健品市场的利器。在"一带一路"战略构想的具体实施过程中弘扬中华优秀文化,扩大中医药文化在国际市场的传播。

参考文献

[1] Paul Pilzer. The New Wellness Revolution[M].路卫军,庄乐坤译.北京:中国社会科学出版社,2011.
[2] 本报编辑部.中国化妆品行业分析(待续)[J].日用化学品科学,2015,38(1):8-11.
[3] 本报编辑部.中国化妆品行业分析(续完)[J].日用化学品科学,2015,38(2):15-23.
[4] 樊三.中药保健食品研发中生产工艺研究思路与方法探讨[J].现代预防医学,2005,32(9):1245-1246.
[5] 谷俊.我们一直没有找准成功的根源——谈云南白药的多元化市场营销[J].日用化学品科学,2015,38(5):40-43.
[6] 宦璐,祁豆豆.掘金大健康产业中药上市公司纷纷找寻发展新动力[N/OL].上海证券报,2012-11-08(A06).
[7] 郭俊,广丰.民族日化品牌的民族化道路——如何植根"民族"赢得"世界"[J].中国化妆品(行业),2009,6:40-43.
[8] 韩丽,谢秀琼,周淑芳.实用中药制剂新技术[M].北京:北京化学工业出版社,2002:234-244.
[9] 李双双.2011年中国日化行业经济运行分析[J].日用化学品科学,2012,35(3):1-8.
[10] 李向阳,李伟年.2010年上半年日化行业上市公司分析[J].日用化学品科学,2010,33(11):8-11.
[11] 李向阳.2014年日化企业资本市场分析[J].日用化学品科学,2015,38(1):46-51.
[12] 龙圆.云南白药集团全面风险管理研究[D].昆明:云南大学,2015.
[13] 吕风云,张纯.浅谈中国化妆品行业的品牌经营[J].当代经理人,2006,21:29-30.
[14] 兰青山.中药大健康产业发展任重道远[J].中国现代中药,2014,16(9):771-775.
[15] 唐文龙.云南白药:医药企业的创新"蓝本"[J].现代企业文化(上旬),2008,(9):56-58.
[16] 王理中.96'中国化妆品工业评述(一)[J].日用化学品科学,1997,4(95):166-169.
[17] 王理中.96'中国化妆品工业评述(二)(续)[J].日用化学品科学,1997,6(97):271-273.
[18] 吴娇.桂林健康产业网式服务供应系统优化研究[D].桂林:桂林理工大学,2011.
[19] 肖树雄.创新我国中药产品技术标准管理——介绍美国对化妆品监督的特点[J].今日药学,2009,19(4):60-62.
[20] 项铮.中药企业走向大健康发展之路[N/OL].科技日报,2013-09-12(10).
[21] 徐月红,王宁生.中药微粉化的现状与分析[J].中国中药杂志,2004,(6):497.

[22] 杨智.创新驱动中药产业可持续发展[C]//中药产品创新与市场化开发(第三届中国现代中药产业发展论坛)[N/OL].湖北日报,2012-12-12(12).

[23] 叶祖光.做新药要有特点和优势[C]//中药产品创新与市场化开发(第三届中国现代中药产业发展论坛)[N/OL].湖北日报,2012-12-12(12).

[24] 于天浩,陈萍.天然植物原料在化妆品中的应用于展望[J].日用化学品科学,2015,38(6)：37-39.

[25] 詹永,杨勇.中药化妆品的研发思路与申报[J].重庆中草药研究,2007,(2)：50-54.

[26] 张伯礼,张俊华.中医药现代化研究20年回顾与展望[J].中国中药杂志,2015,40(17)：3331-3334.

[27] 张萌,陈士林.中药化妆品的研发现况与发展前景[J].中国中药杂志,2007,32(23)：2457-2460.

[28] 朱明达,贺文智,索全伶,等.超临界CO_2萃取技术在天然食品添加剂领域的应用[J].中国食品添加剂,2005,(4)：85-88.

[29] 朱华.中国民族品牌路在何方[J].中国品牌与防伪,2011,2：36-39.

[30] 朱文君,史晓菲,陈丽光.传统中草药为中国技术领先铺路[N].消费日报,2006-02-13(A04).

[31] 朱治国.市场化开发需关注"五化"//中药产品创新与市场化开发(第三届中国现代中药产业发展论坛)[N/OL].湖北日报,2012-12-12(12).

（赵大庆,徐雅娟,孙立伟,刘悦,姜锐,宝艳儒）

第三十六章
中药制药装备工业建设与发展

中药现代化 20 年来，我国制药装备工业规模得到迅速发展。20 世纪 80 年代，国内只有 30 余家制药装备企业，发展至今我国制药装备企业已达上千家，可生产 8 大类 3 000 多种制药设备产品，并出口 90 余个国家和地区。根据中国制药装备行业协会对 314 家会员单位 2014 年的统计数据显示，我国规模以上制药装备企业实现销售收入 228.2 亿元，利润总额 26.98 亿元。我国的中药制药装备工业通过借鉴吸收与自行研发新技术新装备，促进了传统中药生产工艺与设备的升级换代，有力地支撑了中药现代化 20 年发展。中药制药装备，包括中药饮片加工设备，中药提取、浓缩、分离纯化、干燥、制剂、包装设备，及中药数字制药设备等，都得到了不同程度的发展。例如，超微粉碎机、超临界提取设备、中药滴丸机等一批创新设备在中药生产中得到应用，取得良好效果。但是我国制药装备企业主体仍以民营中小企业为主，规模以上企业较少，行业集中度较低。与国外同行业领先企业相比，我国制药装备企业尚处于初步发展阶段。大部分制药装备企业在技术水平上仍处于仿制和改制阶段，同质化低水平竞争现象较为严重，自主研发能力不足。中药制药装备工业发展仍然落后于中药现代化的发展需求，还存在着能耗高、污染高、成本高，工艺与装备不适宜中药生产等问题。很多中药企业还处在"机械化和半机械化"向"管道化、自动化和半自动化"发展的进程当中，亟需在绿色制造和智能制造等领域大力发展高效、节能、环保的先进中药制药装备，为中药产业提质增效及技术升级持续提供动能。

第一节　中药制药设备发展概况

自 20 世纪 90 年代实施 GMP 认证以来，我国中药制药装备企业围绕制药工艺、制药工程及 GMP 认证要求研制开发新产品，经历了一个快速发展期。

一、中药饮片加工技术与设备发展

中药饮片加工包括洗药、浸润、切制、炒制、干燥等工序，其生产已经摆脱手工加工状态，逐步进入半机械、机械化生产，相关饮片加工设备相继出现并得到应用。

洗药机取代了传统手工操作方法，改善了劳动强度和场地污染。洗药机多采用转筒喷淋结构，物料由内螺旋导向板向前推进，实现连续生产，自动出料。为了适合不同品种药材的多功能洗涤需要，在喷淋压力和方式进行改进实现了多功能洗涤，对特殊品种可反复倒顺清洗，直到洗净为止。但是现有洗药机对根茎、果实、种子类药材洗净效果较好，而对叶、草、花类及长条状药材还有待提高。

传统润药采用水池浸泡方式，具有药材易变质、有效成分损失大、后道干燥工序能耗大等缺点。润药机将药材置于高度密封的高真空箱体内,使药材内部的微孔产生真空状,通入低压水蒸气,利用负压和气体具有极强的穿透力的特点,使水蒸气充满药材内部的微孔,完成"汽—气"置换的过程,使药材在低含水量的情况下,快速均匀软化,具有药材的含水率低,有效成分流失少等优点。润药机主要包括真空加温润药机、气相置换式润药机等,能实现润药的温度和压力等参数的自动控制。

切割机械由最初的剁刀式和圆盘式切药,改进成为可切制不同规格的多功能切药机,可以加工软、硬、长、短、扁、方、圆等不同性状的各种药材,自动调节薄厚,可切斜片、圆片、柳叶片等不同规格饮片。

炒药机利用机器炒制药材,翻动均匀,配有测温元件,根据不同的药材及不同的炒制方法进行温度控制。可应用于各种不同规格和性质的中药材的炒类加工,如麦炒、砂炒、醋炒、清炒、土炒、闷炒、蜜制、烘干和果品的炒制。燃油和电炒药机已经逐渐淘汰了燃煤炒药机,并配有废气治理装置。

饮片干燥由20世纪90年代的间歇式热风干燥,过渡到隧道式远红外电热式、低温干燥、真空微波干燥和真空冷冻干燥等多种设备,更适用于含热敏性成分药材的加工。

在常规的万能粉碎机广泛应用的基础上,为满足保留贵重药用成分的要求,开始采用低温粉碎和超低温粉碎技术。超微粉碎技术也得到了应用,可使植物粉末达到95％破壁水平,大大提高了药材利用率。

二、中药提取、纯化、浓缩、干燥技术与设备发展

中药提取设备利用适当溶媒,从原料药材中将可溶性有效成分浸出。目前国内中药制药企业使用最多的是溶剂提取法,采用多功能提取罐、渗漉罐、动态提取罐和热回流提取浓缩机组等间歇式提取设备。多功能提取罐在很多中药制药企业已经实现温度、压力等工艺参数的自动控制,并配有自动在线清洗、自动出料等功能。企业采用3吨到10吨等不同体积多功能提取罐,大容积多功能提取罐往往存在温度和浓度分布不均匀的情况,因此如何通过搅拌和强制回流等方式实现物料的均匀混合显得十分重要。多功能提取罐选择性差,容易浸出大量杂质,给后续工艺带来很大困难,并且有效成分容易分解或损失,溶剂消耗量大、生产效率低、能耗大等问题。近年来研制的超临界CO_2提取、可控式动态罐组逆流提取、超声波辅助提取、微波辅助提取等设备,在一定程度上解决相关问题并得到了一定的推广应用。

中药浓缩设备从中药提取液中除去部分溶剂,溶液浓度增大。近20年来,我国中药生产企业浓缩通常采用单效、双效、三效蒸发器,通过加热蒸发方式来浓缩。多效浓缩设备已经实现温度、压力、密度、液位等工艺参数的自动控制。但是这类蒸发器普遍存在加热温度高、浓缩时间长、耗能大;易造成提取液中热敏性有效成分的破坏;收膏操作困难,且浸膏比重不均匀;如果提取液杂质多,易产生结垢,传热效果下降,耗能增加。为此近年来研发了带热泵双效蒸发器实现低温加热和低温蒸发。另外膜浓缩设备可以实现常温操作、无相变、热敏性成分得以保护,芳香性成分得以保持,设备规模小、能耗低、分离效率高,浓缩时间短,能耗降低,推广应用前景良好。冷冻浓缩具有可在低温下操作,微生物繁殖、溶质的变性及挥发性成分的损失可控制在极低的水平等优点,应用于中药提取液的浓缩有利于保证浓缩产品的质量。

传统液固分离设备多采用三足式离心机,采用敞口操作,易污染,缺少气体抽出装置,蝶式离心机弥补了一些缺陷,是目前常用的机械分离方式。进一步的分离纯化过程多采用醇沉、水沉工艺和设备,存在有机溶剂用量大、成本高、有效成分损失大、收率低等问题。为此,近年来出现了一些新的分离纯化技术与设备,例如利用大孔吸附树脂进行中药有效部位的分离纯化具有成本低、稳定性好、易再生等优点。

利用膜分离技术富集有效成分和去除杂质,具有结构简单、易操作、能耗低等特点。工业生产采用的柱层析设备是中药生产中有效成分分离提纯的核心设备。层析机组则可根据用户需求,选择性添加工作模块,如解决大工业化填料装卸操作的自动装填及出料系统、实现高压梯度运行及不停泵在线修改流量的阻尼控制系统、保证复杂体系缓冲液的配置精度和重复性的全自动配液系统,以及实现在线实时监控的流量、压力、温度、电导率、紫外光谱等检测模块。目前制药企业使用的层析机组基本为对传统手动层析设备升级改造后的产品。从柱床本身而言,一般具有设计良好的特点,拥有合理的径高比及尽可能小的死体积。从机组配件而言,引入了计算机自动控制技术、工艺参数在线监测技术,能完成多柱串联、并联操作。另外还有精密的进出口流体分布装置、空气压缩气接口,保证层析柱装填效果和填料再生效果。

传统干燥设备包括常压/减压烘箱等,存在能耗大,热效率较低,而且干燥时间过长等缺点。近年来喷雾、冷冻、带式真空干燥设备等得到推广应用,取得较好效果。喷雾干燥机适用于熔点低、含糖高的中药产品,具有不粘壁、物料不焦化等特点,自动化程度高,操作方便。冷冻干燥机在低温低压下干燥,有利于保存热敏物质活性,密封操作,易进行无菌操作,但设备及操作工艺复杂,投资大,干燥速率低,能耗高。微波干燥机干燥速度快、干燥温度低、受热均匀、收率高。真空带式干燥机效率介于冷冻干燥和喷雾干燥之间,干燥温度低,适合易氧化、高黏度等中药,连续生产,处理能力高,自动化程度高。在"十五"国家科技攻关计划项目"中药浸膏真空带式干燥工艺标准化研究"及"十一五"国家科技支撑计划"中药装备及关键技术研究"支持下,成功开发 3～200 kg/h 蒸发量的系列真空带式干燥机组,实现自动化、管道化、连续化生产,在制药企业得到广泛应用。

三、中药制剂技术与设备发展

中药自动制丸机和高效混合制丸机,将制丸技术由手工推向半机械化,可适用于蜜丸、水蜜丸、浓缩丸的制作。滚筒筛利用糖衣锅制水丸、抛光及对其他丸剂进行包衣抛光等。中药丸剂单机设备不断改进,通过优化设备材质,改进触药表面和加工精度,安装变频调整装置,引入自动控制设备,使丸剂生产线自动化,节约人力,减少生产操作面积,避免人为差错和污染。

中药煎药机改变了传统的手工煎药方式,实现了汤药煎煮和包装的自动化。中药煎药机以电煎密闭机,电煎常温煎药包装一体机为主,在各省县级以上中医院已基本普及。新型煎药机(密闭二煎、常温二煎、多功能煎药机、滑盖煎药机)在国家中医药管理局的推荐下,也成为各地中医院更新换代的新一代煎药机械。

混合设备在制剂生产中应用广泛。三维运动混合机利用空间特殊的六杆机构学中的三度摆动原理,实现了三维空间运动方式,将混合运动变成平移、转动、和反转的叠加,使得混合时间大大缩短,均匀度大幅提高,且不受混合时间的影响,是一种高效率、高精度的混合设备,适合于制药各个过程的混合操作。三维运动混合机筒体装料率大,最高可达 90% 以上,混合过程无噪声,处理装量大,每次处理范围可达 5～1 000 kg,具有高效、高精度、无偏析和延时高稳定性的特点。

制粒设备通过在粉末状的药料中加入适宜的润湿剂和黏合剂,增加粉体之间的机械阻力,控制活性成分释放,防止微生物以及热量、水分、光照等外界因素的影响,提高产品质量。通过增加颗粒的尺寸和密度可以为后续操作提供更好的加工条件。制粒方法通常有挤出制粒、高速搅拌制粒、流化喷雾制粒、喷雾干燥制粒、滚转法制粒、滚压法制粒、重压法制粒等。热熔出制粒是将药物、聚合物和其他功能性辅料粉末在熔融状态混匀,经选择螺杆推动通过一定孔径的筛孔挤出制粒的方法。挤出物在室温中迅速固化,在此过程中,多组分物料粒径不断减小并实现相互渗透,使难溶性药物以分子形式分散在聚合物载体上,物料从入口处的多相状态转变为出口处的单相状态,显著提高药物溶出度,改善制剂吸湿性。热熔制粒混合无死角,分散效果好,药物损失少,降低生产成本,而且过程不必使用水或有机溶剂,可避免药物水解和有机溶剂残留,安全无污染。热熔挤出颗粒技术不仅能增加难溶性药物的溶解性,也能改善易吸湿药物的吸湿性。目前国内对于热熔挤出制粒机的研制还停留在仿制国外机器的水平上且研制厂家数量少,技术水平不高,仍需要学习国外先进技术并同时发展自己的核心技术。制粒设备集多种单元操作于一体,例如流化床一步制粒机是集喷雾制粒、流化包衣、沸腾干燥于一体的多功能设备,具有包衣、制粒、干燥等多重功效,广泛应用于中西医药物片剂、颗粒、冲剂、压片用颗粒的制备,以及各种片剂、颗粒的包衣和干燥,可实现具有缓释和控释疗效的药品生产,是固体制剂生产的重要设备。自20世纪80年代我国制药工业开始使用流化设备,但是与国外设备相比还有一定的距离,在自动清洗、在线检测、安全保护等方面尤其需要追赶国外先进科技。

压片设备已经从传统的低效率、不符合GMP规范的单冲压片机发展到全封闭、自动控制、高生产效率的高速旋转压片机。国内企业生产的高速旋转式压片机,已经做到高速量产,部分型号的压片机配备模具数和产量已经达到国际先进水平。大多数高速旋转压片机具有片厚、充填量、旋转速度可调,计算机控制和电子记录等功能。但是国内压片机的控制分析系统多采用引进的国外产品,且在装备灵活性上有所欠缺,应向模块化发展,研制国产的高精度分析控制系统,打破外企的垄断。

高效包衣机具有密闭、防爆、防尘、热交换效率高等特点,符合GMP要求,并且可以根据不同类型片剂的不同包衣工艺在片剂的外表面均匀地裹上一定厚度的衣膜。目前国内厂家生产的高效包衣机通常具备包衣锅内负压、热风风速、温度可控、喷枪防堵等功能,设备已经在企业中得到广泛应用。高效智能无孔包衣机采用PLC控制系统,可以满足不同制药工艺需求,素片在线性导流板搅拌作用下,消除从高处落下和碰撞的现象,杜绝了碎片和磕边,一次生产能力可达300 kg。高效智能有孔包衣机,采用独家设计的导流板,使物料在低速时能够经过2次转动达到匀速流动。相比于国外先进技术,还有待于向连续包衣方向发展,以扩大产能,提高生产效率。

全自动灯检设备在注射剂生产过程中对不溶性异物进行检查,它改变了传统的依靠质检工人肉眼辨别的检查方法,降低了劳动强度,增加了检测结果的稳定可靠性。它采用机器视觉技术,对产品进行高速旋转并急停,采用特殊给光方式依赖工业高速摄像机获取安瓿图像并采用计算机检测软件自动判断异物是否存在,极大提高了检测水平,保障了中药注射剂质量。自动灯检设备生产能力达到600瓶/min,最小检测40 μm的异物,并能监测产品外观缺陷,适用于1～20 ml的安瓿,2～100 ml的西林瓶,10～100 ml的口服液瓶,同时可以集成自动检漏机。

冻干粉针剂生产设备由冻干机、自动进出料系统、隔离器、控制系统等组成,实现冷冻干燥制剂技术。在自动运行模式下,按冻干周期:装料、预冻、抽空、干燥、压升、预放气、压塞、放气、存储、出料等步骤自动执行。国产冻干机已经达到国际先进水平,配套的自动进出料系统采用集成控制系统,可以满足不同的生产需要,并配有数据检测分析系统,可编辑配方,追溯完整生产记录。

小容量注射剂与无菌粉末剂洗烘灌封联动线设备广泛应用,保障了生产的可行性、安全性、生产效率。目前国内的联动线设备主要由立式洗瓶机、隧道式热风循环灭菌干燥机和灌封机组成,设备可以单机使用也可联动生产。联动生产时可以完成喷淋水、超声波清洗、机械手夹瓶、反转瓶、冲水、冲气、预热、烘干灭菌、去热原、冷却、灌装、理塞、压塞、轧盖等20多个工序,主要用于制药厂西林瓶水针剂和冻干粉针剂生产。联动线采用自动控制,人机界面操作,自动化程度高,操作人员少,劳动强度低。小容量注射剂包装材料正逐渐向卡式瓶与预灌封形式发展,但这两类针剂的灌封联动线生产厂家较少,其发展具有较大潜力。灌封联动线逐渐向设备数量减少、集成程度提高的方向发展,缩小设备体积,简化操作过程,提高药品质量,降低用药安全风险。

四、包装设备

包装设备按包装过程可分为:充填机、灌装机、封口机、裹包机、贴标签机、清洗机、干燥机、杀菌机、捆扎机、多功能包装机、辅助包装机。由于制药企业实行 GMP 认证的强制性规定,对片剂、粉剂、颗粒状药品要求全自动包装,各地药企加快技术改造步伐,袋成型—充填—封口机成为医药机械行业中广泛应用的包装设备。药品包装设备向着机械化、自动化、功能多元化、设计标准化、模组化、控制智能化、结构高精密度化发展。国内也相应产生了一些药品包装行业的装备制造龙头企业,研发出了适合国情的自动化包装装备,使部分药品的包装实现自动化。

五、数字制药技术与设备

近 5 年来中药数字制药技术与设备在浙江大学等高校和科研机构开始得到研发与试制,并在中药注射剂生产企业中得到初步应用,推进了中药制药企业的"两化"融合进程。数字制药技术以数字化设备为基础,单元工艺建模为前提,药用物质全程监测为核心,数据集成管理与应用为根本,质量风险管控为底线,打造"数字化透明"的中药制药平台,实现中药质量的持续提升。数字制药技术对生产数据采集、传输与处理、产品质量跟踪、在线质量监控与管理等功能进行集成,从而实现药品制造的全程跟踪与质量回溯。在信息化的基础上,企业各层次管理人员可以通过数字制药软件深化生产制造、运营管理、采购销售等核心业务系统的综合集成,逐步实现控制管理一体化,优化企业资源配置,提高药品质量。但是相比于国际先进药品制造软件产品,国内数字制药软件还处于跟踪与仿制阶段,在系统建模、知识挖掘、系统验证、智能化程度等方面还有较大的提升空间。

第二节　中药制药装备发展概况

一、发展概况

在 20 世纪 90 年代中期,我国有制药装备生产企业 400 余家,可生产 1 100 多种规格的制药装备产品。1999 年随着国家 6 000 家药品生产企业强制实施 GMP 认证,带动了我国制药装备行业快速发展,我国制药装备行业数量以年均 20% 速度增长。2009 年底,我国共有 800 余家制药装备生产企业,其中规模以上制药装备企业 153 家,产品品种达到 3 000 余种。现今我国制药装备行业企业达到 1 000 家左右,产品品种 3 000 余种。

根据中国制药装备行业协会对 314 家会员单位(2014 年)的统计数据显示,2014 年,我国规模以上制药装备企业实现销售收入 228.2 亿元,利润总额 26.98 亿元。近 10 年,会员单位销售收入复合增长率 15.42%;利润总额复合增长率 25.92%。

我国制药装备行业呈现"多""小""散"三个特点。"多"指企业数量多,大部分制药装备企业为民营企业,由于缺少企业准入制度,制药装备企业依托 6 000 多家制药企业,广泛存在;"小"指企业规模小,利润薄，虽然制药装备企业有 800 余家，但领军企业缺乏，尤其是固体制剂行业，目前仅有能够生产相对完整的全套固体制剂生产设备；"散"指企业分布分散，无法形成产业集群。由于我国制药装备行业集中度较低，大多数中小装备制造企业技术开发和创新较弱，缺乏具有自主知识产权的高附加值产品，多数制药装备的稳定性，生产规模化与集约化程度较低，不同企业的产品差异程度较小，低端制药装备市场竞争较为激烈。但是，中国的制药装备企业，也形成了一些具有较强研发能力，拥有自主知识产权，在中高端市场具有较强竞争力的制药装备制造商。他们的研发实力，产品创新能力不断加强。国内制药领先企业与国际制药装备巨头在技术、产品上差距逐步减小，部分产品已可完全替代进口，在高端制药装备领域的市场份额不断提升。

20 世纪 90 年代改革开放后，进入制药装备领域的私营企业占我国制药机械企业份额最大，大多为中、小型企业，多数企业产品研发能力差，没有自主知识产权和相应的拳头产品，依靠仿制别家产品，利用价格优势占领市场。但是我国制药装备行业中私营企业也出现了少数一些注重产品技术含量，注重产品质量，开发高端市场的高新技术企业。他们通过与国内科研机构合作，加大新产品研发投入，开发出具有国内、国际上有先进水平的制药机械，具有与高端制药装备竞争的产品，形成了一批我国制药装备行业的重点企业。近年来，国外制药机械企业在我国成立的合资、独资企业，他们具有资金和技术优势，掌握着现成的制药机械的前沿技术。中药现代化 20 年来，我国制药装备企业有了很大的发展，出现了上市企业如千山药机、新华医疗、楚天科技、东富龙等，他们凭借自主创新能力和产品较高的性价比，提高了我国国内的制药装备水平，逐渐走向国际化。

二、中药制药装备产业集群基地

江浙一带是我国经济相对发达地区，也是我国制药装备生产集中地。从中国制药装备行业协会 2006—2014 年会员统计上看，两地制药装备生产企业数合计占我国总数的 44.6%，其中江苏省占 19.7%，浙江省占 24.9%。

江苏省制药装备企业大多分布在常熟、泰州、常州、南京、江阴地区，其中集中度最高的在常州一带。常州武进郑陆镇方圆 100 km² 的范围内有 300 多家制药干燥装备企业，干燥装备产量占全国 2/3 的份额，被称为中国"干燥之乡"。江苏武进在 20 世纪 60 年代成立了全国第 1 家干燥设备专业生产厂，发展到 70 年代末，武进干燥设备厂已经成为国家干燥设备定点生产企业，80 年代随着改革开放的不断深入和私营企业发展，由武进干燥设备厂衍生和带动下，周边成立了许多干燥设备企业，企业经历了由作坊式生产、订单式生到品牌式生产，产品由低水平仿制、自行开发产品到吸收高新技术开发自主品牌过程，企业由小到大经历 30 年发展历程，2006 年医药干燥装备产值 13 亿元，现在成为中国的干燥设备制造基地，形成了从生产高端产品的龙头企业到单一产品小型企业多种形态产业集群。

浙江省制药装备生产企业主要分布在温州、瑞安等地，集中度最高的在温州地区。温州一带制药机械 50 年代萌动，60 年代起步，80 年代构建了一条从管道配件到容器配件产业链的雏形。企业从小到大，从弱到强，产品档次从低到高，并以高速度发展，逐步形成了相当规模制药装备行业集中地。2005 年在温州成立了国家中药现代化科技产业（浙江）基地中药制药装备分基地，重点开发具有自动控制和在线检测功能的中药制药设备、节能型中药制药新装备，满足中药制药新工艺需求的制药装备；倡导制药装备企业吸收引进国外先进技术，集成信息技术和先进制造技术；形成以温州为中心的中药先进制药装备企业群，以先进的制药装备带动全国中药产业上一个新台阶。2006 年温州市食品制药机械工业产值为 51.1 亿元，2012 年达到 130 亿元，从事制药机械厂家 700 家，从业人员 5 万多人，品种涵盖全国

40%,生产能力占全国 30%。

　　经过几十年的发展,江浙一带制药装备企业注重新产品、新技术的应用,在产品设计上与制药企业联合,根据 GMP 的要求,开发适合制药企业要求的产品。另外,一些企业注重科研开发,增加科研投入,积极引进科技人才。相继成立了研发中心,组织建立本企业自己的研发机构,和浙江大学、沈阳药科大学、西北工业大学、哈工大、江南大学等多所大专院校、科研机构合作,共同承担科研课题,成立博士后工作站,实施新技术的应用,开发创新性新产品。已经取得多项专利,产品结构和技术先进性得到大幅提升,相继涌现出一大批掌握先进技术和自有知识产权优秀制药装备生产企业,产品不但畅销国内,而且出口美国、法国、日本、南非、东南亚等许多国家。

第三节　中药制药装备创新成果

一、创新技术与设备的应用

(一) 中药滴丸机的开发与应用

　　中药滴丸剂是中药经过加工提取后,与固体基质加热熔融成溶液、混悬液或乳浊液,再滴入不相混溶的冷凝剂中,由于界面张力作用使液滴收缩并冷凝成固态而制成的制剂。中药滴丸剂于 1990 年开始收载入《中国药典》。目前中药滴丸在心脑血管、五官、呼吸及消化系统等疾病中应用较广。中药滴丸的最早试制是 1968 年重庆制药八厂等单位在研制民间治疗慢性气管炎、哮喘病的中草药芸香草油时,经过一系列剂型试制失败后,采用滴丸试制成功,开启了中药滴丸剂研究、生产的序幕。1982 年速效救心丸研发成功,推动了中药滴丸剂规模化生产的进程。复方丹参滴丸的发展带动了中药滴丸机制药装备的发展,天士力滴丸机发展了 20 多年,由自主研发最初简易第 1 代滴丸机发展到了 10 年前国内领先的第 4 代滴丸机,再到现在国际领先的第 5 代高速滴丸系统设备,其滴速达到了 150 滴/s,较目前普通 1 滴/s 的滴速,提高了 150 倍,实现了滴丸微粒化和基本无辅料残留的要求。在具体设计上,滴丸生产线主要由混合分散系统、乳化均质系统、物料输送系统、换热/冷却系统、滴制系统、药液自动收集分离系统、自动出料系统、自动控制系统等八大系统组成。生产线实现了复方中药多组分制剂从混合融化、主剂在辅料中均匀分散开始,经过高速滴制、快速成型、到高效分离收集工序的规模化、高效智能滴制,使复方丹参滴丸大品种、大市场的大规模产业化变成现实。这条生产线为国内首创,不论在生产能力、产品质量方面,还是在创新理念及所采用的新技术方面都居于国内领先地位。

(二) 超微粉碎技术与设备的应用

　　利用超微粉碎设备可以把原药材加工成微米级的微粉,细胞破壁率达到 95% 以上,粉碎粒径可达到 $5\sim10\ \mu m$,超细粉碎可控制在高、中、低不同温度下加工药材,对不同理化性质的药材均可采用,并且在提取过程中有效成分溶出更迅速、提高药物的生物利用度,并且拓宽了以生药入药的剂型,如片剂、胶囊、软膏、涂膜剂等。利用此原理研制的中药粉碎机通过调整振动强度,可方便控制被粉碎物料的细度,并且可进行干式、湿式粉碎作业。设备带有常温、水冷、低温、超低温、防氧化、防爆炸多种作业配置,利于热敏性物料的粉碎。超微粉碎设备成功应用于通心络胶囊的虫类药物的粉碎处理,成果获 2007 年国家技术发明奖二等奖。

二、中药制药装备专利情况

我国制药装备行业,经过了几十年的发展,从无到有,从小到大,近20年来,我国制药装备行业涌现了一批拥有自主知识产权的科技型企业,中药制药装备相关的专利逐年稳步增加。(图36-3-1~36-3-3)

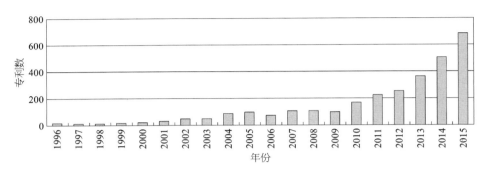

图36-3-1 中药制药装备相关专利年度统计

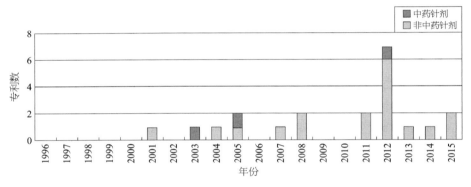

图36-3-2 冻干粉针设备相关专利年度统计

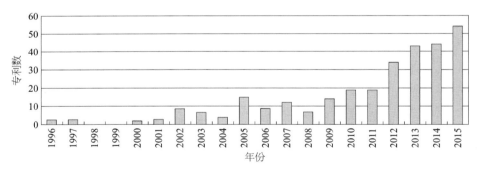

图36-3-3 中药制药提取、浓缩及纯化装备相关专利年度统计

第四节 中药制药装备工业发展趋势与展望

我国中药制药装备发展面临几个问题:制造技术相关软件的研发投入不足限制了信息化、智能化技术的发展;机械加工能力不足也限制了高端精密设备的研发;制药工艺水平低、生产效率低、药材利用

率低,造成工艺与装备不适宜中药生产导致制药过程能耗高、污染高、成本高;行业科技创新能力和设备自主设计能力仍有待提高。这些问题严重影响到中药产业的健康和可持续发展,中药制药工艺优化与装备技术升级迫在眉睫。

为了解决以上问题,中药制药装备工业需要在绿色制造和智能制造等方向进行深入研究和技术创新。首先,通过中药制药工艺与装备的绿色发展实现高效能、低碳化、节能源、减排放。随着我国对环境保护、资源利用效率重视程度越来越高,绿色制造理念已经被广泛认同。高效化和低碳化的制药装备将是今后大型制药集团的发展战略方向。科技部、国家发改委及环保总局等相关部门都陆续出台了相关政策和规划,为实现行业的节能减排,倡导低碳经济而努力。中药制造业属于高能耗、高物耗(特别是水资源)、以热加工为主的过程工业,能耗费约占总生产成本的 20%~40%。随着我国构建资源节约型、环境友好型产业结构的不断深入,国家对中药产业节能减排、高效低碳提出了要求。2007 年 3 月,科技部、国家发改委、国家中医药管理局等 16 部委联合发布了《中医药创新发展规划纲要(2006—2020年)》,其中提到确保中药产业可持续发展,研发适用于中药生产工程技术及其装备,提高中药制药水平。《医药工业“十二五”发展规划》主要发展目标之一即是:“要求制药装备的节能减排取得成效;单位工业增加值能耗较‘十一五’末降低 21%;单位工业增加值用水量降低 30%;清洁生产水平要明显提升。”通过采用先进的过程技术和装备,改造传统中药产业,降低生产能耗,提高生产效率,降低生产成本,是中药制药行业首要需解决的问题。因此,低碳、经济、环保、高效及工艺技术和集成装备是中药制药行业发展的必然选择。采用快速、高效的中药前处理技术和装备是实现制药行业高效和低碳化的重要途径。如前处理过程中的提取技术,包括多级逆流提取、微波提取法、超声提取法、超临界提取法等;浓缩技术如减压浓缩、多效升降膜低温浓缩等;干燥技术如微波干燥、低温振动干燥等;灭菌技术如微波瞬时灭菌等。实现自动化连续生产,能够大大降低能量的损耗,节省大量的溶剂、热能和电能,提高能量的利用率和生产效率。新的制药前处理技术及新型设备能够大大降低制药过程中的能耗,并提高中药资源的利用率。

其次,通过智能发展实现中药制药装备的集成化、自动化、信息化、智能化。传统制药装备往往相互脱节,不注重工艺之间的连续性,自动化程度不高,从而导致劳动生产率不高,产品一致性不能保证,不符合新 GMP 的质量控制要求等问题。制药装备的集成化是将制药过程的几个单元工序进行集成,并尽可能在一个设备中完成,如此一来可以克服工序衔接过程的操作污染,减少人员操作带来的繁杂,也更符合新版 GMP 对制药过程的要求。通过模块组合,将具有特定功能的管路、设备和传送等小型装置连接起来,人机界面操作更趋向于人性化,易操作和维护。制药装备的单元集成化是未来装备发展的一个趋势。制药装备的智能化发展可以提高生产效率、节约成本、降低劳动强度和人工操作比例,同时减少制药过程的污染及人为因素带来的误差。中药制药生产工艺和生产装备的高效化、低碳化、智能化是制药装备未来发展的一个重要方向,它将推动中药产品质量的持续提高。

参考文献

[1] 石青.中国制药装备行业改革开放 30 年画册[M].北京:社会科学文献出版社,2010.

[2] 元英进,刘明言,董岸杰.中药现代化生产关键技术[M].北京:化学工业出版社,2002.

[3] 王北婴,苏钢强,王跃生,等.我国中药制药工业中亟需推广的高新技术[J].世界科学技术,2000(2):18-23.

[4] 杨明,伍振峰,王雅琪,等.中药制药装备技术升级的政策、现状与途径分析[J].中草药,2013,44(3):247-252.

[5] 瞿海斌,程翼宇,王跃生.论加速建立现代化中药制造工业的若干制药工程技术问题[J].中国中药杂志,2003,28

（10）：904 - 906.

［6］郭维图. 中国制药装备 20 年发展回顾与前景［J］. 机电信息，2012，2：8 - 14.

［7］程翼宇，瞿海斌，张伯礼. 中药工业 4.0：从数字制药迈向智慧制药［J］. 中国中药杂志，2016，41（1）：1 - 5.

（李正，杨明，赵立新）

第三十七章
国家中药现代化科技产业基地

中药现代化科技产业基地是以现代科学技术为支撑,通过整合相关资源,提高区域自主创新能力,突破产业发展中关键共性技术的制约,打造现代中药产业的一种组织模式和系统工程。建设基地是满足国家经济社会发展与人民健康需求的重大举措,也是促进不同地区经济与社会、城市与农村、工业与农业协调发展的有效措施。自科技部1998年批准建设第1个中药现代化科技产业基地以来,至今已经批准了25个省市自治区建设中药现代化科技产业基地及中药材规范化种植示范基地。(表37-0-1)

表37-0-1 中药现代化科技产业基地一览

序 号	基 地 省 名 称	批准建立年份
1	国家中药现代化科技产业(四川)基地	1998
2	国家中药现代化科技产业(吉林)基地	2000
3	国家中药现代化科技产业(贵州)基地	2001
4	国家中药现代化科技产业(云南)基地	2001
5	国家中药现代化科技产业(山东)基地	2001
6	国家中药现代化科技产业(河南)基地	2001
7	国家中药现代化科技产业(湖北)基地	2001
8	国家中药现代化科技产业(江苏)基地	2001
9	国家中药材规范化种植示范(黑龙江)基地	2001
10	国家中药材规范化种植示范(河北)基地	2001
11	国家中药材规范化种植示范(湖南)基地	2001
12	国家中药现代化科技产业(广东)基地	2003
13	国家中药现代化科技产业(浙江)基地	2005
14	国家中药现代化科技产业(陕西)基地	2005
15	国家中药现代化科技产业(江西)基地	2005
16	国家中药现代化科技产业(广西)基地	2005
17	国家中药现代化科技产业(天津)基地	2005
18	国家中药现代化科技产业(重庆)基地	2007
19	国家中药现代化科技产业(内蒙古)基地	2007
20	国家中药现代化科技产业(福建)基地	2007
21	国家中药现代化科技产业(甘肃)基地	2009

序　号	基 地 省 名 称	批准建立年份
22	国家中药现代化科技产业(山西)基地	2009
23	国家中药材规范化种植示范(宁夏)基地	2009
24	国家中药现代化科技产业(海南)基地	2010
25	国家中药现代化科技产业(安徽)基地	2011

　　基地建设已发展成为推进我国中药现代化与国际化发展的重要组织形式和有效方式,是一项具有开创意义的工作。基地建设有力推动了中医药事业的发展,在产业规模资源保障、科研成果、国际化等方面均取得了令人瞩目的成绩。基地建设成果的取得,大大提高了中医药服务能力和水平,拓宽了服务范围,成为大健康产业的重要基础,在服务医改、惠及民生、促进产业结构调整,培育战略性新兴产业等方面发挥了不可替代的作用。

第一节　基地发展概况

一、基地中药工业发展

(一) 中药工业产值

　　25 个基地建设初期和 2015 年相比,中药工业总产值从 905 亿元增加到 7 580 亿元,增长 8.37 倍。中药工业占医药工业总产值的比重从 25.1% 提高至 37.1%,其中吉林、贵州、重庆、广东中药工业总产值分别占全省医药工业总量的 64.3%、50.1%、40.0%、33.0%。中药工业产值较高的有吉林、山东、四川、江西、云南、江苏、广东、贵州等省。其中,吉林省实现中药工业产值 1 305 亿元,同比增长 18.1%,是基地建设前 1999 年中成药工业产值 40 亿元的 32.9 倍,年均增速 25%,中药产业主要经济指标连续 10 余年居全国首位;山东省实现中药工业产值 600 亿元,近几年保持了 16% 左右的年增长率;四川省中药产业主营业务收入约 536 亿元;江西省实现中药工业产值 515 亿元,较 2004 年相比增长了 10 倍;云南省实现中药工业产值 456 亿元;江苏省中药产业实现工业总产值 390.7 亿元,同比增长 14.9%,产业规模是 2010 年的 2.3 倍;广东省实现中药工业产值 372 亿元,销售收入达 335 亿元,利润总额达到 28 亿元,同比增长分别达到 36.7%、39.7%、26.7%;贵州省实现医药工业产值 371 亿元,是 2008 年的 3 倍,其中苗药产值达到 180 亿元。

(二) 中药龙头骨干企业

　　在基地建设过程中涌现了一批中医药龙头骨干企业。山东省的东阿阿胶、步长制药、鲁南制药、绿叶制药,湖北省地九州通、马应龙,天津市的天士力、红日等都已发展成为全国医药百强企业;广东省已经形成了广州医药集团、深圳三九集团等 21 个年产值超亿元企业或集团,并呈现加速集约化的良好势头;江西省涌现出了如济民可信集团、青峰药业、仁和集团、汇仁集团、江中集团等 30 多家年销售收入过亿元的现代中药企业;四川省先后了创建地奥、科伦、康弘等 52 家主营业务收入过亿元的中药企业;贵州益佰、百灵、景峰等龙头骨干企业的工艺技术和装备水平达到国内先进水平;河北省的神威药业、以岭药业目前已发展成为现代中药制造领军企业;吉林省有修正药业、万通药业、东宝药业等数十家年营业收入超过亿元企业。

（三）中药大品种

各基地省强化优势品种培育，加强重大新产品开发，培育了中药大品种群。天津市通过中药大品种二次开发科技行动计划的实施，为全国数十家中药企业的名优中成药二次开发提供了技术支撑，完成了32个中成药品种的二次开发。同时，一批年销售额过10亿元的中药大品种在近20年研发上市，特别是注射血栓通、丹红注射液、疏血通注射液、复方丹参滴丸、稳心颗粒等多个中药新药研制成功，是中药新药创制水平和能力的重要体现。目前，年销售额过亿元的中药品种约500个，过10亿元的品种超过50个。广东名优中成药"华佗再造丸"已成功进入韩国、俄罗斯、澳大利亚、越南、泰国等26个国家的医药市场。山东省培育阿胶品种销售额2015年达36亿，成为第一大品种，占有全国市场80%份额。四川省地奥心血康胶囊于2012年在荷兰注册，成为第1个进入欧洲主流医药市场的中成药品种。贵州省以苗药为主的"黔药"品牌效应逐渐凸显，收入上亿元的品种有47个。湖北省马应龙在痔疮药品零售市场销售量的占有率高达45%。安徽省疏风解毒胶囊2013年入选国家卫生和计划生育委员会《人感染H7N9禽流感诊疗方案》。

（四）产业聚集度

突出区域特色，科学规划生产力布局，引导生产要素合理集聚，提升企业和产品竞争优势，是推进中药现代化科技产业规模发展的必由之路。吉林省根据资源和环境的承载能力，基地省积极培育国家级医药高新区，打造医药特色产业集群。构建以通化国家医药高新区和长春国家生物技术产业基地"一区一基地"为双核心，以12个中药产业基地县为补充的全省医药健康产业发展大格局。通化医药高新区成为我国首个命名的"中国医药城"和国家级医药高新区，同时先后被国家认定为创新型产业集群试点、医药产业集聚区、新型工业化医药产业示范基地和医药产业集群品牌培育试点。12个基地县中药工业总产值占全省的50%左右，成为具有重要影响和特色的医药产业集聚基地。江苏省已建成泰州、苏州、无锡、连云港和南京五大中药制药产业集聚区。泰州国家医药高新技术产业开发区是我国第1个国家级医药高新区，先后被国家科技部、商务部确定为国家火炬计划医药产业基地、国家级医药出口基地和科技兴贸创新基地，集聚了扬子江、苏中、济川、江山等一批中药生产骨干企业。云南省以县级行政区域为单位，共组织认定和支持建设"云药之乡"56个。积极促进昆明、玉溪、楚雄、文山4个医药工业产业园建设，涌现了县域产业产值过亿元的产业重点县（市、区）40多个。贵州以国家高新技术开发区和特色工业园区载体，中医药产业集中度明显提高，特色优势产业集群基本形成。已形成以贵州益佰、百灵、景峰等龙头骨干企业为代表的中药现代化产业集群，以贵阳为中心的"环贵阳制药产业带"基本形成。

二、中药资源保护与利用

随着中药工业的发展和新产品的不断问世，对中药材原料的需求不断增长，质量要求也不断提高。各基地高度重视中药资源的管理、保护及开发利用，目前中药资源已基本满足了中医药临床用药、中药产业和健康服务业快速发展的需要。同时，中药农业已成为促进生态环境保护，推动农民就地就业，增收脱贫致富的重要选择。

（一）珍稀、濒危药材保护

各基地根据区域中药资源特色建立了68个中药资源动态监测站和中药材种苗繁育基地和中药种质资源库，以加强对珍稀、濒危、道地药材的繁育和中药种质资源的保护。50余种濒危野生中药材实现了种植养殖或替代。林麝、黑熊、蛇类、海马等一批珍稀濒危药用动物实现了人工养殖，天麻、肉苁蓉、铁皮石斛、沉香等一批珍稀濒危药用植物实现了人工栽培，麝香、牛黄等贵重中药材替代品研制获得成功，并实现了产业化生产。

（二）规范化种植

各基地按中药材规范化种植（GAP）要求，选择当地道地中药材品种，建立了不同类型的规范化生产示范基地、示范园区或生产基地。目前已建立规模化中药材生产基地 300 多个，其中 100 多个基地已通过 GAP 认证，200 余种常用大宗中药材实现了规模化种植养殖。25 个基地省中，基地建设初期的中药材总产值和中药材野生抚育和规范化种植面积分别为 575.18 亿元、2 202 万亩，2015 年分别增加到 3 188.76 亿元、8 155 万亩，增幅显著。

吉林省充分利用丰富的长白山中药材资源，在全省 20 余个县（市）建立了人参、梅花鹿、林蛙、五味子等 46 个道地中药材 GAP 基地，核心面积达到 45 万亩、示范面积达到 90 万亩，已有 12 个 GAP 基地通过国家认证。吉林省已成为世界人参主产区，80% 以上的种植人参实现了规范化种植，农田栽参面积达 3 万亩。人参已成为单品种通过国家 GAP 基地认证数量最多的中药材。2015 年，吉林省中药材（包括初加工）产业实现产值 397.1 亿元，是基地建设前 2009 年 15.1 亿元的 26.3 倍，年均增速近 25%。云南省已建成了滇东南三七、滇东北天麻、滇西北高山药材、滇中民族药道地药材和滇西南南药特色药材 5 大中药材种植基地，并形成文山三七、红河灯盏花、铁皮石斛等一批具有一定规模的重要中药材品种。近五年来中药材种植面积以年平均 12.8% 的速度快速增长，农业产值以 33.9% 的速度高速增长。2015 年，云南省中药材种植面积 600 万亩，中药材种植（养殖）和健康产品原料种植销售收入超过 300 亿元。四川省共有川芎、丹参、郁金等 14 个品种、39 个基地通过国家 GAP 认证。2015 年四川省中药材种植面积 560 万亩，产量约 100 万吨，产值约 150 亿元。贵州全省有何首乌、太子参、头花蓼、淫羊藿和金钗石斛 5 个品种通过国家中药材种植基地 GAP 认证。贵州省中药材种植面积 511.28 万亩，总产量达到 155.25 万吨，实现总产值 120.12 亿元。

（三）生态保护和精准扶贫

中药农业的发展在稳定产品质量、保障资源可持续发展的同时，已成为促进生态环境保护，推动农民就地就业、增收脱贫致富的重要选择。

贵州省针对全省山地、丘陵占国土面积的 93%，生态环境较脆弱，石漠化问题突出的现状，通过实行退耕还药、荒山种药、野生中药材保护抚育和低效经济林改种等手段，既为全省森林覆盖率的提高作出一定贡献，又实现保护生态环境与农民增收致富的最佳结合和绿水青山与金山银山的有机统一。采取林药结合、草药结合、粮药结合、果药结合等模式，将种植基地与文化、旅游发展结合起来，用有限的耕地填饱肚子，用中药材产业的发展增加"票子"。通过实施科技部支撑计划"喀斯特山区中药资源可持续利用关键技术"项目，并在毕节试验区为代表的典型喀斯特地区进行转化推广，形成了民族药与增收脱贫紧密结合、共同发展的机制，为精准扶贫提供了示范。黑龙江、吉林两省利用丰富的森林资源大力发展林下中药经济，多种菌类药材、林下参等生产方式的推广，不仅保护了环境还解决了当地许多林业和农业人员就业。云南省结合精准扶贫的长效机制，通过开展适合不同地区优良品质与高产的种质定向培育以及提升农民的中药材栽培技术水平，实现了少数民族地区的精准扶贫。

三、中药基地创新体系

通过中药基地建设，初步构建了中药公共创新平台框架体系，基本涵盖了中药标准规范、研究开发、工程技术、产业化示范等环节，初步实现了"从无到有、从有到优"的发展。在国家层面，相继支持基地建立了一批工程技术研究中心、企业技术中心和重点研究室,初步形成了国家中药创新体系的架构,中药资源保护、中药材规范种植、中药应用基础研究、中药制剂和质量控制等领域的技术得到了快速发展。科技部利用"863"计划、"973"计划、重大专项、科技支撑计划及火炬计划等重点支持基地科技创新能力建设,各基地省也普遍加大了科技投入,启动了一批重大科技创新项目,按 GLP、GCP 要求组建了一批安全性评价和临床研究中心,开发出了一批创新中药产品,解决了一批制约中药现代化发展的关键技术,构建了从中药标准研究、质量控制到新药开发的国家级、省级公共研发平台,大幅度提高了中药科技产业源头创新能力和水平。

(一) 构建了创新体系

天津市组织协调组建中药国际化产学研联盟,该联盟由天士力集团公司发起,成员包括北京大学、北京中医药大学、天津大学和天津中医药大学、江苏扬子江药业集团公司、吉林修正药业集团公司等国内著名高校和企业。联盟得到国家"重大新药创制"科技重大专项的支持,中央财政拨款达 2 400 万。此外,天津市组建了"现代中药协同创新中心",以现代中药研发和中成药二次开发为方向,建立了适合"企业家提出问题,科学家回答问题"的协同创新模式,为企业开展"一对一,一对多,多对一"的科技服务。

广东省着力建设一批高水平的中药现代化创新平台,提升了中医药科研支撑能力。现有各级中医药科研机构 16 所,已建成国家级重点实验室(中心、基地)4 个、省部级重点实验室(中心、基地)15 个。广东省政府、广州市政府与中科院共同出资 3 亿元组建"中国科学院广州生物医药与健康研究院";广东省中医院成立了"广东中医药科学院",并成为中国中医科学院广东分院;广州中医药大学与东莞市共建"中医药数理工程研究院",探索智能计算机技术在中药现代化方面的应用。

吉林省以加强服务产业的能力和水平为重点,积极构建了全省科技创新、中试转化、融资担保、专业培训和信息服务"五位一体"的公共服务平台体系。投入 2 500 万元,组建了省医药产业科技创新公共研发服务平台,共为 80 余户企业提供了 230 余次新药创制、产品研发等服务。投入 6 800 万元,分别组建了吉林省动植物有效成分提取、生物制药、中药材精深加工和通化医药高新区药业 8 个省级中试中心,共为 22 户企业提供了 30 余次中试服务。投入 1 440 万元,组建了省医药产业融资服务平台,共为 80 户企业开展了 107 笔贷款服务,贷款额近 30 亿元。

山东省依托重点科研机构、企业和医院,建设了国家胶类中药工程技术研究中心,中药制药新技术、长效缓控释及靶向制剂 2 家企业国家重点实验室、国家天然药物与新制剂企业综合性新药研发大平台、中医药抗病毒协同创新中心和高血压国家中医临床研究基地等。

贵州省建设的"国家苗药工程技术研究中心"是全国第 1 家民族药工程技术研究中心,填补了国家民族药产业发展高端研发平台的空白。

重庆市依托西南大学,整合重庆大学、第三军医大学、重庆医科大学等单位资源力量,组建了"三峡库区中药产业协同创新(重庆)中心",促成产业协同创新 30 余项;依托重庆大学创新药物研究中心,组建了联盟分析测试中心,并纳入重庆大型仪器设备库统一运行管理;建成中药材资源、规范化种植、现代中药制药等 25 个中药产业技术创新服务平台,其中包括全国首个省级资源分中心和全国首个中药良种选育与评价工程中心。

湖南省由国家工业与信息化部批准成立了区域性国家级中药材平台,旨在成为中南区域中药材规范化生产技术支撑、人才培训、推广应用的区域性技术服务平台。内蒙古自治区推动建立了内蒙古中蒙药产业技术创新战略联盟及内蒙古道地药材种植产业技术创新战略联盟;山西省组织协调组建黄芪产业技术联盟；宁夏回族自治区由国家枸杞工程技术中心牵头组建的枸杞产业国家技术创新战略联盟。

（二）中药标准体系不断完善，中医药国际化进程加快

大多数常用中药材品种已经实现了多手段、多指标监测，尤其是中药指纹图谱、多指标含量测定、基因鉴定等新技术得到了越来越多的应用。由我国起草的《人参种子种苗国际标准（草案）》被国际标准化组织（ISO）中医药技术委员会（TC249）纳入国际标准制定计划，实现了中国主导制定人参领域国际标准零的突破。丹参等9个品种的27个质量标准已被《美国药典》正式采纳，还有99个中药品种正在接受美国药典委的复核与审定；穿心莲、积雪草等5种中药收入美国膳食补充剂法典；地榆、红花等5个品种被欧洲药典收载，三七、杜仲等9个品种被《法国药典》收载。随着中药科研水平的提升，诸多中药国际化面临的复杂疑难问题逐步有了对策和解决办法。

（三）中药制药装备研发和生产能力明显增强，自主研发产品逐渐替代进口产品

随着中药规模不断扩大，中药装备制造水平迅速提升。形成了一批中药节能生产新技术和新工艺，研制了符合中药特点的单元成套设备。传统依靠手工制作的制药装备逐渐地被精确控制、高效、节能、集成化的新装备取代。

以温州为代表的浙江省制药装备业，有生产企业700余家，从业人员5万多人，产品达到1000余种，获得"中国食品制药机械产业基地"称号，制药机械行业产业集群效应初显。温州市以"中药现代化科技产业（浙江）基地温州制药装备分基地"为基础组建了制药装备行业创新服务中心，鼓励企业与科研院所进行技术合作，利用华中科技大学温州先进制造技术研究院、温州国家大院名校联合研究等载体，进行新型制药装备研究开发。目前，温州的制药装备产业集群已经成为国内制药装备的重要产地，形成较完整的产业链和原材料供应体系，产品在国内的市场份额也不断提高，产品销售额达到133.9亿元，占全国市场约40%。

广东省在中药现代制造装备方面也有可喜进展，如广州泽力医药有限公司研制的以集成低温压差式提取（真空爆破提取）为核心的整套低温提取浓缩设备已完成大生产的调试安装；东莞广州中医药大学中医药数理工程研究院应用"量化跟踪技术"研究中药提取生产工艺环节细节，自主建设了中药提取生产设备中试评价平台，自主研发了双动态多功能提取罐及在线检测系列技术可望实现节能降耗的"新型中药提取生产"。

（四）中药现代化流通体系日趋完善，商贸活动覆盖面广

基地建设以来，培育了一批中药流通骨干企业，健全了中药销售网络，提高了中药市场份额，扩大了农村药品配送覆盖率，初步形成了中药商贸流通和信息交流服务体系。

安徽亳州中药材交易市场为国内规模最大、上市品种最多、交易最为活跃、信息化程度较高的中药材交易市场。2014年，中药材交易额达212亿元。目前国内标准最高的中药材专业市场——中国·亳州康美华佗国际中药城已建成开业，促进了中药流通市场转型升级。亳州市连续成功举办了30届中国（亳州）中药材交易会和11届国际（亳州）中医药博览会。安徽亳州建设开通药通网、康美中药材网、东方中药材网、中华药都药材网、药博商城等多家中药信息商务网站，成为中药材价格信息、供求信息和药商交流的平台。药通网被商务部认定为首批中药材电子商务示范平台和中药材重点品种系统直报平台。药通网注册用户已超过13万家，每年通过"药通供求查询系统"促成的交易额达100亿元以上。

江西省以樟树中药材专业市场为中心，建立了中药商务、流通一体化的辐射全国乃至东南亚的现代

中药物流业。涌现出开心人、九州通、金利达、康力、五洲等一批发展迅猛的医药类电子商务龙头企业。其中，开心人网上药店商城成为国内医药 B2C 行业领先企业。

福建省积极筹建海峡西岸中药贸易市场，规范中药出口秩序，扩大中医药的国际影响，逐步建立海峡西岸经济区现代中药商贸流通体系。2015 年厦门口岸共出口中药材 637 吨，价值 437 万美元，品种涵盖铁皮石斛、人参、黄芪等 135 个品种，主要输往新西兰、日本、韩国、美国、马来西亚及我国台湾等 6 个国家和地区。

甘肃省以兰州为中心的医药商贸物流配送网络初步形成。以陇西为核心区域的中药材市场进一步完善，已形成 6 个专业市场和 15 个产地市场，中药材静态仓储能力 80 万吨，年周转量达到 100 万吨上；中药材市场服务网络建设快速发展，建成"西部中药材网"等专业网站 15 个，利用"互联网＋中药材"等现代化营销手段，实现传统交易模式向现代化电子交易转变。

重庆市建成了三峡中药材交易中心、储奇门中药材交易中心、黄连交易市场等中药材交易市场。太极集团建成西部地区最大的"西部医药交流中心"及两个中药物流配送中心。2015 年中药商业系统实现销售近 150 亿元，在西部地区处于领先地位。

四川省建立了专业的中药材电商平台——中药材天地网，目前已建成全球最大的中药材专业信息资讯服务平台和 B2B 第三方电子商务交易平台，拥有 50 余万会员。2015 年在线交易额近 8 亿元，撮合交易总额超 160 亿元。中药溯源系统，已完成了中药材流通追溯体系建设，已有 1 326 户中药材经销户、73 家中药材种植、经销、饮片生产、医院等纳入中药材流通追溯体系。

广东省是全国最大的医药商品销售市场和全国中药材的主要集散地之一。至 2014 年，全省通过 GSP 认证的药品批发企业达 1 271 家、药品零售连锁企业 90 家、县以上药品零售企业 12 188 家。

（五）中药大健康产业初步形成规模

中药大健康产业被誉为"举一事，惠百业，造福百姓"的产业。"十五"期间，基地建设专家组在对各基地省进行督导的过程中，形成了"大中药"的理念，并得到了各基地省的积极响应，这也是"中药大健康产业"的雏形。随后，科技部在《中医药创新发展规划纲要（2006—2020 年）》中明确提出，重点开展以中药为基础的保健品、日用品、化妆品、食品添加剂以及中药农药、兽药、饲料添加剂等绿色产品的开发研究。根据《纲要》，各基地省充分发挥各自优势，制定并实施了中药大健康产业发展规划。目前，中药大健康产业已初步形成规模，形成了若干销售额突破 10 亿元产品的健康产品。

第二节　中药现代化科技产业基地建设的实践经验

一、各级政府重视，提供政策保障，营造了基地发展的良好环境

为推进中药现代化、国际化发展，国务院及有关部委先后组织制定了《中药现代化发展纲要（2002—2010 年）》《中医药创新发展规划纲要（2006—2020 年）》和《中医药国际科技合作规划纲要（2006—2010 年）》《关于扶持和促进中医药事业发展的若干意见》《中医药健康服务发展规划（2015—2020 年）》《中医药发展战略规划纲要（2016—2030 年）》，为基地建设和中药科技产业发展壮大营造了前所未有的发展机遇和政策环境。

基地建设得到了许多地方政府的高度重视和积极响应，被确定为"一把手工程"或与科技部建立省

部会商制度的工作重点。在目前开展省部会商的 25 个省中有 20 个提出了支持基地建设、发展中药产业的需求。许多地方相应建立了上下协调、合力推进的促进机制和管理体制，并呈现出区域化布局、市场化推进、差异化发展、科技支撑、互补合作的良好态势。各基地省参与中药现代化建设工作的 400 多个地市（州）、县（区）都相应建立了领导机构。25 个基地省（市、自治区）以省委和/或省政府的名义出台了 140 份推进中药科技产业发展的决定或意见，使基地建设与地方经济发展重点有效结合，中药产业作为新的经济增长点得到大力扶持和发展。

四川省在"十五""十一五""十二五"期间都印发了《中药基地建设实施方案要点》，2015 年四川省政府办公厅印发了《关于加快医药产业创新发展的实施意见》，建立医药产业创新发展省级联席会议制度，协调解决产业创新发展重大问题，督促部门和地方政府落实有关政策意见等，设立了中医药发展"道地优势提升计划"重点工作计划，进一步落实中药产业升级发展各项任务。

吉林省相继出台了《吉林省人民政府关于加快推进医药产业发展的意见》等近 10 个规划、方案和意见。建立了医药健康产业运行调度、动态监测系统和分析预警制度，强化了政府调控能力。构建了医药健康产业统计口径和统计制度。2016 年 4 月，最新出台了《吉林省人民政府关于推进医药健康产业发展的实施意见》。意见提出了加大财政支持力度、放宽市场准入等 5 个方面的具体措施，以及支持企业增强科技创新能力、支持企业做大做强等 7 个方面 28 条具体的支持政策。

山东省于 2003 年出台了《山东省人民政府关于加快中药现代化发展的意见》，2009 年，又出台了《关于扶持中医药事业发展的意见》等一系列文件，中医药大市如临沂、菏泽等还制定出台了区域中医药发展规划等。

广东省于 2006 年在全国率先决定将广东这一中医药大省建设为中医药强省，并印发出台《中共广东省委 广东省人民政府关于建设中医药强省的决定》（粤发〔2006〕3 号）、《广东省推进中医药强省建设行动纲要（2013—2017）》等一系列政策文件，成立了省中医药强省建设联席会议办公室和领导小组，建立工作格局和投入机制，强有力地推动了广东省中医药发展和中药现代化科技产业基地的建设。

贵州省将中药现代化科技产业发展纳入全省"十五""十一五""十二五"规划和中长期科学和技术发展规划纲要的重要内容。在 2002 年，省委、省政府出台《关于推进中药现代化科技产业发展的若干意见》，明确了"十五"的发展目标和各项重点任务，并设立中药现代化科技研究开发专项资金。之后每年相应出台系列发展规划。

陕西省全力支持和推动中药现代化科技产业基地建设，系统制定出台了《陕南中药产业"十一五"发展专项规划》《关于陕南突破发展的若干意见》《陕西省发展改革委中药产业发展规划（2008—2012 年）》《陕西省生物医药产业发展规划（2010—2015 年）》《陕西省"十二五"科学和技术发展规划》等一系列促进陕西省现代中药产业发展的相关文件和政策措施，确保中药产业健康快速发展。

广西壮族自治区围绕国家中药产业发展的战略目标和重点任务，结合广西实际，制定了《广西壮族自治区人民政府关于加快中医药民族医药发展的决定》《广西壮瑶医药振兴计划（2011—2020 年）》《广西中医药民族医药发展十大重点工程实施方案（2011—2015 年）》等系列文件，对全区中药产业发展进行指导和区域布局。

重庆市先后出台了《重庆市人民政府关于打造千亿级医药支柱产业的实施意见》《关于贯彻落实国家中药材保护和发展规划（2015—2020 年）的实施意见》《重庆市医药产业振兴发展中长期规划（2012—2020 年）》等一系列政策文件，积极扶持基地建设。

内蒙古自治区制订了《内蒙古中蒙药材种植科技产业（2010—2015 年）发展规划》，出台了《内蒙古自治区中蒙药材种植科技示范基地管理办法》,将蒙医药事业作为自治区优先重点扶持的产业。

福建省先后制定出台了《福建省医药行业"十一五"发展规划》《福建省医药工业"十二五"发展规划》《年福建省生物与新医药产业振兴实施方案》《福建省人民政府关于扶持和促进中医药事业发展的实施意见》《福建省人民政府关于加快医药产业发展十二条措施的通知》《福建省中药材保护和发展实施方案》《福建省人民政府关于促进健康服务业发展的实施意见》等一系列促进医药产业发展的政策文件,为福建省中药现代化科技产业基地建设营造了良好的政策环境。

海南省出台了《海南省人民政府办公厅关于转发国家中药现代化科技产业(海南)基地建设实施方案的通知》等政策措施,2015 年省政府将"发展生物制药业"列入"十三五"着力打造的 12 个重点产业之一。

宁夏回族自治区制定出台了《自治区中药材产业发展规划(2014—2020)》《再造宁夏枸杞产业发展新优势规划(2014—2020)》《宁夏枸杞产业促进条例》《六盘山区道地中药材产业发展规划(2015—2020)》等规划政策,加强品牌保护和政策引导。

安徽省人民政府批准实施《安徽省(亳州)现代中药产业发展规划》,提出要把实施规划作为全面提升本省中药产业发展水平,打造千亿元现代中药产业的重要举措。

湖南省印发了《湖南省人民政府办公厅关于加快中药材产业发展的意见》,从品种、种植基地、流通等方面提出明确要求,大力发展中药材。河北省中药产业集聚所在地设区市(县)相继出台了发展规划和相关政策,主要包括关于加快建设石家庄国家生物(医药)产业基地的办法。

河北省石家庄市人民政府印发了《关于印发石家庄药都建设科技行动纲要的通知》,印发了《承德市中药产业发展规划纲要(2006—2015)》。

二、整合资源,加大投入,吸引社会资金支持基地建设

通过基地建设,各基地加快形成了涵盖中药农业、中药工业、中药商业、中药知识产业和中医药服务业的现代中药科技产业体系,产业集中度不断提高,有效推进了各基地中药科技产业集群的发展。各基地累计建立各具特色、不同形式、具有示范意义的中药科技产业园区、集中发展区 200 余个,大幅度提高了中药科技产业集约化水平、竞争优势和规模。同时建立和完善了以政府投入为引导、企业投入为主体,社会投入和外资投入为重要来源的多元化投融资体系,为基地建设和中药产业发展提供了资金保障。据不完全统计,各基地省得到中央财政支持约 350 亿元,各基地省累计投入约 544 亿元,带动社会资金投入 430 多亿元。吉林、贵州、云南、广西等省区设立了科技专项经费支持基地建设。

吉林省从 2009 年起设立了省医药产业发展引导资金,并纳入年度财政预算,2015 年经费额度达到 1.05 亿元,累计投入 2.3 亿元。其中中药领域投入经费 1.89 亿元,支持项目 344 个。省"双十工程"重点向医药领域倾斜,中药领域投入科技经费 1.53 亿元,累计带动企业投入 35.8 亿元。

贵州省自 2001 年以来,累计安排省中药现代化研究开发专项、省科技重大专项、省中小企业科技创新基金、高技术产业化项目资金等省级扶持资金 11.5 亿元,引导社会资金投入 100 多亿元。认真贯彻执行国家和省有关西部大开发、国家高新技术开发区等的税收优惠政策,其中为 120 户享受西部大开发企业所得税优惠政策的医药企业减免的税收就达 3.8 亿元。

湖北省政府设立了"湖北省生物产业发展专项基金"(每年 5 000 万元),将中药现代化列为重点支持的内容。省科技厅重大科技专项(每年 1 亿元)也将中药现代化作为优先主题给予重点支持。

陕西省 2004 年起设立年投入 5 000 万元的发展资金用于陕南中药产业突破发展,并于 2006 年起增

至每年 2.5 亿元。

广西自 2005 年 2 月批准建设以来,已投入近 10 亿元用于中药新产品与产业化开发,其中中央有关部门支持 6 980.5 万元,广西地方各级部门投入 94 140.4 万元。

重庆市不断加大财政金融扶持力度,基地建设累计投入市级财政经费 5.3 亿元,争取国家经费支持近亿元,带动社会投入 15.2 亿元。

甘肃省近几年,省级中药现代化专项资金累计投入 4 028 万元,目前有 16 家企业联合科研机构开展新药及保健产品研发项目 47 个,总投资 4.96 亿元。

山西省科技厅与振东制药联合设立"山西省中药现代化关键技术研究振东专项",总额为 1 800 万元。

海南省通过中药现代化专项、重大科技专项等专项支持中药相关科研项目 280 多项,扶持引导资金 1.2 亿元。

安徽省先后投入 1.38 亿元项目经费,用于开展中药材大品种综合开发利用研究以及产业化,支持现代中药新产品研究开发项目 100 多项。

河北省省财政厅安排专项资金 1.5 亿元用于支持"中药材标准示范园建设",从 2013 年开始,每年支持 100 个中药材种植示范园建设。

三、创新机制,推动基地建设和中药产业发展

中药产业链条之长,发展的任务之艰巨,面对的问题之现实,不创新机制靠以往的做法是难以全面推进并取得实效的。如何能用高新技术改造传统产业又不脱离实际?科技与经济怎样在解决实际问题的过程中真正结合,又避免低水平重复?在基地建设过程中通过实践总结出来的最有特色也是最有效的办法就是行政和技术两条线双轨制管理体制。

(一)建立了组织领导体制

在科技部组织领导框架下,各省成立了由省科技厅主管厅长任组长,有关科技管理部门、医药园区主要负责同志为成员的基地组织协调领导小组,全面负责基地建设重大事项的决策,协调解决基地建设实施中的重大问题。江西省于 2009 年成立了基地建设领导组,由省政府副省长任组长,11 个省直部门的主要领导任领导组成员,领导组通过联席会议协调基地建设工作。吉林省在 2000 年成立了省基地建设协调领导小组,并在科技厅设立了吉林省现代中药及生物制药基地建设办公室。2008 年和 2012 年,吉林省政府先后调整组建了省医药产业发展推进组和省战略性新兴产业生物医药产业推进组,省科技厅及医药健康产业推进组各成员单位形成了齐抓共管、共同推进医药健康产业发展的工作体系。

(二)建章建制,强化管理

为切实做好国家基地建设工作,科技部在 2003—2016 年 10 多年间,分别在吉林、贵州、云南、广州、浙江省组织召开了 6 次基地建设总结大会,每年还召开年度调度检查工作会,同时组织专家对基地一期建设情况进行验收。

(三)构建技术咨询服务体系

充分发挥专家咨询委员会的作用,加强技术咨询与检查督导,为基地建设出谋划策、保驾护航。组建了由张伯礼为组长的专家咨询委员会。每年组织专家,听取了各基地主要进展和下步工作计划的汇报。组建了一系列科技创新联盟,包括中药材单品种联盟、关键技术联盟、区域联盟等。吉林省先后组建了现代中药、人参、梅花鹿、五味子等 9 个医药健康产业技术创新战略联盟,累计投入专项科技经费

2 550 万元,支持 34 个项目,促进产学研协同攻关与成果转化。云南省构建了三七、灯盏花、石斛、天麻等 4 个中药材大品种省级产业技术创新战略联盟。2014 年由晋冀陕豫四省共同参与、组建了环太行山连翘产业协同创新联盟。河南省组建了由 22 家优势企业及高等院校共组成的河南中药产业技术创新战略联盟。湖北省成立了"湖北省优势中药材规范化种植(GAP)及新产品开发产业技术创新战略联盟",并获批为科技部中药产业技术创新战略重点培育联盟。

(四)因地制宜探索多种发展模式

贵州省结合各地实际情况,因地制宜,探索出了"公司+基地+农户""专业合作社""公司化农场"等多种发展模式,不仅促进了中药材种植基地建设的规模化、规范化和集约化,而且使广大农民群众在参与基地建设中得到了实惠。为切实维护农民群众的利益,一些地区还采取由政府组织农户与保险公司签订协议的"药材入保"的办法,将农户种植的中药材纳入保险,确保药农的利益不因自然灾害而遭受损失,解除了农民的后顾之忧。云南省采用连锁农场的农业产业化模式,通过"种植企业+制药企业+科研院所+基地"的方式,从种植源头的技术及生产组织模式开始,形成可以复制的技术体系及管理体系。广东省探索了"中药工业企业+科研+基地+农户""民营企业+科研+基地+农户"等的中药材 GAP 基地建设的模式,通过示范基地建设,向示范点周围辐射,优化了农村产业结构,还帮助企业摆脱原料需求的制约。海南省与湖南省跨区域科技合作建立新的创新工作模式,共同促进槟榔产业健康发展。

第三节　不足和展望

经过 10 多年的发展,我国在基地建设取得了诸多标志性的进展,科技推进中药产业发展取得突出进展和成绩的同时,部分基地建设有弱化倾向,缺乏对中药现代化发展战略意义的深入认识,对本省、本地区的产业发展重点不清楚,政策措施针对性不强。为了解决这些问题,基地建设应进一步强化顶层设计,突出区域优势,深化科学研究。

一、进一步优化基地建设的顶层设计,明确工作定位

各具特色的区域资源禀赋差异和中药现代化的科技创新驱动的内在要求是推动各省发展中药现代化科技产业基地建设的根本出发点。目前,部分基地建设有弱化倾向,缺乏对中药现代化发展战略意义的深入认识,对本省、本地区的产业发展重点不清楚,政策措施针对性不强,缺乏顶层设计,这是当前基地建设的突出问题。解决这一问题,需要各级科技管理工作者在战略上进一步深化认识,措施上进一步实化细化,突出区域特色优势,找准工作重点,把好发展方向,拿出扎扎实实的数据和切实可行的方案,切实加强顶层设计,对推动基地建设的重点、方向、路径、组织措施、阶段性的目标、未来产生的成效进行系统的分析和设计,把基地建设工作与本省、本地区的重点工作更好地结合起来,把基地建设工作的中药现代化科技产业的整体发展更好地结合起来,真正做到想干、会干、能干、真干、实干。

二、进一步突出重点,加快打造产业发展优势

建设基地最重要目的之一是推动中药产业技术进步,服务国家、区域经济、社会发展,满足民众和市场需求。在新的历史时期,各基地需要结合本省的资源优势、产业特色,围绕中药材大品种、中成药大品种、中药大企业进一步加强基地建设,强化区域优势。从发展战略性新兴产业的高度打造现代中药产业

集群,保障中药产业持续和健康发展,努力提高我国中药产业的国际市场份额与竞争优势。一是大力发展现代中药农业。加快推进优质高效、绿色无害的现代中药农业发展,积极推进中药资源的深度开发和综合利用,延长产业链,扩大受惠面,促进农民增收。二是积极提升现代中药工业。结合"重大新药创制"科技重大专项和高新区的发展,吸引多渠道的资源投入,促进中药制药产业技术升级,着力推进生产的信息化和自动化水平,打造一批竞争力较强的优势企业,加快推进一批中药新产品进入国际医药主流市场。三是重视中药商贸物流业发展。采用信息技术手段与方法体系,打造现代化的中药商业与贸易模式。

三、进一步深化科学研究,突破瓶颈问题

随着中药现代化科技产业发展的不断深入,一些深层次的制约发展的问题也日益凸显。进一步释放中药产品的需求,开拓中药产品市场,把中药产业的规模进一步做大,让中药产品更好地惠及民生,其瓶颈问题在于科技,必须在科技发展上进一步深化。同时,在科技创新速度加快,复杂性增强,主体多样化的新形势下,如何优化中医药项目的组织模式,如何进一步加强协同,如何避免研究"碎片化",也是基地建设工作面临的重要挑战。

针对困扰中药产业发展全局的技术瓶颈,着力开展科技攻关,大力推进协同创新,努力推动科技与产业链的融合,为中药产业发展提供强有力的科技支撑。一是要解决好中药材资源可持续利用的关键问题,有效处理好用药需求快速增长与天然中药材资源产量有限的矛盾。促进珍稀濒危中药材的规模化生产,切实保障优质中药材的足量供应,尽快扭转部分中药材品质下降的势头,从源头上满足中药现代化生产的需求;二是要解决好中药生产质量控制的难点问题,有效处理好中药复杂成分难于精确控制与现代生产可控性要求较高的矛盾。加强中药生产工艺和质量控制方法创新,提升中药工业生产工艺和工程化技术水平,研发新型中药制药装备,建立从中药材种质、规范化种植、工业生产等全过程的生产技术体系,加快建立国际认可的中医药技术标准体系,有效保障中药产品质量;三是要解决好中药研发中的瓶颈问题,有效处理好保持中医药的疗效优势与现代药品开发要求、传统用药模式与现代用药需求的关系。以疗效为根本出发点和落脚点,引领性地构建适合中药特点的新药开发新模式,建立以临床为导向的药物评价新方法,加快推进经典名方和名优中成药现代开发关键技术的突破,加强源头创新,研发高效、安全、方便的中药新品种,更好地满足临床防治常见病、多发病的用药需求。

参考文献

[1] 国家中药现代化科技产业（种植）基地材料汇编.吉林省,2003.
[2] 国家中药现代化科技产业（种植）基地材料汇编.贵州省,2005.
[3] 国家中药现代化科技产业（种植）基地材料汇编.云南省,2007.
[4] 国家中药现代化科技产业（种植）基地材料汇编.广东省,2009.
[5] 国家中药现代化科技产业（种植）基地材料汇编.浙江省,2013.
[6] 国家中药现代化科技产业（种植）基地材料汇编.贵州省,2016.

（张兆丰,程翔林,赵雨,崔蓓,李冬雪）

第三十八章
中药制药企业 GMP 建设概况

药品生产质量管理规范(good manufacturing practice,GMP)是药品生产企业进行生产和质量管理的基本准则,是从事药品生产的人员对设备、工艺、生产操作、质量控制进行全面科学管理所必须遵循的规范性文件,实施全面药品质量管理是制药企业管理水平的标志。企业建立全面药品质量管理体系,该体系需涵盖影响药品质量的所有因素,包括确保药品质量符合预定用途的有组织、有计划的全部活动。简要地说,GMP 要求生产企业应具备良好的生产设备、合理的生产过程、完善的质量管理和严格的检测系统,旨在最大限度地降低药品生产过程中污染、交叉污染以及混淆、差错等风险,确保持续稳定地生产出符合预定用途、符合注册要求和质量标准的药品。

中药 GMP 管理与西药 GMP 管理的原则是一致的,但是由于中药本身的特殊性导致了中药生产 GMP 管理具有自己的特点。中药的原料药来源于天然动植物,存在微生物、农药残留、重金属污染等较大风险,需要在药材种植及提取生产中加强控制;此外,中药生产工艺通常源于多年传统工艺的生产经验,欠缺系统性研究,关键风险因素对于质量属性的定性定量关系了解不够;中药成分复杂、活性成分不明确等特点,也导致质量控制标准与国际上标准制定的理念产生冲突,同时导致中药生产设备清洁残留检测的专属性评估难度大。因此,在中药现代化、国际化进程中,应该继承和保持中医药传统优势和特色,在此基础上充分利用现代科学技术,借鉴先进的生产技术和管理方法,建立符合国际认可的标准规范,生产出"安全有效、稳定可控"并符合国际技术要求的现代化中药产品。建立适合中药全面质量管理体系,严格实施 GMP 规范是实现中药现代化的必由之路。

第一节　中药制药企业 GMP 建设与实施概况

我国 GMP 体系的建设与发展起步晚于欧美发达国家,于 19 世纪 80 年代初才开始萌芽,我国最早于 1982 年由中国医药工业公司编制了《药品生产质量管理规范》(试行稿)。经过 2~3 年试行,卫生部于 1984 年重新修订《药品生产质量管理规范》,并于 1988 年 3 月颁布生效。直至 1998 年,由新成立的国家药品监督管理局拟订并颁布的《药品生产质量管理规范》(1998 年修订),形成了我国 1998 年版 GMP 指南,标志着我国 GMP 真正意义上开始实施。然而,此阶段 GMP 规范中,并没有专门针对中药行业的管理细则,对中药生产与化学药品生产采用相同标准的管理方式,在可执行性方面明显不足。2003 年,国家药监局颁布了针对中药饮片的 GMP 补充规定,但对中药行业的 GMP 管理仍不充分、不全面。直至 2010 年,《药品生产质量管理规范(2010 年修订)》颁布,其中"附录 5:中药制剂"对中药制剂生产过程中的特殊性进行了有针对性的要求和规范,这标志着中药生产开始真正意义上进入规范的

GMP 时代。该中药制剂附录中提出了要进一步提高中药制剂的生产质量管理水平,强化了中药材及中药饮片的质量控制、提取工艺控制、提取物贮存等管理要求,对中药材及中药制剂的质量控制项目的要求更加全面,要求对提取中回收溶媒进行控制;并结合中药制剂的特点对人员、厂房与设施、物料、文件、生产、委托加工等基本要求中涉及的内容做了特殊的规定。

第二节　GMP 认证促进中药制药企业快速发展

一、强制性的 GMP 认证提高了质量管理水平和药品质量

从 2004 年 7 月 1 日,国家药监局要求我国所有药品制剂和原料药企业必须通过 GMP 认证并在符合 GMP 条件下组织生产,标志着我国药品生产质量控制进入新的时期。在此之前,全国中成药企业(剂型)通过药品 GMP 认证的只有 76 家,占中成药工业企业总数的 6.8%。自 GMP 强制执行 10 余年来,绝大多数中药企业均通过了 GMP 认证,其中仅中药饮片企业就达到 1 318 家。实施 GMP,是政府和法律赋予制药行业的责任,也是中国加入 WTO 之后实行药品质量保证制度的需要。实施 GMP 这一强制措施,对促进我国中医药事业健康发展起到了重要作用。

二、淘汰落后中药企业促进企业合并与兼并

药品监管部门在颁布一系列 GMP 规范和细则的同时,也通过分类监管、加大跟踪检查力度、飞行检查等手段,淘汰一些技术落后,厂房设备不能满足 GMP 标准,无法满足中药现代化发展需要的"作坊式"的中药生产企业。截至目前,我国现有 7 179 家药品生产企业,1/4 的药品生产企业未通过新版 GMP 认证,即 1 795 家。按照 CFDA 的规定,这些药企(或生产车间)将停止生产,其中包括不少中药生产企业。此外,自 2014 年下半年开始,国家对中药行业,尤其是中药饮片企业的飞行检查力度持续加大,仅 2014 年一年中,就有 40 家中药企业被收回 GMP 证书,占全年被收回证书的制药企业总数的 80%。

新版 GMP 认证标准有利于医药行业资源向优势企业集中,有利于医药行业调整其经济结构,中成药作为中药的子行业之一,亦将会有重大调整,尚未通过 GMP 认证但有潜力的中成药企业将成为被收购的目标,重塑中成药行业新格局。

第三节　不　足　与　展　望

自 2004 年以来,药品生产企业的 GMP 工作开始向深层次发展,在完成硬件建设的基础上,仍需继续加强软件建设,将 GMP 真正落实到生产管理的每一个细节上去。我国的 GMP 规范开始逐步与国际接轨,需要紧跟发达国家的药品监管科学最新进展,逐步达到发达国家水平。

一、中药 GMP 管理仍需细化

中药材的前处理、提取、浓缩等生产过程中使用蒸汽量较大,产烟尘、热湿量大,中药材的运入和提

取后药渣的运出量大,容易对厂区造成环境污染。提取工序在中成药生产中是非常关键的步骤。然而,GMP 对于中药提取的条款仍不十分详细。中药生产具有多品种、小批量的特点,很难做到专线生产,不同品种、规格、批号的产品存在互相干扰的风险,易产生交叉污染。另外对于贵重药材、毒性药材、特殊品种(如朱砂、冰片、麝香、牛黄)也需要特殊对待,设备、工艺制定、验证方面有一定难度,这些无疑都加大了 GMP 实施难度。

目前多数药材、饮片主要靠性状鉴定,中药的成分定量测定中只有少部分品种可采用几个有效成分来控制。在中药生产过程中各工序质量标准中还是以物理外观指标居多,定性指标少,定量指标更少。正因为中药生产在质量标准化方面存在着薄弱环节,有些难以制定标准检测方法和缺少检测手段,过程控制不易制定和实行,只能靠加强生产管理才能得以保证产品质量,所以对于 GMP 质量管理提出了更高的要求。

二、完善中药配套产业链管理

中药产业集群既应该包括从药材种植到物流终端的产业主链,也应该涵盖药用辅料、药用包材、制药装备和软件,直至渗透到农业、化工、机械、IT 等行业的产业支链。为了推动中医药产业创新升级,促进中医药经济的发展,需要管理部门组织成立中医药产业集群升级发展协调小组,以协调各个行业的监管部门、行业协会之间的交流沟通机制为主要抓手,促进交叉行业的监管稽查的跨部门协作,以及国家标准和行业标准的跨行业对接。另外,在中药产业支链的各个行业里,大力推进与行业特点和风险相匹配的生产和质量管理规范的建设,并积极引导行业第三方认证和第三方溯源服务的发展。

对行业产业链管理、中药企业产业链管理均加强全过程质量可追溯体系管理,利用现代信息化手段,在当前以"物"的信息管理为主的质量追溯体系基础上,转变为以"工艺质量信息"为特征的全程质量追溯体系,延长制药产业链体系管理,构筑中药产业链全面国际化的坚实基础。

三、加快推进中药 GMP 国际互认

在质量控制上,引导并加速推动中药生产企业自身提高。中药生产 GMP 管理与西药 GMP 管理的原则是一致的,但是因为中药本身的特殊性导致了中药生产 GMP 管理存在自己的特点,应在中药产业链的不同阶段应用进行不断理解、实践、再理解、再实践,循环进行,达到 GMP 管理与中药生产活动的有机结合,同时对中药生产工艺进行科学、系统和深入的试验设计和研究,搞清产品质量属性和工艺参数及物料属性之间的定量关系,达到产品质量可知可控,也是中药现代化的基础,实现国际互认的依据。

四、加快建设中药先进制造技术平台

2015 年国务院公布中国的第 1 个"十年行动纲领"《中国制造 2025》,将包括中药在内的生物医药产业列为战略重点领域之一,国家将引导社会各类资源集聚,将智能制造作为主攻方向,推进制造过程智能化,深入推进制造业结构调整,提高国际化发展水平。中药制造产业数字化、智能化,是中药现代化、国际化的重要组成部分和发展的必然趋势。中药制造在工艺设计、装备制造、过程控制技术等方面与国际先进制药水平存在着明显差距,具体表现为装备设计与工艺控制集成化程度不高、工艺开发方法缺乏系统科学性、缺乏在线过程控制技术等,阻碍了中药制造数字化、智能化程度的提高,制约了中药质量标准的进一步提升,是中药现代化和国际化面临的关键产业技术瓶颈。在工业化与信息化深度融合的全球产业变革背景下,应加快构建中药产业先进制造技术平台建设,突破中药制造产业技术瓶颈,实现中

药全产业链数字化、智能化。

中药行业应加快发展智能制造工艺与装备技术，以现代制药工程技术改造传统工艺，自主研发适用于中药工艺控制特点的模块化、智能化、低碳化智能装备、智能化生产线及成套装备。加快发展智能控制软件及数据库技术，重点扶持我国拥有自主知识产权的智能控制系统、在线分析软件、故障诊断软件、相关传感及通信系统协议等相关技术。选择一批具备国际化研发背景、高水平技术人员、先进制造平台的中药现代化领军企业，以中药大品种作为示范应用，在财政信贷及金融政策上予以倾斜性支持，实行减税和融资优惠，促进企业在研发设计、生产制造、质量控制、企业管理等方面的自主创新，尽快实现智能制造，进一步壮大一批具备国际竞争力的中药大品种，并对全行业提升起到辐射作用。

参考文献

［1］傅晶莹. 实施药品 GMP 认证是我国中药生产企业的必然选择［J］. 中药研究与信息，2001，（04）：5.

［2］朱萍. 新版 GMP 大限临近中药饮片或加速洗牌［N］. 21 世纪经济报道，2015 - 10 - 21(3).

［3］肖继何. 中成药行业：新版 GMP 认证重塑行业新格局［R/OL］.（2016 - 02 - 24）http：//www. foundersc. com/hyfxxsb/16/02/24/5K75910256FS. shtml.

（叶正良，徐铁）

人才团队篇

党和国家历来高度重视人才工作,在中共十五大、十六大、十七大、十八大报告中均强调人才在国家建设与发展中的重要性,并提出了切实可行的方针政策。2010 年中共中央和国务院颁布了《国家中长期人才发展规划纲要(2010—2020 年)》(中发〔2010〕6 号)。

通过中药现代化 20 年的努力,取得了科研、教育、产业等各方面巨大成绩,一大批中药行业的各类优秀人才及团队在其中起到了关键作用。党和国家对中医药事业的高度重视和中药行业自身的快速发展为大批中药人才和团队的涌现创造机遇,党和国家对人才工作的重视和我国的人才强国战略的实施为大批中药人才和团队的涌现提供了优良的土壤。

在推进中药现代化的过去 20 年间,我国科研机构培育了一大批在中药科研领域的高水平人才队伍,产生了一大批重要的科研成果。截止至 2015 年,在科研机构中有我国目前唯一的诺贝尔生理学或医学奖获得者,还有中药领域两院院士、国家杰出青年科学基金获得者、中组部"万人计划"领军人才入选者、国家"973"项目首席科学家、优秀青年科学基金获得者、国家"重大新药创制"重大科技专项专家成员等,分别占全国中药领域同类人才总数的 60％、42％、67％、40％、9％、52％。科研机构作为第一完成单位获得的国家科学技术进步奖、国家自然科学奖、国家技术发明奖分别占全国中药领域同类奖项总数的 30％、100％、25％。

第三十九章
人才队伍建设

第一节　人　才　规　模

一、科研单位

科研机构是我国中药科技创新的重要力量。经过多年的投入与建设,我国现有国家级和省级中药科研机构和药物检验所共 80 余所,其中科研与技术开发机构 79 所,科学技术信息和文献机构 1 所,主要包括中国中医科学院、中国医学科学院、军事医学科学院、中国科学院等科研系统的多个研究所,以及 33 个省级中医药研究院所、32 个国家级/省级食品药品检验研究院所等。2012 年的统计数据显示,全国各类中医药科研机构从业人员约 2 万人,其中从事科技工作的 1.2 万人,占总从业人员数的 59%。2005—2012 年,从业人员数量总体呈上升趋势。从业人员学历明显提高:2012 年科技人员中具有大学本科及以上学历者为 0.8 万人,占科技人员的 69%,较 2005 年增加 18%,较 2010 年增加 5%。2012 年科技人员中中级以上职称者为 0.7 万人,占科技人员的 66%,较 2005 年增加 30%,较 2010 年增加约 6%。

二、高等院校

目前我国有三类高等院校开设了中药相关专业,包括中医药高等院校、西医药高等院校、其他高等院校。中药现代化 20 年推进过程中,开设中药相关专业的院校数目不断增加,1995 年开设中药相关专业的高等院校全国有 30 所,2015 年开设中药相关专业的高等院校全国有 102 所。

目前全国有 24 所中医药高等院校:北京中医药大学、上海中医药大学、广州中医药大学、成都中医药大学、南京中医药大学、天津中医药大学、辽宁中医药大学、长春中医药大学、黑龙江中医药大学、浙江中医药大学、安徽中医药大学、福建中医药大学、山东中医药大学、河南中医药大学、湖北中医药大学、湖南中医药大学、广西中医药大学、江西中医药大学、陕西中医药大学、甘肃中医药大学、河北中医学院、贵阳中医学院、山西中医药大学、云南中医学院;设有中药相关专业的西医药高等院校包括:中国药科大学、沈阳药科大学、广东药科大学、首都医科大学等;设有中药相关专业的其他高等院校包括:浙江大学、暨南大学、苏州大学、南京农业大学、华中科技大学、西南交通大学、西北大学、兰州大学、青海大学、石河子大学等。

我国高等院校所开设的中药方面的专业设置经多次修订不断完善和规范,包括中药学、中药制药、中药资源与开发、中草药栽培与鉴定等中药相关专业。在招生规模方面,随着 1999 年开始国家扩招政策逐步实施,中医药高等院校的招生规模逐年增加。以中药学专业为例,2011 年的本科生和研究生在校生数量分别为1999年的5.8倍和17.5倍,大大提升中药行业从业人员的整体学历水平。为适应招生规模的扩大,中医药高等院校也加大教师队伍建设的力度,以保证教学质量。1999年全国中医药高等院校的专任教师总数为0.6万人,其中具有博士和硕士学位的比例分别为2.4%、20.5%,2011年全国中医药高等院校专任教师总数为2.3万人,其中具有博士和硕士学位的比例分别为15.6%和38.3%。2011年,全国中医药高等院校的教授、副教授、讲师和助教所占比例分别为15.9%、28.9%、34.7%和17.2%。

在20年间,我国高等院校也培育了一大批在中药科研领域的高水平人才队伍。截止至2015年,高等院校有中药领域两院院士、国家杰出青年科学基金获得者、中组部"万人计划"领军人才入选者、国家"973"项目首席科学家、优秀青年科学基金获得者、国家"重大新药创制"重大科技专项专家成员分别占全国中药领域同类人才总数的40%、55%、33%、60%、82%、44%。高等院校作为第一完成单位获得的国家科学技术奖和国家技术发明奖分别占全国中药领域同类奖项总数的52%和50%。

三、中药企业

我国大部分中药从业人员在中药企业工作,高端人才的培养和引进、企业工作人员受教育程度的提高直接关系到企业竞争力和自主创新能力的提高、关系到我国中药产业的整体实力和发展后劲。2002—2014年,共有27名中药企业管理人员获得"全国优秀企业家"荣誉称号,一些优秀归国人员和外籍专家通过中组部"千人计划"等加盟企业,每年都有一大批具有博士和硕士学位的高学历人才进入企业工作,企业中具有本科学历的从业人员比例不断上升,这些都为我国中药企业的发展增加了活力。在推进中药现代化的过去20年间,中药企业作为第一完成单位获得的国家科学技术奖和国家技术发明奖分别占全国中药领域同类奖项总数13%和25%。

第二节　杰　出　人　才

在中药现代化20年的进程中,全国涌现了一大批中药学科及从事中药相关研究的优秀人才,其中包括:诺贝尔生理学或医学奖获得者1位、两院院士18位、国家杰出青年科学基金获得者31名、"长江学者奖励计划"获得者11名、"万人计划"领军人才获得者3名、"千人计划"获得者2名、"973"计划首席科学家9名、国家优秀青年科学基金获得者11名、"万人计划"青年拔尖人才获得者4名等。

一、诺贝尔生理学或医学奖获得者

☆ 屠呦呦

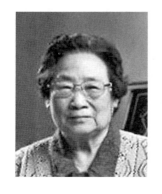

中国中医科学院研究员。

1955年本科毕业于北京医学院药学系(今北京大学医学部药学院),同年分配到卫生部中医研究院(现中国中医科学院)中药研究所工作至今。现任中国中医科学院终身研究员、首席研究员,中国中医科学院青蒿素研究中心主任。屠呦呦研究员突出的科学贡献是发现了青蒿素:第1个把青蒿带入国家"523项目",第1个得到有效活性成分(青蒿提取物和晶体),第1个证明在人体内青蒿提取物具有抗疟活性。1969年1月屠呦呦作为中药抗疟科研组组长参加了国家"523"项目,开展抗疟药物的研究,受《肘后备急方》"青蒿一握,以水二升渍,绞取汁,尽服之"的启发,创建了青蒿低沸点溶剂提取的方法,从而获得了对疟原虫有100％抑制率的青蒿乙醚中性提取物(醚中干),1972年又最先从中分离得到抗疟有效单体"青蒿素"。先后于1972年和1973年首次证实"醚中干"和青蒿素治疗疟疾临床效果确切,并确定了青蒿素是一个不含氮的倍半萜类化合物。青蒿素的发现改写了只有含N杂环的生物碱成分抗疟的历史,标志着人类抗疟历史步入新纪元。1973年屠呦呦首先通过硼氢化反应得到还原青蒿素(双氢青蒿素),为青蒿素类衍生物进一步研发奠定了基础。1986年青蒿素和青蒿素栓剂获得国家新药证书,这是我国实施新药审批办法以来第1个新药证书;1992年双氢青蒿素和双氢青蒿素片剂获得国家新药证书;2016年获双氢青蒿素片增加适应证的临床批件。至今以青蒿素为基础的联合疗法(ACT疗法)仍为世界卫生组织(WHO)推荐的疟疾治疗的首选方案,几乎所有疟疾流行国家都采用了ACT疗法,年采购量2亿人份以上。WHO《全球疟疾报告(2016年)》指出:2000年至2015年期间,全球各年龄组危险人群中疟疾死亡率下降了60％,5岁以下儿童死亡率下降了65％。2001年以来,因疟疾死亡率下降,全球共挽救了620万人的生命。屠呦呦及其团队获得了1978年全国科学大会奖、1979年国家发明二等奖、1992年中医药科学技术进步一等奖、1992年全国十大科技成就奖、1996年求是"杰出科技成就集体奖"、2003年泰国玛希顿皇家医学贡献奖、2009年中国中医科学院唐氏中药发展奖、2011年美国拉斯克—狄贝基临床医学研究奖、2015年哈佛大学医学院华伦·阿尔波特奖、2015年诺贝尔生理学或医学奖。

屠呦呦是第1位获得诺贝尔科学类奖项的中国本土科学家,第1位获得诺贝尔生理学或医学奖的华人科学家。青蒿素研究工作成为用科学方法促进中医药传承创新并走向世界最辉煌的范例,为国家争得了荣誉。2016年被授予"全国优秀共产党员"光荣称号。

二、两院院士

中药学科领域和从事中药现代化研究的两院院士共有18名,其中5名在1991—1995年间当选,1996—2015年中当选13名(包括中国工程院院士11名和中国科学院院士2名)。(表39-2-1)

表39-2-1 中药科领域的两院院士名单

姓 名	当选年度	工 作 单 位
中国工程院院士(13名)		
桑国卫	1999	中国药品生物制品检定所
胡之璧	1994	上海中医药大学
刘耕陶	1994	中国医学科学院药物研究所
肖培根	1994	中国医学科学院药用植物研究所
姚新生	1996	暨南大学、沈阳药科大学
王永炎	1997	中国中医科学院临床医学基础研究所
于德泉	1999	中国医学科学院、北京协和医学院
刘昌孝	2003	天津药物研究院、天津中医药大学
李连达	2003	中国中医科学院
张伯礼	2005	中国中医科学院、天津中医药大学

姓　名	当选年度	工　作　单　位
李大鹏	2007	浙江中医药大学
吴以岭	2009	河北省中西医结合医药研究院
王广基	2013	中国药科大学
黄璐琦	2015	中国中医科学院
中国科学院院士（3名）		
陈　竺	1995	上海交通大学附属瑞金医院
陈可冀	1991	中国中医科学院西苑医院
陈凯先	1999	中国科学院上海药物研究所
金国章	2001	中国科学院上海药物研究所

（一）中国工程院院士

☆ 桑国卫

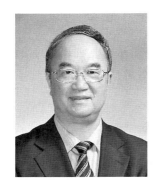

中国药品生物制品检定所研究员。

1962年上海第一医学院（现复旦大学医学院）药学系本科毕业，1966年上海第一医学院医学系药理专业研究生毕业，1979—1981年在英国剑桥大学生理系及伦敦大学皇家医学研究生院甾体生化系进修，1989—1990年任美国康奈尔大学医学院临床药理学及内科学Faculty Member及客座教授。担任中国药学会理事长，"十一五""十二五"国家"重大新药创制"重大专项技术总师，工信部"医药工业'十三五'发展规划"专家咨询委员会主任，上海中医药大学名誉校长等职。曾任第11届全国人大常委会副委员长，农工民主党中央主席。对长效注射与口服甾体避孕药及抗孕激素复方庚炔诺酮、18-甲基炔诺酮、米索前列醇和米非司酮的药代动力学、种族差异和临床药理学及抗菌中药千里光、复方丹参注射液、石杉碱甲等中药作了系统研究，取得多项重大成果。对紧急时期避孕药米索前列醇和米非司酮开展了14 000例多中心临床试验，制定了我国药物终止早孕常规。近年来在新药的安全性评价、质量控制和临床试验等方面进行了卓有成效的工作，为加强我国GLP、GCP平台建设做出了重要贡献。自1999年以来，主持科技部"863"重大专项"创新药物和中药现代化"，2008年起担任国家科技重大专项"重大新药创制"技术总师，为建立国家医药创新体系，加强国家创新药物研究能力及研发平台建设做出重要贡献。获全国科技大会奖2项（1978年），国家科学技术进步奖二等奖3项（1987、1997、2008年），部委级科学技术进步奖一等奖1项、二等奖4项。1997年获何梁何利科学技术进步奖（医学药学奖）。2008年获吴阶平—保罗—杨森奖特殊贡献奖。2014年获国际药学联合会（FIP）药学科学终身成就奖。在国内外发表学术论文80余篇，主编《生物制品规程》《临床用药指南》《中国药品检验标准操作规范》和合著《临床药理学》《生殖药理学》等专著10余部。此外，历任浙江省医学科学院副院长、WHO长效避孕药指导委员会委员（1983—1989年）、国际药理联合会理事（IUPHA，1992—2000年）、浙江省卫生厅副厅长、浙江省省长助理、国家药品监督管理局副局长、中国药品生物制品检定所所长、国家药典委员会秘书长。第10届全国人大常委会委员、全国人大教科文卫委员会副主任委员，第7届、第8届、第9届全国政协委员。

☆ 胡之璧

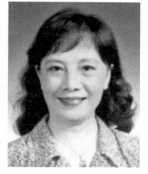

上海中医药大学教授。

1956 年本科毕业于华东药学院（现为中国药科大学），1984 年于德国图平根大学获得博士学位。中国工程院医药卫生学部首批院士，我国中药生物工程技术奠基人之一。率先培育出转化率较高的洋地黄细胞株，即著名的"胡氏细胞株"。将近代分子生物学和植物基因工程等高新技术应用于中药研究，在国际上首先将农杆菌 Ri 质粒成功引入几十种中草药基因组中，培育出多种转化器培养系，有些品种有效成分含量达到天然中药的几十倍。其研究团队首次成功地克隆了黄芪中两个糖苷转移酶基因，构建了偶联双基因表达载体，获得了活性产物的高表达，这一开创性成果处于国际领先水平。作为中药学一级学科重点学科的奠基人和首席科学家，长期以来致力于学科发展、团队优化、研究基地建设，1985 年创建了上海中医药大学中药研究所，搭建现代中药研究平台，并带领团队先后组建了中药生物技术国家中医药管理局重点研究室、上海市复方中药重点实验室、上海中药标准化研究中心、中药标准化教育部重点实验室。先后获国家科学技术进步奖二等奖 4 项，上海市科学技术进步奖一等奖 3 项，国家中医药管理局科学技术进步奖一等奖 1 项，以及香港求是科技基金会"中医药现代化杰出科技成就奖""何梁何利"医学药学奖、中国中医科学院"唐氏中医发展奖"等，并荣获全国"五一劳动奖章"、全国侨界优秀教师和标兵、上海市劳动模范等荣誉称号。

☆ 刘耕陶

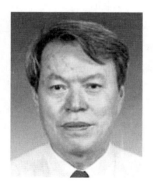

中国医学科学院药物研究所研究员。

1956 年本科毕业于湖南湘雅医学院（现中南大学）。主要从事生化药理研究，在中国开辟了肝脏生化药理学研究领域；创制了抗肝炎新药联苯双酯并被载入药典；研制出我国第 1 个拥有自主知识产权抗肝炎新药双环醇；研制了灵芝孢子粉和薄盖灵芝菌丝体注射液；开发了新型抗帕金森病药物芬乐胺，已获得 I 期临床批件。荣获首都"五一劳动奖章"、国家人事部有突出贡献中青年专家称号、中国药学天士力创新药物奖特别贡献奖、中国药理学发展突出贡献奖等奖项。曾担任国家新药研究与开发协调领导小组专家委员会常委、卫生部药物咨询委员会委员、中国药理学会抗炎免疫专业委员会副主任、中国自由基生物学与医学专业委员会副主任及名誉主任等职。曾担任《药学学报》《中国药理与毒理学杂志》等副主编以及《中国生理科学进展》等编委。

☆ 肖培根

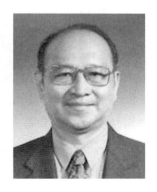

中国医学科学院药用植物研究所研究员。

1956 年本科毕业于厦门大学，2002 年于香港浸会大学获名誉博士。曾任中国医学科学院药植所所长，世界卫生组织传统医学合作中心主任等职。长期致力于中药资源的调查、整理、开发和利用，关注并推进中药的国际化与现代化研究。领导首次全国中草药资源普查，发现了 1 个新属（人字果属）和药用植物 32 个新种和 11 个新变种，成为目前发现药用植物新种最多的研究者。提出了发展以原料、药品制剂及新药为主的三级开发战略理论，为我国药物资源的开发利用奠定了理论基础。领导建设了国家药用植物园体系，创立了用于指导药用植物资源开发利用及寻找新药源研究的"药用植物亲缘学"，并提出了"别样茶"及"适用原"概念。主编或参编专著 30 余部（卷），代表性著作有《中药志》等，共发表学术论文 900 余篇。曾获得国家级成果奖 3 项，省部级奖 10 项，被评为国家级有突出贡献的专家，曾获立夫中医药学术奖、地奥药学科技奖（中药）一等奖、求是科技基金会中医药现代化杰出科技成就集体奖等奖项；被授予全国杰出专业人才及北京市优秀共产党员的称号。创办 *Chinese Herbal Medicines*，并担任 *Journal of Ethnopharmacology*、*Planta Medica*、*Fitotherapy* 等主编或编委。

☆ 姚新生

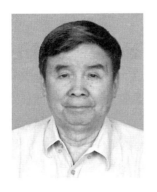

暨南大学、沈阳药科大学教授。

1955 年本科毕业于东北药学院（现沈阳药科大学），1983 年于日本东京大学获得博士学位。主要从事中药与天然药物活性成分及其应用开发研究。2002 年兼任深圳中药及天然药物研究中心主任，同年担任暨南大学药学院名誉院长及中药与天然药物研究所所长至今。从事中药与天然药物化学教学及科研工作 60 年，已培养了 84 名博士，在国内外学术刊物上已经发表了 500 余篇论文（其中 1986 年后发表 400 余篇 SCI 论文），他引 4 142 次，h-index：31。主编出版《天然药物化学》《有机化合物波谱解析》及《超导核磁共振波谱解析》3 部全国医药院校统编教材及研究生教材；专利获授权 16 项，已成功研发 4 个新药。获省部级以上奖励 7 项，应邀在国内外召开的学术会议上做大会报告 30 多次。2007 年在中国药学会 100 周年纪念大会上，作为药学教育家及天然药物化学家获"特殊贡献奖"。曾担任沈阳药科大学校长、国务院学位委员会药学学科评议组召集人、国家自然科学基金委中医中药学科评审组组长、全国博士后管委会医学专家组成员、辽宁省科协副主席、中国药学会副会长。现兼任香港理工大学及澳门科技大学的客座教授、香港浸会大学客座/名誉教授、中国科学院上海药物研究所"创新药物研究"国家重点实验室学术委员、中国医学科学院药物研究所"天然药物活性物质与功能研究"国家重点实验室学术委员、国家药典委员会执行委员。

☆ 王永炎

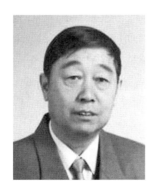

中国中医科学院临床医学基础研究所研究员。

1962 年本科毕业于北京中医学院（现北京中医药大学）。从事中医内科医疗、教学、研究 50 余年，主要研究方向是中风与脑病的中医药防治临床与基础研究。通过对缺血性中风与血管性痴呆等病系统临床研究观察，总结了证候演变、辨证治疗、调摄护理的规律。针对中风病急性期痰热症、痰热腑实证设计、研究的化痰通腑汤与清开灵注射液静脉滴注疗法，显著提高了疗效。1999 年承担国家"973"项目"方剂配伍规律研究"首席科学家，2002 年担任国家自然基金委重大计划项目专家指导组组长。主编专著 12 部，发表论文 600 余篇。先后荣获国家级科学技术进步奖二等奖 2 项，三等奖 3 项，省部级科技成果一等奖 5 项，何梁何利基金科学与技术进步奖，香港求是基金会中医药现代化杰出科技成就奖，中国标准化终身成就奖。历任北京中医学院院长，北京中医药大学第一副校长、校长，中国中医研究院院长，以及国家重点基础研究发展规划专家顾问组成员，国务院学位委员会学科评议组成员，中国科学技术协会第 6 届和第 7 届常委，第 10 届全国人大常务委员会委员。2004 年荣获全国"五一劳动奖章"，2005 年荣获全国先进工作者荣誉称号，2012 年当选中央文史研究馆馆员。

☆ 于德泉

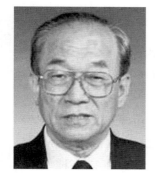

中国医学科学院药物研究所研究员。

1956年本科毕业于北京医学院（现北京大学医学部）。主要从事天然药物化学和新药创制研究。首次发现过氧键为抗疟有效基团；在国内率先用近代2D-NMR技术研究天然产物化学结构，并加以推广；基于仿生学思路，在阐明天然麝香有效成分的种类、结构、含量及比例的基础上，发现并研制出天然麝香中关键药效物质的替代品——芳活素，创新提出人工麝香组方策略，设计出独特的人工麝香配制处方，成功研制出"人工麝香"，并实现了规模化生产，人工麝香市场占有率高达99%以上。该成果从根本上解决了麝香长期供应不足的历史性难题；保证了中华民族国宝中成药的传承；确保了人民用药安全、有效；创造了巨大的社会效益、生态效益和经济效益。完成近百种中草药化学成分研究，发现数百种新化合物并确定其化学结构；完成中药藁本化学基础和番荔枝科植物抗癌有效成分研究，发现1种高活性免疫抑制成分及3种保肝成分；研究番荔枝科植物中抗癌有效成分，发现60多种结构新颖抗癌有效化合物。获国家科学技术进步奖一等奖1项、二等奖1项，香港求是科技成就奖，中国药学发展奖特别贡献奖，中国中医科学院"唐氏中医药发展奖"等。曾任中国化学会理事兼有机专业委员会副主任委员、天然药物活性成分和功能国家重点实验室学委会主任、《亚洲天然产物研究杂志》主编等。

☆ 刘昌孝

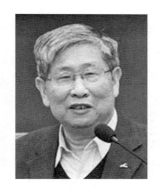

天津药物研究院研究员。

1965年本科毕业于北京医学院药学系（现北京大学医学部药学院），1986—1987年赴瑞典做高级访问学者。是我国药代动力学的学科开拓者和学科带头人之一。1968年建立了国内第1个药代动力学实验室，1975年在国内第1次将药代动力学研究用于新药评价，1980年出版了国内第1部药代动力学专著，1995年创建国内第1个部级药代动力学重点实验室，2003年创建第1个药代动力学省部共建国家重点实验室，2010年创建第1个药代动力学国家重点实验室。长期致力于新药（中药）研究。近10年来带领研究团队获得5个方面的成绩：① 根据中医组方理论，建立以"君药"为主线的药代研究思路和中药药代标志物的研究。② 建立集成系统生物学和分子生物学研究技术，率先倡导应用代谢组学开展复杂系统的中药作用机制研究和推进分子生药学发展。③ 基于转化研究模式，总结中药新药研发源于临床的特点，在1986年提出基于临床治疗学和药理学的现代中药发展思路，为开展确有疗效中药方剂开发成中药新药奠定了基础。④ 应用现代药代研究方法整合多学科提出建立中药有效物质基础—药代—药效的三维研究模式，应用于中药新药研究和评价，为本院获得具有知识产权的40余项中药新药证书提供技术支撑。⑤ 根据中药有效物质来源于植物次生代谢产物的生物合成途径，提出中药质量标志物的新概念，为从药材—饮片—成药的过程质量控制和溯源性提出新质量控制模式。获得天津市科学技术进步奖一等奖3项，海南省一等奖1项，天津市二等奖4项，教育部科学技术进步奖二等奖1项，中国药学会等科学技术奖二等奖5项，获得部省级科技成果三等奖20余项和国际奖5项，发表中药相关的SCI论文近200篇。现担任释药技术与药代动力学国家重点实验室主任，中国药典委员会执行委员，国际药代研究会（ISSX）中国办事处主任，中国药学会和中国药理学会常务理事，天津市药学会理事长，天津市药理学会理事长和天津市学会研究会理事长，创办 *Chinese Herbal Medicines* 并担任主编。

2010 年曾创办 *Asian Journal of Pharmacodynamics and Pharmacokinetics* 并担任主编。

☆ **李连达**

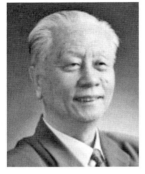

中国中医科学院研究员。

1956 年本科毕业于北京医学院医疗系（现北京大学医学部）。现任中国中医科学院首席研究员。从事中医临床和基础研究 60 余年，20 世纪 70 年代起专注于中药药理学研究，是我国中药药理学的开创者之一。主要学术成就为：① 20 世纪 80 年代在国内率先建立动物和人的心肌细胞培养方法，并用于中药研究，向全国推广后至今仍为全国普遍使用。② 20 世纪 90 年代在卫生部领导下，负责制定了我国第 1 个中药药效学评价标准与技术规范，对 40 多种病症的药效学研究建立技术要求及审评标准，提高了全国中药新药研制水平。1992 年由卫生部印发全国，成为我国第 1 个官方认可的中药药效学评价标准及技术规范，迄今仍为全国遵守的标准。③ 2000 年以来，首创中药与自体骨髓干细胞经心导管移植治疗冠心病的新方法，倡导加强中药安全性研究，进行有毒药材的替代研究和提高中药注射液安全性的研究。完成了多种中药新药的研制或药理学研究工作，发表学术论文 300 余篇，主编及参加专著编写 10 余部，培养研究生及博士后 50 余人。荣获国家科学技术进步奖一等奖，卫生部科学技术进步奖甲级奖，中华中医药学会科学技术一等奖等多项奖励。中央国家机关"五一劳动奖章"获得者，第 7 届北京市人大代表，第 8、第 9、第 10 届全国政协委员。

☆ **张伯礼**

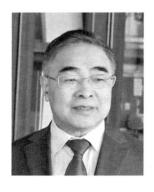

天津中医药大学教授、中国中医科学院研究员。

1982 年于天津中医学院（现天津中医药大学）获得硕士学位。现任中国中医科学院院长、天津中医药大学校长。主要从事心脑血管疾病防治和中医药现代化研究，为国家重点学科中医内科学科带头人。开展血管性痴呆研究，制定了 VD 证类分型标准和按平台、波动及下滑三期分期证治方案；明确了中风病证候和先兆症动态演变规律，建立了综合治疗方案；创立了脑脊液药理学方法，揭示中药对神经细胞保护作用机制；完成了首个中药对冠心病二级预防临床研究，建立了中医药循证评价系列方法和关键技术；承担的方剂关键科学问题研究连续 3 次得到"973"计划支持，开创了以组分配伍研制现代中药的新途径；开拓中成药二次开发研究领域，培育了中药大品种群；组建中药产业技术研究院，推动中药产业技术升级。获得包括国家科学技术进步奖一等奖 1 项、二等奖 4 项，省部级科技一等奖 8 项。发表论文 300 余篇，培养研究生 200 余名，获全国优秀博士论文 3 篇，提名 2 篇。"九五"至"十五"期间任"创新药物和中药现代化"科技专项专家组成员，科技部"中药现代化科技产业基地建设"专家组组长，参加起草《中药现代化发展纲要》等规划。"十一五"至"十三五"期间任国家"重大新药创制"科技重大专项技术副总师，国务院医改咨询专家委员会委员。为中国中西医结合学会名誉会长，中华中医药学会副会长，中华医学会副会长，教育部中医学类教育指导委员会主任委员。担任《中医杂志》《中国中药杂志》《天津中医药》等主编。

☆ **李大鹏**

浙江中医药大学教授。

1977 年本科毕业于上海第一医学院（现复旦大学药学院），主要从事中药制药工程创新研究。早年从中药薏苡仁中发现并成功提取分离到抗癌新化合物，获得发明专利，提升了中药研究原创水平；率先创建中药静脉乳剂技术平台，研制成功抗癌新药康莱特注射液；近年又创建超临界二氧化碳萃取中药有

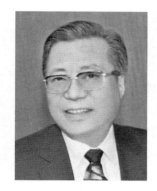

效成分产业化应用工艺技术平台，并率先被 SFDA 批准投入生产；将数项科研成果转化生产力，产生巨大的经济和社会效益，仅康莱特单一产品已实现产值 80 亿元，为国家纳税 12 亿元。先后评为"全国中青年医学科技之星""全国优秀科技工作者"等。获得中、美等国药物发明专利 24 项，研制成功新药 5 个。获得国家技术发明奖二等奖、国家技术发明奖三等奖、国家科学技术进步奖二等奖以及省部级一等奖 4 项，撰写学术论文及专业著作 30 余篇（部）。现任浙江康莱特集团董事长及总工程师，曾任中华中医药学会副会长、中国中药协会副会长、中国抗癌协会常务理事等。

☆ 吴以岭

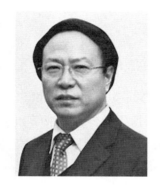

河北省中西医结合医药研究院研究员、络病研究与创新中药国家重点实验室主任。

1979 年本科毕业于河北医学院（现河北医科大学），1982 年于南京中医学院（现南京中医药大学）获得硕士学位。主要从事中医络病理论及其应用研究，是中医络病学学科创立者和学科带头人。首次系统构建"络病证治"与"脉络学说"理论体系。以络病理论为指导开辟心脑血管疾病治疗新途径，并指导研发治疗心脑血管病的通心络胶囊、治疗心律失常的参松养心胶囊、治疗慢性心力衰竭的芪苈强心胶囊、治疗流感及感冒的连花清瘟胶囊等多个具有自主知识产权的创新中药，创立"理论—临床—新药—产业—教学"一体化发展新模式。以第 1 完成人获国家技术发明奖二等奖 1 项、国家科学技术进步奖二等奖 3 项、省部级一等奖 5 项及何梁何利奖。主编《络病学》《脉络论》等专著。现任国家心血管病中心专家委员会副主任委员、国家中医药管理局络病重点研究室主任、中国中西医结合学会副会长、中华中医药学会副会长等职。担任《疑难病杂志》总编，《中国实验方剂学杂志》主编。

☆ 王广基

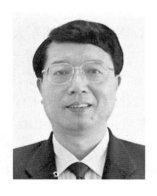

中国药科大学教授。

1977 年本科毕业于南京药学院（现中国药科大学），1993 年于新西兰兰奥塔哥大学获得博士学位。主要从事药物代谢动力学研究，建立了能与发达国家实现双边互认的临床前药代动力学技术平台，针对创新药物进行系统的临床前药物代谢动力学研究，促进了我国创新药的研发及产业化；创建了"靶细胞药代动力学—药效学结合研究"新理论及新模型；研究药物尤其是抗肿瘤药物在细胞内的分布、转运与代谢处置过程与分子机制，构建基于细胞的 PK/PD 结合模型，为相关药物的研发提供新的评价技术方法；开拓了中药多成分药代动力学研究理论方法，解决多个关键技术难题，推动了中药体内外药效物质基础及其复杂体内外处置规律研究，指导临床合理用药方案设计。获国家科学技术进步奖二等奖 3 项、省部级科学技术进步奖一等奖 3 项、何梁何利基金科学与技术进步奖。兼任中国药学会应用药理专业委员会主任委员、中国药理学会制药工业药理专业委员会主任委员、国际药理学联合会（IUPHAR）执行理事，以及 *Journal of Pharmacological Sciences*、*Acta Pharmacologica Sinica*、*Chinese Journal of Natural Medicines* 等 SCI 杂志编委。

☆ 黄璐琦

中国中医科学院研究员。

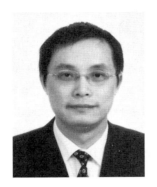

1989年本科毕业于江西中医学院（现江西中医药大学），1992年于中国中医研究院（现中国中医科学院）获得硕士学位，1995年于北京大学获得博士学位，主要从事中药资源学与生子分药学研究。作为全国中药资源普查试点工作专家指导组组长，牵头编制了《全国中药资源普查技术规范》，组织实施第4次全国中药资源普查试点工作；提出并发展了"分子生药学"和道地药材形成的理论；建立了珍稀濒危常用中药资源五种保护模式和中药材鉴别新方法，使分子鉴别方法首次收载于国家药典。获国家科学技术进步奖二等奖4项，省部级一等奖2项，二等奖7项。入选"万人计划"第1批"百千万工程"领军人才。现担任中国中医科学院常务副院长、中药资源中心主任、中国药学会副理事长、中华中医药学会中药鉴定分会主任委员等职。

（二）中国科学院院士

☆ 陈竺

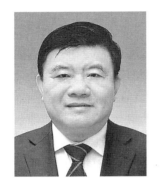

上海交通大学附属瑞金医院教授。

1981年于上海第二医学院（现上海交通大学医学院）获硕士学位，1989年于法国巴黎第七大学血液学研究所获肿瘤发病基础专业博士学位。血液学和分子生物学专家，中国科学院院士、美国科学院外籍院士、法国科学院外籍院士、英国皇家学会外籍会员、发展中国家科学院院士。牵头承担了一批国家重点科研项目，在血液学、分子生物学领域取得了诸多突破性成果，从分子水平上揭示了维A酸治疗早幼粒白血病的原理，在世界上首次阐明三氧化二砷（砒霜）治疗白血病的分子机制，取得了急性早幼粒细胞白血病基本治愈、多种人类疾病相关基因发现、多个病原体基因组解析等重大成果。参与我国人类基因组研究计划的运筹、组织和管理，建立了初具规模的人类基因组研究技术体系，组建了我国首个国家级基因组研究中心——国家人类基因组南方研究中心。作为首席科学家承担"973"计划首批项目、国家"863"计划"十一五"期间生物领域项目。曾任江西上饶地区卫生学校内科教研组教师，上海第二医科大学附属瑞金医院内科住院医师、主治医师，上海血液学研究所分子生物学实验室主任、研究员，1993—2007年任上海第二医科大学附属瑞金医院上海血液学研究所副所长、所长，2000—2007年任中国科学院副院长，2003—2009年任国际科学院协作组织主席，2005年起任上海交通大学系统生物医学研究院院长，2007—2013年任卫生部部长，2010—2016年任中华医学会会长，2012年当选农工党中央副主席、主席，2013年当选第12届全国人大常委会副委员长，2014年当选欧美同学会·中国留学人员联谊会会长，2015年当选中国红十字会会长。曾获何梁何利科学技术奖、国家科学技术进步奖、国家自然科学奖、长江学者成就奖、法国全国抗癌联盟卢瓦兹奖、美国圣·捷尔吉癌症研究创新成就奖等国内外诸多重要奖项。

☆ 陈可冀

中国中医科学院首席研究员。

1954年毕业于福建医学院（现福建医科大学），长期从事中西医结合心血管病及老年医学研究。确证传统"血瘀症"及活血化瘀理论与血小板超微结构及功能间的联系；作为主要参与者研究"冠心Ⅱ号"及益气活血复方治疗冠心病和心肌梗死，首先应用活血药成分川芎嗪治疗急性缺血性脑血管病，并研究其抗血小板和血栓素代谢的作用；首先临床应用温补方药及去甲乌药碱治疗病态窦房结综合征，并研究

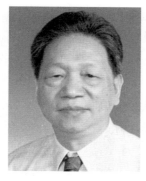

其β受体兴奋作用;研究血府逐瘀汤及其组成药活性成分抗冠脉 PCI 术后再狭窄作用及其分子机制,获显著进展;倡议并系统整理清代宫廷医药原始档案 3 万余件。第 7、第 8、第 9 届全国政协委员。1979—2009 任 WHO 传统医学顾问。1989 年获爱因斯坦世界科学奖状,1994 年获首届立夫中医药学术奖,2003 年"血瘀证与活血化瘀研究"获国家科学技术进步奖一等奖,2007 年获世界中医药联合会首届中医药国际贡献奖等。担任北京大学中医药现代研究中心及衰老研究中心学术委员会主任、中国中西医结合学会及中国老年学学会名誉会长、中央保健委员会专家顾问等。

☆ 陈凯先

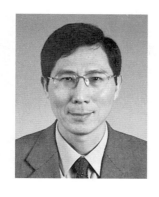

中国科学院上海药物研究所研究员。

1967 年本科毕业于复旦大学,1982 年和 1985 年先后于中国科学院上海药物研究所获得硕士和博士学位。1985—1988 年为法国巴黎生物物理化学研究所访问学者。多年来致力于药物构效关系和新药发现研究,是我国该领域的学术带头人之一。两次担任"973"计划项目首席科学家,先后承担多项国家、中科院和地方重大科研项目。多方面地发展和改进了药物设计方法和技术;对重要的药物靶点开展了大规模虚拟筛选、先导化合物发现和结构设计研究,并将这些研究运用于中药药效物质的计算挖掘和中医药特色的循证研究中。曾作为"九五"和"十五"期间"创新药物和中药现代化"科技专项的负责专家之一,近 10 余年来参加组织、实施和承担了一批中医"973"计划和支撑计划项目,取得了重要成果。这些具有创新性和系统性的研究工作促进了现代药学科学、中药学和生命科学、计算机和信息科学的交叉。同时积极参与国家和地方生物医药科技发展战略研究、规划制定和重大项目实施,推动了我国创新药物研发和药物创新技术体系建设,也为中医药现代化、国际化作出了贡献。1996—2004 年任中国科学院上海药物研究所所长,2005—2014 年任上海中医药大学校长。现任上海市科协主席,国家科技重大专项"重大新药创制"技术副总师和化学药责任专家组组长,中医"973"专项专家顾问组副组长,国际标准化组织中医药标准技术委员会主席顾问,中国药学会副理事长,中华中医药学会副会长等。

☆ 金国章

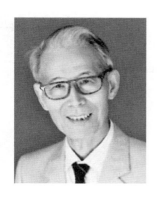

中国科学院上海药物研究所研究员。

1952 年本科毕业于浙江大学理学院药学系。运用现代科学方法系统研究了中药延胡索的药理作用,确定左旋四氢巴马汀(l-Tetrahydropalmatine,l-THP)为主要有效成分,具有镇痛和安定作用。该药已载入国家药典,列入《药理学》教科书,沿用至今 40 多年,为中药现代化研究提供了成功的范例。以 l-THP 安定作用为源头,在国际上开创四氢原小檗碱同类物(THPBs)作用于脑内多巴胺神经系统的研究领域:① 为数 10 种植物中 THPBs 的药理作用提供科学依据,是科学研究中药有效成分的经典范例。② 发现左旋千金藤啶碱(l-SPD)具有 D_1 激动-D_2 阻滞双重作用的新型药理;提出"匹配治疗"精神分裂症病的新论点,由临床初步证实。③ 阐明了 l-THP 的镇痛作用是通过下丘脑弓状核 D_2 受体为"接口"作用,开创了中药防治复吸毒品的新思路。相关工作发表论文 200 多篇,学术专著 3 部。曾获国家工业新产品二等奖、国家自然科学奖三等;中国科学院科技成果奖二等奖、中科院自然科学奖二等奖 2 项;国家教委科学技术进步奖二等奖;上海市科学技术进步奖(自然科学奖,一等奖);何梁何利科学技术进步奖;中国药学发展中药一等奖等奖项。曾担任中国药理学会常务理事,中国神经精神药理学会主任委员等学术职务。

三、中药学科领域的国家杰出青年科学基金获得者

1996—2015年中药现代化20年期间,中药学科领域共有31名科学家获得的国家杰出青年科学基金资助。其中1996—2000年5名,2001—2005年6名,2006—2010年12名,2011—2015年8名。(表39-2-2)

表39-2-2　中药学科领域的国家杰出青年科学基金获得者名单

姓　名	获批年度	工作单位
王峥涛	1998	中国药科大学
果德安	1999	中国科学院上海药物研究所
蒋建东	1999	中国医学科学院药物研究所、北京协和医学院
徐　强	1999	南京大学
岳建民	2000	中国科学院上海药物研究所
车庆明	2002	北京大学
郭顺星	2003	中国医学科学院
黄　熙	2003	南京中医药大学
李　萍	2003	中国药科大学
蔡少青	2004	北京大学
孔令义	2005	中国药科大学
屠鹏飞	2006	北京大学
肖小河	2006	中国人民解放军第302医院
叶文才	2006	暨南大学
庾石山	2006	中国医学科学院药物研究所
姜志宏	2007	广州中医药大学
张卫东	2007	第二军医大学
阿吉艾克拜尔·艾萨	2009	中国科学院新疆理化技术研究所
陈道峰	2009	复旦大学
李　川	2009	中国科学院上海药物研究所
叶　阳	2009	中国科学院上海药物研究所
陈纪军	2010	中国科学院昆明植物研究所
孔令东	2010	南京大学
丁　侃	2011	中国科学院上海药物研究所
高秀梅	2011	天津中医药大学
李　梢	2012	清华大学
陈万生	2013	第二军医大学
郝海平	2013	中国药科大学
黄璐琦	2013	中国中医科学院
周光飚	2014	中国科学院动物研究所
程永现	2015	中国科学院昆明植物研究所

☆ 王峥涛

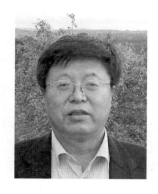

上海中医药大学教授。

1981 年本科毕业于辽宁中医学院（现辽宁中医药大学），1984 年于沈阳药科大学获得硕士学位，1989 年于中国药科大学获得博士学位。主要从事中药鉴定、活性成分与质量标准、有毒中药毒性与安全标准研究。研究制订的 50 余种药材、饮片、制剂及对照品，2 种分析方法为《中国药典》采纳，为中药国家标准提升、完善作出贡献。获 2010 年国家科学技术进步奖二等奖 1 项，教育部自然科学奖一等奖 3 项。现任上海中医药大学中药研究所所长、中药标准化教育部重点实验室主任、上海中药标准化研究中心主任、中药学国家一级学科重点学科带头人。担任国家药典委员会委员（第 7、第 8、第 9、第 10 届）、《中国药典》（英文版）主编（2010、2015 年版）。

☆ 果德安

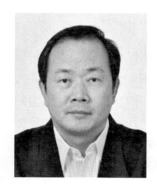

中国科学院上海药物研究所研究员。

1983 年本科毕业于长春中医学院（现长春中医药大学），1987 年于华西医科大学获得硕士学位，1990 年于北京医科大学获得博士学位，1993—1996 年于美国德州理工大学做博士后研究。主要从事中药分析和质量标准研究，发展了"化学分析—体内分析—生物分析"三位一体的中药系统分析方法，构建了中药整体质量控制模式。为《中国药典》中药标准的进步发挥了重要作用，推动了中药标准国家化发展，是第 1 个制订美国药典和欧洲药典中药标准的中国学者。2004 年入选中国科学院"百人计划"。2012 年获得国家自然科学奖二等奖，2013 年获得美国植物药委员会 Norman Farnsworth 卓越研究奖，2016 年获得美国生药学会 Varo Tyler 杰出研究奖。现任国际中医药规范研究学会会长，美国药典会草药专家委员会副主席等职。任 *World Journal of TCM*、*Phytomedicines* 等主编、副主编或编委。

☆ 蒋建东

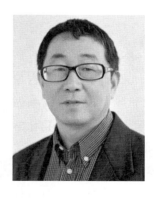

中国医学科学院药物研究所、北京协和医学院研究员。

曾就读于南京医学院（现南京医科大学）、北京协和医学院，1988 年于上海医学院（现复旦大学医学院）获得博士学位。20 世纪 80 年代赴美国纽约大学西奈山医院内科学习。2002 年任中国医学科学院医药生物技术所所长；2010 年、2011 年先后任中国医学科学院药物所所长、中国医学科学院药物研究院院长。2015 年起任北京协和医学院药理系主任。主要从事药物研究，在 *Nature Medicine*、*Cancer Cell*、*Hepatology*、*PNAS* 等 SCI 杂志发表论文 160 余篇。两项成就用于临床。最突出的成就是首先发现天然药物小檗碱是一个新机制的临床安全有效的降脂药物。曾获长江学者特聘教授等。所带领团队 2006 年获教育部"长江学者创新团队"，2009 年荣获"全国杰出专业技术人才先进集体"，2013 年获国家基金委"创新群体"。牵头的抗感染关键技术研究于 2011 年获国家科学技术进步奖二等奖（第一完成人），小檗碱降脂研究 2012 年获国家自然科学奖二等奖（第一完成人）。

☆ 徐强

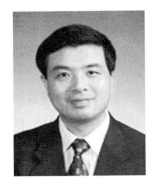

南京大学教授。

1982 年本科毕业于南京药学院（现中国药科大学），1989 年于日本岐阜药科大学获得博士学位。主要从事中药及分子药理学等领域的研究，与医学和化学生物学自然交叉，阐释疾病的发生发展机制、寻找新的生物学事件或药物作用靶点、研制新型药物。主要成果包括：发现了选择性调控活化 T 细胞的分子基础并研制中药 5 类新药 1 个；发现炎—癌转化的某些分子机制并促使抗炎中药喜炎平在结肠癌的临床转化；阐明一些化合物的分子靶标及其介导的新分子事件等。2001 年获聘长江学者特聘教授。2011 年获教育部自然科学奖一等奖（第 1 完成人），获国家有突出贡献中青年专家、教育部跨世纪人才、中国青年科技奖等。兼任 *Biochemical Pharmacology* 编委、*Journal of Pharmacological Sciences* 副主编等。

☆ 岳建民

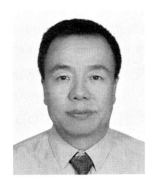

中国科学院上海药物研究所研究员。

1984 年本科毕业于兰州大学，1987 年和 1990 年于该校相继获得硕士和博士学位。1990 年至 1994 年分别在中国科学院昆明植物研究所、英国 Bristol 大学化学院做博士后研究。主要从事中草药有效物质基础研究、药物先导结构的发现与研究和新药研究与开发。在新颖结构天然活性物质的发现、药物先导优化和构效关系研究方面取得了系统和创新性的成果。2005 年获上海市"优秀学科带头人计划"资助，2012 年获上海市"领军人才计划"资助。作为第一完成人于 2010 年获上海市自然科学奖一等奖、2013 年获得国家自然科学奖二等奖。在 *J. Am. Chem. Soc.*、*Chem. Rev.* 等刊物发表多篇论文。现任上海药物研究所天然药物研究室主任、学术委员会副主任，国家化合物库副主任。*Natural Products and Bioprospecting* 副主编、*Journal of Asian Natural Product Research* 和 *Journal of Chinese Pharmaceutical Sciences* 等编委。

☆ 车庆明

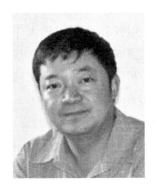

北京大学教授。

1984 年本科毕业于沈阳药学院（现沈阳药科大学），1988 年和 1991 年先后于日本富山医科药科大学获得硕士和博士学位，1993—1995 年于美国弗吉尼亚理工大学做博士后研究，1995—1996 年于加拿大西蒙菲莎大学微生物系做博士后研究。研究方向为中药有效成分的化学研究、中药成分的血清药物化学研究和中药、中成药分析。首次发现舒肝解郁中药治疗肝脏疾病的作用机制之一在于其中所含的环烯醚萜化合物与肠内细菌产生的氨发生化学反应，将氨消除，从而预防肝昏迷；首次发现了大黄泻下的真正活性成分与人体肠内双歧杆菌的相关性，分离、鉴定、命名了人体内一种新的双歧杆菌，并且用体内、外数种方法阐明了该双歧杆菌与中药药效的关系；首次发现了水解中药成分碳苷类化合物的 C—C 键裂解酶，分离、鉴定了生物活性新微生物菌种。为《中国药学》杂志编委。

☆ 郭顺星

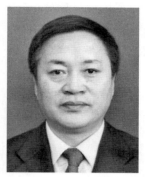

中国医学科学院药用植物研究所研究员。

1989 年和 1995 年于中国协和医科大学先后获得硕士和博士学位。

主要从事中国珍稀濒危药用植物菌根生物学研究。

已对 350 余种珍稀濒危药用植物进行了内生真菌分离培养和鉴定,分离得到了内生真菌 15 000 余种。先后完成了铁皮石斛、金钗石斛、福建金线莲、天山雪莲、天麻、猪苓、沉香、降香、血竭等药用植物或药用部位内生真菌的系统研究。

药用植物内生真菌研究和应用等研究成果获得国家和省部级科技成果奖 6 项。担任《中国药学》和《中国中药》等编委。

☆ 黄熙

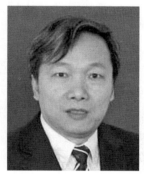

南京中医药大学教授。

1982 年本科毕业于湖南中医学院(现湖南中医药大学),1989 年、1995 年先后于第四军医大学获得硕士、博士学位,1998 年在中国中医科学院做博士后研究。

多年来致力于心血管、胃肠、抑郁等疾病的中医药研究,提出利用药物分析方法研究方剂与证的药动学,提出并研究中药复方体内药效物质及其作用机制研究思路与方法,提出疏肝方剂抗抑郁促动力假说及从脑—平滑肌轴途径研究抑郁症共病机制。

获国家科学技术进步奖 1 项和省部级科学技术进步奖 1 项。担任 *Chinese Medical Journal*、《中国中西医结合杂志》等编委。

☆ 李萍

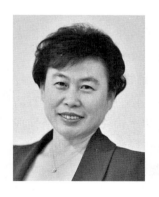

中国药科大学教授。

1982 年本科毕业于辽宁中医学院(现辽宁中医药大学),1988 年于中国药科大学获得博士学位,1987—1988 年于日本北海道大学做访问学者。主要从事中药活性成分发现及质量评价研究,提出并建立"中药等效成分群"研究新理论,实现中药复方药效物质研究由"单成分逐一筛选"的还原论模式向"多成分组合筛选"的整体模式转变;构建"以主效成分群为标示成分的中药质量控制"新模式,推动中药质量评价从"单成分、指标成分、局部评价"的化学药物模式向"多成分、主效成分群、整体评价"的中药特色模式跨越;开拓中药现代鉴定方法,推动中药真伪鉴别由"性状、显微特征"向"数字显微、基因指纹、特征成分"发展。获得国家科学技术进步奖二等奖 1 项,获教育部自然科学奖一等奖 2 项。先后主持创建中药多组分研究的国家重点实验室(2011 年)和中医药领域创新研究群体(2014 年)。兼任国家药典委员会委员、*Journal of Chromatography B* 副主编、*Journal of Pharmaceutical and Biomedical Analysis* 编委等。

☆ 蔡少青

北京大学教授。

1982 年本科毕业于北京医学院药学系(现北京大学医学部药学院),1989 年于日本富山医科药科大学

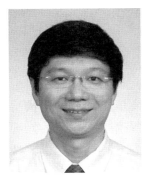

获得博士学位，1989 年于北京医科大学做博士后研究。

从事生药质量标准及药效物质等研究。建立中药细辛等的质量标准，被中国药典采纳。提出中药"多成分同靶点叠加作用"及"毒性分散效应"新理论，为质量评价、药效物质及作用机制提供新研究方向；提出"超低毒性多重药物"新设计思路。

获国家科学技术进步奖二等奖。为国家药典会委员、中国药学会中药和天然药专委会副主委、世中联道地药材评价专委会副会长；《中国中药杂志》《中国天然药物》、*Journal of Natural Medicines* 等杂志编委。

☆ 孔令义

中国药科大学教授。

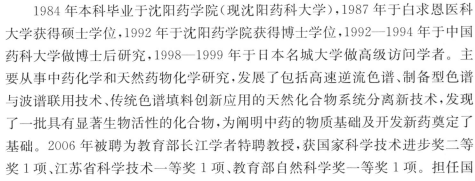

1984 年本科毕业于沈阳药学院（现沈阳药科大学），1987 年于白求恩医科大学获得硕士学位，1992 年于沈阳药学院获得博士学位，1992—1994 年于中国药科大学做博士后研究，1998—1999 年于日本名城大学做高级访问学者。主要从事中药化学和天然药物化学研究，发展了包括高速逆流色谱、制备型色谱与波谱联用技术、传统色谱填料创新应用的天然化合物系统分离新技术，发现了一批具有显著生物活性的化合物，为阐明中药的物质基础及开发新药奠定了基础。2006 年被聘为教育部长江学者特聘教授，获国家科学技术进步奖二等奖 1 项、江苏省科学技术一等奖 1 项、教育部自然科学奖一等奖 1 项。担任国务院学位委员会学科评议组成员、国家药典委员会委员、世界中医药联合会中药化学分会副会长兼秘书长。*Chinese Journal of Natural Medicines* 执行副主编，*Journal of Asian Natural Product Research*、《药学学报》编委。

☆ 屠鹏飞

北京大学教授。

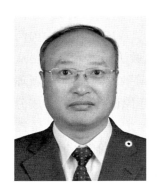

1985 年本科毕业于中国药科大学，1988—1989 年于日本富山医科药科大学做访问学者，1990 年于中国药科大学获得博士学位，1990—1992 年于北京医科大学做博士后研究。主要从事中药活性成分与创新药物研究、中药质量评价。首次发现肉苁蓉苯乙醇苷类具有防治老年痴呆症作用，龙血竭酚类具有防治缺血性脑中风作用，并将其研制成为有效部位新药；阐明 40 多种中药活性成分，并建立其质量标准，起草的 33 种药材、饮片和中成药标准收入《中国药典》和国家药品标准，成果获得国家科学技术进步奖二等奖；推广种植管花肉苁蓉及其寄主柽柳 17 万亩，取得了巨大的生态、经济和社会效益。担任第 9、第 10 届国家药典委员会中药材专业委员会主任委员，《中国药学》《中药新药与临床药理》《中国现代中药》副主编。

☆ 肖小河

解放军第三〇二医院全军中医药研究所研究员。

1986 年本科毕业于湖南中医学院（现湖南中医药大学），1988 年于成都中医学院（现成都中医药大学）获硕士学位，1998 年于第二军医大学获博士学位。

主要从事临床中药学研究，开拓和引领中药质量生物评价及临床中药肝毒性研究，创建系列评价体

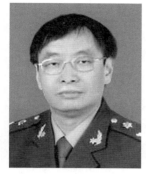

系和技术标准。获国家科学技术进步奖二等奖 2 项,省部军级一、二等成果奖 5 项。主编出版《中药现代研究策论》《中国军事本草》等系列专著。先后入选首届全国中医药十大杰出青年、首批全军科技领军人才、首批全军中医药"国医名师"、百千万人才工程国家级人选和国家有突出贡献的中青年专家等。现任解放军 302 医院中西医结合中心主任、全军中医药研究所所长、国家临床中药学重点学科带头人。兼任中华中医药学会常务理事、中华中医药学会中成药分会主任委员、全军中药专业委员会主任委员、中国药学会中药和天然药物分会副主任委员、国家药典委员会委员等。

☆ 叶文才

暨南大学教授。

1983 年本科毕业于南京药学院(现中国药科大学),2001 年于香港科技大学获得博士学位。

主要从事中药及天然药物活性成分的研究工作。在对 150 余种中药及天然药物活性成分研究过程中,发现了 2 500 余个天然化合物及一些新药先导化合物。

2006 年获批长江学者特聘教授,2007 年度"新世纪百千万人才工程"国家级人选。

任中国植物学会植物化学与资源学专业委员会副主任委员、广东省中药及天然药物专业委员会主任委员。

☆ 庾石山

中国医学科学院药物研究所研究员。

1983 年本科毕业于广西中医学院(现广西中医药大学),1989 年于华西医科大学获得硕士学位,1993 年于中国医学科学院获博士学位,1995—1996 年于奥地利维也纳大学药学院从事博士后研究。长期从事有毒药用植物活性成分、中药药效物质的化学研究及高效快速新型结构活性天然产物的识别方法学研究。首批新世纪"百千万人才工程"国家级人选。获国家科学技术进步奖二等奖 1 项,教育部高等学校科技成果奖自然科学奖一等奖 1 项,北京市科学技术进步奖一等奖 1 项,中华中医药学会科学技术进步奖二等奖 1 项。任中国药学会中药与天然药物专业委员会副主任,兼任 *Journal of Asian Natural Products Research* 副主编、*Journal of Integrative Plant Biology* 编委、《药学学报》等编委。

☆ 姜志宏

澳门科技大学教授。

1987 年本科毕业于中国药科大学,1990 年于中国药科大学获得硕士学位,1998 年于日本长崎大学药学获博士学位,1999—2001 年在美国哈佛医学院生物化学与分子药理学系进行博士后研究工作。

主要从事于天然药物化学、代谢组学、中药质量标准研究、与生物大分子相互作用的药理活性物质的分子机制的研究。

现为澳门科技大学澳门药物与健康应用研究院院长和中药质量研究国家重点实验室副主任,*Chinese Medicine* 副主编。

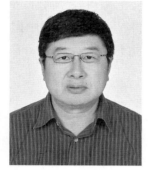

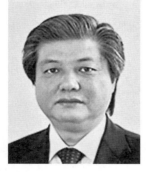

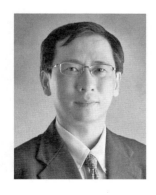

☆ 张卫东

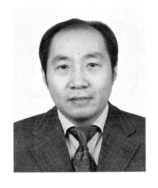

中国人民解放军第二军医大学教授。

1988 年本科毕业于第二军医大学，1998 年于上海医药工业研究院获得博士学位。从事中药及其复方的药效物质基础和创新药物研究。完成了 170 余种中药系统研究，鉴定了 6 500 余个化合物；通过活性筛选发现了 100 余种活性成分，阐明了 30 余个活性成分的分子作用机制；完成了 10 余个结构新颖活性成分的化学及仿生合成。在中药复方研究领域，率先在国际上提出了基于系统生物学与网络药理学相结合的中药复方研究的思路与方法，系统阐明了麝香保心丸等复方多组分多靶点的网络作用机制，提升了科学内涵。获国家科学技术进步奖二等奖 2 项、上海市科学技术进步奖一等奖 2 项。为长江学者特聘教授，百千万人才工程国家级人选，获谈家桢生命科学奖，中国科协求是杰出青年奖等。兼任中国药学会中药及天然药物专业委员会副主任委员，及 *Planta Medica* 等杂志编委。

☆ 阿吉艾克拜尔·艾萨

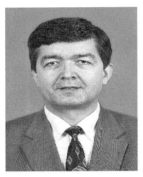

中国科学院新疆理化技术研究所研究员。

1999 年于中国科学院上海药物研究所获得博士学位。长期从事维吾尔医常用药材药效物质基础及作用机制、化学对照品及质量标准、新药研发等研究。获得维吾尔药首个中药 5 类新药临床研究批件，并成功转化；获得国家标准样品委员会颁发的标准样品证书 7 件，实现维药标准样品零的突破；结合快速色谱、高速逆流色谱等高效分离手段，完成 41 种维医常用药材物质基础的系统研究，解析国际上首次报道新结构化合物 67 个，并建立维药化学样品资源数据库。

2007 年获新疆科学技术进步奖突出贡献奖，2014 年入选“国家百千万人才工程”。任新疆科学技术协会兼职副主席，第 10 届药典委员会委员等。

☆ 陈道峰

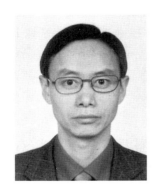

复旦大学教授。

1986 年本科毕业于上海医科大学药学院（现复旦大学药学院），1991 年于中国药科大学获得博士学位。主要从事中药的药效物质基础与质量控制研究。基于中药活性成分的系统研究完善了多种中药的药典标准；对五味子科药用植物的生物活性成分研究具有代表性；以抗补体活性成分研究为切入点阐释清热解毒中药的药效物质基础及其免疫调节机制，拓展了中药研究思路。

1996 年入选教育部“跨世纪人才”计划，2010 年入选上海市“优秀学科带头人”计划。获得国家中医药科学技术进步奖一等奖、教育部科技奖自然科学奖一等奖。国家药典委员会委员，世界中医药学会联合会中药化学中药鉴定专业委员会副会长。兼任 *Chinese Journal of Natural Medicines*、《药学学报》杂志编委等。

☆ 李川

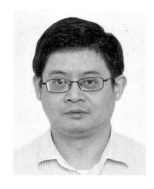

中国科学院上海药物研究所研究员。

1986 年本科毕业于成都中医学院（现成都中医药大学），1998 年于日本东京大学获得博士学位，1998—2000 年于美国新泽西州立大学做博士后。主要从事中药药代动力学研究。建立中药多成分药代动力学研究方法，发展关键技术，构建满足中药药代研究需求的独特技术体系，开展中药制剂品种的药代动力学研究，帮助制药企业提升中药制剂大品种的科技内涵和新药研发；围绕中药有效性和安全性，研究中药活性成分的体内暴露特征与调控机制，发现反映和预测给药后中药体内物质暴露及影响因素的"药代标识物"，研究方剂配伍的药代机制与作用模式，为优化中药治疗创造条件。2000 年入选中国科学院"百人计划"，2014 年获第 5 届中国中医科学院唐氏中医药发展奖（中药研究青年奖）。兼任 *Drug Metabolism and Disposition*、*Acta Pharmacologica Sinica*、*Acta Pharmaceutica Sinica B* 等杂志编委。

☆ 叶阳

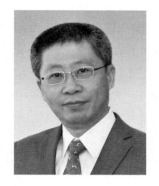

中国科学院上海药物研究所研究员。

1987 年本科毕业于华东师范大学，1992 年于中科院上海药物所获博士学位，1994—1995 年洪堡基金在慕尼黑大学有机化学所做博士后研究。主要从事药用植物来源的生物活性先导结构的发现及传统中药药效物质基础的研究，多年来系统研究了包括百部、赤芍、苦瓜在内的常用中药传统功效的化学物质基础，为规范中药道地药材使用和提高质量控制标准提供了重要科学依据，先后发现了一批高含量且具有深入研究价值的结构新颖的活性探针分子，并通过与生物学家的共同努力，阐明了多种常用中药中特征性药效成分在体内的作用靶点或作用通路。2007 年获上海药学科技二等奖，2008 年获中国科学院—拜耳青年科学家奖，2012 年入选中国科学院"百人计划"。现任 *Phytochemistry Letters*、*Progress in the Chemistry of Organic Natural Products*、《中国药学年鉴》等编委。

☆ 陈纪军

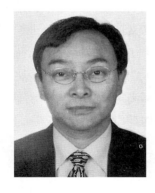

中国科学院昆明植物研究所研究员。

1986 年本科毕业于西安医科大学，1989 年和 1995 年于中国科学院昆明植物研究所获硕士和博士学位，1996—1998 年于日本京都大学化学研究所从事博士后研究。长期从事中药药效物质研究，主要开展抗精神疾病和乙型肝炎病毒活性物质发现与新药研究。主持研发了 1 类抗抑郁症新药奥生乐赛特；发现系列结构新颖的抗乙肝病毒活性物质。入选国家"百千万人才"工程并获得"有突出贡献中青年专家"称号，中国科学院"百人计划"和云岭学者入选者。现任中国科学院昆明植物研究所副所长、植物化学与西部植物资源持续利用国家重点实验室主任。*Combinatorial Chemistry and High Throughput Screening*、*Natural Products and Bioprospecting* 和《中国中药杂志》编委。

☆ 孔令东

南京大学教授。

1985 年本科毕业于南京中医学院（现南京中医药大学），1996 年于南京中医药大学获得博士学

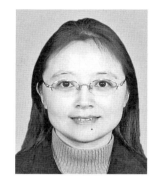

☆ 丁侃

位，1996—1998 年于南京大学做博士后研究。主要从事中药药理研究。揭示了半夏厚朴汤抗抑郁机制及其配伍科学内涵；初步说明部分中药干预慢性应激引发中枢炎症和机体糖耐受损害途径；阐述了部分方药改善非酒精性脂肪肝、高尿酸血症与肾损伤机制及其中枢调控效应。为中药防治精神性疾病和代谢性疾病及减少其并发风险提供证据。1996 年入选教育部新世纪优秀人才计划、2007 年江苏省"333 工程"和"六大人才高峰"。曾获国家自然科学奖二等奖、教育部提名国家科学技术奖（一等奖）、中国青年女科学家奖提名奖。担任 *CNS Neuroscience*、*Chinese Journal of Natural Medicines* 编委。

中国科学院上海药物研究所研究员。

1999 年于中国科学院上海药物研究所获得博士学位，1999 年至 2005 年分别在瑞典隆德大学、美国加州大学欧文分校、美国哈佛大学医学院开展博士后研究。主要从事中药多糖化学，糖生物学和分子药理学研究。建立了中药多糖关键技术平台，开展多糖结构与功能机制、靶向性和聚糖类创新药物研究。率先发现中药多糖 12 种靶分子；突破性阐明多糖的吸收机制。2006 年入选中国科学院"百人计划"和上海"浦江人才"计划，2016 年获得"上海市优秀学术带头人"称号。现任美国功能性糖组学国际联合会研究员，中国生物化学与分子生物学会糖复合物专业委员会副主任委员，*Carbohydrate Research*、*Chinese Journal of Natural Medicine* 等编委。

☆ 高秀梅

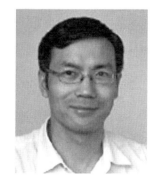

天津中医药大学教授。

1989 年本科毕业于内蒙古医学院（现内蒙古医科大学），2001 年于天津中医学院（现天津中医药大学）获得博士学位，2001—2004 年于中国中医科学院做博士后。主要从事现代中药发现与中医方剂作用机制的研究。建立了符合中医特点的临床—基础—临床的中药新药研发模式，在方剂配伍减毒增效机制、来源于中药的类雌激素样作用的复方研究等方面取得进展。2011 年获第 12 届中国青年科技奖，2012 年入选国家高层次人才特殊支持计划百千万工程领军人才，2015 年科技部创新人才推进计划重点领域复方中药研究创新团队负责人。牵头获得教育部科学技术进步奖一等奖 1 项、天津市科学技术进步奖一等奖 1 项；合作获得国家科学技术进步奖一等奖 2 项、二等奖 2 项。兼任教育部高等学校教学指导委员会中药学类专业教学指导委员会副主任委员，中华中医药学会常委。

☆ 李梢

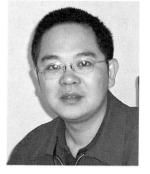

清华大学教授。

1995 年本科毕业于北京中医药大学，2001 年于北京中医药大学获得博士学位，2001—2003 年在清华大学开展生物信息学博士后研究工作。主要从事中医药网络药理学研究。首次提出"网络靶标"理论，建立以病证生物网络为靶标的中药系统调节模型，为揭示中医药作用机制提供新途径；创建一套以高精度计算预测为特点的网络药理学关键技术，首次构建中医寒热证的生物分子网络,揭示该网络在炎症和肿瘤等疾病中的诊疗意义,发现"清热""滋阴"等代表方药的网络调节机制和药效物质。兼任世界中医药学会联合会网络药理学专委会会长、中国药理学会网络药理学专委会副主任委员,*Scientific Reports*、*Evidence-based Complementary and Alternative Medicine* 等编委。

☆ 陈万生

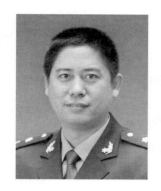

中国人民解放军第二军医大学附属长征医院教授。

1991年本科毕业于第二军医大学,2000年于第二军医大学获得博士学位。主要从事中药药效物质及品质调控研究。创建中药有效成分生源途径解析技术体系,阐明了丹参酚酸类及菘蓝木脂素类成分的生源途径,为深刻理解中药品质的形成机制进而开展品质调控提供了研究方法和科学依据;构建以中药有效成分的高效合成和/或稳定积累为目标的代谢工程技术体系,大幅提升了药材中丹酚酸B等的积累水平,并获得了遗传稳定的丹参、菘蓝、黄花蒿优良株系,为实现重大中药品种的优质、稳定提供了成功的范例。兼任第10届国家药典委员会委员、世中联中药分析专业委员会副会长、中国植物生理与分子生物学学会植物代谢专业委员会副主任委员等,担任 *Chinese Journal of Natural Medicines* 等编委。

☆ 郝海平

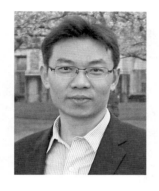

中国药科大学教授。

2003年于南京中医药大学获得硕士学位,2006年于中国药科大学获得博士学位,2012—2013年于美国国家癌症研究所做访问学者。主要从事中药体内过程与作用机制研究。建立体内外中药复杂成分定性定量表征分析技术体系,突破中药非靶标成分、代谢网络解析等核心技术难题;提出中药"反向药代动力学""三维体内药效物质基础""代谢相互作用净效应"等学术思想,揭示人参、丹参等中药活性成分作用靶标与分子机制;基于核受体信号分子调控研究,有机链接药物代谢与内源活性代谢产物代谢调控,拓展中药体内过程与作用机制的关联研究新方向。2014年入选教育部长江学者特聘教授,获国家科学技术进步奖二等奖2项,兼任 *Chinese Journal of Natural Medicines*、*Acta Pharmaceutica Sinica B* 等编委。

☆ 黄璐琦

中国中医科学院研究员。

个人介绍见"两院院士"。

☆ 周光飚

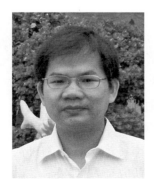

中国科学院动物研究所研究员。

1993年本科毕业于广西医科大学,2003年于上海交通大学医学院获得博士学位,随后进入中国科学院上海生命科学研究院从事博士后研究。主要从事中药抗肿瘤药理研究。发现清热解毒中药的抗白血病作用,成果成功转化并获得新药临床试验批件;首次运用分子生物学方法解析中药复方抗白血病的分子机制;发现清热解毒中药对肺癌及多发性骨髓瘤的治疗作用及机制;发现空气污染、吸烟通过引起基因组突变、非编码RNA异常及慢性炎症引起肺癌的机制,为中药用于肺癌的防治奠定基础。*Frontiers of Medicine*

执行副主编。

☆ **程永现**

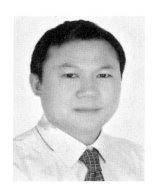

中国科学院昆明植物研究所研究员。

1994年本科毕业于河南中医学院（现河南中医药大学），1997年于成都中医药大学获得硕士学位，2000年于中国科学院昆明植物研究所获得博士学位，2000—2002年在北京大学医学部血管医学研究所做博士后研究，2003—2005年于德国耶拿大学药物生物学研究所从事德国洪堡基金博士后研究。主要从事中药及天然药物化学成分的分离鉴定、定向活性测试、结构修饰及新药转化，包括：昆虫小分子活性物质；名贵中药药效物质基础；基于天然分子杂化的结构修饰；抗慢性肾病与焦虑症药物研发；基于中医养生思想的健康产品研发。曾获得云南省自然科学奖一等奖，云南省第10批中青年学术技术带头人与后备人才。

四、中药学科领域的"长江学者奖励计划"获得者

中药学科领域的"长江学者奖励计划"获得者共有11名（其中10名特聘教授，1名讲座教授），1996—2000年1名，2001—2005年2名，2006—2010年3名，2011—2015年5名。（表39-2-3）

表39-2-3 中药学科领域的"长江学者奖励计划"获得者名单

姓 名	获批年度	工 作 单 位
赵 昱	2000	大理大学
徐 强	2001	南京大学
李 萍	2004	中国药科大学
孔令义	2006	中国药科大学
叶文才	2006	暨南大学
庾石山	2007	北京协和医学院
邱 峰	2012	天津中医药大学
张卫东	2012	第二军医大学
何仲贵	2013	沈阳药科大学
郝海平	2014	中国药科大学
姜志宏	2013—2014	广州中医药大学

☆ **赵昱**

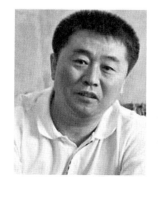

大理大学教授。

1994年于兰州大学获得博士学位，1994—1996年于中国科学院昆明植物所做博士后。

主要研究方向为中药与天然药物化学，包括重要先导化合物的全合成、结构改造、构效关系研究，重要中药材活性成分或天然药物的生物转化，生物活性筛选研究，以及计算机辅助现代化中药与天然药物设计等。

2000年入选中国科学院"百人计划"，2011年入选云南省首批"百名海外高层次人才引进计划"。担任《中国中药杂志》和《国际药学研究杂志》编委。

☆ 邱峰

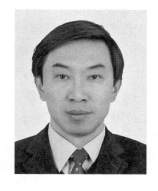

天津中医药大学教授。

1990 年本科毕业于沈阳药学院（现沈阳药科大学），1996 年于日本北海道药科大学获得博士学位，1997—1998 年于沈阳药科大学做博士后研究工作。主要从事中药药效物质基础及其作用机制方面研究。围绕中药传统功效开展系列中药药效物质基础研究，为中药体内药效物质研究、新药研发及大药改造提供科技支撑；基于现代组合色谱技术、波谱学技术及色谱—光谱联用技术，在国内率先建立了生物复杂体系下中药成分体内代谢产物分离、制备与鉴定的系统研究方法和关键技术平台，建立了代谢产物特色样品库，成为我国中药研究领域的独特资源，使代谢产物的药效评价成为可能，解决了口服中药体内药效物质研究的瓶颈问题，并从体内代谢产物角度为解析中药药效物质如何发挥作用提出了新的见解和研究思路，同时开拓了中药活性先导化合物和新药候选分子的发现途径。领衔的"基于体内过程的中药药效物质基础研究"创新团队入选科技部重点领域创新团队。兼任世界中医药学会联合会中药化学专业委员会的副会长及第 7 届国务院学位委员会中药学科评议组成员。

☆ 何仲贵

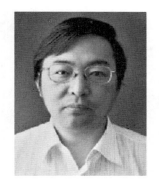

沈阳药科大学教授。

1985 年本科毕业于沈阳药学院（现沈阳药科大学），1988 年和 2003 年先后于沈阳药科大学获得硕士学位和博士学位。2000 年 10 月到 2001 年 10 月在日本东京大学学习，主要从事生物药剂学和药物动力学基础研究，及其成果应用于药物新型给药系统的设计与评价。2007 年为"新世纪百千万人才工程"国家级人选。2014 年获得吴阶平—保罗杨森奖，兼任辽宁省药物制剂工程技术研究中心主任，*Asian Journal of Pharmaceutical Sciences* 主编。技术专长为提高难溶性药物的生物利用度和将难溶性药物制成注射剂，包括采用环糊精增溶体系和脂质体等纳米制剂技术。申请国家发明专项 50 项，有 30 项已经获得专利授权。以第 1 主持人身份获得辽宁省科学技术进步奖一等奖 2 次。

徐强（南京大学）、李萍（中国药科大学）、孔令义（中国药科大学）、叶文才（暨南大学）、庾石山（中国医学科学院药物研究所）、张卫东（第二军医大学）、郝海平（中国药科大学）、姜志宏（澳门科技大学）的个人介绍见"中药学科领域的国家杰出青年科学基金获得者"。

五、中药学科领域的"万人计划"领军人才获得者

中药学科领域的"万人计划"领军人才获得者共有 3 名，其中 2012 年 2 名、2014 年 1 名获得资助。（表 39 - 2 - 4）

表 39 - 2 - 4　中药学科领域的"万人计划"领军人才获得者名单

姓　名	获批年度	工 作 单 位
黄璐琦	2012	中国中医科学院
高秀梅	2012	天津中医药大学
魏建和	2014	中国医学科学院药用植物研究所

☆ 魏建和

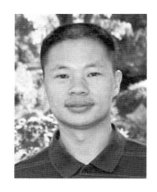

中国医学科学院药用植物研究所研究员。

1992 年本科毕业于中国农业大学，2006 年于中国中医科学院获得博士学位。主要从事中药农业研究。原创解析珍稀濒危南药沉香形成机制，突破困扰全球沉香资源利用技术瓶颈，发明技术广泛应用于中国及世界沉香树产区，创新提出诱导型药用植物概念；创建了一系列适合中药材特点育种方法，首次选育桔梗、丹参杂优新品种及柴胡、荆芥、人参新品种，显著改善了药材品质、产量；建成第 1 座药用植物专业种质库及唯一保存顽拗性种质的南药基因资源库。获国家科学技术进步奖二等奖、海南科学技术进步奖特等奖、中国专利优秀奖。入选中组部"万人计划"第 1 批科技创新领军人才，科技部国家创新人才推进计划首批重点领域创新团队负责人，"百千万人才工程国家级人选"及"有突出贡献的中青年专家"，全国优秀科技工作者。中国野生植物保护协会药用植物保育委员会主任委员，全国青联委员。

黄璐琦（中国中医科学院）的个人介绍见"两院院士"。高秀梅（天津中医药大学）的个人介绍见"中药学科领域的国家杰出青年科学基金获得者"。

六、中药学科领域的"千人计划"获得者

中药学科领域的"千人计划"获得者共有 2 名，2009 年和 2012 年各 1 名。（表 39 - 2 - 5）

表 39 - 2 - 5　中药学科领域的"千人计划"获得者名单表

姓　名	获批年度	工　作　单　位
段燕文	2009	中南大学湘雅国际转化医学联合研究院
徐宏喜	2011	上海中医药大学

☆ 段燕文

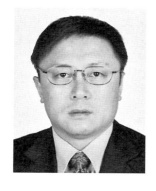

中南大学湘雅国际转化医学联合研究院教授。

1989 年本科毕业于华西医科大学和衡阳医学院（本科双学位），1993 年赴美国波士顿大学医学院攻读 MPH 学位，康奈尔大学医学院完成分子药理博士后研究。现任哈药慈航制药股份有限公司董事长、新药组合生物合成国家地方联合工程研究中心主任、中南大学湘雅国际转化医学联合研究院院长。在天然药物和天然产物抗癌药物临床与转化型研究和产业化开发、天然产物药物组合生物合成研究方面，取得一系列创新成果，为解决产业化瓶颈技术问题作出突出贡献，创建了天然产物药物产学研一体化国家级创新基地和体系，建立了国际上第 1 个由同一核心团队打造的合成生物学驱动的天然产物创新药物完整的"技术链"（从基因发掘到天然产物新药与临床治疗）和"产业链"（从基础科学到工程化到产业化与专业化、市场化）的体系，形成了良性可持续发展。2003 年中药复方新药开发国家工程研究中心主要创建者之一，首倡中药走向世界，实施"研发国际化、工艺自动化、质量标准化、规模产业化"战略。获专利授权 8 项，新药证书 4 项，在 JACS 等国际一流刊物发表 SCI 论文 50 余篇。被聘为教育部化学生物学创新学科首席科学家、首届千人计划专家生物医药与生命科学专业委员会共同主任等，担任《中国艾滋病

性病杂志》副总编、《中国感染控制杂志》副主编等。

☆ 徐宏喜

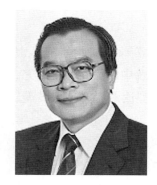

上海中医药大学教授。

1983 年本科毕业于上海中医学院（现上海中医药大学），1994 年于日本富山医科药科大学国立和汉药研究所获得药学博士学位，并于新加坡国立大学化学系及加拿大 Dalhousie 大学微生物学系进行博士后研究。主要研究领域包括中药活性成分及药效评价研究，中药新药开发以及中药质量控制分析方法研究等。重点进行病毒、肿瘤、耐药菌及糖尿病等重大疾病的中药防治与药效评价研究，阐明中药药效物质基础及作用机制。

担任中华中医药学会中药实验药理学分会主任委员、上海市药学会中药专业委员会主任委员等职。

七、中药学科领域的"973"计划项目首席科学家

中药学科领域曾有 9 名科学家作为"973"计划首席科学家主持科研项目。（表 39-2-6）

表 39-2-6　中药学科领域的"973"计划首席科学家名单

姓　名	获批年度	工　作　单　位
王永炎	1999	中国中医研究院
王一涛	1999	澳门大学
张伯礼	2003、2005、2012	中国中医科学院、天津中医药大学
黄璐琦	2006	中国中医研究院
王振国	2007	山东中医药大学
董竞成	2009	复旦大学
叶祖光	2009	中国中医研究院
段金廒	2011	南京中医药大学
匡海学	2013	黑龙江中医药大学

☆ 王一涛

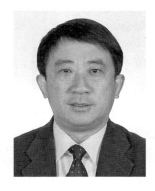

澳门大学教授。

1982 年毕业于成都中医学院（现成都中医药大学）。长期致力于中药质量有效性、安全性、稳定性、可控性的系统研究和创新中药研发。2002 年赴澳门大学创建中华医药研究院，2008 年牵头申报中药国家重点实验室，2010 年科技部批准第 1 个中医药领域国家重点实验室落户澳门，荣膺澳门特别行政区教育功绩勋章。发表 SCI 论文 301 篇（33 篇 IF＞5）、总引用 5 065 次、h-Index：39。培养博硕士 100 余名，主编学术专著 10 部。1992 年获国务院特殊津贴专家，先后获国家、部省科学技术进步奖和澳门自然科学奖 10 项。现任中药质量研究国家重点实验室（澳门大学）主任、中华医药研究院院长，中国中医科学院首席研究员，世界中医药学会联合会主席团执行委员、国际中医药学会秘书长，*Chinese Medicine* 主编。

作为首席科学家与王永炎共同主持了我国第 1 个中医药"973"计划科研项目"方剂关键科学问题的基础研究"。

☆ 王振国

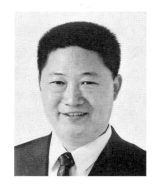

山东中医药大学教授。

1984 年本科毕业于山东中医学院（现山东中医药大学），1991 年于山东中医药大学获得博士学位。主要从事中医药经典理论诠释及中药药性理论研究。在中药药性理论科学内涵与评价体系构建、近代中医药理论嬗变与思想转型、当代中医药学术流派评价等方面提出有影响力的观点。2013 年获山东省科学技术进步奖一等奖，2015 年获中华中医药学会李时珍医药创新奖。曾获"全国优秀科技工作者""全国五一劳动奖章"、山东省"教学名师"等荣誉。山东省政府"泰山学者"特聘教授。国家重点学科（中医医史文献学）学科带头人，科技部国家"973"项目中医理论专题专家组成员，国家中医药管理局中医药重点学科建设委员会副秘书长，中华医学会医史学分会主任委员。作为首席科学家主持"973"计划科研项目"中药药性理论相关基础问题研究"。

☆ 董竞成

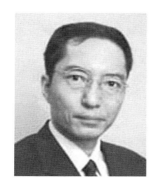

复旦大学附属华山医院教授。

1983 年本科毕业于上海中医学院（现上海中医药大学），1990 年于上海医科大学（现复旦大学医学院）获得博士学位。1996 曾在法国巴黎第七大学做客座教授，2004 曾在美国哈佛医学院做访问学者。现任复旦大学中西医结合研究院负责人，复旦大学附属华山医院中西医结合科主任，世界卫生组织复旦大学传统医学合作中心主任。主要从事中西医结合肺病、肿瘤、老年病的研究及中药开发，也致力于多个民族传统医学比较研究。发表论文 200 多篇，获得省部级成果奖 4 项。1998 年入选上海市卫生系统"百人计划"，2009 年入选"上海市优秀学科带头人计划"，2010 年入选"上海市医学领军人才"。兼任卫生部国家临床重点专科负责人，教育部高等学校中西医结合类教学指导委员会副主任委员，中国中西医结合学会理事兼呼吸病专业委员会主任委员等。兼任 Chinese Medical Journal、《中国中西医结合杂志》《中国实验方剂学杂志》编委。获得省部级以上奖项 4 项。作为首席科学家主持"973"计划科研项目"若干中药成方的现代临床与实验研究"。

☆ 叶祖光

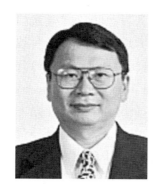

中国中医科学院中药研究所首席研究员。

1981 年获得中国中医研究院（现中国中医科学院）硕士学位，1986—1989 年和 1992—1994 年先后在美国西弗吉亚大学药理毒系做访问学者。一直从事中药药理毒理学研究工作，其中包括参加国家发明奖二等奖的抗疟新药青蒿素的研发工作，主要负责药理毒理的研究以及抗疟作用机制的研究。除了中药药理的基础研究之外，还从事中药新药和保健品的研发工作。

现任中国中医科学院重大科研项目督导组副组长、药物安全性评价中心（GLP 中心）主任。兼任世界中医药学会联合会中药保健品专业委员会主任、中国民族医药学会药物临床评价分会会长、中国保健品协会常务理事、《中国中医药信息杂志》主编以及《中医药现代化杂志》副主编等。作为首席科学家主持"973"计划科研项目"确有疗效的有毒中药科学应用关键问题的基础研究"。

☆ **段金廒**

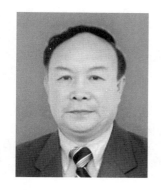

南京中医药大学教授。

1980年本科毕业于沈阳药学院(现沈阳药科大学),1996年于中国药科大学获博士学位。近年来致力于中药资源及资源化学与产业化、方剂功效物质及中药配伍禁忌研究。获得国家科学技术进步奖二等奖1项、教育部自然科学奖一等奖和科学技术进步奖一等奖各1项、其他省级科学技术进步奖5项。荣获江苏省"333高层次人才培养工程"第1层次培养对象及首批中青年科技领军人才,江苏省普通高等学校"青蓝工程"科技创新团队带头人,江苏省"六大人才高峰"A类培养对象,江苏省有突出贡献的中青年专家,江苏省"中药资源化学与方剂效应物质基础研究优秀人才集体"带头人等。国家科技部科技支撑计划中医药领域评议专家小组成员、国家自然科学基金委员会专家评审组成员、中华人民共和国第10届药典委员会委员。作为首席科学家主持"973"计划科研项目"基于'十八反'的中药配伍禁忌理论基础研究"。

☆ **匡海学**

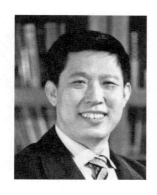

黑龙江中医药大学教授。

1976年本科毕业于黑龙江中医学院(现黑龙江中医药大学),1982年于白求恩医科大学获得硕士学位,1997年于日本明治药科大学获得博士学位。研究方向为中药天然药物药效物质基础研究、中药性味理论研究和中药创新药物研制。国家教学名师、全国优秀科技工作者、国务院学位委员会学科评议组中药学科召集人、教育部普通高等学校中药类专业教学指导委员会主任委员。获国家科学技术进步奖二等奖2项、部省科学技术奖一等奖5项及二等奖6项,发表论文300余篇,其中SCI论文100余篇。获国家教学成果二等奖3项,指导的2篇博士论文获教育部、国务院学位委员会全国优秀博士学位论文,主编国家级规划教材、著作等10余部。作为首席科学家主持"973"计划科研项目"基于利水功效的中药药性理论研究"。

王永炎(中国中医科学院)作为首席科学家与王一涛教授共同主持"973"计划科研项目"方剂关键科学问题的基础研究",其个人介绍见"两院院士"。

张伯礼(天津中医药大学、中国中医科学院)作为首席科学家主持"973"计划科研项目"方剂配伍规律研究"和"治疗心血管疾病有效方剂组分配伍规律研究",其个人介绍见"两院院士"。

黄璐琦(中国中医科学院)作为首席科学家主持"973"计划科研项目"中药药性理论继承与创新研究",其个人介绍见"两院院士"。

八、中药学科领域的国家"重大新药创制"科技重大专项专家组成员

中药学科领域的"重大新药创制"科技重大专项专家组共有来自中国中医科学院中药研究所、南京中医药大学、中国军事医学科学院、清华大学等18家单位的23名专家。(表39-2-7)

表 39‐2‐7　中药学科领域的重大专项总体专家组成员名单

姓　名	工　作　单　位
陈士林	中国中医科学院中药研究所
段金廒	南京中医药大学
高　月	军事医学科学院
罗国安	清华大学
叶祖光	中国中医科学院中药研究所
李　波	中国食品药品检定研究院
蒋建东	中国医学科学院药物研究所、北京协和医学院
梁爱华	中国中医科学院中药研究所
林瑞超	北京中医药大学
钱忠直	国家药典委员会
孙晓波	中国医学科学院药用植物研究所
王喜军	黑龙江中医药大学
杨大坚	重庆市中药研究院
张陆勇	中国药科大学
张永祥	军事医学科学院
朱晓新	中国中医科学院中药研究所
黄璐琦	中国中医科学院资源中心
李　川	中国科学院上海药物研究所
屠鹏飞	北京大学
王峥涛	上海中医药大学
徐宏喜	上海中医药大学
张伯礼	天津中医药大学、中国中医科学院
张卫东	第二军医大学

☆ 陈士林

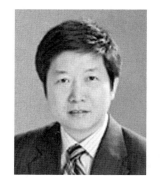

中国中医科学院中药研究所研究员。

1982 年本科毕业于湖北中医学院（现湖北中医药大学），1988 年和 2001 年于成都中医药大学先后获得硕士学位和博士学位。现任中国中医科学院中药研究所所长、首席研究员，世界卫生组织传统医学合中心主任，欧亚科学院院士，中药全球化联盟（CGCM）副主席。创建了中草药 DNA 条形码鉴定方法体系，主编专著《中国药典中药材 DNA 条形码标准序列》；通过全基因组解析提出首个中药基原药用模式真菌，完成丹参、赤芝、紫芝等中草药的全基因组图谱等相关研究，奠定本草基因组学基础；完成中国中药材产地生态适宜性数值区划；获得国家科学技术进步奖二等奖 2 项。在 *Nature Communications*、*Biotechnology Advances*、*Proceedings of the National Academy of Sciences of the United States of America* 等国际期刊发表论文，论文被他引 1 万余次，H 指数 48（Google Scholar）。兼任日本东京药科大学客座教授,教育部长江学者创新团队负责人;兼任 *Pharmaceutical Crops* 共同主编、*Chinese Herbal Medicines*、《药学学报》等副主编。先后获吴阶平医药创新奖、诺奖之星、Agilent Thought Leadership Award 等荣誉。

☆ 高月

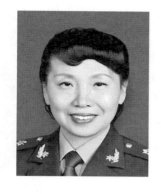

中国人民解放军军事医学科学院放射与辐射医学研究所研究员。

1985 年本科毕业于江西中医学院(现江西中医药大学),1988 年于天津中医学院(现天津中医药大学)获得硕士学位,2004 年于军事医学科学院获得博士学位。长期从事军事药学、中药药理、毒理学研究。率先创建了系统配套的中药安全性研究关键技术平台,形成了中药安全性评价的新技术体系,并成功用于中药的毒性成分确认、致毒机制解析、经典理论实证、创新药物研发。

获得国家科学技术进步奖一等奖、国家科学技术进步奖二等奖、军队科学技术进步奖一等奖等 6 项。兼任中华中医药学会中药毒理与安全性研究分会主任委员等职。

☆ 罗国安

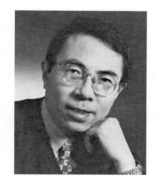

清华大学教授。

1969 年本科毕业于华东理工大学生化工程系,1982 年于华东理工大学化学系获得硕士学位。1990—1994 年在美国宾州大学化学系任客座教授,副研究员。1994 年应聘回国于清华大学化学系任教授、博士生导师,参与科技部中药现代化科技行动计划起草,创立和发展了包括中药有效部分(组分中药)理论、中药指纹图谱、化学物质组学、中医药整体系统生物学、中医药临床系统生物学等中药分析和中药复方现代研究的理论和技术体系。完成国家"973""863"、科技攻关、国家自然科学基金重大项目以及国际合作重点项目等近 40 项。研究成果于 1999 年、2006 年、2014 年和 2016 年先后 4 次获得国家科学技术进步奖二等奖,获省部级科学技术进步奖或自然科学奖 20 余项。撰写研究专著 6 部,发表学术论文 900 余篇,其中 SCI 收录近 450 余篇,发明专利授权 50 余项,研发新药 6 项。2012 年应 Wiley 出版社邀请在国际上出版首部中医药系统生物学专著 *Systems Biology for Traditional Chinese Medicine*,并得到国际学术界的肯定和好评。

☆ 李波

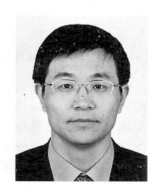

中国食品药品检定研究院研究员。

1985 年本科毕业于河北医学院(现河北医科大学),1990 年于中国药品生物制品检定所获得硕士学位,1999 年于中国协和医科大学获得博士学位。

现任中国食品药品检定研究院院长兼党委书记。作为我国 GLP 领域重要奠基人之一,带领国家药物安全评价监测中心,开展 GLP 平台标准研究,率先在国内创建符合国际 GLP 标准的安全评价技术体系。并开拓了生物技术药物安全评价的学术领域,形成了学术特色和学术优势,成为领域的学科带头人。对 200 余种注射用药品进行细菌内毒素检查的方法学研究。研制出具有我国独立知识产权的细菌内毒素国家标准品原料。

☆ 梁爱华

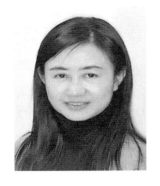

中国中医科学院中药研究所研究员。

1985年本科毕业于同济医科大学医学系（现华中科技大学同济医学院），1996—1997年曾赴日本东京药科大学做访问学者，2008年于澳门科技大学获得博士学位。现任中国中医科学院中药研究所中药注射剂安全性研究中心主任；兼任日本东京药科大学客座教授，挪威科技大学联合培养博士生导师，国家中医药管理局中药药理学（中药毒理学）重点学科带头人，国际标准化组织ISO/TC249 TF1委员，中华中医药学会中药毒理学与安全性研究分会副主任委员。主要从事中药安全性评价、中药毒性及其机制研究、中药药效研究。创建了中药注射剂类过敏反应评价、致敏物质筛选和类过敏检测技术和方法，为解决中药注射剂过敏反应问题提供了解决方案。首次发现了青霉素的非致敏性超敏反应新机制，为青霉素的不良反应提供了新的解决途径。围绕中药重金属、马兜铃酸、吡咯里西啶类生物碱、慢性隐匿性毒性及联合用药安全性等问题开展系统研究，为临床用药、标准制定及中药安全性事件应对等提供科学数据。获国家科学技术进步奖一等奖1项以及省部级成果奖5项。先后被授予"中央国家机关杰出青年""北京市科技领军人才"称号。

☆ 林瑞超

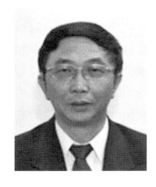

北京中医药大学教授。

1978年本科毕业于北京中医学院（现北京中医药大学），1989年于法国巴黎第五大学获得博士学位。现任北京中医药大学中药学院院长，国家药典委员会执行委员及中成药专业委员会主任委员，法国国家药学科学院外籍院士，WHO传统医学顾问、专家。主要从事中药民族药品质评价、中草药活性成分、天然产物化学、中药民族药质量标准及其标准物质和中药材规范化种植等多学科的研究。在 *Journal of Natural Products*、《中草药》等杂志上发表论文500多篇；主编《中国药材标准名录》《中药化学对照品应用手册》《矿物药检测技术与质量控制》《实用中药药品检验检测技术指南》等论著；获国家科学技术进步奖二等奖1项、省部级成果奖11项。兼任中国药学会中药和天然药物专业委员会副主任委员、世界中医药联合会中药专业委员会副会长等。兼任《药物分析杂志》《中成药》《中草药》等编委。曾先后担任法国第戎大学副教授、北京市政府顾问、中国药品生物制品检定所中药室主任及中药民族药标准研究与检测中心主任、中国食品药品检定研究院中药检定首席专家及中药民族药检定所所长。

☆ 钱忠直

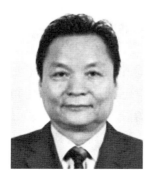

国家药典委员会主任药师。

1986年本科毕业于黑龙江中医学院（现黑龙江中医药大学），1993—1994年在日本国立熊本大学做访问学者，1999于黑龙江中医学院获得硕士学位。现任国家药典委员会首席科学家；第8、第9、第10届中国药典委员会委员、执行委员；2005—2015年担任两届美国药典委员会委员、美国药典委员会植物药专家顾问委员会主席。主要从事中药标准研究及管理工作，率先提出"建立符合中医药特点的中药质量标准体系"，主持建立了中药标准规范体系技术平台。中药标准国际化领头人，着力推进《中国药典》中药标准的国际互认，并扩大其国际影响。全国劳动模范，享受国务院特殊津贴，沈阳药科大学、黑龙江中医药大学、中国中医科学院、中国医学科学院药用植物研究所等单位兼职教授。兼任中国药学会中药与天然药物学会副主任委员，兼任《中国天然药物杂志》《药物分析杂志》《中国中药杂志》等杂志副主编、编委。

☆ 孙晓波

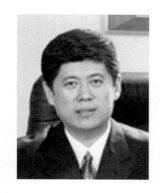

中国医学科学院药用植物研究所研究员。

1982 年本科毕业于延边大学药学院，2004 年于吉林农业大学获得博士学位。现任中国医学科学院药用植物研究所所长，国家药典委员会委员。主要从事中药药效物质基础与作用机制、创新药物开发研究。倡导"中药方剂的药效作用是由多种具有不同药效作用的有效成分与疾病相关的靶点相互作用，形成有效成分—以临床功效为背景的靶点—疾病关联网络的有机组合，协同调节疾病相关主要靶点、次要靶点，使病理条件下机体的多个非平衡状态调节到原有的健康平衡状态，最终达到治愈疾病目的"的网络药理学思维模式和观点。重点针对严重危害我国人民健康的心脑血管、糖尿病及并发症等重大疾病，充分利用"中药及天然药物"的独特疗效，整合中药的多学科优势，创新中药新药的研发思路，开发出多项创新药物，分别获省部级成果一等奖 1 项、二等奖多项。

☆ 王喜军

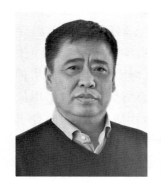

黑龙江中医药大学教授。

1982 年本科毕业于黑龙江中医学院（现黑龙江中医药大学），1985 年于黑龙江中医学院获得硕士学位，1998 年于日本北海道药科大学获得博士学位。现为国家重点学科及博士授权学科带头人，国家精品课程负责人，国家级教学团队首席专家，国家规划教材主编。主要从事中药血清药物化学及中医方证代谢组学研究。20 世纪 90 年代初提出并建立了中药血清药物化学的理论及研究方法，2000 年代初期将中药血清药物化学与代谢组学技术整合，建立了中医方证代谢组学（chinmedomics）的研究策略。主持完成的"中药血清药物化学研究方法的建立与实施"获 2002 年度国家科学技术进步奖二等奖，参与的"中医瘟疫研究及其方法体系构建"获 2006 年国家科学技术进步奖二等奖，主持完成的"人工种植药用植物病害的无公害防治技术"获 2009 年国家技术发明奖二等奖；并以第 1 完成人身份获省部级科学技术一等奖 6 项。发表论文 300 余篇，SCI 源论文 140 余篇。曾荣获全国优秀教师、全国中青年医学科技之星、首届中医药十大杰出青年、吴阶平—保罗杨森医学药学奖、吴阶平医药创新奖等荣誉称号。担任世界中医药学会联合会中药鉴定分会主席，《中国药理学通报》《中国中药杂志》《中国实验方剂学杂志》等编委。

☆ 杨大坚

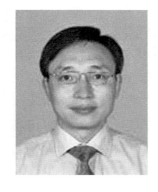

重庆市中药研究院研究员。

1984 年本科毕业于湖南中医学院（现湖南中医药大学），1989 年于华西医科大学（现四川大学）获硕士学位，2006 年于香港理工大学获博士学位。现任重庆市中药研究院院长，兼任香港理工大学中药研究所技术总监。长期从事中药研究工作，主持肠泰口服液、复方红豆杉胶囊、参仙片等中药新药开发并产业化；所主持开发的葛根素磷脂复合物胶囊、脑活胶囊等获得 CFDA 临床研究批件。提出中药寒热与线粒体膜电位相关模式及延伸中药价值链的"中药＋"模式。获得发明专利授权 12 项,编著有《名贵药材鉴别》。兼任《中国中药杂志》编委、《实用药学杂志》编委,国家药典委员会委员。2008 年被评选为重庆市药学学术技术带头人;2013 年度被评为中国中医药促进会社会公益事业先进工作者。

☆ 张陆勇

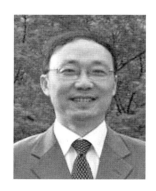

中国药科大学教授。

1983 年本科毕业于南京药学院(现中国药科大学),1989 年和 2004 年于中国药科大学先后获得硕士学位和博士学位,1996 年赴比利时杨森研究基金会学习新药筛选方法和管理经验。

主要研究中药的毒性及其毒性机制与毒性成分,建立了符合中药特点的毒性与安全性评价的研究体系。针对中药复杂体系,通过药物多靶点的高通量研究和高内涵研究,为中药优化组方和中药的作用物质基础研究的实现进行了探索,筛选出 2 个有效治疗 2 型糖尿病的中药新处方。获江苏省科学技术进步奖一等奖 1 项。

担任《中国天然药物》《中国药科大学学报》和《药物生物技术》等编委。

☆ 张永祥

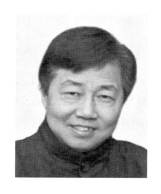

军事医学科学院毒物药物研究所研究员。

1982 年本科毕业于青岛医学院医疗系,1991 年于军事医学科学院获得博士学位,1996 年于日本东京大学获得博士学位。现任军事医学科学院科技委员会常务副主任、抗毒药物与毒理学国家重点实验室(试运行)主任。自 1995 年开始从事六味地黄汤作用机制及药效物质基础研究,从神经内分泌免疫调节网络的角度系统研究了六味地黄汤的药理作用和作用机制,运用以活性评价为导向,从汤剂出发追踪分离活性物质的方法,研究了六味地黄汤的主要药效物质基础,研制了由活性成分群构成的中药新药"六味地黄苷糖片",获得 CFDA 临床试验批文。获省部级成果奖 3 项,荣立三等功 2 次,2010 年被总后评为"十一五"军队医学科技工作先进个人,2011 年获国家"十一五"国家科技计划组织管理突出贡献奖,2012 年被评为全国优秀科技工作者。发表学术论文近300 篇,先后主编《中药复方现代研究的理论与实践——六味地黄汤现代药理学与化学研究》等 6部专著。兼任国际药理学联合会执委兼天然药物药理分会主席、中国药理学会副理事长兼秘书长,《中国药理学与毒理学杂志》主编。

☆ 朱晓新

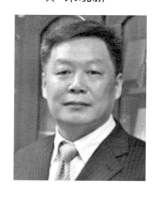

中国中医科学院中药研究所研究员。

1982 年本科毕业于山东中医学院(现山东中医药大学),1989 年和 1996 年于上海中医学院(现上海中医药大学)先后获硕士学位和博士学位,随后进入中国中医科学院做博士后研究。主要从事中药心血管药理研究、中药药代动力学研究及中药新药研发,创建了防治动脉粥样硬化中药研究模式并建立了相关技术平台,提出了基于药代动力学和药效动力学的中药方剂配伍及其优化组合研究思路与方法。第 10 届国家药典委员会委员,卫生部有突出贡献中青年专家,国家中医药管理局中药药理、中药理论重点学科学术带头人,中国中医科学院中药药理学科带头人。

张伯礼(天津中医药大学、中国中医科学院)、黄璐琦(中国中医科学院)的个人介绍见"两院院士"。屠鹏飞(北京大学)、王峥涛(上海中医药大学)、张卫东(中国人民解放军第二军医大学)、蒋建东(中国医学科学院药物研究所、北京协和医学院)和李川(中国科学院上海药物研究所)的个人介绍见"中药学科领域的国家杰出青年科学基金获得者"。徐宏喜(上海中医药大学)的个人介绍见"中药学科领域的'千人计划'获得者"。段金廒(南京中医药大学)和叶祖光(中国中医科学院)的个人介绍见"中药学科领域的'973'计划首席科学家"。

九、中药学科领域的优秀港澳学者

☆ **刘良**

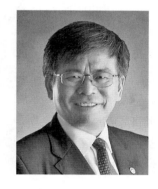

澳门科技大学教授。

1982 年本科毕业于广州中医学院(现广州中医药大学),1990 年于广州中医学院获得博士学位,1992 年赴德国汉诺威医学院分子药理研究所及爱尔兰根—纽伦堡大学马普研究协会风湿病与免疫研究所从事中药抗炎免疫药理研究。现任澳门科技大学校长,中药质量研究国家重点实验室主任。主要从事风湿病临床诊疗和基础研究以及中药质量控制新技术与新方法研究。首次发现了类风湿关节炎和红斑性狼疮患者 IgG N-糖链新的生物标志物和 IKKβ 激酶药物结合新靶位,开辟了研究风湿病早期诊断和抗关节炎新靶标药物的新领域;根据中医辨证论治理论和整体治疗观,结合多学科先进技术,阐释了中医药治疗风湿病的科学原理,并首次提出了个体化随机对照药物临床试验理念;建立了附子类药材的安全用药标准和抗关节炎中药复方制剂质量控制的新标准,并成功研发了 3 个抗关节炎系列产品。获得国家科学技术进步奖二等奖 2 项、三等奖 1 项。担任世界卫生组织传统医学项目顾问,世界中医药学会联合会中医药免疫专业委员会创会会长,*Phytomedicine* 副主编。

☆ **赵中振**

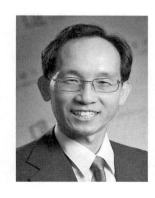

香港浸会大学教授。

1982 年本科毕业于北京中医学院(现北京中医药大学),1985 年于中国中医科学院获得硕士学位,1992 年于日本东京药科大学获得博士学位,2009—2010 年于美国哈佛大学医学院做访问学者。现任香港浸会大学中医药学院副院长,兼任香港中医中药发展委员会委员,香港中药标准科学委员会与国际顾问委员会委员,中国药典委员会委员等。主要从事中药鉴定学和本草学研究,积极参与并推动中药教育与国际交流。代表性著作包括:《当代药用植物典》(中、英文版)、《中药显微鉴别图鉴》(中、英文版)、《常用中药材鉴别图典》(中、日、英文版)、《读本草说中药》《行天下探岐黄》(简、繁体版)。1990 年获得国家科学技术进步奖二等奖,2014 年获得香港特别行政区政府颁授的荣誉勋章。

☆ **林鸽**

香港中文大学教授。

1982 年本科毕业于南京药学院(现中国药科大学),1988 年于加拿大 Alberta 大学获得硕士学位,

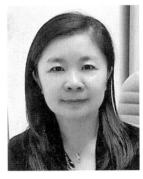
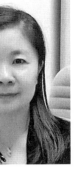

1992 年于加拿大 Saskatchewan 大学获得博士学位，1992—1993 年在 Saskatchewan 做博士后。主要从事中药和植物药的代谢和毒理研究，并整合药代、毒理、质控等多学科技术手段开展中药安全性研究工作。是国际上研究植物中所含吡咯里西啶类生物碱引发肝毒性的著名学者，发现了吡咯里西啶类生物碱引发肝毒性的毒理学新机制和相关物质，发现了在临床上能灵敏反映吡咯里西啶类生物碱中毒的特异性生物标识物，为中药的毒理学做出了示范性研究工作。兼任 *Chinese Medicine*、*Journal of Ethnopharmacology* 等杂志副主编，*Drug Metabolism and Disposition* 等杂志编委。

☆ 左中

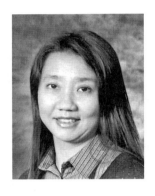

香港中文大学教授。

1991 年本科毕业于华西医科大学药学院（现四川大学华西药学院），1998 年于加拿大 Alberta 大学获得博士学位。现任香港中文大学药剂学院院长，2015 年被香港特别行政区政府聘请为"中药研究及发展委员会"委员（归属创新科技局）和"中成药注册评审小组"委员（归属卫生署）。主要从事中药活性成分的生物药剂学及药代动力学研究、中西药相互作用从基础到临床研究、中药制剂标准化研究、药物舌下及鼻腔给药研究，多次获得来自香港大学资助委员会、香港创新科技署、香港医院管理局、香港食物及卫生局的科研资助。对黄酮类等中药活性成分所开展的药代动力学研究工作获得国际同行的积极肯定，兼任 *Biopharmaceutics and Drug Dispositions* 和 *Xenobiotica* 期刊的编委，兼任 ISSX 协会的提名委员会委员（以推动亚太地区药物代谢及药代动力学发展）。

姜志宏（澳门科技大学）的个人介绍见"中药学科领域的国家杰出青年科学基金获得者"。王一涛（澳门大学）的个人介绍见"中药学科领域的'973 计划'首席科学家"。

十、中药学科领域的国家优秀青年科学基金获得者

中药学科领域共有 11 名青年科学家在 2012—2015 年期间获得国家优秀青年科学基金资助。其中 2012 年 4 名，2013 年 2 名，2014 年 3 名，2015 年 2 名。（表 39－2－8）

表 39－2－8　中药学科领域的国家优秀青年科学基金获得者名单

姓　名	获批年度	工　作　单　位
姜　勇	2012	北京大学
齐炼文	2012	中国药科大学
杨　莉	2012	上海中医药大学
叶　敏	2012	北京大学
季莉莉	2013	上海中医药大学
鄢　丹	2013	首都医科大学附属北京世纪坛医院
高　昊	2014	暨南大学
高　伟	2014	首都医科大学

续　表

姓　名	获批年度	工作单位
李会军	2014	中国药科大学
开国银	2015	上海师范大学
林　生	2015	中国医学科学院药物研究所

☆ 姜勇

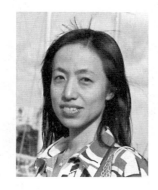

北京大学教授。

1994年本科毕业于内蒙古医学院（现内蒙古医科大学），1997年于沈阳药科大学获得硕士学位，2003年于北京大学获得博士学位，2008—2010年于法国皮尔法伯研究所做博士后研究。主要从事中药药效物质及其质量控制研究，构建了微量成分快速发现、高效制备与活性评价的创新技术体系和"中药化学成分—生物活性—作用机制"完整研究链条；集成先进分析技术，建立了基于药效物质的中药复杂成分高效分析及整体质量控制技术体系。

2007年入选"新世纪优秀人才计划"。获国家科学技术进步奖二等奖1项，省部级以上科技奖励6项；兼任《中国中药杂志》编委、《药学学报》青年编委等。

☆ 齐炼文

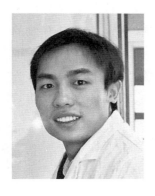

中国药科大学教授。

2004年本科毕业于湖南中医药大学，2009年于中国药科大学获得博士学位，2009—2011年于美国芝加哥大学做博士后研究。主要从事中药药效物质研究，围绕中药"含有什么物质、什么物质起效、物质如何起效"，构建了"复杂成分解析—等效组分发现—作用模式探索"三位一体的药效物质研究思路，发展了中药体内外药效物质组集成表征新方法，建立了中药复方"等效组分"研究体系，发展了临床代谢组学和药物整体调控特色研究领域。

入选"万人计划"青年拔尖人才、科技部"中青年科技创新领军人才"等。获得全国百篇优秀博士毕业论文、教育部自然科学奖一等奖。担任 *American Journal of Chinese Medicines*、*Scientific Report* 等编委。

☆ 杨莉

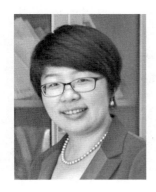

上海中医药大学研究员。

2001年本科毕业于中国药科大学，2006年于中国药科大学获得博士学位。主要从事中药药效物质与质量评价研究。以石斛、车前子、千里光等为代表药物，建立中药多基原混乱品种的专属性鉴别方法；开展基于作用机制的中药药效物质解析和快速发现，结合临床功效，阐明与活性（毒性）相关的指标成分；率先将胆汁酸代谢网络评价分析用于中药安全性评价及保肝利胆中药的干预研究，并构建了符合中药特点的安全标准体系，成为"有毒"中药质量控制和安全标准制订的示范；成功制订了石斛等6种中药材质量标准，被《中国药典》采纳。获国家科学技术进步奖二等奖1项和教育部自然科学奖一等奖3项，入选教育部新世纪人才计划等。《中国中药杂志》编委。

☆ 叶敏

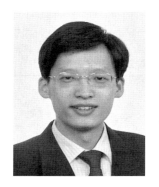

北京大学教授。

1997年本科毕业于北京中医药大学，2003年于北京大学生药学专业获得博士学位，2006—2007年于美国耶鲁大学做博士后研究。主要从事中药药效成分研究。探索并建立了整合化学成分、生物活性、体内代谢的研究方法体系，深入阐明了甘草、葛根芩连汤等中药的药效物质及作用机制。发展新颖高效的微生物催化、酶催化技术，应用于中药活性成分的结构修饰，为新药发现提供先导分子。

入选北京市科技新星和教育部新世纪优秀人才支持计划。获得国家自然科学奖二等奖1项、北京青年科技奖。中国植物学会药用植物及植物药专业委员会副主任委员，*Pharmaceutical Biology* 副主编，《中国药学（英文版）》编委，《药学学报》青年编委。

☆ 季莉莉

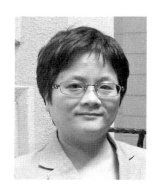

上海中医药大学研究员。

1999年本科毕业于中国药科大学，1999—2004年中国药科大学和中科院上海生化细胞所联合培养博士，2005年于美国普渡大学做博士后研究。主要从事中药药理、毒理学研究。建立了中药肝毒性的综合分析、评价体系，以含肝毒性吡咯里西啶生物碱（PAs）的中草药、黄药子等为代表性药物，发现其致肝毒性和发挥药效活性的物质基础，制定了安全有效的剂量范围，为其临床安全使用及质量标准的制定提供了科学依据。揭示了穿心莲抗肿瘤、石斛明目、三七促进伤口愈合的活性物质基础及其机制，为穿心莲清热解毒的科学本质、三七"伤科圣药"的美誉、石斛传统明目功效的阐明提供了科学依据。

2011年入选教育部"新世纪人才计划"。获教育部高等学校自然科学奖一等奖2项。

☆ 鄢丹

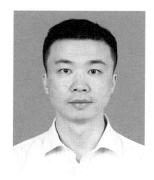

首都医科大学附属北京世纪坛医院主任药师。

1998年本科毕业于成都中医药大学，2007年于成都中医药大学获得博士学位。主要从事结合临床的中药质量评价与活性成分发现研究。建立了中药质量生物响应指纹谱系列关键技术，用于板蓝根、角类动物药、中药注射剂质量评价；直接从临床切入，基于人体疾病模型发现中药活性成分，关注入血/不入血活性成分对内源性小分子的效应影响，为发现具有临床证据力的中药活性成分、阐释作用机制以及研制组分药物提供新思路、新技术。

2015年入选北京市卫生系统高层次卫生技术人才、"泰山学者"学科骨干。担任《中国中药杂志》《抗感染药学》编委。

☆ 高昊

暨南大学教授。

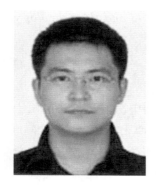

2001年本科毕业于沈阳药科大学，2005年于沈阳药科大学获得博士学位，2006—2008年于清华大学做博士后。现任中药及天然药物研究所所长。主要从事中药药效物质和天然活性成分研究。提出"表观等价非对映异构"概念及其判定定理，发展和完善了基于数据比较的结构鉴定方法学；阐明了枸杞子、鱼腥草等常用中药的药效物质基础，为创新药物研制提供了候选药物。

2009年获教育部霍英东青年教师基金，2010年入选教育部新世纪优秀人才支持计划。获中国药学会施维雅青年药物化学奖。《中国中药杂志》编委、《药学学报》和 *Acta Pharmaceutica Sinica B* 青年编委。

☆ 高伟

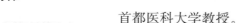

首都医科大学教授。

2002年本科毕业于江西中医药大学，2008年于中国中医科学院中药研究所获得博士学位，2013—2014年于美国冷泉港实验室任访问副教授。主要从事中药资源与分子生药学研究。阐释了道地药材丹参、雷公藤等萜类活性成分形成的分子机制，在国内率先将合成生物学方法用于中药活性成分研究，并建立了系统的"道地药材功能基因挖掘—有效成分生物合成途径解析—合成生物学生产"的中药基因资源发掘保护、药用成分高效获取的中药资源可持续利用研究新模式。

2014年获科技部"863"计划青年科学家项目，2015入选"万人计划"中组部青年拔尖人才，2010年获全国优秀博士学位论文奖。《中国中药杂志》编委。

☆ 李会军

中国药科大学教授。

1997年本科毕业于中国药科大学，2003年于中国药科大学获得博士学位。围绕中药真实性、有效性和安全性开展质量评价研究，主要包括：① 基于显微成像、植物代谢组学等方法的中药真实性鉴定研究。② 基于谱—效桥连网络解析技术的中药活性组分快速发现研究。③ 基于毒代—毒效关联分析技术的外源性与内源性肝毒性标志物发现并鉴定。研究并起草的川贝母等20余个中药质量标准收载入《中国药典》，金银花、何首乌质量标准收载入《美国药典》。研究成果曾获2009年度国家科学技术进步奖二等奖、2013年度教育部自然科学奖一等奖。

☆ 开国银

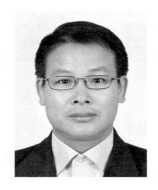

上海师范大学教授。

1999年本科毕业于徐州师范大学，2005年于上海交通大学获得博士学位，2012—2013赴美国 Brookhaven National Laboratory 做访问学者。主要从事中药资源生物技术领域的研究，以药用植物为主要研究对象，开展其活性物质的生物合成途径及其代谢调控的研究。利用基因工程技术提高中药中有效成分含量，以改善中药植物的药用品质。同时开展丹参酮等生物合成途径中关键酶基因功能鉴定，解码中药有效成分的代谢合成和分子调控机制。

曾入选教育部"新世纪优秀人才支持计划"，荣获明治生命科学奖"科学奖"

等。任上海市药学会生药专委会副主委，担任 *American Journal of Bioengineering and Biotechnology* 及 *Scientific World Journal* 等编委。

☆ 林生

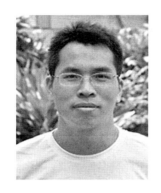

中国医学科学院药物研究所副研究员。

2001年本科毕业于北京中医药大学，2004年于中国中医科学院获得硕士学位，2007年于中国医学科学院/北京协和医学院获得博士学位，2007—2009年于上海第二军医大学做博士后研究。主要从事中药药效物质基础研究。建立以活性为导向的现代组合色谱高效分离方法，紧密结合现代体内外药理模型，快速发现中药或民族药中的活性物质，开展中药创新药物的研究。组合色谱高效分离方法的建立，显著提高了中药成分的分离效率，改善了中药药效物质传统的发现模式，为优化中药药效物质的研究方法创造了条件。*Acta Pharmaceutica Sinica A* 和《中国中药杂志》编委。

十一、中药学科领域的"万人计划"青年拔尖人才获得者

中药学科领域的"万人计划"青年拔尖人才获得者共有4名，其中2013年1名、2015年3名。（表39-2-9）

表39-2-9　中药学科领域的"万人计划"青年拔尖人才获得者名单

姓　名	获 批 年 度	工 作 单 位
郝海平	2013	中国药科大学
范骁辉	2015	浙江大学
高　伟	2015	首都医科大学
齐炼文	2015	中国药科大学

☆ 范骁辉

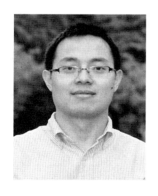

浙江大学教授。

2000年本科毕业于浙江大学，2005年于浙江大学获得博士学位，2005—2008年在美国FDA开展博士后研究。主要从事中药系统生物学及网络药理学研究。在国内率先开展了中药转录组学应用方法学研究，系统回答了芯片实验的数据重复性如何、是否具有类预测能力、如何估算实验样本量等领域内关注的焦点问题，创建了基于转录组学的中药化学组成与机体生物网络间相关性研究策略，为回答"中药效应物质如何起效"提供了新方法。2012年入选教育部"新世纪优秀人才支持计划"。获国家科学技术进步奖一等奖2项。任天津现代中药协同创新中心副主任、世界中医药学会联合会网络药理学专业委员会副会长等。《中国药典》（英文版）、*Frontier in Bioscience* 等编委。

郝海平（中国药科大学）的个人介绍见"中药学科领域的国家杰出青年科学基金获得者"。高伟（首都医科大学）和齐炼文（中国药科大学）的个人介绍见"中药学科领域的国家优秀青年科学基金获得者"。

参考文献

［1］邢悦,滕乐飞,徐云龙,等.2005—2012 年全国中医药科研机构发展状况分析[J].医学与社会,2015,28(1)：7-11.

［2］张伯礼,石鹏建,洪净.中医药高等教育发展战略研究[M].北京：中国中医药出版社,2013.

（李川,周杰,李利,韩立炜,周景玉）

第四十章
优 秀 团 队

在国家科技部、国家教育部、国家卫计委(原国家卫生部)、国家自然科学基金委等部门的大力支持下,经过中药领域学者和从业人员的不断努力,形成了一批优秀创新团队、组建了多个国家级和省部级重点实验室,涌现了多个获得国家科技大奖的人才团队。其中,创新团队和群体21个(国家自然基金委资助的创新群体1个、科技部重点领域创新团队6个以及教育部创新团队14个);国家级重点实验室11家(国家重点实验室5家、企业国家重点实验室3家及省部共建国家重点实验室3家),国家工程研究中心5家,国家工程实验室5家,及教育部重点实验室17家;获得国家科技大奖的人才团队共计67个(国家科学技术进步奖项目及团队60个、国家自然科学奖项目及团队3个、国家技术发明奖项目及团队4个)。

此外,在国家"重大新药创制"科技重大专项的连续资助下,也逐步形成了完善的中药研究平台、关键技术和企业研究基地,对提升中药学科的研究水平、提高中药品种的科技内涵、促进中药企业的发展和推动中药现代化的进一步发展奠定了坚实的基础。

第一节 创 新 团 队

一、创新群体及团队

(一)国家自然基金委资助的创新群体

以国家杰出青年科学基金获得者、教育部长江学者特聘教授、国家重点实验室主任李萍为带头人的中药研究群体入选2014年度国家基金委创新研究群体(中药活性成分群发现与作用机制,81421005,2015—2020),该群体是目前中医药领域入选的第1个创新研究群体。群体成员包括中国工程院院士王广基、教育部长江学者特聘教授/国家杰出青年基金获得者郝海平、国家优秀青年基金获得者齐炼文、国家优秀青年基金获得者李会军,以及教育部新世纪人才陈君等。

"中药活性成分群发现与作用机理"创新群体聚焦"中药活性成分群发现与作用机理"这一关键科学问题,取得了国内外具有影响力的研究成绩:突破了系列体内外中药复杂成分群及其代谢产物群定性、定量分析方法难题,提出了"等效成分群"新理论和"反向药代动力学"新观点,开拓了"源于中药"的多成分组合创新药物研发体系,创建了等效成分群为标示成分的中药质量控制新模式,提升我国中药研究水平和国际地位。

(二)科技部重点领域创新团队

获科技部重点领域创新团队称号的中药领域团队共有6个,其中2013年、2014年各资助1项,2012

年和 2015 年各资助 2 项。（表 40-1-1）

表 40-1-1　中药领域的科技部重点领域创新团队名单

团　队　名　称	负责人	依　托　单　位	批准年度
中药资源创新团队	黄璐琦	中国中医科学院	2012
沉香等珍稀南药诱导形成机制及产业化技术创新团队	魏建和	中国医学科学院药用植物研究所海南分所	2012
中药质量与安全标准研究创新团队	马双成	中国食品药品检定研究院	2013
复方中药研究创新团队	高秀梅	天津中医药大学	2014
中医药防治老年性骨病创新团队	王拥军	上海中医药大学附属龙华医院	2015
基于体内过程中药药效物质基础研究创新团队	邱　峰	天津中医药大学	2015

（三）教育部"创新团队发展计划"项目

自 2004 年教育部启动"长江学者和科技创新团队发展计划"以来，入选教育部"创新团队发展计划"的中药领域团队共有 14 个，其中 5 个团队获得滚动支持，分别是叶文才、何新、王峥涛、程卯生领导的团队于 2014 年获得滚动支持，孔令义领导的团队 2015 年获得滚动支持。（表 40-1-2）

表 40-1-2　中药领域的教育部"创新团队发展计划"项目名单

团　队　名　称	负责人	依　托　单　位	批准年度
中医药干预多器官纤维化与异病同治、同病异治科学内涵的研究	牛建昭	北京中医药大学	2004
基于中药资源的创新药物研究	果德安	北京大学	2005
符合中医药特点的中药复杂体系药效物质基础与质量控制研究	李　萍	中国药科大学	2008
中药和天然药物的遗传药理学基础与临床应用研究	刘昭前	中南大学	2009
中草药来源的神经系统疾病创新药物研究	叶文才	暨南大学	2009 2014 年滚动
组分中药基础与应用研究	何　新	天津中医药大学	2009 2014 年滚动
天然药物中活性物质的结构与功能研究	庚石山	北京协和医学院	2010
中药品质评价与技术标准创新研究及其应用	王峥涛	上海中医药大学	2010 2014 年滚动
天然活性物质的结构改造与类药性研究	程卯生	沈阳药科大学	2010 2014 年滚动
中药资源学	陈士林	清华大学医学部、北京协和医学院	2011
天然药物分子发现与结构优化	孔令义	中国药科大学	2011 2015 年滚动
天然活性物质的发现、结构改造与功能研究	陈振锋	广西师范大学	2012

团　队　名　称	负责人	依　托　单　位	批准年度
中医药防治心血管疾病研究	毛静远	天津中医药大学	2012
天然产物及类天然产物合成	张洪彬	云南大学	2013

二、获得国家科技奖励的人才团队

（一）国家科学技术进步奖获奖项目及团队

国家科学技术进步奖授予在技术研究、技术开发、技术创新、推广应用先进科学技术成果、促进高新技术产业化以及完成重大科学技术工程、计划等过程中做出创造性贡献的个人和组织。近 20 年（1996—2015）获得国家科学技术进步奖的中药学科领域项目共计 60 项（包括一等奖 4 项、二等奖 46 项、三等奖 10 项，详附三），其中 1996 年 2 项，1997 年 6 项，1998 年 1 项，1999 年 5 项，2000 年 2 项，2001 年 2 项，2002 年 1 项，2004 年 3 项，2005 年 2 项，2006 年 1 项，2007 年 3 项，2008 年 2 项，2009 年 6 项，2010 年 3 项，2011 年 6 项，2012 年 3 项，2013 年 3 项，2014 年 4 项，2015 年 5 项。第 1 完成单位包括云南省药物研究所、中国人民解放军军事医学科学院放射与辐射医学研究所、中国医学科学院药物研究所等 13 家科研院所，天津中医药大学、上海中医药大学、黑龙江中医药大学等 21 所高等院校，以及河北以岭医药集团有限公司、山东绿叶制药有限公司、江苏康缘药业股份有限公司等 6 家中药企业。

（二）国家自然科学奖获奖项目及团队

国家自然科学奖授予在基础研究、应用基础研究中，阐明自然现象、特征和规律、做出重大科学发现的个人。近 20 年（1996—2015）获得国家自然科学奖的中药学科领域项目共计 3 项（表 40-1-3），其中 2012 年 2 项，2013 年 1 项。第 1 完成单位包括中国科学院上海药物研究所和中国医学科学院医药生物技术研究所。

表 40-1-3　1996—2015 年期间获得国家自然科学奖的中药领域项目及团体

项　目　名　称	主要完成单位	主要完成人	获奖年份	等　级
中药复杂体系活性成分系统分析方法及其在质量标准中的应用研究	中国科学院上海药物研究所，北京大学	果德安，叶敏，吴婉莹，关树宏，刘璇	2012	二等奖
小檗碱纠正高血脂的分子机理、化学基础及临床特点	中国医学科学院医药生物技术研究所，南京医科大学南京第一医院	蒋建东，宋丹青，魏敬，孔维佳，潘淮宁	2012	二等奖
若干重要中草药的化学与生物活性成分的研究	中国科学院上海药物研究所	岳建民，丁健，杨升平，张华，樊成奇	2013	二等奖

（三）国家技术发明奖获奖项目及团队

国家技术发明奖授予运用科学技术知识做出产品、工艺、材料及其系统等重大技术发明的个人。近 15 年（2001—2015）获得国家技术发明奖的中药领域项目共计 4 项（表 40-1-4），其中 2003 年 1 项，2006 年 1 项，2011 年 1 项，2013 年 1 项。第 1 完成单位包括大连轻工业学院、浙江中医药大学、中国科学院上海药物研究所和大连经济技术开发区天富科技开发有限公司等科研院所、高等院校及企业等。

表 40‑1‑4　2001—2015 年期间获得国家技术发明奖的中药领域项目及团体

项 目 名 称	主要完成单位	主要完成人	获奖年份	等 级
酶转化法生产 Rh_2 等人参稀有皂苷	大连轻工业学院	金凤燮,鱼红闪,卢明春,宋建国,张春枝,王玉良	2003	二等奖
超临界二氧化碳萃取中药有效成分产业化应用技术	浙江中医药大学	李大鹏	2006	二等奖
丹参多酚酸盐及其粉针剂	中国科学院上海药物研究所,上海绿谷制药有限公司	宣利江,王逸平,徐亚明,丁愉,王唯,顾云龙	2011	二等奖
一类单体中药新药参一胶囊创制的关键技术及应用	大连经济技术开发区天富科技开发有限公司,大连大学,大连医科大学附属第一医院,上海长征医院,大连医科大学	富力,弓晓杰,刘基巍,王杰军,燕秋,鲁岐	2013	二等奖

第二节　技术平台与基地

一、国家科技重大专项"重大新药创制"资助的中药领域技术平台和关键技术

国家"重大新药创制"科技重大专项资助的中药领域技术平台建设和关键技术发展课题达 88 项(表 40‑2‑1),主要领域包括:中药新药发现与评价、中药制剂工艺研究、中药安全性评价、中药质量研究、中药药效物质基础研究、中药药代动力学研究、中药药效研究、动物模型构建和中药临床评价等。主要承担单位包括中国中医科学院、中国医学科学院、中国科学院、国家药典委员会等科研单位,高等院校主要集中在中国药科大学、北京中医药大学、天津中医药大学、上海中医药大学等,此外有一大批企业承担了关键技术和平台的建立,如石家庄以岭药业股份有限公司、天士力制药集团股份有限公司、江苏康缘药业股份有限公司、北京中研同仁堂医药研发有限公司等。

表 40‑2‑1　国家科技重大专项资助的中药领域技术平台和关键技术课题名单

方 向	技术平台与关键技术名称	牵 头 单 位	课题负责人
中药新药发现与评价	中药新药研究技术平台规范建设	中国中医科学院广安门医院	胡镜清
	中药新药评价技术平台研究	广州中医药大学	梁伟雄
	以心血管病为示范的中药新药评价研究技术平台	中医科学院西苑医院	唐旭东
	病毒性肝炎中药新药评价研究技术平台	上海中医药大学附属曙光医院	蒋　健
	综合性中药新药研究开发技术大平台	中国中医科学院	曹洪欣
	心脑血管、自身免疫、严重感染、神经退行性疾病中药的新药发现和评价技术平台的建立	中国人民解放军第二军医大学	张卫东
	现代中药新药发现和评价技术平台建设	天津中医药大学	高秀梅

续　表

方　向	技术平台与关键技术名称	牵头单位	课题负责人
中药新药发现与评价	基于方证相对原理抗器官纤维化的中药新药发现和评价技术平台	上海中医药大学	刘　平
	中药新药发现与评价技术平台建设	中国医学科学院药物研究所	庚石山
	中药新药评价研究技术平台	北京中医药大学东直门医院	田金洲
	糖尿病中药新药评价研究技术平台建设	成都中医药大学附属医院	段俊国
	儿科中药新药评价研究技术平台规范化建设	天津中医药大学第一附属医院	胡思源
	中药新药（恶性肿瘤等疾病）评价研究技术平台	上海中医药大学附属龙华医院	郑　锦
	中药新药发现与评价技术平台	中国医学科学院药物研究所	庚石山
	中药新药评价研究技术平台（南京）建设	南京中医药大学附属中医院（江苏省中医院）	邹建东
	中药新药试验技术平台研究	广州中医药大学第二附属医院	梁伟雄
	中药新药评价研究技术平台	辽宁中医药大学附属第二医院	李国信
	中药新药评价研究技术平台建设	长春中医药大学附属医院	冷向阳
	现代中药新药发现和评价技术平台建设	天津中医药大学	高秀梅
	基于中医转化的中药创新品种研发	中国中医科学院	饶子和
	以 GPCRβ_1/β_2AR 为靶标的中药活性筛选及创新中药发现	北京大学	王　珏
	中药新药研究技术平台规范建设	中国中医科学院广安门医院	吴　萍
	基于活性成分群的复方创新中药研发	石家庄以岭药业股份有限公司	谷春华
	民族药产品的研发与技术提升	贵阳德昌祥药业有限公司	刘　莉
	基于中药优势病种的新药研发	中国医学科学院药物研究所	屈　晶
	治疗温病的中药新药研发	山东中医药大学	张成博
	中药经典名方开发	北京中研同仁堂医药研发有限公司	李　萍
中药制剂研究	中药新型给药系统技术平台	江西中医药大学	刘红宁
	PEG 化等技术在难溶性中药有效成分注射剂中的应用	北京中研同仁堂医药研发有限公司	黄文哲
	适宜于中药复方多组分特色的缓控释给药系统的关键技术研究	北京中医药大学	杜守颖
	中药制剂物理改性技术研究	上海中医药大学	冯　怡
	中药新型经皮给药系统关键技术研究与评价	大连理工大学	汪　晴
	经典名方标准颗粒的研究	河南省宛西制药股份有限公司	张永祥
	基于中药生物药剂学分类系统构建提高中药成药性制剂技术平台	中国医学科学院药用植物研究所	董政起
	中药饮片产业化关键技术及信息化生产管理系统的集成创新研究	南京海昌中药集团有限公司	李伟东

方 向	技术平台与关键技术名称	牵 头 单 位	课题负责人
中药质量研究	中药标准物质研制和开发的技术平台建设	中国药品生物制品检定所	林瑞超
	中药材种子种苗和种植（养殖）标准平台	中国医学科学院药用植物研究所	李先恩
	中药质量标准研究和信息化体系建设平台	国家药典委员会	钱忠直
	中药质量系统评价方法、体系及技术标准平台	中国科学院上海药物研究所	果德安
	中药中有害残留物检测技术标准平台	中国药品生物制品检定所	马双成
	符合中医药特点和基于药效的中药质量评价关键技术研究	中国药科大学	李 萍
	与药效相关的中药质量评价关键技术研究	上海中医药大学	王峥涛
	符合中药特点的质量评价方法和体系研究	中国人民解放军第三〇二医院	肖小河
	中药化学对照品高效、规模制备及活性指纹图谱等质量评价综合技术研究	中科院大连化物所	肖红斌
	中药中农药、重金属、真菌毒素等有害残留物的检测与分析关键技术研究	上海市食品药品检验所	季 申
	中药有害残留物的检测与分析关键技术	中国医学科学院药用植物研究所	杨美华
	中药主要重金属快速免疫检测技术及安全标准评价研究	北京师范大学	孟繁蕴
	中药中农药残留、重金属检测与分析关键技术研究	医科院药植所	薛 建
	妇科血瘀证大品种——桂枝茯苓胶囊质量控制关键技术研究	江苏康缘药业股份有限公司	王振中
	中药质量标准研究和信息化体系建设平台	国家药典委员会	钱忠直
	中药材种子种苗和种植（养殖）标准平台	中国医学科学院药用植物研究所	李先恩
中药药代动力学研究	中药前药代动力学技术平台建设与研究	中国科学院上海药物研究所	李 川
	中药复方药代动力学研究关键技术	中国药科大学	王广基
	中药复方药代动力学研究关键技术	黑龙江中医药大学	王喜军
	以"开心散"和"通脉颗粒"为载体的中药复方药代动力学研究关键技术	北京中医药大学	石任兵
中药药效物质基础研究	中药药效物质基础及物质资源库研究关键技术	中国药科大学	孔令义
	中药药效物质基础及物质资源库研究关键技术	浙江大学	程翼宇
	中药药效物质基础及物质资源库研究关键技术	复旦大学	陈道峰
中药药理学研究	基于脑病治疗的中药复方药理学及药效学评价关键技术研究	北京中医药大学	李澎涛
	中药复方药理学研究及药效学评价关键技术	山东省中医药研究院	孙 蓉

续 表

方 向	技术平台与关键技术名称	牵头单位	课题负责人
中药药理学研究	中药抗高血压复方药理学研究及药效学评价关键技术研究	浙江中医药大学	吕圭源
中药安全性评价	中药安全评价技术平台	上海中医药大学	谢家骏
	中药注射剂致敏性检测关键技术的研究	山东大学	刘兆平
	中药安全性评价关键技术与方法研究	上海中医药大学	汤家铭
	基于生物检测的中药注射剂质量波动与安全性评价方法研究	中国人民解放军第三○二医院	鄢 丹
	清开灵注射液安全性关键技术研究	北京中医药大学药厂	乔延江
	丹参多酚酸盐及其粉针剂的安全性关键技术研究	上海绿谷制药有限公司	宣利江
	注射用益气复脉（冻干）安全性关键技术研究	天津天士力之骄药业有限公司	周大铮
	热毒宁注射液安全性关键技术研究	江苏康缘药业股份有限公司	李明慧
	中药注射剂安全性评价	山西振东泰盛制药有限公司	刘近荣
	中药安全检测技术及标准平台	中国中医科学院中药研究所	肖红斌
	符合中药特点的安全用药风险评控关键技术	中国中医科学院中药研究所	梁爱华/叶祖光
中药工艺研究	中药生产技术及过程控制技术标准平台	中国中医科学院中药研究所	王智民
	抗心律失常中药参松养心胶囊生产工艺优化关键技术研究	石家庄以岭药业股份有限公司	王曙宾
	源于中药的Ⅰ类新药研发与释药系统研究	中国中医科学院中药研究所	陈 敏
中药化合物库建立	面向新药发现的数字化中药化学成分库	中国医学科学院	陈士林
	"中药化学成分库"建设	中国科学院昆明植物研究所	谭宁华
	规模化中药化学成分库的建立	中国科学院上海药物研究所	岳建民
中药临床评价	显示中医药疗效优势的中药药效评价关键技术研究	北京中医药大学	高 颖
	中药药效评价关键技术研究	辽宁中医药大学	杨关林
	中药上市后再评价关键技术研究	中国中医科学院中医基础医学研究所	谢雁鸣
	冠心病血瘀症中药疗效评价关键技术研究	中医科学院西苑医院	史大卓
中药动物模型研究	病证结合动物模型拟研究关键技术	中国中医科学院西苑医院	林成仁
	基于动物表征与生物学指标特征组合的病证结合动物模型制备的关键技术研究	北京中医药大学	王 伟
	基于辨证论治治疗RA中药新药药效评价动物模型研制及其应用研究	中国中医科学院中医基础医学研究所	吕爱平
中药制药研究	天然药物与新制剂综合大平台	山东绿叶制药有限公司	杨荣兵
	面向国际的创新中药大平台建设	天士力制药集团股份有限公司	闫希军
	现代中药创新集群与数字制药技术平台	江苏康缘集团有限责任公司	王振中

二、国家重点实验室、企业国家重点实验室、省部共建国家重点实验室、国家工程研究中心和国家工程实验室

国家重点实验室、国家工程研究中心和国家工程实验室是国家科技创新体系的3个重要组成部分。国家重点实验室是国家组织高水平基础研究和应用基础研究、聚集和培养优秀科学家、开展高层次学术交流的重要基地;企业国家重点实验室的建设则有利于促进企业成为技术创新主体、提升企业自主创新能力、提高企业核心竞争力;省部共建国家重点实验室的建设通过加强中央和地方的资源集成,加大创新驱动区域经济社会发展的力度。目前中药领域共有重点实验室11家,其中国家重点实验室5家,企业国家重点实验室3家,省部共建国家重点实验室3家。

国家工程研究中心是国家发改委组织具有较强研究开发和综合实力的高校、科研机构和企业等建设而成的研究开发实体,旨在通过建立工程化研究、验证的设施和有利于技术创新、成果转化的机制,培育、提高自主创新能力,搭建产业与科研之间的"桥梁",促进产业技术进步和核心竞争能力的提高。目前中药领域有国家工程研究中心5家。

国家工程实验室是依托企业、转制科研机构、科研院所或高校等设立的研究开发实体。作为重要的产业技术基础设施,国家工程实验室被纳入国家中长期科学和技术发展规划纲要,以提高产业自主创新能力和核心竞争力,推进战略性、前瞻性、关键性技术等核心技术开发与实验能力的整体提升。目前中药领域有国家工程实验室5家。

(一) 国家重点实验室

1. 天然药物及仿生药物国家重点实验室　天然药物活性组分与药效国家重点实验室依托于北京大学,于1985年由原国家计委批准筹建。现任实验室主任由周德敏担任,实验室学术委员会主任由张礼和担任。实验室现有固定人员49人,其中包括中国科学院院士2人、教育部长江学者特聘教授1人、国家杰出青年基金获得者4人、教育部跨世纪优秀人才计划或新世纪优秀人才计划获资助者5人。实验室围绕生物药靶的发现和确认、以生物大分子为靶的药物发现、基于天然资源的先导化合物发现与中药复杂成分的物质基础研究、药物输送系统在生物体系中及治疗过程中作用规律以及新药创制开展与天然药物及仿生药物相关的基础研究和应用基础研究。获省部级以上科技奖励3项。

2. 植物化学与西部植物资源持续利用国家重点实验室　植物化学与西部植物资源持续利用国家重点实验室依托于中国科学院昆明植物研究所于2001年获科技部批准建设。实验室主任由陈纪军担任,学术委员会主任由孙汉董担任。实验室主要研究领域包括:药用植物化学成分及其生物活性、高等真菌次生代谢产物及其生物活性、天然产物结构与高选择性反应、天然创新药物和先导化学物研究、天然农药研究等。多年来实验室以我国西部地区丰富的植物资源为研究对象,以有机化学为基础,运用化学、生物学和现代分析手段,开展植物化学成分的结构测定、生物活性与功能、结构修饰与合成、分布及演化规律的研究,与相关学科相结合,为我国尤其是西部地区创新植物药和中药(广义)现代化的发展作出贡献。

3. 中药质量研究国家重点实验室　中药质量研究国家重点实验室是在澳门特别行政区科技发展基金会大力支持下,在伙伴实验室天然药物与仿生药物国家重点实验室(北京大学)的扶助下,由澳门大学与澳门科技大学共同申报(申报召集人:王一涛),于2010年经国家科技部批准在澳门建立第1个中医药领域的国家重点实验室。第1届学术委员会主任肖培根和陈可冀,实验室主任分别由王一涛讲座教授(澳门大学)和刘良讲座教授(澳门科技大学)担任。

中药质量研究国家重点实验室（澳门大学）针对中药质量有效性、安全性、稳定性、可控性和追溯性等5个关键环节，重点解决制约中药现代化、产业化和国际化的关键问题。建成与中药质量关联的药理、安全、制药、检定和信息等5个国际一流的研究平台，全球招聘优秀多学科中青年博士组建了35个多学科结合课题组，培养博硕士生348人，与全球著名学府、欧盟药典会和美国药典会等共建多个联合实验室。2011年以来，发表SCI论文898篇（含 $Nature$、$Science$ 和 $Cell$ 系列期刊，6篇 IF>20，18篇 IF：10—20，153篇 IF：5—10），总引用9 920次；主编中英文专著4部；获欧盟、美国和中国等专利数十项；获国内外重要科技奖项80余项。2014年澳门回归15周年时，习近平主席亲切视察了澳门大学中医药科技成果。

中药质量研究国家重点实验室（澳门科技大学）注重集成多学科前沿技术，凝聚中药质量控制的技术与方法创新和中药新药研发关键技术和标准两大方向，重点开展基于"三多"特征的中药质量控制创新技术及理论研究，人参等贵重中药材质量评价与开发利用研究，抗癌及抗炎免疫中药质量标准及其应用研究，抗脑神经退化及代谢性疾病创新中药的研发技术与质量标准研究等。研究团队包括拥有诺奖获得者、美国科学院院士、中国工程院院士等来自中医药学、化学、生物学、药理学、生物物理学、计算机等多学科的专家近200人。近年来在 $Nature$，$Science$，$Cell$ 等高水平SCI杂志发表了一大批研究论文，获国家科学技术进步奖二等奖等各级科技奖励几十项，取得美国等国际发明专利授权超过70项。

4. 天然药物活性物质与功能国家重点实验室　天然药物活性物质与功能国家重点实验室依托于中国医学科学院药物研究所，于2011年由科技部批准筹建。现任实验室主任由庾石山担任，学术委员会主任由于德泉担任。实验室现共有中国工程院院士1名，教育部长江学者特聘教授3名，国家杰出青年基金获得者4名，新世纪百千万人才工程国家级人选6名，国家"千人计划"（青年项目）人选2名，国家优秀青年科学基金获得者2名。该实验室主要围绕天然药物活性物质与功能研究中的关键科学问题开展创新研究。目前，实验室围绕生物靶标导向的天然药物活性物质的发现及其结构和功能研究、天然药物活性物质的成药性研究、天然药物活性物质与功能发现的新方法和新技术研究等3个研究方向，以肿瘤、心脑血管疾病、神经精神疾病、糖尿病、感染性疾病等重大疾病防治药物创制为重点，组建了多学科相结合的创新研究团队，取得了多项具有国际领先水平的研究成果。

5. 天然药物活性组分与药效国家重点实验室　天然药物活性组分与药效国家重点实验室依托于中国药科大学，于2011年获科技部批准筹建，2013年12月通过验收。现任实验室主任由李萍担任，实验室学术委员会主任由张伯礼担任。实验室现有固定人员74人，包括中国工程院院士1人、德国科学院院士1人、教育部长江学者特聘教授5人、国家杰出青年基金获得者4人等。实验室定位于适应国家重大需求，针对重大疾病，以我国丰富的天然药物为资源，围绕多靶标天然活性物质（群）的发现，天然活性物质的生物功能研究和天然活性物质成药性研究3个研究方向，开展基础性、多学科交叉的创新研究，构建基于天然药物的创新药物研究理论和方法体系，为实现新药研发模式的战略转轨提供理论与技术支撑，将实验室建成国际领先的天然药物创新研究、学术交流和人才培养基地。获得包括国家科技进步二等奖在内的国家级和省部级科技奖励多项。

（二）企业国家重点实验室

1. 中药制药过程新技术国家重点实验室　中药制药过程新技术国家重点实验室依托于江苏康缘药业股份有限公司，于2010年获国家科技部批准建设。实验室主任由萧伟担任。主要瞄准中药制药产业技术前沿，重点围绕中药提取精制新技术、中药制剂新技术和中药质量控制新技术开展研究，建立完善的中药制药过程新技术研究平台,围绕相关共性关键技术,进行应用基础研究,制订相关标准规范,开展中试、产业化应用研究及相关产品开发。

2. 中药制药新技术国家重点实验室 中药制药新技术国家重点实验室依托于鲁南制药集团股份有限公司,于2010年获国家科技部批准建设。外聘国外制药技术领域资深科学家2名,培养"泰山学者攀登计划"人选、"国家百千万人才工程"人选各1名。重点围绕制约我国中药产业现代化的关键共性技术,特别是在中医基础理论的基础上,探寻中药的物质基础和作用机制,提高质量控制水平,开发新型中药制剂,并将研究成果尽快转化为生产力。实验室以中药成分分离、中药制剂、中药质量控制为研究方向,开展大孔吸附树脂分离技术、膜分离技术、超临界流体萃取技术、超微粉碎技术、速释制剂技术、指纹图谱技术、过程控制技术等制药新技术研究。

3. 藏药新药开发国家重点实验室 藏药新药开发国家重点实验室依托于青海金诃藏医药集团有限公司,于2015年获国家科技部批准建设。实验室主任由多杰担任。实验室研究人员80名,其中学科带头人5名,高级职称27名。实验室以藏药新药研究与开发、藏药经典名优品种二次开发、藏药饮片及特色资源保健品的研究开发为研究方向,以心血管系统、肝胆疾病、呼吸系统常见病、多发病和多种疑难杂症等疾病防治药物的核心问题为重点,开展藏药本草和方剂文献考证研究、藏药配伍规律研究,以及藏药材炮制技术、藏药质量标准和质量控制技术、藏药有效性和安全性评价等研究。获得国家和省部级科技奖励10余项。

(三)省部共建国家重点实验室

1. 省部共建天津市现代中药重点实验室 天津市现代中药重点实验室是天津市依托天津中医药大学申报的省部共建国家重点实验室培育基地,2010年由科技部批准建设。实验室主任为张伯礼,常务副主任为朱彦,主要学术带头人有高秀梅、程翼宇、王涛等。现有固定研究人员107人,其中正高职称35人、副高33人。实验室紧密围绕中医药行业发展的科技需求,针对中药基础和应用研究的共性问题,凝练了"中药智能制造核心技术体系研究""基于组分的现代中药发现及成药性研究""基于临床经验的创新复方中药研究"和"中药大品种培育核心技术体系研究"等4个研究方向。经过多年建设,实验室形成了一系列现代中药研究关键技术,形成了"开放、流动、联合、竞争"的运行机制。提出并完善了"组分中药"理论,建立了"中药大品种二次开发"技术体系,解决产业发展关键科学问题。研究成果获国家科学技术进步奖一等奖1项,其他省部级以上奖励23项。

2. 省部共建湖南省中药粉体与创新药物国家重点实验室 湖南省中药粉体与创新药物省部共建国家重点实验室培育基地是依托湖南中医药大学和湖南省中医药研究院于2010年由科技部批准建设。主任为蔡光先,副主任为廖端芳。现有固定编制研究人员51人,其中正高职称33人、副高职称10人、中级职称5名。研究方向包括中药创新药物研究设计、中药作用系统生物学研究、中药药理毒理研究、中医心血管研究、中药新药临床研究、中药工艺与标准化研究、新技术用于候选药物的研究、中药作用物质基础研究、中药品质评价与资源开发利用等。研究成果获国家科学技术进步奖二等奖1项,湖南省科学技术进步奖一等奖1项。

3. 省部共建四川省中药资源系统研究与开发利用重点实验室 四川省中药资源系统研究与开发利用重点实验室——省部共建国家重点实验室培育基地主要依托成都中医药大学,于2010年经科技部批准建设。实验室主任为彭成,学术委员会主任为王永炎。实验室以"系统中药学"的思想为指导,以中药的"品、质、性、效、用"五要素为研究对象,形成了基于生态环境的中药资源研究、中药资源的多维评价研究、中药资源的开发利用研究三大研究方向,下设9个技术单元,每个方向组建了强劲的研究团队,形成学术带头人—技术骨干—研究人员的梯队。实验室面向国家重大需求,结合四川省丰富的中药资源和产业优势,围绕中药资源的系统研究与开发应用开展研究,成为带动地方科技创新的主要技术服务平台。围绕中药大品种如附子、川芎、麦冬等进行新药研发与参附注射液、益母草注射液、康复新液等中成药大品种二次开发。研究成果获得国家科学技术进步奖二等奖 1 项,四川省科学技术进步奖多项。

（四）国家工程研究中心

1. 中药固体制剂制造技术国家工程研究中心　中药固体制剂制造技术国家工程研究中心是 2002 年国家发改委批准设立。依托于江西中医学院（现江西中医药大学）、江中集团。着眼于制约中药现代化科技产业发展中的关键共性技术问题研究,以及中药、化学药、天然药、保健食品等创新品种开发研究。中心现有中国药典委员 2 名、享受国务院特贴专家 4 名、省特贴 3 名、博士生导师 6 名、高级职称 25 名、博士 23 名,形成了一支以高级研究人员为核心,中青年科研人员为骨干的精干高效的专业化研发团队。2008 年获得国家发改委授予的"国家高技术产业化十年成就奖",2012 年获得国家发改委授予的"国家工程研究中心优秀业绩奖"。

2. 中药复方新药开发国家工程研究中心　中药复方新药开发国家工程研究中心是依托北京中研同仁堂医药公司的研究机构。工程中心的建设旨在针对部分重大疾病和中医药具有优势的病种,在挖掘传统古方和临床验方、天然药物筛选等基础上,采用现代科学技术手段,研发疗效突出、剂型合理、具有自主知识产权的中药复方新药,为中药产业的现代化提供支撑。该中心自 2004 年批准建设以来,以"科技成果产业化、运行机制企业化、发展方向市场化"为核心,采用机制创新与技术创新并重的方针,已逐步形成了以中药复方创新产品的设计、筛选、研发、中试、临床研究、成果转化等为一体的研究开发体系。

3. 国家中药现代化工程技术研究中心　国家中药现代化工程技术研究中心依托于丽珠医药集团股份有限公司和广州中医药大学,主管部门为国家中医药管理局和广东省科技厅。中心专业从事现代中药工程技术及装备的研究开发与应用推广（超声波提取、超微粉碎、超临界提取、膜分离技术）、现代中药新药及功能性保健食品等健康产品的研究开发、中药大品种二次开发研究、现代中药质量标准评价系统方法学研究和现代中药产品的国际化研究开发。2011 年获得"广东省优秀工程技术研究开发中心"称号。

4. 中药制药工艺技术国家工程研究中心　中药制药工艺技术国家工程研究中心依托于扬子江药业集团南京海陵药业有限公司,于 2004 年由国家发改委批准建设。中心旨在解决中药有效成分、有效部位、有效单体的工业化提取、分离、纯化及中间体、制剂的质量控制中共性、关键技术问题,结合部分中药新药开发,将先进制药技术、装备进行示范应用,带动产业技术进步。目前,该中心建成了树脂吸附分离技术、膜过滤技术、色谱制备技术、超临界流体萃取技术、超微粉碎技术、药物活性筛选技术等研究平台。

5. 中药提取分离过程现代化国家工程研究中心　中药提取分离过程现代化国家工程研究中心依托单位是广州汉方现代中药研究开发有限公司。该中心拥有一支专门从事研究开发的技术队伍,其中高级技术职称人员 12 名,博士以上学位者 8 名,硕士研究生 12 名,专业从事中药新产品、新技术、新工艺、工程技术的研究开发及中试与产业化验证,重点解决创新产品及企业在市场和生产实际中的共性和关键性问题。目前工程中心开发并建成了较为先进、配套的中药提取分离工程技术及产品研究开发、中试及工程化验证、产业化示范生产平台。

（五）国家工程实验室

1. 中药标准化技术国家工程实验室　中药标准化技术国家工程实验室依托于中国科学院上海药物研究所，于2008年经国家发改委批准组建。实验室现有研究人员86人，正高级13人，副高级26人，果德安担任实验室主任。经过近8年的建设与发展，无论在平台构建、硬件基础设施建设、人员队伍建设以及发挥功能作用等方面均取得了显著的成效。为提高中药产业的自主创新能力和核心竞争力，突破中药标准化技术对中药产业生产标准化和质量标准化的制约，实现中药标准的现代化与国际化，工程实验室围绕中药材、饮片、提取物以及中成药开展了构建符合中药复杂体系特点的整体质量标准体系的研究。工程实验室主任果德安是国际上唯一在《中国药典》《美国药典》和《欧洲药典》三个国际主流药典同时任药典委员的学者。在多年的积累，工程实验室建立了符合中药复杂体系特点的中药研究的系统方法，2012年获得国家自然科学奖二等奖；所制定的中药质量标准，不但收载入2010年版、2015年版《中国药典》，而且还制定了首个被《美国药典》和《欧洲药典》收载的中药标准，率先让中国学者完成的中药标准走进国际药典，为中药标准的国际化和实现"中药标准主导国际标准制定"起到了示范性作用，有力地推动了中药标准的现代化与国际化发展。

2. 中药质量控制技术国家工程实验室　中药质量控制技术国家工程实验室是国家发改委于2009年批准、中医药行业唯一的建设项目。建设主体为中国中医科学院中药研究所，合作单位为修正药业集团公司和中国药材公司。王智民担任实验室主任。实验室完成国际、国家等相关标准220项，为国家收录的标准80项，地方标准2项；为行业和企业解决了一大批关键技术问题，如一测多评（QAMS）技术、SEMAC技术、键合硅胶脱除重金属技术、花类药材硫熏替代技术等。获得国家级奖2项，省部级奖10项。经过多年建设在以下领域形成了技术优势：利用控制技术—标准的工程化对接形成核心技术和技术标准进行中药大品种改造；中药质量标准和综合评价新技术；中药质量标准化和可溯源技术；有毒中药的系统研究和脱毒技术；新药研发和技术服务。

3. 濒危药材繁育国家工程实验室　濒危药材繁育国家工程实验室依托重庆市中药研究院、中国医学科学院药用植物研究所、中国药材集团等8家研究机构和企业启动。濒危药材繁育国家工程实验室整合国内外药材繁育研发资源，利用现代生物技术手段，突破濒危药材繁育的野生抚育生产、优质种苗繁育、快速繁殖移栽等环节的工程化技术瓶颈。建设任务将围绕我国中药产业发展受制于一大批药材濒危、急需加强资源供给的迫切需求，加强濒危中药资源关键技术研发，提升中药产业持续发展能力。通过建立濒危稀缺药材繁育的技术平台，包括高原、沙生药材等的标准化种苗繁育试验示范基地，野生抚育及栽培繁育试验示范基地，组织培养快速繁殖的工厂化育苗车间等，突破一批繁育系数低、繁育难的濒危稀缺药材工程化种苗繁育工程技术、野生抚育生态型生产工程技术、栽培繁育工程技术、规模化组培快繁及移栽工程技术，如冬虫夏草、川贝母、肉苁蓉、石斛、甘草、三叶木通等。合理区划、实现濒危药材的产业化繁育生产，保证优质药材的持续稳定供应；开展濒危药材生物繁育的国际合作与交流，培养濒危药材繁育技术研发与推广的技术与管理人才；为濒危药材生物繁育相关领域的发展提供信息和咨询服务。最终达到促进中药产业可持续发展目的。实现持续、优质生产，对实践科学发展观、对我国中医药的持续发展、对人类健康事业可持续发展及提高农民收入具有重要意义。

4. 西北濒危药材资源开发国家工程实验室　西北濒危药材资源开发国家工程实验室依托陕西师范大学于2008年经国家发改委批准建立，王喆之担任实验室主任。实验室以秦巴山区及我国西北地区药用植物资源为主要研究对象，重点研究解决制约中药材及其相关产业发展的共性关键技术问题，实现中药资源的可持续利用及中药产业快速发展，是西北地区最为重要的中药现代化科研技术平台之一。

已形成以药用植物资源保护与开发为核心，天然药物化学成分积累调控与重大疾病药物相关性研究为重点的特色研究领域。研究成果获得陕西省科学技术进步奖等奖励19项。此外，实验室注重产学研结合，建立西北濒危药材种质资源库，良种药材的标准化、规模化、集约化种苗繁育与生产体系，培育山茱萸、绞股蓝、盾叶薯蓣等中药材优良新品种；建立多种珍稀、濒危药材组织培养、植株再生和优良种苗快速繁育技术体系，构建濒危药材野生资源抚育研究技术平台和野生资源抚育示范基地。

5. 西南濒危药材资源开发国家工程实验室　西南濒危药材资源开发国家工程实验室依托于广西药用植物园。实验室设置濒危药材保育实验室、濒危海洋生物实验室、濒危药用动物繁育实验室、濒危药用植物资源圃、濒危生物监控实验室、组织培养实验室。该实验室围绕我国药材资源生产和生物多样性保护的战略需求，以西南地区濒危稀缺药材为主要对象，建立繁育研究中心和繁育基地，开展濒危药用动植物的收集、保育、规模繁育等方面关键技术的研发。实验室的建成，将对提高我国濒危药用动植物和海洋生物的快速繁育技术体系、生物多样性保护的整体水平，推进我国中医药产业化、现代化和国际化进程具有重要意义。

三、教育部重点实验室

教育部重点实验室是国家科技创新体系的重要组成部分，在高等学校学科建设、科技创新、人才培养和培育国家级科研基地中发挥着重要作用。目前中药领域共有教育部重点实验室17家。（表40-2-2）

表40-2-2　中药领域的教育部重点实验室

实　验　室　名　称	依　托　高　校
中草药物质基础与资源利用	北京协和医学院
中医药防治病毒性疾病	北京中医药大学
药用资源化学与药物分子工程	广西师范大学
岭南中药资源	广州中医药大学
热带药用植物化学	海南师范大学
中药资源与中药复方	湖北中医药大学
中医药经典理论	山东中医药大学
药用资源与天然药物化学	陕西师范大学
中药标准化	上海中医药大学
方剂学	天津中医药大学
自然资源药物化学	云南大学
现代中药	中国药科大学
中药材标准化	成都中医药大学
北药基础与应用研究	黑龙江中医药大学
现代中药制剂	江西中医药大学
蒙医药研发工程	内蒙古民族大学
民族药资源化学	云南民族大学

第三节　不足与展望

中药产业发展离不开人才,人才是实现中药科技创新与进步、推进其中药国际化的关键力量。中医药高等院校和研究院所在中药高端人才培养和使用方面均扮演着重要的角色。截至2015年超过40%的中药领域国家杰出青年科学基金获得者和国家优秀青年科学基金获得者曾接受中医药高等院校的本科教育,这说明我国中医药高等院校所提供的中药课程教育是系统的和成功的,对这些人的成才产生了积极效果。同时也应看到,由中医药高等院校和科研单位直接培养出的这类人才却不足总数的20%,这说明中医药院校和科研单位还应在这方面进一步加大工作力度、不断调整和改革。

近年来,中药产业迅速发展,从业人员已超过40万,产业经济规模由1996年工业总产值200多亿元上升到2015年的超过7 867亿元,从业人员是中药产业发展的重要力量,中医药高等院校和其他设有中药相关专业的高等院校,担负着为产业培养大批高素质合格从业人员的重任,应围绕产业发展需求不断调整提升教育模式和内容。面对中药行业的发展需求,人才培养应更加全面,除科研人才外,还应重视生产管理、市场营销、医疗保健、教学培训、行政监管等多方面的人才培养。应重视和加强对国外留学生的教育和培养,为实施我国的"一带一路"战略和推进中药国际化打基础。

当前中医药行业内外的科研力量正共同参与中药的科技创新与发展,应加强合作与交流实现强强结合,集全国之力共同加速推进中药现代化。通过产学研结合实现中药大品种科技提升和创新中药研发也是中药产业发展的大趋势,这其中也需要高等院校和科研机构与企业在人才方面进行有效的交流、沟通与合作,这对人才的培养与使用提出了新的要求,应锐意进取和改革创新以促进科技成果向产业发展转化。相信在党和国家对中医药的持续重视与支持下,通过全行业的不懈努力,中药领域的人才培养和使用必将创造更大的成果。

（李川,周杰,李利,韩立炜,周景玉）

展望篇

回首过去,以中医药科技创新为引领,中药现代化20年取得了大发展、大突破、大提升,既取得了突出成效,也为下一步的发展奠定了坚实基础。

面向未来,在党和国家领导人的高度重视和关怀下,中医药发展迎来了天时、地利、人和的大好时机。我们必须抓住战略机遇,以更大的责任和担当,深入实施"创新驱动发展战略",以《中医药发展战略规划纲要(2016—2030年)》等战略部署为指引,坚持主导性发展、引领性发展,大力推进品牌化发展、国际化发展,紧密团结各方力量,汇聚全球创新资源,不断融合传统智慧和现代科技,加快中医药科技创新,进一步充分挖掘中医药宝库、弘扬中医药文化,推动中药现代化的新发展、新突破、新成效,开创中医药发展的历史新纪元,更好地惠及全人类的健康,这是我们责无旁贷的历史重任。

第四十一章
形势与需求

第一节　新的重大战略机遇

一、中医药的战略地位更加凸显

中医药作为我国独特的卫生资源、潜力巨大的经济资源、具有原创优势的科技资源、优秀的文化资源和重要的生态资源，在经济社会发展的全局中有着重要意义。党的十八大以来，以习近平同志为总书记的党中央高度重视中医药工作。

习近平总书记多次就中医药工作作出重要指示，在致中国中医科学院成立 60 周年的贺信中指出："中医药学是中国古代科学的瑰宝，也是打开中华文明宝库的钥匙。当前，中医药振兴发展迎来天时、地利、人和的大好时机，希望广大中医药工作者增强民族自信，勇攀医学高峰，深入发掘中医药宝库中的精华，充分发挥中医药的独特优势，推进中医药现代化，推动中医药走向世界，切实把中医药这一祖先留给我们的宝贵财富继承好、发展好、利用好，在建设健康中国、实现中国梦的伟大征程中谱写新的篇章"；在 2016 年 8 月召开的全国卫生与健康大会上强调"要着力推动中医药振兴发展，坚持中西医并重，推动中医药和西医药相互补充、协调发展，努力实现中医药健康养生文化的创造性转化、创新性发展"。这些对中医药所处历史地位的科学判断和深刻论述，为在新的历史起点上推进中医药改革发展明确了新目标、新任务、新要求，也为中医药现代化发展提供了新的重大战略机遇。

同时，十八大也提出了"大力扶持中医药和民族医药事业发展"，十八届三中全会要求"完善中医药事业发展政策和机制"，五中全会强调"坚持中西医并重，促进中医药、民族医药发展"。在党和政府的高度重视下，国务院先后转发了《中医药健康服务发展规划（2015—2020 年）》《中药材保护和发展规划（2015—2020 年）》，支持中医药发展。2016 年 2 月 14 日，李克强总理主持召开国务院第 123 次常务会议，研究并部署了中医药发展五大任务，并于 22 日正式发布了《中医药发展战略规划纲要（2016—2030年）》，这些重要规划的密集出台，将中医药发展上升为国家战略，为中医药现代化发展提供了更加有利的政策环境。

二、中医药的经济服务作用更加突出

中医药现代化经过 20 多年的持续推进，科技水平不断提升，中医药产业链不断延伸，基本形成了涵盖一、二、三产业的中药产业体系，已成为特色鲜明、优势突出的战略性新兴产业。2015 年，中药工业总产值达到了 7 867 亿元，占我国医药工业总值近 1/3，进出口额达到 47.95 亿美元。研制了一批拥有自

主知识产权的中药产品,50个中药大品种年销售额均在10亿元以上。推动中药材规范化、规模化、集约化种植,全国有200多种常用大宗中药材实现规模化种植,种植面积超过3000万亩,带动地方农民增收致富和绿色经济发展,促进了生态环境修复。发展中医药健康产业,中医药与养老、旅游等相互融合的趋势进一步凸显,一大批适应市场的新产品、新业态成为经济发展的新增长点、新动力。据统计,2015年中药工业、中药农业、中药商业、中药保健品、中药食品、中药化妆品、中药兽药以及中药加工仪器装备制造业等在内的大中药产业超过1.5万亿元。

"十三五"时期,我国经济发展的显著特征是进入新常态。适应经济发展新常态,关键是把握发展动力转换这个核心和关键。中医药具有覆盖面广、产业链长、绿色生态的特点,贯穿中药材种植、药品和医疗器械制造、中医药健康服务等一、二、三产业,吸纳就业能力强,拉动消费作用大。依据《中医药发展战略规划纲要(2016—2030年)》的战略目标,到2020年中药工业总产值占医药工业总产值达到30%以上,中药大健康产业达到3万亿,中医药产业将成为国民经济重要支柱之一。因此,发展中医药产业,有助于提升医药行业核心竞争力,扩大服务供给,创新服务模式,提高消费能力,增加农民收入,推动大众创业、万众创新,为经济发展注入更加强劲的动力。

三、中医药的科技基础更加坚实

通过持续的科技投入,已在中医药领域完成了一批国家工程(技术)研究中心、工程实验室和企业技术中心的建设,以16个国家中医临床研究基地为重点平台,初步形成了中医药临床科研体系。相继部署启动了重大专项、行业专项、"973"、科技支撑等一批科技项目,为中医药现代化发展奠定了坚实的基础。

目前,对传统中医药理论内涵的科学认识不断深入,初步揭示了藏象理论、中药药性、方剂配伍、络病理论、经穴效应特异性等的科学内涵;临床循证评价方法的普及应用,使14类重大疾病中医药防治疗效获得高质量临床证据,不仅提高了中医药临床研究的质量,也提升了中医防治重大疾病的水平;一批濒危名贵中药材资源得到了有效保护,一批科技含量高、市场价值高的中药大品种得到二次开发,中药新药的研制水平不断提高,对中药的原始创新和中医药走向世界提供了有力的科技支撑;同时涌现了一批重要科技成果,其中66项成果获得国家科技奖励,青蒿素研究成果获2015年诺贝尔生理学或医学奖,实现中国本土科学家获诺奖零的突破,体现了中医药对人类健康事业作出了巨大贡献和国际影响力;中医标准化研究取得了新进展,以中医药为代表的传统医学首次纳入国际疾病分类(ICD-11),确定了以中医药为主体兼顾其他来源于中医药的传统医学的分类体系框架。随着ISO/TC249的建立,针灸针、人参种子种苗等6项ISO标准已正式发布,22项中医药国际标准正在制定中。

四、中医药的科学发展空间更加广阔

现代科学技术飞速发展,科学概念、思维模式、理论框架和实践行为正在发生着深刻的转变,大科学时代已经成为共识,也为制约中医药事业发展的若干问题的解决提供了广阔空间。

在现代科学基础研究方面,暗物质、暗能量、反物质的研究引起科学格局的大变化;在科学方法方面非线性、不确定性研究方法等也被纳入科学范畴,并在全球科技界推广应用,这为中医药领域大量非线性、不确定性的学术内涵提供了深入研究的契机和方法,中医药的科学内涵可以在更加广阔的研究视角加以阐释。在组织机制方面,大科学研究以多学科交叉、投资强度大、研究目标宏大为特征,中医药学许多关键问题的复杂性远远超出中医药本身,其研究规模、知识结构也非中医药一个学科的研究力量所能

完成,因此开展多学科、跨行业合作成为中医药学进入国际科学前沿的重要途径;在研究领域方面,中医药基于自然科学与社会科学的双重属性,也需要在自然哲学体系框架下,与网络医学、表征组学积极寻求新的契合点,并产生中医药科学阐释的重大突破;在研究手段方面,系统性复杂科学、大数据、互联网+等新理念,基因、蛋白、代谢组学、网络药理学等新兴技术,纳米、微电子化等先进制造技术的大量涌现,也必将突破现代医学模式对中医药的束缚,催生中医药研究范式的转变与技术创新。在健康服务方面,中医药应以养生保健、"治未病"、优势病种防治为重点,完善评价方法体系,获取共识疗效,提高社会可及性与国际学术影响力。

总之,在大科学背景下,中医药应充分弘扬原创思维与学科优势,重视传承,加强创新,适应大环境的变迁,积极突破原有科学思维与研究手段的束缚,加大引进、吸收利用现代科技理论、方法、技术,为我所用,大力拓展中医药科学发展的空间,为中医药现代化创新性发展开拓新的模式与路径。

第二节　新的重大国际趋势

一、医学模式：与中医医疗模式更加契合

随着经济社会的发展和现代科技的进步,人类生存环境、生活水平发生了巨大变化,人类疾病谱、医学模式和医疗模式也正发生重大转变,疾病谱以慢性复杂性疾病为主体,医学模式从生物医学模式转变为"生物—社会—心理—环境"模式,改变了西方生物医学模式只重视"病"而忽视"人"的问题,医学目的从防病治病转向维护健康,从治病为主转向注重预防。世界卫生组织(WHO)在关于《迎接21世纪的挑战》报告中指出:"21世纪的医学,不应该继续以疾病为主要研究领域,应当以人类的健康作为医学的主要研究方向。"医学目的是发现和发展人的自我健康能力。2015年美国还提出了以个体化治疗为基础的"精准医疗"计划,成为全球关注的焦点,反映了国际医学模式的最新趋势。

相比之下,中医药"天人合一"等整体观与现代医学的发展趋势呈现了高度契合,"治未病"理论与实践与健康医学的核心思想高度吻合,辨证论治等治疗原则与"个体化"治疗的理念不谋而合。可以预测,随着现代医学模式转变的不断深入,将为中医药的现代化、国际化发展提供了历史性机遇。

二、药物研发：对中药研发更加重视

随着中医药独特优势和疗效逐渐被国际社会所接受和重新认识,国际生物医药界纷纷将目光投向中药领域,发挥其资金、技术等方面的优势,加强中药的研究开发。日、韩等国家高度重视中医药,积极加强中医药标准制订;欧美等发达国家在中医药研究也不断深入,发表大量高影响力的研究证据,很多大型药企也进一步加强中药新药研发布局,大力发掘中药新药资源和注册中医药国际专利,占领市场先机。中医药潜在的优势和特色正在被国际社会所重视和竞争发掘,对国内中医药研究的倒逼形势严峻。

美国是中药出口的主要市场之一。2013年美国食品药品管理局(FDA)批准了植物药 Fulyzaq (crofelemer),用于缓解正在接受抗病毒药物治疗的人类缺陷病毒(HIV)/获得性免疫缺陷综合征(AIDS)成人患者的非感染性腹泻症状。2015年 FDA 药物评价和研究中心(CDER)发布了修订版的《植物药研发工业指南》,这是该《指南》相隔11年后的首次更新。美国 FDA 针对植物药的特点,将临床研究分为2个阶段,并将初期临床前的技术要求适当降低标准,是美国 FDA 对植物药审批采取务实和

灵活态度的一个缩影;日本是除我国以外研究应用中药历史最久、范围最广、水平较高、从业人数最多的国家。其研究特点有:① 中药西制,从偏重西医西药转到也重视中药,研究思路多采用现代医学方法。② 重视方法学的研究。现代先进方法和技术已广泛引入中药化学研究中,特别是提取及浓缩干燥等生产工艺研究。③ 注重汉方药材,特别注重中药的基础性研究。中草药在欧洲具有较好的市场,银杏叶制剂是典型的代表,但是《传统植物药指令》实施后,对中药进入欧盟市场具有较大的影响。

三、医疗实践:中医药正融入相关国家主流医学体系

各国医疗费用的日益增长,现代医学对许多重大难治性疾病缺乏有效治疗,使国际社会逐步意识到传统医药,特别是中医药的健康观念、医疗实践与现代医学的结合将可能为人类提供医疗卫生保健新模式。世界各国纷纷从法律、标准以及市场准入等方面加大了对传统医药的支持。在这一背景下,WHO于2003年制定了新的《全球传统医学战略规划》。2004年4月欧洲议会和理事会通过了关于传统草药法规的修正案。有数据表明,有75个国家已组建了有关天然药物管理机构,119个国家制定了传统医学国家政策,69个国家有草药管理政策,54个国家制定了传统医师注册法,61个国家成立了关于传统药物的专家委员会,58个国家至少有一所有关传统药物研究机构。

与此同时,中医药已传播到世界上183个国家和地区,许多国家明确了中医药(特别是中医针灸)的法律地位,将中医药纳入医疗保险范畴,部分国家成立了专门的中医药管理机构,中医诊所、针灸中心已成为许多国家提供传统医药服务的主要模式和场所。针灸在许多国家获得法律许可,中医先后在澳大利亚、南非等国家以法律形式得到承认和保护;近5年来我国中药产品出口稳步增长,已出口到135个国家和地区,部分中成药品种已在一些国家通过国际药品注册正式上市;其中"一带一路"沿线国家中已有9个国家建立了中医中心,并建有7所中医孔子学院。

中医药的国际化进程从自发分散的方式,正逐步向在政府框架协议指导下,以多途径、宽领域、高水平为特点,以开展中医药教育培训、科学研究、医疗服务、文化交流为内容的合作方式转变。中医药医疗、教育、科研和产品开始逐步全面走向国际。

第三节 新的重大战略需求

一、中医药现代化发展是建设"健康中国"的必然要求

随着我国经济社会快速发展,深化医改纵深推进,人民群众对健康服务的需求呈现快速增长的态势。党的十八大报告提出了到2020年实现"全面建成小康社会"的宏伟目标。习近平总书记强调,"没有全民健康,就没有全面小康","健康是促进人的全面发展的必然要求,是经济社会发展的基础条件,是民族昌盛和国家富强的重要标志,也是广大人民群众的共同追求"。党的十八届五中全会作出"推进健康中国建设"的战略部署,充分体现了我们党以人为本、为民造福的执政理念。

我国作为最大的发展中国家,但发展中国家和发达国家的疾病谱却在我国并存。特别是慢病患者人群巨大,恶性肿瘤、心脑血管疾病等慢性疾病已经成为居民健康的主要杀手,这类慢病治疗费用占医药开支的70%以上,并已经成为威胁我国人口健康和医疗费用巨额上涨的主要原因。加上我国人口多、底子薄,如果走西方的道路,医改不可能取得成功。我国医疗卫生体制改革进入深水区,必须立足国

情,走中国特色的医改道路。李克强总理在政府工作报告中提出"用中国式办法解决好医改这个世界难题"。而中国式办法离不开中医药。

中医药作为我国独特的卫生资源,临床疗效确切、预防保健作用独特、治疗方式灵活、费用比较低廉,注重患者最终的整体疗效特点,符合人们的健康消费需求,特别是随着健康观念变化和医学模式转变,中医药越来越显示出独特优势,十分符合公共卫生和基本医疗服务的要求。推动中医药振兴发展,有助于提高医疗卫生服务的公平可及,控制医药费用,增进人民健康福祉,建立政府承受得了、群众负担得起、财政可持续保障、中西医并重的中国特色医疗保障制度和卫生与健康发展模式。

中医治未病和中医养生可以调整亚健康状态,控制疾病相关危险因素,达到维护健康的目的。充分发挥以人为本、人与自然和谐共存的科学发展观,疾病防治战略"前移"和重点"下移",为中医药发挥整体观念、辨证论治、个体化思想,对疾病、亚健康状态进行防治和综合调理,在延长生命的同时提高生存质量的优势。通过传播中医健康知识,合理使用中药健康产品,努力做到不得病、少得病、晚得病。充分发挥中医药养生保健和调理康复的简、便、廉、效优势,成为当前维护健康的重要方向和任务。

二、中医药现代化发展是科学创新的必然要求

中医药作为一门科学,对人体生命、疾病现象及其与社会、环境、心理的关系有着独到的认识和有效的干预手段,整体观念、辨证施治、因人而异、复方用药等系统、动态、个性化的理念和整体调节、动态平衡的方法论与价值观,符合当代以人为本的生命科学的原则,也是现代医药的发展方向。但是,由于中医药理论形成于数千年前,其方法论主要是建立在朴素的辩证法基础上,语言和概念的表述局限在对事物外在表象的归纳,缺乏对现象和本质之间关系的客观、量化的表述,因而也难以用现代生物等语言进行诠释。因此,充分利用现代科学的发展成果和研究技术,运用复杂科学和系统科学的理论和方法对中医药学和生命科学开展广泛深入的研究,促进中西医药学的优势互补,进而提出新的认识论和方法论,丰富生命科学研究内容,将有可能在未来医学和生命科学发展的重大问题上取得突破,从而形成新的生命科学前沿。

深入认识中医药复杂系统与人体生命复杂系统的交互作用,是中医药现代化发展面临的核心问题。现代生物技术、信息技术等多学科技术的快速发展所带来了方法学和工具的改进,复杂性科学、系统生物学、网络药理学等新学科的兴起,尤其是大数据时代所带来的新理念、新思维的变革,为我们从系统和整体层面揭示中医药干预人体生命活动的规律带来了新的希望和可能。中医药的发展存在着两个突破方向:在认识人体生命规律孕育新的突破,在发展人体生命调控方法孕育新的突破。如何在健康医学科学的发展中作出中国原创性的贡献,在未来发展中占据前沿的战略位置,中医药领域的科技发展责任重大,值得为之努力。

在新的历史发展时期,我国确定了建设创新型国家的重要目标,正在着力实施"创新驱动发展战略"。从我国现实国情和紧迫需求出发,从未来科技革命和产业变革的前沿考虑,把中医药现代化和现代生物医药科技的融合发展作为全面惠及广大公众健康、加快推进生物医药领域科技创新的重大方向,把发展中医药惠及全人类健康作为重要发展理念,进一步加强科技创新、全面推进中医药现代化发展是国家层面的重大战略任务。

三、中医药现代化发展是提升中医药产业的必然要求

中医药的产业价值是其发展的活力之源。我国经济发展进入新常态,经济结构不断优化升级,拓宽

了中医药产业发展领域,对于中医药现代化发展也提出了新的历史要求。

中医药产业体系涵盖一、二、三产业,在工业、农业和服务业领域都能产生强大的吸纳就业能力,拉动消费作用大。其中尤以中药产业为重点,该产业除药品外,还包括以中药为主的保健品、食品、化妆品以及中药农药、中药兽药、中药制药设备等产品种类,由于我国药用资源种类丰富,中医及民族医对药用资源有着悠久的使用历史和丰富的应用经验,具有广阔的产业发展前景。但由于中医诊疗技术难于量化,缺乏评价标准与规范,产业技术基础薄弱,质量控制不完善等因素,中医药产业发展还不能很好地满足现代社会的需求。因此,优化中医药科技的组织模式,面向中医药的科学前沿、传承创新、行业产业和区域发展,探索管理部门之间、机构之间、行业之间的协同机制,着力构建中医药跨区域、跨国界、跨学科、高度互动、网络化的创新体系,充分释放彼此间"人才、资本、信息、技术"等创新要素,实现中医药创新资源和要素有效汇聚,努力完善、健全包括中医疾病防治、养生保健、诊疗技术体系和中药现代产业技术体系等在内的六大体系,进一步加强产业布局的整体协同,加快打造现代中医药产业集群,保障中医药产业持续和健康发展,进一步提高中医药产业的技术水平。

中医药产业链条长,工作基础好,引领作用大,综合效益突出,中医药服务个体化治疗和整体调节特色鲜明,治未病和养生保健优势突出,在引领新一轮健康经济的发展中独具特色优势。在我国经济发展进入新常态、健康需求快速释放的新时期,充分利用已有基础,抓住战略机遇,以科技为引领,以中医药的原创性和优势特色为根基,加快推进中医药资源的开发和中医药服务水平提升,对于打造领先全球的健康经济发展新优势、构建独具中国特色的大健康服务新模式具有重大社会经济意义。

（张兆丰,程翔林,陈士林,崔蓓）

第四十二章
思 路 与 目 标

第一节　发 展 思 路

回顾中医药现代化 20 年的发展历程,我们也深刻体会到,坚持"继承与创新并重,中医中药协调发展,现代化与国际化相互促进,多学科相互结合"既是中医药现代化的基本原则,也是推动中医药传承与创新发展的宝贵经验,应当长期坚持。同时,我们也深刻认识到,面临新形势、新需求,迎接新机遇、新挑战,我们也必须突出"四个发展"、推进"四个创新"、强化坚持"五个原则",以中医药创新发展的关键科学问题为导向,以"提高疗效"和"保障安全"为核心,面向国民健康需求,大力推进协同创新和开放创新,充分发挥中医药的治疗优势和保健优势,统筹推进中医药事业稳健发展,提升中医药在世界上的影响力,丰富祖国医学宝库,增进人民健康福祉,为医疗体系改革和健康中国建设提供支撑。

一、突出四个发展,明确中药现代化发展新方向

1. 强化引领性发展　对中医药学未来发展进行更为前瞻性的思考,逐步形成生命科学的新认识,为引领未来新医药学的形成做出原创性的贡献,从战略层面上谋划好中医药的未来发展方向。充分发挥中医药的原创优势,将中医药现代化和现代生物医药科技融合发展,在破解重大疾病防控难题、构建适合中药特点的新药开发、建立以临床为导向的药物评价新方法、加快推进经典名方和名优中成药现代开发关键技术等方面形成突破口。

2. 强化主导性发展　积极适应经济和科技全球化新形势,大力开拓中医药域科技合作的深度和广度。以世界领先、国际一流为目标定位,主动发起以我为主的国际科技合作计划,探索构建国际产学研合作平台和网络,加强人才交流。积极围绕中医药领域深度参与国际技术开发和标准制定,树立转化医药学领域的主导性地位,提高国际话语权,树立创新自信、文化自信。

3. 强化品牌化发展　实施中医古籍文献数字化、中医药非物质文化遗产保护、名老中医学术传承等工程,打造一批中医药传统文化品牌;加快培育现代中医药产品和现代中医药服务品牌;选择一批中药制造龙头企业,实施以质量标准为核心的中成药全产业链价值提升科技行动,打造百个中成药品牌。通过这些举措,培育一批品牌产品、品牌企业、品牌医院、品牌服务,重塑中医药价值链,助力转型升级、提质增效和中医药"走出去",提升中医药产业竞争力和中医药文化影响力。

4. 强化国际化发展　积极适应经济社会发展和科技全球化新形势,着眼于国家"一带一路"战略需求,以科技为引领,大力开拓中医药域科技合作的深度和广度。本着立足国内、以外促内、因地制宜、合作共赢的原则,统筹国内和国际两种资源,坚持"引进来"与"走出去"相结合,发挥中医药现代化发展在

国际交流合作中的基础作用,使中医独特的医疗保健康复模式及其价值逐渐被国际社会所理解和接受,为我国经济社会发展和增强国际影响力和竞争力作出应有的贡献。以中医药国际标准制定为先导,助力中医药产品走出去,加快中医药产品的国际市场的开拓。

二、推进四个创新,强化中药现代化发展新动力

1. 大力推进融合创新,回答关键科学问题,破发展之困　一是重点解决理论研究脱离临床实践的问题,采取新的研究策略和组织模式,大力推进理论研究与应用研究的融合,从临床应用面临的问题中选好切入点,深入开展"上火"、气血、配伍、药性等中医药原创理论研究,力争在科学阐述中医药对人体、疾病、药物的系统认识和科学内涵找到突破口,逐步回答好中医药"是什么"的问题,有效回应科学界对中医药科学性的质疑;二是重点解决中医临床疗效缺少高级别证据的问题,加快发展适合中医个体化诊疗特点的循证评价技术,积极回应学术界对中医药临床疗效的质疑;三是重点解决基础研究不深入、不系统和碎片化的问题,大力加强多学科研究方法的系统整合,深入开展中药复杂作用机制的现代研究,积极探索建立新的研究模式和方法学体系,科学阐述中医药疗效的作用原理,系统回答中药疗效作用"为什么"的问题。

2. 大力推进汇聚创新,破解自身发展难题,拓创新之源　一是重视从高水平的中医临床人才中发掘创新之源,发挥好院校中医、民间中医、海外中医、西医里的中医等四支队伍力量,选择一批高水平的中医,大力加强中药传承技术的现代研究,构建适合中医自身学术发展和经验传承特点的技术平台和有效模式,解决好中医药自身延续发展的现实问题,造就一批高水平的、中西汇通的中医大师;二是注重从前沿热点中开辟新的学科方向,以中医药的理论和实践作为创新之源,围绕当前医学科技发展的前沿方向和新兴学科,重点推进心身医学、脑科学、组织功能重建、健康状态辨识等技术的发展,力争在新的医学前沿方向方面做出中医药的独特贡献;三是重视临床实践的现代挖掘,结合真实世界的临床研究方法,充分应用和发展现代信息网络、数据库、人工智能、知识工程、经验表达、数据挖掘等技术,加快发展解决系统和复杂问题的中医大数据采集、挖掘、分析平台技术,构建中医药学术发展的新平台,加快中医药领域的知识发现,为阐释中医药理论和实践的科学内涵构建创新发展平台。

3. 大力推进应用创新,提高临床疗效优势,强发展之基　突出中医个体化诊疗、中医治未病、中医养生保健的优势特色,以提高疗效水平为根本,以解决重大疾病难题,提高服务能力和构建中医药养生保健服务体系作为主攻方向。一是着力加强中医药治疗重大疑难疾病的研究,围绕当前医学科技发展的难点问题,选好切入点和突破口,力争在解决现代医学的难点问题发挥好中医药的作用;二是大力加强中医药基本诊疗方法和特色诊疗技术的现代研究和技术提升,使其更加适宜学习掌握和临床应用,培育一支规模宏大的中医师队伍;三是大力推进中医药健康服务的发展,落实国务院《中医药健康服务发展规划》,加快构建中医药"治未病"、亚健康状态调整、康复保健等技术体系,力争在促进中医药健康服务的普惠性发展提供科技支撑。

4. 大力推进协同创新,加快关键技术突破,增竞争之力　针对困扰中药产业发展全局的关键技术,着力开展科技攻关,为中药现代化发展提供强有力的科技支撑。一是开拓性地构建适合中药特点的新药开发新模式,以疗效为根本出发点和落脚点,建立以临床为导向的药物评价新方法,有效处理好保持中医药的疗效优势与现代药品开发要求、传统用药模式与现代用药需求的关系,加快推进经典名方和名优中成药现代开发关键技术的突破,加强源头创新,研发高效、安全、方便的创新中药,更好地满足临床防治常见病、多发病的用药需求;二是解决好中药材资源瓶颈、质量管控等难点问题,落实国务院《中药

材保护和发展规划》，加强人工繁育等技术发展和中药生产工艺和质量控制方法创新，提升中药工业生产工艺和工程化技术水平，建立从中药材种籽种苗、规范化种植、工业生产等全过程的生产技术体系，加快建立国际认可的中医药技术标准体系，有效保障中药产品质量；三是进一步完善政策保障措施和加强整体协同，加快推进优质高效、绿色无害的现代中药农业发展，加快推进生产的信息化和自动化水平，打造一批具有国际竞争力的优势企业，打造现代中药产业集群，不断提高我国中药产业的国际市场竞争力。

三、坚持五个原则，统筹中医药现代化发展新路径

1. 坚持营造包容发展的学术生态环境　中药现代化发展存在发展路径的争议，坚持"百花齐放、百家争鸣"，坚持为中医药现代化发展创造一个多元包容开放的发展环境是基本原则。经过 20 年的发展，传统中药、以中药为基源的植物药、现代中药这三种模式并存，在不同层面上都取得了较大进展。

2. 坚持继承与创新并重　继承是中医药发展的基础，创新是中医药发展的动力。要坚持创新驱动，在继承中医药的原创思维，保持中医药优势的基础上，勇于开拓进取，自主创新。充分利用先进技术方法挖掘中医药的科学内涵，催生新的科学发现和新的技术突破。通过创新，更加突出彰显出中医药原创思维的现代科学价值，实现中医药学科水平的现代提升。

3. 坚持中医中药协调发展　中医中药不可分割，是中医药学的显著特点。坚持从中医临床研究中发现问题和探索方向，重视中医基础研究的作用，强调以提升临床疗效为基础的中药基础和应用研究，中药研究成果为中医临床服务，促进中医中药协调发展，将中医药现代化发展落实到临床疗效和中医药健康服务的提升上来。

4. 坚持多学科结合、产学研结合　多学科合作是中医药发展的必然途径，充分运用现代科学的新理论、新技术和多学科交叉渗透的思路和方法，认识和挖掘中医药的科学内涵并加以丰富和发展；发挥市场导向作用，把中医药产业和服务发展落到实处，必须加快推进以企业为主体，产学研紧密结合的技术创新体系的建设。

5. 坚持中央和地方联动　在组织推进中药现代化、国际化发展的过程中，针对中药产业领域链条长、区域特色鲜明、技术复杂度高等特点，坚持中央和地方联动，发挥区域特色和优势，有所为，有所不为，把基地建设作为发展中药科技产业的重要抓手，充分发挥园区、基地等方面的资源集聚、创新集聚、产业集聚作用，共同推进中医药现代化发展。

第二节　战　略　目　标

2016 年 2 月，国务院印发了《中医药发展战略规划纲要（2016—2030 年）》，成为当前及今后一段时期指导中医药发展的纲领性文件。贯彻落实纲要重要精神，遵循中药自身发展规律，以科技创新实现"提高疗效"和"保障安全"，解决中药发展中的若干关键科学问题，实现重大创新和突破，促进中药产业跨越发展，推动中药走向国际市场。

一、总体目标

依据《中医药发展战略规划纲要（2016—2030 年）》，到 2020 年，实现人人基本享有中医药服务，中

医医疗、保健、科研、教育、产业、文化各领域得到全面协调发展，中医药标准化、信息化、产业化、现代化水平不断提高。中医药服务领域进一步拓宽，中医医疗服务体系进一步完善，每千人口公立中医类医院床位数达到0.55张，中医药服务可得性、可及性明显改善，有效减轻群众医疗负担，进一步放大医改惠民效果；中医基础理论研究及重大疾病防治取得明显进展，中医药防治水平大幅度提高；中医药人才教育体系基本完善，凝聚一批学术领先、医术精湛、医德高尚的中医药人才，每千人口卫生机构中医执业类（助理）医师数达到0.4人；中医药产业现代化水平显著提高，中药工业总产值占医药工业总产值30％以上，中医药健康服务业成为国民经济重要支柱之一；中医药对外交流合作更加广泛，在国际上影响力显著增强；符合中医药发展规律的法律体系、标准体系、监督体系和评价体系基本建立，中医药管理体制政策体系更加健全。

到2030年，中医药治理体系和治理能力现代化水平显著提升，中医药服务领域实现全覆盖，中医药健康服务能力显著增强，在治未病中的主导作用、在重大疾病治疗中的协同作用、在疾病康复中的核心作用得到充分发挥；中医药科技水平显著提高，基本形成一支由百余名"国医大师"、万名"中医名师"、百万中医师、千万职业技能人员组成的中医药人才队伍；公民中医健康文化素养大幅度提升；中医药工业智能化生产水平迈上新台阶，对经济社会发展的贡献率进一步增强，我国在世界传统医药发展中的引领地位更加巩固，实现中医药继承创新发展、统筹协调发展、生态绿色发展、包容开放发展和人民共享发展，为健康中国建设奠定坚实基础。

二、2016—2020 阶段目标

建设国际先进的国家中医药创新体系。在集成多学科理论与技术的基础上进行创新，建立符合中医药特点的方法学体系；建立适应中医药现代化、国际化发展需求的科技创新平台，通过国家和地区重点研究室（实验室）、临床研究基地、工程中心、科技产业基地等创新能力建设和研究型人才队伍的培养，构建中医药现代化发展的知识与技术创新体系。借鉴举国体制的举措，解决一批影响中药发展的基础问题，推动中医药标准化、信息化、产业化、品牌化、国际化和现代化水平不断提高，实现中药工业总产值占医药工业总产值30％以上。实现"1353"目标："1"是中药工业产值1万亿，"3"是健康服务业达3万亿，"5"是5个重磅炸弹式的药，"3"是超500亿的现代化大型中药企业3家。

三、2021—2030 阶段目标

建成国际一流的国家中医药创新体系。力争实现中医药服务领域实现全覆盖，中医药健康服务能力显著增强，中医药科技水平显著提高，公民中医健康文化素养大幅度提升，中医药工业智能化水平迈上新台阶，对经济社会发展的贡献率进一步增强，我国在世界传统医药发展中的引领地位更加巩固，实现中医药继承创新发展、统筹协调发展、生态绿色发展。实现中药工业产值2万亿，健康服务业达5万亿。

（张兆丰，程翔林，陈士林，崔蓓）

第四十三章
部署与措施

第一节 战略部署

一、提升战略层级，加强顶层设计

从战略全局高度，进一步加强创新驱动中医药发展的顶层设计：正确认识中医药发展的战略地位，科学把握中医药的战略方向，全面加强中医药创新驱动发展战略，以中医药的原创性为基础，以观念创新、科技创新、模式创新为引领，以中医药标准化、信息化、现代化、国际化为方向，大力加强融合创新、汇聚创新、协同创新、开放创新，发挥中医药在治未病中的主导作用、在重大疾病干预的防治作用和在大健康产业发展中的引领作用，一、二、三产融合发展，全链条增值，品牌化、专业化发展，加快培育独具中国特色的中医药大健康产业，引领新一轮健康经济发展，大幅提升人民群众健康水平，为建设"健康中国"提供战略保障，为造福人类健康作出"中国贡献"。

二、聚焦重大问题，加强科技突破

中医药是在传统文化土壤中成长起来的中医药理论体系，对生命、疾病、药物、自然的认知和人体生命状态的调控的理念、思路、方法、技术、表达形式与现代医学显著不同，对中医药的理论内涵科学阐释仍是制约中医药发展的深层次问题。这一问题从根本上制约着中医药现代化发展。因此应以新的思维和理念，充分把握中医药医药思维规律和本质特征，与系统科学、复杂科学等前沿学科技术融合发展，加快建立新的方法学体系，力争取得科技突破。具体领域包括：开展中医药疗效、安全性评价方法与标准研究；开展中医药治疗重大疾病、预防、保健适宜技术的研究；研发中医诊疗技术与专用仪器设备，提高中医诊疗水平；发展绿色中药种植（养殖）业，确保中药产业可持续发展；研制适用于中药（复方）生产的工艺、工程技术及其装备，提高中药制造业水平；加强以中药为基源的药品、食品、保健品、化妆品等新产品研发；进行疗效确切的传统中药的"二次开发"，提高中药产品的质量标准和技术水平。

三、深化机制改革，激发创新活力

激发各方面创新主体的活力，创新与创业相结合，建立稳定性支持与竞争性支持相结合的机制。改进科研人员薪酬和岗位管理制度，破除人才流动的体制机制障碍，促进科研人员在事业单位与企业间合理流动。通过制定政策、营造环境，引导企业在技术创新决策、研发投入、科研组织、成果转化四个方面充分发挥作用。支持企业更多参与重大科技项目实施和科研平台建设，推进企业主导的产学研协同创新。落实深化科技体制改革的要求,在进一步加强产学研融合发展的基础上,促进中医药产业的转型和升级,在加强中药资源保护、推进中药规范化种植、促进中药大品种发展、构建现代中药商业体系等科技研发任务中,引导企业成为中医药现代化自主创新的主体,推进技术改造、产品创新、产业升级,推进与信息化深度融合,打通中医药现代化发展的创新链与产业链,从发展战略性新兴产业的高度创建现代中医药产业集群,打造一批具有国际影响力的大型中医药企业集团,培育一批站在科技前沿、具有创新开拓活力的中小型中医药创新企业,大幅提升中医药在治未病、疾病防控、养生保健、康复养老等领域的科技支撑能力,保障中医药产业持续和健康发展,努力提高我国中医药产业的国际市场份额与竞争优势。

四、加强平台建设,提升创新能力

根据国家中医药发展重大战略需求,在国家中医临床研究基地建设的基础上,加快推进国家实验室、国家技术创新中心、重点实验室、国家工程技术中心等建设,依托国家科研院所和研究型大学,借力大型中医药企业,建设队伍强、水平高、学科综合交叉的中医药科研创新平台,形成高效运作的科研基地,打造一支结构合理的国家中医药创新体系与队伍,形成中医药研究创新思维和核心技术,解决中医药研究重大关键问题,提升中医药科技创新能力,推动中药研究技术创新和成果转化,保障人民群众健康。

五、推动创新创业,培育新兴产业

科技部办公厅出台了《关于实施科技创业者行动部署的通知》,明确要组织实施好"中药产业创业专项行动",支持和促进中药行业的创新创业。发挥行业协会、产业技术创新战略联盟等社会组织的作用,顺应大众创业、万众创新新趋势,创业主体从"小众"到"大众",创业活动从内部组织到开放协同,创业理念从技术供给到需求导向的转变。"中药产业创业专项行动"将重点发挥传统中医药的资源特色和服务优势,以25个中药现代化基地为依托,大力推进中药产业形态融合发展,建立从上游资源到下游健康产品的联动机制,重点开展中药材种植服务创业、中医药健康产品创业、互联网＋中药产业创业以及中药产业园区集群创业,带动百万药农增收,打造一批超百亿中药材产业,形成若干一、二、三产融合式产业园,支撑中医药产业结构升级,形成中医药领域大众创业、万众创新的新局面,推动中医药大健康产业可持续发展,打造中国经济未来增长的新引擎。

六、加强协同联合,集成多方力量

针对中药领域产业链条长、区域特色鲜明、技术复杂度高等特点,一方面,把中药现代化基地建设作为发展中药科技产业的重要抓手,支持产业优势突出的省、市、自治区建立省级政府领导牵头、县市区联动共建的中药现代化科技产业基地,基本形成整体协同有序、各具特色优势推动中药现代化发展的工作格局;另一方面,以项目、平台、基地等多种形式集成生命科学、信息科学、系统科学等多学科领域专家的力量,大力推进多学科、产学研的结合,共同参与研究解决中药现代化发展中的关键科学问题。

七、加强国际合作,实现互利共赢

积极适应经济和科技全球化新形势,组织以我为主的中医药国际科技合作计划。随着中医药理论与方法越来越受到国际社会的重视与关注,中医药国际化趋势更加明显。一些国家争夺中医药标准制定的话语权,抢占国际医疗市场,对中医药发展形成了洼地倒逼效应。当前,为适应经济全球化发展新形势和国家全面对外开放的新需要,本着立足国内、以外促内、因地制宜、合作共赢的原则,统筹国内和国际两种资源,坚持"引进来"与"走出去"相结合,发挥中医药现代化发展在国际交流合作中的基础作用,重点与"一带一路"沿线国家、英美澳日韩等中医药发展基础较强的发达国家以及中国港澳台地区,加强中医药现代化合作共研及产业化推进机制建设,提高中医药现代化研究水平,使中医独特的医疗保健康复模式及其价值逐渐被国际社会所理解和接受,为我国经济社会发展和增强国际影响力和竞争力作出应有的贡献。

第二节　主要科技任务

紧密围绕中药现代化涉及的重大科学问题和关键核心技术,结合多学科发展成果,深化中药理论内涵的现代阐释,加快中药重大创新产品开发,推进中医药现代服务提升,促进中药大健康产业发展,提升中药产业竞争实力,引领中药国际化发展,服务健康中国建设。

一、解决重大科学问题

(一)中药理论内涵及应用基础

适应中医药研究的需要,坚持来源于临床、回归于临床的原则,在中医药理论指导下,围绕中药药性及配伍理论内涵中的关键问题,诠释四气五味、升降浮沉理论、归经理论及配伍理论的现代科学内涵,整合分子生物学技术、组学技术、网络药理学等学科和技术,进行中药临床合理应用的创新性转化研究,加速中医药研究成果切实应用于临床。

(二)中药药效物质与作用机制

1. 中药复方作用机制研究　以证候模型建立为基础,开展基于经典名方与中药大品种的药性理论和方剂配伍理论研究,阐述中药配伍、机体、疾病之间关联性认识的科学内涵,引领复方药物的研发方向。选择具有代表性的中医证候及中药复方干预的系统生物学研究,努力寻找与证候相关的特异性的生物标志物,并通过系统的科学验证确保结果的可靠性,使之能够成为该证候的临床诊断指标,并以此评价中药复方基于证候改善的客观指标;建立与临床密切相关的病证结合动物模型,采用基础与临床相结合的研究方法,探索生物标志物相关的生物代谢途径及调控机制,构建系统的生物信息学网络,进行中药复方新药筛选。

2. 中药复方药效物质基础研究　以多学科交叉为基础,根据中药多成分、多环节、多靶点的整合作用特点,研究中药复方药效物质基础。采用现代仪器分析技术、化学计量学,进行中药化学成分的识别、确定、分离、制备,建立高含量成分工业制备技术、微量成分富集分离技术,进一步明确中药复方成分组成。采用药代动力学、系统生物学、生物信息学、血清药理学、网络药理学、基因组学、代谢组学等多学科交叉,阐明化学成分体内外传递和变化规律,明确作用靶点和路径,形成中药药效物质发现新模式。

二、突破关键共性技术

(一)重大新药发现及评价技术研究

重点突破中药新药发现及评价过程中的关键技术,如复方中药发现和药效活性评价关键技术、中药活性成分发现及辨识技术、源于有毒中药的中药新药发现关键技术、中药活性成分的制备技术等,解决中药新药创制的核心技术瓶颈问题。

1. **重大新药创制关键技术**　围绕中医优势病种，针对发病机制复杂、现代西方医学尚未有效解决的疾病，开展中药新药创制。中药新药创制突出以临床需求为导向，多元发展，明确优势定位，强化源头创新，推进复方、组分中药、成分中药等创新中药研发。开展经典名方标准汤剂、颗粒剂和配方颗粒的制备工艺、质量标准及临床安全性评价的示范性研究。聚焦防治重大疾病的创新药物，重点开发临床救治有迫切需求，西医治疗尚无明确药物而中医治疗具有相对优势的中药品种。改进中药传统制剂，开发现代制剂产品，重点是提高质量控制水平，发展疗效确切、质量可控、使用安全的中药新产品。

2. **中药大健康产品开发关键技术**　研究中药大健康产业的发展规律，制定中医药健康服务发展规划和措施，探讨建设中医药健康服务体系和服务模式，围绕养生保健、健康养老、文化和健康旅游、服务贸易等领域，进行中药大健康产品开发研究。基于经典古方和现代科技成果，挖掘、开发养生、滋补等功能性产品食品，重点研究以药食同源药材为基源的保健食品、健康食品、化妆品、美容产品等开发，提升中药大健康产业规模。

（二）中药安全性评价技术

开展常用有毒中药在新药研发过程中的全过程、多环节安全评价研究，建立系统安全性风险控制规范和控制标准。明确常用中药的潜在毒性组分/成分、毒—效相关性、毒性特征、致毒规律和机制、减毒方法、安全性标准等，建立潜在毒性物质及其理化、生物学基础数据库，为国家标准制定以及重大新药研发提供基础；开展常用中药注射剂的致敏物质筛选和鉴定、致敏物质控制技术和控制标准、致敏风险评估技术等研究，建立中药致敏原数据库和相关的安全性标准。针对中药安全性研究的特殊需求，如儿童用药，妊娠期用药，中西药物联合用药，复方药/毒代动力学，致敏物质、微量毒性物质筛选和鉴定等，研发独具特色的中药安全性评价技术，建立指导原则、国家标准等。

（三）中药质量控制与评价技术

1. **中药材及饮片质量控制技术与标准研究**　完善并修订一批中药材及饮片生产全流程标准，强化中药材生产的监督，发展简便、有效且实用的真伪优劣鉴定甄别技术，系统构建中药材及饮片等级标准和优质标准体系。发展适合中药材复杂体系特点的整体质量控制技术，开展指纹图谱—药效关联性研究体系，建立基于药效的多成分质量控制方法。着力发展 DNA 条形码技术、中药材特征图谱或指纹图谱鉴别技术，用于同类药材和混伪品种的鉴别。构建包含中药材基础信息、物质组成、特征图谱库和大数据整合分析的中药定性定量信息和特征（指纹）图谱库。

2. **基于化学分析与生物活性评价中药质量控制技术**　开展关联临床功效的中药生物活性评价技术和方法研究，并在中药新药质量一致性与安全性研究中推广应用。以中医药疗效明显有特色的中药成方制剂为示范，采用定量药理学、生物活性效价检测、生物效应表达谱等生物效应检测技术，建立关联临床功效的生物效应评价与控制方法，并与现行质量控制方法比较和融合，建立基于生物效应检测的中药质量一致性与安全性评价方法体系和关键技术，制订中药生物效应评价指导原则。构建生物活性靶标数据库、生物活性标志物、生物效应表达谱等数据库，建立基于生物效应评价技术的药品评价和质量控制信息化服务技术平台。

（四）中药资源保护和可持续利用技术

开展中药资源普查，建立野生资源濒危预警机制，加大中药资源保护。保护中药种质和遗传资源，加强优选优育和中药种源研究。开展中药材规范化生产技术、绿色无公害技术、中药材质量系统评价等研究。建立中药材种质库、基因库、化学样品库。

1. 中药材繁育与种植研究　加强中药资源保护和中药资源可持续利用研究。开展中药材生态种植及安全性保障研究,以确保中药材的优质无公害生产。系统研究道地药材品质形成因素和药效物质形成规律,开展道地药材精细农业操作、定向培育、测土配方施肥、仿野生抚育、病虫草害绿色防治技术等生态种植技术研究,形成解决人参、三七等大宗道地药材连作障碍的综合技术体系。研究外源有害物质对中药材质量及安全性的影响,重点开展冬虫夏草等珍贵中药材中重金属等外源有害物质形态、生物效应等研究;研究残留农药、重金属及有害元素、真菌毒素及其他有害物质的高效快速检测技术方法;建立中药材外源有害物质残留数据库,根据中药材有害外源污染物的区域特点及吸收分布特性,结合中药使用频率和模式研究,建立适合于中药的风险评估方法,制定相应标准,为中药安全性检测提供技术、方法及标准等相关技术支撑。

2. 珍稀濒危中药资源新来源开发及中药材综合利用研究　通过开发珍稀濒危中药资源新来源研究创新资源,通过加强中药材综合利用提高资源利用率,包括:针对中医药优势病种,遴选民族、民间长期使用、确有疗效的药用植物或珍稀濒危中药材的替代品,或常用中药材的非传统药用部位为研究对象,开发新药材或新药用部位;应用分子生药学的理论与方法,开展中药活性成分生物合成途径解析与调控研究,为人工构建和改造生物合成途径,并生产出相应的产品;针对中药工业生产中存在中药资源极大浪费和生态环境污染等问题,开展中药材生产加工过程"非药用部位"的基础与循环利用技术研究,形成各类型中药废弃物转化利用技术体系和产品,合理利用中药材资源,创新资源价值,提升资源利用效率。

(五) 中药工业创新技术研究

1. 中药炮制技术研究　制定保证中药质量均一性的研究与产业化方案,开展中药饮片精细生产研究,推动中药饮片形制的标准化与加工方法的现代化。开展中药饮片趁鲜切制的研究,研究趁鲜切制与传统产地加工方法的优劣对比,在加工工序可控性、饮片质量稳定性、生产效能、成分损失等方面进行研究,开展产地加工后移至饮片加工厂的可行性研究。开展中药饮片生产、调剂设备自动化的研究,实现加工工艺的稳定可控,提高效率;开展中药自动化调剂设备的研发。应深入开展中药炮制减毒增效机制研究,研究药效、毒性成分在炮制前后的变化。开展中药饮片标准汤剂、配方颗粒研究,建立完善的配方颗粒标准体系,形成合理的临床应用方案。

2. 中药工业化制备与质量控制升级关键技术研究　基于中成药、中药饮片生产工艺过程特点、工程原理和规律,开展中药现代工业数字化关键技术研究,建立中药大品种的绿色制造技术示范性生产线。开展中药智能化、低能耗生产关键技术与装备研究;中成药生产过程质量保障和批间一致性工程化控制和快速检测技术研究;基于工业互联网＋中成药制造的一体化控制系统、运行控制方法及关键技术研究;现代中成药生产废渣、废气、废水的环保处理技术研究。针对中药提取物及制剂的化学、物理特性,开展中药剂型适宜性评价关键技术和中药新型制剂设计关键技术研究,形成中药制剂辅料筛选评价技术。提质增效,进一步提升企业规模,增加企业竞争力,培育中药大品牌,打造大型现代中药企业。

(六) 中药组学与大数据信息平台研究

开展中药代谢组、药物基因组学、中药合成生物学、中草药结构基因组、功能基因组、基因组辅助分子育种、中草药蛋白质组学研究,中草药生物信息学及数据库。对基因组研究相关实验技术在中药学中的应用与开发进行评价,推动中药生物学本质的揭示,为优质高产药用植物品种选育奠定坚实基础,阐释中药道地性的分子基础,推动中药农业的科学发展,从基因组层面推动中药创新药物研发。

构建信息共享的国家中药数据库,加强中医药古籍与现代科技文献数据库、中医药科研信息数据库和生物样本信息库建设。整合各类科技资源和数据信息,推进大型科学仪器设备、科技文献、科学数据等中医药科技基础条件平台建设,加快建立、健全开放共享的运行服务管理模式和支持方式,建成中药大数据信息平台。加大传统知识产权保护。

三、推动中药国际化发展

（一）建立国际标准,推动中药品种国际化

努力推动名优中成药的国际化注册,进入欧美主流医药市场,促进中医药服务和产品逐步进入国际医药和保健主流市场,抓住"一带一路"战略机遇,推动中医药在沿线各国的广泛采纳和应用。实现中药的国际化发展3个目标,一是我国中医药产业向全球销售产品和提供服务;二是我国中医药产业在全球范围配置资源;三是中药标准为世界主流医药市场所接受,中药产品作为药品进入主流医药市场,我国中药企业、跨国公司等战略投资者共同配置世界中药资源。加快中药国际标准研究,基本掌握中药国际标准制订的话语权,实现中药标准主导国际标准制定的目标。

（二）合作共赢,开展以我为主的国际研发

以"一路一带"建设为契机,进行传统医药发展国际对话,开展以我为主的国际中药研究。借鉴发达国家及地区医药企业的经验,积极、主动地与国际跨国公司开展研发合作,走出国门,在国际医药科技高端领域设立合作研发机构,以获取全球研发资源和创新人才,实现中国中药新药的研发国际化。吸引海外人才回国,培养本土创新力量,有机整合优势力量,推进中医药国际化。加大国际合作,实现互利共赢。

第三节　思　考　与　建　议

一、政策保障方面

党的十八大以来,中医药工作紧紧围绕党和国家发展大局和中心工作,找准发展定位,主动融入"五位一体"总布局,落实好全国卫生与健康大会精神,把实现好、维护好、发展好人民群众健康权益作为工作出发点和落脚点。因此在谋划中医药"十三五"发展时,应自觉遵循新时期发展理念,用改革的办法、法治的思维推动中医药各项工作的发展。

为此,建议首先从政策层面加强中医药各项工作政策法规的制定与实施,其中最为重要的工作即加快中医药法立法工作的尽快完成;此外,还应根据《中医药发展战略规划纲要（2016—2030年）》等顶层规划,对中药新药创制实现政策倾斜,在国家基本药物目录中进一步增加中成药品种数量,不断提高国家基本药物中成药质量。支持企业研发工作,促进企业增强创新能力,建立以企业为主体的创新体系。加强对中药新药的专利战略建设。对于中药创新药物实施优先审评、审批,建立适时介入、关键阶段沟通交流的机制,改革评审办法,使之更加符合中药新药特点,缩短新药注册时间,加快中药证候药物、经典名方的开发与审批。

二、组织保障方面

国家加强统一领导,建立健全统筹协调与决策机制,建立国家与省级中医药科技创新体系建设的多

部门沟通协调机制,统筹解决创新体系建设中遇到的政策障碍和制度难题。加大对中医药科技工作的支持力度,建立中医药科技投入的多元投入机制,引导相关科研机构、医疗卫生机构、企业、社会机构等科技力量投入经费,按照中医药科技发展的总体规划和自身规律开展科研与成果转化活动,鼓励企业参与科技创新,争取风投基金,鼓励科技创业,推动技术创新和成果转化。

三、能力建设方面

加强中药人才队伍建设。搭建高层次平台,组织跨学科重大项目,在实践中采用灵活多样形式,进行战略科学奖培养,重点打造具备国际化视野的中药研发领军人物。采取合理的人才优化措施,建设一支高素质的优秀技术人才团队。强化科研意识,确保人才团队可持续发展。特别是要加强中药炮制等传承性强的学科的继承工作,师带徒工作。加强对企业科技及管理人才的培训,推动企业研发队伍的发展。

提升平台能力建设。围绕中药研究核心问题,瞄准国际标准,以建设中药国家实验室为重点,组建一系列技术平台,包括国家和部门重点实验室、中医临床研究基地、工程技术中心、工程技术研究中心,建立适应中医药现代化、国际化发展需求的科技创新体系,打造一批中药产业转化的高地,以新的组织模式和运行机制加快推进中药科研机构科研能力建设。

四、机制创新方面

探索与建立符合市场规律的举国体制、协同创新机制。通过各个协同创新中心网的组建,构成国家创新体系。建立协同高效的组织管理机制,面向国家和行业重大需求,组织国内外多学科科学家,共同承担重大项目攻关;协同创新中心原则是"以市场为导向、以政府为依托、以企业为主体、以项目为纽带",通过对外部市场调查、企业需求、国家宏观经济发展态势等方面以及对内部协作主体之间的共性与个性分析、预期协作效益、创新难度、所需资源及能力做全方位的可行性分析,以知识共享与创新为核心进行评估并实施推动科技成果的有效转移转化。

(张兆丰,程翔林,陈士林,崔蓓)

附 录

附一
国家关于中药现代化的重要文件

序号	名　　称	发布时间	部　　门
1	中共中央、国务院关于卫生改革与发展的决定	1997 年 1 月	国务院
2	中药现代化发展纲要（2002—2010 年）	2002 年 10 月	科技部
3	国家中长期科学和技术发展规划纲要（2006—2020 年）	2006 年 2 月	国务院发文、国务院转发
4	生物产业发展"十一五"规划	2007 年 4 月	国务院发文、国务院转发
5	卫生事业发展"十一五"规划	2007 年 5 月	国务院发文、国务院转发
6	国务院关于扶持和促进中医药事业发展的若干意见	2009 年 4 月	国务院发文、国务院转发
7	关于加快培育和发展战略性新兴产业的决定	2010 年 10 月	国务院发文、国务院转发
8	国家药品安全"十二五"规划	2012 年 1 月	国务院发文、国务院转发
9	"十二五"国家战略性新兴产业发展规划	2012 年 7 月	国务院发文、国务院转发
10	卫生事业发展"十二五"规划	2012 年 10 月	国务院发文、国务院转发
11	生物产业发展规划	2012 年 12 月	国务院发文、国务院转发
12	国务院关于促进健康服务业发展的若干意见	2013 年 10 月	国务院发文、国务院转发
13	中共中央关于全面深化改革若干重大问题的决定	2013 年 11 月	国务院发文、国务院转发
14	中医药健康服务发展规划（2015—2020 年）	2015 年 4 月	国务院发文、国务院转发
15	中药材保护和发展规划（2015—2020 年）	2015 年 4 月	国务院发文、国务院转发
16	中医药发展战略规划纲要（2016—2030 年）	2016 年 2 月	国务院发文、国务院转发
17	中医药国际科技合作规划纲要	2006 年 6 月	科技部
18	中医药创新发展规划纲要（2006—2020 年）	2007 年 1 月	科技部
19	中药现代化科技产业基地发展规划（2010—2020 年）	2010 年	科技部
20	国家"十二五"科学和技术发展规划	2011 年 7 月	科技部
21	医学科技发展"十二五"规划	2011 年 10 月	科技部
22	"十二五"生物技术发展规划	2011 年 11 月	科技部
23	中医药事业发展"十二五"规划	2012 年 7 月	国家中医药管理局
24	中医药标准化中长期发展规划纲要（2011—2020 年）	2012 年 11 月	国家中医药管理局

（程翔林，李玮琦）

附二
1996—2015 年期间获得国家科学技术进步奖的中药领域项目及团体

项目名称	主要完成单位	主要完成人	获奖年份	等级
低纬高原地区天然药物资源野外调查与研究开发	云南省药物研究所	朱兆云,高丽,戚育芳,王京昆,符德欢,赵毅,邱斌,张人伟,李学芳,崔涛,任永福,张志清,杨生元,周培军,韦群辉	2012 年	一等奖
中药安全性关键技术研究与应用	中国人民解放军军事医学科学院放射与辐射医学研究所,浙江大学,中国人民解放军总医院,天津中医药大学,中国中医科学院中药研究所,深圳微芯生物科技有限责任公司,河南中医学院	高月,杨明会,范骁辉,王宇光,程翼宇,高秀梅,梁爱华,宁志强,王书芳,苗明三,马增春,张晗,肖成荣,陆倍倍,谭洪玲	2013 年	一等奖
中成药二次开发核心技术体系创研及其产业化	天津中医药大学,浙江大学,中国中医科学院,正大青春宝药业有限公司,天津市医药集团有限公司	张伯礼,程翼宇,瞿海斌,刘洋,范骁辉,谢雁鸣,高秀梅,张平,刘雳,王毅,张俊华,康立源,胡利民,任明,张艳军	2014 年	一等奖
人工麝香研制及其产业化	中国医学科学院药物研究所,中国中药公司,山东宏济堂制药集团有限公司,上海市药材有限公司,北京联馨药业有限公司	于德泉,朱秀媛,柳雪枚,李世芬,姚乾元,严崇萍,刘厚起,高益民,王文杰,程桂芳,沈祥龙,肖宣,郭经,庾石山,章菽	2015 年	一等奖
药用植物洋地黄细胞培养与强心甙的生物转化研究	上海中医药大学	胡之璧等	1996 年	二等奖
全国中药资源普查	全国中药资源普查办公室,中国药材公司	赵润怀等	1997 年	二等奖
^{60}Co 辐照中药灭菌剂量标准的应用研究	中国药品生物制品检定所	王宝琴等	1997 年	二等奖
中药现代化发展战略研究	中国医学科学院药用植物研究所	甘师俊,李振吉等	1999 年	二等奖
通心络胶囊治疗冠心病的研究	河北以岭药业	吴以岭,田书彦,张庆昌,陈金亮,郭双庚,王兰芬,张树才,赵韶华,高学东,吴相锋	2000 年	二等奖
薏苡仁酯制剂及其抗癌作用机理和临床研究	浙江省中医院	李大鹏,黄洁敏,吴良村,姜丽丽,李炳生,施建英	2000 年	二等奖

项 目 名 称	主要完成单位	主要完成人	获奖年份	等　级
方剂与证的药物动力学研究	中国人民解放军第四军医大学,中国中医科学院西苑医院	陈可冀,黄熙,文爱东,任平,蒋永培,马晓昌,张莉,臧益民,夏天	2001年	二等奖
66种中药材质量标准及其对照品的研究	吉林省中医中药研究院,中国医学科学院药用植物研究所,中国药科大学,四川省中药研究所,中国中医研究院中药研究所,北京大学药学院,沈阳药科大学	徐东铭,杨峻山,王峥涛,罗泽渊,王跃生,张思巨,徐雅娟,胡之璧,刘红亚,蔡少青	2001年	二等奖
中药血清药物化学研究方法的建立与实施	黑龙江中医药大学	王喜军,李廷利,孙晖,程伟,刘一民,孟锐,阎雪莹,范玉玲,王璇琳,孙慧峰	2002年	二等奖
复方丹参方药效物质及作用机理研究	天津中医学院,中国中医研究院中药研究所,清华大学	张伯礼,高秀梅,商洪才,孙有富,王义明,李梢,胡利民,潘桂湘,王怡,郭利平	2004年	二等奖
中药质量计算分析技术及其在参麦注射液工业生产中应用	浙江大学,正大青春宝药业有限公司	程翼宇,黎豫杭,吴永江,许正宇,瞿海斌,田燕华,范骁辉,马珠凤,陈闽军,张善飞	2004年	二等奖
蚕沙提取物研制中药Ⅱ类新药生血宁片	浙江省中医药研究院,杭州天龙蚕业资源科技开发公司,红桃开集团股份有限公司	魏克民,刘朝胜,浦锦宝,裘维焰,祝永强,陈云亮,应栩华,金建中,刘雪莉	2004年	二等奖
四部医典的整理和推广应用	西藏藏医学院	措如·才朗	2005年	二等奖
抗药性恶性疟防治药青蒿素复方的研发与应用	广州中医药大学,广州市健桥医药科技发展有限公司,广州市华立健药业有限公司	李国桥,张美义,焦岫卿,王新华,宋健平,符林春,郭兴伯,陈沛泉,简华香	2005年	二等奖
中药材三维定量鉴定及生产适宜性的系统研究	中国人民解放军第三〇二医院,中国医学科学院药用植物研究所,中国人民解放军第二军医大学,重庆市中药研究院	肖小河,陈士林,肖培根,秦路平,李隆云,夏文娟,魏建和,赵艳玲,金城,舒光明	2006年	二等奖
黄芪活性产物代谢调控的基因工程关键技术研究	上海中医药大学	胡之璧,王峥涛,杜旻,吴晓俊,周吉燕,刘涤,王子艳,赵淑娟,吴大正,黎万奎	2007年	二等奖
辽东楤木的研究及应用	黑龙江中医药大学,中国科学院东北地理与农业生态研究所,黑龙江省林副特产研究所	匡海学,肖洪彬,李冀,王振月,田振坤,王秋红,穆欣,佟立君,孙晖,赵恒田	2007年	二等奖
补血方药对血虚证的基础与应用研究	中国人民解放军军事医学科学院放射与辐射医学研究所,中国人民解放军总医院	高月,杨明会,刘永学,马增春,代方国,谭洪玲,王升启,王宇光,梁乾德,马百平	2007年	二等奖
珍稀濒危常用中药资源五种保护模式的研究	中国中医科学院中药研究所,江苏省中国科学院植物研究所,天津大学,中国药材集团公司,于田县大芸种植场,江西中医学院	黄璐琦,陈敏,邵爱娟,杨滨,崔光红,高文远,王年鹤,刘铭庭,杨洪军,戴如琴	2008年	二等奖

项目名称	主要完成单位	主要完成人	获奖年份	等　级
娑罗子、红花等中药药效物质提取纯化关键技术研究及其产业化	山东绿叶制药有限公司,山东中医药大学,烟台大学,山东绿叶天然药物研究开发有限公司	田景振,刘珂,傅风华,张永清,薛云丽,李桂生,张惠云,刘万卉	2008 年	二等奖
中国药用植物种质资源迁地保护与利用	中国医学科学院药用植物研究所,中国医学科学院药用植物研究所广西分所,中国医学科学院药用植物研究所云南分所,中国医学科学院药用植物研究所海南分所	肖培根,陈士林,张本刚,魏建和,周庆年,缪剑华,陈伟平,张昭,杨世林,李学兰	2009 年	二等奖
当归提取物治疗高血压病的作用机制与临床研究	浙江中医药大学,温州医学院	吕圭源,陈素红,潘智敏,陈建真,葛卫红,宋玉良,李万里,石森林,陈子江,俞巧仙	2009 年	二等奖
复杂性疾病维医病证及其方药的一体化研究	新疆医科大学,新疆维吾尔自治区维吾尔医药研究所,新疆奇康哈博维药有限公司	哈木拉提·吾甫尔,阿不都热依木·玉苏甫,斯拉甫·艾白,努尔买买提,迪丽娜尔·马合木提,季志红,李风森,茹仙古丽,库热西,阿地里江	2009 年	二等奖
基于中医药特点的中药体内外药效物质组生物/化学集成表征新方法	中国药科大学	李萍,王广基,郝海平,齐炼文,杨中林,李会军,闻晓东,周建良,陈君	2009 年	二等奖
参松养心胶囊治疗心律失常应用研究	河北以岭医药集团有限公司,中国医学科学院阜外心血管病医院,南京医科大学第一附属医院,首都医科大学附属北京朝阳医院,天津中医药大学第一附属医院	吴以岭,浦介麟,曹克将,杨新春,邹建刚,郭利平,田书彦,张健,杜彦侠,吴相锋	2009 年	二等奖
中药超微粉体关键技术的研究及产业化	湖南省中医药研究院,湖南春光九汇现代中药有限公司,湖南中医药大学	蔡光先,杨永华,张水寒,黄江波,杨瑛,唐正平,王实强,秦裕辉,王宇红,李跃辉	2009 年	二等奖
基于中医药特点的中药样品库的建立与新药研究	中国人民解放军第二军医大学	张卫东,陈万生,柳润辉,李慧梁,孙莲娜,单磊,苏娟,沈云亨,刘明珠,陈海生	2010 年	二等奖
经方现代应用的临床与基础研究	北京中医药大学,广州中医药大学	王庆国,陈纪藩,李宇航,李赛美,顾立刚,石任兵,熊曼琪,赵琰,陈萌,钟相根	2010 年	二等奖
中药质量控制综合评价技术创新及其应用	上海中医药大学,上海中药标准化研究中心	王峥涛,胡之璧,俞桂新,吴彀,周吉燕,张紫佳,谷丽华,杨莉,朱恩圆,王瑞	2010 年	二等奖
芪参益气滴丸对心肌梗死二级预防的临床试验	天津中医药大学,中国中医科学院,北京大学第一医院,中国中医科学院西苑医院,天津天士力制药股份有限公司	张伯礼,商洪才,姚晨,刘保延,翁维良,戴国华,赵玉霞,高秀梅,任明,张俊华	2011 年	二等奖

项　目　名　称	主要完成单位	主要完成人	获奖年份	等　级
人参新品种选育与规范化栽培及系列产品开发	吉林农业大学,中国农业科学院特产研究所,修正药业集团,吉林敖东药业集团股份有限公司	张连学,杨利民,冯家,王英平,张辉,王之光,沈育杰,赵英,朱雁,孙光芝	2011 年	二等奖
中药连花清瘟治疗流行性感冒研究	石家庄以岭药业股份有限公司,首都医科大学附属北京佑安医院	贾振华,吴以岭,郭双庚,赵韶华,段钟平,杜彦侠,高怀林,韩月芝,王宏涛,吴相春	2011 年	二等奖
人参皂苷新作用靶点及其临床应用	中国人民解放军第二军医大学	凌昌全,李敏,封颖璐,徐明娟,李柏,杜娟,李勇,朱晓燕,程彬彬,宋亮年	2011 年	二等奖
中药配方颗粒产业化关键技术研究与应用	广东省中医研究所,江阴天江药业有限公司,广东一方制药有限公司	涂瑶生,周嘉琳,谭登平,孙冬梅,王元清,程学仁,陈玉兴,徐以亮,毕晓黎,李松	2011 年	二等奖
面向临床的中药药性与品质评价模式和方法	中国人民解放军第三〇二医院,武汉大学	肖小河,赵艳玲,王伽伯,鄢丹,金城,张萍,刘义,李丰衣,袁海龙,山丽梅	2011 年	二等奖
抗关节炎中药制剂质量控制与药效评价方法的创新及产品研发	澳门科技大学,湖南正清制药集团股份有限公司,香港浸会大学	刘良,吴飞驰,周华,姜志宏,仇萍,刘中秋,王培训,黄宇明,谢莹,蔡雄	2012 年	二等奖
榄香烯脂质体系列靶向抗癌天然药物产业化技术及其应用	大连华立金港药业有限公司,中国人民解放军第八一医院,中国中医科学院广安门医院,首都医科大学附属北京中医医院,中国医学科学院肿瘤医院,中国医学科学院北京协和医院	谢恬,秦叔逵,孙燕,林洪生,王笑民,花宝金,李泽坚,王金万,邹丽娟,李单青	2012 年	二等奖
参附注射液品质控制与产业化关键技术应用	成都中医药大学,雅安三九药业有限公司,四川省中医药科学院,中国食品药品检定研究院,天津中医药大学,四川大学,华西医院,雅安三九中药材科技产业化有限公司	彭成,赵军宁,林瑞超,潘红炬,商洪才,李廷谦,郭力,岑小波,易进海,徐康雅	2013 年	二等奖
中药药性理论研究模式的构建及应用	黑龙江中医药大学	匡海学,杨炳友,王秋红,夏永刚,王艳宏,肖洪彬,孟永海,王艳艳,吕邵娃,程伟	2013 年	二等奖
中草药微量活性物质识别与获取的关键技术及应用	中国医学科学院药物研究所,北京科莱博医药开发有限责任公司	庾石山,石建功,张东明,于德泉,陈晓光,张建军,王珂,申竹芳,马双刚,屈晶	2014 年	二等奖
中药材生产立地条件与土壤微生态环境修复技术的研究与应用	中国中医科学院中药研究所,浙江大学,中国科学院生态环境研究中心,北京中医药大学,昆明理工大学,云南省农业科学院药用植物研究所,皖西学院	郭兰萍,黄璐琦,虞云龙,陈保冬,王文全,崔秀明,刘大会,陈乃富,韩邦兴,杨光	2014 年	二等奖

续　表

项 目 名 称	主要完成单位	主要完成人	获奖年份	等　级
源于中医临床的中药药效学评价体系的构建与应用	中国中医科学院西苑医院	刘建勋,林成仁,任钧国,李欣志,付建华,李磊,任建勋,孙明谦,苗兰,侯金才	2014 年	二等奖
以桂枝茯苓胶囊为示范的中成药功效相关质量控制体系创立及应用	江苏康缘药业股份有限公司,北京大学,大连工业大学,南京中医药大学,西北农林科技大学	萧伟,徐筱杰,朱靖博,段金廒,王永华,王振中,丁岗,毕宇安,曹亮,李家春	2015 年	二等奖
基于活性成分中药质量控制新技术及在药材和红花注射液等中的应用	北京大学,雅安三九药业有限公司,劲牌有限公司	屠鹏飞,姜勇,李军,赵炳祥,刘胜华,谈英,史社坡,朱雅宁,赵明波,宋月林	2015 年	二等奖
藏药现代化与独一味新药创制、资源保护及产业化示范	中国人民解放军兰州军区兰州总医院,康县独一味生物制药有限公司,兰州大学,中国人民解放军第二军医大学,甘肃省医学科学研究院,甘肃首曲药源中藏药材加工有限公司	贾正平,李茂星,阙文斌,张汝学,张兆琳,陈万生,樊鹏程,马慧萍,石晓峰,陈世武	2015 年	二等奖
中药及天然药物活性成分分离新技术研究与应用	中国药科大学	孔令义,罗俊,王小兵,罗建光,汪俊松,杨鸣华,杨蕾,李意,柳仁民,姚舜	2015 年	二等奖
葛根素注射液的研究	中国医学科学院药物研究所	范礼理等	1996 年	三等奖
针药结合提高镇痛作用的临床应用与机制研究	上海医科大学	许绍芬等	1997 年	三等奖
《中药药理研究方法学》	江西中医学院	陈奇等	1997 年	三等奖
草豆蔻、肉苁蓉等 83 类中药材的品种鉴定和质量研究	中国药科大学	徐国钧等	1997 年	三等奖
桂林西瓜霜与西瓜霜润喉片的研制	桂林三金药业集团公司	邹节明等	1997 年	三等奖
《神农本草经》的整理研究	中国中医科学院医史文献研究所	马继兴等	1998 年	三等奖
复方丹参滴丸现代药学系列研究	天津天士力制药集团有限公司	闫希军等	1999 年	三等奖
青蒿素及其衍生物临床研究和推广应用	广州中医药大学	李国桥等	1999 年	三等奖
戒毒新药—福康片	甘肃民族科技研究院	王继浩等	1999 年	三等奖
《中医方剂大辞典》	南京中医药大学	彭怀仁等	1999 年	三等奖

(李川,李利)

附三
中药材 GAP 认证情况详表（2003—2015 年）

编号	中药材	企 业 名 称	种 植 区 域	认证批次	发布时间（年/月/日）
1	人参	北京同仁堂吉林人参有限责任公司	吉林省靖宇县、临江县 24 号	1	2004/3/6
2	丹参	陕西天士力植物药业有限责任公司	陕西省商洛市商南县、山阳县、洛南县、丹凤县、镇安县、柞水县、商州区	1	2004/3/6
3	三七	云南特安呐三七产业股份有限公司	云南省文山县、马关县、砚山县	1	2004/3/6
4	山茱萸	南阳张仲景山茱萸有限责任公司	河南省西峡县太平镇乡、二郎坪乡、陈阳乡、寨根乡、米坪镇	1	2004/3/6
5	板蓝根	阜阳白云山板蓝根技术开发有限公司	安徽省太和县	1	2004/3/6
6	鱼腥草	雅安三九中药材科技产业化有限公司	四川省雅安市雨城区	1	2004/3/6
7	西红花	上海华宇药业有限公司	上海市宝山区、长兴岛、崇明岛	1	2004/3/6
8	人参	吉林长白参隆集团有限公司	吉林省长白县宝泉山参场种植区、尼粒河参场种植区、马鹿沟参场种植区	2	2004/12/29
9	山茱萸	佛坪汉江山茱萸科技开发有限责任公司	陕西省佛坪县限责任公司	2	2004/12/29
10	山茱萸	北京同仁堂浙江中药材有限公司	浙江省临安市、淳安县	2	2004/12/29
11	麦冬	雅安三九中药材科技产业化有限公司	四川省绵阳市三台县	2	2004/12/29
12	罂粟壳	甘肃省农垦集团有限责任公司	甘肃省武威市、张掖市、金昌市、白银市	2	2004/12/29
13	灯盏花	红河千山生物工程有限公司	云南省泸西县中枢镇小村、吉双、阿勒、鲁克、小逸圃、里比、总村；云南省泸西县舞街镇镇凤舞、三棵树、水塘；云南省泸西县旧城镇木龙	2	2004/12/29
14	穿心莲	清远白云山穿心莲技术开发有限公司	广东省清远市英德市大湾镇、湛江市遂溪县城月镇、北坡镇、岭北镇	2	2004/12/29

编号	中药材	企业名称	种植区域	认证批次	发布时间(年/月/日)
15	青蒿	重庆市华阳自然资源开发有限责任公司	重庆市酉阳县仅供提取青蒿素使用	2	2004/12/29
16	栀子	江西汇仁堂中药饮片有限公司	江西省樟树市,新干县	2	2004/12/29
17	黄连	重庆石柱黄连有限公司	重庆市石柱土家族自治县(包括本公司所辖黄水等 6 个子公司)	2	2004/12/29
18	党参	北京同仁堂陵川党参有限责任公司	山西省陵川县六泉乡、古郊乡、崇文镇	3	2005/6/22
19	三七	云南白药集团中药材优质种源繁育有限责任公司	云南省文山州文山县马塘镇、德厚乡,马关县夹寒箐乡	3	2005/6/22
20	铁皮石斛	浙江省天台县中药药物研究所	浙江天台县丽泽基地、田洋陈基地、西方洋基地,后洋基地	3	2005/6/22
21	薏苡仁	浙江康莱特集团有限公司	浙江省泰顺县龟湖镇、洋溪乡、仕阳镇、万排乡	3	2005/6/22
22	太子参	贵州省黔东南州信邦中药饮片有限责任公司江中太子参分公司	贵州省施秉县牛大场镇、马溪乡、白垛乡,黄平县一碗水乡,雷山县方祥乡,凯里市旁海镇	3	2005/6/22
23	何首乌	贵州省黔东南州信邦中药饮片有限责任公司	洛香镇、贯洞镇,岑巩县老鹰岩农场,锦屏县启蒙镇、铜鼓镇、敦寨镇,凯里市旁海镇	3	2005/6/22
24	绞股蓝	安康北医大平利绞股蓝有限公司	陕西安康平利县长安镇	3	2005/6/22
25	桔梗	山东鼎立中药材科技有限公司	山东省沂源县三岔乡	3	2005/6/22
26	山茱萸	北京同仁堂南阳山茱萸有限公司	河南省南阳市内乡县夏馆镇	4	2006/2/26
27	板蓝根	北京同仁堂河北中药材科技开发有限公司	河北省玉田县唐自头镇、玉田镇、郭家屯乡、彩亭桥镇、林南仓镇、林头屯乡	4	2006/2/26
28	银杏叶	江苏银杏生化集团股份有限公司	邳州市港上镇:港中村、港西村、港东村、兴隆村、北荆邑村、南荆邑村、庄安村、南楼村、十房村、石家村、卢庄村、范庄村、半庄村、曹庄村、冯窑村、王庄村、北西村、展庄村、冯庄村、窦庄村、大范村、王李村、前湖村、曹楼村、北东村、齐村;邳州市铁富镇:宋庄村、吕骆家村、胡滩村、育才村、沟上村、油坊村、于家村	4	2006/2/26
29	川芎	四川绿色药业科技发展股份有限公司	四川省彭州市敖平镇、汶川县水磨镇	4	2006/2/26
30	白芷	四川银发资源开发股份有限公司	四川省遂宁市船山区永兴镇、新桥镇,射洪县柳树蓬溪县红江镇	4	2006/2/26

编号	中药材	企业名称	种植区域	认证批次	发布时间（年/月/日）
31	广藿香	广州市香雪制药股份有限公司	广州经济开发区萝岗区、湛江市遂溪县乌塘镇	4	2006/2/26
32	天麻	陕西汉王略阳中药科技有限公司	陕西省略阳县九中金乡、观音寺乡、仙台坝乡、西淮坝乡、白石沟乡、两河口镇、白雀寺乡、何家岩镇	4	2006/2/26
33	苦地丁	北京同仁堂河北中药材科技开发有限公司	河北省玉田县唐自头镇、杨家套乡、郭家屯乡、陈家铺乡、林南仓镇、虹桥镇	4	2006/2/26
34	泽泻	福建金山生物制药股份有限公司	福建省建瓯市吉阳镇	4	2006/2/26
35	荆芥	北京同仁堂河北中药材科技开发有限公司	河北省玉田县唐自头镇、玉田镇、郭家屯乡、彩亭桥镇、林南仓镇、林头屯乡	4	2006/2/26
36	黄芪	乌兰察布市中一黄芪技术开发有限责任公司	乌兰察布市察右后旗贲红镇	4	2006/2/26
37	太子参	宁德市力捷迅农垦高科有限公司	福建省柘荣县城郊乡平岗基地、英山乡英山基地、富溪镇富溪基地	4	2006/2/26
38	人参	集安市新开河有限公司	吉林省集安市麻线乡、榆林镇、路镇、台上镇、清河镇、头道镇	5	2006/12/25
39	玄参	湖北恩施硒都科技园有限公司	湖北省恩施州巴县绿葱坡镇，建始县龙坪乡	5	2006/12/25
40	山药	南阳张仲景中药材发展有限责任公司	河南省武陟县西镇、大封镇，温县武德镇、招贤乡	5	2006/12/25
41	头花蓼	贵州威门药业股份有限公司	贵州省黔东南州施秉县牛大场镇、城关镇、杨柳塘镇、双井镇，贵阳市乌当区新乡	5	2006/12/25
42	龙胆	辽宁天瑞绿色产业科技开发有限公司	辽宁省清原县英门镇、湾甸子镇	5	2006/12/25
43	地黄	南阳张仲景中药材发展有限责任公司	河南省武陟县西镇、大封镇，温县招贤乡，孟州化工镇	5	2006/12/25
44	平贝母	铁力市兴安神力药业有限责任公司	黑龙江省铁力市工农乡	5	2006/12/25
45	当归	甘肃岷归中药材科技有限公司	甘肃省宕昌县哈部镇，岷县西寨镇	5	2006/12/25
46	款冬花	巫溪县远帆中药材种植有限责任公司	重庆市宁厂镇、徐家镇、易溪乡、鱼鳞乡、下堡镇、文峰镇、尖山镇、双阳乡	5	2006/12/25
47	人参	抚松县宏久参业有限公司	吉林省抚松县抽水乡：参场村、桦树包、泉阳班；抚松县东岗镇：锦北林场村、板石河村；抚松县北岗镇：胜利林场村、东泉村、大顶子林场村	6	2007/12/29
48	平贝母	伊春北药祥锋植物药有限公司	黑龙江省伊春市红星去清水河经营所，伊春市红星区建设街	6	2007/12/29

编号	中药材	企 业 名 称	种 植 区 域	认证批次	发布时间(年/月/日)
49	附子	雅安三九中药材科技产业化有限公司	四川省江油市太平镇普照村、合江村	7	2008/12/22
50	板蓝根	大庆市大同区庆阳经贸有限责任公司	大庆市大同区八井子乡建立村小山屯、荣家围子、八井子乡建立村、长安村、永合村、民强村、国富村、杏山堡村、庆阳山村、公民村	7	2008/12/22
51	五味子	抚顺青松药业有限公司	辽宁省新宾满族自治县永陵镇嘉禾村、永陵镇夏园村	7	2008/12/22
52	延胡索(元胡)	江西荣裕药业集团有限公司	江西省抚州市临川区河埠乡熊尧村古崇水库两旁	7	2008/12/22
53	山茱萸	南阳张仲景中药材发展有限责任公司	河南省西峡县太平镇乡、二郎坪乡、陈阳乡、寨根乡、米坪镇	8	2009/12/30
54	云木香	丽江华利中药饮片有限公司	云南省丽江市玉龙县鲁甸乡新主行政村	8	2009/12/30
55	黄芪	大同丽珠芪源药材有限公司	山西省浑源县官儿乡	8	2009/12/30
56	鱼腥草	雅安三九中药材科技产业化有限公司	四川省雅安市严桥镇严桥村、新和村	8	2009/12/30
57	金银花	新乡佐今明制药股份有限公司	河南省新乡市封丘县轩寨村	8	2009/12/30
58	苦参	山西振东制药股份有限公司	山西省长治市沁县牛寺乡西安庄村、里庄村、南涅水村、韩家庄村、走马岭、申则村、狮子沟村、辉坡村	8	2009/12/30
59	淫羊藿(巫山淫羊藿)	贵州同济堂制药有限公司	贵阳市修文县龙场镇;龙里县龙山镇(莲花村)、湾寨乡(红岩村);雷山县丹江镇固鲁村	8	2009/12/30
60	罂粟、紫斑罂粟、红花罂粟	甘肃农垦集团有限责任公司	甘肃省武威市、张掖市、金昌市、白银市	8	2009/12/30
61	金银花	山东三精制药有限公司	山东省平邑县郑城镇大后沟、铁里营、母子山	8	2009/12/30
62	美洲大蠊	四川好医生攀西药业有限责任公司	四川省西昌市安宁镇马坪坝村	8	2009/12/30
63	温莪术	温州市温医沙洲温莪术技术服务有限公司	浙江省温州市陶山镇沙洲村	9	2010/11/12
64	三七	云南特安呐三七产业股份有限公司	云南省文山县差黑、松树坪;砚山县凹龙科、干坝子;弥勒县西二乡;宜良县老竹乡	9	2010/11/12
65	丹参	陕西天士力植物药业有限公司	陕西省商州区、洛南县、山阳县、柞水县、丹凤县、商南县	9	2010/11/12

编号	中药材	企 业 名 称	种 植 区 域	认证批次	发布时间（年/月/日）
66	灯盏花	红河千山生物工程有限公司	云南省泸西县中枢镇小村、吉双、阿勒、鲁克、小逸圃、里比、总村；云南省泸西县舞街镇镇凤舞、三棵树、水塘；云南省泸西县旧城镇木龙	9	2010/11/12
67	麦冬	雅安三九中药材科技产业化有限公司	四川省绵阳市三台县花园镇营城村	9	2010/11/12
68	化橘红	化州市绿色生命有限公司	广东省化州市平定镇积田村、马力村、瀚堂村	9	2010/11/12
69	牡丹皮	南阳张仲景中药材发展有限责任公司	安徽省南陵县何湾镇龙山村	9	2010/11/12
70	人参	北京同仁堂吉林人参有限责任公司	吉林市靖宇县蒙江乡徐家店、临江市林业局桦树镇大西林场	9	2010/11/12
71	川贝母	四川新荷花中药饮片股份有限公司	四川省阿坝州松潘县水晶乡寒盼村、茂县松萍沟乡岩窝寨村	9	2010/11/12
72	附子	四川佳能达攀西药业有限公司	四川省凉山州布拖县西溪河区火烈乡、补洛乡、乐安乡	10	2010/11/24
73	穿心莲	清远白云山和记黄埔穿心莲技术开发有限公司	广东省清远市英德市大湾镇、湛江市遂溪县城月镇、北坡镇、岭北镇	10	2010/11/24
74	三七	云南白药集团文山七花有限责任公司	云南省文山州砚山县平远镇（种子种苗基地）、云南省昆明市石林县圭山镇（商品三七基地）、云南省文山州砚山县盘龙乡（种质资源圃）	11	2011/4/28
75	丹参	四川逢春制药有限公司	四川省中江县石泉乡西眉山村、林家沟村、坭宾寺村	11	2011/4/28
76	铁皮石斛	天台县中药药物研究所	天台县田洋陈基地、西方洋基地、后洋基地	11	2011/4/28
77	玄参	湖北恩施硒都科技园有限公司	巴东县绿葱坡、建始县龙坪	11	2011/4/28
78	麦冬	四川新荷花中药饮片股份有限公司	四川省绵阳市三台县老马乡	12	2011/8/17
79	短葶山麦冬	泉州东南中药材种植有限公司	心实验片区：泉州市洛江区罗溪镇（双溪村、东方村、大路脚村）；核心规范化种植区：马甲镇、南安金淘镇	12	2011/8/17
80	银杏叶	江苏银杏生化集团股份有限公司	邳州市港上镇：港中村、港西村、港东村、兴隆村、北荆邑村、南荆邑村、庄安村、南楼村、十房村、石家村、卢庄村、范庄村、半庄村、曹庄村、冯窑村、王庄村、北西村、展庄村、冯庄村、窦庄村、大范村、王李庄村、前湖村、曹楼村、北东村、齐村；邳州市铁富镇：宋庄村、吕骆家村、胡滩村、育才村、沟上村、油坊村、于家村	13	2011/10/11

编号	中药材	企业名称	种植区域	认证批次	发布时间（年/月/日）
81	附子	四川新荷花中药饮片股份有限公司	四川省绵阳市江油市彰明镇	13	2011/10/11
82	红花	裕民县华卫红花科技有限公司	新疆维吾尔自治区裕民县江格斯乡特布拉克村、吉兰德村	13	2011/10/11
83	红花	亚宝药业新疆红花发展有限公司	北庭镇余家宫村；二工乡红山子村；碧流河黄宫村	13	2011/10/11
84	附子	四川江油中坝附子科技发展有限公司	附子种根种植地点：四川省北川羌族自治县漩坪乡烧坊村（乌药坪）；附子种植地点：四川省江油市太平镇桥楼村	13	2011/10/11
85	红花	雅安三九中药材科技产业化有限公司伊犁分公司	新疆伊宁市霍城县果子沟牧场农业村、牧业村、芦草沟镇二大队	13	2011/10/11
86	人参	康美新开河（吉林）药业有限公司	太平参场（集安市麻线乡太平村、石庙村）；复兴参场（集安市榆林复兴村、榆林村）；大路参场（集安市大路镇大路村、爬宝村）、双岔参场（集安市台上镇老岭村、板岔村、东明村）	14	2011/12/19
87	丹参	临沂升和九州药业有限公司	山东省临沂市高新技术产业开发区罗西街道办事处西石埠村、涧沟崖村、金山村、北白埠子村	14	2011/12/19
88	冬凌草	河南省济源市济世药业有限公司	河南省济源市克井镇西许村；河南省济源市克井镇枣庙村	14	2011/12/19
89	山银花（灰毡毛忍冬）	重庆精鼎药材科技开发有限公司	清溪场镇的南龙村南龙组、龙凤村龙凤组、平阳村龙脑组、常郎组；隘口镇的坝芒村坝芒组、老木组、平所村大土组、新院村引水组、油炭组；孝溪乡大尖坡组；钟灵乡马路村马路组、弯头组、凯贺村矮梯组、云隘村杨柳山组、核桃坪组；干川乡干川村猴梨洞组、桐木山组、杉木村凉伞坪组、河口村田家院组、水源村旧屋基组	14	2011/12/19
90	黄芩	临沂升和九州药业有限公司	山东省临沂市高新技术产业开发区罗西街道办事处西石埠村、涧沟崖村、金山村、北白埠子村	14	2011/12/19
91	地黄	南阳张仲景中药材发展有限责任公司	武陟县大封镇董宋村、寨上村；温县赵堡镇东坪滩村、南平皋村、黄河滩；温县温泉镇滩陆庄村、张庄村、黄河滩；温县南张羌朱家庄；荥阳市氾水镇口子村、南屯村	15	2012/2/29
92	山药	南阳张仲景中药材发展有限责任公司	武陟县大封镇董宋村、寨上村；温县赵堡镇东坪滩村、南平皋村、黄河滩；温县温泉镇滩陆庄村、张庄村、黄河滩；温县南张羌朱家庄；荥阳市氾水镇口子村、南屯村	15	2012/2/29

编号	中药材	企业名称	种植区域	认证批次	发布时间（年/月/日）
93	薏苡仁	浙江康莱特新森医药原料有限公司	泰顺县林垟村、晓阳坑村、上林洋村、叶瑞阳村、高场村、瑞后村、翁家山村、黄淡际村、福船村、外西坑村、董庄村；缙云县姓潘村、稠门村、江沿村	16	2012/5/7
94	铁皮石斛	浙江寿仙谷生物科技有限公司	武义县白姆乡白姆村源口水库脚下	16	2012/5/7
95	铁皮石斛	光明食品集团云南石斛生物科技开发有限公司	云南省西双百纳州勐海县曼尾村	17	2012/8/17
96	金银花	临沂利康中药饮片有限公司	山东省平邑县流峪镇老泉崖村、梧桐沟村、双玉村、流峪村、西沟村、苗泉村、邵家庄村、鑫城村、车庄村	17	2012/8/17
97	川芎	四川新绿色药业科技发展股份有限公司	川芎坝区药材基地：彭州市敖平镇兴泉村；川芎中山苓种基地：汶川县水磨镇灯草坪村	17	2012/8/17
98	红花	裕民县永宁红花科技发展有限责任公司	新疆维吾尔自治区裕民县哈拉布拉乡霍斯哈巴克村和喀拉乔克村	18	2012/9/26
99	银杏叶	上海信谊百路达药业有限公司	上海市崇明县长征农场9队、22队	18	2012/9/26
100	五味子	辽宁好护士药业（集团）有限责任公司	边里一区：本溪满族自治县东营坊乡荒沟村；边里二区：本溪满族自治县碱厂镇兰河峪村；桓仁基地：桓仁满族自治县古城镇业主沟村；小市基地：本溪满族自治县小市镇城沟村	19	2012/12/14
101	半夏	四川新荷花	甘肃省西和县石堡乡张刘村、十里乡板桥村	19	2012/12/14
102	三七	昆明制药集团股份有限公司	种子种苗基地：云南省文山州砚山县平远乡阿三龙村；云南省红河州石屏县牛街乡过甲山村	20	2013/1/11
103	板蓝根	黑龙江天翼药业有限公司	黑龙江省大庆市杜尔伯特蒙古族自治县东吐莫乡黑龙江省绿色草原牧场一管区九作业区绿色九队、三管区三作业区绿色三队、一管区二作业区绿色林场	20	2013/1/11
104	头花蓼	贵州威门药业股份有限公司	贵州省黔东南州施秉县牛大场镇（牛大场村、吴家塘村、高厂坝村、老渡桥村、石桥村、大坪村、铜鼓村、紫荆村、山口村）杨柳塘镇（杨柳塘村、翁塘村、地坝村）、白垛乡（谷定村、老寨场村）；贵阳省贵阳市乌当区新堡乡（马头村）	21	2013/1/11
105	人参	吉林省宏久和善堂人参有限公司	抚松县北岗镇：胜利林场村、东泉村、西泉村、大顶子林场村	21	2013/1/11

编号	中药材	企业名称	种植区域	认证批次	发布时间（年/月/日）
106	螺旋藻	云南施普瑞生物工程有限公司	云南施普瑞生物工程有限公司程海螺旋藻养殖场，厂址：云南省丽江市永胜县程海镇河北村	22	2014/5/23
107	黄芪	乌兰察布广药中药材开发有限公司	内蒙古乌兰察布市区域，种植基地位于乌兰察布丰镇市黑土台镇段家营村、柳家营村	22	2014/5/23
108	金钗石斛	赤水市信天中药产业开发有限公司	赤水市长期镇五七村建设保护基地1 500亩；赤水市长期镇五七村建设抚育基地500亩（含种源地5亩）；赤水市旺隆镇新春村泥池沟石斛种苗繁育基地60亩；赤水市旺隆镇红花村石斛GAP试验示范基地500亩；赤水市旺隆镇鸭岭村示范推广基地1 000亩	22	2014/5/23
109	金银花	神威阿蔓达（平邑）中药材有限公司	山东省临沂市平邑县流峪镇流峪村、三合二村、谭家庄村	22	2014/5/23
110	麦冬	神威药业（四川）有限公司	四川省绵阳市三台县花园镇涪城村	22	2014/5/23
111	茯苓	北京同仁堂湖北中药材有限公司	湖北省英山县石头咀镇周家畈村、天堂村、卡里村、郑坊村、方家畈村、程璋河村、栗树咀村、胡家山村，陶家河乡英太寨村、严坳村	22	2014/5/23
112	茯苓	黄冈金贵中药产业发展有限公司	湖北省罗田县九资河镇九资河村、徐凤冲村、王家铺村，罗田县白庙河乡白庙河村	22	2014/5/23
113	金银花	临沂金泰药业有限公司	金银花规范化生产基地位于郑城镇西半部，北至羊安石北边界，西至大殿沟西边界，南至五里庙南边界，东至大陈庄东边界，包括四合村、柿子峪村、玉溪村、祥和村、陈家庄、崇圣村、双兴村、金山村、宁安庄、郑城村、七一村、兴源村、福安村、马家洼共14个行政村	22	2014/5/23
114	附子	雅安三九中药材科技产业化有限公司	江油市太平镇普照村、合江村、桥楼村、竹林村、泗洲村、月爱村、双胜村	22	2014/5/23
115	鱼腥草	四川美大康中药材种植有限责任公司	四川省什邡市回澜镇龙桥村、广汉市西高镇金光村	22	2014/5/23
116	厚朴	四川国药药材有限公司	四川省都江堰市中兴镇两河村二组、四组、六组	22	2014/5/23
117	板蓝根	大庆白云山和记黄埔板蓝根科技有限公司	黑龙江大庆市大同区八井子乡	22	2014/5/23
118	人参	通化百泉参业集团股份有限公司	吉林省通化市东昌区江东乡银厂村五组	22	2014/5/23

编号	中药材	企 业 名 称	种 植 区 域	认证批次	发布时间（年/月/日）
119	西洋参	通化百泉参业集团股份有限公司	吉林省通化市东昌区江东乡银厂村五组	22	2014/5/23
120	红花	新疆步长药业有限公司	乌鲁木齐市米东区八家户村、天山村、柏杨河村；乌鲁木齐市水磨沟区石人子沟村	22	2014/5/23
121	天麻	四川泰灵生物科技有限公司	平武县高村乡福寿村、阔达藏族乡仙坪村、木皮藏族乡金丰村、南坝镇建筑村、坝子乡轿子坪村、高村乡代坝村	22	2014/5/23
122	人参	江苏苏中药业集团股份有限公司	珲春市密江乡三安村、杨泡乡东阿拉村、板石镇太阳村、英安乡里化村	22	2014/5/23
123	龙胆	辽宁嘉运药业有限公司	清原满族自治县英额门镇大石沟村	22	2014/5/23
124	当归	甘肃劲康药业有限公司	岷县禾驮乡石家台村红花沟，岷县麻子川乡麻子川村、上沟村	22	2014/5/23
125	人参	吉林省集安益盛汉参中药材种植有限公司	集安市台上镇双岔村、东明村、板岔村；集安市财源镇马蹄村、新建村；集安市头道镇西村、团结村；集安市大路镇高地村、正义村	22	2014/5/23
126	枸杞子	中宁县杞瑞康商贸有限公司	宁夏中宁县舟塔乡孔滩村	22	2014/5/23
127	玄参	重庆市南川区瑞丰农业开发有限责任公司	南川区三泉镇莲花村三、四社，大有镇水源村三、七社和指拇村五、六社，合溪镇风门村四、五、八社，德隆乡茶树村一、二、三社和隆兴村二、三社，头渡镇前星村二、三、四、七社	22	2014/5/23
128	三七	云南哈珍宝三七种植有限公司	云南省文山州砚山县平远镇（三七种苗基地300亩）；云南省红河州建水县临安镇（二年生三七基地1 000亩）；云南省红河州石屏县牛街镇（二年生三七基地1 005亩）；云南省红河州建水县官厅镇（三年生三七基地1 020亩）	22	2014/5/23
129	丹参	亚宝药业集团股份有限公司	山西省芮城县陌南镇夭头村、上坡村，东垆乡西南村、许家坡村、坑北村、董壁村，古魏镇窖头村、兴耀村、董村，南卫乡东山底村、老庄村，西陌镇石湖村、板桥村，大王镇观庄村、鲁庄村、大王村、古仁村、上坊村，阳城镇阳祖村、杜庄村	22	2014/5/23
130	板蓝根	北京同仁堂河北中药材科技开发有限公司	河北省唐山市玉田县大杨铺村、小杨铺村、中君铺村、斯家铺村、双铺村、东六村、六里村、三村、十一村、刘现庄村、邢庄村、孔雀店村、高马头村、西黄庄村、林西村、大丁庄村、三户庄村、三里屯村、小刘庄村	22	2014/5/23

编号	中药材	企业名称	种植区域	认证批次	发布时间(年/月/日)
131	荆芥	北京同仁堂河北中药材科技开发有限公司	河北省唐山市玉田县大杨铺村、小杨铺村、中君铺村、斯家铺村、东六村、六里村、三村、十一村、刘现庄村、邢庄村、大和平村、孔雀店村、高马头村、张家选村、板桥选村、小套村	22	2014/5/23
132	丹参	菏泽步长制药有限公司	济南市长清区马山镇双泉村、大崖村、牛角沟村、大河东村、小河东村	22	2014/5/23
133	滇重楼	丽江云鑫绿色生物开发有限公司	云南省丽江市玉龙县鲁甸乡拉美荣村	22	2014/5/23
134	虎杖	重庆科瑞南海制药有限责任公司	重庆市黔江区鹅池镇学堂村、杜家村、方家村,石家镇渗坝村,石会镇中元村	22	2014/5/23
135	山茱萸	北京同仁堂浙江中药材有限公司	浙江省杭州市临安市湍口镇洪岭、童家,浙江省杭州淳安县临岐镇审岭	22	2014/5/23
136	甘草	新疆康隆农业科技发展有限公司	新疆塔城地区和布克赛尔蒙古自治县察和特农业综合开发区	22	2014/5/23
137	党参	东阿阿胶高台天龙科技开发有限公司	甘肃省定西市陇西县福星镇马营湾村	22	2014/5/23
138	川芎	四川新荷花中药饮片股份有限公司	四川成都彭州市葛仙山镇群柏村、百顺村	22	2014/5/23
139	黄芩	中国药材集团承德药材有限责任公司	承德市宽城县峪耳崖镇唐家庄村;承德市围场满族蒙古族自治县黄土坎乡黄土坎村	22	2014/5/23
140	山茱萸	北京同仁堂南阳山茱萸有限公司	河南省内乡县夏馆镇小湍河村、万沟村、湍源村	22	2014/5/23
141	北柴胡	湖北神农本草中药饮片有限公司	房县军点(FXJDJD)基地种植区、竹山南口村(ZSNKJD)基地种植区、竹山向山村(ZSXSJD)基地种植区	22	2014/5/23
142	郁金、莪术(蓬莪术)	四川金土地中药材种植集团有限公司	四川省成都市双流县金桥镇舟渡村一组(一区、二区、三区)、四川省成都市双流县金桥镇舟渡村二组(四区、五区)、四川省成都市双流县金桥镇舟渡村三组(六区、七区)	22	2014/5/23
143	当归	沾益县益康中药饮片有限责任公司	曲靖市沾益县播乐乡奴革村 721 亩、曲靖市沾益县播乐乡洒宇村 763 亩、曲靖市沾益县播乐乡独宇村 730 亩	22	2014/5/23
144	丹参	陕西天士力植物药业有限责任公司	陕西省商洛市商州、洛南、山阳、丹凤、商南、镇安、柞水等六县一区	23	2015/7/28
145	温郁金	无锡济民可信山禾药业股份有限公司	浙江省瑞安市陶山镇沙洲村	23	2015/7/28
146	夏枯草	北京市园禾方圆植物科技有限公司确山分公司	河南省确山县石滚河镇赵楼村、陈冲村等 16 个自然村落	23	2015/7/28

编号	中药材	企业名称	种植区域	认证批次	发布时间（年/月/日）
147	决明子	北京市园禾方圆植物科技有限公司确山分公司	河南省南阳市淅川县香花镇新黄庄村	23	2015/7/28
148	金银花	山东广药中药材开发有限公司	山东省平邑县郑城镇，包括四合村、祥和村、水湾村、杜家山村	23	2015/7/28
149	甘草	大连绿波白城甘草科技开发有限公司	白城平台基地；白城市洮北区洮儿河镇六家子村基地	23	2015/7/28
150	桔梗	广安市凯瑞药材种植有限公司	乔家镇南山村、花园镇苏麻沟村、朝阳乡高井圈村、通江县龙凤乡环山村	23	2015/7/28
151	人参	吉林紫鑫药业股份有限公司	珲春市哈达门乡二道沟参场、马滴达村、太平村；珲春市马川子乡依力村；敦化市额穆镇八里堡村、民众村、桦树村；和龙市头道镇青龙村	23	2015/7/28
152	板蓝根	宁夏隆德县六盘山中药资源开发有限公司	宁夏隆德县沙塘镇魏李村、许川村、沙塘街道村；隆德县联财镇、好水乡、关堡乡、陈靳乡山河镇、温堡乡、奠安乡、神林乡、凤岭乡	23	2015/7/28
153	茯苓	湖南补天药业有限公司	湖南省靖州县太阳坪乡八龙村、地芒村，甘棠镇乐群村	23	2015/7/28
154	丹参	蒙阴县神农中药饮片有限公司	蒙阴县垛庄镇万泉庄、大石龙、小石龙、刘庄、大山场、彭庄、风水沟；蒙阴县县城三路汶溪居委；蒙阴县旧寨乡卧龙湾村；蒙阴县坦埠镇桃花峪	23	2015/7/28
155	苦地丁	北京同仁堂河北中药材科技开发有限公司	玉田县陈家铺大杨铺村、小杨铺村、中君铺村、斯家铺村；林南仓六里村、东六村、小宋庄村、三村；鸦鸿桥刘现庄、大和平村、刑庄村、草桥头村；杨家套孔雀店村、高马头村、丁官屯村、小套村；玉田镇三里屯村、三户庄村、马头山村	23	2015/7/28
156	肿节风	三明市绿都生物科技有限公司	三明市三元区莘口镇格氏栲自然保护区肿节风保护抚育基地5 079亩（其中野生保护区占4 767亩，抚育基地面积为312亩）；三元区岩前镇楼源国有林场肿节风种质资源圃3亩、良种繁育圃22亩、试验示范基地1 071亩、示范推广基地305亩；三元区岩前镇吉口国有林场示范推广基地1 392亩	23	2015/7/28
157	灯盏花	红河灯盏花生物技术有限公司	云南省红河州弥勒市弥阳镇母乃村	23	2015/7/28
158	天花粉	河北广一中药材科技开发有限公司	天花粉种植基地良种选育田、种子田和种植田位于河北省邢台市南和县南葭村，其余种植田和育苗田位于邢台市南和县东南张村	23	2015/7/28
159	化橘红	广东化州中药厂制药有限公司	广东省化州市河西街道办山车村天鹅岭、鱼九岭、大车岭和卜儿岭	23	2015/7/28

编号	中药材	企 业 名 称	种 植 区 域	认证批次	发布时间(年/月/日)
160	美洲大蠊	腾冲县福德生物资源开发有限公司	云南省保山市腾冲县北海乡打苴村	23	2015/7/28
161	牡丹皮	北京同仁堂安徽中药材有限公司	安徽省铜陵县顺安镇牡丹村、陶凤村;顺安镇高桥高科技农业示范园,钟鸣镇缪村、丁山俞	23	2015/7/28
162	金银花	江苏康缘生态农业发展有限公司	江苏省连云港市东海县李埝乡李埝林场李林路	23	2015/7/28
163	黄芪	甘肃扶正药业科技股份有限公司	甘肃省定西市陇西县碧岩镇塄岸村塄上基地、塄下基地、阳务川基地、郭家庄基地	23	2015/7/28
164	三七	云南维和药业股份有限公司	云南大理南涧县无量山镇发达村、卫国村、红星村	23	2015/7/28
165	红芪	甘肃中天药业有限责任公司	甘肃省陇南市武都区	24	2015/12/31
166	白芍	四川逢春制药有限公司	四川省中江县集凤镇石垭子村、银冯村、高屋村	24	2015/12/31
167	益母草	成都壹瓶科技有限公司	四川省凉山州冕宁县宏模乡新阳村	24	2015/12/31
168	麦冬	雅安三九中药材科技产业化有限公司	四川省绵阳市三台县花园镇营城村二社、三社、四社、五社、六社、七社、八社,宝林寺村,小围村	24	2015/12/31
169	鸡血藤	华润三九医药股份有限公司	种苗繁育基地地点:广东省梅州市平远县大柘镇黄花陂、石正镇中东村。产业化种植基地地点:广东省梅州市平远县大柘镇黄花陂、石正镇周畲村、周正村	24	2015/12/31
170	黄芩	宁夏隆德县六盘山中药资源开发有限公司	隆德县沙塘镇魏李村、许川村、沙塘街道村;订单种植在隆德县联财镇、好水乡、关堡乡、陈靳乡、山河镇、温堡乡、奠安乡、神林乡、凤岭乡	24	2015/12/31
171	黄精	陕西步长制药有限公司	陕西省汉中市略阳县五龙洞镇、观音寺镇、西淮坝镇	24	2015/12/31
172	党参	甘肃九州天润中药产业有限公司	甘肃省岷县梅川镇车路村	24	2015/12/31
173	黄芪	甘肃九州天润中药产业有限公司	甘肃省岷县梅川镇车路村	24	2015/12/31
174	石斛	云南恩红集团德宏呈荣石斛科技开发有限公司	芒市那目(1 号)种植基地、芒市那目(2 号)种植基地、芒市那目(3 号)种植基地、芒市万段种植基地、芒市松树寨种苗繁育种植基地、芒市锅盖石种植基地、瑞丽宏茂种植基地、瑞丽恩红仿野生种植基地、施甸由旺仿野生种植基地、施甸老麦仿野生种植基地	24	2015/12/31

编号	中药材	企业名称	种植区域	认证批次	发布时间（年/月/日）
175	金银花	新乡佐今明制药股份有限公司	河南省新乡市封丘县陈固乡东仲宫村、牛所村	24	2015/12/31
176	金银花	四川惠丰天然药物发展有限公司	四川省成都市大邑县出江镇香桂村、出源村	24	2015/12/31
177	麦冬	四川天基康中药材种植有限公司	四川省绵阳市三台县花园镇镇江村	24	2015/12/31
178	美洲大蠊	四川好医生攀西药业有限责任公司	四川省西昌市安宁镇马坪坝村	24	2015/12/31
179	管花肉苁蓉	和田天力沙生药物开发有限责任公司	于田县喀孜纳克开发区一大队管花肉苁蓉 GAP 基地 2 347 亩	24	2015/12/31
180	灯盏花	红河千山生物工程有限公司	云南省泸西县中枢镇小村，永宁乡舍者，旧城镇三河、金马爵册、太平、白水镇桃园、红杏	24	2015/12/31
181	美洲大蠊	云南腾药制药股份有限公司	云南省腾冲县石头山工业园区 A 区、腾冲县滇滩镇大梨树村 105 基地	24	2015/12/31
182	黄芪	宁夏隆德县六盘山中药资源开发有限公司	隆德县沙塘镇魏李村、许川村、沙塘街道村；订单种植在隆德县联财镇、好水乡、关堡乡、陈靳乡、山河镇、温堡乡、奠安乡、神林乡、凤岭乡	24	2015/12/31
183	山茱萸	南阳张仲景中药材发展有限责任公司	河南省西峡县太平镇乡、二郎坪乡、陈阳乡、寨根乡、米坪镇	24	2015/12/31
184	麦冬	江苏苏中药业集团股份有限公司	四川省绵阳市三台县花园镇四脊村	24	2015/12/31
185	三七	云南特安呐三七产业股份有限公司	种苗基地：云南省砚山县平远镇木瓜铺村。良种基地：云南省砚山县盘龙乡凹龙科村、干河乡竜白村。商品三七基地：云南省砚山县盘龙乡凹龙科村、干河乡竜白村；寻甸县甸沙乡大清河村、铁厂村、大平地村、海尾村；华宁县青龙镇红岩村	24	2015/12/31
186	野菊花	华润三九医药股份有限公司	湖北省黄石市汪仁镇章畈村、汪仁镇王叶村、白沙镇金龙村、白沙镇平原村、浮屠镇进中村、浮屠镇下秦村、王英镇高山村	24	2015/12/31
187	人参	吉林加一土产有限公司	吉林省长白县马鹿沟镇小葡萄沟、老婆口、龙泉闸、二十八公里、二道岗	24	2015/12/31

（郭兰萍，张燕）